전문외상응급처치학

PARAMEDIC CARE

Principles & Practice

Fifth Edition

VOLUME 5

TRAUMA EMERGENCIES

Bledsoe · Porter · Cherry 저

전국응급구조과교수협의회 역

Pearson

도서출판 대학서림

Authorized Translation from the English language edition, entitled PARAMEDIC CARE: PRINCIPLES & PRACTICE, VOLUME 4, 5th Edition by BLEDSOE, BRYAN E.; PORTER, ROBERT S.; CHERRY, RICHARD A., published by Pearson Education, Inc, Copyright © 2017

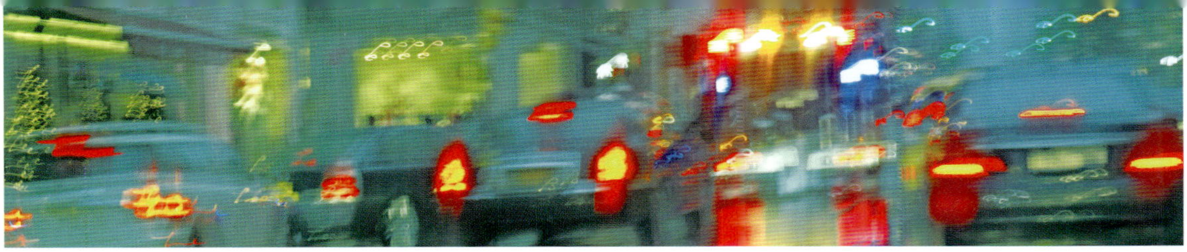

역자서문

Paramedic Care Principles & Practice 시리즈는 저자들의 풍부한 임상 경험 예시와 의학적 원리에 입각한 설명이 잘 정리가 되어 있는 교재로, 많은 학교에서 응급구조학 텍스트로 사용되고 있다. 이중 전문외상응급처치학은 그 장점이 가장 잘 녹아 있으며, 5판 출간에 따라 한글판 번역을 서두르게 되었다.

개정 5판 전문외상응급처치학은 전판과 많은 부분이 달라졌다. 관통상과 무딘손상을 하나로 묶어 손상기전에 입각한 외상의 기본 원리를 서술하고 있으며, 동시에 평가되고 처치되어야 하는 두부, 척추 골격계와 신경손상을 구분하지 않고 하나로 묶었다. 총체적 관점에서 기술되어야 하는 내용인 만큼 적절한 개정이라고 생각한다.

또한 무엇보다 외상학의 발전에 입각하여 병원 전 외상처치의 최신 지침이 업데이트되었다. 병원 전 외상처치의 근거는 대부분 병원에서의 외상처치 근거에 입각한 간접 연구에 의거하기 때문에 모든 내용이 반영되어 있지 않으나, 현장에서의 외상처치에 필요한 중요한 내용은 빠짐없이 다루고 있고, 본 교재의 장점중 하나인 문헌적 근거 소개까지 잘 곁들어져 있다. 특히 척추 손상과 관련된 척추운동제한(Spinal Motion Restriction, SMR)에 대한 용어의 정의, 문헌 근거, 최신 지침은 응급구조학에 관계된 분들이 모두 숙독할만한 가치가 있다고 본다.

끝으로 이 책 출간을 위해 번역과 교정 등에 열과 성의를 다해 전력해주신 편집위원과 번역진 그리고 새 교과서 제작을 위해 물심양면의 도움을 주신 대학서림의 노고에 큰 감사를 드리며, 본 교재가 현장 외상처치를 공부하는 모두에게 소중한 지침서로 활용되기를 기원한다.

2019년 2월 대표역자 문준동

전문외상응급처치학 편집위원 및 번역진

편집위원

곽은주(대원대학교)
권혜란(광주보건대학교)
김순심(선린대학교)
김지희(강원대학교)
문준동(공주대학교)
박시은(동강대학교)
박영석(선문대학교)
이정은(동남보건대학교)
홍석환(을지대학교)

번역진

고재문(제주한라대학교)
곽은주(대원대학교)
권혜란(광주보건대학교)
김순심(선린대학교)
김지희(강원대학교)
문준동(공주대학교)
박시은(동강대학교)
박영석(선문대학교)
신동민(한국교통대학교)
양현모(동주대학교)
윤성우(남서울대학교)
윤종근(호남대학교)
윤형완(전주비전대학교)
이영아(제주한라대학교)
이정은(동남보건대학교)
정한호(마산대학교)
조병준(강원대학교)
최성수(호원대학교)
한승태(전주기전대학교)
현진숙(선린대학교)
홍석환(을지대학교)
윤병길(건양대학교)
김미숙(춘해보건대학교)

전문외상처치술 개정과 병원전 외상처치 주요 쟁점

2020년 2월 | 전문외상응급처치학 편집위원회

최근 미국외과의사회 외상위원회에서 ATLS 10판을 출간하였고, 개정 사항의 일부가 시기상 먼저 출간된 '전문외상응급처치학' 5판의 내용과 상충되어, 편집위원회의를 통해 아래와 같이 ATLS 10판 개정사항 중 병원전 외상처치에 영향을 미칠 수 있는 내용을 요약 정리하였습니다. 척추외상과 관련된 부분은 본 교재에 충분히 반영되어 있다고 판단하여 별도로 기술하지 않았으며, 병원내 처치에 국한된 부분 역시 기술하지 않았습니다. 자세한 변경사항은 Advanced Trauma Life Support student course manual. 10th edition. 2018. American College of Surgeons 참조바랍니다.

1. RSI 명칭 변경

Drug-assisted intubation(약물보조삽관)은 Rapid sequence intubation(빠른연속삽관, RSI) 및 온전한 구역 반사를 가진 환자의 삽관을 돕기 위한 약물 사용을 설명하는 광범위한 용어로서 RSI를 대체하여 사용함.

2. 출혈성 쇼크의 분류

쇼크 분류의 정확성을 높이기 위해 염기결핍(Base deficit, BD) 지표의 사용과 대량수혈 프로토콜(Massive transfusion protocol, MTP)을 포함한 수혈의 필요성 분류가 추가됨. 대량 수혈은 24시간 동안 10 units 이상 또는 한 시간에 4 units 이상의 수혈을 말함.

출혈단계에 따른 증상 및 징후들

분류	CLASS I	CLASS II(경증)	CLASS III(중등)	CLASS IV(중증)
혈액소실량	<15%	15−30%	31−40%	>40%
심박수	↔	↔/↑	↑	↑/↑↑
혈압	↔	↔	↔/↓	↓
맥압	↔	↓	↓	↓
호흡수	↔	↔	↔/↑	↑
소변량	↔	↔	↓	↓↓
GCS	↔	↔	↓	↓
BD*	0∼−2 mEq/L	−2∼−6 mEq/L	−6∼−10 mEq/L	−10 mEq/L 미만
혈액 제제의 필요성	감시	가능	필요	대량수혈프로토콜

*염기과잉(Base excess)은 체내 정상범위 보다 많은지 적은지를 나타내는 염기의 양(HCO_3^-, mEq/L). 마이너스 수치를 염기결핍(Base Deficit)이라 하며, 대사성산증을 의미

출처: Mutschler A, Nienaber U, Brockamp T, et al. A critical reappraisal of the ATLS classification of hypovolaemic shock: does it really reflect clinical reality? Resuscitation 2013,84:309−313.

3. 수액소생술 지침

정질액(crystalloid fluid)을 사용한 초기 소생술은 1리터의 가온된 등장액으로 시작되며 병원에서 권장되는 최대 정질액 투여양은 1리터임. 다량의 정질액 투여로 인한 부작용들은 잘 알려져 있으며(교재 참조), 1리터 이상의 수액 투여가 필요한 경우 조기 수혈을 고려.

따라서 병원 전 단계에서도 수액 투여를 제한하여야 하나 수혈이 불가능한 경우가 많으므로 허용적 저혈압(permissive hypotension) 또는 저혈압 수액소생술(hypotensive resuscitation) 지침을 지키며 수액 투여량을 최소화하여야 할 것으로 역자들은 판단함. 이에 따라 교재에 제시된 병원전 최대 수액 투여량 3000 ml는 더 이상 유효하지 않으나 대체할 지침은 추가적 근거가 부족하여 아직 마련되어 있지 않음.

소아의 경우 손상통제소생술(damage control resuscitation)은 성인과 마찬가지로 정질액 사용을 제한하는 것을 포함하며, 초기에 정질액 20 ml/kg를 일시투여 한 다음, 혈액제제(10-20 ml/kg의 packed red bleed cell, FFP 및 농축 혈소판) 투여.

4. 흉부 감압술

성공적인 감압은 흉강에 도달하는 바늘, 카테터의 개통성 및 해부학적 표지자의 적절한 식별에 달려 있음. 흉벽 두께가 증가할수록 흉강에 성공적으로 접근 할 수 있기 위해 더 긴 카테터(최소 8 cm 또는 3.5인치 이상의 10-16게이지 대구경 카테터)를 사용하는 것이 좋음.

최근 연구에 따르면 성인 환자의 2번째 늑간 중앙 쇄골선 대신에 4번째 또는 5번째 늑간 중앙 겨드랑선을 사용할 때 흉강에 도달하는 성공률이 높은 것으로 보고함. 따라서 ATLS는 성인 환자의 바늘 감압을 위해 이 부위를 권장하고 있음.

그러나 역자의 판단으로 이 권장부위는 환자의 고정과 이송 중에 바늘이 가려지거나 유지하기 어려운 문제가 있음. ATLS와 함께 미국외과의사회 외상위원회에서 개정하는 PHTLS 최신판에서는 2번째 늑간 중앙쇄골선과 4번째 또는 5번째 늑간 앞겨드랑선 또는 중앙 겨드랑선을 바늘 감압술의 부위로 제시하고 있음.

소아의 경우 바늘 감압을 위한 부위는 2번째 늑간 중앙 쇄골선임.

흉강튜브 삽입 전 빠르게 시행할 수 있는 손가락 흉강 절제술(finger thoracostomy) 또한 바늘 감압술과 마찬가지로 흉부의 적절한 감압을 보장하고 보상부전의 원인인 긴장성 기흉을 제거 할 수 있음.

5. FAST

The focused abdominal sonography for trauma(FAST)는 혈복강뿐만 아니라 흉강 안에 공기가 있는지에 대한 평가를 포함하도록 수정되어 응급실에서 기흉의 신속한 진단을 도울 수 있음.

6. GCS 개정

Glasgow Coma Scale(GCS)의 개정사항으로 통증을 압력으로 변경(압력을 가하는 위치는 손가락 끝, 승모근, 눈확위패임), 보다 간결하고 명료한 기준 제시, 점수의 구성 요소를 사용할 수 없을 때 사용할 새로운 명칭인 NT(non testable, 테스트 불가)를 추가함(더 자세한 내용은 https://www.glasgowcomascale.org/ 참조).

GLASGOW COMA SCALE(GCS)

원척도	수정척도	점수
눈뜨기 반응(Eye Opening, E)	**눈뜨기 반응(Eye Opening, E)**	
자발적으로	자발적으로	4
언어적 지시에 의해	소리에 의해	3
통증반응에 의해	압력에 의해	2
없음	없음	1
	평가할 수 없음	NT
언어반응(Verbal Response, V)	**언어반응(Verbal Response, V)**	
지남력 있음	지남력 있음	5
혼돈된 의사소통	대화 혼란	4
부적절한 단어	단어만 말함	3
이해할 수 없는 소리	소리만 냄	2
없음	없음	1
	평가할 수 없음	NT
운동반응(Best Motor Response, M)	**운동반응(Best Motor Response, M)**	
명령에 따름	명령에 따름	6
통증 위치를 구별함	위치 구별	5
통증에 대해 굽힘 회피	정상굴곡	4
비정상적인 굽힘(겉질제거자세)	비정상굴곡	3
폄(대뇌제거자세)	폄	2
없음	없음	1
	평가할 수 없음	NT

GCS Score = (E[4] + V[5] + M[6]) = 최고 15, 최소 3.
*만약 한 영역에서 평가할 수 없다면, NT를 부여하며, 이는 "평가할 수 없음"을 의미
출처: www.glasgowcomascale.org

7. 뇌손상 환자의 목표 수축기 혈압

사망률을 줄이고 결과를 개선하기 위해 50-69세 환자의 수축기 혈압을 100 mmHg 이상으로 유지하고 15-49세 또는 70세 이상의 환자에서는 110 mmHg 이상을 유지하도록 함.

8. 화상환자의 수액 투여

화상환자의 수액 투여량이 과다하다는 보고에 따라 수액 투여량이 변경되었으며, 목표 소변량에 따라 수액 투여량을 조절할 수 있음.

성인 환자는 2 ml/kg/% TBSA, 소아의 경우 3 ml/kg/% TBSA, 전기 화상의 경우 전 연령대에서 4 ml/kg/% TBSA를 기준으로 락테이트 링거액을 투여.

화상 소생술시 화상유형과 연령에 따른 수액의 양과 목표 소변량

화상의 유형	연령과 체중	조정된 수액의 양	소변량
열화상	성인과 소아(≥14세)	2 ml LR x kg x % TBSA	0.5 ml/kg/hr 30–50 ml/hr
	소아(<14세)	3 ml LR x kg x % TBSA	1 ml/kg/hr
	영아와 어린 소아(≤30 kg)	3 ml LR x kg x % TBSA 추가로 포도당함유 수액을 유지속도로 투여	1 ml/kg/hr
전기화상	전연령	4 ml LR x kg x % TBSA 소변이 맑아질 때까지	1–1.5 ml/kg/hr 소변이 맑아질 때까지

LR, lactated Ringer's solution; TBSA, total body surface area

9. 노인외상

노인 환자들에서 다음 5가지 상태는 이환율과 사망률에 영향을 줌.

- 간경변
- 응고 병증
- 만성 폐쇄성 폐질환
- 허혈성 심장 질환
- 당뇨병

이러한 기존 상태 중 하나 이상을 가진 노인 환자는 그렇지 않은 환자보다 두 배나 사망률이 높음.

고령 환자의 골반 골절은 안정적인 손상이더라도 수혈이 더 많이 요구되며, 사망률이 4배 높고, 입원 기간이 길어지며 회복이 어려울 수 있음.

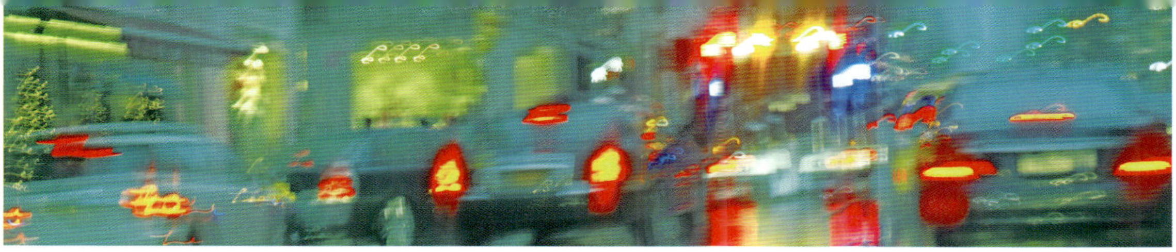

차례 Contents

- 역자서문 iii
- 들어가기 전에 xi
- Acknowledgments xiv
- 작가에 대해 xviii
- 이 책의 사용 가이드라인 xx

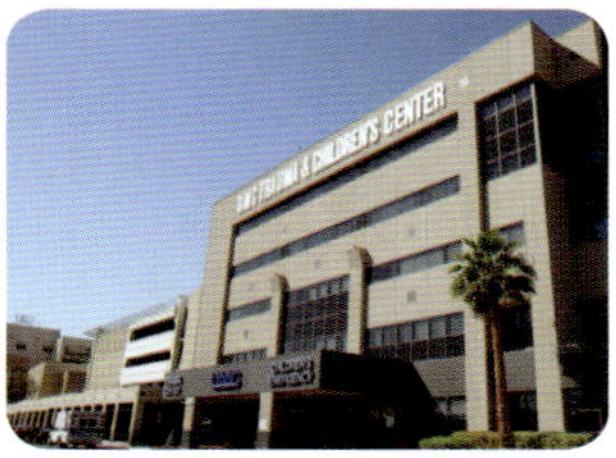

Chapter 1 • 외상과 외상진료체계 1

외상과 외상 처치에 대한 소개 3
외상 3
질환으로서 외상 4
　감시 5
　위험분석 5
　의료 중재 개발 7
　실행 7
　평가 7
외상 처치 시스템 8
외상센터 지정 8
　특수 외상센터 10
응급구조사의 역할 10
　외상 평가 10
　현장 조사 11
　일차 평가 12
　이차 평가 13
　재평가 13
　황금기간 13
　환자 이송에 대한 결정 14
　손상 방지 16
　자료와 외상 등록 16
　질 개선 16

Chapter 2 • 손상기전 19

손상기전의 소개 21
외상의 운동학 22
　관성 22
　에너지 보존 22
　힘 23
　운동 에너지 23
충돌의 운동 역학 24
외상의 생체 역학 24
　외상 중증도의 예측인자로서 손상기전 26
무딘손상 27
　차량 충돌 27
　안전장치 28
　충돌의 유형 31
　오토바이 충돌 사고 37
　보행자 충돌 사고 38
　레저용 차량 충돌 사고 39
　추락 40
　폭발 손상 41
　스포츠 손상 48
　압좌 손상 48
　구획증후군 49
관통상 49
　관통상의 개요와 발생 49
관통상의 운동 역학 50
　탄도학 51
　무기별 특성 54
　관통상의 생체 역학 56
특수 조직과 장기의 관통상 58
　결합 조직 58
　장기 59

폐 59
뼈 60
관통상의 병태 생리 60
관통상의 특수 고려사항 63
현장 평가 63
관통상의 평가 63
관통상의 처치 64

Chapter 3 • 출혈과 쇼크 69

출혈과 쇼크 개요 71
출혈 72
순환계 72
출혈의 분류 75
지혈 75
혈액응고과정과 관련된 요소 76
출혈의 조절 77
출혈의 단계 80
쇼크의 단계 82
쇼크의 원인 84
출혈 및 쇼크 환자의 평가 85
현장 평가 85
일차 평가 86
이차 평가 87
환자 병력 90
정밀신체검진 90
재평가 90
출혈과 쇼크가 있는 환자 관리 91
출혈관리 91
쇼크관리 94

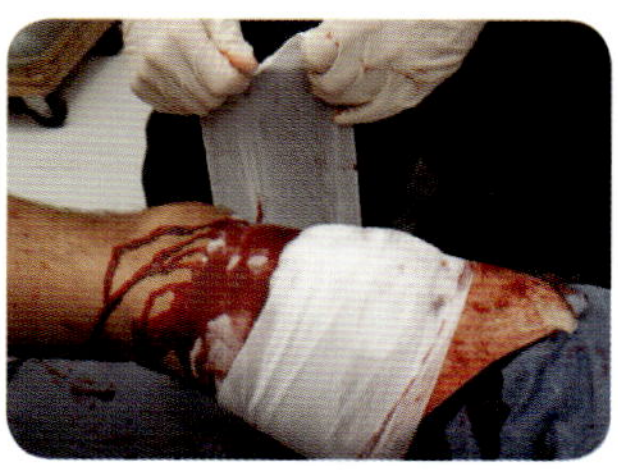

Chapter 4 • 연조직 외상 101

연조직 외상의 개요 103
역학 103
연조직의 해부학과 생리학 104
피부의 여러 층 104
혈관 105
근육 106
긴장선 106
연조직 손상의 병태 생리 107
폐쇄성 상처 107
개방성 상처 109
출혈 111
상처 치유 112
감염 115
그 밖의 합병증 117
압좌 손상 119
주입 손상 120
드레싱과 붕대 121
드레싱 121
붕대 123
연조직 외상의 평가 124
현장 평가 124
일차 평가 125
이차 평가 125
정밀 신체 검진 127
평가방법 127
재평가 128
연조직 손상의 처치 128
드레싱과 붕대 처치의 목적 128
붕대를 감을 때 해부학적 고려사항 131
붕대감기의 합병증 133
특수 손상의 치료 133
구획증후군 137
특별한 해부학적 신체 부위 137
이송을 요하는 손상 139
연조직 손상 치료와 전원/퇴원 139

Chapter 5 • 화상 143

화상 개요 145
피부의 해부학적 구조와 생리 145
피부층 145
피부의 기능 146
화상의 병태 생리 146
화상의 종류 147

화상의 깊이 155
체표면적 156
전신적 합병증 158
열화상의 평가 160
현장 평가 160
일차 평가 161
이차 평가 163
재평가 166
열화상의 처치 166
중등 및 중증 화상 166
흡입 손상 168
전기, 화학, 방사능 손상의 평가 및 관리 169
전기 손상 169
화학 화상 171
방사능 화상 173
재평가 174

Chapter 6 • 머리, 목, 척추 외상 177

머리, 목, 척추 외상의 개요 179
머리, 얼굴, 목, 척추의 해부학적 구조 및 병리 180
머리의 해부학적 구조 및 병리 180
얼굴의 해부학적 구조 및 병리 187
목의 해부학적 구조 및 병리 191
척추의 해부학적 구조 및 생리 192
머리, 목, 척추의 병태 생리 204
머리, 목, 척추의 일반적인 손상기전 204
뇌손상의 병태 생리 206
직접 손상 206
간접 손상 210
손상의 진행과 증상 및 징후의 발생 212
소아 머리 외상 213
척추 손상의 병태 생리 214
척추의 손상기전 214
척수 손상의 병태 생리 216
척수 손상 216
척수증후군 217
척수 쇼크 219
신경성 쇼크 219
자율신경 과다반사증후군 220
일시적 증후군들 220
신경장애의 기타 원인 221
소아 척추 환자 221
머리, 목, 척추의 특수 손상 222
얼굴 손상 225
목 손상 229
척주 손상 230
머리, 얼굴, 목, 척수 손상의 평가 230
현장 평가 230
일차 평가 231
이차 평가/빠른 외상 평가 233
재평가 239
머리, 얼굴, 목, 척수 손상 처치 239
차량 충돌시 신속 구출 239
척추 보호조치 241
기도 243
빠른 연속 삽관 244
호흡 244
순환 245
혈압 유지 245
약물 245
환자 이송시 고려사항 248
심리적 지지 248

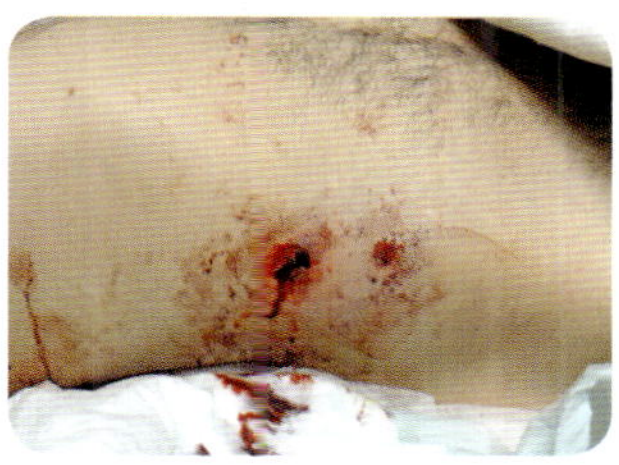

Chapter 7 • 흉부 외상 253

흉부 외상의 개요 255
흉부의 해부학적 구조와 생리 256
흉부의 골격 256
가로막 257
연관된 근육계 257
기관, 기관지와 폐 258
종격동 258
심장 258
대혈관 260
식도 260
흉부 외상의 병태 생리 260
흉부의 무딘손상 260

관통상 261
흉벽 손상 263
폐손상 267
심혈관 손상 272
기타 혈관 손상 276
기타 흉부 손상 277
흉부 손상 환자의 평가 279
현장 평가 279
일차 평가 279
이차/빠른 외상 평가 280
재평가 283
흉부 외상 환자의 처치 284
갈비뼈골절 285
복장빗장관절 탈구 285
동요가슴 285
개방성 공기가슴증 286
긴장성 공기가슴증 286
혈액가슴증 287
심장 무딘손상 288
심장눌림증 288
대동맥 박리 288
기관기관지 손상 288
외상성 질식 289

Chapter 8 • 복부 및 골반 외상 293

복부 및 골반 외상의 개요 294
복부의 해부학적 구조와 생리 296
소화관 296
보조 장기들 296
지라 298
비뇨기관 298
생식기 299
혈관 구조 300
복막 301
복부 및 골반 외상의 병태 생리 302
손상기전 302
복벽 손상 303
속빈 장기 손상 304
실질 장기 손상 304
혈관 구조 손상 305
장간막/장 손상 305
복막 손상 305
골반 손상 306
임신 중 손상 306
소아 복부 외상 308
복부 또는 골반 외상 환자의 평가 309
현장 평가 309
일차 평가 310
이차 평가/빠른 외상 평가 311
재평가 313
복부 외상 환자의 관리 314
임산부 환자의 관리 316

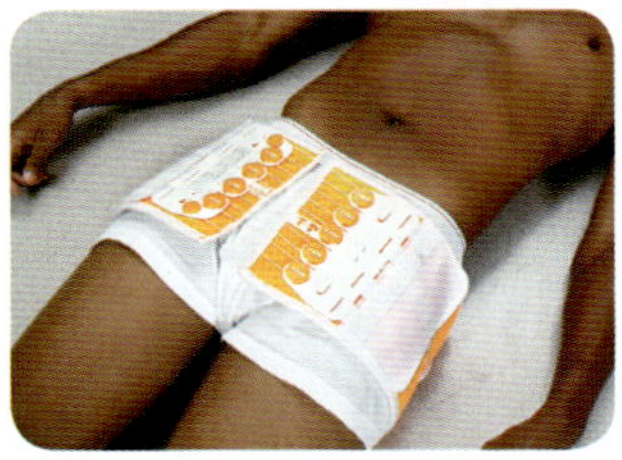

Chapter 9 • 근골격 외상 319

서론 321
예방 전략 321
해부학적 구조와 생리 322
골격 조직 및 구조 322
뼈 구조 322
관절 구조 324
골격 조직 327
뼈의 형성 및 노화 329
근육조직과 구조 330
골격근의 병태 생리 333
근육 손상 334
관절 손상 335
뼈 손상 337
근골격 손상에 대한 일반적 고려사항 340
뼈 회복 주기 341
근골격 손상 평가 342
현장 평가 342
일차 평가 342
이차 평가 343
정밀 신체 검진 346
재평가 346
스포츠손상 시 고려사항 347
근골격 손상 처치 347

근골격 손상 관리에 대한 일반 원칙 347
부목 장비 350
골절 처치 353
관절 처치 353
근육과 결합조직 처치 354
구체적 골절을 위한 처치 354
구체적 관절 손상의 처치 358
연부조직과 결합조직 손상 362
약물 363

Chapter 10 • 환경 외상 367

개요 369
항상성 369
열/추위로 인한 질환의 병태 생리 370
발열/열손실 기전 370
발열 370
열손실 370
체온 조절 371
열장애 373
고체온증 373
선행 요인 374
예방 처치 375
특수한 열장애 375
열장애에서 탈수의 역할 379
열(발열) 379
한랭 장애 380
저체온증 380
열보존/손실의 기전 380
선행 요인 381
예방 처치 381
저체온증의 중증도 382
저체온증의 평가 및 처치 384
동상 388
참호족 388
익사 389
익사의 병태 생리 390
익사사고의 처치방법 392
잠수 응급상황 394
기체에 대한 기압의 영향 394
잠수 응급상황의 병태 생리 395
잠수손상의 분류 395
잠수손상의 일반적인 평가 396
압력손상 397
기타 잠수손상 401
고압산소실 401
잠수자보호센터 401
고공병 401
예방법 402
고공병의 유형 404

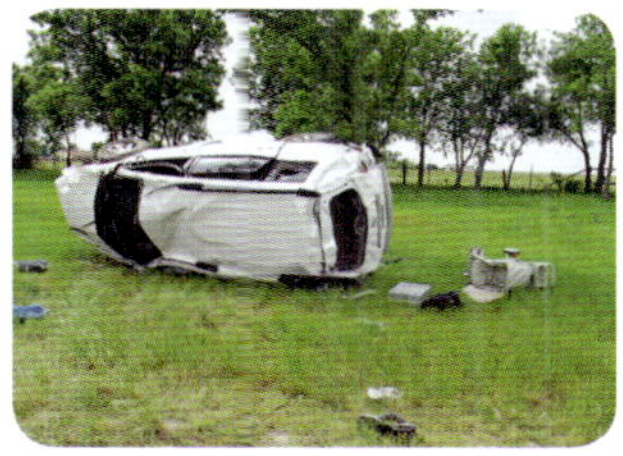

Chapter 11 • 외상의 특수 고려사항 409

쇼크 외상 소생술 서론 411
손상예방 412
외상 평가 414
응급의료통신관리자의 정보 414
현장 평가 414
일차 평가 418
환자의 전반적인 인상 418
이차 평가 423
빠른 외상 평가 424
초점 외상 평가 425
정밀 신체 검진 425
외상 환자 병력 427
활력징후 428
글라스고우 혼수 척도 428
이송결정 428
재평가 431
쇼크 및 다발성 외상 소생술 432
저혈량증/저혈압/저관류 432
저체온증 434
신체고정(부목) 434
빠른 이송 435
투쟁-도피 반응 435
생명의 위협이 없는 환자 435
특수 환자 436
다른 처치자와의 상호활동 444

손상기전 445
평가 결과 445
의료중재(술) 445
항공의료서비스 446
항공의료 이송의 적응증 447
연구와 외상 448
• 혈행성 병원체와 전염병에 대한 주의 사항 453
• 현장 출동 후 결과 분석에 대한 모범 답안 455
• 복습 문제 답안 459
• 핵심용어 461
• 찾아보기 472

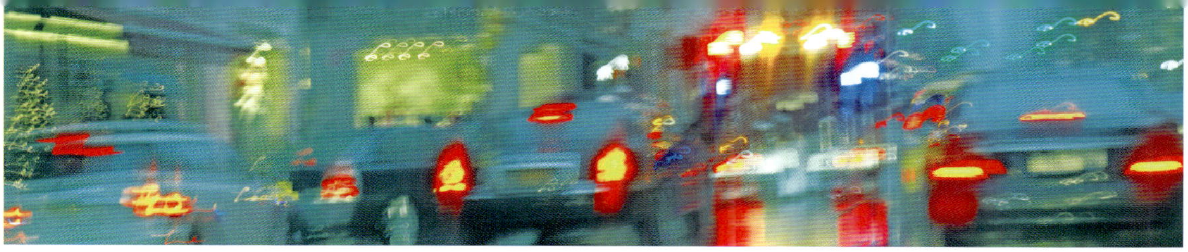

들어가기 전에 Preface to Volume 5

1960년대 후반까지만 해도 병원 외에서 가능한 최고의 의료 수준은 적십자 응급 처치밖에 없었다. 이 때문에 1966년 국립 과학 아카데미는 현재 국가의 구급 의료 관리의 부적절성을 조사하도록 위임받았다. 조사에 대한 결과는 "사고사와 장애: 현대 사회에 외면된 질병"(Accidental Death and Disability: The Neglected Disease of Modern Society)이라는 문서로 출판되었다. "백서(The White Paper)"라고도 불리는 이 문서는 우리가 현재 알고 있는 구급 의료 관리와 EMS 발전의 출발점이 되었다

처음 등장한 병원전 전 치료 훈련은 외상 관리였다. 여기서 응급구조사들은 붕대감기, 부목고정, 구조 기술을 받아야 했다. 1980년대에 기본 외상 처치술(BTLS)와 병원 전 외상 처치술(PHTLS) 훈련의 발전으로 인해 병원 전 외상 관리는 더욱 향상되었다. 이 훈련은 EMT와 응급구조사들에게 사건 현장의 외상 환자들을 돌보기 위한 적절한 정보를 제공해주게 되었다.

현 미국 EMS 교육 기준(National EMS Education Standards)과 응급구조사 지도 가이드라인(Paramedic Instructional Guidelines)에 따르면, 응급구조사들은 외상에 대해 더 자세한 이해를 할 필요가 있다. 응급구조조사 의료 관리: 원리와 실무, 볼륨 5, 외상편(Paramedic Care: Principles & Practice, Volume 5, Trauma)는 병원 전 외상 관리에 대해 최고 수준의 정보를 제공하고 있다. 이 책에서는 외상의 해부와 생리, 병리 생리에 대해 다루고 있다. 외상은 외과적 질병이기에 대부분의 경우 수술실에서 확실한 관리가 필요하지만, 응급구조사들이 미리 조치를 취하면 질병과 사망률을 상당히 줄일 수 있다.

이 책에서는 신체 체계와 관련된 다양한 외상의 종류에 대해 다루고 있다. 이 때 여러 외상 환자는 다양한 신체 체계와 연관된 복수의 손상이 있다는 것을 알아두어야 한다. 그렇기 때문에 특정 손상에만 집중하지 않고, "환자 전체"를 고려해야 한다.

단원 개요

1장에서는 응급구조과 학생들에게 외상과 외상진료체계에 대한 개념, 그리고 외상 분류 프로토콜(trauma triage protocols)을 소개하고 있다. 연구에 의하면 외상 환자들은 외상에 대한 관리를 정기적으로 하는 시설에서 관리 받을 경우 생존율이 가장 높다고 나왔다. 또한 특정 환자들은 특수한 외상 관리를 필요로 하는데, 이럴 경우 응급구조사들은 그들을 적절한 시설로 보낼 의무가 있다.
5판에서는 응급구조학에서 점점 발전하고 있는 분야인 외상 후 치료보다 더 쉽고 비용이 적게 드는 외상 전 예방에 대해 강조한다. 환자의 척추 손상 가능성을 평가하는 것과 어떤 환자에게 척추 응급처치 지침에 따른 척추손상 예방책이 필요한지를 결정하는 것에 대해 더 자세히 다룬다.

2장에서는 관통상의 운동 역학과 신체 역학, 그리고 여러 신체조직에 관통상이 끼치는 영향에 대해 소개한다. 이 장에서는 손상의 구조와 기전을 소개하여 응급구조사로 하여금 예상되는 손상을 발견하고자 한다.

5판에서는 이전에는 두 챕터로 나뉘어져 있었던 둔상과 관통상에 대해 논하게 된다. 하이브리드 차와 충돌사고 발생 시 감전사와 예기치 않게 움직이게 되는 위험에 대한 분석이 새롭게 추가되었다. 폭발사고 내용에는 4단계 폭발사고로 인한 손상이 추가되었다.

3장에서는 손상의 기전과 관계없이 거의 모든 외상 환자는 출혈을 한다는 공통점을 가지고 있다는 점을 강조한다. 심각한 출혈이 있을 경우 쇼크 상태로 발전할 위험은 높아진다. 이 때 신체의 출혈과 쇼크에 대한 생리적 반응은 복잡하다. 이 장는 출혈과 쇼크에 대한 생리적, 병리 생리적 반응에 대해 소개하여 응급구조사들이 이에 대해 재빠르게 반응하고 적절한 대응을 취하도록 한다.

5판에서는 지혈대 사용의 위험성과 최후의 수단으로서만 쓰이는 것을 강조함과 동시에 최근 증가하는 지혈대의 사용을 논하게 된다. 특히 장거리 이송중에 외상으로 인한 치사율을 감소시키면서 외상과 수반되는 혈액응고 체계악화를 경감시키는 항섬유소용해제로서 트라넥삼산(지혈제로 사용되는 산)의 사용을 소개한다. 저혈량쇼크 증세가 있는 환자들을 위한 수액 소생술과 예상되는 다양한 반응들에 대한 많은 정보를 추가하였다. 쇼크방지공기복장 사용은 더 이상 권고되지 않으므로 이와 관련된 부분은 삭제되었다.

4장에서는 이 형태의 외상이 외상 종류 중 가장 흔한 형태라고 소개하고 있다. 비록 대부분의 연조직 외상은 치명적이지 않지만, 치명적일 수 있는 상황 역시 많다. 이 장에서는 피부조직의 해부학과 생리학적 측면에 대해 상세히 기술하고 있다. 또한 연조직 외상의 병리 생리학적 정보와 붕대 감기를 포함한 연조직 외상의 처치 방법에 대해 자세히 적혀있다.

5장에서는 화상의 독특한 병리 생리학적 특징에 대해 설명한다. 화상에 의한 부상은 감소하는 추세이지만, 화상을 입은 환자는 특별한 관리가 필요하다. 이 장에서는 열성화상, 전기화상, 화학화상, 방사능 화상 등을 포함한 화상들을 해부학, 생리학, 병리 생리학적으로 접근하며, 화상 환자들의 관리를 강조하고 있다.

6장에서는 뇌의 병태생리학과 척수 손상, 머리, 얼굴, 목, 척추와 신경계의 해부학에 대해 설명한다. 이 장에서는 부상을 빠르게 인지하는 것과 기도 확보의 중요성에 대해 강조하고 있다. 이 장에서 병원 이송 전 척추 예방책과 척추 손상이 아님을 판단할 수 있는 프로토콜에 대한 설명을 한다.

5판에서는 이전에 두 챕터로 나뉘어져 있던 척수 손상, 머리, 얼굴, 목, 척추와 신경계가 하나의 챕터에서 설명된다.

7장에서는 가슴 부상이 신체에 어떠한 영향을 미치는지 소개한다. 흉부 해부 및 생리는 독특하여 특수한 치료 과정이 필요하다. 이 장에서는 긴장성 기흉과 같은 흉부 외상의 발견과 이에 대한 치료를 강조하고 있다.

8장에서는 복부와 골반의 해부 및 생리에 대해 설명하고 복부 외상을 장기와 기관계의 병리학을 통해 소개한다. 특히 내부 부상의 가능성이 높으므로 복부 외상 환자를 치료할 때 그에 대한 가능성을 염두에 두어야함을 강조하고 있다.

5판에서는 총상 특히, 민간 지역에서 빈번히 발생하는 초고속 군대 총상에 더욱 초점을 맞추었다. 쇼크

방지공기복장(PASG) 사용은 더 이상 권고되지 않으므로 이와 관련된 부분은 삭제되었다.

9장에서의 근골격 외상은 연조직 외상 다음으로 자주 발생하는 외상 종류이다. 이 장에서는 다양한 근골격 외상의 종류에 대해 배울 수 있으며, 치료와 통증 관리에 대해 특별히 강조하고 있다.

5판에서는 비외상성 손상에 대해서는 비외상성 근골격 장애(챕터 13, 3권)에서 다루어졌기 때문에 여기에서는 설명을 삭제했다.

10장에서는 환경이 신체에 끼치는 영향에 대해 설명한다. 손상과 관련된 물리적, 화학적, 생물학적 요소를 소개하고 체온 조절 장애, 익사, 잠수, 고산병과 같은 특정 환경에 의한 비상상황을 보여준다.

11장에서는 이전 장에서 다루어진 외상들의 근본적인 특징들에 대해 소개한다. 이 장은 먼저 손상의 방지를 강조하고 있다. 이 장의 주요 목적은 다중조직 손상을 포함한 모든 손상의 가능성을 발견하는 것과 출혈과 쇼크에 대해 소개하는 것이다. 또한 적극적 치료와 환자에게 특별 치료를 해줄 수 있는 병원으로 이송시키는 것을 강조하고 있다.

5판에서는 척추 손상 예방 파트가 완전한 자동 척추 고정을 덜 강조하고 캐나다 경추 규칙(Canadian C-Spine rule)인 넥서스에 근거한 척추 손상 방지책을 강조하는 방향으로 수정되었다.

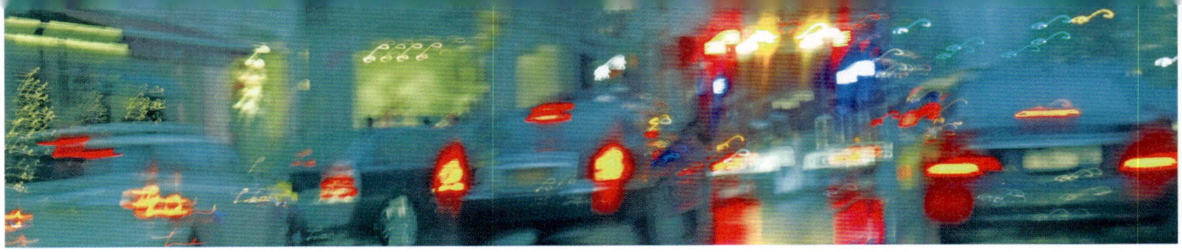

Acknowledgments

각 챕터를 집필해주신 분들(Chapter Contributors)

총 5권의 책 시리즈를 만드는데 기여해 주신 아래 모든 분들께 감사의 말씀을 전합니다. 한분 한분 모두 각 챕터를 집필하는데 헌신해주셨고, 응급구조학 지도에 있어서 최고의 전문가이신 분들로 각 팀이 구성되었습니다.

Paul Ganss, MS, NRP (Volume 1, Chapter 2)
Michael F. O'Keefe (Volume 1, Chapter 5)
Wes Ogilvie, MPA, JD, LP (Volume 1, Chapter 7)
Kevin McGinnis, MPS, EMT-P (Volume 1, Chapter 9)
Jeff Brosious, EMT-P (Volume 1, Chapter 10)
W.E. Gandy, JD, NREMT-P (Volume 1, Chapter 15)
Darren Braude, MD, MPH, FACEP (Volume 1, Chapter 15)
Joseph R. Lauro, MD, EMT-P (Volume 2, Chapter 6)
Brad Buck, NRP, CCEMT-P (Volume 3, Chapter 10)
Bryan Bledsoe, DO, FACEP, FAAEM, EMT-P (Volume 4, Chapter 10)
Andrew Schmidt, DO, MPH (Volume 4, Chapter 10)
Justin Sempsrott, MD (Volume 4, Chapter 10)
David Nelson, MD, FAAP, FAAEM (Volume 5, Chapter 4)
Mike Abernethy, MD, FAAEM (Volume 5, Chapter 10)
Ryan J. Wubben, MD, FAAEM (Volume 5, Chapter 10)
Louis Molino, NREMT-I (Volume 5, Chapter 11)
Dale M. Carrison, DO, FACEP, FACOEP (Volume 5, Chapter 14)
Dan Limmer, AS, NRP (Volume 5, Chapter 14)
Deborah J. McCoy-Freeman, BS, RN, NREMTP (Volume 5, Chapter 15)

BEB, RAC

검토위원(Instructor Reviewers)

응급환자평가 4판(Paramedic Care: Principles & Practice, Fourth Edition, Volume 2)의 검토위원들께서 이 책을 준비하고 개정하는데 많은 제안과 아이디어를 제공해 주셨습니다. 아래의 응급구조학 전문가분들의 조언에 깊이 감사의 말씀을 드립니다.

Fifth Edition

Michael Smith, MS, Educator, Kilgore College, Longview, TXa

Edward Lee, A.A.S., BS, Ed.S., NRP, CCEMT-P, EMT Paramedic Program Coordinator, Trident Technical College, Summerville, SC

Ryan Batenhorst, BA, NRP, EMS-I, Program Director, Paramedic Program, Southeast Community College, Milford, NE

Brett Peine, BS, NRP, Director, Southern State University, Joplin, MO

Fourth Edition

John L. Beckman, AA, BS
FF/EMT-P I/C
Addison Fire Protection District
Technology Center of DuPage
Addison, IL

Bryon Bellinger, NREMT-P, BA, RN
Lead Instructor Paramedic Specialist Program
Indian Hills Community College
Ottumwa, IA

Brian Bird, AS, EMS
Firefighter/Paramedic
Santa Fe Fire Department
Santa Fe, NM

L. Kelly Kirk, III, AAS, BS, EMT-P
Director of Distance Education, Paramedic
Randolph Co. Community College/Davidson County EMS
Asheboro, NC/Lexington, NC

Gregory M. Reardon, BS, NREMT-P
Paramedic, Adjunct Faculty Cecil College/Maryland Fire and Rescue Institute
Baltimore Washington International Airport Fire and Rescue Department
Baltimore, MD

Billy Respass, NCEMT-P
EMS Programs Instructor
Beaufort County Community College
Washington, NC

Mike Smertka, EMT-P
Assistant EMS Instructor
Graduate Student of Medicine/Medical University of Silesia
Katowice, Poland

Kelly Weller, MA, RN, LP, EMS-C
EMS Program Director
Lone Star College-Montgomery
Conroe, TX

We also wish to express appreciation to the following EMS professionals who reviewed the third edition of Paramedic Care: Principles & Practice. Their suggestions and perspectives helped to make this program a successful teaching tool.

Mike Dymes, NREMT-P
EMS Program Director
Durham Technical Community College
Durham, NC

Ginger K. Floyd, BA, NREMT-P
Assistant Professor
Austin Community College EMS Professions
Austin, TX

Darren P. Lacroix, AAS, EMT-P
Del Mar College
Emergency Medical Service Professions
Corpus Christi, TX

Greg Mullen, MS, NREMT-P
National EMS Academy
Lafayette, LA

Deborah L. Petty, BS, EMT-P I/C
Training Officer
St. Charles County Ambulance District
St. Peters, MO

B. Jeanine Riner, MHSA, BS, RRT, NREMT-P
GA Office of EMS and Trauma
Atlanta, GA

Aaron Weitzman, BS, NREMT-P
Lieutenant (ret.)
Faculty, Emergency Medical Services
Baltimore City Community College
Baltimore, MD

Brian J. Wilson, BA, NREMT-P
Education Director
Texas Tech School of Medicine
El Paso, TX

Photo Acknowledgments

사진 아래에 또는 사진 옆에 저작권 표시가 되어있지 않은 모든 사진들은 Brady/Prentice Hall/Pearson Education내 과제로 촬영된 것입니다.

Organizations

사진 프로그램을 제작하는데 소중한 도움을 주신 모든 기관에 감사의 말씀을 드립니다.

Michael J. Grant, President & CEO
Ambitrans Medical Transport, Inc., Punta Gorda, FL

Debbie Harrington, BS, NREMT, Director
Community Relations, Ambitrans Medical Transport, Inc.

Companies

사진 촬영에 필요한 EMS 기구들을 기부해줌으로써 도움을 준 회사들.

Persys Medical. NIO and BIG interosseous

Pyng Medical. FAST interosseous

Teleflex Corp. LMAs

Photo Coordinators/ Technical Advisors

사진의 의학적 정확성 지도와 모델, 소품, 장소대여에 도움을 주신 모든 분들게 감사드립니다

Skippi Farley, EMT-P

Rodney VanOrsdol, FF/EMT-P

Photographers who have contributed to this project

Michael Gallitelli, Michal Heron, Kevin Link and Richard Logan

Photographer for the Fifth edition

Maria Lyle/Maria Lyle Photography
Sarasota, FloridaModels

Models

Thanks to the following people from the Flower Mound Fire Department, Flower Mound, Texas, and from Winter Park Fire–Rescue, Winter Park, Florida, who provided locations and/or portrayed patients and EMS providers in our photographs.

FAO/Paramedic Wade Woody

FF/Paramedic Tim Mackling

FF/Paramedic Matthew Daniel

FF/Paramedic Jon Rea

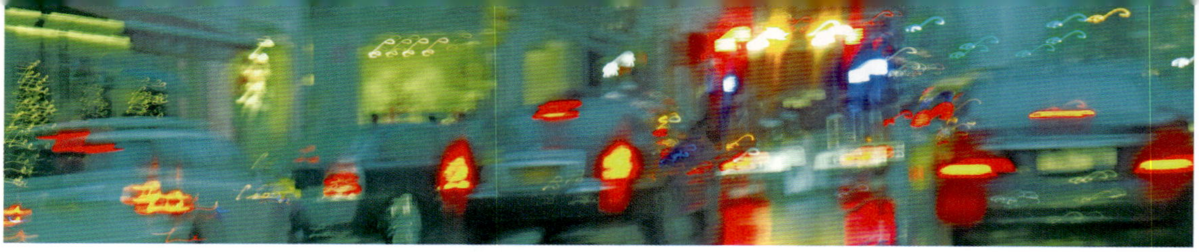

작가에 대해 About the Authors

BRYAN E. BLEDSOE, DO, FACEP, FAAEM, EMT-P

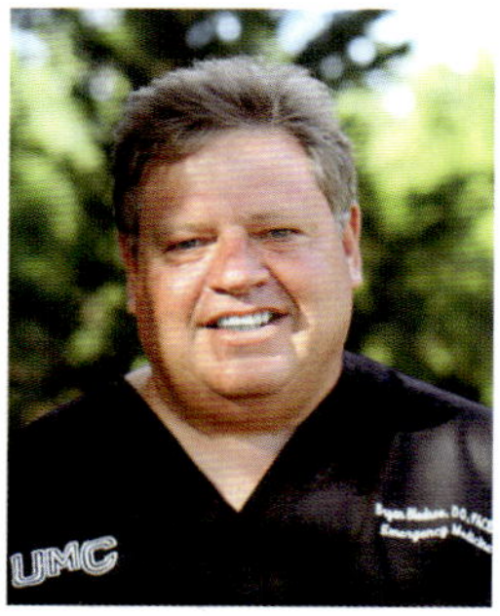

브라이언 블레드소는 긴급 의료원이자 연구원, 그리고 EMS의 저자이다. 현재 그는 네바다 주립 의학 대학교(University of Nevada School of Medicine)에서 응급 의료과 교수이자 EMS 협력 프로그램의 감독으로 재직하고 있고, 라스베가스의 남부 네바다 의료 센터 대학(University Medical Center of Southern Nevada)에서 긴급 주체의로 지내고 있다. 그는 응급의료학 면허를 취득하였다. 의과 대학에 입학하기 전에 블라드소 박사는 EMT, 긴급 의료원, 긴급 의료원 강사로 일한 경력이 있었다. 그는 1974년에 EMT 훈련과 1976년 긴급 의료원 훈련을 마치고 6년간 텍사스 포트워스에서 현장 긴급 의료원으로 일하였다. 1979년 그는 북부 텍사스 보건 센터 대학(University of North Texas Health Sciences Center)의 교수진으로 들어가 대학의 EMT와 응급 의료 교육 프로그램의 조정자로 재직하였다.

블라드소 박사는 응급의료학과 EMS에 대한 연구를 활발히 진행 중이다. 그는 주, 국내 및 국제 세미나에서 인기가 높은 연설가로 알려졌고, 여러 EMS 저널을 쓴 경력이 있다. 또한 미국 특수 작전 사령부(USSOCOM)와 라스베가스 네바다 주립 의학 대학교(University of Nevada)에서 다양한 교육 시도를 하고 있다. 블레드소 박사는 여러 EMS 교과서의 저자로서 100만 부 이상 팔리기도 했다. 지난 2008년 미국 대학 긴급 의료원(American College of Emergency Physician)에서 40주년 기념으로 "응급의료학의 영웅"이라는 칭호를 받고, 2008년 11월 남성 건강 잡지(Men's Health magazine)에서는 20주년 기념으로 "건강과 fitness의 영웅"이라는 칭호를 받기도 했다. 그는 미국 매체에서 자주 인터뷰를 받고 있기도 하다. 블레드소 박사는 결혼하였고, 텍사스 주 미들로디언과 네바다 주 라스베가스를 오가며 생활하고 있다.

ROBERT S. PORTER, MA, EMT-P

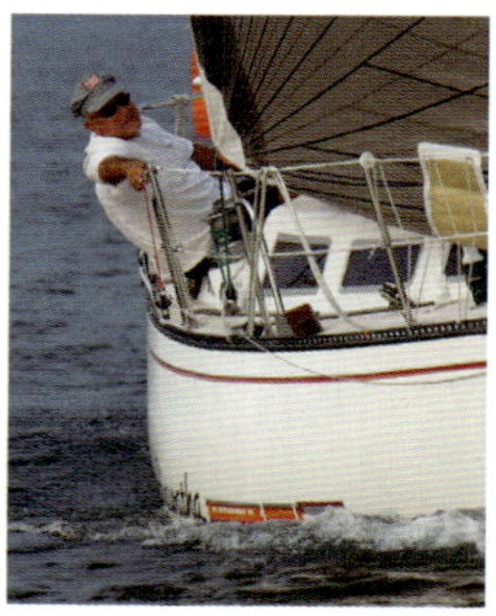

로버트 포터는 38년간 긴급의료 서비스를 가르쳤고, 메디슨 카운티(뉴욕) 응급의료 서비스 기관(Madison County Emergency Medical Services)에서 고등 ALS 강사로 재직하고 있다. 포터 씨는 위스콘신 출신으로 위스콘신 대학(University of Wisconsin)에서 교육학 학사 학위를 수여받았다. 그는 1978년 남동 위스콘신 기술 협회(Northeast Wisconsin Technical Institute)에서 응급 의료 훈련을 마치고 1990년 중앙 미시건 대학에서 보건 교육학 박사 학위를 수여받았다.

포터 씨는 1973년부터 EMT, EMS 강사 및 관리자로 지냈었고 1978년 EMT 응급 의료원으로 증명서와 국가 등록서를 받았다. 그는 EMS 기본, 심화 코스를 위스콘신, 미시건, 루이지애나, 펜실베이니아, 뉴욕에서 가르친 바가 있다. 포터 씨는 국가에서 최초로 지방 응급 의료 프로그램을 개설하였고, 대학 중심 2년 응급 의료 프로그램을 만들었다. 포터 씨는 10년 이상 동안 미국 의학 협회(American Medical Association)에서 응급 의료 프로그램 승인 사이트 평가원으로 지냈고 전 미국 EMT 협회-EMT 강사와 조정자 단체(National Association of EMTs—Society of EMT Instructor/Coordinators) 의장으로 지냈다. 또한 포터 씨는 오논다가 카운티 보안관 항공 의료 서비스 부서, 에어원(Onondaga County Sheriff's Department air medical service, AirOne)에서 15년간 항공 긴급 의료원으로 재직했다. 그는 응급 의료 관리: 이론과 실제(Paramedic Care: Principles & Practice), 응급 의료 관리의 중요성(Essentials of Paramedic Care), 중급 응급 관리: 이론과 실제(Intermediate Emergency Care: Principles & Practice), 전략적 응급 관리(Tactical Emergency Care)와 대량 살상 무기: 응급 관리(Weapons of Mass Destruction: Emergency Care), 그리고 서적과 관련된 워크북의 저자이다. 가르치거나 글을 쓰고 있지 않을 때에는 집 복구 작업과 연안 요트 레이싱을 하고 있다.

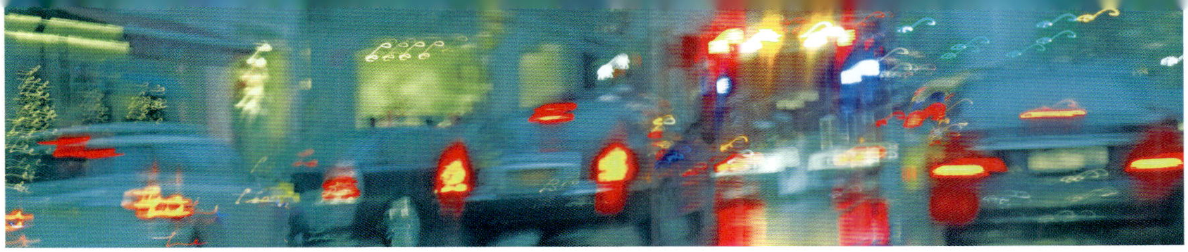

RICHARD A. CHERRY, MS, EMT-P

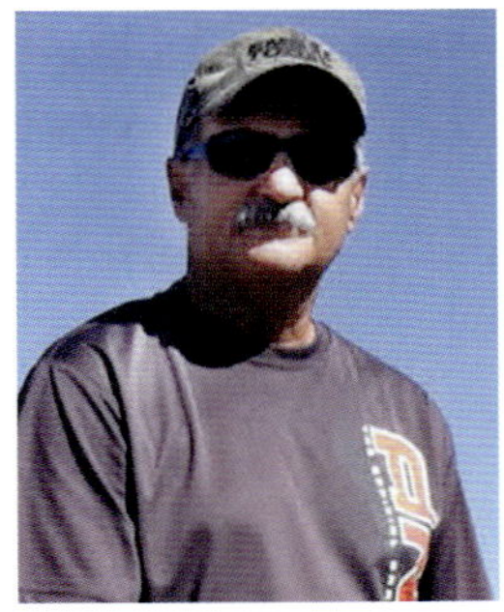

리처드 체리는 리버풀, 뉴욕, 시라쿠스의 교외 지역의 북부 오논다가 자원 구급차 운전사(NOVA)의 훈련 책임자이다. 그는 업스테이트 의과대학(Upstate Medical University) 응급의학과에서 긴급 의료원 훈련책임자와 응급 의학 건문의 실습 부감독, 의학 시뮬레이션 기술 담당자, 그리고 응급의학과 임상 조교수로 지내다 최근 은퇴하였다. 그는 수년 간 교직에 섰고, 응급 현장에서 지낸 경험이 있다. 체리 씨는 버팔로에서 태어나 1972년에 성 보나베투라 대학(St. Bonaventure University)에서 학사 학위를 취득하였다. 그 후 그는 10년간 고등학교 교사로 지내며 1977년 오스웨고 주립 대학(Oswego State University)에서 교육학 박사 학위를 수여받았다. 그는 뉴욕에 영구 교사 자격을 가지고 있다.

체리 씨는 1974년 드위트 자원 소방서(DeWitt Volunteer Fire Department)와 긴급 의료 서비스 현장에서 15년 이상 소방원과 EMS제공자로서 사회를 위해 봉사하였다. 그는 1977년에 처음으로 EMT 코스를 받고 2년 후 ALS 제공자가 되었다. 그는 1985년 응급 의료원 자격증을 취득하고 지역 최초의 긴급 의료원 중 한명이 되었다.

체리 씨는 브래디(이 출판사 이름)를 위해 여러 책을 출간하였다. 가장 잘 알려진 것으로는 긴급 의료 관리: 이론과 실제(Paramedic Care: Principles& Practice), 의료 관리의 중요성(Essentials of Paramedic Care), 중급 응급 관리: 이론과 실제(Intermediate Emergency Care: Principles & Practice)과 EMT 교육: 상식적으로 접근하기(EMT Teaching: A Common Sense Approach)가 있다. 그는 많은 주, 국립, 국제 EMS 회의에 여러 발표를 한 바가 있다. 그와 그의 아내 수는 뉴욕의 웨스트 먼로의 개인 소유지에서 특수 아동을 위한 여름 승마 캠프를 운영하고 있다. 그는 기독교 밴드에서 기타를 치기도 한다.

이 책의 사용 가이드라인

A GUIDE TO KEY FEATURES

원칙 강조(Emphasizing Principles)

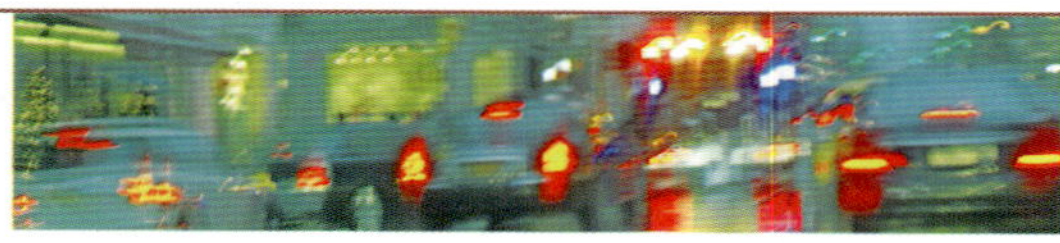

chapter 1

외상과 외상진료체계

Trauma and Trauma Systems

Bryan E. Bledsoe, DO, FACEP, FAAEM, EMT-P
Robert S. Porter, MA, Paramedic

단원 표준

외상(외상 개요)

학습 역량

환자 평가 결과에 역학 및 병리학 원칙을 접목하여 현장에서 본 환자 추정 진단과 이를 통해 중증 손상환자에 대한 종합적 처치 계획을 세운다.

학습 목표

최종 목표

기능적 외상 처치시스템의 운영 방식을 설명하고, 외상 처치시스템 안에서 응급구조사가 수행할 역할과 책임에 대해 논의할 수 있어야 한다.

수행 목표

최종 목표를 달성하기 위해 다음 사항은 필수적이다.

1. 핵심 키워드를 숙지한다.
2. 일반적인 외상 역학과 응급 처치를 요하는 외상의 역학에 대해 설명한다.
3. 손상예방을 위한 5단계 공중보건 모델을 적용한다.
4. 여러 등급으로 다원화된 외상센터의 특성을 설명한다.
5. 다양한 시나리오를 전제로 '중증, 불안정, 잠재적 불안정, 안정' 등의 환자 분류를 하는 외상 평가를 실시한다.
6. 결정적 처치를 받기까지 걸리는 이송 시간이 외상 환자의 결과에 주는 영향을 논의한다.
7. 외상 환자 분류 기준을 적용하여 외상센터로 이송해야 하는 환자를 식별한다.
8. 손상 방지, 외상 등록, 질적 향상에 관한 자료 수집 목적을 설명한다.

핵심 키워드

무딘손상(blunt trauma)
역학(epidemiology)
황금기간(Golden Period)
해던 매트릭스(Haddon Matrix)
의심지수(index of suspicion)
손상기전(mechanism of injury(MOI))
관통상(penetrating trauma)
외상(trauma)
외상센터(trauma center)
외상 등록(trauma registry)
외상 환자 중증도 분류 기준(trauma triage criteria)

학습 목표

최종 수행 목표와 그 전단계로서의 소목표로 나뉘어져 있다.

핵심 키워드

굵게 처리된 각각의 주요 용어가 등장하는 페이지 수와 함께 표기되어 있다.

표 11-1 | 수정된 외상 점수(RTS)와 글라스고우 혼수 척도(GCS)

수정된 외상 점수(RTS)		글라스고우 혼수 척도(GCS)	
분당 호흡수		**개안반응**	
분당 10~29회	4	자발적	4
분당 30회 이상	3	말소리에 눈을 뜸	3
분당 6~9회	2	통증자극에 눈을 뜸	2
분당 1~5회	1	반응없음	1
무호흡	0	**언어 반응**	
수축기 혈압		정상적으로 대화가능	5
90mmHg 이상	4	어리둥절하고 대화가능(울음, 진정 가능함)	4
76~89mmHg	3	부적절한 단어(지속적으로 불안정)	3
50~75mmHg	2	신음소리(초조, 불안)	2
1~49mmHg	1	반응없음	1
측정되지 않음	0	**운동 반응**	
글라스고우 혼수 척도		명령에 복종	6
GCS score of 13 to 15	4	통증 부위를 찾아냄	5
GCS score of 9 to 12	3	통증에 굽힘(굴곡)-움츠림	4
GCS score of 6 to 8	2	비정상적 굽힘(굴곡)	3
GCS score of 4 or 5	1	비정상적 폄(신전)	2
GCS score of less than 4	0	반응없음	1

표

풍부한 표가 중요한 정보를 한 눈에 보기 쉽게 해주고, 요약, 비교가 용이하게 해준다.

내용 요약

내용복습박스가 각 장 곳곳에 요약 정리되어 있다. 핵심 내용을 요약해 놓고 한눈에 빠르게 보기 쉽게 만들어 놓아 학습 가이드로 유용하게 쓰인다.

> **내용 요약**
>
> ➤ 열손상에 대한 잭슨 이론에 따른 증상
> - 응고 구역–발열 지점에 가장 가깝고 손상 정도가 가장 큰 부위. 세포막 파열 및 파괴, 혈액응고, 단백질 구조의 변성 발생
> - 울혈 구역–응고 구역 근처의 부위. 염증 발생과 혈류의 감소
> - 충혈 구역–발열 지점에서 가장 멀리 떨어진 부위. 염증과 혈류량 변화가 제한적임

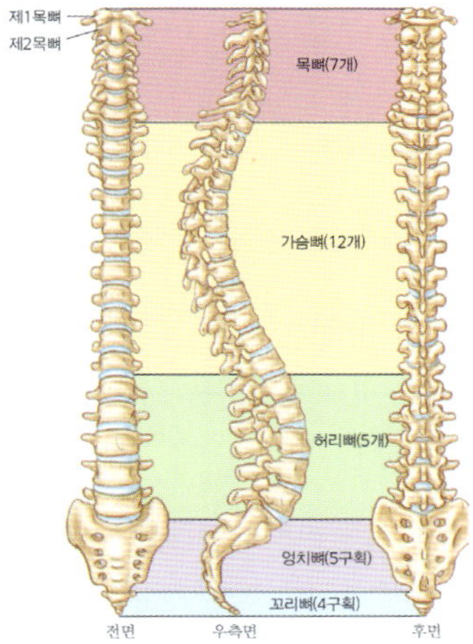

그림 6-10 척추의 해부학적 구분(전면/우측면/후면)

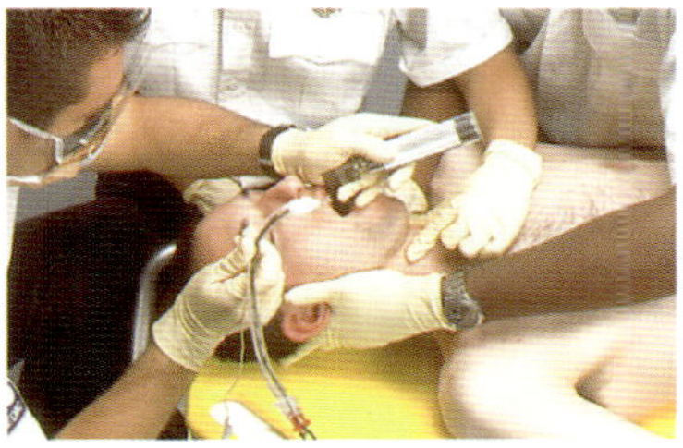
그림 6-51 얼굴 손상 환자의 경우, 해부학적 표지자가 변형되고 혈액이 기도에 유입되고, 머리의 중립 자세를 유지해야만 하기 때문에 기관삽관이 어렵다.

사진과 그림

신중하게 선정된 사진과 일러스트레이트 프로그램으로 구현해 낸 그림들이 설명에 대한 풍부한 이해를 돕는다.

요약

각 장의 마지막 부분에는 각 장 내용을 간결하게 요약해 놓은 부분이 있다.

> **요약**
>
> 환경은 우리 인간들에게 생존과 번영을 위해 필요한 모든 것들을 제공해 주고 있다. 하지만 극단적인 환경요소 때문에 인체내 신진대사는 심각한 영향을 입을 수 있다. 인체는 이러한 환경적 위협에 대해 보상기전이 작동하지만, 위험수준이 보상작용을 압도하는 경우도 있다. 경우에 따라 열손실이나 발열 혹은 압력의 변화가 너무 지나치게 많거나 심할 경우, 이로 인해 관련질환이나 응급상황 즉, 비정상 심부체온, 감압병, 쇼크 등이 발생하며, 심지어는 사망으로까지 이어지게 된다.
>
> 일반적으로 환경, 여가, 노출성 응급상황 등에 대한 기본지식은 병원전 환경에 있어서 즉각적이고 효과적인 처치를 제공하는데 중요한 필요조건이다. 이러한 응급상황은 일상적으로 접하는 것이 아니기 때문에 관련지식을 기억하기는 쉽지 않을 것이다. 이를 해결하기 위해서는 이와 관련된 일반적인 원리를 기억하고, 문제를 발생시키는 환경적 요소를 제거하며, 환자 스스로 보상작용을 할 수 있도록 하고, 마지막으로, 결정적 처치를 제공할 병원을 선정하여 환자를 최대한 신속히 이송하는 것 등이 필요하다.
>
> 모든 경우, 자신의 안전을 돌봐야 한다는 사실을 기억해야 한다. 너무나 많은 응급구조사들이 적절한 훈련을 받지 않고 구조를 하던 도중 생명을 잃은 경우가 많이 있다. 환경응급 상황에서는 임무를 수행할 때 항상 신속한 행동이 필요하며, 반드시 지침을 지켜야 한다.

현장 출동 후 결과 분석

각 장의 마지막 부분에 있는 시나리오는 학생들이 주요 원칙들을 실제 상황에 적용해 봄으로써 비판적 사고력을 키울 수 있도록 한다.

> **현장 출동 후 결과 분석**
>
> 여러분이 자동차사고 현장에 도착해보니 차량 한 대가 큰 나무 주변에 심하게 파손된 채로 있었다. 차 속에서 젊은 여성이 운전대에 엎어져 있었고 의식은 없는 것 같았다.
>
> 1. 응급구조사는 현장평가를 통해서 어떠한 질문에 대한 답을 찾는가?
>
>   질문에 답하고, 환자 옆으로 가서 의식을 알아보니 의식은 있었으나 매우 혼동된 상태였다. 맥박은 분당 110회로 약하게 뛰었고, 피부는 차갑고 끈적끈적하고 잿빛이었으며, 호흡은 분당 28회로 약하였다. 그녀는 가슴통증을 호소하였고, "숨쉬기가 아주 어려워"라고 짤막하게 말을 하였다. 가슴부위 청진상 오른쪽에서 호흡음이 감소되었고, 오른쪽 반쪽이 과팽창되었다.
>
> 2. 지금 당장 생명을 위협하는 문제들은 무엇인가?
> 3. 이 환자에게 즉시로 취해야 할 행동은 무엇인가?
>
> *이 책 뒷부분에 제시된 해설을 참고한다.*

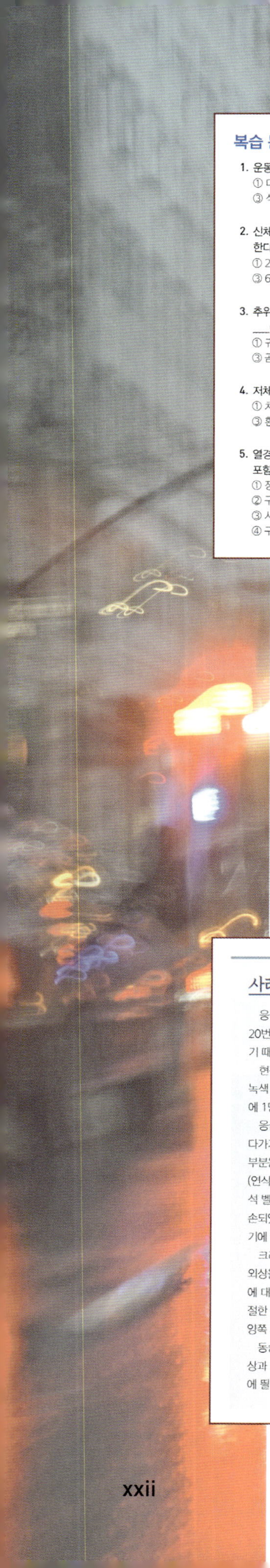

복습 문제

1. 운동으로 인한 열생성 유형은 ___이다.
   ① 대사성 ② 운동성
   ③ 식단성 ④ 열조절성

2. 신체는 증발 기전을 통해 하루에 ___mL의 수분을 상실한다.
   ① 200 ② 400
   ③ 600 ④ 800

3. 추위 관련 응급 환자에서 심부 온도 측정이 필요한 경우 ___에서 측정해야 한다.
   ① 귀 ② 구강
   ③ 곧창자 ④ 액와

4. 저체온증에 대한 취약성을 증대시키는 요소는 ___이다.
   ① 처방 약물 ② 환자 주변 온도
   ③ 환자의 건강상태 ④ 위 세 가지 모두

5. 열경련 환자의 처치는 다음 중 ___을(를) 제외한 모두를 포함한다.
   ① 정제염 투여
   ② 구강을 통한 식염수 투여
   ③ 서늘한 곳으로의 환자이동
   ④ 구강투여가 불가능한 경우 생리식염수 정맥투여

6. 심부체온이 ___ 이하로 떨어지는 경우는 저체온증으로 간주한다.
   ① 35.0°C (95°F)
   ② 35.6°C (96°F)
   ③ 36.1°C (97°F)
   ④ 36.7°C (98°F)

7. ____ 저체온증 환자에서는 정신 상태 변화, 오한 없음, 호흡 곤란이 있는 저혈압이 발견된다.
   ① 경증 ② 중등도
   ③ 중증 ④ 만성

8. 미국인의 사고 사망 중 세 번째로 많은 원인은 ___이다.
   ① 열사병 ② 독사 교상
   ③ 익사 ④ 저체온증

9. 익사 관련 응급 환자 및 익수 환자에서 그 기능이 중단되거나 크게 축소되어 탈산소화된 혈액의 동맥 혈류로의 환류라는 혈액단락을 발생시키는 생리 구조물은 ___이라 한다.
   ① 계면활성제
   ② 세기관지 연근육
   ③ 폐포큰포식세포
   ④ 혈당 수준

복습 문제

문제를 풀면서 학생들은 방금 배운 주요 내용을 복습하고 상기한다.

참고문헌

1. Becker, J. A. and L. K. Stewart. "Heat-Related Illness." Am Fam Physician 83 (2011): 1325–1330.
2. Polderman, K. H. "Mechanisms of Action, Physiological Effects, and Complications of Hypothermia." Crit Care Med 37 (7Suppl) (2009): S186–S202.
3. Imray, C., A. Grieve, and S. Dhillon. "Cold Damage to the Extremities: Frostbite and Non-Freezing Injuries." Postgrad Med J 85 (2009): 481–488.
4. Idris, A. H., R. Berg, J. Bierens, et al. "Recommended Guidelines for Uniform Reporting of Data from Drowning: The 'Utstein Style.'" Circulation 108 (2003): 2565–2574.
5. Layon, A. J. and J. H. Modell. "Drowning: Update 2009." Anesthesiology 110 (2009): 1390–1401.
6. Modell, J. H., M. Gaub, F. Moya, B. Vestal, and H. Swarz. "Physiologic Effects of Near-Drowning with Chlorinated Freshwater, Distilled Water, and Isotonic Saline." Anesthesiology 27 (1966): 33–41.
7. Salahuddin, M., L. A. James, and E. Bass. "SCUBA Medicine: A First Responder's Guide to Diving Injuries." Curr Sports Med Rep 10 (2011): 134–139.
8. Vann, R. D., F. K. Butler, F. J. Mitchell, and R. E. Moon. "Decompression Illness." Lancet 377 (2011): 153–164.
9. Luks, A. M., S. E. McIntosh, C. K. Grissom, et al. "Wilderness Medical Society Consensus Guidelines for the Prevention and Treatment of Acute Altitude Illness." Wilderness Environ Med 21 (2010): 146–155.

참고문헌

각 장을 집필하는데 사용되어진 최신의 연구 자료 목록이다.

추가문헌

Auerbach, P. S., ed. Wilderness Medicine. 6th ed. St. Louis: Mosby Year Book, 2012.

Bierens, J. L., ed. Drowning: Prevention, Rescue, Treatment. 2nd ed. New York: Springer, 2012.

Bledsoe, B. E. and D. E. Clayden. Prehospital Emergency Pharmacology. 7th ed. Upper Saddle River, NJ: Pearson/Prentice Hall, 2012.

Guyton, A. C., and J. E. Hall. Textbook of Medical Physiology. 13th ed. Philadelphia: Elsevier, 2015.

Sutton, J. R., G. Coates, and C. S. Houston, eds. "The Lake Louise Consensus on the Definition and Quantification of Altitude Illness." Hypoxia and Mountain Medicine. Burlington, VT: Queen City Printers, 1992.

Tintinalli, J. E., et al., eds. "Environmental Injuries," in Emergency Medicine: A Comprehensive Study Guide. 7th ed. New York: McGraw-Hill, 2011.

추가문헌

각 장의 주제에 대한 심화 내용을 읽어 볼 수 있는 책과 저널을 추천해 놓았다.

사례 연구

응급구조사 크리스와 기본 인명구조사 빌이 소속된 시티 구급차 2호팀에 구조 요청이 들어왔다. 전화 상담원은 20번 IC 부근 고속도로에서 차량 충돌 사고로 인한 다발성 손상 환자가 발생했다고 보고했다. 교통 체증이 예상되기 때문에, 고속도로 비상 진입로를 통한 현장 접근을 권장했다.

현장에 미리 도착한 경찰관은 이동 중인 응급구조대에게 추가 상황을 알렸다. 고속도로 규정 속도로 달리던 한 녹색 차량이 인터체인지에 정지해 있던 적색 차량을 들이받으면서 사고가 일어났다. 충돌 사고로 인해 (적색 차량에 1명, 녹색 차량에 2명) 총 3명의 손상 환자가 발생했다.

응급구조대가 현장에 도착했을 때, 경찰관은 이미 현장 안전을 확보한 상태였고, 교통통제 중이었다. 사고 차량에 다가가 현장 평가를 시작한 크리스와 빌은 두 차량이 서로 15.24m 가량 떨어져 있는 것을 확인했다. 녹색 차량의 앞부분은 심각하게 파손되어 있었고, 앞유리창에는 마치 넓은 거미줄같은 균열이 있었다. 운전대는 찌그러져 있으며, (연식이 오래된 차량이기 때문에) 에어백이 없었다. 현장 담당 경찰관은 사고 당시 녹색 차량의 탑승자 2명 모두 좌석 벨트를 착용하지 않은 상태였다고 했다. 적색 차량의 경우, 앞 유리창은 멀쩡한 반면 차체 뒷부분이 심각하게 파손되었다. 운전자는 좌석 벨트를 착용하고 있었고, 헤드 레스트도 제 위치에 있었다. 크리스는 우선 다른 행동을 하기에 앞서, 지원 구급차량을 요청했다. 크리스와 빌은 가장 심각한 손상이 예상되는 녹색 차량으로 먼저 이동했다.

크리스와 빌은 녹색 차량의 두 탑승자에 대한 일차 평가를 시작했다. 운전자는 운전대에 부딪힌 충격으로 흉부 외상을 입었다. 그녀는 호흡 곤란 증세로 고통스러워했지만, 기도가 막히지는 않았다. 그녀는 시간, 장소, 사람 등에 대한 정상적인 지남력을 보였고, 의식 불명 상태에 빠진 적이 없다고 했다. 환자의 맥박은 강하고 규칙적이며, 적절한 속도로 측정되었고, 호흡도 적절해 보였다. 신체 검진 결과, 이마 부위에는 좌상, 붉어진 전흉부에서는 염발음, 양쪽 폐에서 분명하게 들리는 호흡음을 확인했다.

동승자는 의식불명이었고 여자는 약하고 빠른 호흡을 했고, 빠르게 뛰는 맥박이 희미하게 측정되었다. 경미한 열상과 심각한 좌상을 입은 여자의 이마에서 약간의 출혈이 있었다. 무릎 부위에도 일부 좌상이 있었고, 허벅지가 눈에 띌 정도로 짧아졌다. 빠른 외상 평가 결과, 골반 및 좌우 넙다리의 불안정이 있었다.

사례 연구

각 장에 첫 부분에 제시함으로써 학생들이 교재를 읽는 동안 교재와 실제 현실에서의 상황을 끊임없이 연결시킬 수 있도록 한다.

절차

단계적 응급처치 기술 설명에 있어서 시각 자료가 제시되어 있다.

절차 8-1 내장 적출의 관리

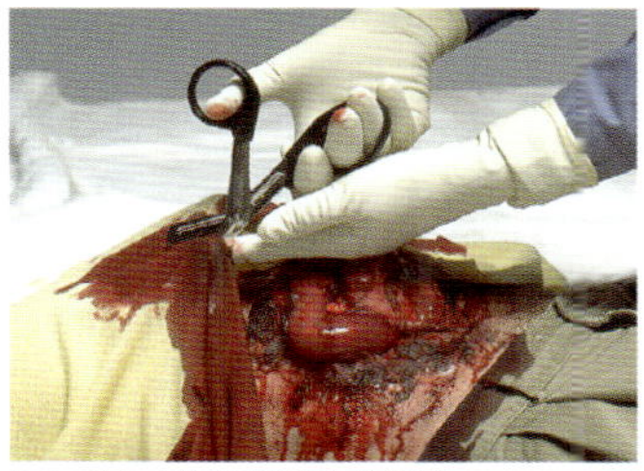

8-1a 복부 손상 부위의 옷을 제거한다.

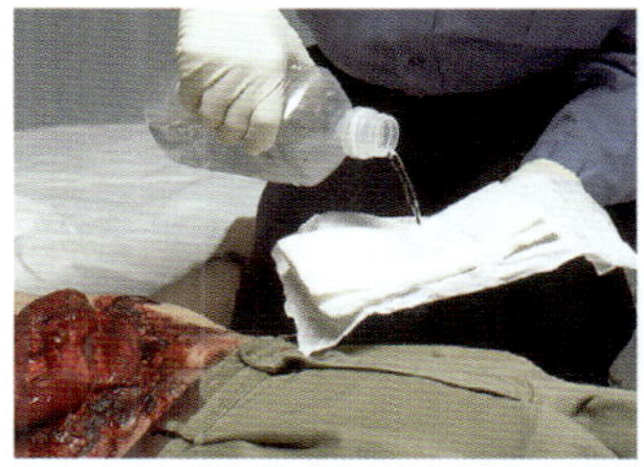

8-1b 손상 부위를 멸균 식염수로 적신 소독된 드레싱으로 덮는다.

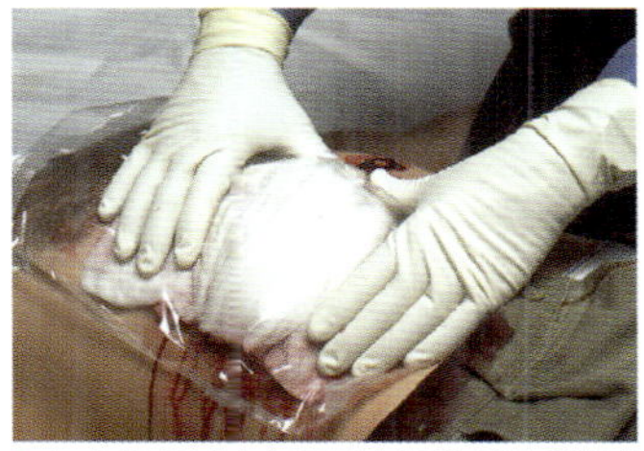

8-1c 축축한 드레싱이 건조되지 않도록 멸균 폐쇄드레싱으로 덮는다.

특징(Special Features)

간단히 알아보는 병태생리학

치명적 손상의 가능성

도로에서 차량 충돌구조 요청의 약 28%를 차지하고 해마다 34,500명의 사망을 가져온다. 고의적 또는 비고의적인 총기사고는 응급구조 요청의 1% 미만을 차지하지만, 여전히 해마다 31,500명의 사망을 가져온다. 따라서, 응급구조사가 총상사고에 구조 요청받을 때, 자동차 충돌 사고 요청보다 더 생명을 위협하는 손상이 될 것이다. 즉, 총상이 자동차 충돌보다 훨씬 더 치명적이라는 것이다.

간단히 알아보는 병태생리학

학생들이 현장에서 맞닥뜨릴 수 있는 병리학적 고려사항을 제시해 두었다.

법적 고려사항

학생들이 현장에서 맞닥뜨릴 수 있는 병리학적 고려사항을 제시해 두었다.

법적 고려사항

외상 환자 치료비용

외상 치료 시스템과 외상 병원지정은 병원전 의료 서비스에 있어 중요한 요소이다. 외상 환자 분류 지침을 활용할 경우, 외상 환자에게 적합한 손상 처치를 제공해주는 의료 시설로 효과적인 이송을 할 수 있다. 하지만 21세기에 접어들면서 외상 관리 시스템의 운용을 복잡하게 혼란시키는 요소가 생겨났다. 예를 들어, 병원 측에서 외상 치료 비용을 상환받지 못하는 경우가 많고 사실 외상 치료 비용으로 인해 적자를 보는 병원도 있다. 의료 예산이 삭감되는 분위기 속에서 많은 병원은 고비용이 드는 외상 처치 서비스를 더 이상 제공하기 힘들다는 현실적 판단을 하고 있다. 이것은 미국 여러 지역에 위치한 외상센터의 수가 전반적으로 줄어들게 하는 요인이 되고 있다.

동시에 의료 소송 보험료의 급증으로 인해 많은 수의 외과의, 특히 신경 외과의가 외상 치료를 그만두었다. 외상 환자는 치료가 쉽지 않고, 진료 결과가 치료보다는 손상 그 자체로 결정되는 경우가 많다. 그럼에도 불구하고 다른 환자 유형에 비해 외상 환자들이 의료 과실에 대한 소송을 제기하는 경우가 더 많기 때문에, 많은 수의 의사와 외과의가 외상 진료를 기피하고 있다. 이로 인해 응급 의료 서비스에 큰 차질이 계상된다.

폐쇄되는 외상센터와 외상 진료를 그만두는 의사가 늘어나면서 구급차량은 적합한 의료시설로 환자 이송을 위해 더욱 먼 거리를 이동하게 되었다. 비록 이러한 문제는 지역 사회 내부의 문제이지만, 응급구조 대원은 외상 전문 의료진과 시설에 대한 정보를 확실히 파악하여 응급 환자가 가장 적절한 의료 시설에서 최상의 진료를 받을 수 있도록 이송해야 한다.

문화적 고려사항

출혈 및 수혈에 대한 신념

많은 종교 및 문화권에서는 출혈과 수혈에 대한 구체적인 신념을 가지고 있다. 응급의료진을 이러한 종교 문화적 차이를 잘 이해하고 존중하는 것이 중요하다. 예를 들어, 월남전 이후 많은 수의 몽족이 미국과 캐나다로 이민을 갔다. 몽족은 아시아에서 가장 고령 집단으로 "언덕의 민족"으로 자주 불린다. 몽족은 민간 요법을 대단히 신뢰하고 서양 의학 전문가보다 주술사를 더 믿기도 한다. 몽족은 신체에는 제한된 양의 혈액이 있기 때문에 혈액 손실은 영구적 장애로 이어진다고 믿는다. 또한 몽족은 손상을 입거나 외과 수술을 받은 경우, 사망 후 이승으로 갈 때 그 흔적을 앉고 간다고 믿는다. 그렇기 때문에 수술이나 생검과 같은 서양 의학적 조치는 몽족 문화권에서 금지될 수 있다.

여호와의 증인은 수혈을 금지하는 종교 단체이다. 이러한 믿음은 성경 구절 15장 29절('우상의 제물과 피와 목매어 죽인 것과 음행을 멀리할지니라 이에 스스로 삼가면 잘 되리라 평안함을 원하노라')에 대한 해석에서 비롯된다. 비록 일부 여호와의 증인은 이 구절을 "피를 마시는 행위"로 직역하지만, 대부분의 신도는 수혈까지 포함하는 해석을 한다. 이러한 신념은 개인마다 온도차가 있다. 일부 여호와 증인은 정질액의 투여를 허용하는 반면, 다른 신도는 혈액의 일부 구성 요소(혈

문화적 고려사항

환자 처치 시 영향을 줄 수 있는 신념에 대한 주의사항을 제시한다.

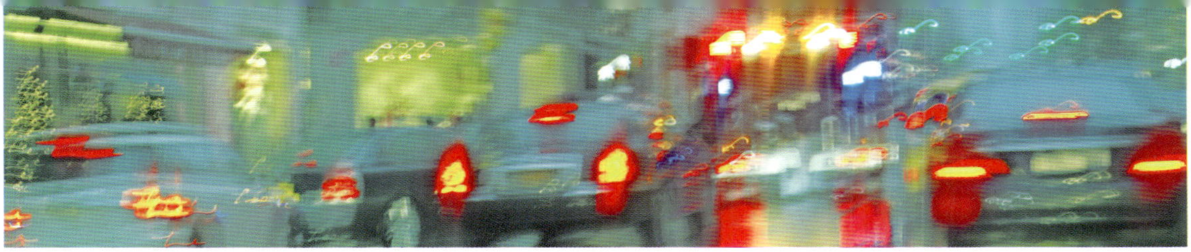

Chapter 1
외상과 외상진료체계

Trauma and Trauma Systems

Bryan E. Bledsoe, DO, FACEP, FAAEM, EMT-P
Robert S. Porter, MA, Paramedic

단원 표준

외상(외상 개요)

학습 역량

환자 평가 결과에 역학 및 병리학 원칙을 접목하여 현장에서 본 환자 추정 진단과 이를 통해 중증 손상환자에 대한 종합적 처치 계획을 세운다.

학습 목표

최종 목표

기능적 외상 처치시스템의 운영 방식을 설명하고, 외상 처치시스템 안에서 응급구조사가 수행할 역할과 책임에 대해 논의할 수 있어야 한다.

수행 목표

최종 목표를 달성하기 위해 다음 사항은 필수적이다.

1. 핵심 키워드를 숙지한다.
2. 일반적인 외상 역학과 응급 처치를 요하는 외상의 역학에 대해 설명한다.
3. 손상예방을 위한 5단계 공중보건 모델을 적용한다.
4. 여러 등급으로 다원화된 외상센터의 특성을 설명한다.
5. 다양한 시나리오를 전제로 '중증, 불안정, 잠재적 불안정, 안정' 등의 환자 분류를 하는 외상 평가를 실시한다.
6. 결정적 처치를 받기까지 걸리는 이송 시간이 외상 환자의 결과에 주는 영향을 논의한다.
7. 외상 환자 분류 기준을 적용하여 외상센터로 이송해야 하는 환자를 식별한다.
8. 손상 방지, 외상 등록, 질적 향상에 관한 자료 수집 목적을 설명한다.

핵심 키워드

무딘손상(blunt trauma)
역학(epidemiology)
황금기간(Golden Period)
해던 매트릭스(Haddon Matrix)
의심지수(index of suspicion)
손상기전(mechanism of injury(MOI))
관통상(penetrating trauma)
외상(trauma)
외상센터(trauma center)
외상 등록(trauma registry)
외상 환자 중증도 분류 기준(trauma triage criteria)

사례 연구

화창한 여름날 출동신호가 울렸다. 응급구조사 얼이 탑승한 출동차량과 해밀톤 의용구급차에 자전거와 자동차 충돌사고 현장으로 출동하라는 지시가 내려졌다. 현장까지는 얼과 의용구급차 모두에게 10분 정도가 소요되는 거리였다. 현장으로 가는 도중에 응급의료통신관리자가 무선으로 보안관이 현장에 도착했고 자전거 탑승자가 반응이 없는 상태라고 알려주었다.

얼이 사고현장에 도착해 보니 경찰관들이 현장을 유지하면서 차량들을 우회시키고 있었다. 현장을 파악하면서 보니 몇 대의 차량이 고속도로 갓길을 따라 주차되어 있고, 그 중 한 차량의 열려진 문짝에 앞바퀴가 망가진 자전거가 있는 것이 보였다. 경찰관 중 한 명이 차량 앞으로 15미터 정도 떨어진 길가에 누워있는 젊은이와 함께 있었다. 얼이 가까이 다가가서 사고현장을 살펴보니 차량의 열려진 문짝이 앞으로 휘어져 있고 차량의 유리파편이 고속도로에 흩어져 있었다.

경찰관은 얼에게 자기가 돌보고 있는 사고를 당한 사람의 이름이 존이라 알려 주었다. 또한 자기가 현장에 도착했을 때는 반응이 없었지만 지금은 약간 정신이 혼미하지만 반응은 있다고 알려주었다. 얼이 살펴보니 환자는 20대 초반의 건장한 남자로 자전거용 헬멧, 반바지 그리고 티셔츠를 착용하고 있었다. 환자의 오른쪽 어깨, 팔, 팔뚝과 오른쪽 허벅지에는 찰과상이 있었고 헬멧은 심하게 긁히고 망가졌다. 얼은 경찰관에게 응급구조사가 도착해서 목고정대를 착용시킬 때까지 손으로 머리를 계속 고정하고 있도록 요청했다.

얼은 일차 평가(primary assessment)를 통해 존이 반응하고 사람을 알아보지만 장소나 시간에 대한 지남력이 없음을 알았다. 환자의 말에 따르면 시속 35킬로미터 정도의 속도로 자전거를 타고 차 옆을 지나갈 때 "차에 탔던 여자가 갑자기 차문을 열어" 자신의 몸이 차창의 유리를 깨면서 도로로 나가 떨어졌다고 하며 환자는 "자전거는 어떻게 됐죠?"라고 되물었다. 환자 맥박은 분당 약 100회, 호흡은 분당 약 22회이고 호흡곤란은 없어 보였다. 검진에서 양측 폐의 호흡음은 깨끗했고 피부는 매우 축축했지만 따뜻했다. 얼은 분당 15리터의 산소를 비재호흡 마스크를 통해 환자에게 투여하기 시작했다.

빠른 외상 평가(rapid trauma assessment)에서 오른쪽 위쪽 어깨에 작은 변형이 발견되었고 오른쪽 어깨를 움직일 때 약간의 마찰음과 통증이 나타났다. 오른쪽 허벅지에도 커다란 찰과상이 있었고 팔다리 모두에서 통증과 접촉감각은 감소되었지만 맥박과 체온은 정상이었고 빗장뼈골절이 의심되는 오른쪽 팔을 제외하고는 양쪽 팔다리 모두 힘은 약간 감소되었지만 통증 없이 움직일 수 있었다. 머리에도 연부조직 손상의 징후는 없었고 환자는 오른쪽 어깨와 허벅지의 통증, 목 쑤심, 그리고 팔다리에 바늘로 콕콕 찌르는 것 같은 느낌이 있다는 것 이외는 호소하지 않았다. 활력징후를 측정했을 때 환자의 맥박은 계속 분당 100회, 호흡도 정상적으로 분당 22회이었으며 혈압은 132/84mmHg였다.

구급차가 도착하자 얼은 환자를 이송할 외상센터 지정을 위해 무선전화로 의료지도의사와 접촉하였다. 그는 가장 가까운 2급 외상센터병원으로 가도록 지시받았고 손상분류 간호사에게 환자가 무반응과 심각한 손상기전으로 손상전달체계의 손상분류기준에 부합되며 자신이 수행한 환자의 평가결과와 활력징후를 알려주었다. 육상이송시간이 45분 정도 예상되어 헬리콥터 지원을 요청하였다.

현장에서 약 8분 동안 얼과 의용구급차의 응급구조사는 구급차로 옮겼다. 이송을 시작하면서 얼은 16-게이지로 정맥로를 확보하여 최소수준으로 생리식염수를 주입하기 시작하였고 환자평가를 계속하였다. 그는 환자가 무슨 일이 일어났는지, 응급구조사가 누구인지 더 이상 기억하지 못한다는 것을 알아 차렸고 환자는 알아들을 수 없는 말을 중얼거렸다.

얼과 구급차는 지정된 착륙장소 인근 대학 주차장에서 응급이송 헬리콥터와 만났다. 항공이송 전문응급구조사는 얼과 만나 환자에 대해 보고를 받은 뒤 신속하게 환자평가를 시작하면서 이송을 준비하였고 얼은 헬리콥터에 환자를 옮겨 싣는 것을 도와주었다. 구급차가 도착한지 몇 분 만에 헬리콥터는 병원을 향해 이륙하였다.

그날 늦게 얼은 항공이송 전문응급구조사로부터 훌륭한 처치와 보고에 대해 감사하다는 전화를 받았다. 그녀는 환자에게서 우측 빗장뼈골절, 제 2, 3 목뼈골절이 진단되었고 경질막바깥출혈로 수술을 받았다고 알려주었다. 환자의 연령과 신체적 조건을 고려하면 빨리 회복할 것으로 예상된다.

외상과 외상 처치에 대한 소개

외상(trauma)은 정의를 하자면, 외력 혹은 폭력으로 발생한 신체손상이나 창상이다. 현재 미국에서 외상은 심혈관 질환과 암 다음으로 세 번째 주요 사망 원인이다. 1세에서 44세까지 미국인들에서 외상은 최대 사망 원인이며, 이 연령대에서 47%를 차지한다. 그 어떤 질병보다도 외상은 젊은이들의 사망의 원인이 된다(표 1-1). 생명 손실 외에도 외상은 연간 4천억 달러($400 billion) 이상의 의료비용을 발생시키고, 생산연령 손실을 가져온다.

표 1-1 | 질병에 의해 손실된 생존 기간

질병	손실된 생존 기간(%)
외상	30%
암	16%
심장질환	12%
HIV/AIDS	2%

외상은 연간 총 177,000 여명의 사망자(차량 충돌 사고 34,500건, 총상 31,500건)를 발생시키고 있다. 차량 충돌과 폭력으로 인한 사망 건수가 감소함에도, 지난 10년간 전체 외상 및 손상 사망자 수는 꾸준히 증가해 왔다. 이는 상대적으로 손상에 취약한 고령화 인구의 확대와 다른 유형 손상의 증가 때문이라고도 해석할 수 있다. 외상으로 인한 사망의 기타 유형은 낙상, 폭발 손상, 화상, 찔림, 압좌 손상, 익사, 스포츠 손상 등이 있다.

해마다 약 4천 2백만 명의 미국인들이 외상으로 인해 병원 응급실로 올 것이다. 그 중에서 2백만 명의 환자는 병원 입원을 필요로 할 것이다. 국가 응급의료체계 정보시스템(The National EMS Information System, NEMSIS) 보고에 따르면, 외상은 병원전 응급구조 요청의 약 30%를 차지한다. 이 중 47%는 낙상, 28%는 도로에서 차량 충돌, 13%는 기타 무딘손상, 3%는 비포장도로 차량 충돌, 2%는 고의성 열상 및 흉기 손상이다. 다른 사유 중 응급구조 요청의 1% 미만을 차지하는 경우는 보행자와 차 충돌, 비고의성 열상 및 흉기 손상, 고의성/비고의성 총기 손상 등이 있다.

응급의료체계(EMS)는 현대의 외상 처치에 중요한 역할을 한다 따라서, 응급구조사는 외상처치체계의 계획과 목적을 이해하고, 외상 환자에게 적절한 평가, 적극적인 처치, 최적의 의료 시설로 빠른 이송을 제공하는 것이 필수적이다. 1장의 나머지 부분은 이런 책임들을 자세하게 다룰 것이며, 외상의 정의, 외상처치체계의 구성요소, 외상센터의 수용능력 구분을 설명하고, 현대 외상 체계에서 외상 시스템의 병원전 응급 의료 서비스 제공자로서 응급구조사의 역할을 정의한다.

외상

외상의 성질과 중증도는 야구를 하는 도중 1루에 슬라이딩을 하다가 생기는 경미한 찰과상부터 시작해서 고속주행 차량-보행자 간 충돌 사고 등으로 인한 치명적인 다발성 손상까지 이른다. 외상은 크게 관통상과 무딘손상으로 구분된다. **관통상**(penetrating trauma)은 화살, 탄환, 칼, 기타 같은 물체가 신체를 뚫

간단히 알아보는 병태생리학

치명적 손상의 가능성

도로에서 차량 충돌구조 요청의 약 28%를 차지하고 해마다 34,500명의 사망을 가져온다. 고의적 또는 비고의적인 총기사고는 응급구조 요청의 1% 미만을 차지하지만, 여전히 해마다 31,500명의 사망을 가져온다. 따라서, 응급구조사가 총상사고에 구조 요청받을 때, 자동차 충돌 사고 요청보다 더 생명을 위협하는 손상이 될 것이다. 즉, 총상이 자동차 충돌보다 훨씬 더 치명적이라는 것이다.

고 들어가 인체 조직과 직접적인 에너지 교환을 하면서 발생하는 손상이다. 반면 **무딘 손상**(blunt trauma)은 에너지와 물체로 인해 충돌하는 힘(물체 자체가 아님)이 신체에 가해져서 조직을 손상시킬 때 발생한다. 관통상과 무딘손상은 제 2장 "손상기전"에서 자세하게 설명되어 있다.

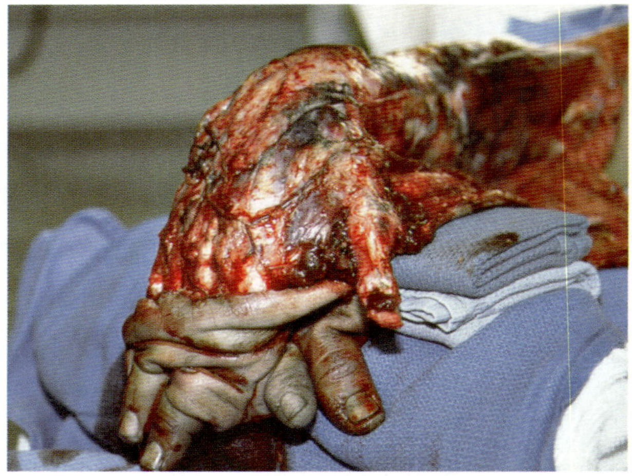

그림 1-1 병원전 응급처치에서, 섬뜩해 보이지만 생명에 지장이 없는 손상으로 숨어있는 다른 치명적인 문제를 놓치면 안 된다(© *Edward T. Dickinson, MD*).

일차평가에서, 눈에 보이는 손상들은 종종 주의를 분산시켜 환자 상태의 실제적인 중증도를 가리게 할 수 있다. 예를 들어, 외상이 사망을 초래하는 경우는 드물다. 외상은 끔찍하고 적나라하게 보일 수 있다(그림 1-1). 내출혈과 쇼크 같은 생명을 위협하는 문제들은, 미미한 징후와 증상들만 보일 수 있다. 따라서, 외상 환자를 평가할 때, 생명을 위협하는 상황을 암시하는 증거를 찾아 분명한 손상들을 관찰해야 한다. 의심이 된다면, 적극적 치료와 적절한 병원 또는 외상센터로 빠른 이송을 하는 것이 필수적이다.

모든 외상 환자 중 10% 이하에서 심각한 생명을 위협하는 손상이 발생한다. 생명을 위협하는 외상 환자의 대부분은 내부 손상이며, 두부 또는 몸통(가슴, 복부, 골반) 손상이다. 일반적으로 이런 환자들은 병원전 환경에서 충분히 안정화될 수 없다. 가장 최선의 치료는 기도 확보, 충분한 환기, 출혈 관리, 적절한 외상센터로 빠른 이송이 될 수 있다. 빠른 접근이 가능한 응급 외과 수술이 가능한 인증된 외상센터로 빠른 이송만이 적절한 외상 치료가 가능하다.

다행스럽게도, 대부분의 외상 환자는 심각한 생명을 위협하는 손상을 갖지 않는다. 이런 환자들에서 병원전 처치는 철저한 현장 평가, 가장 가까운 적절한 병원 이송에 따른 치료가 될 수 있다. 가능하다면, 응급구조사의 역할은 심각한 생명을 위협하는 환자와 심각한 손상을 입지 않은 환자의 차이를 결정하는 것이다. 이런 과정은 병원전 외상 분류 기준(1장의 후반부에서 다룬다)에 의해 결정된다. 이런 기준들은 손상기전, 신체 검진 소견, 나이, 기타 의료 상황, 기타 소견 등의 다양한 요인들을 포함한다. 외상 환자 중증도 분류 지침은 병원전 외상 환자가 상황에 근거하여 가장 적절한 외상치료시설로 이송되게 돕는 것이다.

질환으로서 외상

현대 응급 의료 서비스를 개발하는데 최초의 원동력은 병원전 외상 치료를 향상시키는 것이었다. 현대 응급 의료 서비스는 '사고사 및 장애: 현대 사회의 방치된 질환'이라는 백서로 시작되었다. 그 이후 1966년 고속도로 안전법이 제정되었다. 백서는 외상을 질병으로 분류하는 첫 번째 문서가 되었다. 현대 의학은 질병의 영향을 예방하거나 줄이는 5단계로 개발, 적용되었다. 공중 보건 관리 모델이라고 하는 5단계는 '감시, 위험 분석, 의료 중재 개발, 실행, 평가'이다. 공중 보건 관리 모델은 질병 예방의 중요성과 효율성을 강조한다. 다른 질병과 마찬가지로 외상에서도, 치료보다는 예방을 하려는 노력이 더 쉽고 비용이 적게 든다.

감시

감시는 질환 유무, 중요성 및 속성을 알기 위한 자료 수집 과정이다. 감시를 기초로 질환을 연구하는 분야를 **역학**(epidemiology)이라고 한다. 예를 들어, 1세에서 44세 사이 미국인의 첫 번째 사망 원인은 외상이고, 이로 인해 해마다 177,000명이 사망한다. 또한 사망자 한 명 당 중증 장애자가 2명, 응급구조 및 처치를 요하는 환자가 20명이 발생한다는 것도 이미 잘 알려져 있다. 게다가 해마다 120,000명이 넘는 사람이 사고 손상으로 목숨을 잃고 교통사고로 인한 사망자가 34,500명이다. 비고의성 사망자 수는 낙상 24,000명, 익사 4,000명, 화상 사망자 4,000명이다. 고의성에 의한 사망자는 자살 30,000명, 타살 20,000명이다. 약 60%의 고의성 사망은 권총에 의해 발생한다(그림 1-2). 응급 의료 서비스 호출의 30%가 외상 사고에 의한 호출이다.

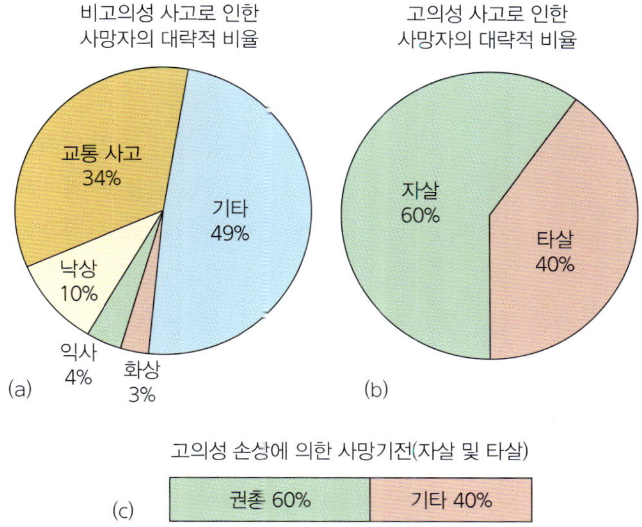

그림 1-2 대략적인 비율로 본 외상 사망의 원인.
(a) 비고의성 손상, (b) 고의성 손상, (c) 고의성 손상의 사망기전

위험분석

위험 분석은 질환을 관찰하여, 질환의 발달, 경과 및 결과에 영향을 주는 다양한 요소를 결정하는 단계이다. 예를 들어, 전체 외상으로 인한 사망자 중 65% 이상이 남자였으며, 16~24세 사이의 외상으로 인한 사망률은 75%이다. 교통사고에 의한 사망률 약 50% 가량이 알코올 섭취와 관련된다. 그 외 비포장도로 차량충돌 및 선박 충돌, 낙상, 익사, 살인/자살 등이 사망의 주요 원인이다. 외상 사고에서 사람의 행동이 중요한 요소로 작용한다. 청장년 남자 사망자 중 많은 수가 위험을 감수하는 행위, 알코올 섭취, 안전 규정 무시 등의 행동으로 인해 목숨을 잃었다.

외상 위험 분석에 있어 유용한 도구는 **해던 매트릭스**(Haddon Matrix)이다(그림 1-3). 질환의 위험 분석에 자주 활용되는 해던 매트릭스는 종종 3×3 매트릭스로 구성된다 외상 분석에 적용될 경우, 헤던 매트릭스는 원인 요소와 기여 요소를 분리하고, 외상 발생빈도, 중증도 및 결과를 완화하는 요소를 발견하는데 큰 도움이 된다. 해던 매트릭스를 통해 사건 전, 사건 중, 사건 후에 걸쳐 발생하는 요소를 확인할 수 있다. 또한 해던 매트릭스는 사고 피해자(숙주), 사고의 원인 요소(병인) 및 사고 환경적인 요소(환경)를 확인한다. 교통사고의 경우, 사건은 충돌 사고, 숙주는 운전자 외 탑승자, 병인은 차량 내부와 탑승자 간의 운동 에너지 교환, 환경은 도로, 기후, 조명 조건이다.

*사건 전 요소*는 충돌 전에 일어나는 것으로 사고 결과(손상)를 야기하거

해던 매트릭스

	숙주	병인	환경
사건 전			
사건 중			
사건 후			

그림 1-3 질환(외상 포함)에 대한 위험 및 예방 조치를 위한 해던 매트릭스는 주로 3×3 형태로 구성된다.

내용 요약

- 질환으로서 외상: 공중 보건 모델
  - 감시
  - 위험 분석
  - 의료 중재 개발
  - 실행
  - 평가

나 영향을 주거나 사전에 방지하는 역할을 한다. 사건 전 숙주 요소는 방어적 운전 훈련, 교통법규 준수, 보호구(안전벨트 혹은 헬멧) 착용이나 음주 운전과 같은 행위를 포함한다. 또한 환자의 전반적인 건강 상태(연령, 기존 병력, 복용 중인 약제, 신체 상태), 각성도, 집중 방해 요소의 유무도 포함한다. 병인(운동 에너지 교환)은 잠금방지제동장치(ABS), 무릎/어깨 벨트, 아동용 좌석, 크럼플 존, 에어백과 같은 개선된 차량 설계를 통해 사고 발생 전에 감소시킬 수 있다. 환경의 경우, 고속도로 설계법 개선(쾌적한 교통 흐름 패턴, 맞은편 질주 차량과의 충돌 방지를 위한 도로 분리, 선명한 고속도로 구분선, 시야가 더욱 확보된 교차로, 명확한 도로 표지판, 도로 안전 장벽의 향상된 설계)과 추가적 고속도로 속도제한 및 교통 법규 시행 강화를 통해 개선될 수 있다.

*사건 중 요소*는 사건 발생 시점에 일어난다. 숙주 관련 사건 요소는 사고시 차량 탑승자의 건강 상태, 휴식 상태, 각성도, 음주/약물 복용 여부, 좌석 벨트 사용 여부 등을 포함한다. 병인(충격)은 차량 감속, 충격 전 제동장치의 개선(ABS 등), 크럼플 존의 효과 강화, 좌석 벨트의 사용, 에어백 설치 등으로 감소시킬 수 있다. 환경적 사건 고려 요소는 차량을 교량받침대로부터 멀리 튕겨나가게 하는 안전 장벽, 맞은 편 차량과의 충돌을 피하기 위해 차선 중앙에 설치한 공터, 시야를 흐리는 날씨, 차량 통제의 완화, 안전 정지 거리의 확대 등을 포함한다.

*사건 후 요소*는 에너지 교환 이후 환자의 건강 상태를 악화 혹은 개선시키는 요소를 지칭한다. 숙주에게 있어 사건 후 요소는 사고 발생 후 대응법(응급처치, 척추 부상 및 통증 증상 발견 시 목뼈 고정하기, 핸드폰/ 119/ 온스타 등을 통한 응급 의료 서비스 시스템 연락하기)을 포함한다. 또한 사건 후 숙주 관련 요소는 전반적인 건강 상태와 베타 차단제 혹은 항응고제와 같은 약물의 영향 등 출혈과 쇼크를 견뎌낼 수 있는 환자의 생리적 능력을 포함한다. 잠재적 병인 효과는 내화성 연료 시스템이나 (온스타와 같은) 자동 충돌 알림 시스템에 의해 완화될 수 있다. 충돌 사고 후 환경 요소는 사고 다발성 혼잡 구간에 대한 비디오 감

차량 충돌을 위한 해던 매트릭스: 사건을 개선 혹은 악화시키는 요소에 대한 분석

	숙주: 운전자 / 탑승자	**병인: 원인 요소**	**환경: 주변 요소**
사건 전: 충돌 전	방어 운전 훈련, 교통법규 준수, 음주운전 관련 행위, 안전 장비의 사용(좌석 벨트, 헬멧), 전반적인 건강 상태, 각성도, 집중 방해 요소의 부재	잠금 방지 제동장치와 무릎/어깨 밸트와 같은 향상된 차량 설계, 아동용 좌석/크럼플 존/에어백의 적절한 사용 등을 통한 운동 에너지 교환량 감소	향상된 고속도로 설계, 고속도로 차량 감속, 교통 법규 실행의 강화
사건 중: 충돌 발생	사고 발생 시의 건강 상태, 휴식 상태, 각성도, 알코올/약물 영향, 좌석 벨트 사용, 에어백 설치 여부 등이 탑승자에게 미치는 영향	차량 감속, 향상된 충격 전 제동 장치(잠금 방지 제동장치 포함), 크럼플 존의 효과 강화, 좌석 벨트의 사용, 에어백 설치로 인한 충격의 감소	환경적 고려 요소는 안전 장벽, 차선 간격, 날씨 등이 있음.
사건 후: 충돌 후	응급처치에 대한 지식(응급처치법, 목뼈고정술, 응급 의료 서비스에 대한 접근성, '건강 상태/조건/복용하는 약물'을 바탕으로 출혈과 쇼크를 견뎌낼 수 있는 환자의 생리적 능력)에 의해 개선 혹은 악화되는 결과	내화성 연료 시스템, 자동 충돌 알림 시스템, 사고 다발 지역의 감시 카메라 설치, 적절한 자원의 우선 배치, 현장 도착 속도 등의 요소에 의해 감소되는 사고의 영향	응급 의료 서비스와 외상 시스템의 반응, 가르침의 순간 활용, 교통사고 후 날씨가 환자에게 미치는 영향

그림 1-4 교통 사고 관련 예방적 요소를 확인하기 위한 해던 매트릭스

시와 올바른 자원이 신속히 현장에 도착할 수 있도록 우선 순위 배치를 포함한다. 또한 사건 후 환경 요소는 응급 의료 서비스 시스템과 외상 시스템의 반응과 가르침의 순간(향후 사고 예방)을 포함할 수 있다. 이외에 악천후(혹한, 혹서, 강풍, 폭우 등)가 교통사고 환자에게 미치는 영향도 고려된다(그림 1-4).

의료 중재 개발

의료 중재 개발은 외상의 발생빈도와 중증도를 감소시키기 위해 프로그램을 개발 및 수정하는 단계이다. 교통 사고에서, 해던 매트릭스의 거의 모든 구성 요소에서 다음과 같은 사고 예방적 요소를 발견할 수 있다. 예를 들면, 차량을 튕겨내거나 충격 에너지를 흡수하는 완충 장벽과 같은 강화된 도로 안전 설계는 자동차 충돌에서 이환율과 사망률을 줄일 수 있다. 향상된 제동 시스템, 크럼플 존, 수동식 승객제어 장치가 설치된 자동차와 같은 향상된 자동차 기술은 손상과 사망을 줄일 수 있다. 안전 벨트 사용, 충분한 휴식 후의 운전, 집중을 방해받지 않는 운전, 음주 운전의 지양, 방어 운전 등을 교육하는 프로그램은 충돌 사고의 횟수, 심각성 및 수반되는 손상을 줄인다. 사실 응급 의료 서비스는 외상 발생시 환자에게 더 나은 처치를 제공하기 위해 개발된 사건 후 의료 중재였다.

기술의 진보로 도입된 제너럴 모터스의 온스타(OnStar), 포드의 싱크(SYNC), BMW의 어씨스트(Assist) 등과 같은 충돌 자동 알림 시스템 덕분에 차량 충돌 역학에 대한 더 정확한 정보가 제공된다. 이러한 기기는 최신 자동차에 탑재되어 차량의 최초 속도, 전후측면에서의 관성 강도, 충돌 전복 자동 감지 센서, 에어백 설치, 차량 위치추적장치(global positioning system, GPS)와 관련된 자료를 전송한다. 이 정보는 공공 안전 신고 접수 상황실에서 교통 사고 현장에 필요한 응급 의료 서비스를 더욱 효과적으로 제공할 수 있고, 응급구조팀이 환자 손상 정도를 예측하여, 더 효과적인 평가와 치료를 하는데 큰 도움이 된다.

실행

실행은 의료 중재 프로그램을 실제 적용하는 단계이다. 실행 단계는 교통 법규 집행, 사고 위험 지역에서의 속도제한 하향 조정, 고속도로 안전성 강화 보수작업, 안전성 강화 차량 생산, 총기 안전 프로그램, 직장 내 안전 강령, 행동변화, 안전교육, 응급 의료 서비스 시스템의지속적인 개선 등을 포함한다. 응급구조사는 의료인으로 외상을 감소시킬 모든 행동을 교육 및 장려하고, 도범이 되어야 하는 의무를 갖는다. 또한 외상 환자 처치를 더욱 효과적으로 할 수 있는 방법도 연구할 의무가 있다.

외상에 있어 중요하고 효과적인 의료 중재는 '가르침의 순간'을 활용하는 것이다. 응급구조사는 부주의하거나 안전 수칙을 무시하는 태도로 인해 손상을 당한 환자를 자주 처치하게 된다. 응급구조사는 환자를 함부로 판단하지 않고 지지하는 태도를 보이면서, 작지만 긍정적인 행동의 변화가 사고를 재발하지 않게 할 수 있음을 알려줄 수 있다.

평가

평가는 의료 중재 전 단계인 감시를 다시 수행하여 의료 중재의 효과를 조사하는 것이다. 예를 들어, 고속 도로 안전법이 통과된 1968년 당시 연간 56,000명이었던 고속도로 사망자 수치가 최근에 30,000명으로 대폭 감소한 것은 사실이다. 과거에 비해 더 많은 인구가 더 빠른 속도로 더 멀리 여행하기 위해 고속도로를 사용함에도 불구하고 이러한 성과가 있었다. 차량 충돌 사망률의 현저한 감소는 지난 40년간의 의료 중재가 효과적이었음을 잘 보여준다. 그러나 여전히 음주 운전, 좌석 벨트 미착용, 졸음운전, 과속, 운전 중 전화기 사용, 이외에도 미리 조절 가능한 위험요소와 행동으로 인해 교통사고 사망자가 발생한다. 공공 보건 관리 모델을 사용하여 응급구조사는 위험의 발견, 의료 개입 프로그램의 개발 및 실행, 시스템 성과에 전반적인 평가를 지속적으로 해야 한다. 또한 낙상, 총상, 화상, 스포츠 손상, 여가 손상과 같은 다른 유형의 외상에 대해서도 공공 보건 관리 모델을 적용해야 한다. 현대 응급 의료 서비스에서 외상 방지에 대한 역할은 계속해서 진화한다.

외상 처치 시스템

현대 외상 처치 시스템의 발달은 앞서 설명한 공공 보건 관리 모델의 발전을 잘 보여준다. 1960년대 중반부터 후반까지 몇몇 의료 연구 집단이 미국의 고속 도로 사망자 집계를 조사했다. 조사 결과, 차량 충돌 환자가 관련 손상으로 고통 받을 뿐만 아니라 환자 이송 체계가 부실하여 상태가 악화된다는 것이 알려졌다. 게다가 당시 대부분의 병원은 교통사고 외상 응급 환자를 치료하기 위한 의료 장비와 인력이 충분하지 않은 것으로 확인되었다.

이후 20년 뒤, 미국 외과 학회는 중증 외상 환자를 위한 의료 시스템이 여전히 부실하다는 것을 인식했고, 1990년 외상 관리 시스템 설계 및 개발 법률을 성공적으로 통과시켰다. 이 법의 실행으로 인해 외상 처치 시스템을 위한 지침 확립, 재원 확보, 주정부 차원의 관리, 지지 등이 본격적으로 시작되었다.

최근 의료 통계에 따르면, 외상 처치 시스템의 가장 흔한 유형인 무딘손상에서 성인 환자의 1.5% 이하와 소아 환자의 0.1% 이하가 응급 외과중재술을 필요로 하였다(관통상의 경우, 외과중재술이 상당 수준 더 높다).

외상과 관련된 전체 외과중재술의 비율은 낮지만 내부 출혈 부위와 같이 수술이 필요한 손상은 현장에서 발견하기 쉽지 않고, 발견하여도 복잡한 수술을 할 수 있는 숙련되고 경험 많은 외과팀이 있어야 한다. 이는 중증 외상에 대한 적절한 병원 치료를 위해 숙련된 외과진의 중재술이 즉각적으로 제공되어야 한다는 것을 의미한다. 비록 치명상 환자가 전체 외상 환자에서 차지하는 비율이 10%가 되지 않고, 심지어 더 적은 수의 환자에게 응급 외과 수술을 필요로 하지만, 여전히 일부 환자에게는 즉각적 외과 처치가 중요하며, 특정한 상황에서 외상으로 인한 사망률 및 이환율을 현저히 줄일 수 있다.

중증 외상 환자 치료는 복잡하고 비용이 많이 든다. 이상적인 응급 의료 서비스 시스템은 효과적인 자원 할당을 통해 외상 환자가 최적의 의료 치료를 받을 수 있도록 한다. 그러한 시스템을 통해 우수한 자원을 보유하고 철저한 외상 환자를 치료하는 병원을 적시에 활용할 수 있다. 이러한 병원을 외상센터라고 지정한다.

외상센터 지정

외상 처치 시스템의 현재 모델은 3개 등급의 **외상센터**(trauma center)를 포함하고 있다. 외상센터는 등급별로 다른 수준의 외상 치료 능력에 차이가 있으며, 이 중 1급 외상센터가 가장 높은 수준의 의료 서비스를 제공한다(표 1-2).

일반적으로 1급 외상센터 (혹은 권역 외상센터)는 의과대학 병원으로 모든 유형의 특수 외상에 대한 대비가 되어있다(그림 1-5). 1급 외상센터는 신경외과 수술, 때로는 미세수지재접합 수술, 다발성 외상을 위한 의료관리 서비스를 제공한다. 또한 시스템 협력, 자료 수집, 연구, 지속적 의료 교육 및 시민 교육 프로그램을 통해서 지역 외상 시스템 범위 내에 있는 다른 외상센터에게 선도 의료 기관으로서 자원 지원을 한다.

인구 밀도가 낮거나 가용 자원이 부족하여 1급 외상센터 기준 충족이 어려울 경우, 2급 외상센터가 권역 외상센터 역할을 수행한다.

2급 외상센터(혹은 광역 외상센터)는 1급 외상센터만큼은 아니지만 외성 처치에 있어 높은 수준의 처치능력이 있다. 외상 환자에 대한 외과치료가 상시 준비된 2급 외상센터는 중증 특수 외상이나 다발성 외상을 제외한 모든 유형의 외상에 대해 의료 서비스를 제공한다(이 서비스 중 일부는 당직 진료가 아니라 비상 호출 방식일 수 있음.) 중증 특수 외상 및 다중 외상환자의 경우, 2급 외상센터의 의료진은 증세를 안정시키고 신속히 1급 외상센터로 이송시킨다.

3급 외상센터(혹은 지역 외상센터)는 특수 의료진 교육과 외상 환자를 위한 자원을 배분하는 종합 병원이다. 보통 농촌 지역에 있는 중소 도시에 위치해 있다. 3급 외상센터는 대부분 유형의 외상 환자를 진료하고 중증 환자의 상태 안정 및 상급 외상센터로 신속하게 이송 할 준비가 잘 되어 있다.

이뿐만 아니라 일부 원거리 오지, 벽지지역에서 발생하는 외상에 대비한 추가적인 외상 진료 시설이 4급 외상센터이다. 이곳에서 중증 외상환자는 이송하기 전 증세 안정을 위한 의료 진료를 받고 주로 헬기를 통해 멀리 떨어진 상급 외상 중증 센터로 이송된다. 원거리 지역에서는 자원 할당을 통해 외상센터 설립 기준을 충족할 만큼 외상 발생 빈도가 높지 않기 때문에, 다른 유형의 의료 서비스 시설이 외상 환자의 이송지점으로 정해진다.

표 1-2 | 외상센터 지정 기준

1급 – 권역 외상센터

연중무휴로 병원의 자원을 할당하여 모든 유형의 특수 외상을 치료한다.

2급 – 광역 외상센터

연중무휴로 병원의 자원을 할당하여 가장 흔한 응급 외상을 치료하고, 관련 외과 치료를 제공한다. 특수 외상 환자의 경우, 증세를 안정시킨 뒤 권역 외상센터로 신속히 이송한다.

3급 – 지역 외상센터

응급 의료팀에 대한 특수 교육을 실시하고 일정 수준의 외과 치료 능력을 보유하고 있다. 하지만 일반적으로 중증 외상 환자의 경우, 증세를 안정시킨 뒤 필요에 따라 상급 외상센터로 신속히 이송한다.

4급 – 외상 진료시설

원거리 지역의 경우, 작은 커뮤니티 병원이나 의료 관리 시설이 외상 관리 시설로 지정될 수 있다. 지정된 시설은 중증 외상 환자의 증세를 안정시킨 뒤 상급 외상센터로 신속히 이송한다.

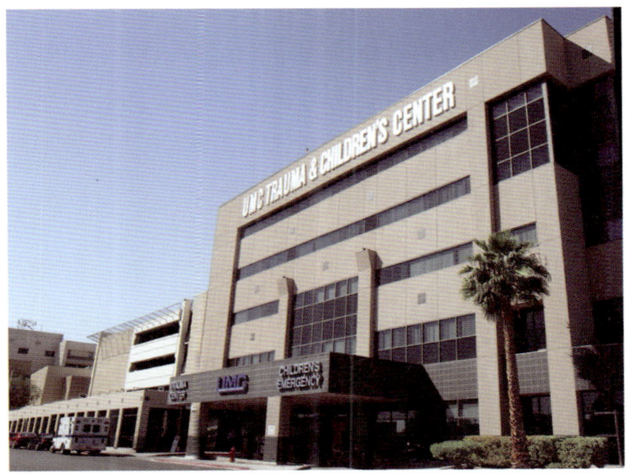

그림 1-5 네바다 주 라스베가스 소재의 한 대학 병원. 1급 외상센터로서 대규모 지역에 걸친 외상 관리 서비스를 제공한다(© *Dr. Bryan E. Bledsoe*).

외상 치료 시스템은 지역의 필요성을 반영할 수 있도록 유연하게 설계되어야 한다. 도시와 도시 외곽 지역에서는 의료진의 진료수준을 유지하고 자원을 효과적으로 사용할 수 있도록 적정수의 환자를 내원시켜 협력 및 조율 받는 극소수의 외상센터가 있다. 농촌 지역에서는 중증 외상이 발생빈도를 고려하여 3급 외상센터가 권역 외상센터의 기능을 할 수 있다. 일부 지역에서는 4급 이상의 외상센터가 없기 때문에 이를 중증 외상 환자의 기본 이송 지점으로 설정한다. 응급 의료 서비스 계획 및 지침을 참고하여 해당 지역에서 계획된 환자 이송 흐름 패턴에 맞는 응급구조를 실시하도록 한다.

법적 고려사항

외상 환자 치료비용

외상 치료 시스템과 외상 병원지정은 병원전 의료 서비스에 있어 중요한 요소이다. 외상 환자 분류 지침을 활용할 경우, 외상 환자에게 적합한 손상 처치를 제공해주는 의료 시설로 효과적인 이송을 할 수 있다. 하지만 21세기에 접어들면서 외상 관리 시스템의 운용을 복잡하게 혼란시키는 요소가 생겨났다. 예를 들어, 병원 측에서 외상 치료 비용을 상환받지 못하는 경우가 많고 사실 외상 치료 비용으로 인해 적자를 보는 병원도 있다. 의료 예산이 삭감되는 분위기 속에서 많은 병원은 고비용이 드는 외상 처치 서비스를 더 이상 제공하기 힘들다는 현실적 판단을 하고 있다. 이것은 미국 여러 지역에 위치한 외상센터의 수가 전반적으로 줄어들게 하는 요인이 되고 있다.

동시에 의료 소송 보험료의 급증으로 인해 많은 수의 외과의, 특히 신경 외과의가 외상 치료를 그만두었다. 외상 환자는 치료가 쉽지 않고, 진료 결과가 치료보다는 손상 그 자체로 결정되는 경우가 많다. 그럼에도 불구하고 다른 환자 유형에 비해 외상 환자들이 의료 과실에 대한 소송을 제기하는 경우가 더 많기 때문에, 많은 수의 의사와 외과의가 외상 진료를 기피하고 있다. 이로 인해 응급 의료 서비스에 큰 차질이 예상된다.

폐쇄되는 외상센터와 외상 진료를 그만두는 의사가 늘어나면서 구급차량은 적합한 의료시설로 환자 이송을 위해 더욱 먼 거리를 이동하게 되었다. 비록 이러한 문제는 지역 사회 내부의 문제이지만, 응급구조 대원은 외상 전문 의료진과 시설에 대한 정보를 확실히 파악하여 응급 환자가 가장 적절한 의료 시설에서 최상의 진료를 받을 수 있도록 이송해야 한다.

특수 외상센터

외상센터에 대한 일반적인 분류 외에도, 일부 의료 시설은 신경(의학)센터, 화상센터, 소아 외상센터, 미세수지재접합 전문센터 등의 특수 외상센터로 지정된다. 이외의 특수 외상 처치 중에는 고압산소요법이 있는데 이것은 일산화탄소 중독이나 스킨 스쿠버 다이빙과 관련된 외상 처치에 대단히 중요한 치료법이다.

특수 전문센터는 숙련된 의료진, 장비 및 기타 자원을 활용하여 일반 종합 병원이나 외상센터에서 진료가 어려운 특수 의료 서비스를 제공한다. 또한 다른 의료 시설에서 기대할 수 없는 특수 집중 치료 및 최신식 손상 처치 서비스를 제공할 수 있다.

응급구조사의 역할

응급구조사의 임무는 정확한 환자평가와 의료 지침 체계(외상 환자 분류)에 의거한 외상 환자 분류로 시작해서 신속한 응급처치 및 가장 가까운 최적의 의료기관 이송이다(그림 1-6). 외상 환자 분류 기준에 부합되는 환자에게 적합한 의료시설은 가장 가까운 외상센터이다.

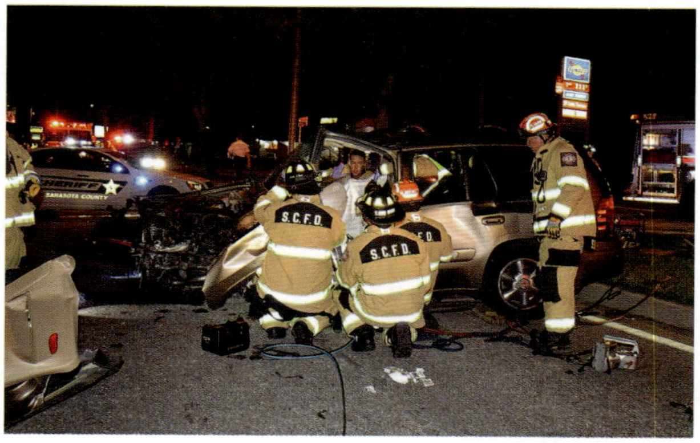

그림 1-6 현장에서 외상 환자를 다루는 응급구조사의 역할은 ABC(기도 확보, 호흡 및 순환확인) 준수, 신속한 이송준비이다 (© *Ed Effron*).

외상 평가

외상 환자평가는 내과 환자평가와 형식은 비슷하지만 다음과 같은 중요한 차이점이 있다. 현장 위험성의 증가 가능성에 대한 관리, 손상기전에 대한 분석, 환자와 환자에 대한 평가 및 치료에 미칠 수 있는 환경적 영향에 대한 고려, 현장 감시체계 확립, 외상 환자 중증도 분류 지침의 적용, 적절한 환자 이송 목적지 지점에 대한 결정 등이다. 현장에 나가 외상 평가를 하는 응급구조사는 빠른 외상 평가를 요하는 중상이나 치명상 혹은 팔골절과 같이 초점 외상 평가를 요하는 특정 신체 부위에 한정된 손상을 입은 환자를 다루는 경우가 많다. 외상 평가는 그 특수성에도 불구하고 일반 환자 평가 절차와 유사하다. 외상 평가 절차는 현장 조사, 일차 평가, 이차 평가(빠른 혹은 초점 평가), 주기적 재평가로 진행된다.

현장 조사

현장 조사에서 응급구조사는 현장 안전과 현장 평가에 집중, 현장 감시자들을 위한 배경을 마련, 평가와 처치의 효과를 높일 수 있는 요소를 찾는다. 현장 조사에 있어서 중요한 요소는(표준 예방조치를 포함한) 현장 안전, 손상기전의 평가, 환경적 영향에 대한 고려, 현장 감시이다.

현장 안전

외상 사고 현장은 보통 실외, 산업 현장, 기계 설비 근처에서 발생하고, 기계장치 근처에서 발생하기 때문에 환경적 요소는 관련된 위험을 가지고 있을 가능성이 많다. 이런 환경은 접근해 오는 차량과 같은 교통 위험, 방치된 전선으로 인한 감전, 연기 혹은 배터리내 산과 같은 흘려진 액체로 인해 노출된 독성 물질, 저장고나 탱크와 같은 밀폐된 공간(열악한 환경), 무기를 사용한 폭력, 폭력적인 환자, 공격적인 행인 등을 포함한다. 현장 안전성은 응급구조사, 다른 구조대원, 환자, 현장의 행인들 모두에게 가장 중요하다. 많은 주의를 기울이지 않으면 응급구조사는 현장에 도사리는 많은 위험성을 간과하고 지나치게 된다. 현장이 위험하고 안전 확보가 어려운 경우, 우선 진입을 피하고 주변 사람들이 해를 입지 않도록 보호해야 한다. 현장 안전 확보를 위해 필요한 자원을 요청하고, 요청한 자원이 도착할 때까지 기다린다.

손상기전 분석

손상기전(mechanism of injury, MOI)에 대한 판단을 수월하게 하기 위해, 현장에서 발견한 증거를 바탕으로 사건을 재구성하는 것도 하나의 방법이다. 응급구조사는 사고에 작용한 힘의 강도, 힘이 작용된 방향, 이에 영향 받은 환자 신체의 부위를 파악해야 한다. 예를 들어, 교통 사고에서 손상기전은 사고 차량과 충돌한 물체 간, 환자와 차량 내부 간, 충돌 시 환자 체내의 여러 조직과 장기간 에너지 교환을 포함한다. 사고 현장과 부서진 차량에 대한 자세한 조사를 하면 사고와 관련된 증거와 사고 시 작용된 힘을 알아낼 수 있다(제 2장 손상기전 참고).

손상기전 분석 도중 얻은 정보는 환자가 입었을 손상에 대한 **의심지수**(index of suspicion)가 된다. 의심지표는 사고 분석을 바탕으로 예상되는 손상을 요약한 것이다. 예를 들면, 차량에 치인 성인 보행자의 경우 다리 골절을 의심할 수 있다. 만약 충돌 전 차량 시속이 32km이었다면, 차량 시속이 80km인 경우보다 골절의 손상정도가 덜 할 것이다. 또한 차량 속도가 낮다면, 내부 손상의 가능성은 더 낮을 것이다. 차량 충돌의 힘과 속성을 분석하여 응급구조사는 충격을 받은 신체의 구조와 장기와 손상 정도를 예견할 수 있다.

손상기전 분석 평가 외에도 응급구조사는 일차/이차 손상 평가(빠른 혹은 초점)를 통해 환자의 몸에서 신체적 손상으로 외상 징후가 있는지 검진한다. 최근 연구에 따르면, 손상기전만으로는 기존에 생각했던 것만큼 효과적인 외상 강도의 지표가 되지 못한다. 손상기전은 에너지 전달에 대한 간접적인 지표 그 이상의 의미를 갖지 못한다. 예를 들어, 최근 자동차 디자인과 보호 시스템은 심한 차량 충돌로부터 충격 에너지를 더욱 효과적으로 흡수하기 때문에, 환자가 부분적인 손상만 입고 생존하는 경우가 많아졌다. 그렇기 때문에 환자의 증상 및 징후, 활력 징후, 글라스고우 혼수 척도, 의식 상태를 통해 비정상소견과 손상기전을 분석하기 위하여 주의 깊게 관찰하는 것이 중요하다.

중상을 암시하는 신체적 징후와 증상은 쇼크 또는 외상성 뇌손상이다. 쇼크와 두부 손상은 가장 높은 외상 사망률을 보이기 때문에, 관련 징후를 초기에 발견할 수 있도록 주의를 기울여야 한다. 인체는 내부 출혈을 잘 보상하여 증상과 징후를 가리고, 쇼크 말기가 되어야 증상과 징후를 발견할 수도 있다는 사실을 반드시 기억해야 한다. (두부 손상을 포함하여) 내부 장기에 심각한 손상(중상)이 의심되면, 활력 징후와 의식 수준을 주의 깊게 모니터하고 환자를 신속히 외상 처치 시스템으로 이송한다. 그렇지 않다면 주기적으로 자주 재평가를 통하여 가능한 빠르게 쇼크와 두부 손상에 대한 변화되는 징후를 확인한다.

환경적 영향에 대한 고려

환자 평가와 처치에 미치는 환경적 영향을 예견하는 것은 대단히 중요하다. 천둥 번개가 몰아치는 폭풍우와 같은 악천후는 응급구조사와 환자를 추위와 비바람에 노출시킬 수 있다. 소방서에 방수포와 바람막이를 요청하여 응급구조사와 환자를 보호하는 것은 큰 도움이 된다. 눈보라나 혹서와 같은 특수한 기후 사정이 있을 경우, 환자의 평가와 처치 단계에서 예정보다 일찍 구급차로 이동하는 것이 좋다. 기온(더위, 추위), 강수량(눈, 비, 진눈깨비), 강풍, 강한 직사광선과 같은 환경적 요소가 환자의 평가와 처치 혹은 환자의 상태에 어떤 악영향을 미치는지를 정확하게 평가해야 한다. 환경적 위험 요소에 대처할 수 있는 필요 자원을 파악하고, 현장에 있는 응급구조사와 환자가 환경으로부터 부정적인 영향을 입지 않도록 해야 한다.

현장 감시

전반적인 현장 감시는 현장안전 및 환자 접근성 확보, 장애물 제거, 환자 평가 및 처치, 구출 및 이송 등의 과정을 효과적으로 수행하는데 필수적이다. 현장에 처음 도착한 응급구조사는 현장 감시를 실시하고, 신고 접수 상황실로 현장 분석 결과를 보고한다. 소방대원 혹은 구급대원이 도착하면 현장 감시를 멈추고 환자 평가와 처치를 시작한다. 현장 감시는 이미 확보되었다면, 응급구조사의 도착을 상황실에 보고하고 곧바로 현장 분석과 환자 평가 및 처치를 시작한다.

일차 평가

외상 환자의 일차 평가는 내과 환자의 평가와 다소 차이가 있다. 외상 환자 일차 평가는 환자의 인상파악; 척추 예방조치 진단; 환자의 기도 확보와 호흡 및 순환 확인; 처치와 병원 이송에 있어 환자의 우선순위 결정을 포함한다. 내과 환자의 평가와 마찬가지로, 응급구조사는 환자의 지남력과 반응, 주호소, 불안 수준을 평가한다. 이렇게 수집한 환자 정보는 전반적인 환자상태 및 추정 진단의 바탕이 되고, 지속적인 환자 진단을 통해 평가의 깊이와 정확성이 높아진다.

척추 손상에 대한 위험성을 배제할 경우는 외상 환자의 평가에서 제한적이며 환자 자신의 증세에 대해 제대로 보고할 수 있는 상태이고, 척추와 관련한 어떤 증상도 보고되지 않았다고 판단할 때만 가능하다. 자신의 증세를 보고할 수 없는 환자는 (손상 혹은 알코올 섭취나 약물 복용의 영향으로 인한) 의식 장애를 겪고 있거나, 중증 신전 손상을 입었거나, 고령 혹은 아주 나이가 어린 경우이다.

비록 심각한 출혈 여부를 확인하는 것은 내과 환자평가보다 더 필요하지만 응급 환자의 평가, 기도의 확보와 호흡 및 순환 확인은 내과 환자평가와 비슷하다. 심정지가 의심될 경우 순환 확인을 먼저 할 것을 반드시 기억해야 한다(미국 심장 협회의 CAB 심폐소생술).

일차 평가를 마친 응급구조사는 추가 평가, 치료 및 이송을 위한 예비 우선순위를 설정한다. 기도 확보, 호흡 및 순환 확보 불가로 일차 평가를 끝내지 못한 환자는 치명적 상태인 'C(critical)'로, 부분적인 외상에 호흡과 심박동이 정상인 환자는 안정인 'S(stable)'로, 중증과 안정 사이일 경우에는 불안정인

'U(unstable)'와 잠재적 불안정인 'P(potentially unstable)'로 분류한다. 이를 CUPS 응급 환자 중증도 분류체계라고 한다.

이차 평가

안정으로 분류된 환자는 초점 외상 평가를 받는다. 의심되는 손상이나 주호소 부위를 잘 관찰하여 세세한 환자 평가 요소를 단순히 적용하는 것이다. 이런 평가에 근거하여, 응급구조사는 외상을 확인하고 필요한 치료만 제공한다. 재평가는 환자의 활력징후 변화와 환자 상태에 따른 의식상태 악화를 감시한다.

잠재적 불안정 혹은 불안정으로 분류된 환자는 주요 몸 계통 검진(머리부터 발끝까지 빠른 신체 검진)을 포함한 빠른 외상 평가와 손상기전, 환자의 주호소, 빠른 외상 평가 소견을 포함한 외상평가를 받는다. 외상의 중증도를 예견하는 요소인 글라스고우 혼수 척도는 심한 정도를 나타내지만, 훈련과 실습을 통해 정확하고 일관되게 사용해야 한다. 다른 요소와 더불어 글라스고우 혼수 척도는 환자 처치와 이송의 우선순위 결정에 있어서 큰 도움이 된다.

재평가

정기적 재평가는 환자 상태의 호전 혹은 악화에 대한 추이를 짐작할 수 있게 한다. 재평가는 환자의 증상과 징후를 발견하는 일차/이차 평가 요소와 추적된 활력 징후 안정 환자의 경우 매 15분, 나머지 유형의 환자는 매 5분마다 측정한다.

황금기간

시간은 중증 외상 환자의 생존에 있어 필수적인 역할을 한다. 최근 연구에 따르면, 일부 환자의 경우 외상 사고 후 외과 치료까지 걸리는 시간이 단축될수록 환자 생존율이 현저히 증가한다. 현대 응급 의학에서는 사고 후 외과 치료까지의 단축 시간 목표를 1시간으로 설정하고, 이를 **황금기간**(golden period)으로 부른다. 과거에 황금 시간으로 불렸지만, 황금기간으로 명칭이 바뀐 이유는 응급 환자 사활에 있어 1시간이 결정적 역할을 한다는 과학적 근거가 부족하기 때문이다. 외상 환자 대부분의 경우, 몇 분 혹은 몇 시간의 차이로 생존율이 바뀌지는 않는다. 그러나, 적어도 일부 외상 환자는 긴급 외과중재술을 필요로 하므로, 외상 사고 현장으로부터 이송 시간을 최소화하는 것은 바람직한 응급 의료 행위이다.

반응, 환자에 대한 접근, (일부의 경우) 구출, 환자 평가 및 처치 외상센터로의 이송에 소요되는 시간이 모두 황금기간을 소비한다. 이러한 요소 중 많은 부분을 관리하는 것이 불가능하다. 그러므로 관리할 수 있는 요소에 최소한의 시간을 쓰는 것이 대단히 중요하다. 이상적으로 응급구조사는 일차/이차 평가, 환자 안정화 및 이송준비 후 이송을 시작하는 데까지 10분 이상 소요하면 안 된다. 거리 혹은 교통상의 문제로 지상 이송 시간이 지연되고, 환자의 상태가 항공 이송 지침에 충족될 경우, 항공의료 서비스 요청을 한다.

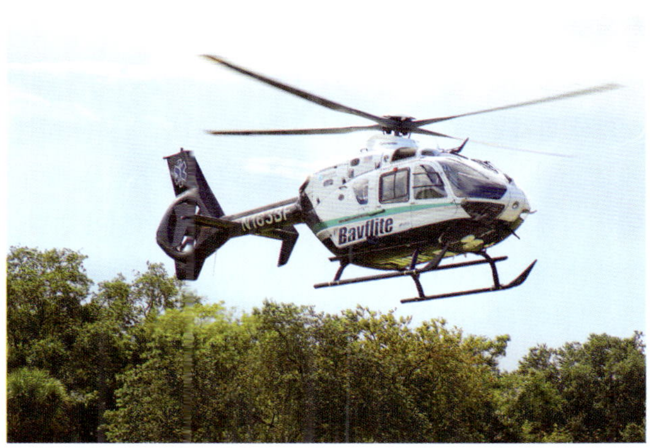

그림 1-7 구급 헬리콥터를 통해 사고 현장에서 외상센터로 환자 이송 시간을 단축할 수 있다(© *Ed Effron*).

보통 헬리콥터로 제공되는 항공의료 서비스는 중증 외상 환자의 이송 시간을 단축하는데 도움이 된다(그림 1-7). 공중에서 직선으로 이동하는 헬기는 지상 이동 수단에 비해 사고 현장에서 외상센터로 이동하는 시간이 훨씬 짧다. 그러나 지상 응급 서비스 체계에 비해서, 항공의료 서비스는 더 넓은 지역을 담당하고, 사고 현장이 더 멀리 떨어진 경우가 많고, 헬기 이륙 준비에 상당한 시간이 소요된다. 항공의료 서비스 제공 시간과 보통의 사고 현장 출동 소요 시간을 비교하여, 환자 이송 시간을 최대한 단축하는 결정을 내려야 한다.

항공 이송이 적절하지 않는 경우도 많다. 외상 환자의 상태가 비교적으로 안정적이지 않을 경우 항공 이송을 할 수 없다. 항공기 내부의 협소한 공간과 시끄러운 엔진 소리로 인해 환자의 응급 처치가 쉽지 않다. 또한 환자가 지나치게 공격적일 경우, 탑승자와 항공 안전에 위협이 될 수 있다. 게다가 열악한 기상 조건으로 인해 항공 이송이 제한될 수도 있다. 많은 경우 항공 이송보다는 지상 이송이 더욱 빠르다. 항공 이송 서비스는 대단히 많은 비용을 초래하고 종합적인 응급 의료 서비스 외상 체계의 일부로 사용될 때만 가장 효과적이다. 현재 항공의료 서비스의 사용 현황은 응급 항공기의 사용 승인에 대한 의학적 기준이 강화되는 양상을 보이고 있다. 응급구조사는 항공 이송의 요청 및 사용 시점과 방식에 대해 규정하는 해당 지역의 지침에 준수한다.

환자 이송에 대한 결정

질병 통제센터는 '2011년 손상 환자 현장 분류 지침서'를 통해 외상 환자의 처치 및 이송에 대한 우선순위 선정 기준의 수정 사항을 발표했다(그림 1-8). **외상 환자 중증도 분류 기준(trauma triage criteria)**으로 불리는 이 기준은 글라스고우 혼수 척도, (활력 징후와 같은) 신체 검진 소견, 해부학적 손상부위와 이송결정, 손상기전 및 나이와 같은 특수 고려사항 등으로 구성되어 있다.

앞서 언급했듯이 손상기전은 (최소한 자동차 충돌과 관련하여) 생각하는 것만큼 효과적인 지표가 되지 못한다. 현대의 차량 디자인은 차량 구조보다는 탑승자를 보호하도록 설계된다. 그 결과, 차량 손상은 환자 손상보다는 충돌 에너지 흡수 정도를 보여준다고 할 수 있다. 일차 평가(현장 평가) 동안에, 손상기전의 결정은 환자의 외상정도를 짐작하게 하는 첫 번째 평가 요소이다. 글라스고우 혼수 척도와 활력징후 측정은 이차 평가 때 실시되므로, 손상기전은 일차 평가가 끝날 때 환자 치료의 우선 순위(CUPS: 환자의 중증도에 따른 구분)를 결정하는데 필요한 사전 정보를 제공한다.

외상 환자를 즉시 병원 이송할 것인지 추가적인 현장 치료를 할 것인지를 결정하는 것은 응급구조사가 반드시 내려야하는 어려운 결정이다. 이러한 경우 외상 환자 분류 기준이 큰 도움이 된다. 심각한 임상적 그리고 해부학적 소견을 보이거나 특정 손상기전을 빠르게 알았을 때에는 환자를 신속히 병원으로 이송 도중에 정맥 주사, 기관내삽관 등 시간이 많이 소요되는 처치를 한다. '2011년 손상 환자 현장 분류지침서'(그림 1-8 참고)는 즉각적 환자 이송에 대한 지표를 제시하고 있다.

외상 환자 분류 기준을 적용할 경우, 과도 적용을 하는 것이 가장 좋다. 만약 환자가 긴급 이송을 위한 신체적 소견 기준을 충족하지 못해도 여전히 의심을 해야 한다. 응급구조사는 사고 발생 직후 몇 분도 안 되어 현장에 도착하는 경우가 많다는 것을 기억해야 한다. 아직 현장의 외상 환자는 쇼크의 징후를 보일만큼 충분한 내부출혈이 되지 않았을 수 있거나 진행하고 있는 두부손상에 대한 징후가 나타나지 않을 수도 있다. 의심이 된다면 외상센터로의 긴급 이송을 고려하고 활력 징후와 의식 수준을 반복적으로 측정한다.

외상 환자 분류 지침서에 제시된 기준은 애초에 외상 중증도에 대해 민감하도록 설정되었기 때문에 외상 환자에 대한 과잉 분류가 발생할 수 있다. 환자 분류 기준은 중증 환자에 대한 평가를 할 때 눈에 잘 보이지 않는 증상과 징후를 놓치지 않도록 설계되었다. 실제로 외상센터로 긴급 이송한 환자 중에 높은 수준의 의료 서비스가 필요하지 않는 것으로 확인되는 환자도 간혹 있을 것이다. 하지만 넘치는 것이 부족한

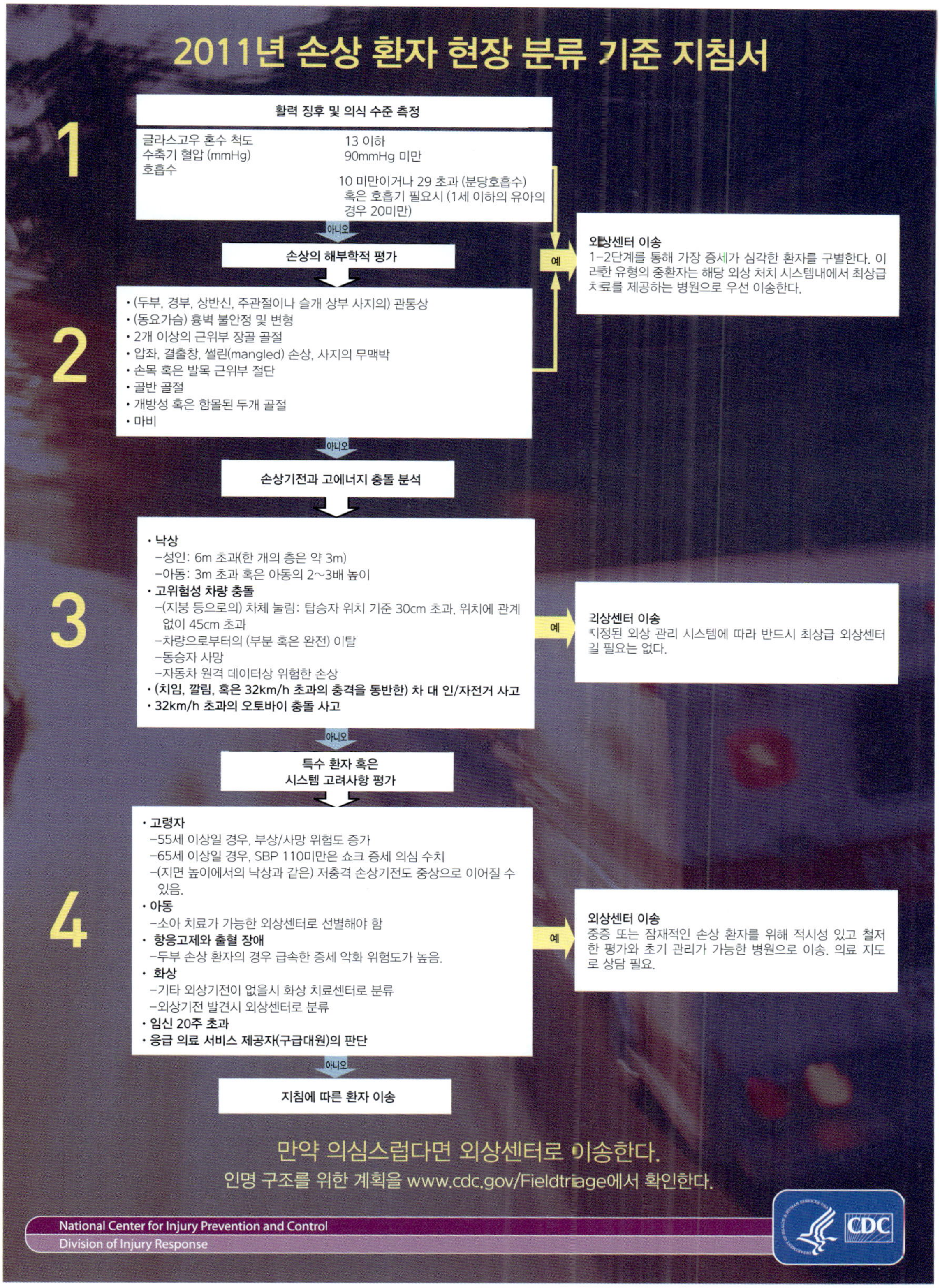

그림 1-8 손상 환자 현장 분류 기준 지침서, 질병 통제센터, 2011년

것보다는 좋다. 환자가 절실하게 필요한 진료를 받지 못하는 것보다는 과잉 진료를 받는 편이 훨씬 낫기 때문이다('제 11장 외상의 특수 고려사항'을 통해 외상 환자 평가에 대한 추가적 논의 참고).

손상 방지

예방이야말로 가장 적은 비용으로 외상으로 인한 사망률과 이환율을 줄이는 최선의 방법이다. 애초에 음주 운전자의 수를 줄이는 것이 교통사고 후 환자를 처치하는 것보다 훨씬 쉽고 비용이 덜 든다. 음주 운전으로 인한 인명 손실과 교통사고 환자의 재활 비용을 고려해 보면, 손상 방지는 대단히 중요하다.

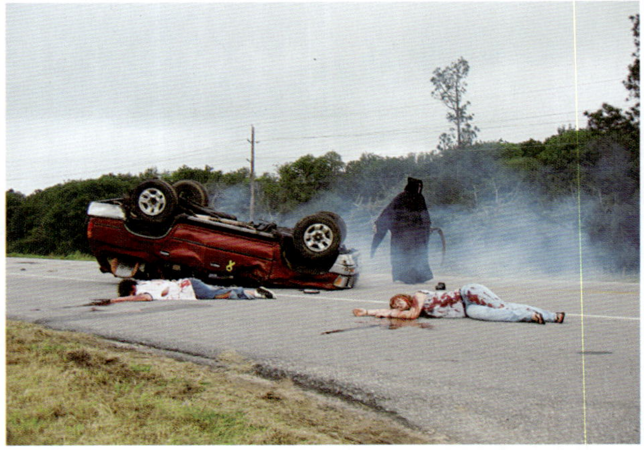

그림 1-9 '부서진 꿈들'과 같은 대중 안전 교육 프로그램은 응급 의료 서비스 시스템의 역할과 안전 행동의 중요성에 대한 인식을 높인다(© *Austin County, Texas, EMS*).

방어운전, 좌석 벨트 사용, 운전집중력 향상, 지명 운전자 선정 등을 장려하는 프로그램은 청소년과 성인에게 더 안전하고 책임 있는 운전을 하게 한다. '우리 사고로는 만나지 말아요(Let's Not Meet by Accident)'나 '부서진 꿈들(Shattered Dreams)'과 같은 프로그램(그림 1-9)은 외상 관리 시스템에 대한 사회적 인식뿐만 아니라 안전 행동에 대한 주의력을 높인다. 또한 레저용 차량, 선박, 총기 사용자를 위한 안전 프로그램은 안전 의식을 높이고 손상 방지를 장려한다. 응급 의료 서비스 체계는 안전 프로그램에 대한 지원을 해야 하고, 소외 지역의 경우 안전 프로그램을 개발할 수 있도록 지원을 아끼지 않아야 한다. 응급구조사는 응급 의료 서비스 제공자로서 안전 프로그램에 적극적으로 참여하고 더 많은 사람들이 동참할 수 있도록 독려해야 한다.

향상된 고속도로 설계, 에어백 제어 시스템, 충격 흡수 능력이 강화된 차량과 같은 기술의 발전 또한 연간 고속도로 사망률을 줄이는데 큰 역할을 한다. 응급구조사는 안전 기술 개발을 지지하고, 최신 안전 기술 및 설계를 활용하여 외상으로 인한 사망 및 손상을 줄이는 의무를 지고 있다.

자료와 외상 등록

본 장에서 이미 언급되었고 모든 응급 의료 서비스와 마찬가지로, 감시만이 환자에게 효과적인 혹은 비효과적인 외상 치료법 및 절차를 파악하는 유일한 수단이다. 외상 처치시스템에서는 **외상 등록(trauma registry)**이라고 부르는 의료 감시 과정이 있다. 외상 등록은 지역 외상센터에서 수집한 자료를 하나의 표준화시킨 것이다. 외상 등록의 자료는 응급 대응이 필요한 환자 및 외상의 유형, 외상 관리 시스템의 효과, 환자 생존율을 증가 혹은 감소시키는 요소를 분석하는데 사용된다.

응급구조사의 병원 전 처치 보고서가 평가 소견, 처치, 재평가 결과, 응급 호출에 소요된 시간에 대한 정확한 보고와 완벽하게 기술을 하는 것은 외상 등록 및 관련 연구를 지원하는데 중요하다. 또한 병원 전 연구 프로젝트에 참여 및 지원을 할 필요가 있다. 연구를 통해 기존 및 최신 현장 의료 기술과 장비의 가치를 부가할 수 있고, 외상으로 인한 사망률과 이환율을 낮출 수 있다.

질 개선(Quality improvement, QI)

외상 처치 시스템 질 개선(이하 QI) 혹은 품질 관리(이하 QM)는 더욱 효과적인 환자 처치 서비스 제공을 위한 시스템 성능 점검 방식이다. QI 과정에서 품질 개선 위원회는 (지표라고 부르는) 특정 처치 양식을 선정하여 지정된 시스템 처치 기준에 부합하는지를 확인한다. 외상 처치시스템의 경우, QI 위원회는 외상환자 분류 기준 적용, 현장기술 성과, 반응·평가·치료·이송과 같은 부분에 소요된 시간, 환자 이송 장소의 적절성 등을 평가한다. 또한 몇 차례의 전화 통화를 통해 서면으로 기록된 평가 결과와 제공된 치료서비스가 실상과 일치하는지를 점검한다. 시스템 기준 불충족 시, QI 위원회는 교육 프로그램의 지속, 응급 의료 장비 개선, 지침서 수정 등의 조치를 권고한다. 처벌을 하고 특정 응급 의료 제공자의 개인 책임을 묻는 것은 QI의 본질적인 목적이 아니다. QI는 시스템 품질 평가와 개선점 확보에 있어 효과적인 수단이다. 응급구조사는 병원 전 외상처치시스템의 일원으로서 품질 개선 프로그램에 자신 뿐만 아니라 동료 직원의 적극적인 참여를 독려한다.

요약

외상은 현대 사회의 최대 질병 중 하나이다. 외상은 종종 사망과 장애 사고의 원인이 되고 삶에서 가장 생산적인 활동이 가능한 시기에 큰 타격을 준다. 외상 처치 시스템의 효과적인 설계와 실행은 외상의 발생률과 영향력을 줄인다. 외상 처치 시스템은 등급이 높아질수록 고도의 집중 외상 치료를 제공하는 여러 외상센터로 구성된다. 또한 효과적인 설계와 실행을 자랑하는 외상 치료 시스템은 안전한 관행과 행동을 장려하는 예방 프로그램을 보유한다. 그러한 시스템에는 응급 환자의 우선순위와 이송을 결정하는데 큰 도움이 되는 외상 환자 분류 지침이 마련되어 있다.

응급구조사는 외상 관리 시스템의 한 부분이다. 정신 상태, 손상의 신체적 징후, 활력 징후, 손상기전을 환자 분류 기준에 비교하여 외상 환자를 평가하는 것이 응급구조사의 역할이다. 이러한 비교 작업은 외상 처치 시스템의 관리 대상으로 분류해야 할 환자가 누구인지와 최소한의 응급처치와 이송으로 최선의 치료를 받게 할 수 있는 환자가 누구인지를 선별하는데 큰 도움이 된다. 생명을 위협하는 중증 외상 환자의 경우, 응급구조사는 빠른 외상 평가, 촌각을 다투는 현장 처치, 적절한 의료 시설이나 외상센터로 신속한 이송을 하여 환자의 생존율을 최대한 높이도록 해야 한다.

현장 출동 후 결과 분석

자동차 대 자전거 충돌 사고로 중상을 입은 12세 환자를 이송하려고 할 때 환자의 어머니인 자넷이 사람들 사이에서 뛰어나왔다. 이미 혼란스러운 표정의 자넷은 자신의 딸을 멀리 떨어진 외상센터로 이송하려하자 더욱 당혹스러워했다. 자넷은 자신이 실험실 직원으로 근무하고 있는 불과 몇 분 거리에 위치해 있는 한 병원으로 딸을 이송해줄 것을 요청한다.

1. 환자 이송에 있어서 부모인 자넷은 어떤 권한을 가지고 있는가?

2. 환자 이송지에 대한 자넷의 결정에 어떻게 대답할 것인가?

이 책 뒷부분에 제시된 해설을 참고한다.

복습 문제

1. 미국 내 44세 이하 인구의 최대 사망원인은 ________ 이다.
① 암　② 뇌졸중
③ 외상　④ 심혈관 질환

2. 응급구조사가 외상 환자의 생존에 가장 도움을 줄 중재는 무엇인가?
① 추가의 산소 공급
② 심각한 외부 출혈에 대한 관리
③ 응급실로 환자를 빨리 이송
④ 정맥요법 치료 시작

3. 주로 규고가 작은 농촌 지역에 위치하여 응급의학 특수 수련을 하고 일정 수준의 외과 치료 역량을 보유하였지만, 중증 외상 환자의 경우 증세 안정 후 상급 외상센터로 이송시키는 외상센터의 등급은?
① 1급　② 2급
③ 3급　④ 4급

4. 일산화탄소 중독과 스킨 스쿠버 다이빙 관련 질환에 대한 치료를 전문으로 하는 특수 의료 시설은?
① 신경센터 ② 고압산소센터
③ 화상센터 ④ 소아 외상센터

5. 손상기전을 판단하는 과정에서 응급구조사가 해야 하는 확인 사항은?
① 충돌 사고에 작용한 힘 ② 사고 가해자
③ 환자의 수 ④ 추가 자원의 필요성

6. 손상기전을 판단하기 시작하는 시점은?
① 현장 평가동안 ② 빠른 외상평가동안
③ 초점 외상평가동안 ④ 재평가동안

7. 중증 외상 환자의 경우, 결정적 치료를 제공할 의료 시설로 환자를 신속히 이송하는 것이 응급 의료체계의 목표이다. 사고 후 외과 처치까지 걸리는 시간을 지칭하는 목표 기간은?
① 백금 10분 ② 황금기간
③ 외상 시간 ④ 외상 이송 시간

8. 일차/빠른 외상 평가, 응급 안정, 환자 이송준비 및 이송 시작까지 걸리는 이상적인 시간은 (   )분 이내이다.
① <15 ② <20
③ <10 ④ <25

9. 응급 환자에 대한 항공 이송의 제한점에 포함되지 않는 것은?
① 항공기 내부의 협소한 공간
② 항공기 엔진의 소음
③ 필수적인 착륙 지역 조건
④ 공격적인 환자에 대한 대응 불능

10. 지정된 치료 기준의 충족 여부 확인을 위해 QI 위원회가 선정하는 특정 치료 양식은?
① 기준(criteria)
② 지침(pointers)
③ 지표(indicators)
④ 제안(recommendations)

이 책 뒷부분에 제시된 해답을 참고한다.

참고문헌

1. Centers for Disease Control and Prevention. Deaths: Final Data for 2009, table 18. (Available at www.cdc.gov/nchs/fastats/injury.htm.)
2. National EMS Information System. "Report: Frequency of Injury Related to EMS Encounter by Cause." 2012. (Available at www.nemsis.org.)
3. Centers for Disease Control and Prevention. "10 Leading Causes of Deaths, United States—2008." Atlanta, GA, 2010. (Available at www.cdc.gov.)
4. Laraque, D., B. Barlow, and M. Durkin. "Prevention of Youth Injuries." J Nat Med Assoc 91(10) (1999): 557–571.
5. Reichard, A. A., S. M. Marsh, and P. H. Moore. "Fatal and Nonfatal Injuries among Emergency Medical Technicians and Paramedics." Prehosp Emerg Care 15(4) (2011): 511–517.
6. Gonzalez, R. P., et al. "On-Scene Intravenous Line Insertions Adversely Impacts Prehospital Time in Rural Vehicle Trauma." Am Surg 74(11) (2008): 1083–1087.
7. Ringburg, A. N., et al. "Helicopter Emergency Medical Services (HEMS): Impact on On-Scene Times." J Trauma 63(2) (2007): 258–262.
8. Sullivent, E. E., M. Faul, and M. M. Wald. "Reduced Mortality in Injured Adults Transported by Helicopter Emergency Medical Services." Prehosp Emerg Care 15(3) (2011): 295–302.
9. Talving, P., et al. "Helicopter Evacuation of Trauma Victims in Los Angeles: Does It Improve Survival?" World J Surg 33(11) (2009): 2469–2476.
10. National Center for Injury Prevention and Control. "Guidelines for Field Triage of Injured Patients." 2011. (Available at www.cdc.gov/fieldtriage.)
11. Smith, R. M. and A. K. Conn. "Prehospital—Scoop and Run or Stay and Play?" Injury 40 Suppl 4 (2009): S23–S26.
12. City of Frisco Police Department. "Shattered Dreams." Texas 2012. (Available at www.ci.frisco.tx.us/departments/police.)
13. Sleet, D. A. "Reducing Motor Vehicle Trauma through Health Promotion Programming." Health Educ Q 11(2) (1984):113–125.
14. Rasouli, M. R., et al. "Preventing Motor Vehicle Crashes Related Spine Injuries in Children." World J Pediatr 7(4) (2011): 311–317.

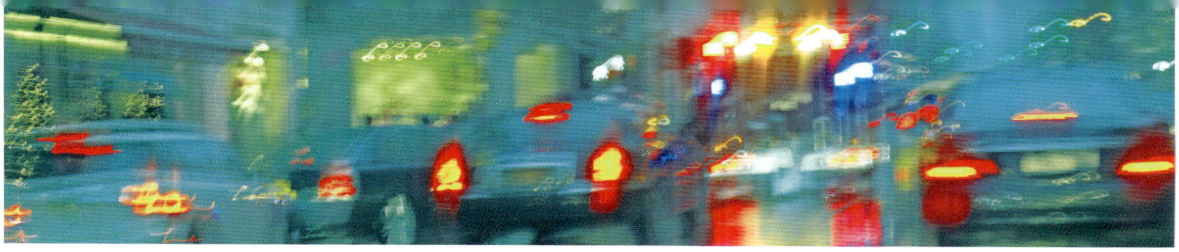

Chapter 2
손상기전
Mechanism of Injury

Bryan E. Bledsoe, DO, FACEP, FAAEM, EMT-P
Robert S. Porter, MA, EMT-P

단원 표준

외상(외상 개요)

학습 역량

환자 평가 결과에 역학 및 병태생리학 원칙을 접목하여 현장에서 본 환자 추정 진단과 이를 통해 중증 손상환자에 대한 종합적 처치 계획을 세운다.

학습 목표

최종 목표

2장을 학습한 후, 학생들은 무딘손상과 관련된 운동 역학과 기전을 환자의 손상 가능성과 연관 지을 수 있어야 한다.

수행 목표

최종 목표를 달성하기 위해 다음 사항은 필수적이다.

1. 핵심 키워드를 숙지한다.
2. 관성의 법칙과 에너지 보존의 법칙을 손상의 운동 역학에 적용한다.
3. 다양한 신체 조직에 가해지는 에너지를 충돌 사고 시 발생되는 신체 역학적 힘에 연관시켜 손상 유형을 예견한다.
4. 차량 충돌 시 발생하는 사건을 설명한다.
5. 제어 장치와 안전장치의 사용이 교통사고에서 잠재적인 손상에 어떠한 영향을 미치는지 설명한다.
6. 차량 파손과 잠재적인 손상의 연관성을 설명한다.
7. 다양한 시나리오에 따라, 차량 충돌 분석을 수행한다.
8. 충돌 분석을 수정하여 오토바이와 레저용 차량의 충돌 특성을 설명한다.
9. 추락 환자에서 손상을 일으키는 힘과 심각한 추락을 일으키는 기준을 설명한다.
10. 폭발 사고의 손상기전, 유형 및 특수한 처치의 고려사항들을 설명한다.
11. 폭발손상의 단계와 각 단계별 일반적인 손상 유형을 설명한다.
12. 스포츠 경기에 참여한 손상 환자에서 기본적 손상 유형과 평가 고려사항들을 설명한다.
13. 압좌 손상과 구획증후군의 원인과 평가의 고려사항들을 설명한다.
14. 관성의 법칙과 에너지 보존의 법칙을 관통상의 운동 역학에 적용한다.
15. 힘과 운동 에너지 교환이 잠재적 손상과 어떻게 연관이 있는지 논의한다.
16. 특수 무기 형태를 포함하여 탄도학의 원칙을 손상 유형 예측에 적용한다.
17. 손상 유형 예측을 위해, 발생한 생체 역학적 힘을 여러 가지 몸 조직에 낮은, 중등도, 높은 속도의 관통 기전을 적용한다.

18. 관통상과 관련하여 응급의료 서비스 제공자들을 위한 특별 고려사항들을 설명한다.
19. 관통상 관련 시나리오에서, 손상 유형을 예측하는데 도움이 될 수 있는 추가의 정보를 얻는 상황을 구성한다.
20. 얼굴, 가슴, 박힌 물체의 관통상을 평가하고 관리할 특수한 고려사항들을 설명한다.

핵심 키워드

가속(acceleration)
축부하(axial loading)
탄도학(ballistics)
열폭풍(blast wind)
구경(caliber)
공동화(cavitation)
크럼플 존(crumple zone)
감속(deceleration)
호흡 곤란(dyspnea)
색전(emboli)
에너지(energy)
코피(epistaxis)
큰출혈, 실혈(exsanguination)
화살, 촉탄(flechettes)
힘(force)
객혈(hemoptysis)
인화성(incendiary)
관성(inertia)
운동학(kinematics)
운동 에너지(kinetic energy)
운동 역학(kinetics)
무게(mass)
손상기전(mechanism of injury)
운동(motion)
경사(oblique)
병기(ordnance)
과압(overpressure)
산화제(oxidizer)
관통상(penetrating trauma)
경피반지방패연골절개술(percutaneous cricothyroidotomy)
천공상(perforating trauma)
심장막눌림증(pericardial tamponade)
공기가슴증(pneumothorax)
압력파(pressure wave)
종단면(profile)
분출성(projectile)
탄성(resilience)
궤도(trajectory)
속도(velocity)
흔들림(yaw)
손상구역(zone of injury)

사례 연구

응급구조사 크리스와 기본 인명구조사 밥이 소속된 시티 구급차 2호팀에 구조 요청이 들어왔다. 전화 상담원은 20번 IC 부근 고속도로에서 차량 충돌 사고로 인한 다발성 손상 환자가 발생했다고 보고했다. 교통 체증이 예상되기 때문에, 고속도로 비상 진입로를 통한 현장 접근을 권장했다.

현장에 미리 도착한 경찰관은 이동 중인 응급구조대에게 추가 상황을 알렸다. 고속도로 규정 속도로 달리던 한 녹색 차량이 인터체인지에 정지해 있던 적색 차량을 들이받으면서 사고가 일어났다. 충돌 사고로 인해 (적색 차량에 1명, 녹색 차량에 2명) 총 3명의 손상 환자가 발생했다.

응급구조대가 현장에 도착했을 때, 경찰관은 이미 현장 안전을 확보한 상태였고, 교통통제 중이었다. 사고 차량에 다가가 현장 평가를 시작한 크리스와 밥은 두 차량이 서로 15.24m 가량 떨어져 있는 것을 확인했다. 녹색 차량의 앞부분은 심각하게 파손되어 있었고, 앞유리창에는 마치 넓은 거미줄같은 균열이 있었다. 운전대는 찌그러져 있으며, (연식이 오래된 차량이기 때문에) 에어백이 없었다. 현장 담당 경찰관은 사고 당시 녹색 차량의 탑승자 2명 모두 좌석 벨트를 착용하지 않은 상태였다고 했다. 적색 차량의 경우, 앞 유리창은 멀쩡한 반면 차체 뒷부분이 심각하게 파손되었다. 운전자는 좌석 벨트를 착용하고 있었고, 헤드 레스트도 제 위치에 있었다. 크리스는 우선 다른 행동을 하기에 앞서, 지원 구급차량을 요청했다. 크리스와 밥은 가장 심각한 손상이 예상되는 녹색 차량으로 먼저 이동했다.

크리스와 밥은 녹색 차량의 두 탑승자에 대한 일차 평가를 시작했다. 운전자는 운전대에 부딪힌 충격으로 흉부 외상을 입었다. 그녀는 호흡 곤란 증세로 고통스러워했지만, 기도가 막히지는 않았다. 그녀는 시간, 장소, 사람 등에 대한 정상적인 지남력을 보였고, 의식 불명 상태에 빠진 적이 없다고 했다. 환자의 맥박은 강하고 규칙적이며, 적절한 속도로 측정되었고, 호흡도 적절해 보였다. 신체 검진 결과, 이마 부위에는 좌상, 붉어진 전흉부에서는 염발음, 양쪽 폐에서 분명하게 들리는 호흡음을 확인했다.

동승자는 의식불명이었고 여자는 약하고 빠른 호흡을 했고, 빠르게 뛰는 맥박이 희미하게 측정되었다. 경미한 열상과 심각한 좌상을 입은 여자의 이마에서 약간의 출혈이 있었다. 무릎 부위에도 일부 좌상이 있었고, 허벅지가 눈에 띌 정도로 짧아졌다. 빠른 외상 평가 결과, 골반 및 좌우 넙다리의 불안정이 있었다.

응급의료 반응자(emergency medical responder) 훈련 과정을 이수한 경찰관은 적색 차량의 운전자가 의식이 있고 명료한 상태라고 말했다. 운전자는 의식이 명료하였고, 혈압과 맥박의 수치가 각각 126/84mmHg, 분당 86회였다. 그의 호흡수는 분당 20회로 정상 수준이었다. 담당 응급구조사인 크리스는 지원용 구급차가 도착할 때까지 경찰관이 운전자 곁에 있을 것을 부탁했다.

다른 한편에서 밥은 녹색 차량 운전자에게 움직이지 않도록 했다. 크리스가 산소 공급 후 경추 보호대를 착용시키는 동안, 밥은 탑승자 환자의 머리를 손으로 고정시켰다. 다음으로 크리스는 띠와 골반 고정용 슬링이 달린 긴 척추 고정판을 준비했다. 밥과 크리스는 환자를 고정판으로 옮겨, 띠와 슬링으로 단단히 고정하고, 환자의 머리에 머리 고정대를 부착시켜 구급차로 옮겼다.

지원 구급차가 도착했을 때, 크리스는 구급대원에게 신속한 상황 보고를 한 뒤 남아있는 환자인 두 명의 운전자를 인계 하였다. 크리스와 밥은 가장 증세가 심각한 탑승자 환자부터 근방의 외상센터로 신속히 이송했다. 이송도중, 측정한 환자의 활력 징후는 혈압 72mmHg, 요골 맥박 130회(미약함)르 나타났다. 잿빛을 띤 환자의 다리는 차가웠고, 맥박이 분명하게 촉지되지 않았다. 상지의 모세혈관 재충혈 시간은 3초였고, 하지는 더 오래 걸렸다. 맥박 산소 포화도 측정기는 82%를 가리켰다.

크리스는 의료지도 의사에게 신속히 보고한 뒤 지시를 받았다. 크리스는 큰 구경의 정맥로를 확보하고 생리 식염수 250ml를 빠르게 투여했다. 환자의 반응 상태를 살펴본 크리스는 필요한 만큼 볼루스 주사를 반복 투여했다. 생리식염수의 1차 투여 이후, 크리스는 삽관 기구를 준비하고, 환자에게 백밸브 마스크를 씌워 인공 호흡을 실시하였다. 환자의 머리를 중립 자세로 고정시킨 크리스는 경구기관내 삽관을 시도했다. 삽관 시도가 여의치 않자 크리스는 삽관 튜브를 빼고 인공 호흡을 재실시한 뒤, 후두 마스크 기도기 삽입을 시도했다. 삽입이 성공하자 크리스는 생리 식염수 250ml를 추가 투여했다. 이에 깨끗한 폐음이 들렸고, 흉부 호흡운동이 개선되었으며, 호기말이산화탄소 측정기는 적절한 파형을 보였고, 산소 포화도 측정기의 수치가 높아지기 시작했다.

환자가 외상센터에 도착했을 무렵에는 이미 추가 수액 투여로 총 750ml의 생리 식염수가 투여된 상태였고, 호기말이산화탄소 분압은 35mmHg, 산소 포화도는 96%였다. 긴급히 호출돈 정형외과 전문의는 외부 고정 장치를 사용하여 환자의 골반을 고정시켰다. 또한 골반 동맥의 대출혈은 지혈됐다 환자는 몇 주간의 입원과 수개월의 재활 과정을 통해 회복하고, 손상이나 치료의 흔적이 거의 없이 다시 걸을 수 있게 된다.

충돌 속도와 사고 차량의 파손 정도를 감안했을 때, 지원 구급차의 구조 대원은 나머지 두 환자를 외상센터로 이송하는 것이 바람직하다고 판단했다. 녹색 차량의 운전수는 갈비뼈 골절 2대와 경미한 폐좌상을 입었고, CT 촬영 결과 경추에는 별다른 이상이 없었으며, 신경학적 증상도 발견되지 않았다. 그녀는 증세를 살펴보기 위해 1일간 입원을 했고, 갈비뼈 골절을 진정시키기 위한 진통제를 처방받고 다음날 퇴원했다. 나머지 운전자 또한 경추에 이상이 없었고, 응급팀의 진단을 받은 뒤 곧바로 귀가했다.

손상기전의 소개

외상은 물체와 신체의 에너지 교환으로 발생한다(그림 2-1). 이런 에너지 교환은 여러 신체 조직 내부에 연쇄 반응을 일으켜, 조직 구조의 압좌, 신전, 열상 등을 발생시켜 피부/피하조직 손상을 일으킨다. 가장 기본적인 수준에서 볼 때, 외상은 질병이다. **손상기전**과 손상이 발생한 형태에 따라 외상은 무딘손상과 관통상으로 분류된다. 종종 환자들은 동시에 두 가지 형태의 손상을 갖는다. 예를 들면, 칼에 찔린 사람이 계단에서 굴러서 관통상과 무딘손상을 동시에 입을 수 있다. 또 다른 예로, 균형을 잃고 파이프형 울타리에 몸이 박힌 오토바이 운전자는 무딘손상과 관통상을 동시에 입을 것이다. 2장에서는 무딘손상과 관통상의 외상 운동학을 자세하게 다룰 것이다.

외상의 운동학

운동 역학(kinetics)은 움직이는 물체와 이러한 물체가 충돌 시 발생하는 에너지 교환을 연구하는 물리학의 한 분야이다. 운동 역학에 대한 이해를 통해 차량 충돌이나 다른 유형의 충돌의 결과에 대해 더욱 잘 이해하고 예측할 수 있다. 물체의 충돌은 에너지를 환자에게 전달하여 손상을 발생시킨다. **운동학**(kinematics)은 비슷한 용어로, 질량과 힘에 주어진 고려사항 없이 몸이나 몸 계통의 움직임을 연구하는 물리학의 한 분야이다. 운동 역학과 운동학의 이해는 충돌과 충격의 결과를 결정하고 예측하는데 도움을 줄 것이다.

운동 역학의 두 가지 기본 원리는 관성의 법칙과 에너지 보존의 법칙이다. 더 나아가, 운동 에너지와 힘의 공식은 움직이는 물체와 신체 사이의 에너지 교환 측정을 돕는다. 이런 법칙과 공식은 충격 동안에 무엇이 일어나는지 가장 잘 설명하고 학생들이 외상을 이해하는데 도움을 준다.

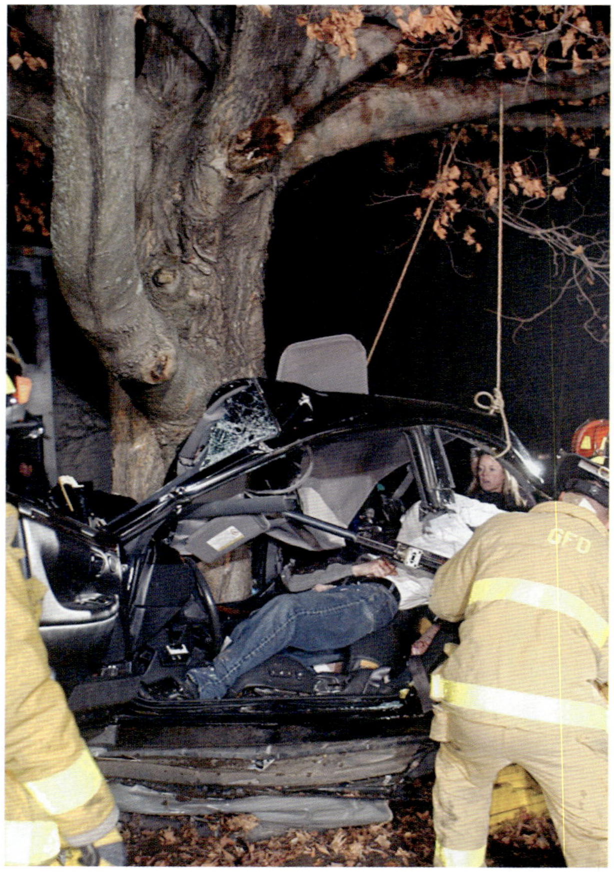

그림 2-1 무딘손상은 손상과 관련된 사망의 흔한 원인이다. 에너지가 피부를 통해 신체장기로 전달되는 물리적 교환이다(© *Mark C. Ide/Science Source*).

관성

아이작 뉴튼의 설명에 의한 뉴튼의 제 1법칙으로 알려진 **관성**(inertia)의 법칙은 움직이는 물체의 행동을 잘 설명한다. 제 1 법칙의 첫 번째 설명에 따르면, **운동**(motion) 중인 신체는 외부의 힘이 작용하기 전까지 계속 이동한다. 시속 104km로 이동 중인 자동차가 있다고 가정할 때, 이를 멈추게 하기 위해서는 제동 장치를 통한 감속 혹은 커다란 나무 충돌과 같은 힘을 가해야 한다.

제 1법칙의 두 번째 설명에 따르면, '정지해 있는 신체는 외부의 힘이 작용하기 전까지 계속 멈추어 있다.' 예를 들면, 정지 신호로 멈춘 자동차는 엔진 가속과 변속기 사용 후 회전하는 바퀴의 힘이나 후방 차량 충돌과 같은 힘에 의해 앞으로 나아갈 수 있다. 두 가지 사례에서는 외부의 힘이 발생시킨 에너지가 차체로 전달되어 자동차를 앞으로 나아가게 한다. 앞의 예처럼, 교환된 에너지의 양은 기본적으로 같다. 외상 정도를 결정하는데 전달된 에너지는 시간 간격을 두고 존재한다.

에너지 보존

엄격한 물리학적 의미에서 **에너지**(energy)는 일을 하는 능력으로 정의된다. 에너지 보존 원칙에 따르면, '에너지는 생성되거나 파괴될 수 없다. 에너지는 한 형태에서 다른 형태로 전환될 뿐이다'. 자동차 충돌에서, 다른 형태로 에너지 전환은 차체 변형이나 탑승자 부상의 형태로 나타난다. 에너지 전환에 대한 연구는 사고 과정과 손상을 일으킨 힘을 잘 이해하게 한다.

자동차가 정지 신호로 인해 천천히 속도를 줄일 때, 브레이크가 지면에 마찰을 일으켜 바퀴의 회전 속도가 줄면서 열이 발생한다. 다시 말하면, 운동 에너지가 열에너지로 전환되는 것이다. 자동차 충돌에서, 운동 에너지의 전환 속도가 훨씬 빠르고 여러 다양한 형태의 에너지로 전환된다. 이러한 에너지의 전환은 충돌 소리, 자동차 구성 요소의 변형, 철이 휘면서 발생하는 열, 탑승자가 차량 내부에 충돌하면서 받는 충격 등으로 나타난다. 결국, 모든 운동 에너지가 다른 에너지 형태로 전환되면서, 자동차와 탑승자는 정지하게 된다.

힘

뉴튼의 제 2 운동 법칙은 충돌 시 작용하는 힘을 정량화한다. 이 법칙에 따르면, 힘의 강도는 물체의 **질량(무게)**과 **속도**의 변화율과 연관이 있다. (무게와 질량은 본래 동일한 개념이 아니지만, 이번 설명을 위해 동일시하기로 한다.) 힘의 공식은 다음과 같다.

$$\text{힘(force)} = \frac{\text{질량(무게)} \times \text{가속 (or 감속)}}{2}$$

힘에 대한 공식은 물체의 이동 속도가 **가속(acceleration)** 혹은 **감속(deceleration)**을 통해 변하는 비율의 중요성을 강조한다. 속도의 점진적인 변화(낮은 가속)는 낮은 강드의 힘을 생성하고, 이에 별다른 일이 발생하지 않는다. 정지 신호에 따른 정지와 같은 일반적인 감속은 보통 42m 가량의 제동 거리를 수반한다(시속 104km 주행 중 제동을 걸 경우, 시속 16km 감속 시 제동 거리 7m 발생). 이동하는 차량의 운동 에너지는 장거리에 걸쳐 (여러 초 동안) 변화하지만, 손상이 거의 발생하지 않는다. 그러나, 시속 104km 주행 중 커다란 나무에 충돌하여 1초도 안 되는 제동 시간과 몇 미터 되지 않는 제동 거리의 급감속이 발생했다면, 막대한 힘과 치명적인 손상이 올 수 있다.

운동 에너지

이동하는 물체의 에너지, 즉 **운동 에너지(kinetic energy)**는 물체 무게(mass)와 속도(velocity) 제곱에 비례한다(그림 2-2). 이동하는 물체의 운동 에너지는 다음 공식으로 측정한다.

$$\text{운동 에너지(kinetic energy)} = \frac{\text{무게(질량)} \times \text{속도(속력)}^2}{2}$$

위 공식의 구성 요소를 자세히 조사하는 것이 중요하다. 물체 무게나 속도의 변화는 물체의 운동 에너지에 서로 다른 영향을 준다. 위 공식은 물체의 질량이 두 배로 증가할 때 운동 에너지도 두 배로 늘어난다는 것을 보여준다. 1 파운드짜리 공보다 2 파운드짜리에 부딪히는 충격이 2배 더 크다. 질량이 3 파운드일 경우, 충격이 3배 더 크다. 선형 관계에서 충격은 질량에 비례한다.

속도(속력)가 증가하면 운동 에너지는 크게 증가한다. 시속 32km로 이동하는 1 파운드짜리 공에 부딪히는 충격은 같은 무게에 시속 16km로 이동하는 공과 충돌할 때보다 손상의 정도가 4배 더 심하다. 속도가 2배 빨라지면, 운동 에너지는 4배로 증가한다. 물체의 이동 속도가 시속 48km로 3배 증가하면, (예상되는 손상과) 방출되는 운동 에너지는 9배 증가한다. 이 개념은 고속 주행 차량 충돌 사고 시 방출되는 대량의 에너지와 매우 빠른 속도로 이동하는 탄환으로 인해 엄청난 피해를 입히는 총상의 막대한 영향을 이해하는데 핵심적인 역할을 한다.

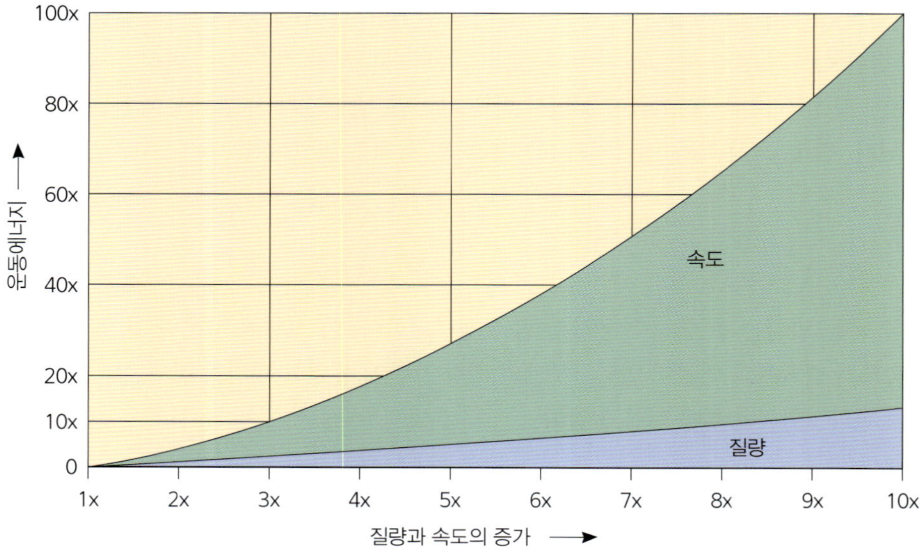

그림 2-2 질량 증가는 직접적으로 운동 에너지를 증가시키고, 증가된 속도는 지수분포적으로 운동 에너지를 증가시킨다.

운동 에너지는 이동하는 물체가 보유한 에너지의 양을 측정하는 좋은 방법이지만 운동 에너지가 항상 손상의 정도에 대한 측정 수단이 되지는 않는다. 힘의 공식은 어떻게 에너지가 차량 구조, 탑승자, 탑승자의 장기 및 조직에 전달되었는지 설명한다. 물체가 상당한 운동 에너지를 지닐 경우, 가속/감속률이 충격의 힘과 이에 수반하는 손상의 중증도를 결정한다.

신체에 상당한 운동 에너지가 전달된 경우, 이를 외상이라 부른다. 외상은 외부 힘에 의해 발생한 창상이나 손상으로 정의된다.

충돌의 운동 역학

손상 환자를 잘 치료하기 위해서 에너지 교환이 몸에 어떻게 영향을 주었는가를 잘 이해하는 것이 중요하다. 이러한 에너지 교환 연구를 충돌의 운동 역학이라고 하며, 손상을 일으킨 사건의 실마리를 제공할 수 있다. 이런 에너지 교환이 사람 조직에 손상을 주는 것을 외상의 생체 역학이라고 한다. 충돌의 운동 역학을 이해하고, 외상의 생체 역학을 발생시키는 것은 **의심지수**(index of suspicion)라고 하는 손상의 특성과 중증도를 예측하는데 도움을 줄 수 있다. 의심지수를 사용하면, 병원전 인력은 외상평가, 외상 환자 중증도 분류, 치료에 효과적으로 집중할 수 있다. 다음 내용에서 손상기전과 손상기전이 신체에 주는 영향을 이해하기 위해서, 학생들은 충돌의 운동 역학, 외상의 생체 역학, 자동차 충돌, 폭발손상, 관통상, 기타 외상을 공부하게 된다.

외상의 생체 역학

외상의 생체 역학 개념은 운동 에너지가 몸으로 전달될 때 운동 에너지가 손상을 일으키는 과정을 설명한다. 충돌의 운동 역학과 마찬가지로, 외상의 생체 역학은 물리학의 법칙으로 설명된다: 관성, 힘, 에너지 보존의 법칙이다.

앞서 설명했듯이, 외상은 무딘손상과 관통상의 두 가지 범주로 분류된다. **관통상**은 물체가 신체로 들어가서 직접적으로 또는 간접적으로 조직을 손상시킬 때 발생한다. **무딘손상**은 물체보다는 운동 에너지가 몸 안으로 들어가서 조직을 손상시켜 발생한다.

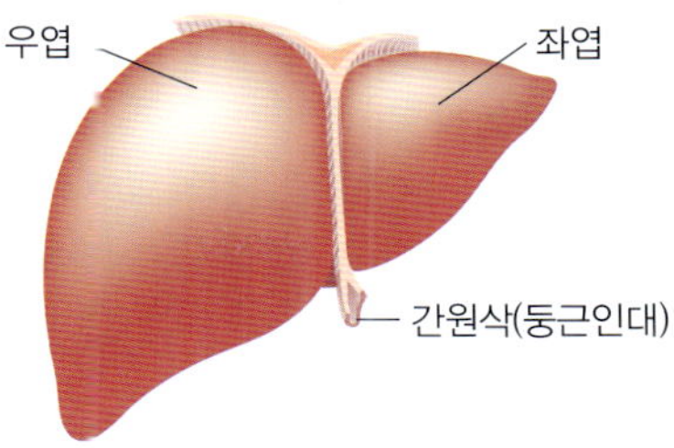

그림 2-3 전단. 차량 충돌 사고와 같은 급감속이 발생할 경우, 간은 충돌 전의 원래 속도로 앞으로 이동하지만, 간을 지탱하고 있는 간원삭은 원래 위치에 머물러 있기 때문에 간이 잘려나갈 수 있다(전단 손상).

의자에 앉거나 사람들 사이에서 거칠게 밀리는 등 일상적 수준의 무딘손상 충격은 거의 손상을 발생시키지 않는다. 그러나, 물체의 운동 에너지와 속도 변화율(가속 또는 감속)이 증가할수록, 무딘손상은 더욱 강도 높은 손상을 일으킨다. 움직이는 사람이 정지한 물체를 치거나(추락사고처럼) 또는 움직이는 물체가 정지한 사람을 칠 때(사람이 야구공에 맞는 경우) 무딘손상이 발생한다.

외부의 힘이 신체 조직의 움직임을 급가속 또는 급감속시킬 때 외상은 연속된 충돌을 수반한다. 이런 과정에서 압박, 신전, 전단력에 의해 조직이 손상될 수 있다. 압박(compression) 손상은 타박성 충격으로 인해 신체의 일부를 멈추지만, 관성에 의해 나머지 신체 부위가 계속해서 이동할 때 발생한다. 압박 손상 발생 시, 한 조직이나 장기가 다른 조직이나 장기에 의해 밀리면서 압박되고, 신체 내부의 소혈관, 결합조직, 세포구조가 손상된다.

신전(stretch)은 압박 손상과 반대이다. 하나의 기관이나 구조물을 붙잡고 있는 조직과 섬유들이 당겨져서 손상 받아 찢어진다. 마치 목을 높은 줄에 매달았을 때 척추뼈처럼, 신체의 일부가 다른 부위로부터 딜려난다. 신전 손상의 또 다른 예는 체액이나 공기로 가득 찬 속빈 장기를 잡아당기는 것이다. 충격 발생 시, 조직에 가해진 압박으로 속빈 장기의 앞뒤 표면이 서로 가깝게 눌리면서 장기 내부 압력이 높아진다. 이

간단히 알아보는 병태생리학

압박, 신전, 전단

압박, 신전, 전단의 신체 역학적 힘에 대한 예시로 차량 충돌 사고를 들 수 있다. 측면 충돌의 경우, 차량이 급정지하면서 운전자 좌석의 에어백이 펴진다. 차량이 감속하면서 운전자 상반신이 계속해서 앞으로 쏠린다. 안타깝게도 본 장의 사례에서는 탑승자의 상반신이 앞으로 급작스럽게 움직이는 속도가 좌석 벨트에 의해 상쇄되지 않았다. 에어백에 운전자의 가슴이 충돌하면서, 피부 표면은 상반신의 움직임을 크게 둔화시켰다. 하지만 흉부 내부의 장기 및 조직(갈비뼈, 늑간근, 폐, 심장, 대혈관, 식도, 척추, 후흉벽)은 계속해서 앞으로 이동했다. 갈비뼈와 늑간근, 그리고 폐와 심장, 대혈관, 식도, 마지막으로 척추와 후흉벽 순으로 충돌이 일어나면서, 손상을 일으킬 수 있는 움직이는 흉부의 운동 에너지의 형태로 바뀐다.

신체 조직과 장기가 일정한 밀도와 유연성을 보이고 균일하게 붙어있을 경우, 어떠한 유형의 손상이든 그 유형이 일관되고 예측 가능하다. 하지만 이번 사례는 경우가 달랐다. 피부와 근육조직은 대단히 견고하기 때문에, 압박과 신전을 견뎌낼 수 있었다. 뼈 또한 매우 견고하지만, 휘어지는 것에 버티다 골절될 수 있다. 폐 조직은 연약한 허파꽈리로 구성된다. 특히 허파꽈리가 공기로 가득 찰 때 빠르고 강력한 압박으로 야기되는 손상에 매우 취약하다. 마지막으로 심장, 복부, 창자, 방광과 같은 속빈 장기는 액체나 기체로 부풀려지지 않는 한 외상의 힘을 잘 견딘다. 이러한 장기는 더 파열되기 쉽다. 실질 장기는 외상의 힘에 저항하는 능력이 다르다. 지라와 두뇌는 매우 연약하고 손상받기 쉽다. 콩팥, 간, 이자는 조직의 속성이나 조직을 감싸는 견고한 막에 의해 강하게 묶여있다. 하지만 이러한 신체 조직을 향한 충격 에너지와 힘이 증가하면서, 손상 발생률이 훨씬 증가한다. 부착 부위 또한 손상의 신체 역학에서 중요한 역할을 한다. 심장은 밀도 높은 체액과 혈액으로 가득 찬 단단한 근육이다. 감속력이 발생하면, 심장은 심장을 감싸고 있는 덜 단단한 폐조직보다 더 많은 무게와 관성을 갖는다. 심장은 폐조직을 쉽게 밀어내고, 대동맥과 대정맥을 격렬하게 밀어붙인다. 가슴대동맥이 후흉벽에 단단히 붙어 있어서, 심장은 이 동맥에 붙어 고이게 된다. 이로 인해 대동맥이 파열되거나 대동맥 내벽이 찢겨 잘려나가거나 박리될 수 있다. 간은 간원삭에 의해 우상복부에 단단히 붙어있다. 이동 속도가 급감속할 경우, 간원삭은 마치 치즈 커터에 치즈가 썰리듯 간을 자를 수 있다. 콩팥과 같은 다른 장기들은 혈관들이 가로지르는 구조를 가진 줄기(pedicle)에 의해 고정되어 있다. 강도 높은 가속력 혹은 감속력이 발생할 경우, 장기에 엉켜있는 혈관이 늘어나고 찢기고 손상되어 내출혈을 야기하고, 장기로의 혈액 순환이 장애를 겪을 수 있다.

간단히 알아보는 병태생리학

외상과 물리학 법칙

물리학 법칙은 무딘손상과 관통상의 병태 생리학 분석에 있어서 중대한 역할을 맡고 있다. 관통상에 비해, 무딘손상은 에너지가 더욱 폭넓게 분배된다. 2장에서도 설명되었듯이, 실질 장기가 속빈 장기보다 무딘손상 이후 손상을 입을 확률이 더욱 높다. 장기가 단단할수록 더욱 많은 충격 에너지를 흡수하기 때문이다. 환자가 복부에 무딘손상을 입은 경우, 실질 장기의 손상에 대한 의심지수를 높여야 한다. 간, 지라, 이자, 심지어 콩팥의 손상은 큰출혈을 발생시킬 수 있다.

또한 일부 속빈 장기가 가득 채워졌거나 늘어졌을 경우, 실질 장기와 비슷하게 충격에 반응한다는 사실을 기억해야 한다. 예를 들어, 충돌 사고 당시 방광이 가득 찬 경우, 무딘손상으로 인해 방광이 터져 안에 있던 소변이 복강 내로 흐를 수 있다. 무딘손상 환자 치료 시, 최근에 먹은 음식, 술, 음료와 같은 요소를 고려하는 것이 중요하다.

외상센터의 외과 전문의는 무딘손상에 대해 경미한 치료를 할지 즉각적인 외과 치료를 할지에 대해 결정을 내릴 수 있다.

압력은 앞에 있는 장기벽의 감속과 뒤에 있는 장기벽의 관성에 의해 상쇄된다. 그러나 장기의 양쪽 측면에서는 그러한 상쇄 효과가 일어날 힘이 발생하지 않는다. 공기나 체액의 높아진 압력이 밖으로 팽창하면서 측면 장기벽이 늘어난다. 이것은 마치 액체로 가득 찬 풍선을 발로 밟을 때 압력과 같다. 밟히는 힘의 강도가 높아지면, 풍선의 측면이 팽팽해져 터져서 풍선이 늘어나고 찢어지며 내용물이 쏟아져 나온다.

전단(shear) 손상은 충격이 작용하는 가장자리나 장기 부착 부위에서 발생한다. 전단 발생 시, 충격으로 인해 신체 일부의 속도가 느려지지만, 충격 부위 가장자리에 있는 조직은 계속 움직인다. 서로 상충하는 힘(충격 부위의 속도를 둔화시키는 힘과 감속에 저항하는 관성력)은 마치 가위의 양날처럼 조직을 자른다. 장기 부착부위의 경우, 장기에 붙어있는 인대가 단단한 장기의 움직임을 버티다가 장기의 조직을 찢는다(그림 2-3).

외상 중증도의 예측인자로서 손상기전

손상기전 평가는 환자 손상의 가능성을 알려주는 중요한 정보를 제공할 수 있다. 그러나, 연구자들은 몇 가지 기전들이 손상 중증도의 좋은 예측인자가 된다고 하였다. 미국 질병통제예방센터는 외상센터에서의 치료를 필요로 하는 좋은 예측인자로서 몇 가지 손상기전을 확인하였다(표 2-1). 외상센터 필요성을 예측하는 손상기전의 체계적 연구 결과, 다른 차량의 탑승자의 사망, 추락 거리, 구출 시간은 외상센터 필요성의 좋은 예측인자였다. 탑승자 좌석 공간 침입, 튕겨져 나감, 자동차의 변형은 외상센터 필요성의 적절한 예측인자였다(표 2-2). 표 2-2에서 민감도(sensitivity)는 외상센터 필요성을 정확하게 예측하는 시험의 확률(손상기전)이고, 특이도(specificity)는 주어진 손상기전을 경험하지 않는 환자에게 음성이 될 확률이

표 2-1 | 외상 환자 이송을 위한 질병통제예방센터의 2011년 손상기전 기준

추락	성인: > 6.09미터, (1층의 높이=3.05미터) 어린이: > 3.05미터 또는 어린이 키의 2-3배 높이
고위험의 자동차 충돌	차량공간침입(지붕포함): 〉 좌석보다 30.5cm; 양쪽으로 45.7cm 자동차로부터 튕겨져 나감(부분 또는 완전) 같은 좌석 칸 탑승자의 사망 손상의 고위험을 가진 자동차 원격측정자료와 일치함.
자동차 대 보행자 충돌	차량에 부딪쳤거나 차량에 치임. (> 시속 30km) 충돌
자전거 충돌	차량에 부딪쳤거나 차량에 치임. (> 시속 30km) 충돌
오토바이 충돌	> 시속 30km

표 2-2 | 외상센터 필요성의 예측인자로서 손상기전

손상기전	트리아지 기준	민감도	특이도
자동차 충돌	탑승자 사망	3%	99.5%
	구출 시간 > 20분	11%	98%
	차량 공간 침입 > 30.5cm	19%	95%
	튕겨져 나감	3%	99%
	변형 > 30.5cm	27%	89%
	속도 > 시속 64km	47%	76%
	전복	13%	87%
추락	추락 > 3.65미터	4%	99%
차에 치인 보행자 또는 자전거	부딪쳐 밀려나가거나 전복	65%	45%
		93%	24%
오토바이 충돌	속도 > 시속 8km	87%	29%
	오토바이에서 분리된 탑승자	83%	19%

다. 손상기전은 손상의 중증도를 결정하는 물리적, 해부적 기준과 함께 고려되어야만 한다.

무딘손상

무딘손상은 주로 자동차, 오토바이, 자전거, 보행자, 레저용 차량(수륙양용 자동차, 선박, 설상차 등)과 관련된 차량 충돌 사고로 발생한다. 또한 무딘손상은 낙상, 폭발 손상, 압좌, 스포츠 손상으로 인해 발생할 수 있다. 이러한 손상기전의 생체 역학을 각각 살펴보면, 발생할 확률이 높은 손상의 유형(의심지수)을 알아낼 수 있다.

차량 충돌

차량 충돌(vehicular collision)은 응급현장의 많은 비중을 차지한다. 매년 미국 고속도로에서 100,000건이 넘는 차량 충돌 사고와 34,500명의 사망자가 발생하고 있다. 또한 사망자 수치보다 훨씬 많은 수의 사람들이 중상 혹은 영구 장애를 입고 있다. 차량 충돌 사고 발생시, 응급구조사는 신속한 환자 평가와 처치를 제공해야 한다. 이를 위해, 응급구조사는 여러 유형의 차량 충돌을 인지하고, 발생 가능한 손상기전을 파악하고, 특정 손상에 대한 의심지수를 확보해야 한다. 차량 충돌에 수반되는 충격유형과 발생 사건에 대한 분석은 의심지수를 작성하는데 큰 도움이 된다.

충돌에 수반되는 사건

차량 충돌에는 다양한 유형(전면, 후면, 측면, 회전, 전복)이 있다. 각 충돌 유형은 다섯 가지 일련의 사건을 따라 발생한다.

1. **차체 충돌**: 차체 충돌은 차량이 물체에 (혹은 물체가 차량에) 충돌할 때 발생한다. 차량의 운동 에너지가 역학 에너지(mechanical energy, 기계적 에너지=어느 물리계가 갖는 운동 에너지와 위치에너지의 합)와 열에너지로 전환되고, 차량이 정지하면서 손상이 발생한다. 역학에너지는 어떤 물체가 움직이거나 위치해 있음으로 가지게 되는 에너지

내용 요약

➤ 무딘손상에 작용하는 힘
- 압박(compression)
- 신전(stretch)
- 전단(shear)

이며 열에너지는 어떤 물체 내부의 원자나 분자들의 운동에 의한 에너지이다. 충돌 시 발생하는 힘은 초기 속도(운동 에너지)와 제동 거리(감속률)에 달려 있다. 가령 차량이 눈더미에 부딪혀 서서히 감속하는 경우, 충격이 제한적이다. 만약 차량이 콘크리트 옹벽에 부딪혀 급정지하게 된다면, 차량 변형의 정도는 탑승자에게 가해진 충격의 방향과 강도에 대한 지표 역할을 한다.

2. **신체 충돌**: 차체 충돌은 차량의 속도를 둔화시키거나 정지시키지만, 탑승자에게 영향을 미치지 않을 수도 있다. 신체 충돌은 탑승자가 차량 내부에 충돌했을 때 발생한다. 충돌 발생시, 차량과 차량 내부는 급감속 하지만, 제어 장치로 보호받지 못한 탑승자는 차량이 처음부터 이동했던 속도 그대로 (혹은 이와 비슷하게) 움직인다. 탑승자가 차량 내부에 부딪히면서 탑승자의 운동 에너지는 초기 조직 변형으로 전환된다. 함몰이 발생할 경우, 탑승자는 더욱 큰 충격에 노출된다. 충돌 발생시, 차량의 감속과 동시에, 제어 장치(좌석 벨트, 기타 보조 제어 장치)는 탑승자의 이동 속도를 떨어뜨려, 탑승자의 감속률, 가해진 충격의 강도, 예상되는 손상의 중증도를 감소시킨다.
3. **장기 충돌**: 장기 충돌은 탑승자가 차량 내부와 (제어 장치에) 접촉하여서 이동 속도가 감소하거나 정지하는 경우 발생한다. 탑승자가 정지하면서 접촉하는 신체의 표면 뒤의 조직은 서로 충돌한다. 조직과 장기가 서로 격렬하게 밀어내면서, 압박, 신전, 전단 손상이 발생한다. 이러한 과정에서 장기는 뒤틀리거나 이동 속도가 감소되면서 부착 부위나 혈관이 찢어진다. 그 결과 무딘손상이 발생한다.
4. **2차 충돌**: 2차 충돌은 탑승자가 차량 내부에서 움직이는 물체에 의해 충격을 받았을 때 발생한다. 차량 충돌 시, 물체(뒷좌석, 창가, 밴의 트렁크에 있던 물건)나 제어 장치에 고정되지 않은 탑승자는 차량의 원래 이동 속도로 움직이고, 이미 움직임이 멈춘 탑승자와 부딪히게 된다. 손상에 대한 의심지수를 작성할 때, 2차 충돌의 발생 가능성과 탑승자에 대한 영향을 고려하는 것이 중요하다.
5. **추가적 충돌**: 추가적 충돌은 차량이 2차 충돌-가령, 다른 차량에 의해 이중 추돌을 당하고, 튕겨나가 정차해있던 다른 차량과 부딪힌 경우-을 받은 경우 발생한다. 이러한 충돌은 환자에게 추가적인 손상을 야기하거나, 이미 발생한 손상을 더욱 악화시킬 수 있다. 가령, 넙다리뼈 골절의 경우, 뼈가 처음 부서지는 데에는 막대한 충돌 에너지가 든다. 하지만 뼈가 한번 부서지면, 뼈조각이 움직이고 신경 및 혈관에 더욱 심각한 손상이 발생하는데 그렇게 큰 에너지가 필요치 않다. 추가적 충돌이 초기 손상과 전반적인 환자 증세에 미치는 영향을 고려하는 것이 중요하다.

안전장치

좌석 벨트(무릎 밸트, 어깨 띠), 에어백, 아동용 안전 시트와 같은 안전장치는 차량 충돌 사고로 인한 손상에 영향을 준다. 지난 수 십 년간, 안전장치는 교통사고 사망자 수치를 줄이는데 큰 기여를 해왔다. 발생 가능한 손상을 예측할 때, 차량 탑승자의 안전 제어 장치 사용 여부와 올바르게 사용을 하였는지를 고려한다.

응급의료서비스 제공자는 안전벨트 사용의 중요성을 잘 인식해야 한다. 모든 구급대원은 주행하는 구급차와 구급차 후측의 환자 치료 구역에서 좌석 벨트 사용을 준수해야 한다. 무릎 벨트를 단단히 착용하면 바람직한 자세를 확보할 수 있기 때문에, 운전자와 다른 구급 대원은 응급 상황에 긴급 주행을 할 때 발생하는 관성에 덜 영향을 받을 수 있다.

좌석 벨트 무릎 벨트와 어깨띠 착용은 충돌 발생 시 사용자가 아무런 제어 없이 계속적으로 움직이는 것을 예방한다. 안전벨트를 착용한 탑승자는 급작스럽게 앞으로 튕겨나가서 (이미 움직임을 멈춘 혹은 급감속한) 차량 내부와 부딪히지 않고 차량과 함께 안전하게 감속을 한다. 탑승자의 최종 감속률이 줄면서, 차량 내부에서 중상이 발생할 가능성이 감소한다. 무릎 벨트와 어깨띠는 또한 탑승자가 차량 밖으로 이탈하는 확률을 줄어들게 한다.

비록 무릎 벨트와 어깨띠가 손상의 중증도를 상당 부분 감소시키는 것은 사실이지만, 이를 잘못 사용할 경우 안전벨트 미착용에 따른 손상보다는 덜 심각한 손상을 초래할 수 있다. 이 두 가지 안전벨트는 동시에 착용되어야 한다. 무릎 벨트만 착용할 경우, 가슴, 목, 머리가 앞으로 움직이는 것을 막을 수 없다. 제어되지 않는 신체 부위는 대시 보드, 운전대, 에어백에 부딪혀 흉부, 경부, 두부 손상을 발생시킨다. 심한 충돌 사고 발생 시 무릎 벨트만 착용된 경우, 상체가 급격히 접히면서 복부 내 장기 손상이나 하부 경추 손상으로 이어질 수 있다. 무릎 벨트가 너무 높게 착용된 경우, 복부 압박과 (T12부터 L2까지) 척추 골절이 발생할 수 있다. 반대로 너무 낮게 착용된 경우, 고관절 탈구를 야기할 수 있다. 무릎 벨트와 함께 어깨띠를 사용하면, 흉부를 고정시키고 상체가 급격히 앞으로 접히는 것을 방지할 수 있다. 어깨띠만 착용할 경우, 경부 좌상, 열상, 척추 손상이 발생할 수 있고, (심각한 충돌 사고의 경우) 심지어 머리가 잘려나가는 경우도 있다.

무릎 벨트와 어깨 벨트를 제대로 착용했음에도 손상이 발생하는 경우가 있다. 더단히 강력한 충돌 사고 발생시, 어깨띠는 흉부 좌상을 일으키고 (일부의 경우) 갈비뼈, 흉골, 쇄골 골절이 발생한다. 좌석 벨트는 머리와 목의 움직임까지 고정시키지는 못한다. 급격한 감속 발생시, 머리의 무게로 인해 목이 정상 범주 이상으로 굽혀지고, 이로 인해 결합조직 및 척추 손상이 발생할 수 있다. 안전벨트는 차량 내부로의 침입을 방지할 수 없다. 심각한 충돌 사고의 경우, 대시보드가 앞좌석으로 밀려들어와서, 탑승자의 하지를 압좌하고 갇히게 만들 수 있다.

보조 제어 시스템(SRS) 통상적으로 에어백으로 불리는 보조 제어 시스템(이하 'SRS')은 좌석 벨트와 작용 방식이 매우 상이하고, 특히 전방 충돌 방지에 있어 대단히 효과적이다. 충돌 발생시, 탑승자에게 충격이 가해지기 전에 면소재인 에어백에 가스가 채워지고 폭발적으로 부풀려진다. 이는 급감속을 통해 에너지 교환을 흡수하는 완충 역할을 한다. SRS의 작동 여부는 심각한 차량 충돌에만 발생되는 강한 전방 감속을 감지하는 센서에 의해 결정된다. 모든 센서가 감속을 인지했을 때만, 점화 장치는 에어백을 작동시킨다. 발동된 점화 장치는 탑승자가 충격을 받기 전에 (혹은 충격을 받자마자) 에어백에 가스가 즉각적으로 채워진다. 탑승자가 에어백에 부딪히면서 채웠던 가스는 빠지게 되고, 마치 장대 높이뛰기 선수나 영화 스턴트 배우가 쓰는 완충 장치처럼 충격을 흡수한다. 좌석 벨트와 같이 SRS는 차량 사고로 인한 손상과 사망을 줄이는데 큰 기여를 한다.

SRS는 운전대에 설치되어 있고, 설치 여부는 앞 유리창이나 운전대에 'SRS'라는 표시로 확인할 수 있다. 또한 대시보드에는 조수석 탑승자를 위한 에어백도 설치되어 있다. 일부 SRS의 경우, 아동 탑승자 보호를 위해 탑승자 SRS 장치의 작동을 해제하거나, 탑승자의 중량이 측정되지 않을 경우 에어백 작동을 해제하는 기능을 보유하고 있다. 운전대와 대시보드에 탑재된 SRS는 오직 전방 충돌에 한해서 상당한 보호 기능을 제공한다. 또한 보호 횟수가 초기 충돌에 한정된다. 추가적 충돌에 대한 보호 기능은 제공되지 않는다.

SRS는 작동 후 신속히 팽창되는 과정에서 (특히 좌석 벨트의 미숙한 사용 시) 손상을 야기할 수 있다. 에어백이 팽창하면서 특히 운전대에서 팽창되면서, 운전자의 손가락, 손, 팔 부위에 탈구나 골절과 같은 손상을 입힐 수 있다. 에어백의 팽창으로 인해 비골 골절, 경미한 열상, 체구가 작고 운전대(30cm 미만)나 대시보드(46cm 미만)에 가까이 앉은 탑승자의 경우 좌상을 입을 수 있다. 작은 체형의 안경 착용자는 부서진 안경이 얼굴이나 눈으로 튀어서 안와 및 안구 손상을 입을 수 있다. SRS의 팽창 이후 남은 깨진 안경 잔여물로 인해 눈에 자극이 생길 수 있으며, 조심스런 세척으로 제거될 수 있다. SRS가 작동되었을 때 에어백 아래 운전대나 대시보드에 변형이 있는지를 확인해야 한다. 이는 심한 충격과 운전자나 탑승자의 손상

내용 요약

➤ 차량 충돌의 유형
- 회전 충돌
- 전방 충돌
- 측면 충돌
- 후면 충돌
- 전복 충돌

에 대한 좋은 지표가 되기 때문이다.

앞좌석에서 안전벨트를 착용한 아동 탑승자는 에어백 작동 시 중상을 입을 수 있다. 경미한 충격에 팽창된 조수석 에어백은 강력한 힘으로 아동용 안전 시트를 뒤로 밀어낸다. 에어백 작동으로 인해 중상을 입거나 사망한 영유아 및 아동 탑승자도 있다. 그렇기 때문에 조수석 에어백이 설치되거나 작동 해제가 되지 않은 경우, 부모가 아동용 안전 시트를 뒷좌석에 설치하는 것이 대단히 중요하다.

자동차 제조업체는 헤드라이너와 문에 가까운 좌석 측면에 에어백을 설치하여, 측면 충돌에 대한 대비를 하고 있다. 측면 충돌 사고는 측면 충돌 및 두부 보호용 에어백으로 완화할 수도 있지만 사망률이 매우 높다.

사고당시 작동하지 않은 에어백이 예상치 못하게 갑자기 폭발할 경우 구조자나 사고자에게 중대한 손상을 입힐 수 있어 위험요소가 될 수 있다. 화재 진압, 구출, 구조의 임무를 수행하는 구급 대원은 반드시 SRS 해제 훈련을 받아야 하고, 사고 현장에서 아직 작동되지 않은 에어백을 해제해야 한다.

아동용 안전시트 아동의 신체적 특성상, 차량 충돌 사고에 대한 보호가 쉽지 않다. 보통 SRS는 성인을 기준으로 제작된다. 아동은 연령에 따라 체구가 빠르게 변하기 때문이다. 차량 충돌에 상대적으로 취약한 작은 체구의 아동은 적절한 아동용 안전 시트에 앉혀 안전을 확보해야 한다. 2세 이하의 영유아 탑승자의 경우, 래치 벨트 아동 고정 시스템이라고 불리는 후방장착식 안전 시트를 권장한다. 래치 벨트 안전 시트는 최적의 전방 충격 흡수 기능을 가지고 있고, 유아가 안전벨트가 풀린 채 움직이는 사태를 미연에 방지한다. 아동의 체구가 커질수록, 안전 시트의 방향은 전방으로 바뀌고, 소형 시트로 바뀐다. 소형 시트의 경우, 4점띠식 고정 장치로 아동 탑승자를 시트에 고정시키고, 무릎 벨트가 아동의 허리선을 교차한다.

차량 충돌 시, 성인의 무릎이나 품에 안겨있는 아동은 안전을 기대할 수 없다. 갑작스러운 충돌로 인해, 아동을 안고 있던 성인이 너무 세게 움켜쥐거나 대부분의 경우 충분히 세게 붙잡지 못하는 사고가 일어난다. 놓쳐버린 아동 탑승자는 빠르게 움직이고 차량 내부와 충돌하여, 중상 혹은 치명상을 입게 된다.

헤드 레스트 헤드 레스트는 후방 추돌 사고 시 머리가 아무런 보호 없이 뒤로 젖히는 사태를 방지하도록 제작된다. 사고 차량이 급감속 혹은 급정지를 하면서 앞으로 빠르게 밀리고, 좌석과 함께 상체가 앞으로 움직인다. 헤드 레스트가 없거나 아래로 눌려진 경우, 탑승자의 머리가 관성으로 인해 가만히 멈추려하지만, 상체가 앞으로 움직이기 때문에 머리가 뒤로 젖혀지게 된다. 하지만 헤드 레스트가 위로 설치된 경우, 머리가 나머지 신체와 좌석과 함께 움직이고, 머리가 격하게 뒤로 꺾이거나 경부 신전이 오는 사고를 방지하게 된다. 제대로 위치한 헤드 레스트는 채찍 손상이라 불리는 척추, 경부 인대, 경부 근육 손상의 발생률을 현저하게 감소시킨다. 후방 추돌 사고의 경우, 항상 헤드 레스트 높이를 확인하고, 이를 환자 키와 비교해야 한다.

차량 충돌 결과를 평가할 때, 안전 제어 장치의 사용 여부를 조사하고 질문해봐야 한다. 무릎 벨트/어깨띠가 사용되었는지, 제대로 사용되었는지, 충돌 시 에어백이 작동되었는지, 아동용 보호시트가 안전한 위치에 확보되었는지, 헤드 레스트가 올바르게 설치되었는지를 확인해야 한다. 제어 장치가 제대로 사용되면 탑승자 손상의 중증도를 줄일 수 있다.

차량 실내 공간 침입 차량 실내 공간 침입은 충격의 힘이 차량 구조를 밀고 들어와서 실내 공간을 변형시켰을 때 발생한다. 실내 공간의 침입은 운동 에너지의 증대된 힘이 환자에게 도달하여 중상을 입혔을 가능성이 있다는 것을 의미한다. 차량 측면에는 차문의 크럼플 존(crumple zone)이 매우 제한적이기 때문에, 침입 사고는 측면 충돌 시 자주 발생한다. 또한 측면 충돌은 매우 높은 사망률과 관련이 있다.

내용 요약

➤ 전방 충돌의 손상기전
- 제어된 이동 경로
- 상향 이동 경로
- 하향 이동 경로
- 튕겨져 나감

충돌의 유형

차량충돌은 5가지의 일반적 유형이 있다:

- 전방 충돌 (가장 흔함)
- 측면 충돌
- 회전 충돌
- 후방 충돌
- 전복

전방 충돌 전방충돌은 가장 흔한 충돌이며(그림 2-4) 네 가지 경로로 환자가 이동하게 된다.

1. **제어된 이동 경로**: 무릎 벨트와 어깨띠를 착용하면, 사용자의 움직임을 제한하고 차량과 동시에 감속시킬 수 있다. 그 결과, 차량 내부 충격과 이에 수반되는 에너지를 저한할 수 있다. 앞서 설명된 것처럼, 무릎 벨트의 사용으로 인한 손상(복부 내 장기 손상, 요추 손상, 고관절 탈구)과 어깨띠의 사용으로 인한 손상(좌상과 갈비뼈 골절 가능성)이 발생할 수도 있다. 물론 이러한 유형의 손상은 안전벨트 미착용 시 발생하는 손상보다는 중증도가 떨어진다. 마찬가지로 SRS의 작동은 충돌이 가하는 힘과 야기하는 손상을 완화시키지만, 손, 팔, 얼굴과 같은 부위에 경미한 손상을 일으킬 수 있다.
2. **상향 이동**: 상향 이동의 경우, 아무런 제어 장치도 착용하지 않은 탑승자는 충돌에 앞서 긴장한 탓에 다리에 힘이 들어간다. 충격을 받은 차량이 급감속하면서 제어되지 않은 상체가 전방 상향으로 진행한다. 운전대가 대퇴골을 압박하면서 양측성 골절을 일으킬 수 있다. 또한 운전대가 복부 내 장기를 압박하고 급감속시키면서 속빈 장기 파열과 간의 열상을 야기한다. 외상성 압박은 또한 가로막(횡격막)을 파열시켜, 장기가 흉강내로 밀려들어가게 할 수도 있다. 신체가 계속 앞으로 움직이면서 흉부 아래 부분이 운전대 윗부분에 부딪혀, 아래에 설명된 하향식 이동 경로에서 발생하는 것과 똑같은 흉부 손상을 입을 수 있다. SRS를 작동하는 것은 운전대에 부딪히는 충격으로 발생하는 급감속과 이에 수반되는 손상을 현저히 완화할 수 있다. 또한 신체의 상향 이동은 앞 유리창에 머리를 부딪쳐 연조직 손상, 두개골/안면 부위 골절, 머리내 손상을 야기한다. 경부 손상은 과신전, 과굴곡, 혹은 앞 유리창과의 충돌로 인한 압박으로 인해 발생할 수 있다. 신체가 전방 상향으로 급작스럽게 움직이면서, 앞 유리창에 머리 충격을 받게 된다. 머리를 제외한 신체의 질량과 관성으로 인해 머리가 앞 유리창에 계속해

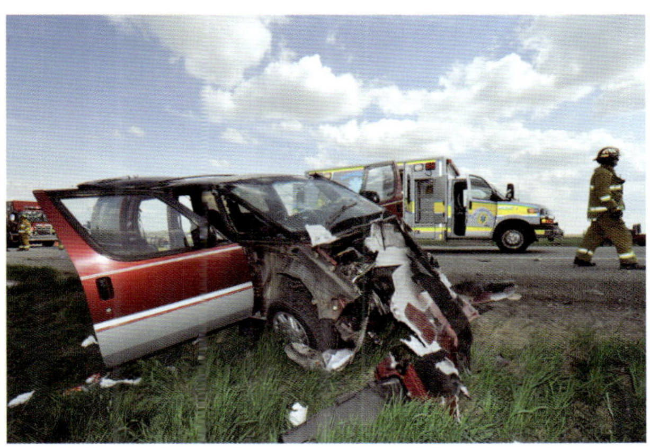

그림 2-4 전방 충돌은 종종 상당한 에너지 교환과 중상을 초래한다(© *Kevin Link/Science Source*).

서 밀리게 된다. 그 결과, 경추를 압박하는 힘(**축부하**(axial loading))이 작용하고, 이것은 척주를 지지하는 구조물을 파괴시킬 수 있다. 상향 이동은 차량 충돌 사고의 대부분을 차지한다.

3. **하향 이동**: 하향 이동의 경우, 아무런 제어 장치도 착용하지 않은 탑승자는 차량이 급정지하면서 신체가 앞으로 미끄러져 나간다. 대시 보드 밑에 있는 방화벽에 무릎이 접촉하면서 초기 충격을 흡수한다. 이 경우, 무릎, 대퇴골, 고관절 탈구 혹은 골절이 흔하게 발생한다. 하지의 이동이 급감하면서 상체가 급작스럽게 앞으로 움직이고 고관절을 축으로 회전하면서 운전대나 대시 보드에 충돌한다. 비록 성인 신체의 경우 충돌시 접촉 부위가 더 높긴 하지만, 상향식 이동 경로에서의 충돌 과정과 흡사한 부분이 있다. 이러한 충돌의 결과로 동요가슴(연가양 흉부), 타박성 심장 손상, 대동맥 파열과 같은 손상이 발생할 수 있다. 만약 운전대에 목부위가 부딪치면, 기관 및 혈관 손상이 발생할 수 있다. 운전대에 흉부가 부딪혀서 발생하는 손상을 '종이 봉지 증후군(paper bag syndrome)'이라 한다. 과정의 흐름은 다음과 같다. 충돌 사고를 직면한 운전자는 크게 숨을 들여마신다. 반사적으로 운전자의 성문이 굳게 닫힌다. 이내 신체가 운전대에 부딪히면서 흉부에 압박이 오고, 흉부, 기도, 허파꽈리 내 압력이 급증한다. 그 결과, 마치 팽팽한 종이 봉지를 양손으로 터트리듯 (허파꽈리, 세기관지, 크기가 큰 기도를 포함한) 폐조직이 파열된다. 기흉이나 폐좌상이 발생할 수 있다.
4. **튕겨 나감**: 상향 이동으로 제어 장치를 하지 않은 탑승자는 차량에서 튕겨나갈 수도 있다. 이러한 경우, 환자는 두 가지 충격을 경험한다. (1) 차량 내부와 앞 유리창에 부딪힌다. (2) 지면, 나무 등의 물체와 충돌한다. 차량에서 이탈한 경우, 자동차 설계나 SRS가 제공하는 보호 기능을 받을 수 없다. 이러한 손상 기전은 교통 사고 사망 원인의 27%를 차지한다. 물론 차량에서의 이탈은 다른 유형의 충돌 사고에서도 볼 수 있지만, 안전 제어 장치를 하지 않은 탑승자가 전방 충돌을 당한 사고에서 주로 발생한다.

다른 충돌 유형에 비해 전방 충돌의 경우, 충돌 지점과 탑승자 공간 사이에 더 넓은 차량 구조가 있다. **크럼플 존**(crumple zone)이라 불리는 현대식 차체 설계는 충격을 흡수하고 차체가 부서지는 속도를 느리게 하여, 탑승자에 가해지는 충격과 손상을 완화시킨다. 또한 SRS는 전방 충돌에 최적의 효과를 낸다. 측면 충돌시 차문과 탑승자 사이의 공간보다, 전방 충돌시 차량 내부(운전대와 대시 보드)와 탑승자 사이의 에어백 팽창 공간이 훨씬 더 넓다. 반면, 밴을 사용하는 탑승자가 충돌 사고를 당한다면, 크럼플 존의 충격 흡수 효과를 기대하기 어렵다. 이러한 경우 일반적인 전방 충돌과 다르게, 차체 손상의 정도는 탑승자가 받은 충격과 손상의 정도를 정확하게 보여준다고 할 수 있다.

측면 충돌 측면 충돌의 운동 역학은 전방 충돌의 경우와 비슷하지만 두 가지 예외가 있다.

첫 번째로, 충돌의 힘이 차량 탑승자의 옆을 치며(90도 회전). 두 번째로, 앞서 언급하였듯이 충돌 지점과 차량 내부(크럼플 존) 사이의 물리적 공간과 철 구조물의 양이 현저하게 적다(그림 2-5). 크럼플 존이 더욱 작기 때문에, 차내 탑승자 공간으로 함입이 발생할 확률이 크게 늘어난다. 측면 충돌이 전체 충돌 사고에서 차지하는 비중은 4분의 1

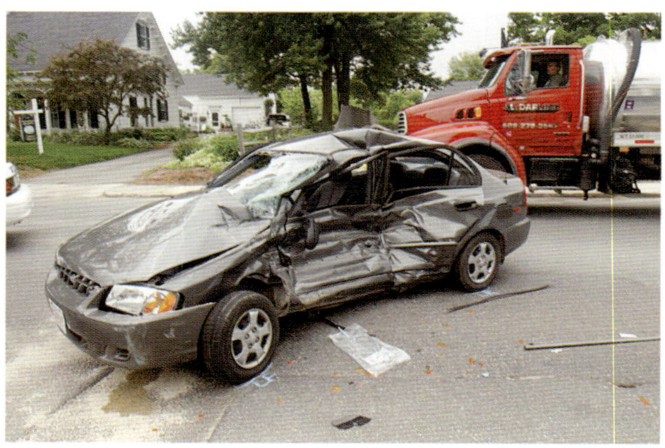

그림 2-5 측면 충돌시, 차체 외부와 탑승자 공간 사이의 거리가 가장 최소이다(© *Mark C. Ide/Science Source*).

정도이지만, 차량 사고로 인한 사망에서 더 큰 비중을 차지한다. 측면 충돌이 발생할 경우, 차체 손상의 정도보다 중증이거나 치명적 내부손상이 발생하기 쉬우므로, 손상에 대한 의심지수를 높여야 한다.

측면 충돌이 발생하면, 상지와 하지 손상이 증가한다. 빗장뼈, 위팔뼈, 골반, 넙다리뼈에 충격이 가해지면 골절될 수 있다. 갈비뼈의 경우, 충격이 가해지면 전방이 아닌 측면에서 골절이 발생할 수 있다. 머리는 가만히 있는 동안, 안으로 구부러지는 문에 의한 충격으로 신체의 측면이 눌려지면서 경추 손상이 발생할 수 있다. 참고로 머리의 무게 중심은 경추보다 앞에 위치한다. 흉부가 차문으로 인해 측면으로 밀리는 동안, 머리가 충돌 부위로 빠르게 움직인다. 창문에 부딪히는 머리뼈(두개골)와 마찬가지로, 척추는 측면으로 빠르게 뒤틀리는 움직임에 의해 골절될 수 있다. 체강에 영향을 미치는 측면 압박은 가로막 파열, 폐의 좌상, (운전자의 경우) 지라 손상, (탑승자의 경우) 간 손상 등을 야기할 수 있다. 뿐만 아니라 측면 압박으로 인해 대동맥 손상이 일어날 수도 있다. 심장은 흉부 중앙에 단단히 붙어있지 않기 때문에 충격 부위로 급작스럽게 움직이지만, 신체는 가속을 붙이며 이로부터 멀리 이동한다. 그 과정에서 대동맥이 뒤틀리고, 대동맥의 내막인 동맥 내막(intima)이 찢어진다. 아울러 결합조직의 내막에 피가 스며들면서, 혈관이 박리되기 시작하고 대동맥은 즉시 혹은 몇 시간 뒤 파열된다.

측면 충돌 평가 시 충돌 지점 반대편에 제어 장치를 하지 않은 탑승자가 있었는지를 고려해야 한다. 가령 운전자 쪽에서 충돌이 발생하고 조수석 탑승자가 안전벨트 미착용 상태였다면, 초기 충돌 이후 조수석 탑승자는 운전자와 충돌하여 손상을 일으킨다.

앞서 언급하였듯이. 측면 충돌은 종종 차량 구조를 안쪽으로 변형시킨다. 이러한 함입의 흔적은 탑승자에게 더 큰 충격이 가해지고, 중상의 확률이 더 높다는 것을 가리킨다. 또한 측면 충돌로 인해 탑승자가 옆 유리창을 통해 튕겨나갈 수도 있다.

회전 충돌 **회전(oblique) 충돌**의 경우 전방, 후방, 혹은 측면이 아닌 대각선 방향으로 충돌이 발생한다(그림 2-6). 참고로 회전 충돌에는 네 가지 하위 유형(전방 좌측, 전방 우측, 후방 좌측, 후방 우측)이 있다. 충격에 노출된 탑승자 옆모습은 측면과 전방 (혹은 후방) 충돌이 혼재된 유형의 손상을 발생시킨다. 충돌의 힘이 차체의 무게 중심에 가해지지 않으면 차량이 회전하게 된다. 이 경우 차량의 중심이 아닌 충돌 지점 부근에서 가장 강력한 가속 혹은 감속이 발생한다. 사고 차량은 즉시 움직임을 멈추는 대신 원래 차선에서 밀려나는 경우가 많다. 회전 충돌이 중상을 야기할 수 있지만, 차량의 손상으로 짐작할 수 있는 외상의 수준보다 경미한 경우도 많다. 충돌 굴절로 인해, 탑승자의 제동거리가 훨씬 길어지고 감속 시간이 더욱 길어지기 때문에, 손상의 정도가 대개 심하진 않다. 참고로 차량 회전은 모든 유형의 충돌에서 발생한다. 일반적으로 회전 충격이 가장 흔하게 차량 회전을 발생시킨다.

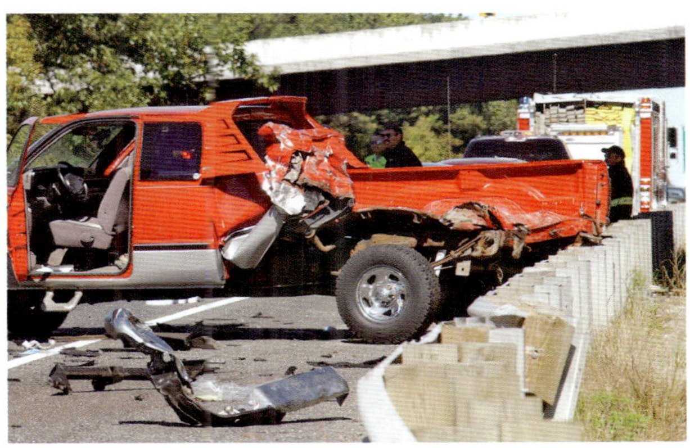

그림 2-6 회전 충돌 시, 에너지 교환이 더욱 긴 시간에 걸쳐 일어나고, 차체 손상으로 짐작할 수 있는 것보다는 실제 손상의 중증도가 경미할 수 있다. 그러나, 다발성 외상의 발생 가능성이 있다(© *Mark C. Ide/Science Source*).

후방 충돌 후방충돌의 경우 충돌의 힘은 차량을 앞으로 밀어낸다(그림 2-7). 차량 내부에서도 충돌의 힘에 의해 탑승자는 앞쪽으로 밀쳐지는데 이전에 설명했듯이 만약 헤드 레스트가 위로 적절히 올라와 있지 않을 경우 (몸체는 앞쪽으로 밀린 상태에서) 머리는 제대로 지지를 받지 못하고 정지된 상태로 남아 있어 경추손상이 발생할 수 있다. 이후 가속이 느려지면 머리는 앞으로 꺾이고 목은 굽혀진다. 이러한 급작스럽고 심한 과신전에 이어 발생한 과굴곡은 심각한 결합조직과 경추손상을 유발할 수 있다. 또한 이러한 손상의 위험은 달리던 차량이 갑자기 멈췄을때 안전벨트를 착용하지 않은 탑승자가 앞쪽으로 튕겨나가면서도 발생 할 수 있다. 하지만 후방 충돌은 보통 헤드 레스트가 제 위치에 있을 경우 제한적인 손상에 그친다.

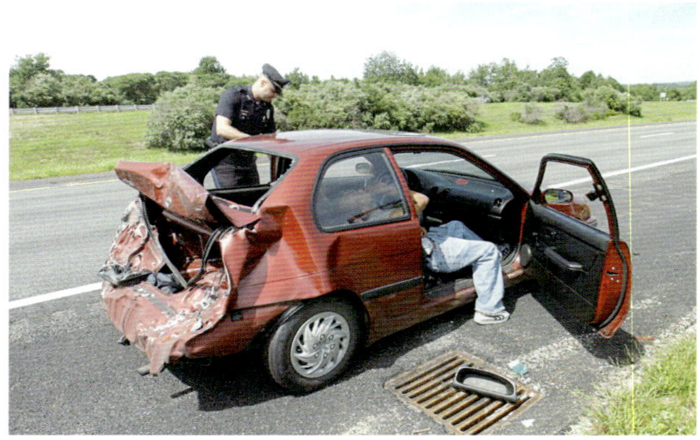

그림 2-7 후방 충돌의 경우, 일반적으로 탑승자 공간은 보호가 잘 되는 편이다(© *Mark C. Ide/Science Source*).

전복 충돌 차량 전복은 주로 차량이 높이와(혹은) 무게중심의 변화로 영향 받아 발생한다(그림 2-8). 회전하는 전복 차량이 지면의 여러 지점에 충돌하는 동안, 탑승자는 그 모든 충격을 받는다. 전복 충돌이 발생할 때 유독 강한 충격이 발생하는 이유는, (차량 지붕 부분은) 크럼플 존, SRS 그리고 일부 충돌 지점에서는 내부 패딩이 제한적이기 때문이다. 차량 전복으로 예상가능한 손상 유형은 충돌 차량의 부서진 부위와 관련이 있다. 최초 충돌로 인한 손상은 추가적 충돌에 의해 악화될 수 있다는 것을 기억해야 한다. 차량 전복이 발생할 경우, 탑승자가 차량에서 이탈되거나 사지, 상체, 혹은 머리가 전복된 차량과 지면 사이에 끼어 신체의 일부가 차량에서 이탈되는 것을 흔히 볼 수 있다. 차량 충돌 시 탑승자가 이탈될 경우, 사망률은 크게 증가한다. 차량 전복 시, 안전벨트의 사용은 이탈 사고와 손상을 막는데 특히 효과적이다.

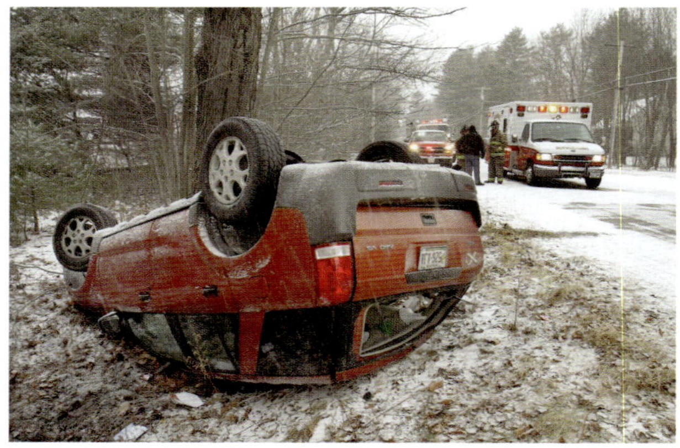

그림 2-8 전복은 여러 충격을 발생시켜서 다발성 손상기전을 야기할 수 있다(© *Daniel Limmer*).

차량 충돌 분석

차량 충돌은 탑승자뿐만 아니라 주변 사람과 응급구조사 모두에게 위험을 초래한다. 현장 평가 시 이러한 위험 요소를 경계해야 한다. 위험 요소는 열이 식지 않은 차량 부품(엔진, 배기관, 혹은 변속기), 뜨겁게 데워진 액체(냉각수나 엔진 오일), 산성을 띤 물질(배터리산, 자동 기어 오일, 조향 오일), 부서진 철이나 유리의 날카롭고 거친 표면이다. 흘려진 액체(엔진 오일, 휘발유 등)는 바닥을 미끄럽게 하거나 화재의 위험을 높인다. 또한 사고 현장 주변에서 이동하는 차량이나 바닥에 떨어진 전선 등에 의한 위험도 염두에 두어야 한다. 마지막으로 지형 분석을 해야 한다. 지반이 고른지, 미끄러운 상태인지와 지반 상태로 인해 환자에 대한 접근 및 이송에 어려움은 없는지를 파악한다. 응급구조사와 다른 구조대원이 접근할 때에 사고 현장이 안전한지를 확인해야 한다. 단순히 차량이 충돌한 현장의 위험 요소를 관찰하는 것만으로는 충분하지 않다. 위험 요소를 제거해야 한다.

최근에 일반 도로나 고속도로에서 하이브리드 차량을 더욱 자주 보게 된다. 하이브리드 자동차는 휘발유나 가솔린을 주연료로 사용하는 일반 추진 엔진에 전기 생산·저장·추진 시스템을 접목시킨 특수 차량이다. 응급구조사에게 있어 하이브리드 자동차는 일반 내연기관 자동차에서 찾아볼 수 없는 두 가지 추가 위험 요소를 의미한다. 첫 번째로 하이브리드 차량의 전기 추진 시스템은 36~550 볼트의 직류 전기를 사용하기 때문에 감전사의 위험이 있다. 하지만 고압 부품의 보호가 잘 되어 있기 때문에 감전사 위험은 제한적이고, 직류 전기는 땅을 통해 흐르지 않고 배터리 포스트 간에 이동하는 경향이 있다.

하이브리드 차량의 두 번째 위험 요소는 예상치 못한 움직임이다. 하이브리드 자동차가 작동하지 않는 것처럼 보이는데도 전기 추진 시스템이 작동하는 경우가 있다. 간혹 사고를 당한 운전자가 환자 평가나 치료를 받던 도중 무의식적으로 가속 페달을 밟거나 브레이크 페달에서 발을 떼는 경우가 있다. 시동이 켜져 있는 경우라면, 얼마든지 차가 급발진할 수도 있는 상황이다. 급발진 위험을 방지하기 위해서는 차 키를 빼두면 된다(혹은 포브를 조향축으로부터 4.8m 이상 옮겨놓으면 된다). 하이브리드 차량의 충돌 사고의 경우, 훈련을 받은 소방관이나 구급대원이 주행 시스템을 해제시키는 것이 중요하다.

현장 평가 시, 사고 차량을 조사하면서 충격이 가해진 방향과 차량의 손상 정도를 파악해야 한다. 차량 손상의 정도에 따라 탑승자의 상태를 짐작할 수 있는 충격의 방향과 강도를 이미지화해야 한다. 현대식 자동차의 전후방 구조는 크럼플 존을 통해 충격에 찌그러져 충돌 시에 운동 에너지를 흡수하도록 설계된다. 보통 속도의 충돌이 심각한 차체 손상을 낼 수 있지만, 탑승자는 아무런 손상을 입지 않고 생존할 수 있다. 측면 충돌과 전복 사고의 경우에는 충격흡수구역인 크럼플 존을 통한 보호 효과를 누릴 수 없고, 환자가 입은 손상의 정도는 차량 손상과 차량 손상으로 짐작되는 운동 에너지와 직접적인 관련이 있다.

차량 충돌 평가 시 응급구조사는 충돌을 가한 차량이나 물체의 상대적인 크기를 고려해야 한다. 상대적으로 더 크고 무거운 차량이 충돌을 가할 경우에는 충돌을 당한 작고 가벼운 차량보다 가속력 혹은 감속력이 적다. 작고 가벼운 차량에서 더욱 심각한 차량 손상과 중상자 발생률이 더 높다. 이와 비슷한 고려사항이 차량 충돌 사고에도 적용된다. 예를 들어, 차량 충돌 사고가 발생할 경우 약한 울타리 기둥보다도 뿌리가 깊고 굵은 나무가 더 많은 충격과 손상을 일으킨다.

사고 차량의 외부 차체에 대한 조사가 끝나면 탑승자 공간을 살펴보아야 한다(그림 2-9). 손상된 차량 구조물이 차량 내부로 밀려들어온 흔적이 있는지 확인한다. 밀려들어온 흔적은 크럼플 존으로 흡수하는 것 이상의 충격이 있었음을 의미한다. 탑승자와 차량 내부 간 충돌의 흔적 또한 확인한다. 거미줄처럼 균열이 간 앞 유리창은 탑승자의 머리와 유리창 간의 강도 높은 충돌을 의미한다. 하지만 그러한 균열이 항상 탑승자와 앞 유리창 간의 접촉을 의미하지는 않는다. 충돌 시 유리창틀에 변형이 생길 수도 있다. (에어백 아래 발생한 변형을 포함한) 운전대의 변형은 운전자의 흉부나 상복부의 손상을 의미한다. 구부러진 대시보드는 무릎 부상이나 대퇴부 및 고관절 부위의 충격을 의미한다. 가속기, 브레이크, 클러치 페달의 변형은 족부 손상을 의미한다. 작동 후 수축된 SRS의 흔적은 안면, 흉부, 아래팔, 손 손상을 의미한다.

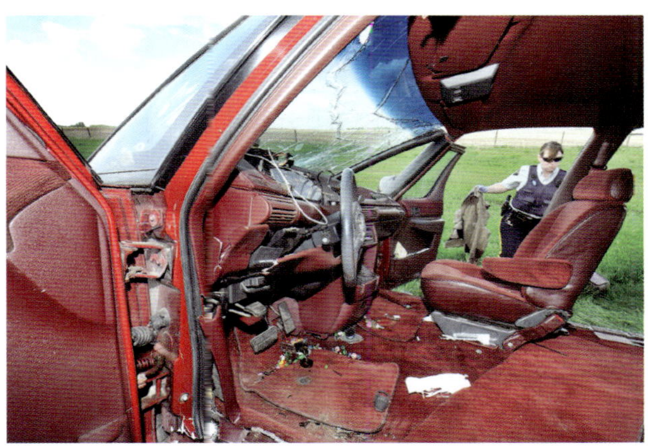

그림 2-9 충돌 사고 차량의 내부를 철저히 조사하여, 환자에게 가해진 충돌의 강도와 방향을 확인한다(© *Kevin Link/Science Source*).

매우 심각한 차량 충돌의 경우, 충격으로 인해 계기판부와 방화벽이 탑승자 공간으로 밀려들어와 하지 압좌 손상을 발생시키고 두 다리가 갇히게 될 수 있다. 또한 차체의 일부(페달, 방향 지시등 조절기, 변속 레버, 계기판 버튼 등)가 물리적으로 환자의 몸에 박힐 수도 있다. 이러한 경우 환자의 구출이 어려워진다. 차량 내부에 갇힌 환자를 구출하기 위해서는 좌석과 계기판부를 조심스럽게 분리해야 한다. 구출 장비를 사용하기 전과 도중에 사고 부위를 유심히 살피고, 구출 도중 주기적인 환자 재평가를 하여 환자에게 불필요한 악영향을 초래하지 않도록 한다.

제어 장치가 사용되었는지 혹은 SRS가 작동되었는지 여부를 평가하라. 이러한 장비의 사용은 전방 충돌 시 손상의 중증도를 줄여줄 수 있다. 반면, 이러한 장비를 사용하지 않을 시엔 더욱 심각한 중상으로 이어질 수 있다. 제어 장치와 SRS가 제대로 사용될 경우, 목 부위의 과신전과 손상을 제한시킬 수 있다. 또한 탑승자 공간에 외부 함입이 있었는지를 확인한다. 외부 함입은 크럼플 존의 보호력을 뛰어넘는 충돌이 탑승자에게 작용했다는 것을 의미한다.

장애(IMPAIRMENT) 차량 충돌로 인한 외상을 평가할 때는 항상 음주나 약물 중독 가능성을 고려한다. 치명적인 차량 충돌 사고 발생시 의무적 음주 측정을 시행한 여러 주의 통계 결과, 운전자 중 50% 이상이 (법적 기준으로) 음주 운전을 한 것으로 밝혀졌다. 음주는 이뿐만 아니라 레저용 차량, 수륙양용 차량, 선박, 설상차 등의 충돌과 익사의 큰 원인이 된다.

음주나 약물 복용이 의심될 경우, 환자의 평가는 보통 때보다 더 면밀하게 실시한다. 알콜을 섭취한 경우, 환자의 반응 속도와 각성도가 저하되고 실제 손상의 증상과 징후가 배후에 가려지기 때문에 두부손상의 징후를 감별하기가 어렵다. 뿐만 아니라 외상으로 인한 통증을 마취하는 효과도 있다. 이러한 요인으로 인해 손상기전의 분석과 그 결과인 의심지수가 그 어떤 경우보다도 중요하다. 그렇지 않을 경우, 심각한 중상이 간과되거나 음주 증상으로 간주될 수도 있다.

충돌과 관련된 모든 증거를 종합하여 재구성한다. 운전자는 충돌 직전에 급정지 혹은 충돌을 피하려 하였는가? 그렇지 않다면, 집중력 장애, 졸음운전, 심장 마비나 뇌졸중과 같은 질환, 자살 기도와 같은 이유로 충돌 사건이 발생했는가? 재구성한 사건의 과정과 환자 상태를 비교하면서, 환자에 대한 충돌 사고의 영향과 환자 증세가 제공하는 정보의 신뢰성을 평가한다.

차량 충돌로 인한 사망률 차량 충돌로 인한 신체적 외상에 대하여 심도 깊은 분석 결과에 따르면, 특히 치명상에 자주 노출되는 부위가 있다. 사망 발생률과 이와 연관된 외상 부위에 대한 조사 결과는 표 2-3에 정리되어 있다.

두부와 공동 부위의 무딘손상은 차량 충돌로 인한 사망률의 85%를 차지한다. 그러한 이유 때문에, 기도, 호흡, 순환 상태에 대한 일차 환자 평가 및 주의가 끝난 다음 빠른 외상 평가는 머리, 목, 흉부, 복부, 골반을 중심으로 진행한다. 의심지수에 의해 손상이 우려되는 부위를 주의 깊게 살펴본다. 머리, 목, 가슴, 복부, 골반을 우선적으로 검진하여 치명상에 대한 증거를 찾아야 한다.

표 2-3 | 차량 충돌로 인한 사망률

신체 부위별 사고 발생률	
두부 손상	47.7%
내부 손상(흉부/복부/골반)	37.3%
척추 및 흉부 골절	8.3%
사지 골절	2.0%
기타	4.7%

충돌 평가 차량 충돌로 인한 중상의 발생률이 높기 때문에, 응급구조사는 환자 평가에 대한 풍부한 실무 경험과 전문성을 갖춰야 한다. 충돌 사고에 대응할 때는 항상 차량 충돌의 다섯 가지 유형을 분석해야 한다. 각

유형마다 다음과 같은 사항을 자문해 본다.

- 물체들이 어떻게 서로 충돌했는가?
- 충돌의 방향은 어디인가?
- 충돌 전 이동 속도는 어땠는가?
- 충돌한 물체들의 크기는 비슷한가? 또는 매우 다른가? (예를 들어, 일반 자동차와 대형 트럭 간의 충돌)
- 2차 충돌 혹은 추가적인 에너지 전환이 발생했는가?

손상기전을 분석하고 충돌의 원인을 고려해야 한다.

- 젖은 도로 상태나 흐릿한 시계가 충돌의 원인이 되었는가?
- 음주의 영향이 있었는가?
- 타이어가 미끄러진 자국이 없는가? 그렇다면 운전자가 브레이크를 밟지 않은 이유는 무엇인가?
- 갑작스럽게 움직인 탑승자에 의해 충돌된 차량 내부를 조사한다.
- 앞 유리창에 환자의 머리가 부딪힌 흔적이 있는가?
  - 거미줄 같이 갈라진 유리창이 피투성이인가 또는 부서져 있는가? 혹은 별 모양으로 균열이 일어났는가?
  - 환자의 머리나 신체가 앞 유리창을 뚫고 나왔는가?
- 운전대가 변형 혹은 부서졌는가?
- 환자의 무릎이나 머리로 부딪혀서 대시 보드가 움푹 들어가 있는가?
- 충돌로 인해 탑승자 공간까지 손상되었는가(함입 여부)?
- 좌석 벨트와 어깨 벨트는 착용된 상태였는가? SRS가 작동되었는가? 헤드레스트는 제 위치에 있었는가?

위 질문에 대한 답은 손상기전 분석과 의심지수 작성에 큰 도움이 된다.

오토바이 충돌 사고

응급구조사는 차량 충돌 뿐 아니라 수많은 오토바이 충돌 사고에 대응하게 된다. 오토바이의 차체는 보호용 구조가 부족하기 때문에, 충돌 사고가 일어나면 (심지어 저속 주행에도) 중상으로 이어진다. 충돌 시, 차체가 아니라 운전자의 신체가 충돌 에너지를 그대로 흡수한다(그림 2-10). 충돌 사고에 수반되는 손상은 심각하고, 특히 두부 외상의 발생률이 현저히 높다. 오토바이 충돌의 유형은 차량 충돌의 경우와 다소 차이점이 있다. 유형은 크게 네 가지(전방 충돌, 각진 충돌, 슬라이딩, 이탈)로 구분된다.

전방 충돌 전방 충돌의 경우, 오토바이 앞부분이 아래로 깔리면서 운전자는 전방 상향으로 튕겨나갈 것이다. 핸들에 운전자의 하복부와 골반을 부딪치면 복부 및 골반 손상이 발생한다. 종종 운전자는 큰 포물선을 그리며 날아간다. 이 경우, 핸들에 넙다리뼈가 걸려 골절이 종종 발생한다. 전방 충돌은 운전자를 오토바이로부터 이탈시키는 경우가 많다.

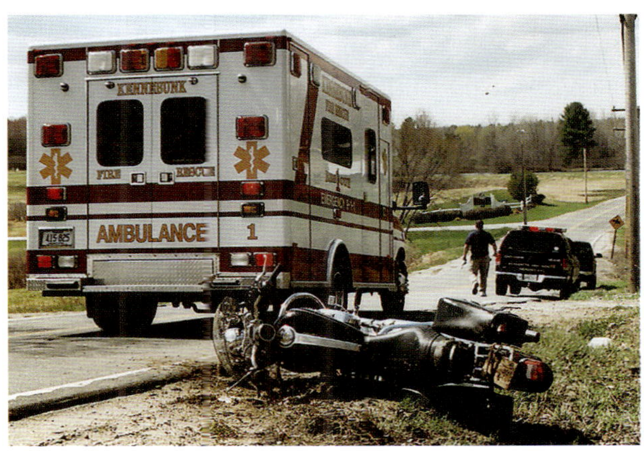

그림 2-10 오토바이는 운전자에 대한 보호 기능이 거의 없기 때문에, 충돌 사고가 발생할 경우 중상으로 이어진다(© *Daniel Limmer*).

각진 충돌 각진 충돌은 오토바이가 물체를 각진 방향으로 충돌할 때 발생한다. 충돌한 물체와 오토바이 사이에 운전자의 하지가 끼는 경우가 많다. 이로 인해 발, 다리의 골절이나 압좌 손상이 발생할 수 있다. 개방창상을 입는 경우도 많다.

미끄러짐 충돌 미끄러짐 충돌은 급박한 충돌에 맞닥뜨린 숙련된 운전자가 '오토바이를 바닥에 눕혔을 때(lay the bike down)' 발생한다. 옆으로 눕혀진 채 미끄러지는 오토바이는 차체가 물체에 먼저 충돌하면서 대부분의 에너지를 흡수한다. 충돌 전에 오토바이를 미끄러지게 하는 것은 운전자 이탈의 확률을 감소시킨다. 그 결과로 열상, 찰과상, 경미한 골절의 발생률은 증가하지만 중상 발생률은 감소한다.

운전자 튕겨나감 오토바이 충돌 사고에서 운전자 튕겨나감은 흔한 일이고, 보통 중상으로 이어진다. 운전자 튕겨나감은 앞서 설명된 모든 손상기전에서 수반될 수 있고, 다음과 같은 과정으로 진행된다.

- 오토바이와 물체사이의 초기 충돌
- 운전자 대 물체 충돌
- 운전자 대 지면 충돌

운전자 튕겨나감 시 자주 발생하는 손상은 머리 손상, 척추 손상, 내부 장기 손상, 사지 골절이다.

오토바이 충돌 사고에서 보호구는 중대한 역할을 하고 손상 유형에 큰 영향을 준다. 헬멧은 두부 손상 발생률과 중증도를 50%에 가깝게 줄인다. 하지만 헬멧의 사용은 척수 외상의 발생률과 중증도에는 아무런 영향을 미치지 않는다. 가죽 소재의 옷과 부츠는 연조직 손상을 방지하지만 좌상, 골절, 내부 손상 등을 배후에 가릴 수 있다.

보행자 충돌 사고

보행 중 차량 충돌을 당한 환자는 별다른 보호구가 없고, 일반 차량의 압도적인 무게와 속도 때문에 주로 중상을 입는다. 성인과 아동은 신체 크기와 충돌에 대한 반응력의 차이 때문에 다른 강도의 손상을 당한다. 연령에 따른 손상의 차이를 이해하는 것은 보행자 손상의 중증도를 파악하고 더 좋은 필요한 치료를 제공한다.

대부분의 성인 보행자 충돌은 보행자의 하지에 손상을 준다. 일반 차량에서 범퍼는 정강뼈와 종아리뼈가 있는 다리에 가장 먼저 충돌한다. 무릎 손상도 흔하다. 추가의 차량 충돌은 하지를 앞으로 밀어서 상체가 자동차 보닛에 부딪치게 한다. 이런 충돌은 다발성 골절을 일으킬 수 있다.

SUV 차량(sport utility vehicles)과 대형 픽업 트럭의 인기가 높아져서 보행자 손상 유형이 변화한다. 이런 차량과 충돌한 보행자는 차량 범퍼와 보닛의 높이가 높아져 넙다리, 골반, 복부 등 신체의 윗부분을 다칠 수 있다. 사고 차량 앞부분의 윤곽을 살펴보면 차체의 어떤 부분이 환자의 신체에 충격을 주었는지 결정하는데 도움이 된다.

어린이와 키가 작은 성인은 차에 치일 때 차량 아래로 넘어질 수 있다. 이런 경우 손상은 복부, 가슴, 머리와 같은 신체의 높은 부분에 발생할 수 있다. 작은 신체와 낮은 무게 중심으로 인해 차에 치였을 때 차로부터 튕겨져 나가서 도로나 다른 물체에 접촉하여 2차 손상을 받을 수 있다. 어린이가 위로 튀어 올라 보닛과 앞 유리창에 부딪치면, 성인 보행자와 비슷한 손상을 입는다.

차량과 사람 간 충돌 사고로 발생한 손상 평가에서 현장을 주의 깊게 관찰한다. 충돌 시에 차량 속도와 차량에서 튕겨져 나간 보행자 간의 거리를 측정한다. 이런 정보는 응급구조사가 손상과 손상의 중증도를 예상하는데 큰 도움이 된다.

레저용 차량 충돌 사고

레저용 차량 사용 인구가 늘어남에 따라 관련 외상 발생률도 증가했다. 레저용 차량 충돌은 종종 차량 충돌의 경우와 비슷한 손상을 야기한다. 하지만 레저용 차량의 운전자와 탑승자는 일반 차량의 보호용 구조물이나 제어 시스템과 같은 보호 기능을 기대할 수 없다. 레저용 차량은 말 그대로 비포장 도로에서 주행하기 때문에, 사고 발생 지역을 파악하는데 불필요한 시간이 소요되고 환자에게 접근하고 구조 작업을 하는데 어려움을 자주 겪는다. 레저용 차량 충돌 사고에 주로 관여되는 차량은 설상차(snowmobiles), 선박, 수륙양용 차량(all-terrain vehicle, ATV)이다.

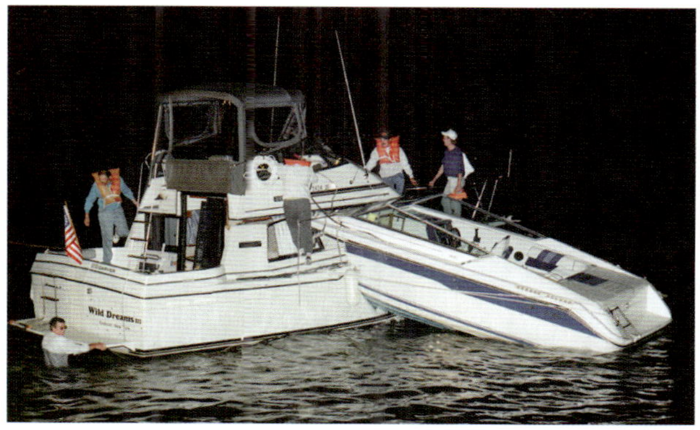

그림 2-11 흔하게 발생하는 선박 충돌 사고는 물 위에 노출거리 혹은 물 속에 가려진 물체와 관련되고, 익사와 저체온증의 위험이 있다(© *Craig Jackson/In the Dark Photography*).

설상차는 일반 차량에 준하는 속도를 낼 수 있기 때문에 충돌 사고가 발생할 경우 손상의 정도가 심각할 수 있다. 또한 설상차의 크럼플 존은 매우 제한적이기 때문에 충격 흡수 기능이 떨어진다. 설상차의 충돌 사고는 보통 운전자 이탈, 차량 전복에 잇따른 압좌 손상, 눈 속에 가려진 물체에 의한 회전 충돌로 이어진다. 설상차 충돌 사고는 운전자가 와이어 펜스를 보지 못하고 충돌한 경우 심각한 두경부 손상을 일으킬 수 있다. 이 경우 목 앞쪽에 심각한 열상이 발생하여, 기도 폐쇄나 심한 출혈이 발생하고 일부의 경우 완전히 목이 잘려나갈 수도 있다. 또한 추위에 대한 노출과 저체온증으로 상태가 악화될 수 있다.

선박 충돌 사고는 선박 간 충돌하거나 물속에 잠긴 또는 물위로 노출된 장애물에 부딪혔을 때 발생한다(그림 2-11). 선박은 충돌 에너지를 흡수하거나 승객 및 선원을 위한 제어 시스템을 제공하도록 설계되지 않는다. 바로 이 이유 때문에 선박 충돌은 (보통 선박이 일반 차량에 비해 운항 속도가 상당히 떨어지지만) 중상으로 이어질 수 있다. 선박 충돌 사고는 승객 혹은 선원이 물에 빠지거나 선박 자체가 침몰하는 경우, 익사의 위험까지 있기 때문에 구조와 외상 치료가 복잡해질 수 있다. 북부 지역의 수온은 급속하게 저체온증을 유발할 수 있다. 참고로 물은 공기보다 20배 빠르게 열을 빼앗는다.

제트 스키로 불리는 개인용 선박은 최근에 큰 인기를 끌며 사용 인구가 크게 늘었고, 관련 충돌 사고도 잇따라 증가했다. 제트 스키는 미숙한 사용자가 사용할 경우 특히 위험하다. 제트 스키의 빠른 이동 속도는 중증 손상의 발생률을 높이는 데 한 몫 한다. 제트 스키의 엔진은 보호 처리가 되어 있기 때문에 평소에는 손상을 초래하지 않지만, 다른 선박 혹은 물 위의 물체나 사람과 충돌할 경우 무딘손상을 야기한다. 더군다나 사고 장소가 물 위이기 때문에, 익사와 저체온증이 위험 요소로 추가된다. 현재 많은 주에서 제트 스키 운영자와 사용자가 부유 기구를 의무적으로 착용할 것을 요구하고 있고, 많은 수의 제트 스키 사용자가 열손실이나 저체온증에 대비하기 위해 특수 제작된 의복(wet suits)을 착용하고 있다.

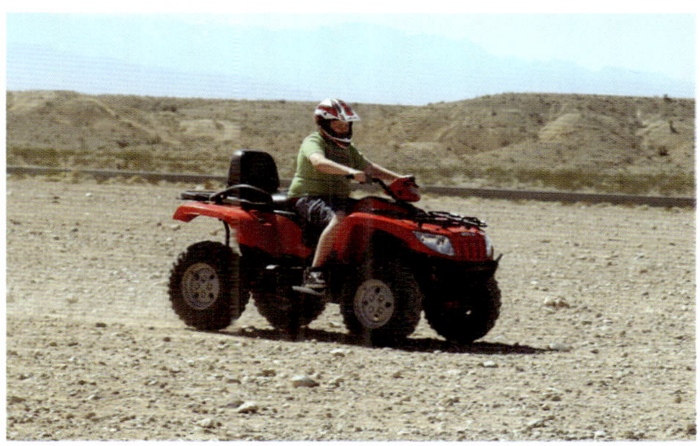

그림 2-12 ATV 차량은 속도, 불안전성, 운전자 보호 기능 부족으로 인해 다양한 손상을 발생시킬 수 있다(© *Dr. Bryan E. Bledsoe*).

ATV(all-terrain vehicles)는 많은 수의 중증 여가 손상의 원인이 된다(그림 2-12). ATV 운전자는 주로 젊은 층이고, 특별히 운전에 능숙할 필요가 없으며, 운전 면허증이 없는 경우도 있다. ATV의 특성상, 비포장 도로나 거칠고 울퉁불퉁한 지형에서 비교적 높은 속도로 이동한다. ATV의 무게 중심은 비교적 높기 때문에, 방향 전환을 급하게 할 경우 차량 전복이 될 가능성이 높다. 설상차와 마찬가지로 ATV의 경우, 전방 충돌이 주로 발생한다. 예상되는 손상은 상지 및 하지 골절과 두부 및 척추 손상이다. 오토바이 충돌 사고와 마찬가지로 헬멧의 사용은 두부 손상 발생률은 감소시킨다.

추락

추락은 가장 흔하게 일어나는 무딘손상의 유형이지만, 치명상은 드물게 발생한다. 추락에 가장 취약한 연령대는 유아, 아동, 그리고 노년층이다. 인구 고령화로 인해 추락 발생률이 계속 증가하는 추세에 있다.

물리학적 관점에서의 추락은 저장된 중력 에너지가 방출되는 것에 불과하다. 낙폭이 커질수록, 속도, 충돌 시 운동 에너지, 이에 연관된 에너지 교환 및 외상의 강도가 커진다. 차량 충돌 사고와 마찬가지로 정지거리가 낙폭보다 중요할 수 있다. 예를 들어, 3.5m 높이의 다이빙대에서 수심이 깊은 풀장으로 뛰어드는 것은 즐거운 일일 수 있다. 하지만 2층 창문에서 일반 콘크리트 보행로로 뛰어내리는 것은 중상을 초래할 뿐이다. 뉴튼의 제 2법칙에 따르면 감속의 속도가 빠를수록 즉, 정지거리가 짧아질수록 충격의 강도와 이에 수반되는 손상의 정도가 커진다. 충돌이 발생하는 표면 상태 또한 손상에 영향을 준다. 건물 잔해나 계단과 같은 울퉁불퉁한 표면의 경우, 충돌의 힘이 협소한 지점에 집중되면서 특정 부위의 손상의 중증도가 더욱 높아진다.

추락의 중증도는 접촉 부위와 충돌 에너지 전환의 경로에 달려있다. 가령, 지면에 떨어진 사람이 발로 먼저 착지한다면, 충돌 에너지는 발뒤꿈치뼈, 다리, 넙다리뼈, 요추를 타고 올라간다(그림 2-13). 경로를 따라 발생하는 골절은 흔하게 일어나는 추락 유형이다. 특히, 요추의 경우 상체를 지탱하는 유일한 뼈대이기 때문에 유독 압박 손상에 취약하다. 최초 충돌 이후, 추락 환자는 앞이나 뒤로 다시 넘어질 수 있다. 앞으로 넘어지는 경우, 환자는 충돌을 막기 위해 손을 뻗다가 손목, 어깨, 빗장뼈 부위에 골절을 입을 수 있다. 반대로 뒤로 넘어지는 경우, 골반, 흉부, 두부 손상이 발생할 수 있다. 때때로 손상을 야기한 충격이 충돌 지점으로부터 상당히 먼 거리까지 전달되는 경우도 있다. 예를 들어, 두개골의 무게로 인해 아래턱뼈가 위턱뼈에 눌리고 가슴뼈가 충격을 받으면서 혀가 심하게 물릴 수 있다.

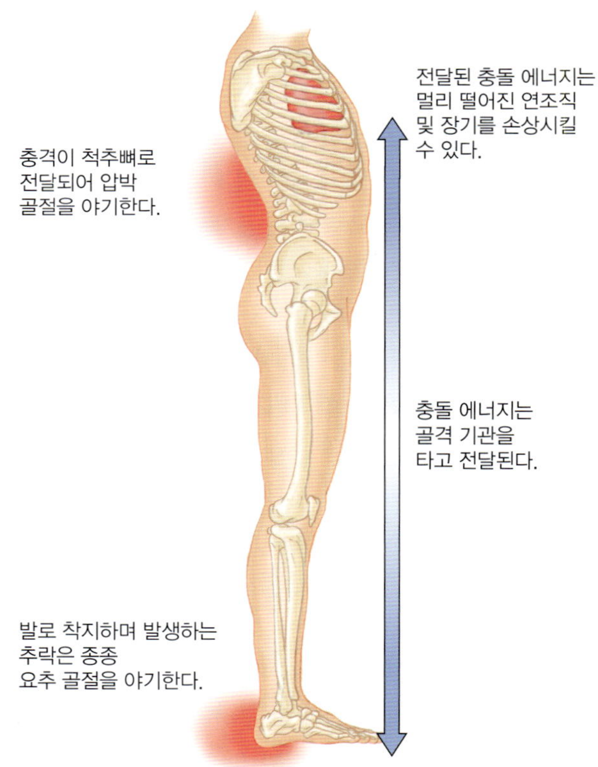

그림 2-13 추락이 발생하면 충돌 에너지가 골격 기관을 타고 전달된다.

초기 충돌은 감속력이 충돌 지점에서 신체의 무게 중심으로 전달되면서 다른 신체 부위의 표면에 영향을 줄 수도 있다. 환자가 호수나 수영장 바닥에 머리를 부딪쳐 발생하는 다이빙 손상의 경우, 머리와 어깨 사이의 경추를 나머지 신체의 하중이 압박하게 된다. 이와 같은 축하중에 의해 척추뼈가 압좌되고 척수가 손상되면서 환자의 신체가 마비될 수 있다. 이러한 손상은 수영장 물가나 물 속과 같이 낮은 곳에서도 발생할 수 있다.

충돌 전에 뻗은 팔로 착지하면서 추락이 발생하는 경우, 충돌 에너지는 손과 손목에서 팔뚝, 팔꿈치, 팔, 어깨(손허리뼈, 노뼈, 자뼈, 위팔뼈, 어깨뼈, 빗장뼈)로 전달된다. 빗장뼈는 충돌 에너지가 전달되는 골격 기관에서 가장 가벼운 부분이기 때문에 골절이 자주 발생한다. 상지가 압좌되면서, 충돌 지점에 부딪히는 어깨와 마찬가지로 머리와 목 부위에 에너지의 교환과 손상이 발생할 수 있다.

키의 3배 이상 높이(성인은 6m 이상, 아동은 3m 이상)에서 추락한 뒤 발생하는 심각한 낙상의 경우, 내부 손상을 의심해 보아야 한다. 충돌로 인한 급감속은 많은 수의 장기에 압박과 전위를 가하고, 비틀리는 손상을 발생시킨다. 예를 들어, 심장은 대동맥, 대정맥, 동맥관 인대로 묶여 흉부의 중심에 위치해 있다. 낙상 환자가 지면에 충돌할 때, 심장은 아래 방향으로 강하게 밀리고, 원래 붙어있던 대동맥 부위가 찢어지면서 **큰출혈**(exsanguination)이 발생할 수 있다.

추락 사고를 평가할 때는 낙폭, 신체의 충돌 지점, 충돌의 힘, 충돌 지점의 속성, 골격 기관으로의 충격 전달 여부 등을 확인해야 한다. 신체 평가 시, 외상이 의심되는 부위를 유심히 살펴보면서 손상의 징후를 찾는다.

추락은 고령층에서 흔하게 발생하는 손상기전이다. 연령이 높아지면 협응력, 시력 및 거리 지각 능력의 감퇴, 근육과 골격의 약화 등 노화 증세가 발생한다. 청년층에 비해 노년층은 더 작은 충돌에도 골격이 부서진다. 취약한 뼈인 넙다리뼈는 계단을 내려오는 것과 같은 일상적 활동으로도 골절될 수 있어, 추락으로 이어진다. 이런 사고는 추락 이후 골절이 아닌, 골절상 이후 추락이 된다. 추락이 발생한 경우 사고 현장에서 추락을 야기할만한 증상과 같은 의학적 근거와 환자에게 가해진 충돌의 강도를 확인해야 한다. 노인의 경우, 중증 외상을 야기할만한 충돌이 아니더라도 골절상을 입을 수 있기 때문이다. 노인 외상 환자에게 최대한 조심스럽게 경추 고정술과 병원 이송을 진행하여, 편안함과 안정을 가지도록 한다.

폭발 손상

폭발은 부피와 에너지 방출이 갑작스럽게 증가하여 일어난다. 폭발은 고온 발생과 가스 방출과 관련이 있다. 폭발은 양곡기에서 나오는 먼지, 휘발유, 프로판 가스, 천연가스 연기, 폭발성 화합물(가연성이 있는 **산화제** 혼합물), 다이너마이트, 화약, TNT에 의해 발생할 수 있다. 폭발 사고는 실수나 테러 또는 전쟁과 같은 의도적인 행위에 의해 발생한다. 폭발 강도는 작은 폭죽놀이에서 핵폭탄의 폭발까지 이른다.

폭발

폭발은 특정 물질이나 환경이 연소할 때 발생한다. 재래식 폭탄(비핵무기)이 터질 경우, 연료와 산화제가 즉시 연소한다. 화학물질의 화학결합이 깨지며 재결합되는 과정에서 엄청난 양의 에너지가 빠르게 이동하는 분자 형태로 방출되는데, 열이라고 알려져 있다. 이러한 열은 폭발물질과 주변 공기 사이에 큰 압력 차이를 만든다. 이런 열의 영향은 압력파, 열폭풍, 폭발로 인한 파편, 폭발 장소의 피해자 이탈, 한정된 공간의 손상, 건물 붕괴, 화상 등으로 이어진다.

간단히 알아보는 병태생리학

폭발 과정 분석

파이프 파열로 인해 새어나온 천연가스가 지하실에 가득 차면서, 폭발성 가스 및 공기 혼합물이 온수 보일러의 점화용 불씨와 접촉한다. 이에 지하실을 가득 메웠던 가스와 공기에 불이 붙었고, 폭발하는 화염으로 인해 여러 방의 공기 온도는 수백도가 넘게 치솟는다. 고온으로 가열된 공기의 분자는 매우 높은 속도로 이동한다. 집 내부는 벽과 창문으로 폐쇄된 환경이기 때문에, 창문이 깨지고 벽이 무너질 때까지 실내 압력이 상승한다.

압력파

창문이 깨지고 내부 압력이 밖으로 팽창하면서, 급속히 움직이는 공기 분자가 주변 공기의 분자에 접촉하면서 연쇄 반응이 일어난다. 폭발에 반응하는 공기 분자가 또 다른 공기 분자와 접촉하면서, 압력파는 음속보다 조금 빠른 속도로 밖으로 팽창한다. 압력파의 경로에 서있는 사람은 신체 표면에 순간적인 충격과 압력이 가해지고, 곧바로 주변 압력이 급감한다. 신체를 통과하는 압력파가 압력과 압력 감소의 과정을 거치면서 환자의 장기와 조직에 영향을 미친다. 속이 단단하거나 체액으로 가득 찬 신체 부위는 매우 제한적인 손상을 입으면서 충돌 에너지를 전달하지만, 공기로 가득찬 신체 부위는 급격한 압력 및 압력 감소를 겪는다. 이 경우, 폐, 귓속, 코곁굴, 창자가 가장 심각한 손상을 입는다. 집 안에 있거나 폭발 부근에 있던 환자는 모두 유사한 압력의 급증-급감을 경험하고 관련된 손상을 입는다.

화상

폭발의 범위 안에 있는 사람은 고온의 열에 의한 영향을 받는다. 이러한 열 에너지는 순식간에 방출되고 신체는 주로 물로 구성되어 있기 때문에, 1차 화상은 주로 1도 화상에 그친다. 하지만 고온의 열로 인해 (옷이나 폭발물 잔해와 같은) 물건이 불타면서 2차 연소가 발생하는 경우가 많다. 이렇게 불타는 물건에 의해 1도에서 많게는 3도 화상까지 발생할 수 있다.

폭발로 인한 파편

유리 조각이나 무너진 벽의 잔해는 폭발 에너지에 의해 튕겨나갈 수 있다. 이러한 파편은 매우 높은 운동 에너지를 보유한 채 대단히 빠른 속도로 움직인다. 그 결과, 파편은 이동 경로에 서있는 환자를 관통하거나 신체에 박힐 수 있다. 파편이 매우 무겁지 않는 한 관통상을 유발하는 경우는 드물다.

피해자의 이탈

폭발 가스가 건물 밖으로 이동하면서, 압력파보다는 훨씬 느리게 이동하는 열폭풍이 발생한다. 열폭풍과 압력파는 폭발 중심으로부터 환자를 밀어낸다. 마치 미사일처럼 날아가는 환자는 바닥, 물체, 건물 잔해 등에 부딪히면서 추가 손상을 입는다.

건물 붕괴

폭발로 인해 건물의 벽이 무너지면서, 잔해와 천장이 환자를 누른다. 잔해에 깔린 환자는 중증 압좌 손상을 겪는다. 건물 내부에 갇히거나 잔해에 눌려서 손상을 입은 경우, 조직과 혈관이 파괴되고, 사지로의 혈액 순환이 제한되거나 정지될 수 있다. 혈류가 감퇴하면, 신진대사의 독성 부산물이 축적될 수 있다. 갇혀있던 환자를 구출해내고 환자의 혈액 순환이 정상으로 돌아오면, 찢어진 혈관에서 출혈이 발생하고 순환계의 중심으로 독소가 유입될 수 있다.

압력파

가연성 물질이 점화되어 폭발하면, 주변 공기는 순식간에 고온 상태로 가열된다. 온도가 치솟은 공기의 분자는 매우 빠르게 움직이면서 폭발 구름의 압력을 높인다. 급속히 증가한 폭발 구름의 압력은 주변 공기를 압박한다. 이에 압축된 공기가 다른 공기를 점화 지점으로부터 멀리 밀어내어, 폭발의 중심에서 밖으로 퍼져나가는 **압력파**(pressure wave)가 발생한다. 압력파는 바람과 같은 공기의 대규모 움직임이 아니라 (물 자체가 아니라 파도만 움직이는 바다의 파도처럼) 좁은 압력 파장의 형태로 급속히 밖으로 이동한다. **과압 충격파**(overpressure)로 불리는 이 얇은 파장은 지나가는 경로에 짧지만 급격한 기압 상승 후 감소를 유발한다. 과압 충격파는 공기 또는 물을 통과하는 음속보다 조금 빠른 속도로 이동하고, 시간과 거리가 늘어남에 따라 압력 강도가 급감한다.

먼지, 연무제, 가스 구름과 함께 폭발이 일어날 때 피해지역은 폭발의 한 지점이 아니라 하나의 구역으로 넓어진다. 폭발 구름의 압력은 매우 치명적이고, 수반되는 피해지역 또한 매우 넓다. 케이스에 포장된 폭탄, 건물 내부와 같은 한정된 장소의 폭발은 구조물 파괴 전까지 내부 압력이 증가한다. 이 경우, 구조물 파괴 후 급속한 압력의 방출로 인해 과압 최대치와 손상 및 사망률이 현저하게 높다.

물속의 폭발 역시 압력파와 연관된 손상 및 사망률을 크게 높인다. 물은 압박에 쉽게 영향 받지 않는 매개체여서 과압을 효율적으로 전달한다. 신체의 일부를 물에 담근 폭칼 손상 환자는 압력의 급증-급감 과정에 영향 받는다. 폭발의 치명상 부위는 물속에서 3배로 증가한다.

사람을 타격한 과압 충격파는 환자 신체 압력을 급증-급감시킨다. 속이 단단하고 체액으로 가득 찬 장기는 이에 큰 영향을 받지 않지만, 공기로 가득 찬 신체 부위는 심각한 압력 급증-급감 과정을 거치면서 중상을 입는다. 그 결과, 고막, 중이, 코곁굴(부비동), 창자, 폐 부위의 손상을 유발한다. 고압 압력파는 머리에도 충격을 주어, 심한 경우 외상성 두부 손상을 일으킬 수 있다. 과압은 압력파가 멀리 뻗어 나갈수록 강도가 줄어들기 때문에, 가장 치명적인 압력손상은 폭발 부근에 있는 환자로 한정된다(앞서 설명된 것처럼, 가스 구름에 의한 점화나 물속 폭발은 예외로 한다).

내용 요약

- 폭발로 인한 손상기전
  - 압력파
  - 열폭풍(폭발풍)
  - 폭발로 인한 파편
  - 피해자의 이탈
  - 제한된 공간에서의 폭발과 건물 붕괴
  - 화상

열폭풍에 대한 환자의 신체 방향도 중요한 고려 대상이다. 열폭풍이 발생하는 방향으로 신체가 많이 향할수록, 가해지는 충격과 손상의 정도가 커진다. 폭발 지점을 향해서 있거나 바라보는 사람은 가장 큰 과압의 영향을 받는다. 반면, 지면에 누워있으면서 폭발지점 쪽에서 고개를 틀거나 돌아서 있는 사람은 가장 적은 영향을 받는다. 물속에서도 같은 원리가 적용된다. 단, 환자가 물 밑으로 더 깊숙이 들어가 있을수록, 과압 파괴력이 더욱 커진다는 차이는 있다.

열폭풍(Blast Wind)

압력파가 발생한 다음에는 **열폭풍**(blast wind)이 이어진다. 열폭풍은 폭발 중심 지점에서 바깥으로 퍼지는 고온의 연소 가스의 움직임이다. 압력파에 비해 열폭풍은 파괴력은 낮지만 지속 시간이 길다. 열폭풍은 압력파보다 직접적인 손상을 덜 발생시키지만, 강력한 열폭풍은 건물 잔해를 날려 환자를 떠밀어 추가 손상을 유발할 수 있다.

폭발로 인한 파편(Projectiles)

파이프 폭탄이나 **군사 병기**(ordance)와 같은 폭발물이 덮개나 가스 연기로 가득 찬 차고 벽과 같은 구조물에 덮여 폭발할 때, 해당 용기는 파괴 전까지 내부에서 폭발력을 축적한다. 용기 파편은 마치 탄환과 같이 고속으로 이동한다. 물론 용기 파편은 탄환만큼 빠르게 움직일 수 없을 뿐만 아니라 그만한 공기역학적 성질도 띠지 못하지만, 압력파와 열폭풍의 손상 발생 구역을 훨씬 벗어난 장소에서도 중상을 일으킬 수 있다. 일부 군사 병기는 **화살 촉탄(화살 모양으로 제작된 미사일, flechettes)**을 포함하고 있다. 이런 유형의 병기는 표면 처리가 개선되어 화살 촉탄을 날아가는 방향으로 정렬시켜, 화살 촉탄 사정 거리와 관통력을 증대시킨다. 테러리스트에 의해 사용되는 재래식 폭발물에 못, 나사, 쇠구슬과 같은 물건이 포함되면, 폭탄 사정거리와 손상 발생률이 더 증가한다. 기존의 테러리스트 사건에서 화학 물질로 덮인 폭탄 파편이 사용되어서 출혈량과 독소량이 증가하고 상처 치료가 지연되었다. 자살 폭탄은 신체 조직이 폭발 파편이 되어 현장에서 환자 손상에 감염을 유발할 위험이 있다.

재래식 폭발물 역시 방사능 물질을 확산하는데 사용될 수 있다. '더러운 폭탄(dirty bomb)'이라 불리는 방사능 폭탄이 폭발한 지역은 매우 위험하며 탐지하기 힘든 에너지를 방출하는 분자에 의해 오염된다. 폭발 출처가 불분명할 경우 방사능 오염을 의심하고, 관련 당국이 이를 처리할 수 있도록 조치한다. 해당 조치가 불가능할 경우 현장 진입을 금한다. 오염 지역에서 되도록 멀리 떨어져 바람이 불어오지 않는 고지대에 위치한다.

환자가 강력한 폭발 발생 지점에 매우 가까이 있었다면, 폭발물 덮개와 파편이 강력하게 이동하기 때문에 사지가 찢기고 개방창이 생길 수 있다. 유리 조각, 건물 자재, 덮개 조각과 같은 파편은 피부나 연조직에 박힐 수 있다. 폭발물 파편에 의한 손상은 경미하지만, 크고 무거운 파편은 관통상과 심각한 조직 손상 및 출혈을 유발할 수 있다.

폭발 피해자의 이탈(Personal Displacement)

과압 충격파와 열폭풍은 매우 강력하므로, 폭발 중심 지점으로부터 환자를 멀리 밀어낼 수 있다. 환자는 미사일처럼 멀리 날아가 바닥, 물체, 잔해, 다른 사람과 충돌하여 무딘손상이나 일부는 관통상을 입는다. 과압이나 파편에 의한 손상기전과 비교할 때 이런 손상기전의 영향은 제한적이지만, 중상이 발생할 수 있다.

제한된 공간에서의 폭발과 건물 붕괴(Confined-Space Explosions and Structural Collapses)

폭발물의 파괴력은 보통 제한된 범위에서 발생하는데 이는 압력파와 파편이 폭발지점 중앙에서 모든 방향으로 퍼져 나가기 때문이다. 이 경우 과압과 파편의 집중이 급감하며 다소 낮은 정도로 파편 속도가 급감한다. 그러나 협소한 공간에서 폭발이 발생하면 압력파는 에너지를 더 오랫동안 유지할 수 있다. 구조물이 무너지는 위험성을 내포하고, 구조물 잔해가 파편 양을 증가시킨다. 폭발과압은 실내에서 벽을 반사하고 서로 부딪히면서, 압력이 급격히 증가한다. 그 결과 극도로 치명적인 과압으로 압축된다. 가장 치명적인 폭발은 구조물 폭발이고, 그 다음은 협소한 공간에서의 폭발이다.

구조물 붕괴는 심각한 압좌 손상을 유발한다. 구조물이 붕괴되면 환자 위치를 추적하기가 힘들고, 환자를 발견해도 짓누르고 있는 잔해 무게로 구출이 더 어렵다. 구조물에 추가적인 손상이 갈 때, 환자뿐만 아니라 구조물의 추가적 붕괴, 감전, 화재, 누출된 가스나 연료의 2차 폭발 등으로 구조대원도 위험에 노출된다.

화상

폭발은 고온의 열을 발생시켜 폭발 지점 가까이에 있는 사람에게 섬광 화상을 줄 수 있다. 이 경우, 폭발 에너지 방출 시간이 짧아서 손상은 1~2도 화상에 그친다. 폭발열로 인해 옷, 잔해, 탄약, 연료와 같은 물질에 불이 붙어서 화상을 입을 수 있다.

일부 군사용 또는 테러용 무기는 연소를 통해 파괴와 손상을 일으키도록 제작된다. 예를 들면, **인화성(incendiary)**이 매우 높은 네이팜(Napalm)은 젤리 같은 속성이 있어서 폭발하면 피해자나 구조물에 달라붙어 연소한다. 다른 병기는 인(phosphorus)과 같이 공기에 노출되면 즉시 연소하는 물질을 사용한다. 이런 화학 물질은 치명적인 3도 화상을 일으키고, 폭발 중심 지점에서 먼 거리에서도 일어날 수 있다.

내용 요약

- 폭발 손상의 유형
  - 1차 폭발 손상–폭발열과 과압 충격파에 의해 발생
  - 2차 폭발 손상–파편에 의해 발생
  - 3차 폭발 손상–폭발에 의해 환자가 밀려나거나 건물이 붕괴될 때
  - 4차 폭발 손상–폭발에 의하거나 관련된 기타 손상

폭발 손상의 유형

폭발 손상은 보통 4가지 유형(1차/2차/3차/4차 손상)으로 구분된다(그림 2-14).

1차 폭발 손상 1차 폭발 손상은 폭발열과 과압 충격파에 의해 발생한다. 압력손상은 폭발 손상 중 가장 치명적이다. 공기로 가득 찬 장기(귀, 코곁굴, 창자, 폐)가 손상을 입는다. 2차 연소가 발생하지 않으면, 화상은 제한적이다.

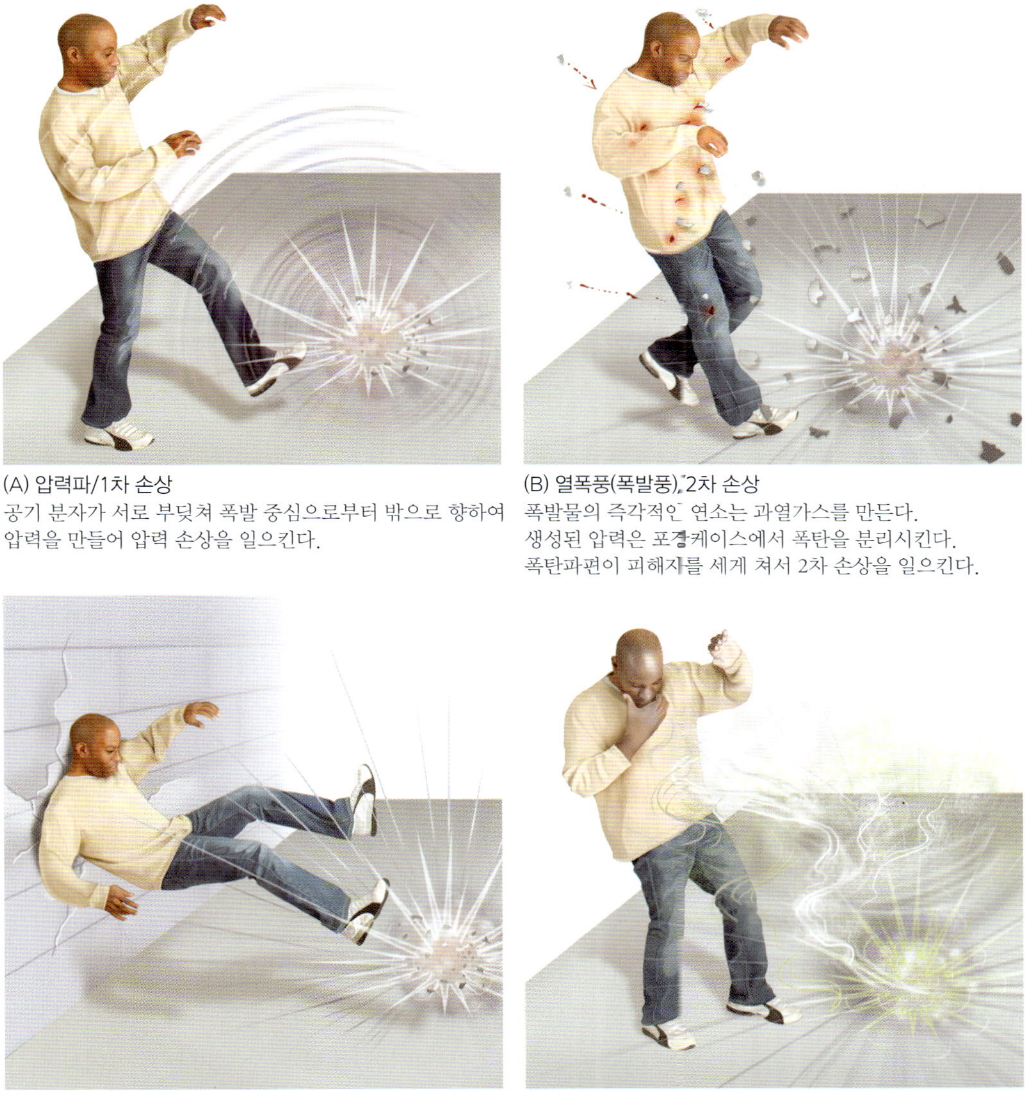

(A) 압력파/1차 손상
공기 분자가 서로 부딪쳐 폭발 중심으로부터 밖으로 향하여 압력을 만들어 압력 손상을 일으킨다.

(B) 열폭풍(폭발풍)/2차 손상
폭발물의 즉각적인 연소는 과열가스를 만든다. 생성된 압력은 포장케이스에서 폭탄을 분리시킨다. 폭탄파편이 피해자를 세게 쳐서 2차 손상을 일으킨다.

(C) 피해자 튕겨나감/3차 손상
열폭풍은 피해자를 땅이나 건물로 세게 날려서 추가 손상을 준다.

(D) 위험 물질에 피해자 노출 또는 건물붕괴/4차 손상
피해자는 유해물질이나 독성물질에 노출될 수 있고, 건물붕괴로 손상 받을 수 있다.

그림 2-14 폭발 손상의 종류

2차 폭발 손상 2차 폭발 손상은 파편에 의한 손상이다. 2차 폭발 손상의 중증도는 1차 손상과 비슷하거나 그 이상일 수 있다. 폭발에 의해 날린 파편은 압력파나 열폭풍보다 더 심각한 손상을 유발할 수 있다. 파편이 많이 집중될 경우 환자 신체의 여러 부분에 걸쳐 다발성 관통상이 발생할 수 있다. 그 결과 심각한 출혈을 일으킬 수 있다.

3차 폭발 손상 3차 폭발 손상은 폭발에 의해 환자가 강하게 밀려나거나 건물 구조물이 붕괴할 경우 발생한다. 폭발 손상 환자는 폭발력에 밀려 벽, 바닥, 다른 물체에 충돌하고 무딘손상과/혹은 관통상을 입을 수 있다. 폭발로 인해 구조물이 붕괴되면, 압좌 손상이 발생할 수 있다. 이러한 손상은 광범위할 수 있다.

4차 폭발 손상 4차 폭발 손상은 폭발 기전으로 발생한 다른 유형의 손상과 압좌 손상, 화상, 기도 폐쇄,

독소 노출 및 기존 질환이나 만성질환 악화를 포함한다.

폭발 손상의 평가

가능하다면 폭발이 테러 행위인지 확인한다. 테러 소행이 의심될 때 구조대원은 설치된 폭발물이나 방사능 오염 가능성을 파악한다. 경찰이나 폭발물 제거반이 폭발물과 방사능 오염에 대한 심층적인 조사를 마치고 현장 안전 확보 후 응급구조사와 구조대원이 현장에 투입된다.

현장에서 2차적 위험 요소를 자세히 조사한다. 가스 누출, 방치된 전선, 날카로운 잔해, 구조물 붕괴 가능성을 살핀다. 현장 조사 시 폭발 중심 지점을 확인한다. 중심 지점에 다가갈수록 파괴와 손상 강도가 높아짐을 느낄 수 있다. 중상에 대한 의심지수도 증가한다. 협소한 공간에서 폭발 발생 시 반사되는 압력파로 인해 폭발 에너지가 집중되고, 폭발 중심 지점으로부터 훨씬 먼 거리에서 사망률이 증가할 수 있다는 것에 주의한다.

폭발 손상기전은 폭발의 중심 지점에 가장 가까이 있는 사람에게 매우 심각한 외상을 유발할 수 있다. 인구 밀도가 높은 지역에서 폭발이 있으면 대량 희생자가 발생할 수 있다. 응급구조사의 역할은 현장 조사 및 평가를 실시하고, 추가적 응급 처치를 위해 현장 안전을 확보하는 것이다. 이를 위해 종합적 현장 관리(사고 지휘) 실행과 검토 작업이 수행된다. 현장 관리가 확립되면 응급구조사는 일반적인 평가 기준(일차 평가의 ABC)을 적용하면서 환자에게 응급 처치를 먼저 제공하고, 가장 심각한 폭발 손상 환자의 치료에 집중한다. 환자 수가 응급의료 서비스 체계가 즉각 활용할 수 있는 역량을 초과한다면 재난 시 응급 환자 분류 기준을 사용해야 한다.

폭발과 연관된 가장 치명적인 손상은 폐손상이다. 폐손상은 즉각적으로 증상이 보이지 않을 수 있기 때문에 폭발 손상의 다른 중대한 증상과 징후를 보이는 환자를 평가할 때 폐손상의 가능성을 항상 생각해야 한다. 청력 손실이나 비출혈을 보이는 환자의 경우 폐손상을 의심한다. 호흡과 호흡수를 자주 평가하면서 환자로부터 호흡 장애, 수포음, 호흡기 충혈이 발생하는지를 확인한다. 호흡 곤란과 산소 포화도 감소의 첫 징후가 보이면 고농도 산소 공급, 빠른 기도 확보, 신속한 병원 이송을 고려한다.

일부 폭발 손상 환자는 압력파에 의한 청력 손실이 있다. 폭발로 인한 정서적 충격과 청력 손실은 극도의 불안감을 유발할 수 있다. 응급구조사는 최대한 환자를 안정시킨다. 폭발 손상 환자는 주변에서 하는 말에 대한 이해도가 떨어지고 구두로 하는 지시를 잘 이행하지 못할 수 있다는 점을 기억한다.

폭발 손상 환자의 처치

강력한 폭발은 특수 치료를 필요로 하는 폐, 복부, 귀 부위의 손상을 유발할 수 있다. 그 외에 무딘손상, 찬자/관통상, 화상 등의 손상을 마치 다른 기전에 의해 유발된 손상을 치료하듯 다루어야 한다.

폐 폭발로 인한 폐손상은 폭발 손상 중 가장 자주 발생하는 치명상이다. 강력한 압력파로 인해 흉강, 기도, 허파꽈리가 급격하게 압박되고 뒤틀린 다음 다시 압박이 잦아든다. 압력의 급증-급감의 과정 동안 영향을 받는 신체 부위의 내부 압력은 보통의 호흡과 다르게 정상 수준으로 돌아올 시간적 여유가 없다. 극도로 높아진 압력은 얇고 취약한 허파꽈리막을 손상 또는 파열시켜 염증, 체액 축적, 출혈, 심지어는 허파꽈리에서 혈류로 직접적인 공기 유입을 발생시킨다. 체액 축적(폐부종)은 폐의 탄력성을 떨어뜨리고 공기의 흐름을 방해한다. 이에 환자는 호흡이 평소보다 가쁘고 어려움을 느낀다. 허파꽈리막 파열은 허파꽈리로의 출혈과 모세혈관으로의 공기 유입을 유발한다. 환자는 기침이나 침을 통해 체액, 혈액, 공기가 섞여 거품이 떠있는 혼합물이나 피를 토해낼 수도 있다. 혈류로 공기가 유입이 될 경우 공기가 폐순환을 통해 심장으로 그리고 뇌와 같은 필수 장기로 이동하면서 혈류를 막는 작은 물질(색전)을 함께 움직인다. **색전(emboli)**은 뇌졸중, 뇌졸중 비슷한 증상, 심근경색증, 사망을 유발한다.

폭발에 노출된 경험이 있는 환자의 경우 폐손상을 의심한다. 폐손상은 빈번하게 발생하고 보통 다른 유형의 폭발 압력손상보다 치명적이므로 복부, 귀 손상 환자로부터 폐손상 증상과 징후가 있는가 자세히 관찰한다. 폐손상 환자는 점진적으로 악화되는 수포음이 들리고 **호흡 장애(dyspnea)**가 있으며 심한 경우 혈액, 혈액 섞인 가래(**객혈**, hemoptysis)를 뱉는다. 환자는 종종 의식 수준이 저하되거나, 경미하지만 뇌졸중 유사 증세를 겪는다. 폭발 손상 환자로부터 폐손상이 의심된다면 환자를 가장 가까운 외상센터 혹은 가장 적절한 의료 시설로 즉시 이송한다.

폭발 손상 환자에게 인공호흡이 필요한 경우, 이로 인해 합병증이 유발될 수 있다는 점을 주의한다. 손상 기전은 허파꽈리-모세혈관벽을 손상시키는 것으로 모세혈관이 폐포강 내로 열린다. 양압 호흡으로 인해 밀려난 작은 기포가 혈관계에 유입되어 색전이 발생할 수 있다. 색전은 심장이나 뇌로 빨리 이동하여 추가적 손상, 사망을 유발할 수 있다. 양압 호흡은 폭발로 인해 손상된 폐부위와 늑막부위에 공기를 유입시켜 **기흉**(pneumothorax)을 유발할 수도 있다. 인공 호흡 실시는 환자 고개를 약간 아래로 숙인 상태에서 신체 왼쪽 측면으로 눕혀서 한다. 이 자세는 색전이 목동맥을 타고 뇌로 가지 못하게 한다.

폭발 손상 환자의 인공 호흡 제공은 위험이 따르지만 환자가 호흡 장애를 보일 때 항상 양압 호흡을 한다. 환자 호흡량과 가슴이 적절한 수준과 높이로 올라갈 만큼의 압력을 사용한다. 혈류는 높은 비율의 질소가 함유된 실내 공기보다 작은 산소 기포를 더 쉽게 흡수하므로 산소 저장백에서 공급되는 고농도 산소는 환자에게 큰 도움이 된다.

복부 폭발의 압력파는 압력의 급증-급감을 통해 공기로 가득 찬 창자에 손상을 입힌다. 창자벽의 급격한 움직임은 출혈과 막 파열을 유발할 수 있다. 파열로 인해 창자 속 내용물이 복강으로 유입되고, 시간이 지나면 심각한 염증과 감염(복막염)이 발생할 수 있다. 또한 복부의 갑작스러운 압박은 복부의 내용물을 밀어내어 관통상을 통해 내장적출을 일으킨다.

폭발에 의한 복부 손상은 치료의 초기 단계에서 특별한 의학적 주의가 요구되지 않는다. 이와 관련된 손상(장출혈이나 창자 내용물 유출)이 환자의 전반적인 상태에 영향을 주는데 시간이 걸리고 현장에서 잘 드러나지 않는다. 폭발 강도가 매우 강하거나 환자가 폭발 지점에 매우 가까이 있을 경우 예외이다. 쇼크 증상과 징후를 살피고 신속한 환자 이송과 필요 시 수액 소생술을 제공한다.

귀 귀는 병기의 폭발, 포화, 심지어 근거리에서 들리는 소총의 반복적인 총성에 의해 발생한 압력파에 의해 심각한 손상을 입을 수 있다. 그 이유는 귀의 구조로 설명된다. 공기로 가득 찬 공간인 중이는 달팽이관과 청소골과 같은 청각 기관과 반고리관 같은 위치 감각을 담당하는 기관을 포함한다. 귀의 바깥 부분을 차지하는 귓바퀴는 보통 음파와 같은 압력파를 외이도를 통해 집중시켜 고막으로 전달한다. 고막은 음파가 중이로 이동하는 것을 허용하지만 공기의 이동은 차단한다. 유스타키오관(귀인두관)은 중이와 바깥 대기 간 기압 차이를 작고 점진적으로 변화시켜 평형화하는 기전을 제공한다. 하지만 폭발과압이 발생하면 유스타키오관은 압력의 급격한 변화를 평형화하지 못한다. 강력한 압력이 가해진 고막은 늘어나거나 파열되어 급성 청력 손실을 유발할 수 있다. 압력의 급격한 변화로 인해 청력 기관의 취약한 뼈가 파열되면서 급성 청력 손실이 발생할 수 있다. 폭발로 인한 청력 손실은 일시적인 경우가 많지만 영구적인 경우도 있다.

귀 손상은 고막의 1/3이 찢어지는 경우라도 특별한 처치 없이 시간이 지나면 회복될 수 있다. 응급구조사는 환자를 부축하고 외이도 감염을 방지하는데 주의를 집중한다.

관통상 폭발로 인한 관통상은 여느 개방창과 같이 치료한다. 폭발 기전과 연관된 감염 물질을 최대한 제거하고 상처 부위를 소독된 붕대로 감싼다. 환자 신체에 큰 물체가 박혀있으면 상처 부위를 거즈 패드로 고정하고 스티로폼 소재가 아닌 종이컵으로 덮어서 환자 이송 시 움직이지 않게 한다. 손상된 조직이 넓은 경우 감염에 취약하므로 상처 부위를 최대한 깨끗이 유지한다. 관통상 치료는 2장에서 더 자세하게 설명한다.

화상 폭발은 폭발 자체가 되었든 다른 탄약, 연료, 잔해, 옷의 연소가 되었든 다양한 화상을 유발할 수 있다. 화상의 치료는 "화상"에서 더 자세하게 설명한다.

스포츠 손상

스포츠 의학은 광범위하며 급부상하고 있는 의학 분야이어서 하나의 장 또는 한 권의 책으로 모두 설명하는 것은 불가능하다. 그러나 스포츠 의학의 일부 기본 원칙을 이해하는 것은 손상을 입은 운동 선수를 더욱 효과적으로 이해할 수 있게 한다.

스포츠 손상은 탈진, 피로, 직접적인 외상의 힘에 의해 유발된다. 또한 가속, 감속, 압박, 회전, 과신전, 과굴곡에 의해 발생할 수 있다. 이러한 힘은 피부와 근육에 연조직 손상을, 건과 인대에 결합조직 손상을, 엉덩뼈와 척추에 골격 외상을, 속빈장기(공동장기)/실질 장기에 내부 손상을 유발한다.

심각한 스포츠 손상이 발생하는 경우, 경기에 다시 참가시키기 전에 완전한 진단을 위해 선수를 응급실로 신속히 이송한다. 경미한 통증만을 보이는 손상은 경기 중 받는 스트레스로 인해 심각하게 악화될 수 있다. 그러한 스트레스는 완전한 인대 파열이나 다른 유형의 연조직 손상을 유발하고 영구 장애 발생률을 높일 수 있다.

일부 신체접촉을 하는 스포츠에서 선수는 강력한 머리 충격을 겪을 수 있다. 충돌로 인해 환자가 의식상실, 신경학적 증세, 지남력 저하를 보이면 반드시 응급의학과 의료진에게 평가를 받게 한다. 감독과 마찬가지로 선수는 언제라도 경기에 복귀하려는 의욕을 보이는 경우가 많다. 하지만 머리/경추 손상 가능성을 배제할 수 없는 한 조기 복귀는 자제해야 한다.

보호 장비는 손상 발생률과 중증도를 감소시킨다. 그러나 스포츠 손상에서 보호 장비가 오히려 손상 악화 요인으로 작용할 수 있다. 예를 들면, 주요 접촉 스포츠에서 접지력을 극대화하기 위해 신발에 클리트(cleats)가 사용된다. 축구에서 다른 선수에 의해 부딪힐 경우, 바닥에 접지된 발을 중심으로 신체가 틀어진다. 이 과정에서 무릎 인대가 찢어져 중증의 장애를 유발하는 다리 손상이 발생할 수 있다. 또한 보호 장비는 환자에 대한 완전한 평가와 고정술을 실시하는데 방해가 될 수 있다.

고등학교 접촉 스포츠 종목을 위해 제작된 신형 헬멧은 특수 패딩을 이용하여 장비 속에 머리를 고정한다. 척추 손상이 의심될 경우 이러한 헬멧 설계는 머리 고정에 도움이 된다. 하지만 둥그런 형태의 헬멧은 척추 고정판에 고정시키기가 어려우므로 헬멧을 제거하는 것이 나을 수 있다. 머리와 목 부분의 중립 자세 유지를 위해 숄더 패드를 그대로 두는 것을 고려한다(머리, 목, 척추 외상을 참고한다).

압좌 손상

압좌 손상은 흔하게 볼 수 있는 외상 유형이다. 압좌 손상은 폭발 사건시 건 붕괴, 공장 기계나 농기계 사용 중 사지 일부가 기계에 걸려 발생한다. 압좌 손상기전은 연조직과 뼈에 강력한 힘을 전달하여 반유동성 연조직을 측면으로 늘이면서 압좌 부위의 표면을 압박한다. 이로 인해 심각한 조직 파열과 출혈이 발생할 수 있다. 출혈 발생은 내부, 외부, 내/외부적일 수 있다.

압좌 손상은 오랜 시간 압박이 지속되면 더 악화될 수 있다. 압력은 사지로 가는 혈류를 방해하여 혐기성 대사와 일부 조직 파괴를 유발할 수 있다. 그 결과 으깨진 사지 부위에 독성물질이 축적된다. 혈류가 돌아오면 축적된 독성물질을 중심 순환계로 옮길 수 있다. 이런 독성물질과 산성화된 혈액은 심부정맥이나 심각한 콩팥 손상을 유발할 수 있다. 압좌에서 해제되어 발생하는 또 다른 증세는 지혈이 힘든 과다 출혈이다. 사지 내부 혈관이 심각하게 손상되어 찾아내기 힘든 여러 부위의 출혈이 발생한다. 건물에 오랜 시간 갇혀 있는 압좌 손상 환자에서 산증 완화, 손상 제한, 콩팥 기능 개선을 위해 병원 전 치료에 중탄산나트륨과 같은 약제 투여를 고려될 수 있다.

구획증후군(Compartment Syndrome)

구획증후군은 압좌 손상과 관련된 무딘손상이다. 사지는 여러 가지 근육과 해부학적 구획을 갖는 근육군을 갖는다. 이런 구획은 섬유성근막으로 분리되어 있다. 종아리에는 네 개의 구획이 있다: 전방구획, 얕은후방구획, 깊은후방구획, 가쪽구획이다. 발에는 네 개의 구획이 였다. 넙다리는 세 개의 구획 있는데 구획증후군이 거의 없다. 아래팔과 손은 많은 구획이 있으나 구획증후군이 거의 없다. 사지의 무딘손상은 조직의 출혈과 부종을 일으켜 구획 안에 압력을 증가시킨다. 압력이 증가하면 주변의 근육이 손상된다. 압력이 너무 높아지면 구획 안과 밖으로 가는 혈류가 견디지 못해 조직 손상을 악화시킨다. 압력이 계속 증가하면 영구적이며 소모적인 손상을 일으킬 수 있다.

구획증후군은 응급현장에서 발견될 가능성은 낮다. 구획증후군을 유발하는 손상기전을 응급의학과 의료진에게 설명하는 것이 중요하다. 손상기전에 대한 정확한 설명이 없을 때 구획증후군은 무딘손상 발생 이후 발견된 치료가 어려운 장애를 일으키는 흔한 원인이다. 손상 후 심한 근육 통증을 호소하는 환자는 구획증후군을 의심해야 한다.

관통상(Penetrating Trauma)

응급구조사가 만나게 될 대부분의 외상 사건은 추락, 자동차 충돌, 기타 원인 등의 무딘손상 기전으로 발생할 것이다. 그러나 응급구조사는 또한 관통상 환자도 만나게 될 것이다. 관통상은 물체가 피부를 통해 몸 안으로 들어갈 때 발생하는 손상이다. **천공상**(Perforating trauma)은 관통상의 하나로, 물체가 들어갔다가 몸 밖으로 나올 때 발생한다. 관통상과 천공상은 모두 심각한 결과를 가져올 수 있다.

관통상의 개요와 발생

미국에서 관통상의 가장 흔한 원인은 권총과 칼이다. 그러나 관통상은 자동차 충돌, 추락, 산업재해에 의해서도 발생할 수 있다. 관통상은 예상한 것보다 그렇게 흔하지 않다. 그러나 권총 관련 사망은 다른 선진

법적 고려사항

범죄와 테러 그리고 응급구조사

안타깝게도 전쟁을 제외한 전 세계적인 관통상의 증가는 주로 범죄, 테러, 더욱 용이해진 무기 소지로 인해 발생한다. 관통상이 발생한 사고 현장에서 응급구조사는 현장의 위험성과 안전성에 대한 경각심을 높여야 한다. 경찰관이 안전을 보장하기 전까지는 절대 현장에 접근하지 말아야 한다. 이와 마찬가지로, 관통상 환자를 처치하던 중 현장이 안전하지 않다고 판단될 경우 환자 곁을 떠나야 하더라도 안전거리를 확보할 때까지 현장을 벗어나야 한다.

이러한 맥락에서 현대 사회는 100년 전, 심지어 50년 전보다 많이 달라졌다. 범죄와 테러는 시민과 응급구조 대원에게 실질적인 위협을 초래하고 있다. 항상 개인 안전과 현장 안전을 최우선시해야 한다. 내일을 보기 위해 살아야 한다.

국에 비해 미국이 가장 많다. 미국 외상센터에서 치료받은 157,045명의 외상 환자 연구에서, 관통상 발생이 무딘손상 발생보다 매우 적다는 것을 연구자들이 알았다. 모든 손상의 6.4%는 권총, 1.5%는 찔림 사고였다. 그러나 관통상 발생은 뚜렷한 지역적, 인종적 차이가 있다. 로스앤젤레스의 12,254명 외상 환자 연구에서, 치료받은 24% 환자가 관통상을 입었다. 비슷한 로스앤젤레스 연구에서는 관통상은 모든 외상의 20.4%였고 모든 외상 사망자의 50%를 차지하였는데 대부분이 권총에 의한 부상이었다.

관통상에서 나타난 높은 사망률 때문에 응급 의료 서비스 종사자들은 이런 손상을 빨리 인지하여 가장 가까운 적절한 외상센터로 신속히 이송해야 한다.

관통상은 세 가지 수준으로 분류된다: 저속, 중속, 고속 관통상이다. 저속 관통상은 보통 칼, 검, 얼음송곳 등이 피해자를 관통하여 발생한다. 중속 관통상은 권총 탄환, 고속 관통상은 소총 탄환에 의해 유발된다.

저속 관통상은 보통 물체가 접촉한 신체 조직과 물체 이동 경로에 국한된다. 대조적으로, 중속/고속 관통상은 막대한 에너지 교환과 더 광범위한 손상 경로를 수반한다. 관통상의 운동 역학은 이를 잘 설명한다.

관통상의 운동 역학

2장 앞부분에 소개된 무딘손상 관련 물리학적 원리는 관통상에도 같이 적용된다. 표적물을 타격한 탄환은 표적 물체와 운동 에너지를 교환한다. 2장 앞부분의 무딘손상 설명과 같이, 물체(이 경우, 관통을 유발하는 물체)의 운동 에너지는 질량과 속도의 제곱을 곱한 뒤 2로 나눈다.

$$\text{운동 에너지(kinetic energy)} = \frac{\text{질량(무게)} \times \text{속도(속력)}^2}{2}$$

이 공식은 물체의 질량 혹은 속력이 클수록 운동 에너지도 커진다는 것을 보여준다. 질량과 에너지의 관계는 정비례한다. 물체의 질량이 두 배로 증가하면, (속도가 일정할 경우) 운동 에너지가 두 배로 증대된다. 물체의 질량이 세 배 증가하면 운동 에너지는 세 배 증대되고, 그 이후에도 계속 정비례한다. 그러나, 물체의 속도는 제곱 관계에 있기 때문에, 물체의 속력이 두 배 증가하면, (질량이 일정할 경우) 운동 에너지는 네 배 증대된다. 속력이 세 배 증가하면 운동 에너지가 아홉 배 증가한다.

이러한 질량과 속도의 관계는 매우 작고 비교적 가볍지만 대단히 빠른 속도로 이동하는 탄환이 막대한 손상을 입힐 수 있는지를 잘 설명한다. 또한 질량과 속도의 관계는 이동하는 탄환 무게와 속도가 다를 경우 관통상의 정도가 왜 달라지는지를 잘 설명한다. 예를 들면, 권총, 산탄총, 저화력 소총(22구경 넌-매그넘 탄환)은 중에너지/중속 화기로 정의된다. 탄환, 산탄, 작은탄환을 가진 이런 무기들은 휘두를 수 있는 칼이나 화살처럼 낮은 에너지, 저속의 물체보다 훨씬 더 빠르지만, 사냥용 소총 같은 고에너지, 고속으로 발사되는 탄환보다 훨씬 더 느리다. 예를 들면, 권총 탄환은 소총 탄환보다 더 가볍고 느리다(권총은 초당 200−400M로 발사된다). 그러나, 민간용/군용 소총은 보통 더욱 무거운 탄환이 초당 600~900M의 속도로 발사된다. 중에너지 권총에 비해, 고에너지 소총이 발사하는 탄환의 운동 에너지는 3~9배 높다. 권총과 소총이 비슷한 비율로 사용된 북아이랜드 시가지전에서 소총 탄환은 권총 탄환보다 2~4배나 더 치명적이라고 증명되었다.

에너지는 새로 생성되거나 없어지지 않고, 한 형태에서 다른 형태로 변할 뿐이라는 에너지 보존의 법칙은 왜 속도가 줄어드는 탄환의 최초 운동 에너지가 손상으로 전환되는지 잘 설명한다. 탄환이 타격한 물체 안에 계속 있다면, 모든 운동 에너지가 물체로 전달된다. 탄환이 물체를 완전히 관통한다면, 물체에 전달된 운동 에너지는 관통 전 운동 에너지에서 관통 후 남은 운동 에너지를 뺀 값과 같다. 관통하는 과정에서 손실된 탄환의 운동 에너지는 조직 변위 형태(조직 손상, 경미한 열)로 전환된다.

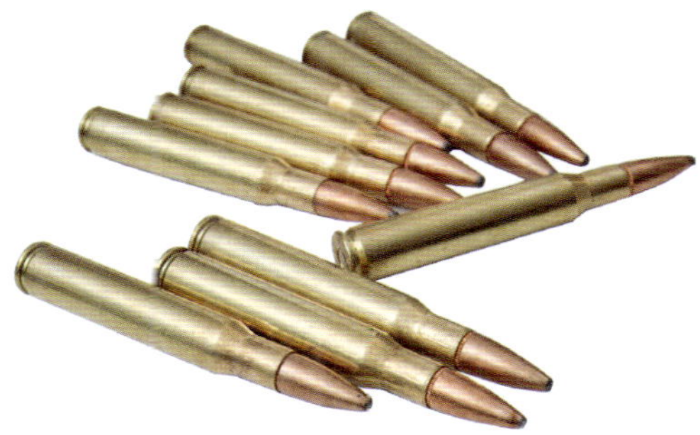

그림 2-15 일반 탄환의 예. 몇 가지 탄환은 충격을 줄 때 버섯처럼 퍼지게 고안되어 종단면, 에너지 교환비율, 손상 잠재력을 증가시킨다.

관통상과 관련된 마지막 고려사항은 감속률이다. 외상을 발생시키는 힘은 힘의 공식(힘과 연관=질량×가속 혹은 감속)이 있다. 물체의 속도가 더욱 빠르게 둔화될수록, 운동 에너지는 급감한다. 이는 탄환의 움직임(탄도학)과 탄환이 신체 조직에 미치는 손상(관통상의 생체 역학)을 연구하는데 큰 역할을 한다.

탄도학(Ballistics)

탄도학(ballistics)은 이동하는 탄환과 탄환이 충돌한 물체에 미치는 영향에 대한 연구이다(그림 2-15).

궤적, 저항력, 공동화(Trajectory, Drag, and Cavitation)

발포 후 탄환이 따르는 굽어진 이동 경로의 **궤적**(trajectory)은 탄도학의 중요한 부분이다. 총구를 떠난 탄환은 중력에 의해 아래로 당겨진다. 탄환이 더 빨라지고 초당 이동 거리가 더 멀어지면, 궤적에 미치는 중력이 감소하고 궤적은 더 곧게 된다. 근거리에서 탄환이 발사될 때, 중력 작용 시간이 짧아서 궤적은 직선이 된다. 총과 탄환에 맞은 물체 간 거리가 멀어지고/또는 (권총이나 저화력 소총의) 탄환 속도가 둔화될수록, 궤적이 더 많이 휘어진다.

탄도학의 또 다른 중요한 부분은 탄환이 타격하는 물체의 방향으로 혹은 물체 내부로 이동할 때 발생하

간단히 알아보는 병태생리학

탄환의 이동

총기의 공기가 탄피 뇌관에 부딪히면 발사 화약에 불꽃이 인다. 화약에 불꽃이 일어날 경우, 사방으로 막대한 힘이 방출된다. 하지만 총열로 인해 측면 이동이 제한되기 때문에, 폭발 에너지는 총열을 따라서만 이동한다. 화약 폭발로 인해 탄환은 총열의 길이만큼 가속력을 받는다. 가속된 탄환은 총열 끝을 빠른 속도로 (막대한 피해를 유발할 수 있는 운동 에너지와 함께) 총열을 떠난다. 총열을 따라 탄환을 밀어내는 힘은 소총에 대한 반동력으로 작용한다. 소총을 떠나는 탄환의 가속력은 소총의 반동 가속력과 일치한다. 하지만 소총은 탄환보다 무게가 더 나간다는 점을 기억한다. 탄환이 총열을 통과하는 동안 소총이 반동되는 거리는 몇 인치 되지 않는다.

빠르게 불붙는 화약은 탄환 뒷부분에 압력을 주면서 탄환을 앞으로 밀어낸다. 두께가 탄환보다 조금 작은 총열이 압력을 버티면서 탄환 뒷부분을 밀어내는 폭발력이 커진다. 총열을 떠나는 탄환의 속도는 급속히 빨라진다. 탄환은 나선형 홈인 강선을 따라 총열 내부에서 회전하기 시작한다. 총열의 끝을 떠나는 탄환은 더욱 빠르게 회전하고 총열에서 배출되는 가스에 의해 살짝 흔들리게 된다. 탄환이 총구를 떠나는 초기 몇 인치 동안 (탄환을 총열 밖으로 밀어내는) 매우 뜨거운 배출 가스와 폭발된 화약의 잔여물이 함께 배출된다.

강선은 탄환을 회전하게 만들어서 흔들리지 않고 곧게 날아갈 수 있게 한다. 탄환은 공기의 저항을 받으면서 서서히 속도가 줄어든다. 탄환은 중력의 방향으로 가속되면서 시간이 지남에 따라 더욱 빠르게 바닥으로 떨어진다. 이로 인해 탄환은 곡선형 궤도로 이동한다. 매우 빠르게 이동하는 탄환의 궤도는 속도가 낮은 탄환에 비해 곡률이 떨어지고 직선에 가깝다.

표적물에 충돌하는 탄환은 운동 에너지를 교환하면서 표적물을 변형시키고 표적물 내부에 충격파를 형성한다. 이러한 운동 에너지의 교환으로 인해 발사체로 인한 손상이 유발된다.

는 에너지 교환이다. 이러한 에너지 교환에 영향을 미치는 요소는 속도뿐 아니라 저항력, 공동화, 탄환의 종단면, 형태, 이동의 안정성, 팽창 및 파편화, 2차 충돌도 포함한다.

공중을 날아간 탄환은 공기 **저항**(resistance or drag)을 받는다. 탄환 이동 속도가 빠를수록, 공기 저항과 탄환의 감속이 더욱 거세진다. 그 결과, 근거리에서 발사된 탄환에 의한 손상은 원거리에서 발사된 (공기 저항에 의해 감속된) 탄환보다 더 심각하다. 탄환이 표적물에 도달하면, 물체의 밀도가 공기의 밀도보다 훨씬 커서 저항력이 극대화된다. 칼날과 같이 날카로운 물체나 화살과 같이, 이동 속도가 낮고 운동 에너지가 적은 물체는 접촉한 신체 부위만 손상시키는 경향이 있다. 반면 소총이나 권총 탄환과 같은 중속/고속 탄환은 반유동성 신체 조직과 그 부근에 충격파를 전달하고 체내에 일시적인 빈 공간을 발생시킨다. 이러한 과정을 **공동화**(cavitation)라고 하며, 공동이 발생되는 정도는 탄환 이동 속도와 에너지 교환율에 의해 결정된다. 에너지 교환율은 탄환이 접촉하는 물체 표면적과 관련이 있고, 물체 표면적은 물체 형태와 종단면 크기에 의해 결정된다.

탄환의 종단면(윤곽단면도)

종단면(profile)은 날아오는 탄환을 정면으로 바라본 모습이다. 즉, 이동하는 탄환을 단면으로 잘라서 본 모습이다. 종단면 크기가 클수록, 에너지 교환율이 높아지고, 탄환 감속이 거세지고, 접촉하는 신체 조직 주변으로 손상 범위가 넓어진다. 탄환이 변형되지 않고 흔들리지 않은 채 안정적인 궤도로 이동할 때, 종단면은 탄환 **직경(구경, caliber)**으로 측정한다. 그러나, 에너지 교환율을 높이기 위해 탄환은 공기를 지나 다른 매개체로 이동하면서 외전하거나 팽창이나 파편화를 통해 변형된다.

탄환의 형태

탄환의 **종단면**(profile)뿐 아니라 다른 특성도 에너지 교환율과 발생하는 손상에 영향을 준다. 다소 끝이 무딘 형태인 권총 탄환은 신체 조직을 관통할 때 저항을 더 받고, 운동 에너지를 더욱 빨리 방출한다. 소총 탄환은 더 날카롭기 때문에 연부 조직을 더 효과적으로 관통한다. 그러나 소총 탄환이(보통 그렇듯이) 흔들릴 때, 종단면이 더욱 커져 더 빠른 에너지 교환을 할 수도 있다.

탄환 이동의 안정성

탄환의 무게 중심은 탄환이 이동할 때, 신체 조직과 같은 반유동성 물체에 충돌할 때 안정성에 영향을 준다. 탄환이 길수록 무게 중심은 탄환의 끝부분에서 멀어진다. 총구나 바람 등에 의해 직선으로 날아가던 탄환이 굴절될 때, 위로 들리게 된 끝부분에 의해 탄환이 흔들린다. 탄환이 계속해서 흔들리면, 속도가 급감하고 표적 명중률도 떨어진다. 이렇게 흔들리는 현상을 방지하기 위해, 탄환은 총열을 따라 회전하며 발포된다. 따라서 탄환은 마치 잘 도는 팽이처럼 안정적 회전을 한다. 회전하는 탄환은 약간의 굴절을 겪어도, 잠시 흔들리다가 다시 직선으로 뻗어나간다.

탄환이 신체 조직과 같이 단단한 물질과 충돌할 경우, 여러 가지 사건이 발생한다. 이미 탄환이 **흔들린 상태**(yaws)라면, 표적물에 관통하는 순간부터 흔들림이 더욱 격하게 발생한다. 이는 물질에 접촉한 탄환의 끝부분이 탄환의 질량에 못 이겨 흔들리게 되기 때문이다. 두 번째로 탄환의 안정성에 기여하는 회전효과가 감소한다. 연부 조직 내부로 들어간 탄환은 공기 중에 있을 때 보다 30배를 더 빠르게 회전해야지만 안정적 움직임이 유지된다. 최종적으로 탄환은 흔들리고 종단면이 뚜렷이 확대될 수 있다.

권총 탄환의 무게 중심은 탄환 끝부분에서 그리 멀리 떨어져있지 않지만 다소 안정적인 편이다. 권총 탄환의 전방 종단면에 비하면, 측면 종단면은 조금 더 크고 (흔들리며 이동할 경우) 조금 더 심각한 손상을 유발할 수 있다. 소총 탄환은 보통 권총 탄환보다 크고 무게 중심이 더 뒤쪽에 있어, 신체 조직에 충돌할 때 탄환이 흔들릴 가능성이 더 높다(그림 3-1). 소총 탄환의 측면 종단면은 전방 종단면보다 훨씬 크다. 발포 후 흔들림이 발생하여 종단면이 커진 소총 탄환은 운동 에너지 교환율과 손상 발생률이 증가한다. 신체 조직 내에서 소총 탄환은 보통 180도 회전하여 탄환 아래 부분부터 계속 이동한다.

내용 요약

➤ 탄환과 신체 손상 간 에너지 교환에 영향을 미치는 요소
- 탄환의 속도
- 탄환의 종단면(윤곽단면도)
- 탄환의 형태
- 탄환 이동의 안정성
- 팽창
- 파편화
- 2차 충돌

팽창과 파편화

탄환은 공기보다 밀도가 높은 물체에 충돌했을 때 변형되어 종단면과 에너지 교환율을 증대시킬 수 있다. 탄환 끝부분이 표적물에 접촉할 때, 뒤따라오는 질량으로 인해 탄환이 감속하고 짓눌린다. 뒤로부터 밀려들어간 탄환은 옆으로 찌그러지면서 종단면이 확대된다. 초기 충돌의 힘이 너무 강할 때, 탄환이 부러지거나 여러 조각으로 파편화될 수도 있다. 파편의 총 면적은 탄환의 원래 종단면보다 훨씬 넓어서 이러한 파편화는 충돌 에너지의 교환율을 증대시킨다.

권총 탄환은 비교적 무른 납재질로 제작되어 속도와 운동 에너지가 탄환의 변형을 유발하기에 충분하지 않다. 그러나, 할로 포인트(hollow points)와 같은 일부 탄환은 버섯모양으로 되거나 파편화되어서 물체와 충돌할 때 손상을 극대화하도록 특수하게 제작된다. 소총 탄환은 권총 탄환보다 훨씬 더 속도가 높다. 소총 탄환은(특히 큰 동물을 잡기 위한 사냥용 탄환은) 신체 조직과 접촉할 시 변형 및 파편화될 가능성이 더 높다. 대부분의 군사용 탄환은 충격을 흡수하는 금속 피막으로 덮여 있어 연부 조직과 충돌할 때 탄환이 변형되는 가능성은 줄어든다. 1899년 헤이그 총회와 1949년 제네바 총회와 같은 여러 국제 군사 총회는 전쟁에서 팽창 탄환 사용을 금지하였다. 그러나 팽창할 수 있는 탄환은 사냥, 안전 관련 용도로 널리 사용되고 있다.

탄환이 파편화되는 경우, 불규칙적인 파편 형태와 종단면 확대로 탄환 운동 에너지는 탄환이 파편화되지 않는 경우보다 더욱 빠르게 그리고 더욱 다양하고 예측이 불가한 경로로 손실된다.

2차 충돌

탄환과 신체 조직 간 에너지 교환은 이동하는 탄환이 충돌 물체에 의해 영향 받을 수 있다. 나뭇가지, 유리창, 옷과 같은 물체는 탄환을 굴절시켜 흔들리게 할 수 있을 뿐 아니라 사람을 관통하는 탄환의 변형을 일으켜 에너지 교환율을 증가시킬 수도 있다.

탄환이 방탄복에 충돌할 때, 특수 유형의 2차 충돌이 발생한다. 케블라(Kevlar)와 같은 합성 소재는 중속 탄환의 운동 에너지를 효과적으로 흡수한다. 방탄복에 의해 흡수된 에너지는 사격 시 반동 충격을 완화하는 손잡이와 개머리판처럼 착용자의 비교적 넓은 신체 부위로 충격을 분산시킨다. 방탄복에 가해진 탄환의 충격은 착용자에게 (예를 들어, 가슴 무딘손상, 갈비뼈 골절, 심장 무딘손상) 무딘손상을 유발할 수 있다. 그러나, 이런 손상은 직접적 관통상보다 훨씬 중증도가 낮다. 고에너지 탄환은 방탄복을 관통할 수 있지만, 그 과정에서 타박성 운동 에너지가 대량 손실되어 신체 조직에 충돌하는 탄환의 관통성 에너지가 감소한다. 방탄복에 의한 탄환 변형이 에너지 교환율을 높일 수 있지만, 탄환 속도와 운동 에너지 감소로 인해 전체 손상 발생이 감소한다. 방탄복에 쓰이는 세라믹 혹은 금속 삽입물이 소총 탄환을 멈추게 할 수 있고 덜 치명적이지만, 심각한 무딘손상을 방지하지는 못한다.

무기별 특성

응급구조사가 현장에서 보는 손상유발 무기는 권총, 사냥용 소총, 군사용 소총, 산탄총, 칼이나 검과 같은 날카로운 도구, 화살이 있다. 각 유형의 무기는 유발시키는 손상과 관련된 특성을 가지고 있다.

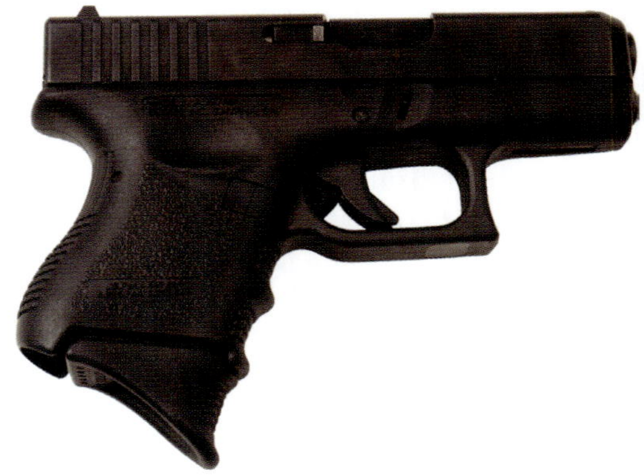

그림 2-16 권총: Glock 09 mm

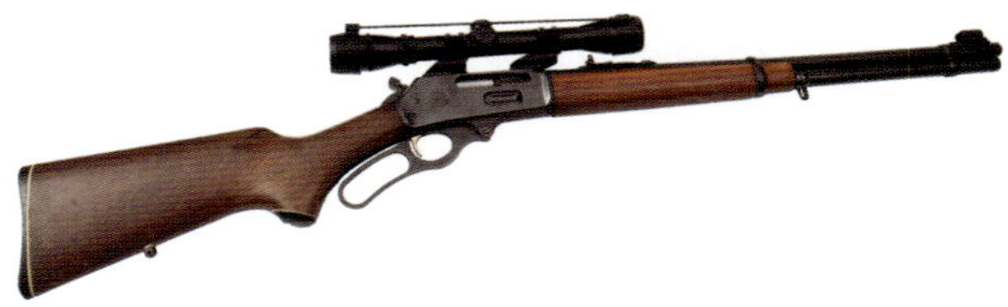

그림 2-17 레밍톤 소총: Model marlin 336 in 35 caliber.

권총(Handgun)

권총(그림 2-16)은 비교적 총열이 짧고 명중률이 제한적인 중속 화기인 경우가 많다. 권총은 근거리에서 가장 효과적이다. 권총은 소총과 같은 고속/고에너지 탄환을 사용하지 않아 발생가능한 손상은 제한적이다(구경과 탄환의 종류에 따라서). 탄환의 비교적 뭉툭한 형태와 연약한 구조로 인해 팽창이나 파편화가 발생하고, 이로 인해 탄환의 에너지가 더욱 급속하게 상실된다. 그렇다 해도 권총 탄환에 의해 예상되는 손상 정도는 소총 탄환보다 덜 심각하다. 보통 손상 중증도는 탄환이 신체를 관통하면서 어떤 장기, 혈관, 기타 기관을 직접적으로 손상시켰는지에 달려 있다.

(자동 권총과 같은) 일부 권총은 자동 발사식으로 제작된다. 자동 권총은 방아쇠에서 손가락을 떼거나 탄창이 다 떨어지기 전까지 탄환을 계속해서 발사한다. 자동 권총의 경우, 각 탄환의 에너지는 똑같이 유지되지만, 다발성 충격과 다수의 총상 환자가 발생할 확률이 높아지기 때문에 손상의 잠재력은 증가한다.

소총(Rifle)

소총(그림 2-17)은 권총보다 무거운 탄환을 더 긴 총열을 통해 발사하고, 최종 총구 속력도 더 크다. 사냥용 소총은 크게 다음 탄환 발사를 위해 기계적인 장전이 필요한 수동 장전식 단발 소총과 반동이나 배출가스에 의해 다음 탄환이 장전되는 반자동 소총으로 나뉜다. 그러나 반자동 소총은 방아쇠를 당길 때 2발 이상의 탄환이 발포되지 않는다.

권총 탄환에 비해, 고에너지 소총 탄환은 더욱 정확하고 멀리 이동하고, 운동 에너지를 훨씬 많이 보존한다. 소총 탄환의 높은 속도와 에너지 때문에, 표적 물체에 더 많은 손상 에너지가 전달된다. 그 결과, 탄환 이동 거리로 짐작할 수 있는 수준을 뛰어 넘는 손상이 발생한다. 사냥용 소총 탄환은 유독 치명적이다. 이 탄환은 물체에 접촉할 경우 막대한 크기로 팽창하도록 제작되기 때문에 에너지 전달률과 손상 중증도를 크게 높인다.

일반적으로 군사용 소총은 탄창 크기가 더 크고, 반자동/자동식 발사 모두 가능하다는 점에서 사냥용 소총과 다르다. 군사용 소총은 M16, M4, FN SCAR, AK47 등이 있다. 군사용 소총이 유발하는 손상은 사냥용 소총과 비슷하지만, 다발성 총상과 다수의 사망자가 발생할 수 있다. 완전히 피막으로 덮인 군사용 탄환은 팽창하지 않도록 특수 처리된다. 비록 매우 위험하지만, 전달되는 에너지는 사냥용 탄환의 경우보다 덜 치명적이다.

내용 요약

- 탄환의 손상 경로에 연관된 요소
  - 직접 손상
  - 압력파
  - 공동화
    - 일시적 공동
    - 영구적 공동
    - 손상대

사냥용으로 쓰는 군사용 소총은 폭력단이나 마약 카르텔이 현재 흔히 사용한다. 게다가, 많은 경찰서에서 군사용 무기를 들여와 민간인들이 사용하는 무기에 대항하고 있다. 응급구조사는 군사 무기에 의한 총상 희생자들을 현장에서 만날 수 있다. 이런 현장에서 손상 가능성이 매우 증가한다.

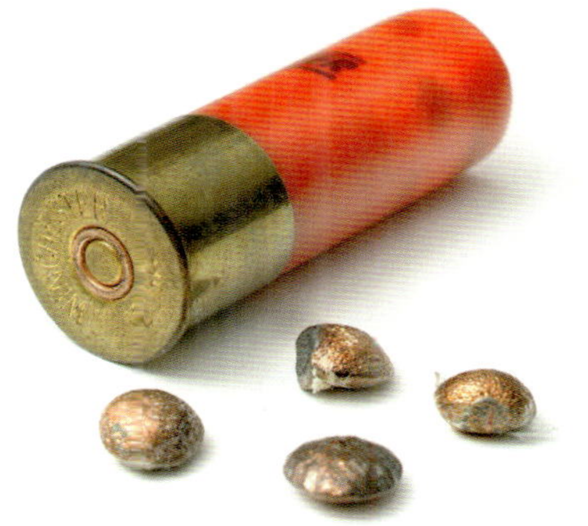

그림 2-18 그림에 있는 산탄처럼 산탄총은 여러 소형 탄환을 제한된 속도로 발사한다. 그러나, 탄환 수가 많아서, 산탄총은 근거리에서 매우 치명적이다.

산탄총(Shotgun)

산탄총은 단발 탄환(슬러그, slug)이나 다발 탄환(산탄, pellets or shot)을 중속으로 발사할 수 있다. 산탄총 탄환에는 슬러그탄이나 (직경이 약 0.3인치인 00샷부터 핀머리만한 크기의 #9 샷까지) 크기가 다양한 산탄이 들어간다. 즉, 산탄 크기가 클수록 탄환 수가 적어지는 것을 의미한다. 각 탄환은 전체 총구 에너지의 일정 부분을 공유하고, 총열을 떠나면 공기 저항을 받는다.

슬러그탄은 (소총 탄환의 경우와 비슷한) 한 개의 사입구를 유발한다. 대형 산탄은 적지 않은 범위에 다발성 총상을 남긴다(그림 2-18). 초소형 산탄은 근거리에서는 다발성 손상을 남기지만, 거리가 멀어질수록 총상 깊이가 급격히 얕아진다. 산탄총에는 총열에서 배출되는 가스를 줄이는 쵸크가 탄환 바로 뒤에 설치되어 있다. 쵸크는 배출 가스가 산탄으로 퍼지는 것을 방지하고, 산탄이 표적을 향해 모아진 채 발포될 수 있도록 한다. 아주 근접한 거리에서 산탄은 단발성 총상인 것처럼 보이는 사입구를 남긴다. 거리가 멀어지면, 산탄은 하나의 큰 총상을 중심으로 퍼져있는 여러 작은 총상을 남긴다. 거리가 20~30마일 이상 넘어가면, 몇몇 작은 사입구로 형성된 총상이 발생한다.

산탄총에 의해 발사된 금속 탄환에 더해, 산탄 발포를 돕는 와딩(wadding)이라는 부품이 있다. 플라스틱 혹은 섬유 재질인 와딩은 총상 부위의 관통과 감염의 유발을 더욱 효과적으로 만든다. 산탄총은 사정거리와 정확도에 있어서 제한적이지만, 근거리 발포는 중상/치명상을 유발할 수 있다.

날카로운 도구와 화살(Blades and Arrows)

권총이나 소총과 같은 중속/고속 탄환과 대조적으로 칼, 검, 화살, 기타 속도가 상대적으로 느린 관통성 물체는 저속/저에너지 손상을 유발한다. 저속 물체는 압력파나 공동을 생성하지 않기 때문에, 손상은 보통 피해자의 신체 조직이나 표적물과의 직접적인 접촉에 의해 발생하는 물리적 손상에 한정된다. 이러한 관통상은 심각한 내출혈이나 개별 또는 복수 장기의 손상을 야기한다.

특히 사냥용 화살촉은 큰 손상을 일으킨다. 면도칼 모양의 뾰족한 날이 3개 달린 사냥용 화살촉은 신체 조직을 쉽게 관통하기 때문에, 깊숙한 관통상과 심각한 내출혈을 유발한다. 피해자의 신체에 박힌 화살이 움직이면 조직 손상률과 출혈 발생률이 증가한다.

기타 관통상 기전

관통상은 잔디 깎기에 의해 와이어가 튀거나, 어린이가 무심코 못을 밟거나, 에어건에서 발사된 못이 지붕이 아닌 지붕 설치 기사에게 박히거나, 공사 현장의 콘크리트 보강용 쇠막대에 인부가 떨어지는 것과 같은 손상기전에 의해 발생할 수 있다. 일반적으로 이런 유형의 손상은 물체의 실제 경로에 한정된 저속/저에너지 관통상이다. 손상 중증도는 관통상 깊이와 타격을 입은 장기, 혈관, 기타 기관에 관련이 있다. 관통상을 유발하는 물체는 외부의 오염 물질을 체내로 유입하고, (공사 현장의 콘크리트 보강용 쇠막대에 떨어지는 인부의 경우처럼) 신체에 물체가 박혀있는 경우 환자 이송이 어려울 수 있다(그림 2-19).

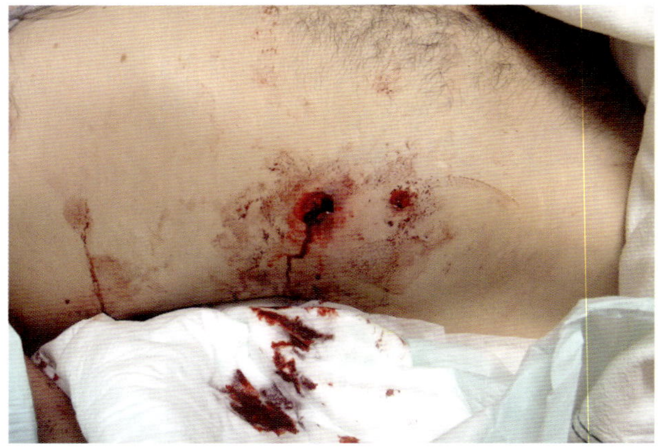

그림 2-19 관통하여 박힌 물체는 병원 전 의료인들에게 많은 도전을 준다(© *Dr. Bryan E. Bledsoe*).

관통상의 생체 역학

고속 탄환은 3가지 과정이 연관된 경로를 통해 손상을 유발한다. 3가지 손상 경로는 직접 손상, 압력파, 일시적으로 체내에 빈 공간을 형성하는 공동화를 포함한다. 3가지 손상 경로는 영구적 공동과 손상대를 발생시킬 수 있다.

직접 손상

직접 손상은 관통상을 유발하는 물체가 신체 조직에 충돌하고, 좌상과 열상을 유발하고, 다른 곳으로 밀어낼 때 발생한다. 직접 손상 경로는 신체를 관통하는 탄환의 종단면이나 부서지는 탄환 파편의 종단면에 한정된다. 매그넘탄(특히 고속탄의 경우)을 제외하고, 권총 탄환의 충격은 일반적으로 직접 손상에 한정된다.

압력파

고속/고에너지 탄환이 신체 조직에 접촉하면 압력파가 발생한다(그림 2-20). 대부분의 신체 조직이 비유동체이고 유연하기 때문에, 감속하는 탄환은 전방/외부 방향으로 운동 에너지를 전달한다. 탄환은 막대한 속도로 접촉한 조직을 전방과 측면으로 밀어낸다. 이후 탄환은 근방의 조직을 전방과 외부 방향으로 밀어내는 움직이는 압력파를 유발하고, 앞에 있는 조직을 탄환 측면으로 밀어낸다. 속도가 빠르고 형체가 뭉툭한 탄환일수록 이러한 효과가 높아진다. 고속 소총 탄환의 경우, 압력이 극도로 높다(일반 기압의 약 100배 정도).

압력파는 혈액과 같은 체액을 거침없이 통과하고, 탄환의 이동 경로에서 멀리 떨어져 있는 혈관에도 손상

간단히 알아보는 병태생리학

탄환이 신체를 관통할 경우(관통상의 생체 역학)

회전하는 탄환은 신체 조직과 같은 반유동체 표적물을 막대한 속도와 운동 에너지로 타격한다. 탄환의 끝부분에 충돌한 신체 조직은 뒤로 밀리다가 탄환의 이동 경로 측면으로 밀려난다. 이 조직이 주변 조직과 충돌하면서, 탄환의 전방과 측면으로 전달되는 압력파가 발생한다. 압력파는 탄환 이동 경로의 수직으로 계속 이동한다. 탄환의 이동 경로에서 바깥으로 밀려나는 신체 조직은 측면으로부터 급속한 압박을 받고 휘어지면서, 뭉게지고 찢어진다. 이로 인해 탄환이 지나간 뒤에는 주머니와 같은 빈 공간이 형성된다. 빈 공간 내부의 압력은 줄어들면서 흡입이 시작된다. 흡입으로 인해 공기와 잔해물이 사입구와 (혹시 있다면 사출구)로부터 빈 공간 내부로 유입된다. 이후 신체 조직의 탄력성으로 인해 빈 공간의 모든 측면이 안쪽으로 당겨지면서, 사입구, 사출구, 총상 경로가 모두 닫히거나 부분적으로만 열려있게 된다.

탄환과 신체의 에너지 교환은 여러 조직의 파열과 손상을 유발한다. 탄환의 이동 경로에 직접적으로 위치한 조직이 가장 큰 손상을 입는다. 이러한 조직은 심각한 좌상을 입고, 주변의 결합 조직으로부터 찢겨져 나갈 수도 있다. 탄환의 이동 경로에는 직접 손상을 입은 조직뿐만 아니라 잔해물, 혈액, 공기 등이 발견된다. 빈 공간 속의 압력파는 주변 조직을 늘이고 찢으면서 세포막과 소혈관 손상을 준다. 주변 조직은 손상을 입지만 조금씩 정상 기능을 회복한다. 시간이 경과하면 탄환의 이동 경로에서 혈류 방해와 잔해물과 오염 물질 유입으로 심각한 감염이 발생하고, 이로 인해 치유 과정이 지연될 수 있다.

을 줄 수 있다. 허파의 작은 공기 주머니인 허파꽈리처럼 체내에 공기만 차 있는 빈 공간은 쉽게 압축되고 압력을 흡수하기 때문에, 급속하게 압력파를 제한하고 일시적인 공동을 유발한다. 간이나 지라 같은 고형 장기는 압력파의 충격을 빠르게 전달받고 경직된 구조로 인해 늘어나고 찢어지기 때문에 큰 손상을 입는다. 장기에 전달된 압력파는 심각한 내출혈을 유발하고, 극단적인 경우 장기 파열을 일으킨다. 근육조직은 단단할 뿐만 아니라 유연하기도 하다. 근육은 다른 고형 장기에 비해 탄환 관통상에 의한 손상을 덜 받는다.

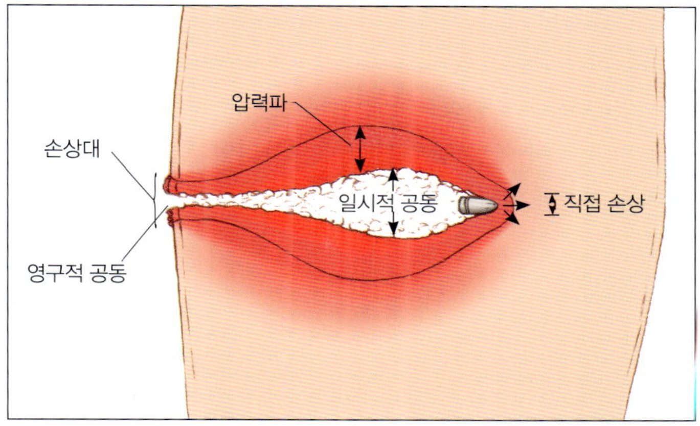

그림 2-20 탄환이 신체 조직을 뚫고 들어가면서 압력파와 일시적인 공동이 발생하고, 그 결과 직접 손상, 영구적 공동, 손상대 등이 유발된다.

일시적 공동

일시적 공동은 고에너지 탄환이 이동하는 경로 측면으로 신체 조직이 밀려날 때 빈공간이 생겨나는 것이다. 이렇게 일시적인 빈 공간이 생기는 것을 공동화라고 한다. 공동의 크기는 탄환이 이동하면서 전달된 에너지의 양에 의해 결정된다. 소총 탄환의 경우, 일시적 공동은 탄환의 종단면보다 12배 이상 크다. 탄환이 지나고 나면 조직의 탄력성으로 인해 일시적으로 생긴 공동은 다시 닫히게 된다.

또한 공동 발생 이후 팽창으로 인해 대기압 이하의 압력이 발생한다. 이로 인해 (혹시 있을 경우) 사입구와 사출구로부터 공기가 유입되는 것이다. 공기와 함께, 잔해와 오염 물질이 공동에 유입되면서 감염의 위험이 높아진다.

영구적 공동

일시적인 공동을 유발하는 탄환의 충돌과 움직임에 의해 신체 조직은 밀려들어가고, 늘어나고, 찢긴다. 이 과정에서 탄환의 경로와 경로 근처에 심각한 손상이 발생하고, 신체 조직의 탄력성 또한 감퇴될 수 있다. 이로 인해, 신체 조직은 원래 방향으로 돌아오지 못하고, (가끔씩 탄환의 직경보다 큰) 영구적인 공동이 생길 수 있다. 공동은 완전 비어있지는 않고 파열된 조직, 약간의 공기, 혈액 및 기타 체액, 잔해가 포함되어있다.

손상대

탄환으로 인한 손상의 대부분은 영구적 공동의 크기를 뛰어넘는 손상대(zone of injury)를 수반한다. 이 구역은 짓눌리고, 찢어지고, 좌상을 입어 기능을 상실하고, 세포 및 조직 손상, 혈류 장애, 감염 가능성 등으로 인해 회복이 지연된 신체 조직을 포함한다.

열손상

발사된 탄환은 추진체의 연소와 총열을 밀어서 발생한 마찰열로 인해 열을 받아 뜨겁게 된다. 이 과정은 1,000분의 1초 만에 일어나기 때문에, 탄환 온도는 조금 오르게 된다. 일부 운동 에너지는 탄환이 표적물에 충돌하면서 열에너지로 전환된다. 하지만 탄환의 온도는 기껏해야 148℃(화씨 300도) 정도로 밖에 상승하지 않는다. 탄환이 신체 조직을 급속하게 통과하는 대부분의 충돌 과정 동안 발생하는 열손상은 그 중증도가 경미하고, 대부분 완전 관통이 아닐 경우 탄환이 머물러있는 최종 지점과 연관이 있다.

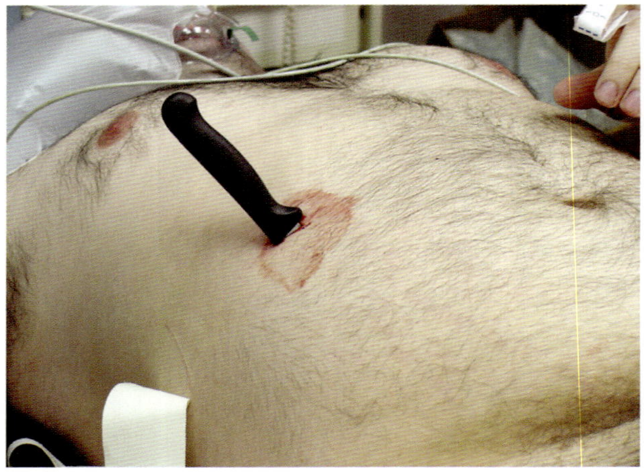

그림 2-21 칼에 의한 흉기 손상과 같은 저속 손상에 의한 피해는 물체의 이동 경로에 국한된다(© *Dr. Michael Casey, MD*).

저속 손상

이미 언급되었듯이(칼, 검, 얼음 송곳, 화살과 같은) 관통성 물체나 (폭발 잔해, 스키 손상기전에서의 스키폴, 네일건에서 발사된 못, 잔디깎기에서 튕긴 와이어와 같이) 날아다니는 물체는 저속 관통상을 유발할 수 있다. 이러한 물체의 비교적 느린 속도로 인해, 신체를 접촉할 때 에너지 교환율이 제한적이다. 예를 들어, 체중이 68kg인 사람이 초속 3M의 속도로 휘두르는 칼에 찔릴 경우, 칼의 무게는 산탄총의 탄환 무게에 비해 매우 크지만, 칼의 이동 속도는 훨씬 떨어진다. 그렇기 때문에, 손상은 칼이 접촉한 신체 조직에 한정된다(그림 2-21).

손상 범위는 관통을 유발하는 물체의 이동 경로에 국한되지만, 이 물체는 사선 방향으로 틀어지거나, 여러 방향으로 움직이거나, 삽입될 수 있다. 그 결과, 사입구는 물체의 관통 깊이, 체내에서의 이동 정도, 실제 접촉하고 손상을 입힌 장기와 조직을 잘 보여주지 못한다.

저속 손상을 평가할 때, 가해자와 피해자의 특성을 이해하는 것이 중요하다. 예를 들어, 남성이 칼을 휘두른다면, 대부분 칼날이 엄지 방향에서 나오게 하고 앞으로, 바깥으로, 혹은 가로 방향으로 휘두른다. 반면, 여성의 경우, 새끼손가락 방향에서 칼날이 나오게 하고 머리 위에서 아래 방향으로 찌른다. 처음에는 보통 피해자가 칼을 손이나 팔로 막으려 하다가 위팔 부위에 (방어 창상이라 불리는) 깊은 창상이 발생하는 경우가 많다. 가해자의 공격이 계속될 경우, 칼날이 가슴부위, 배 부위, 얼굴부위, 목 부위 및 등으로 향할 수 있다.

특수 조직과 장기의 관통상

탄환에 의한 손상은 탄환이 접촉한 신체 조직에 따라 다양하게 변한다. 장기의 밀도는 탄환의 에너지가 주변 조직에 얼마나 효율적으로 전달되는가에 영향을 준다. 탄성도로 불리는 조직의 결합력과 탄력성(resiliency) 또한 전달된 운동 에너지에 의해 조직에 가해지는 손상의 정도에 영향을 미친다. 탄환이 이동하는 동안 체내에서 다른 움직임을 보이는 구조와 조직은 결합 조직, 고형 장기, 공동 장기, 폐 및 뼈가 있다.

결합 조직

근육, 건, 인대, 피부, 기타 결합 조직은 밀도와 탄력성이 높고, 서로 간의 응집력이 매우 강하다. 이러한 결합 조직은 공동을 유발하는 압력파와 당기는 힘에 노출되었을 때, 조직 손상을 제한하고 충돌 에너지를 분산시키면서 흡수한다. 창상의 경로는 결합 조직의 탄력성에 의해 닫히게 되고, 중상은 종종 탄환의 이동 경로로 제한된다.

장기

피해자의 생존 가능성에 지대한 영향을 미치는 또 다른 요소는 관통상에 연관된 개별 혹은 다수의 장기이다. 심장이나 두뇌와 같은 일부 장기는 생명 유지에 직결되어있기 때문에, 해당 부위에 중상이 발생하면 환자가 즉사할 수도 있다. 큰 혈관이 손상될 경우, 갑자기 대량 출혈이 발생할 수 있다. 하지만 방광에 발생한 관통상은 몇 시간, 혹은 그 이상 동안, 환자의 생명에 치명적인 위협으로 작용하지 않을 수도 있다. 창상의 심각성을 평가할 때는 손상을 입은 장기와 손상으로 인해 환자의 상태와 생존율에 미치는 영향을 예측해야 한다(표 2-4).

표 2-4 | 손상기전에 따라 손상된 복부 장기

손상 형태	손상된 장기	퍼센트(%)
총상	작은창자	50
	잘록창자	40
	간	30
	복부 혈관	25
찔림상(자상)	간	40
	작은창자	30
	가로막	20
	잘록창자	15

고형 장기(실질 장기)

간, 지라, 콩팥, 이자, 뇌와 같은 고형 장기는 밀도가 높지만 근육이나 기타 결합 조직이 지닌 탄력성을 가지고 있지 않다. 탄환에 의한 충격을 받은 고형 장기는 압력파와 공동으로 인해 바깥 방향으로 밀려나고, 짓눌리고, 늘어난다. 이로 인해, 탄환의 종단면보다는 일시적 공동의 크기와 더 관련이 있는 손상이 발생된다. 결국 이 조직은 자체 탄력이 아닌 주변 조직 및 장기막의 탄력성에 의해 원래의 방향으로 돌아온다. 고형 장기의 종단면 손상과 연관된 출혈은 정도가 심각한 경우가 많다.

공동 장기(속빈 장기)

창자, 위, 방광, 심장과 같은 공동 장기는 체액을 담고 있는 근육질 장기다. 이러한 공동 장기에 있는 체액은 압축되는 성질이 아니고, 충격 에너지를 신속하게 외부 방향으로 전달한다. 장기 안에 액체나 기타 물질로 꽉 차있을 때 충격을 받게 되면, 방출된 에너지로 인해 장기가 폭발적으로 찢겨나갈 수 있다. (큰 혈관은 체액으로 채워진 공동 장기와 유사하게 반응한다.) 팽창하지 않거나 체액으로 가득 차 있지 않을 때, 공동 장기는 공동을 유발하는 힘에 더욱 저항력이 강하다. 이동 속도가 느리고 크기가 작은 탄환은 공동 장기에 작은 구멍을 내어 내용물이 유출되게 할 수도 있다. 이와 같은 손상이 심장에 발생할 경우, 심낭이 체액으로 가득차서 심장 기능이 제한되는 **심장눌림증**(pericardial tamponade)이 과도하지는 않지만 점차적으로 치명적이게 변하는 출혈이 발생할 수 있다. 창자 내용물의 유출은 창자 내용물에 다량의 세균이 포함되어 손상 부위를 감염시킬 수 있기 때문에 특히 위험하다. 창자나 위와 같은 공동 장기가 공기를 담고 있을 경우, 공기가 압력파의 이동 경로를 압박하고 손상의 중증도를 다소 제한한다.

폐

폐는 공기로 가득 찬 수 백 만 개의 작고 유연한 허파꽈리로 구성된다. 탄환 관련 압력파가 폐를 지날 때, 수많은 허파꽈리가 짓눌려 공동을 유발하는 압력파 전달이 제한된다. 일반적으로 관통상에 의해 손상된 폐조직는 다른 신체 조직에 비해 손상 범위가 작다. 그러나 탄환이 폐의 중앙, 주요 혈관, 기도에 충돌할 경우 치명상이 발생할 수 있다.

탄환은 가슴막을 뚫거나 크기가 더 큰 기도를 파괴하여, 빠져 나간 공기가 가슴부위로 유입되거나(공기가슴증) 벨브와 같은 결손을 발생시켜 흉

내용 요약

- 관통상으로 손상될 수 있는 신체 부위
  - 머리
  - 목
  - 가슴
  - 복부
  - 골반
  - 사지

부내압이 증가(긴장성공기가슴증)하게 될 수도 있다. 사입구의 직경은 탄환의 구경에 제한되기 때문에, 총상이 흡인성가슴부위창상을 유발하는 경우는 드물다. 하지만 산탄총의 근거리 발포와 고탄약 소총이 폭발적으로 발생하는 사출구는 피해 범위가 넓고, 흉벽의 완전성에 심각한 파괴를 초래할 수 있다. 이런 때, 흡인성 가슴부위 창상이 발생할 수 있다.

뼈

폐조직과는 다르게, 뼈는 신체에서 밀도와 아주 딱딱하고, 탄력성이 떨어지는 조직이다. 탄환과 이에 연관된 압력파에 의한 손상이 발생할 경우, 뼈는(종종 수많은 조각으로) 골절되기 전까지 변위에 대한 저항력을 보인다. 조각난 뼈는 충돌 에너지를 주변 신체 조직으로 전달한다. 탄환이 뼈에 접촉하면, 신체 내부에서의 탄환 이동 경로가 급격히 변화하거나 탄환의 변형이나 파편화가 일어난다.

관통상의 병태 생리

관통상은 몸 전체, 빈 공간, 구조에 영향을 줄 수 있다. 머리, 목, 가슴, 배, 골반과 사지가 영향을 받는다(그림 2-22).

머리 외상

머리 관통상은 높은 이환율과 사망률을 갖는다. 모든 외상의 50%는 외상성 뇌손상으로 추산된다. 머리의 총상은 사망의 약 35%를 차지한다. 민간인에서 총상은 머리 관통상의 상당부분을 차치한다. 이런 외상은 우발적, 자살, 타살, 폭행으로 올 수 있다. 자살로 인한 머리 관통상은 다른 머리 관통상보다 더 사망률이 높다. 유산탄 파편, 포탄 파편, 파편에 의한 군인의 머리 관통상은 더 흔하다.

목 외상

목부위 관통상은 모든 외상의 약 5-10%를 차지한다. 군인에서 목 부위 관통상 비율은 목에 보호 장비가 없어서 매우 높다. 척수, 척추, 목동맥, 목정맥, 척추동맥, 기관, 식도 등 중요한 구조물들이 목을 지나간다. 따라서, 목의 관통상은 목의 출혈을 일으켜 호흡 문제, 신경학적 문제, 기타 복합적 문제들을 일으킬 수 있다.

다행스럽게도, 영상학적 기술과 발전된 수술 덕분에 목 부위 관통상을 입은 환자들의 사망률이 감소하고 있다. 병원 전 상황에서, 목 부위 관통상 환자에서 큰 위험은 기도 문제와 심각한 출혈이다. 환자가 외상센터와 수술실로 빨리 이송될 때는 이런 문제들이 해결될 수 있다.

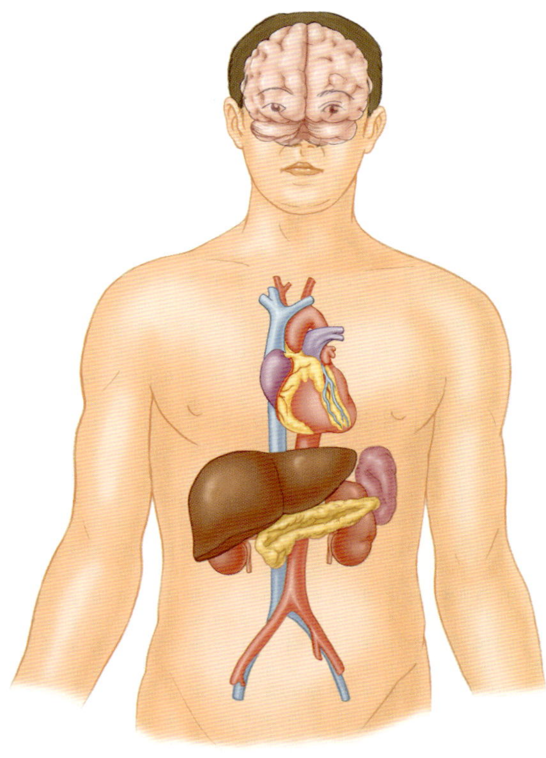

그림 2-22 탄환에 의한 손상으로 치명적일 수 있는 기관: 뇌, 대혈관, 심장, 간, 콩팥, 지라, 이자.

가슴 외상

가슴공간의 크기와 위치로 인해, 가슴의 관통상은 흔하다. 관통상은 가슴벽, 폐, 기관과 기관지의 구조물, 식도, 가로막, 대혈관, 심장에 손상을 줄 수 있다. 예상대로 약 70-80%의 치명률을 가진 심장의 관통상은 매우 치명적이다. 우심실은 크기가 크고 좌심실에 비해 앞쪽 가슴벽 가까이 있어서 가장 흔하게 손상을 입는다. 관통상은 바로 심장눌림증을 유발하여 심장박출량을 감소시켜 쇼크에 이른다.

가슴의 대혈관(특히 대동맥, 위대정맥, 폐혈관) 또한 가슴관통상의 흔한 부위이다. 사실, 대혈관 손상의 90% 이상이 관통상의 손상기전을 갖는다. 과거에는, 이런 손상들이 항상 치명적이었다. 그러나, 현재 가슴과 대혈관의 영상을 빠르게 보고 신속한 응급 외과적 중재를 수행할 수 있어서 사망률이 현저하게 감소하였다.

폐는 가슴 관통상의 흔한 부위이고, 공기가슴증, 혈액가슴증을 일으킬 수 있다. 폐손상과 더불어, 기관과 기관지 손상 또한 관통상의 흔한 부위이다. 이런 손상들은 가슴구조물과 대혈관 손상과 항상 관련이 있다.

식도 손상은 비교적 드물다. 그러나, 식도 손상은 심각한 장시간의 합병증을 일으킬 수 있다.

배공간과 분리시키는 근육인 가로막은 가슴과 배의 관통상에서 흔하게 손상 받는다. 가로막 손상은 총상의 45%, 몸통 찔림손상의 15%에서 발생할 수 있다.

복부/골반 외상

복부와 골반 또한 관통상에 매우 취약하다. 이 두 공간은 많은 장기와 관련 구조물을 가지고 있다. 다른 관통상처럼, 대부분의 복부관통상은 총상에 의해 발생한다. 관통상으로 손상된 복부와 골반 구조물들은 손상기전의 정도에 달려 있다.

복부 관통상의 치명률은 손상된 구조물과 손상 크기에 따라 차이가 난다. 모든 복부 관통상의 평균 사망률은 약 5%이다. 복강내 혈관 손상은 높은 사망률을 보인다. 관통상 후 6시간 이내에 입원한 사례에서 대부분 사망은 응급실이나 수술실에서 발생한다. 복부 무딘손상으로 인한 대부분의 사망은 72시간내에 발생하고, 중환자실에서 많다. 복부 관통상에서 사망 증가 요인은 입원 당시 쇼크, 과도한 출혈, 손상과 수술 사이의 시간, 여성, 뇌손상이다.

골반의 장기와 구조물들은 비교적 관통상으로부터 잘 보호된다. 그러나, 골반으로 들어간 파편은 비뇨생식기와 생식기관 구조물들을 손상시킬 수 있다. 특히 임신여성 환자에서 임신자궁은 골반공간과 복부의 아래부분을 가득 채워서 관통상 손상이 크다. 음경과 음낭 같은 의부의 구조물들도 관통상의 손상을 받을 수 있다.

팔다리 외상

팔다리의 관통상은 흔하다. 민간인과 군인에서 손상기전은 차이가 있다. 이라크와 아프가니스탄 분쟁에서 보호복의 보급은 팔다리 외상 빈도를 상대적으로 증가시켰다. 몸통은 보호복으로 잘 보호받지만, 팔다리는 관통상에 취약하다. 뼈, 근육, 건, 인대, 신경, 혈관을 가진 팔다리가 영향을 받을 수 있다. 대부분의 팔다리 손상은 생명을 위협하지 않는다. 그러나, 팔다리 혈관 손상은 생명과 팔다리에 치명적이다. 팔다리 신경과 건의 손상은 평생 장애를 일으킬 수 있다. 총상과 찔림상은 팔다리 관통상을 유발하고 여기에는 여러 가지 원인들이 있다. 못, 날카로운 물체, 압착된 액체(기름), 다양한 기구에 의한 찢김과 천자에 의한 관통상이 있다. 적용되는 에너지는 외상의 중증도와 관련이 있다.

사입구(Entrance Wound)

간혹 사입구가 탄환의 구경보다 크지 않은 경우가 발생한다. 탄환이 신체 충돌 직후에는 공동을 유발하는 에너지가 총상을 형성 및 확대할 수 있을 만한 시간이 부족하다(그림 2-23). 하지만 이동 중에 변형되거나 흔들리는 탄환의 경우 상황이 달라진다. 이러한 탄환의 경우, 초기 충돌이 유독 강렬해지기 때문에, 탄환 구경만으로는 짐작하기 힘든 크기와 중증도의 사입구를 형성한다.

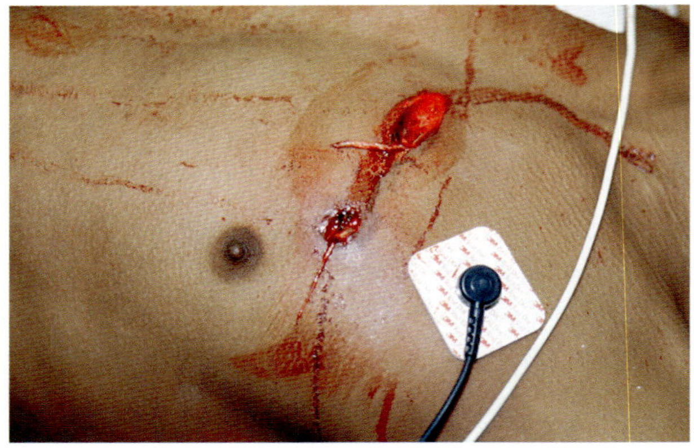

그림 2-23 사입구는 탄환의 구경과 크기가 비슷한 경우가 많다. 탄환의 사출구는 무언가 '터져 나오는 듯한' 형태를 보이는 경우가 많다. 위 사진의 환자는 사입구/사출구를 모두 보이고 있다(© *Edward T. Dickinson, MD*).

몇 미터 안 되는 근거리에서 발생한 총상 사입구는 특수한 속성을 보인다. 이러한 사입구는 총구와 탄환 이동 경로의 요소를 중심으로 특징이 드러난다. 총기가 사선 방향으로 겨누어졌을 경우 화약 잔여물이 피부에 착색되어, 사입구 주변으로 원형 혹은 타원형의 검은색 흔적이 남고, 총상 부위를 감염시킬 수 있다. 피부가 탄환에 의해 찢기기 전에 늘어나면서 생겨난 사입구 주변에는 보통 1~2mm 크기의 작은 변색 부위를 발견할 수 있을 것이다. 만약 탄환 발포시 총열이 피부에 가까이 혹은 맞닿아 있다면, 총열의 배출 가스가 총상 부위에 유입되면서 공기가 피부 밑으로 유입되는 피하 기종이 발생하고, 만질 때마다 염발음이 날 수 있다. 총열이 피부로부터 몇 센티 가량 떨어져있을 경우, 총열의 뜨거운 배출 가스에 의한 화상을 입을 수 있다.

사출구(Exit Wound)

사출구는 관통하는 탄환의 이동 경로와 이에 수반되는 공동을 유발하는 압력파에 의한 물리적 손상에 의해 형성된다. 압력파는 전방/외부 방향으로 이동하기 때문에, 사출구는 무엇인가 '터져나오는 듯한' 형태를 보일 수 있다. 피부가 찢겨져 나와 형성된 사출구는 별의 형태를 보일 수도 있다. (사입구도 별의 형태를 보이는 경우도 있다.) 공동을 유발하는 압력파는 탄환이 신체를 관통하고 떠나갈 때까지 형성되는 시간이 소요되기 때문에, 사입구와 비교했을 때, 사출구는 발생 가능한 내부 손상을 더욱 정확하게 보여준다고 볼 수 있다. 탄환이 신체를 떠나기 전에 모든 운동 에너지를 소진한다면, 사출구는 형성되지 않고 탄환은 체내에 남아있다. 탄환이 신체를 뚫고 지나간다면, 체내에서 소진된 탄환의 운동 에너지는 충돌 전 탄환의 운동 에너지에서 신체를 떠나는 탄환의 잔여 운동 에너지를 제외한 값과 같다. (뼈대와 충돌하는 경우와 같이) 탄환이 신체를 통과하면서 굴절될 수도 있다는 점을 감안하면, 사입구와 사출구 간의 이동 경로가 직선이 아닐 수도 있다.

사입구와 사출구를 평가할 때는 겉으로 드러난 차이점의 의학적 측면에 주의하는 것이 중요하다. 총상에 사입구인지 사출구인지는 범죄 수사에 중요한 시사점을 제공한다. 그러나 오직 검증된 전문가의 법의학적 검사를 통해서만, 총상이 사입구인지 사출구인지를 확정할 수 있다. 그렇기 때문에 병원전 평가 보고서에 총상의 사입구/사출구 확인 여부에 대해 확정적인 소견이나 주석을 기록하지 않는다. 대신 총상에 대한 자세한 설명을 제공하여, 수사관이 제공된 설명과 다른 증거 자료를 기반으로 명확한 판단을 내리는데 기여하는 것이 중요하다.

관통상의 특수 고려사항

현장 평가

총기 및 흉기 손상에 대한 현장 평가의 경우, 다른 응급 상황과는 연관이 없는 특수 고려사항이 있다. 이러한 손상의 속성상, 응급구조사를 포함한 응급구조 대원에게 추가적인 폭력과 손상 가능성을 배제할 수 없다. 총기 및 흉기 사건의 경우, 경찰관이 현장에 도착하여 안전 확보 후 응급 처치에 대한 허가를 내리기 전까지는 현장에 투입되면 안된다. 응급구조사가 와 있는 현장에 아직 경찰관이 도착하지 않은 경우, 현장으로부터 구급차를 최소 한 블럭 이상 떨어진 보이지 않는 곳에 정차시킨다. 경찰관을 포함한 법 집행기관 공무원이 도착하면, 지시에 따라 구급차를 사건 현장에 근접시키되 반드시 경찰의 호위를 받아야 한다. 환자에게 접근해도 좋다는 경찰의 지시를 기다린다.

환자에 접근한 응급구조사는 조심스럽게 현장 조사를 하고 환자 주변에 집어들 수 있는 무기가 있는지 확인한다. 환자가 소지한 흉기나 총기를 확인한다. 조금이라도 의심이 들면, 환자 평가 및 처치를 시작하기 전 경찰에게 환자의 무기 수색을 요청한다.

응급구조사는 총기 사고 현장을 주의 깊게 조사하면서 사건을 재구성한다. 환자의 원래 자세와 총기 손상 가해자로부터 거리와 각도를 파악한다. 이 과정은 (사출구의 발견을 통해 알아낼 수 있는) 환자를 관통한 탄환의 각도와 (근거리인지 원거리인지) 총상의 발생 거리를 확인하는데 큰 도움이 된다. 총기 구경과 유형(권총, 소총, 산탄총)을 확인한다.

날카로운 흉기에 의한 손상 발생 호출이면, 흉기의 길이를 확인한다. (응급구조사는 창상의 깊이를 알기는 힘들지만, 흉기의 길이를 통해 창상의 최대 깊이를 알 수 있다.) 이 정보는 응급의학전문의가 창상 중증도를 파악하는데 큰 도움이 된다.

환자 평가 시, 응급구조사는 기본적 환자 처치를 제공하면서 사건 현장을 최대한 보존한다.

처치를 위해 환자 곁으로부터 치울 물건만 제거한다. 환자 옷에 있는 탄환 자국이나 칼자국은 완전히 제거하지 말고 둥그렇게 잘라내고, 자르거나 제거한 환자 옷을 증거 자료로 경찰에게 제출한다. 조금이라도 의심이 든다면, 환자 처치에 주력하는 것이 좋다("범죄 현장 인식"을 참고한다). 환자가 분명히 사망했다면, 해당 관할구역의 법규에 따라 사체를 처리하되, 사인 분석에 중요한 자료가 될 만한 증거는 훼손하지 않는다.

관통상의 평가

관통상 환자를 평가할 때는 관통성 물체의 이동 경로와 손상 과정에 의해 영향 받은 장기를 확인한다. 잠재적 장기 손상의 영향을 예측하고, 이를 통해 현장 처치 혹은 신속한 환자 이송의 우선순위를 설정한다. 그러나 탄환이 사입구와 사출구 사이를 항상 직선으로 이동하지는 않는다는 것을 기억한다. 탄환 이동경로의 미세한 변화로 인해 큰 혈관이 파열될 수 있고, 탄환이 필수장기를 모두 피해갈 수도 있다. 신체는 역동적 공간이라는 점을 기억한다. 호흡 시 가로막에 의해 콩팥, 이자, 간, 지라, 창자, 심장이 움직이므로, 이들 장기의 손상 여부는 손상 발생 시 어떤 호흡 단계에 있었나에 의해 결정된다.

총상의 중증도는 예측하기가 어렵다. 대혈관, 심장, 뇌 손상은 즉각적인 또는 급속한 치명상이 될 수 있지만, (간, 이자, 콩팥, 지라와 같은) 고형 장기 손상은 치명적이지만 손상 영향이 작용하는데 더 많은 시간이 걸린다. 따라서 머리부위, 가슴부위, 배부위 총상에서 항상 최악의 상황까지 고려한다. 최대한 신속히 환자를 이송하고, 적극적으로 쇼크 증세를 치료한다. 총상은 전체 응급구조 건수에서 차지하는 비율이 1% 미만이지만, 외상 사망률의 15% 이상을 차지한다. 팔다리의 먼쪽 부위를 제외한 신체 부위 총상은 중상이라고 가정한다.

관통상의 처치

특정 관통상은 특별한 주의를 요한다. 얼굴, 가슴 부위 관통상과 박힌 물체 관통상은 이런 유형의 관통상이다. 이에 대한 처치법은 아래에 설명하고, 다른 유형의 관통상과 쇼크에 대한 치료법은 다른 장에 소개한다.

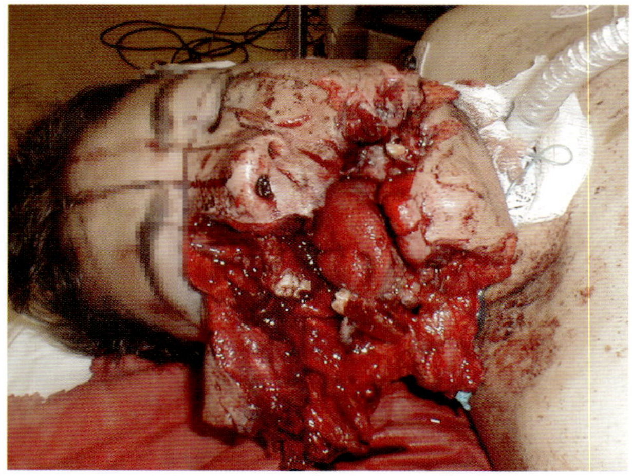

그림 2-24 얼굴 관통상은 기도의 경계를 뒤틀리게 하거나 파괴한다(*Collection of Robert Porter*).

얼굴 관통상

얼굴의 총상은 기도를 위협하고 기도의 많은 해부학적 구조물들을 손상시킬 수 있다(그림 2-24). 이런 손상에 기관내삽관이 필수이지만, 여전히 삽관 시행이 어렵다. 응급구조사가 환자 가슴을 부드럽게 압박하는 동안, 다른 응급구조사는 후두경을 통해 기도를 보는데 도움이 된다. 가슴 압박 시 기포가 발생하는지와 기포가 발생하는 조직으로 삽관 튜브가 통과하는지 여부를 본다. 삽관 튜브가 기관에 제대로 있나 여부와 폐환기가 적정 수준인가 확인한다. 환기와 이산화탄소분압 측정으로 호흡음을 주의 깊게 평가하는 것이 필수적이다.

이 방법이 효과적이지 않다면, 환자가 추가적 중요한 처치를 받기 전까지, 침습적 처치가 기도 확보를 위해 필수적일 수 있다. 이런 침습적 처치는 경피반지방패연골절개술이며 (수술용 칼로 하는 외과 수술은 아니지만) 의학적 사용 승인을 받은 천자 기구를 통한 기도 확보이다. 이런 응급 기도 확보 절차는 갑상연골과 반지연골 사이의 막을 뚫어서, 하부 기도로 직접 연결되는 환기 통로를 제공한다(경피반지방패연골절개술은 "기도 관리와 환기"에서 자세하게 설명된다).

가슴 부위 관통상

가슴벽은 비교적 두껍고 탄력성이 강하다. 가슴벽에 공기가 유입될 정도의 큰 구멍이 발생(개방성공기가슴증)하려면 큰 창상 발생이 요구된다. 소구경 권총에 의한 총상은 공기 움직임이 전혀 없지만, 산탄총의 고속 탄환에 의한 손상은 개방성공기가슴증과 같은 창상을 더 자주 유발한다. 가슴부위 창상에 거품이 낀 혈액이 있으면, 가슴부위 내압이 높아지는 긴장성공기가슴증을 의심한다. 압력 없이 창상 부위로 공기가 유입되지 못하고, 혈액에 거품이 생기지 않는다. 가슴부위 창상을 완전히 덮는 경우, 밖으로 빠져나가는 공기 흐름이 차단된다. 이로 인해 긴장성공기가슴증 발생 속도와 중증도 모두 증가시킬 수 있다. 가슴 부위 개방창 치료는 폐쇄드레싱으로 창상 부위 주변의 삼면을 붙인다(그림 2-25). 호흡곤란이 뚜렷하면, 긴장성공기가슴증을 평가하고 가장 먼저 폐쇄드레싱을 제거한다. 이렇게 해도 압력이 떨어지지 않으

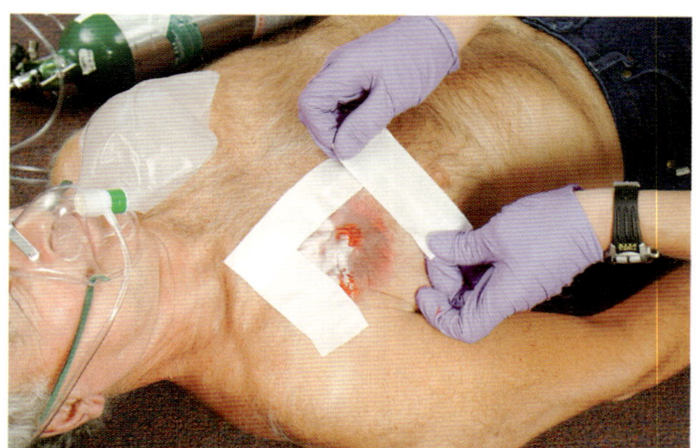

그림 2-25 개방성 가슴창상을 붕대로 덮고 적정 수준의 호흡이 되는지 확인한다.

면, 제시된 방법과 절차에 따라 바늘감압술을 실시한다('흉부 외상'참고).

항상 심장 및 대혈관 손상이 수반된 가슴부위 관통상의 가능성을 고려한다. 이런 손상은 중증 내출혈과 사망을 유발할 수 있다. 가슴부위 관통상의 또 다른 중증 합병증은 심장눌림증이다. 심장눌림증은 물체나 탄환이 심장을 관통하고, 심낭에 혈액이 유입될 때 발생한다. 심낭에 혈액이 고이면서 심장은 더 이상 혈액을 가득 채울 수 없고, 혈액 순환이 둔화된다. 심장눌림증이 교정되지 않으면, 환자 예후는 매우 나쁘다. 그러나 응급실에서 가능한 절차인 심낭 공간에 바늘을 넣는 심낭 천자를 통해 신속히 생명의 위험을 줄일 수 있다.

환자가 흉부 중앙 부위에 관통상을 입었을 때, 심장눌림증을 의심하고 신속한 환자 이송을 준비한다. (심장눌림증의 평가는 "흉부 외상"에서 설명한다.)

박힌 물체(Impaled Objects)

저속 손상을 유발하는 물체가 신체에 박혔을 때, 신체 밖으로 물체를 빼내는 것은 환자에게 위험할 수 있다. 만약 물체가 구부러져 있어 뼈에 닿아 있다면, 제거하려는 시도는 추가의 손상을 일으킬 수 있다. 물체가 연부 조직에 단단히 붙어있다면, 절단된 혈관 반대편에 있어서 실혈을 제한한다; 물체를 움직이거나 제거하면 출혈이 증가할 수 있다.

박힌 물체를 그대로 두고 환자를 이송한다. 두꺼운 붕대와 부목을 사용하여 물체를 고정한다. 심폐소생술을 수행하기 위해서 박힌 물체가 뺨, 목, 기관에 박혀 기도를 가로막는다면 제거한다. 환자가 콘크리트 보강용 쇠막대와 같은 물체 위로 떨어졌을 때, 조심스럽게 물체를 절단하여 환자 이송을 한다. 물체가 너무 커서 환자 이송이 어려울 때, 환자에게 불필요한 움직임을 주지 않도록 물체를 절단한다. 절단 토치를 사용한다면, 환자가 화상을 입지 않도록 한다.

요약

외상은 사망과 장애의 중요한 원인이다. 외상은 많은 사람들에서 동시에 나타나는 무딘손상과 관통상으로 분류된다. 가장 기본적인 수준에서, 외상은 외과적 질환이다. 외상 환자는 적절한 외상센터에서 경험 많은 의료진에게 치료 받을 때 사망과 장애가 줄어든다. 현대 응급 의료 서비스 체계는 지정된 가장 가까운 외상센터로 이송되어 환자의 손상을 적절히 치료하도록 강조해야 한다.

현장 출동 후 결과 분석

차량 충돌 사고 현장인 교차로에 도착한 당신은 운전석 측면에 심각한 충돌이 일어난 차량 한 대를 발견한다. 운전석 문은 안쪽으로 30cm 가량 움푹 들어가 있고, 유리창은 부서져 있다.

1. 어떠한 현장 위험을 예상하는가?

2. 어떠한 손상이 의심되는가?

3. 어떠한 처치를 할 것인가?

이 책 뒷부분에 제시된 해설을 참고한다.

복습 문제

1. 자동차 충돌에서 가장 먼저 외상의 영향을 받는 기관 계통은?
   ① 신경계통 ② 피부계통
   ③ 근골격계통 ④ 심혈관계통

2. 무딘손상의 가장 흔한 원인은?
   ① 말싸움 ② 차량 충돌
   ③ 스포츠 손상 ④ 낙상

3. 특정 물체나 표면의 물리적 에너지 교환이 피부를 통해 신체 내부로 전달되는 것을 _____이라고 한다.
   ① 무딘손상 ② 관통상
   ③ 다발성 장기 외상 ④ 외부 외상

4. 물체의 이동 속력을 두 배로 늘리면, 외상을 발생시키는 힘은 _____이/가 된다.
   ① 절반 ② 두 배
   ③ 세 배 ④ 네 배

5. 특정 물체에 의해 외상이 발생할 가능성을 확인하기 위해서는 _____를 알아야 한다.
   ① 물체의 속력 ② 물체의 무게
   ③ 물체의 모양 ④ 위의 모두

6. 촘촘한 구조로 인해 탄환의 압력파가 매우 효과적으로 전달될 수 있는 여성의 기관은?
   ① 지라 ② 위
   ③ 작은창자 ④ 자궁

7. 급감속을 할 때 둥근인대(ligamentum teres)에 의해 손상 받을 수 있는 기관은?
   ① 심장 ② 간
   ③ 폐 ④ 방광

8. 자동차 충돌을 당한 외상 환자가 2차 충돌로 인해 머리에 손상을 입었다. 이런 손상은 _______로부터 생긴다.
   ① 기관 충돌
   ② 몸 충돌
   ③ 환자를 친 차동차 안의 느슨한 물체
   ④ 좌석 벨트

9. 에어백은 좌석 벨트와 매우 다른 방식으로 작동하고, _____충돌 발생 시 매우 효과적이다.
   ① 전방 ② 후방
   ③ 전복 ④ 회전

10. 아동의 _____으로 인해 차량 충돌에 대한 보호가 어렵다.
    ① 연령 ② 크기 특성
    ③ 신장 ④ 체중

11. 전방 충돌은 환자에게 4가지 이동 경로를 유발한다. 하향식 이동에서 손상은 가장 일반적으로 _____를 포함한다.
    ① 두개골 골절 ② 고관절 골절
    ③ 가로막 파열 ④ 속빈 장기 파열

12. _____는 차량 충돌로 인한 사망의 약 25%를 차지한다.
    ① 차량으로부터의 이탈
    ② 제어된 이동
    ③ 상향식 이동
    ④ 하향식 이동

13. _____충돌이 발생할 때, 중상과치명상에 대한 의심지수는 차량의 손상 정도만 놓고 의심해볼 수 있는 수준보다 훨씬 높다.
    ① 전방 ② 후방
    ③ 측면 ④ 회전

14. 후방 충돌에서 가장 흔하게 손상되는 해부학적 부위는?
    ① 머리 ② 목
    ③ 가슴 ④ 팔다리

15. 폭발하는 동안, 압력파는 어느 부위 손상을 일으킬 수 있나?
    ① 근육 ② 실질 장기
    ③ 속빈 장기 ④ 뼈

16. 폭발에서, 폭발한 물질이 담긴 용기의 파편은 _____이 될 수 있다.
    ① 몸 안으로 들어가는 파편
    ② 몸에 다량의 손상을 제한하는 구조물
    ③ 폭발로부터 2차 폭발을 방해하는 구조물
    ④ 폭발원으로부터 밖이 아닌, 위로 상승하는 파편

17. 가슴손상에서 70~80% 치명률을 가져오는 손상기전은?
    ① 심장의 관통상 ② 흉부 측면의 무딘손상
    ③ 폐의 감속 손상 ④ 폐의 가속 손상

18. 심각한 압좌 손상에서, 중앙 순환계로 방출된 독소는 _____를 유발할 수 있다.
    ① 간 기능 증가 ② 심부정맥
    ③ 증가된 콩팥 배출 ④ 심각한 알칼리증

이 책 뒷부분에 제시된 해답을 참고한다.

참고문헌

1. National Center for Injury Prevention and Control. "Guidelines for Field Triage of Injured Patients." 2011. (Available at www.cdc.gov/fieldtriage.)
2. Lerner, E. B., et al. "Does Mechanism of Injury Predict Trauma Center Need?" Prehosp Emerg Care 15(4) (Oct 2011): 518–525.
3. Centers for Disease Control and Prevention. "Injury Prevention & Control: Motor Vehicle Safety. " (Available at http://www.cdc.gov/motorvehiclesafety/.)
4. Mulholland, S. A., et al. "Prehospital Prediction of the Severity of Blunt Anatomic Injury." J Trauma 64(3) (Mar 2008): 754–760.
5. Staff, T., et al. "A Field Evaluation of Real-Life Motor Vehicle Accidents: Presence of Unrestrained Objects and Their Association with Distribution and Severity of Patients." Accid Anal Prev. 45(2) (Mar 2012); 529–538.
6. Emory, J. "Hybrid Vehicles: Separating Fact from Fiction." Fire Engineering, V162, 7/2009.
7. Tefft, B. C. "Prevalence of Motor Vehicle Crashes Involving Drowsy Drivers, United States 1999–2008." Accid Anal Prev 45(2) (Mar 2012): 180–186.
8. De Rome, L., et al. "Motorcycle Protective Clothing: Protection from Injury or Just the Weather?" Accid Anal Prev 43(6) (Nov 2011): 1893–1900.
9. Wightman, J. and S. Gladish. "Explosions and Blast Injuries." Ann Emerg Med 37(6) (2001): 664–678.
10. Leibovici, D., et al. "Blast Injuries: Bus versus Open-Air Bombings— a Comparative Study of Injuries in Survivors of Open-Air versus Confined Space-Explosions." J Trauma 41(6) (Dec 1996): 1030–1035.
11. Laraque, D., B. Barlow, and M. Durkin. "Prevention of Youth Injuries." J Nat Med Assoc 91(10) (1999): 557–571.
12. Badhe, S., et al."The 'Silent' Compartment Syndrome." Injury 2009 Feb; 40(2): 220-222.
13. Oprel, P.P., et al. "The Acute Compartment Syndrome of the Lower Leg: A Difficult Diagnosis?" Open Orthop J 4 (2010): 115–119.
14. Glantz, L. H., and G. J. Annas. "Handguns, Health, and the Second Amendment." N Engl J Med 360 (2009): 2360–2365.
15. Richardson, E. G., and D. Hemenway. "Homicide, Suicide, and Unintentional Firearm Fatality: Comparing the United States with Other High-Income Countries, 2003." J Trauma 70 (2011): 238–243.
16. Glance, L. G., T. M. Osler, A. W. Dick, D. B. Mukamel, and W. Meredith. "The Survival Measurement and Reporting Trial for Trauma (SMARTT): Background and Study Design." J Trauma 68 (2010): 1491–1497.
17. Demetriades, D., B. Kimbrell, A. Salim, et al. "Trauma Deaths in a Mature Urban Trauma System: Is 'Trimodal' Distribution a Valid Concept?" J Am Coll Surg 201 (2005): 343–348.
18. Demetriades, D., M. Martin, A. Salim, P. Rhee, C. Brown, and L. Chan. "The Effect of Trauma Center Designation and Trauma Volume on Outcome in Specific Severe Injuries." Ann Surg 242 (2005): 512–517.
19. Dougherty, P. J., D. Sherman, N. Dau, and C. Bir. "Ballistic Fractures: Indirect Fractures to Bone." J Trauma 71(5) (Nov 2011): 1381–1384.
20. Glapa, M., et al. "Gunshot Wounds to the Head in Civilian Practice." Am Surg 75(3) (Mar 2009): 233–236.
21. Mabry, E. and J. G. McManus. "Prehospital Advances in the Management of Severe Penetrating Trauma." Crit Care Med 36 (2008): S258–S266.

추가문헌

American College of Surgeons, Committee on Trauma. Advanced Trauma Life Support Course: Student Manual. 9th ed. Chicago: American College of Surgeons, 2012.

American College of Surgeons, Committee on Trauma. Resources for Optimal Care of the Injured Patient. Chicago: American College of Surgeons, 2006.

Campbell, John E. International Trauma Life Support for Prehospital Care Providers. 7th ed. Upper Saddle River, NJ: Pearson/Prentice Hall, 2016.

De Lorenzo, Robert A., and Robert S. Porter. Tactical Emergency Care: Military and Operational Out-of-Hospital Medicine. Upper Saddle River, NJ: Pearson/Prentice Hall, 1999.

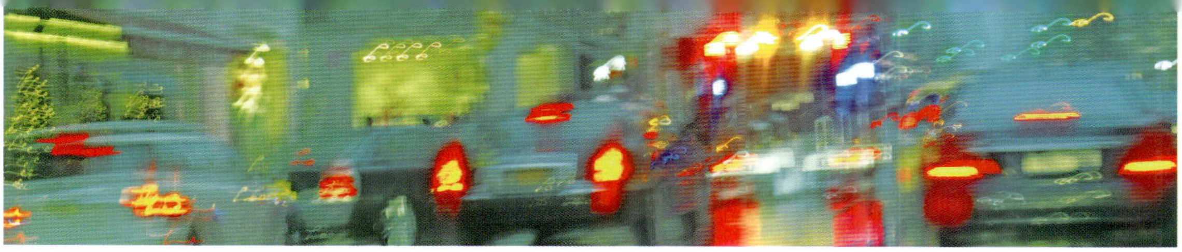

Chapter 3
출혈과 쇼크
Hemorrhage and Shock

Bryan E. Bledsoe, DO, FACEP, FAAEM, EMT-P
Robert S. Porter, MA, EMT-P

단원 표준

외상(출혈)

학습 역량

환자 평가 결과에 역학 및 병리학 원칙을 접목하여 현장에서 본 환자 추정 진단과 이를 통해 중증 손상환자에 대한 종합적 처치 계획을 세운다.

학습 목표

최종 목표

출혈과 쇼크의 병태 생리에 대해 이해하고, 외상 환자의 평가 및 처치를 할 수 있어야 한다.

수행 목표

최종 목표를 달성하기 위해 다음 사항은 필수적이다.

1. 핵심 키워드를 숙지한다.
2. 해부학적, 생리학적 측면에서 혈압의 결정요인들과 심혈관계통의 관계에 대해 요약한다.
3. 정맥/동맥/모세혈관 출혈의 특성과 관련 사항을 설명한다.
4. 출혈 발생 시 일어나는 항상성의 장애와 항상성을 유지하는 신체 보상 기전을 설명한다.
5. 항상성의 과정과 영향 요소를 설명한다.
6. 내부출혈과 외부출혈에 대해 정의하고, 지혈대나 트라넥사믹애시드 주사, 국소지혈제 등을 이용한 적절한 지혈 방법에 대해 숙지한다.
7. 내부출혈이 발생했을 때 어떤 구성요소가 환자관리 계획에 필요한지 정의한다.
8. 출혈의 4단계과정에 관해 연구자료들과 병태생리학적인 관점에서 설명한다.
9. 임산부, 운동 선수, 비만 환자, 아동, 고령자 등의 특수 환자군에 미치는 출혈의 영향을 설명한다.
10. 보상성, 비보상성, 비가역성 쇼크들의 단계에 대해 정의한다.
11. 환자 혈액 손실과 관련해서 평가의 단계에 대해 숙지한다.
12. 저혈량성 쇼크, 분포성 쇼크, 신경성 쇼크, 폐쇄성 쇼크, 심장성 쇼크, 호흡기 쇼크가 발생하는 근본적인 병태생리학적 이유에 대해 자세하게 설명한다.
13. 출혈과 쇼크를 보이는 환자를 확인하는 평가방법을 설명한다.
14. 주어진 다양한 시나리오를 보면서 산소, 정맥주사치료, 약리학, 온열조절을 포함한 환자의 출혈과 쇼크관리에 대해 설명한다.

핵심 키워드

후부하(afterload)
응집(aggregate)
혐기성(anaerobic)
과민성 쇼크(anaphylactic shock)
세동맥(arteriole)
동맥(artery)
모세혈관(capillary)
심수축력(cardiac contractility)
심장성 쇼크(cardiogenic shock)
카테콜아민(catecholamine)
응고인자(clotting factors)
응고 단계(coagulation phase)
응고장애(coagulopathy)
보상성 쇼크(compensated shock)
비보상성 쇼크(decompensated shock)
직접 압박(direct pressure)
코피(비출혈)(epistaxis)
적혈구(erythrocyte)
외인성 경로(extrinsic pathway)
근막(fascia)
피브린(fibrin)
토혈(hematemesis)
혈변(hematochezia)
적혈구 용적률(hematocrit)
혈종(hematoma)
헤모글로빈(hemoglobin)
객혈(hemoptysis)
출혈(hemorrhage)
지혈(hemostasis)
항상성(homeostasis)
정수압(hydrostatic pressure)
저혈량성 쇼크(hypovolemic shock)
사이질 공간(interstitial space)
내인성 경로(intrinsic pathway)
비가역성 쇼크(irreversible shock)
젖산(lactic acid)
흑색변(melena)
미세순환(microcirculation)
신경성 쇼크(neurogenic shock)
교질 삼투압(oncotic pressure)
기립성 저혈압(orthostatic hypotension)
말초혈관저항(peripheral vascular resistance)
혈소판(platelet)
혈소판 단계(platelet phase)
전부하(preload)
맥압(pulse pressure)
패혈성 쇼크(septic shock)
쇼크(shock)
박출량(stroke volume)
기울기 검사(tilt test)
지혈대(tourniquet)
트라넥사믹애시드(tranexamic acid(TXA))
혈관기(vascular phase)
정맥(vein)

사례 연구

구급차가 공동 구조 요청을 받는다. 인근 지역에서 불도저가 전복되어 39세의 남성이 깔린 사고가 발생하여, 기본소생술 구급차에서 추가 지원이 필요하기 때문이다.

사고 현장에 도착한 응급구조사 데이브 펠비와 동료 에드 루쉬는 두 명의 응급구조사로부터 켄이라는 남성 환자에 대한 보고를 받는다. 데이브와 에드는 환자를 평가했고, 환자가 명료한 의식과 정상적인 지남력을 보이는 것을 발견한다. 환자의 기도와 호흡, 맥박의 수치와 강도가 정상 수준이었고, 환자의 골반과 하지는 불도저의 측면 방향에 깔려 있다. 구조팀은 데이브와 에드에게 불도저를 들어올려 제거하는데 최소 15분은 걸릴 것이라 했다. 일차 평가를 마친 데이브는 환자의 기도, 호흡, 순환에서 문제가 되는 증상과 징후가 발견되지 않는 것으로 확인한다. 데이브와 에드는 환자를 추가적인 처치와 이송이 필요한 잠재적 불안정 환자로 분류한다. 다른 응급구조사가 이미 환자에게 비재호흡 마스크를 통해 분당 15리터의 산소를 공급했다.

이후 데이브는 이차 평가의 일환으로 빠른 외상 평가를 실시한다. 환자의 호흡음은 정상이었지만, 발의 감각을 감지하지 못하는 것을 발견한다. 불도저와 환자의 위치를 관찰하던 데이브는 골반 출혈을 강하게 의심하고, 불도저가 들어 올려질 경우 내/외출혈이 증가할 것으로 예상한다. 활력징후를 측정하던 에드는 환자의 혈압이 110/68, 강하게 뛰는 맥박은 분당 90회, 호흡은 24회, 산소 포화도는 99%인 것으로 보고한다. 산소 공급을 중단하고 (99mmHg에 머물러 있는) 산소 포화도를 지켜보는 에드는 산소 포화도가 90% 이하로 떨어질 경우 산소 재 공급을 할 수 있는 준비를 하고 있다.

데이브는 정맥로를 확보한 상태에서 바늘 크기가 큰 카테터를 통해 생리 식염수 2팩을 신속하게 투여한다. 척추 고정판을 들고 온 에드는 환자로부터 예상되는 골반 손상을 위해 골반 지지대(pelvic sling)를 준비한다. 또한 데이브는 불도저가 들어 올려질 경우 축척된 독소가 혈류를 타고 흐를 때 발생할 수 있는 심장 변화에 대비하여 12유도 심전도 측정을 준비한다. 불도저를 들어올릴 장비가 마련되는 동안, 응급구조사들은 환자와 대화를 하며 응급 처치의 다양한 단계를 설명한다. 에드는 매 5분마다 환자의 활력징후를 확인하고, 데이브는 활력징후와 산소포화도가 정상 수치로 유지되고 있음을 기록한다.

구조팀이 서서히 불도저를 들어올리면서, 데이브와 에드는 환자를 준비된 고정판에 신속하게 눕힌다. 이 과정에서 환자가 골반, 양쪽 넙다리뼈, 왼쪽 정강뼈의 파열과 매우 경미한 외출혈을 겪고 있는 것이 확인되었다. 에드는 환자의 불안정한 골반을 중심으로 쇼크방지용 바지를 착용시키고, 환자를 척추 고정판에 고정시킨다.

고통을 호소하는 환자는 점점 안절부절 못하며 일어서려 하다 이내 곧 무기력해진다. 산소포화도 측정기에 측정된 산소 포화도는 94%로 떨어지면서 불규칙적인 변화를 보였다. 촉진으로 확인한 환자 맥박은 분당 160회로 약하고 빠르게 뛰었고, 수축기 혈압은 80mmHg였다. 확보된 2개의 정맥로를 최대한 열고 1,000ml의 수액이 다음 혈압 측정 전까지 투여된다. 에드는 비재호흡 산소 마스크를 통해 산소(분당 15리터)를 재 공급한다. 시간이 지남에 따라 환자의 의식은 좋아졌으나, 맥박수는 여전히 상승되어 있다.

병원에 도착했을 때 환자의 수축기 혈압은 약 80mmHg, 심박수는 분당 140회였다. 500ml 수액이 신속하게 반복 투여되고, 환자의 수축기 혈압을 다시 측정한다. 수축기 혈압은 82mmHg, 맥박은 분당 116회이다. 활력징후, 심전도 모니터, 요배설량을 지켜보던 응급실 외과의사는 20ml/kg 생리식염수를 일시에 반복 투여하여 비가역성 쇼크와 압좌 손상으로 인한 고칼륨혈증과 산혈증 상태를 완화시킨다. 골반과 하지에서 대량 출혈이 있는 것으로 추정되므로 적합한 혈액이 투여되었다. 하지에 대한 CT 스캔 결과 복합골절이 발견되었고, 불안정한 골반 골절에 대한 외부 고정 수술의 필요성이 확인되었다.

환자는 건강한 신체 조건과 전문적인 병원 전, 응급실, 병원 내 치료로 인해, 수술을 무리 없이 견뎌낸다. 하지만 복합골절로 인해 환자의 재활 기간은 1년 이상 지속된다.

출혈과 쇼크 개요

쇼크(shock)는 가장 근본적인 차원에서 '부적절한 조직 관류 상태'라고 정의할 수 있다. 간단한 의학적 정의를 넘어서 쇼크는 일상적인 정상기능과 **항상성(homeostasis)**과 죽음 사이의 복잡한 전환 단계이다. 쇼크는 모든 외상 환자 사망의 기저에 깔려있는 요인이고, 더 이상 신체가 질병 및 질환을 보상하지 못하는 심각한 수준에 이르기 전까지는 아주 제한적인 증상과 징후만을 보이는 경우가 많다. 그러한 경우 환자는 빠르게, 돌이킬 수 없이 목숨을 잃는다. 이로 인하여 응급구조사는 쇼크의 과정을 이해하고, 초기에 증상과 징후를 발견하고, 신속하고 적극적인 처치를 해야 한다.

외상과 관련해 가장 일반적인 쇼크의 형태는 출혈성 쇼크이며, 3장의 뒷부분에 있는 저혈량성 쇼크–"쇼크의 원인론(Etiology of Shock)"에서 살펴보도록 한다. 출혈성 쇼크는 혈관 부의의 내부 및 외부적 혈액 손실로 인해 발생한다. 이를 **출혈(hemorrhage)**이라고 한다. 출혈은 저절로 멈출만큼 경미할 수도 있고, (더 이상 신체 내 세포로 보낼 혈액이 심장에 남아있지 않을 때까지 계속될 만큼) 심각할 수도 있다. 출혈은 외상의 결과로 자주 발생하고, 외상 환자의 쇼크와 사망의 일반적인 원인이다.

모든 사람이 외상, 쇼크, 외상 사망의 영향으로부터 자유롭지 못하지만, 가장 외상 사망의 위험도가 높은 인구는 청년층 남성이다. 거침없이 위험을 감수하는 행동과 안전을 무시하는 태도로 인해 남성 청년층이 외상 사망 인구의 약 75%를 차지한다. 청년층 남성의 경우, 외상의 사망 및 장애 발생률을 행동 수정과 교육을 통해 효과적으로 개선할 수 있다.

3장은 출혈과 관련하여 심혈관계에 대한 간단한 설명을 제공한다. 또한 생명을 위협하는 공격에 의해 신체에 발생한 출혈과 쇼크를 발견하고 처치하는 방법을 설명한다.

출혈

순환계

심혈관계로도 불리는 순환계는 세 개의 기본적 요소로 구성되어 있으며 이는 심장, 혈관, 혈액으로 구성되어 있다. 이 세 가지 구성 요소는 일정하고 안정적인 신체 상태를 유지하는 능력인 항상성에 기여하고, 일반적으로 신체가 쇼크 상태에 빠지기 시작하거나 빠졌을 때 큰 역할을 한다.

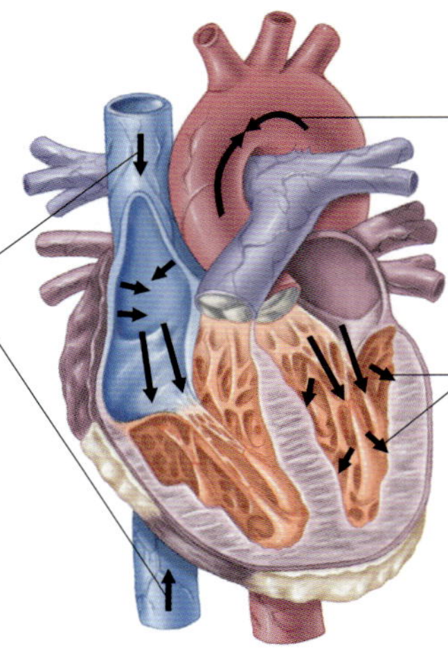

그림 3-1 일회 박출량에 영향을 미치는 요소

심장

혈액은 심장이 적절하게 펌프(pump)해 주는 혈관계를 따라 움직인다. 매 박동마다 심장에서 방출되는 혈액의 양은 **일회 박출량**(stroke volume)이라고 하고, 심장으로의 혈**류(전부하, preload)**, 심장의 수축 강도(**심수축력,** cardiac contractility), 심장으로부터의 혈액 유출에 대한 저항(**후부하,** afterload) 또는 말초혈관저항에 의해 결정된다(그림 3-1).

심장은 분당 심박수 50~180에서 효율적인 펌프 기능을 유지한다. 심박수가 50 이하인 경우, 고도로 단련된 운동 선수가 아닌 이상 심박출량이 충분치 않다. 심박수 180 이상의 경우, 고도로 단련된 운동 선수가 아닌 이상 심실 충만, 일회 박출량, 심박출량과 마찬가지로 심장으로 다시 유입되는 혈액량이 감소한다. 신체가 휴식 상태에서 심장은 일반적으로 분당 70회의 심박수를 보이고, 매 박동마다 70ml의 혈액을 이동시킨다. 정상적인 심박출량은 약 분당 5L(혈액 70mL ×70 bpm = 4.9L)이다.

혈관계

신체 조직 간의 혈액을 공급하는 혈관이 여러 다발로 묶여있는 혈관계는 세 유형의 혈관인 동맥, 모세혈관, 정맥으로 구성된다. 가장 크기가 작은 동맥과 정맥은 근육질이고, 각각 세동맥과 세정맥이라 부른다. 세동맥, 모세혈관, 세정맥은 미세 순환계(microcirculation)라고 부른다(그림 3-2).

동맥 전체 혈액량의 약 13% 정도를 포함하는 **동맥**(arteries)은 (동맥의 최대 직경을 결정하는) 두꺼운 혈관바깥막을 가지고 있다. 가장 크기가 큰 대동맥은 압력에 의해 혈액을 장기, 사지, 기타 신체 부위로 공급하고, 이 곳에서 맥박을 느낄 수 있다. 가장 크기가 작은 **세동맥**(arterioles)은 내강의 크기를 변화시키고 장기로 공급되는 혈류를 조절하는 놀라운 능력을 보유하고, **말초혈관저항**(peripheral vascular resistance)의 주요 결정 요소이다.

말초혈관저항(후부하)은 평균 동맥압(MAP: mean arterial pressure)에 의해 측정되고, 공식은 다음과 같다.

평균 동맥압 = (이완기 혈압 + 이완기 혈압 + 수축기 혈압) / 3

평균 동맥압은 세동맥으로 혈액을 공급하는 동맥에 의해 적절하게 유지된다. 혈액이 세동맥에서 모세혈

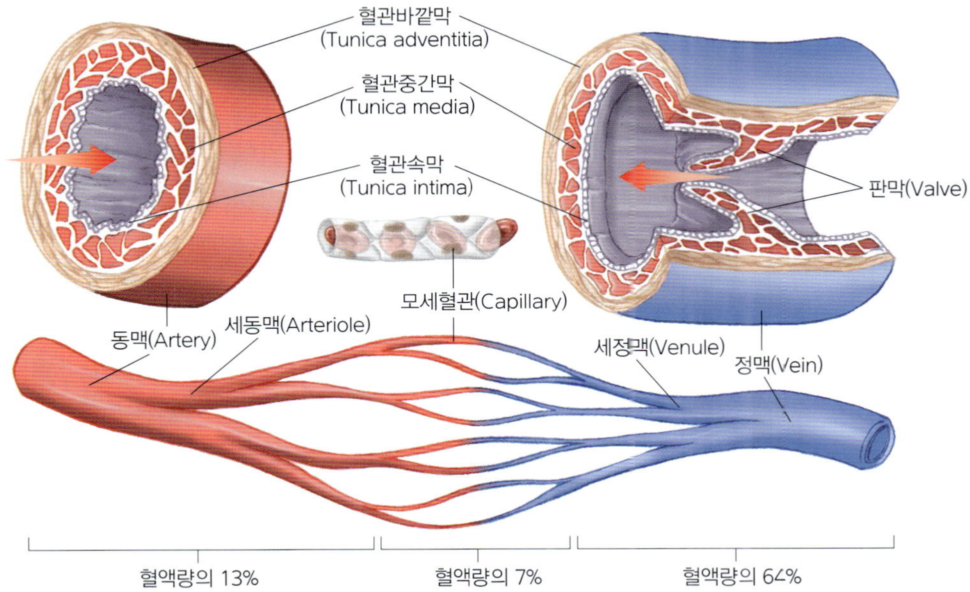

그림 3-2 혈관계는 심장으로부터 신체 조직과 등까지 연속적으로 연결된 유연한 관이 여러 다발로 구성된다. 동맥은 산소화된 혈액을 공급하고, 모세혈관은 산소 및 영양/노폐물 교환이 일어나는 장소이며, 정맥은 혈액을 심장으로 되돌려 보낸다.

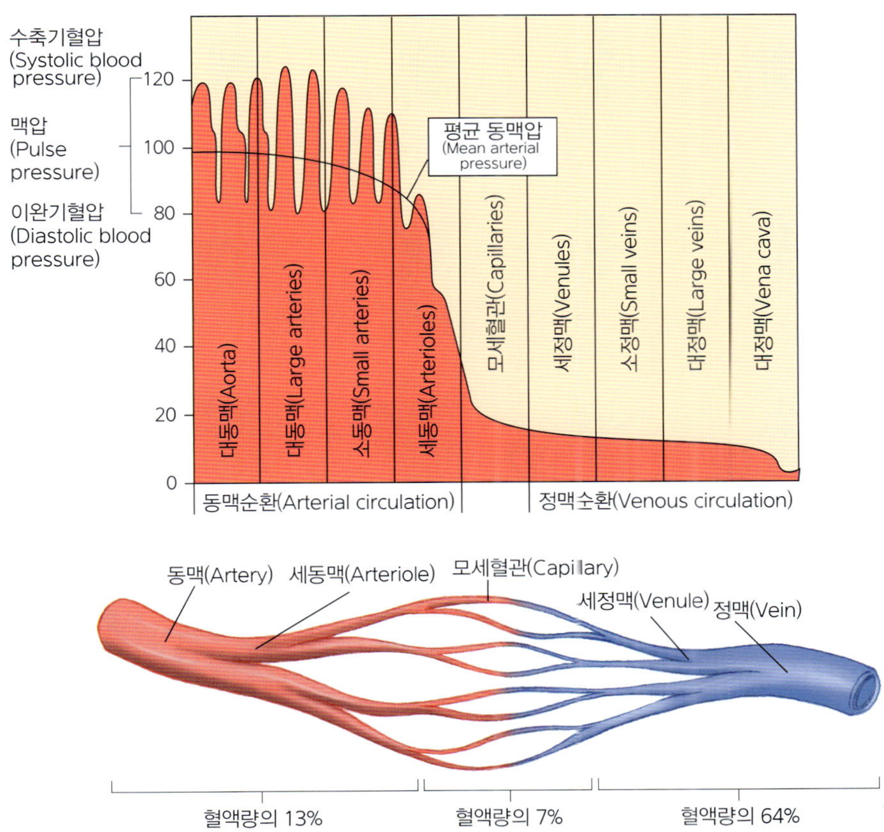

그림 3-3 혈관 내 혈액 공급과 순환 조절

내용 요약

➤ 출혈의 유형
- 모세혈관 출혈
- 정맥 출혈
- 동맥 출혈

아마도 내부출혈의 경우 응급구조사가 병원전 단계에서 중증 정맥 출혈과 동맥 출혈의 유형을 구분하기 어렵다.

관으로 이동하면서 평균 동맥압은 80mmHg에서 약 30mmHg로 감소한다. 혈액이 모세혈관 끝까지 이동하고 나면, 평균 동맥압이 급감한다. 혈액은 약 18mmHg의 압력으로 혈관계에 유입된다. 혈액이 심장으로 돌아오면 혈관의 압력이 계속해서 감소되어서 10mmHg 이하가 된다(그림 3-3).

모세혈관 **모세혈관**(capillaries)은 적혈구가 일렬로 통과할 수 있을 정도의 아주 작은 혈관으로 모든 신체 세포에 근접해 있고, 전체 혈액량의 7%를 차지하고 있다. 모세혈관의 막은 세포 하나 크기이기 때문에, **사이질**에서 혹은 사이질로부터의 가스와 대사 기질의 효율적인 움직임이 가능해진다. 모세혈관은 견고한 관이 아니지만 모세혈관막의 세포 사이에는 작은 공간이 있다. 혈액이 모세혈관으로 흐르면서, 정수압에 의해 모세혈관의 체액이 (산소와 영양소와 함께) 사이질로 밀려들어간다. 혈액이 모세혈관의 원위부로 이동하면서 **정수압**(hydrostatic pressure)은 급감하고, 혈장 속의 단백질 성분에 의한 압력(**삼투압**, oncotic pressure)이 (이산화탄소와 노폐물과 함께) 체액을 모세혈관으로 다시 되돌려 보낸다. 이렇듯 혈관에서 혹은 혈관으로 체액이 이동하는 것은 순여과(net filtration)라 한다.

정맥 **정맥**(veins)은 전체 혈액량의 64% 가량을 포함하고 (그렇기 때문에 수용혈관이라고 불리고), 혈액을 모아 심장으로 되돌려 보내며, 혈관막 내부에 소량의 결합 조직(혈관바깥막)과 근육(혈관중간막)이 있다. 정맥의 근육은 한정적이지만, 정맥이 수축하면 정맥의 혈관 용적이 급감하고 최대 1리터에 달하는 혈액(전체 순환 혈액량의 20% 가량)을 활성 순환계로 전환한다. 이러한 정맥 수축은 저혈량성 쇼크의 초기 단계에서 정맥환류(전부하)를 유지하는 데에 매우 효과적이다.

혈액

혈액은 세포, 단백질, 수분 기타 심혈관계에서 혈류를 따라 흐르는 요소의 집합체이다. 혈액의 액체 부분인 혈장은 전체 혈액량의 55% 가량을 차지하고 주로 수분, 일부 용존염류, 단백질, 기타 필요 성분으로 구성된다. **적혈구**(erythrocytes)는 전체 혈액량의 45%의 대부분을 차지한다(**적혈구 용적률**, hematocrit). 적혈구는 허파꽈리로부터 세포까지 산소를 공급하는 **헤모글로빈**(hemoglobin)을 포함한다. 폐 속의 일부 압력에서 산소를 확보하는 헤모글로빈의 능력과 세포속 일부 압력에서 (확보된) 산소를 방출하는 능력에 대한 곡선 그래프는 산소화 헤모글로빈 해리 곡선으로 설명된다(그림 3-4). 헤모글로빈은 또한 세포에서 폐까지 이산화탄소를 전달하기도 한다.

혈관 세포 중에서 두번째로 자주 접할 수 있는 것은 혈소판(platelet)이다. 작고 불규칙적으로 생긴 세포질 조각인 혈소판은 혈액응고와 손상된 혈관 복구에 중요한 역할을 한다.

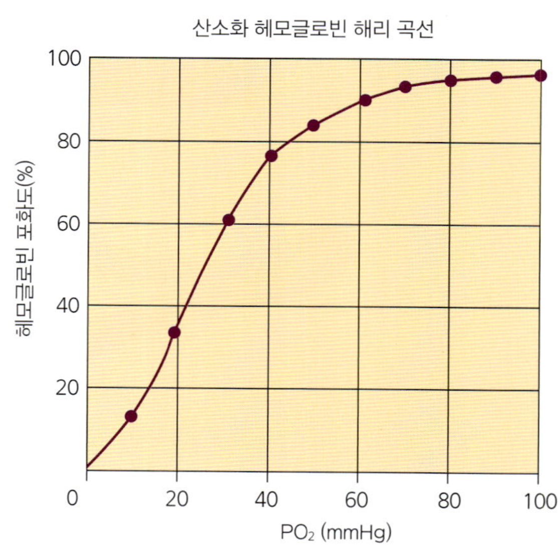

그림 3-4 산소화 헤모글로빈 해리 곡선

출혈의 분류

출혈은 혈관 손상으로 인해 혈관 공간으로부터 발생하는 혈액 손실을 말한다. 이는 모든 혈액 유형(혈장과 적혈구)의 손실을 의미하고, 신체 외부 표면으로 혹은 신체 내부에서 혈액 손실이 발생할 수 있다. 일반적으로 출혈은 손상된 혈관의 유형에 의해 모세혈관, 정맥, 동맥 출혈로 분류된다.

모세혈관 출혈은 가장 크기가 작은 혈관과 연관이 있고, 상처 부위로부터 혈액이 스며나온다. 이러한 출혈은 보통 찰과상에 의해 유발되고 스스로 응고된다. 스며나오는 혈액은 산소화가 잘 되었기 때문에 밝은 분홍빛을 띤다.

정맥 출혈은 혈액이 빠르게 흐르지만, 모세혈관 출혈과 마찬가지로 몇 분 안되어 지혈이 된다. 정맥 출혈로 손실된 혈액은 모세혈관을 지나면서 산소를 많이 잃었기 때문에 암적색을 띤다. 정맥 출혈량은 가끔씩 매우 클 수도 있다.

동맥 출혈의 경우, 혈액이 급속하게 흘러나오고 창상 부위로부터 솟구치는 경우가 많다. 동맥 혈류와 압력과 혈관 크기 때문에 방출되는 혈액량은 아주 많을 수 있다. 동맥 출혈이 발생하면 혈액이 솟구치는 이유는 동맥에서의 혈압 변동이 혈액 손실을 유발하기 때문이다. 모세혈관이나 정맥 출혈에 비해 동맥 출혈은 더 장시간 동안 혈액이 손실되고, 손실량과 속도가 압도적으로 높다.

출혈 유형을 확인하는 것은 쉽지만 상처 부위 깊이와 양상에 따라 종종 정맥 출혈과 동맥 출혈을 구분하는 것이 어려운 경우가 많다. 내부출혈은 응급구조사가 병원전 단계에서 출혈 유형을 확실하게 구분하기 어렵다.

지혈

신체는 출혈에 대해 3가지 복잡한 단계로 구성된 **지혈**(hemostasis) 과정을 통해 반응한다. 혈관이 찢겨 혈액 손실이 시작되면, 혈관벽 내부의 평활근이 수축하기 시작한다. 이로 인해 혈관은 상처 부위 속으로 당겨지면서 혈관벽이 두꺼워지고, 내강이 감소한다. 이러한 움직임으로 인해 혈관을 통해 그리고 상처 밖으로 흐르는 혈액의 속도와 양이 줄어든다. 이것이 지혈의 **혈관기**(vascular phase)이다.

동시에 손상은 혈관의 부드러운 내벽(혈관 내막)을 방해하여 와류를 만든다. 급속한 혈류와 손상된 혈관벽에 의해 방출된 여러 물질로 인해서 끈적해진다. 점성이 높아진 혈소판은 서로 달라붙고, 혈관의 내부 표면의 손상에 노출된 콜라겐 섬유(단백질 섬유)에 붙는다. 또한 주변의 혈관벽도 끈적해지고, 만약 모세혈관, 소동맥, 소정맥처럼 혈관이 작을 경우, 혈관벽이 서로 달라붙어 혈류를 막게 된다. 일단 **혈소판이 혈관벽에 달라붙으면** 혈소판들이 모여서 다른 혈소판들을 모은다. 이러한 단계가 **혈소판기**이며 혈액응고의 두번째 단계이다. 이러한 반응은 출혈후 즉시 일어나며 모세혈관, 세정맥, 세동맥의 출혈을 효과적으로 멈추게 한다. 이러한 출혈 조절 반응이 신속한 방법이기는 하지만 이로 인해 생긴 응괴는 불안정하다.

시간이 지남에 따라 상처는 **응고**라는 마지막 단계를 거친다. 이 시기는 **응고인자**가 활성화되어 혈류로 들어가면서 복잡한 반응을 일으킨다. 이러한 혈액응고인자(특정 단백질)는 손상된 혈관벽 및 주위 조직(**외인성 경로**, extrinsic pathway)으로부터 또는 손상된 혈소판으르부터(**내인성 경로**, intrinsic pathway) 또는 두 경로로부터 나오게 된다. 이러한 응고인자의 방출은 (섬유소라 부르는 견고한 단백질 섬유를 형성하는) 일련의 화학 반응을 유도시켜 피브린(**섬유소**, fibrin)이라고 부르는 강력한 단백질 섬유를 형성시키며 피브린은 적혈구와 결합하여 더 강한 응괴를 만들게 된다. 이로 인해 가장 심각한 출혈을 제외한 모든 출혈을 멈추게 하는 견고한 응고 작용이 일어난다. 혈액이 응고되기까지는 보통 7~10분이 소요된다. 시간이 지남에 따라 응고물의 단백질 그물망에 갇혀

내용 요약

➤ 지혈의 단계
- 혈관기
- 혈소판기
- 응고기

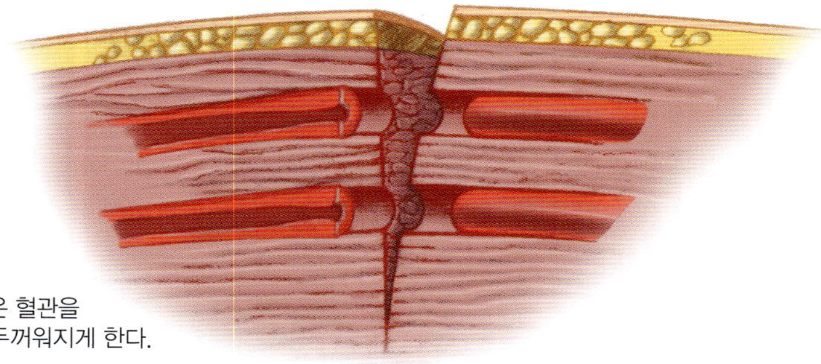

a. 측면에서 발생한 열상은 혈관을 수축시키고 혈관벽이 두꺼워지게 한다.

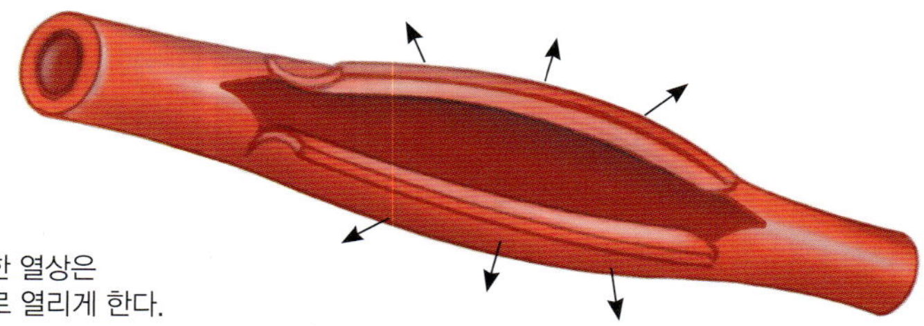

b. 세로로 발생한 열상은 혈관이 밖으로 열리게 한다.

그림 3-5 혈관 손상의 유형에 따라 출혈의 특성이 달라지는 경우가 많다.

있는 세포가 서서히 수축하면서, 개방창과 손상된 혈관벽을 닫는다.

상처의 양상이 출혈과 혈액응고 반응속도와 질에 영향을 미친다. 만약 상처가 측면에서 혈관을 깨끗하게 절단시킨것이라면 혈관의 근육이 수축한다. 이는 혈관을 주위조직으로 당겨서 혈관중간층을 두껍게 하여 혈관 내경을 좁게 하고 혈류를 감소시켜 혈액응고기전을 돕는다(그림 3-5). 만약 혈관이 세로로 절단된 경우 평활근 수축이 혈관내부를 밖으로 노출시키게 되어 혈관은 조직 속으로 묻히지 못하고 혈관수축이 안되어 계속 심한 출혈을 야기한다. 압좌 손상이 종종 이러한 형태의 손상을 야기한다. 만약 심한 출혈이 계속되면 저혈압이 손상부위의 혈압을 낮추게 되어 혈류를 제한하게 되고 혈액응고가 진행되어 효율적인 응고기전을 향상시킨다.

혈액응고과정과 관련된 요소

혈액응고 과정은 다양한 요소들에 의해 영향을 받을 수 있다. 예를 들어 골절의 도수처치와 같은 상처부위의 움직임은 이미 만들어진 응괴를 약하게 하고 피브린 가닥 형성을 방해한다. 이러한 이유 때문에 즉각적인 골절 고정술(부목)이 유익하다.

심각한 출혈 시 시행되는 집중적인 수액처치는 혈액응고에 부정적인 영향을 미친다. 집중적인 수액처치는 혈압을 상승시켜 이미 형성된 응괴를 밀어내려는 압력으로 작용하며 수액처치에 사용되는 수분과 염분이 응고요소와 혈소판을 희석시켜 혈액응고과정을 방해한다. 병원전 수액 소생술은 현재 내인성 및 외인성 출혈로 손실된 적혈구를 대체하지 못한다. 이러한 희석 과정은 혈액의 산소 공급력과 신체 조직으로의 산소 공급 능력을 약화시킨다. 그렇기 때문에 병원전 소생 단계에서 적시에 적절한 양의 수액을 공급하는 것과 전해질과 함께 발생된 수분 과잉으로 유발될 수 있는 문제점을 피하기 위해 신경을 써야 한다.

내용 요약

- ➤ 응고 과정을 방해하는 요소
  - 상처 부위의 움직임
  - 집중적 수액 치료
  - 체온저하
  - 아스피린, 헤파린, 와파린과 같은 약물
- ➤ 상처 부위에 대한 즉각적인 고정(부목)은 응고 과정을 돕는다.

환자의 체온 또한 응고 과정에 영향을 미친다. 쇼크 상태에서 그럴 수 있듯이 체온이 정상 수준이하로 떨어지면, 응고 과정은 그 전만큼 신속하거나 효과적이지 않게 된다. 따라서, 심각한 출혈이 발생한 환자의 체온을 따뜻하게 유지시키는 것은 매우 중요하다.

심장 마비, 뇌졸증, 기타 혈관 질환을 예방 혹은 제한하기 위해 복용하는 약물은 신체의 응고 능력과 내부/외부 출혈을 지혈시키는 능력을 방해할 수 있다. 예를 들어 아스피린은 손상 후 응집 반응을 유발하는 혈소판 표면의 효소를 억제한다. 이부프로펜과 기타 비스테로이드성 소염제(NASAID: nonsteroid anti-inflammatory drugs)는 이와 비슷하지만 일시적인 효과를 유발한다. 플라빅스(clopidogrel)는 (혈소판에 의한 ATP 사용을 제한하여 죽상동맥경화증의 발병을 감소시키는) 혈소판 응집 억제제이다. 항응고제로 알려진 헤파린, 에녹사파린(Lovenox), 와파린(Coumadin), 다비가트린(Pradaxa)은 안정적인 응고물을 형성하는 단백질 섬유의 정상적인 생성을 방해한다. 이러한 약물은 심혈관 질환 환자로부터 혈전증과 색전이 발생하는 것을 방지할 수 있지만, 이 환자가 손상을 입었을 때는 출혈을 지연시키거나 악화시킬 수 있다. 응급구조사는 외상환자가 혈액의 응고를 지연시키거나 출혈을 악화시키는 약물의 복용 여부에 대한 정보를 빠르게 수집하는 것이 중요하다.

출혈의 조절

출혈은 내부나 외부에서부터 발생할 수 있다. 외인성 출혈의 경우 현장에서 취할 수 있는 조치가 많지만, 내출혈의 경우 병원전 처치는 조기 발견, 쇼크 처치, 신속한 환자 이송으로 제한된다.

외부출혈

대부분의 외부출혈은 발견과 조절이 비교적 쉽다. 하지만 환자의 옷이나 자세로 인해 심각한 혈액 손실이 가려질 수도 있다는 점을 기억해야 한다. 응급구조사는 일차 평가시 항상 계속되는 심각한 외부출혈을 찾고 배제시켜야 한다.

작은 혈관에서 발생하는 모세혈관/정맥 출혈은 대부분 상처 부위를 붕대로 단단히 매는 것으로 조절할 수 있다. 붕대는 급속하게 혈류를 느리게 만들고 자연스러운 응고 기전을 돕는다. 대정맥과 좀 더 크기가 작은 동맥에서 출혈이 발생하면, 상처에서 흘러나오는 혈액량과 잇따르는 압력이 다소 높아진다. 응급구조사는 붕대와 상처 부위에 직접 압박을 가해 혈액의 손실 속도를 늦춰야 한다. 손상이 동맥까지 되었거나 상처 부위에 압박을 가하기가 어려울 경우, 출혈 부위를 정확히 파악하고 **직접 압박**(direct pressure)을 가해야 한다. 동맥 출혈에 작용되는 힘은 수축기 혈압이다. 드레싱과 압박붕대로 유지된 상태에서 출혈부위를 손가락으로 조심스럽게 압력을 가하는 것이 가장 효과적이고 수축기 혈압을 뛰어넘을 수 있다. 신중하게 직접 압박을 가할 경우 사실상 모든 유형의 출혈을 멈추게 할 수 있다. 직접 압박을 제대로 실시할 경우, 지혈대를 사용할 필요가 없다.

지혈대를 사용할 때는 신중할 필요가 있다. 직접 압박으로는 도저히 조절될 수 없는 지속적인 치명적 출혈일 경우에만 지혈대를 사용한다. 일반환자를 대상으로 지혈대가 사용되는 경우는 많지 않고, 지혈대 자체의 위험성도 적지 않다. 동맥압보다 낮은 압력으로 지혈대를 작용시킬 경우, 지혈대가 방출되려는 정맥 혈류를 제한할지라도 혈액이 계속해서 사지로 전달된다. 이에 출혈 속도와 마찬가지로 사지의 동맥압과 정맥압이 상승한다. 지혈대가 효과적으로 사지로 가는 혈류를 막을 경우 혈액 손실이 멈추지만, 원위부 사지로의 혈액 순환도 정지된다. 이렇게 관류가 상실될 경우, **젖산**(lactic acid)과 칼륨 및 **혐기성** 대사 물질이 정체된 혈액에 축적된다. 지혈대가 풀릴 경우, 이러한 독소가 다시 흐르는 혈류를 타고 중심 순환계로 들어가 환자에게 치명적인 결과를 초래할 수 있다(그림 3-6). 다라서 이미 지혈대를 작용시킨 상황이라면, 환자의 혈액 교체가 가능하고 재관류의 부작용에 충분히 대응할 수 있는 병원 응급실이나 의료 시설에 도착하기 전까지 풀어서는 안된다.

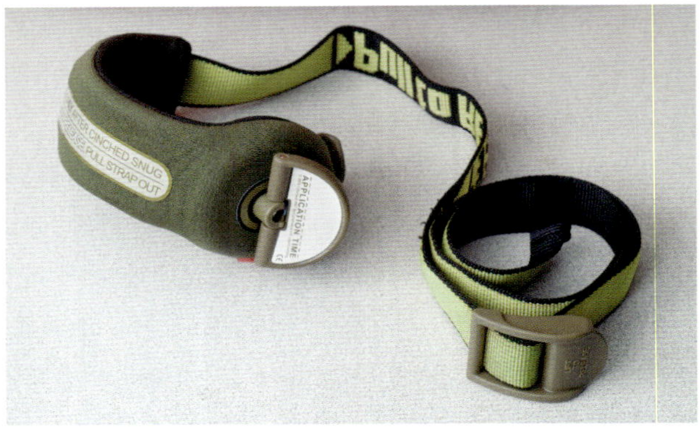

그림 3–6 지혈대를 갑작스럽게 풀 경우 축적된 독소가 중심 순환계로 전달되어 환자에게 치명적인 결과를 가져올 수 있다.

지혈대를 꼭 사용해야 하는 경우라면 시중에서 구매 가능한 제품을 사용해야 한다. 지혈대가 없다면, 넥타이나 벨트 혹은 혈압 측정용 커프를 사용한다. 얇거나 폭이 좁고 조이는 장비는 지혈대 아래에 눌린 동맥, 신경, 연부조직을 손상시킬 수 있다. 연부조직 손상의 위험성과 더욱 심각해지는 출혈에도 불구하고, 지혈대는 치명적인 동맥 출혈을 멈추는데 필수적일 수 있다. 군사용 지혈대의 최근 사용 사례를 보면, 교전으로 인해 총알이 빗발치는 (그렇기 때문에 외출혈을 치료하는 응급구조사에게도 심각한 생명의 위협이 있는) 응급처치 환경에서 지혈대가 효과적이라는 것을 확인할 수 있다. 또한 지혈대는 고속 총상으로 인한 심각한 사지 손상과 폭발로 인한 사지 절단에 대한 처치 과정에 있어서 효과적이다. 이러한 환경에서의 신속한 지혈대 사용은 환자 결과를 개선시킨다는 점이 확인되었다. 이로 인해 지혈대의 기술이 상당히 진보하였지만, 민간인 치료 환경에서 지혈대의 사용을 일차 치료 절차에 포함해야 한다는 필요성은 아직 검증되지 않았다. 다수의 사상자가 발생하는 환경에서 지혈대를 사용하면, (응급구조사가 환자 개개인을 모두 치료할만한 시간적 여유가 부족할 때) 심각한 동맥 출혈을 신속히 멈추게 할 수 있다.

내부출혈

내부출혈은 거의 모든 심한 타박상/관통상과 연관된다. 외부출혈과 마찬가지로 내부출혈은 모세혈관, 정맥, 동맥 출혈에 연관될 수 있다. 혈액은 사이질 공간에 축적되어 겉으로 드러난 혹은 안에 숨겨진 좌상을 유발하거나, 여러 층의 신체 조직(**근막**, fascia) 사이에 밀려들어가 **혈종**(hematoma)을 형성할 수도 있다. 대부분의 내부출혈에서 (신체 조직이나 근막 내부의 압력이 혈액 손실을 조절하기 때문에) 혈액 손실은 제한적이다. 하지만 크기가 큰 좌상, 연부조직 손상, (특히 넙다리나 엉덩이와 같이 부피가 큰 근육 부위에 발생한) 혈종은 혈액과 체액 손실에 적지 않은 영향을 미친다. 위팔뼈, 정강뼈, 종아리뼈 골절의 경우 500~700ml의 혈액 손실을 야기하지만, 넙다리뼈 골절로 인한 혈액 손실은 1,500ml에 이를 수도 있다. 골반 골절은 더욱 많은 출혈을 야기할 수 있다.

지속적인 출혈에 대한 저항력은 흉부, 복부(후복강), 골반과 같은 커다란 체강에서 형성되지 않는다. 출혈은 정상적인 응고 과정, 혈압의 급감, 외과 수술적 개입에 의해 정지되기 전까지는 완화되지 않는다.

심각한 내부출혈을 가장 잘 알려주는 지표는 국소적 손상의 증상과 징후와 혈액 손실과 쇼크의 조기 증상과 징후이다. 환자가 흉부, 복부, 골반 부위에 심각한 외상을 입은 경우, 지속적이고 조절 불가능한 심각한 출혈을 예상해야 한다. 이러한 환자는 신중하게 평가를 한 뒤, 혹시나 손상되었을 혈관이나 장기에 대한 외과적 수술을 위해 외상센터나 적절한 의료 기관으로 신속히 이송해야 한다. 최근의 연구 결과는 손상기전이 한때 생각했던 것처럼 손상의 심각도에 대한 좋은 기준은 아니라고 한다. 손상기전은 손상 부위를 찾거나 특정 손상의 증상과 징후가 발견될 만한 곳으로 평가 방향을 유도하는데 큰 도움이 된다. 환자 이송의 우선 순위를 결정하는데 있어 손상기전은 활력징후와 글라스고우 혼수 척도에 대한 신중한 평가가 함께 사용되어야 한다.

응급구조사는 환자에 대한 효과적인 고정술을 통해 사지의 자연적인 내부출혈 조절 기전을 도울 수 있다. 앞서 설명한 바와 같이, 특히 긴뼈 골절과 같은 경우 지속적으로 손상부위를 움직이게 되어 응고 과정을 방해하고, 추가적인 연부조직, 신경, 혈관 손상을 야기하고, 지속적인 혈액 손실을 야기시킨다. 하지만 심각하거나 다발성 외상 환자의 경우, 현장에서 고정하기 위해 시간을 너무 허비하지 않아야 한다. 대신 환자를 긴 척추 고정판에 고정시키고 신속히 병원으로 이송한다. 병원으로 이송하는 동안 시간이 허락한다면 각각의 사지에 부목을 적용하면 된다.

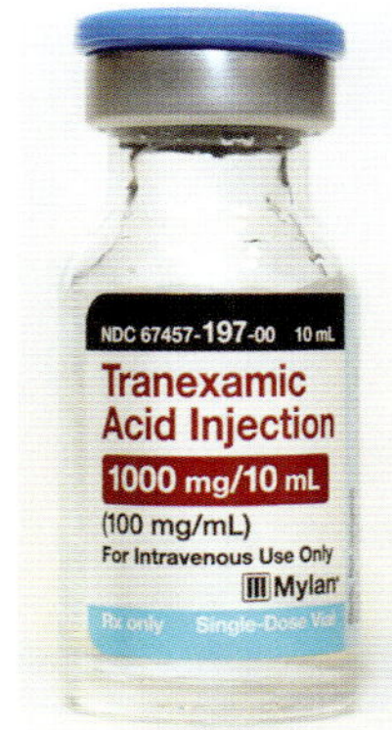

그림 3-7 많은 연구결과들에 따르면 트라넥사믹애시드를 사용했을 때 섬유소용해를 완화시켜 심각한 외상으로 인한 환자의 사망을 줄일 수 있다고 알려져 있다(© *Edward T. Dickinson, MD*).

트라넥사믹애시드(TXA) 약물은 환자의 외상과 출혈의 쇼크 관리에 효과가 뛰어나다. 트라넥사믹애시드는 항섬유소용제로 섬유소용해(혈관을 분해시키는 역할)를 억제한다. 치명적인 외상을 입은 대부분의 환자들은 혈액을 응고할 수 있게 만드는 혈전의 분비가 억제되어 혈액응고장애의 상태에 빠진다. 저체온증, 산혈증, 혈액희석등의 요소들이 **혈액응고장애**를 우발한다. 섬유소용해가 심해지면 출혈이 증가하게 된다. 연구결과에 따르면 트라넥사믹애시드를 사용했을 때 섬유소용해를 완화시켜 외상으로 인한 사망을 줄일 수 있다고 보고되어 있다. 많은 응급의료 시스템들은 특히 병원까지의 이송시간이 오래 걸리는 경우 병원 전 치료에 트라넥사믹애시드를 구비하도록 하고 있다.

내부출혈은 종종 특별한 장기손상이나 이미 있던 내과적 질환과 관련이 있을 수 있다. 내부출혈은 혈액손실의 증상과 징후에 더하여 손상의 외부적 징후나 질환도 나타날 수 있다. 이러한 징후는 혈액손실의 양상과 장소를 확인하는데도 도움이 된다(그림 3-7).

예를 들어 코에 위치한 모세혈관에는 혈액이 풍부하게 공급되기 때문에 외부에서 유입되는 공기의 온도와 습도를 높게 한다. 고혈압, 심한 코풀기, 또는 직접적인 손상은 모세혈관상에 혈액을 공급하는 혈관을 파열시켜 경미한 정도에서 부터 심한 정도의 **코피(비출혈, epistaxis)**를 유발할 수 있다. 코피가 오래 지속되면 저혈량증이 발생할 수 있고, 혈액이 후비강을 통하여 식도, 위로 내려가 오심과 구토 증세를 유발할 수 있다. 구강 손상을 입어도 심한 출혈을 일으킬 수 있고 혈액을 넘기게 되어 오심, 구토를 유발할 수 있다. 만약 혈액이 소화 직후에 방출되면 선홍빛을 띠게 된다. 혈액이 위장에 장시간 남아있을 경우, 토사물은 색깔과 농도에 있어서 커피 찌꺼기와 유사한 모습을 한다. (이러한 자세에서는 자연적인 방어 기전이 덜 효과적이기 때문에) 코피나 구강으로부터 나온 혈액은 기도를 막거나 바닥에 누운 환자에게 흡인을 유발할 수 있다. 가능한 이러한 환자는 자리에 앉게 하거나 기도가 막히지 않게 하기 위해 회복 자세를 취하게 한다.

또한 폐와 호흡계통의 출혈을 시사하는 소견도 있다. 결핵, 암, 퇴행성 질환이나 흉부손상이 있는 경우 폐혈관의 손상이 있을 수 있다. 이러한 경우 혈액이 하기도나 허파꽈리로 유출될 수 있다. 환자는 선혈을 토해낼 수 있는데 이는 객혈(hemoptysis)이라 불리는 증상이다. 이 혈액은 폐속의 체액과 공기 거품과 섞여 분홍빛 거품 가래로 분출될 수 있다.

상부 소화계통의 손상으로 인해 복부에 혈액이 축적될 수 있다. 이러한 증상은 외상, 부식성 물질 섭취, 암, 퇴행성 질환, 위/십이지장 궤양, 식도정맥류(esophageal varices) 파열로 인해 발생한다. 혈액은 위에 대한 자극물로 작용하고, 혈액이 섞인 토사물이 배출되는 **토혈**(hematemesis) 증세를 유발할 수 있다. 혈액이 위에 오래 머물게 되면 구토물은 색과 양상이 커피색과 비슷하다.

작은/큰창자에서의 출혈은 외상, 퇴행성 질환, 내/외출혈, 게실증과 연관이 있을 수 있다. 이러한 출혈은 곧창자에서의 출혈이나 대변과 섞인 혈액(**혈변, hematochezia**)의 형태로 나타날 수 있고, 혈액이 창자에 일정 시간 동안 머물면서 색깔이 검은 대변(**흑색변, melena**)으로 나타날 수 있다. 곧창자 손상은 골반 골절이나 직접적 외상에 의해 발생할 수 있고, 아주 밝은 선홍빛 출혈로 나타날 수 있다. 질 출혈은 외상, 성폭행, 퇴행성 질환, 월경, 자궁 외 임신, 전치태반, 잠재적 혹은 실제적 유산과 연관이 있을 수 있다. 일반적으로 요도 출혈은 경미하게 발생하고, 전립선과 요도의 손상을 반영하는 것일 수 있다. 혈액이 섞인 소변은 비뇨생식기계의 손상을 의미할 수 있다.

출혈의 단계

체액은 체중의 60% 가량을 차지하고, 세포, 사이질 및 혈관 내에 분포한다. 세포는 전체 체액의 62% 가량을, 사이질 공간은 26%를 차지하고 있다. 체액의 4~5%는 뇌실, 눈의 안방, 뇌막 등 기타 빈공간에서 발견된다. 나머지 7%의 수분은 혈관 내에 있다. 이 수분은 혈장이고(대부분 적혈구인) 혈액 세포는 성인 남성 평균 체중의 7%에 해당하며 성인 여성의 6.5%이다. 혈관내 체액은 심장, 동맥, 정맥, 모세혈관으로 전달되고, 체중 70kg의 건장한 성인 남성을 기준으로 전체 혈액에서 5리터 가량을 차지한다.

출혈은 혈액량이 감소하면서 네 가지 점진적인 단계를 거치게 된다. 이러한 단계는 급성 출혈시 손실된 혈액량과 관련이 있고, 출혈과 쇼크의 전형적인 증상과 징후로 이어진다. 하지만 출혈에 대한 반응은 개인차가 있기 때문에 혈액 손실의 실제 속도는 환자 개개인마다 다를 수 있다. 출혈 단계의 활용은 혈액손실의 상대적 심각도와 처치의 필요성을 결정하는데 도움이 된다. 또한 다음과 같은 내용을 확인 하는데 도움이 된다. 손상을 당한 후 경과시간, 응급구조사가 현장에 도착했을 때 환자의 출혈단계, 환자가 얼마나 빨리 다음 단계로 가는가의 정도이다(표 3-1).

- 1단계 출혈은 전체 순환 혈액량의 최대 15%까지 손실된다. 체중 70kg 남성을 기준으로 할 때, 1단계 출혈은 750ml의 혈액 손실이 있게 된다. 건강 상태가 정상인 환자는 특히 정맥을 수축시켜 이러한 출혈량을 쉽게 보상한다. 1단계 출혈의 경우, 맥압(pulse pressure), 호흡수, 소변량과 혈압이 지속적으로 유지된다. 중심정맥압은 다소 저하되지만 정상 수준으로 신속히 돌아온다. 맥박수는 다소 증가하고, 환자는 **카테콜아민(catecholamine)**(에피네프린, 노르에피네프린) 방출의 일부 징후, 분명한 불안감, 다소 창백하고 축축한 피부를 보일 수 있다.
- 2단계 출혈은 전체 혈액의 15~30%(성인 기준 750~1,500ml)가 손실된다. 신체의 일차 보상 반응은 더 이상 관류를 유지할 수 없고, 이제 이차 기전이 사용된다. 빈맥 현상이 분명해지고, 이완기 혈압이 증가하면서, 맥압이 좁아지고 맥박 강도가 약화된다. 카테콜아민의 강한 분출로 말초혈관저항을 증가시킨다. 이로 인해 최대 혈압은 유지되지만, 말초 혈관이 수축하고 피부가 차고 축축해진다. 불안감이 증가하고 환자는 안절부절 못하며 갈증을 느낄 수 있다. 세포 내 및 사이질 공간에서 수분이 감소하고

표 3-1 | 출혈 단계에 따른 환자의 증상과 징후

단계	출혈량	혈관 수축	맥박수	맥압	혈압	호흡수	호흡량
I	〈 15%	↑	↑	→	→	→	→
II	15-30%	↑↑	↑↑	↓	→	↑	↑
III	30-40%	↑↑↑	↑↑↑	↓↓	↓	↑↑	↓
IV	〉 40%	↓↓	가변	↓↓↓	↓↓↓	↓	↓↓

삼투압이 변화하기 때문에 갈증이 나타난다. 신장 배출량은 정상 수준으로 유지되지만 호흡수가 증가한다.

- 3단계 출혈은 전체 혈액의 30~40%(성인 기준 1,500~2,000ml)가 손실된다. 신체의 보상 기전은 혈액의 손실을 감당하지 못하고, 쇼크의 전형적인 징후가 나타난다. 혈압이 감소하면서 빈맥이 더욱 확연해진다. 맥압이 좁아지면서 맥박은 희미하게 느껴진다. 환자는 호흡곤란, 빈호흡을 보인다. 불안, 초조 및 갈증은 더욱 심해진다. 의식이 떨어지며 환자가 창백해지고 차갑고 식은땀이 난다. 소변량이 감소하고 신속한 처치가 없으면 환자의 생존을 보장하지 못한다. 환자는 여전히 혈액 손실에 대한 보상을 하지만, 유지하는 것이 더욱 힘들어지고 효과가 감소한다.
- 4단계 출혈은 전체 혈액의 40% 이상(2,000ml 이상)이 손실되었을 때 발생한다. 환자의 맥박은 거의 만져지지 않으며 호흡은 매우 빠르고, 얕고, 비효율적이다. 환자는 힘이 없고 혼돈상태이며 무의식상태로 진행한다. 피부는 차갑고 축축하며 매우 창백하다. 소변은 나오지 않는다. 집중적인 수액처치 및 수혈에도 불구하고 환자는 사망할 수 있다. 이러한 출혈 단계는 환자가 정상적인 건강 수준을 보이는 성인이라는 것을 전제로 한다. 환자의 기존 병력은 출혈단계를 진행하는 데 필요한 혈액량의 손실 정도와 출혈단계의 이동 속도에 영향을 줄 수 있다.

내용 요약

➤ 출혈의 단계
- 1단계 출혈–최대 15%까지의 혈액 손실. 환자는 약간의 불안감을 보일 수 있고, 피부가 다소 창백하고 차가움.
- 2단계 출혈–30%의 혈액 손실. 환자는 갈증, 불안감, 불안정 등의 증상을 보이고, 피부가 차고 축축해지며, 호흡수가 증가함.
- 3단계 출혈–30~40%의 혈액 손실. 환자는 공기 부족, 빈맥, 심한 갈증, 불안감, 불안정 등의 증상을 보이고, 신속한 의료중재 없이는 생존율이 희박함.
- 4단계 출혈–40% 이상의 혈액 손실. 맥박이 약하고, 호흡이 비효과적이고, 환자는 무기력증, 혼란, 무의식 상태로의 이동 등의 증상을 보이고, 생존율은 매우 낮다.

혈액 손실 속도는 환자의 출혈이 1단계에서 4단계까지 얼마나 바르게 변화하는지에 큰 영향을 준다. 혈액 손실의 속도가 빠르면 보상기전은 효과적으로 작동하지 못한다. 그러나 매우 천천히 진행되는 상처의 출혈은 혈액손실이 750ml보다 크더라도 출혈단계의 1단계에서 2단계까지 진행되지 않는다. 임산부, 운동선수, 비만 환자, 아동, 알코올 중독자, 노인 등의 환자에 따라 출혈량은 다르다. 임신말기 여성의 혈액량은 정상인보다 50%정도 더 많다. 따라서 이와 같은 환자는 출혈의 여러 단계를 거치는 과정에서 출혈량이 더 많을 수도 있다. 이런 상태에 있는 산모는 심한 출혈로부터 다소 보호를 받을 수 있지만 출혈이 이루어짐에 따라 태아에게는 혈액순환이 잘 이루어지지 않아 더 위험할 수도 있다.

일반 환자와 비교했을 때, 건강상태가 좋은 운동 선수는 혈액량, 심장의 혈액저장량이 더 많다. 이는 많은 양의 출혈이 진행되면 출혈단계가 서서히 진행된다는 사실을 의미한다.

한편, 비만인의 혈액량은 체중의 7%에 가깝다. 그러나 실제 체중에 대한 비율로 본 비만 환자의 혈액량은 일반 환자보다 적은 수준이다. 이는 소량의 혈액 손실로 보이는 출혈도 비만 환자에게는 일반 환자보다 더욱 심각한 영향을 끼칠 수 있다는 것을 의미한다.

영아, 소아의 혈액량은 체중의 9%에 달하는 혈액을 보유하고 있다. 이는 성인의 경우보다 20% 더 많은 비율이다. 하지만 영아와 소아의 보상 기전은 성인만큼 효과적이지 않으며 초기에 성인만큼 보상의 징후를 보이지 않는다. 이들은 대신 쇼크의 말기 단계로 신속히 접어들 때까지 별다른 징후를 보이지 않는다. 따라서 영아, 소아가 손상을 입었을 경우 초기부터 출혈을 의심하고 적극적인 처치를 하여야 한다.

알코올은 손상 발생 가능성을 높이고, 출혈과 쇼크에 보상하려는 신체 체계에 부정적인 영향을 미친다. 알코올은 중추신경계를 억제시키고 말초 혈관을 확장시켜 보상 과정의 속도와 효과를 감소시키고, 쇼크에 대한 신체 반응의 정도를 제한할 수 있다.

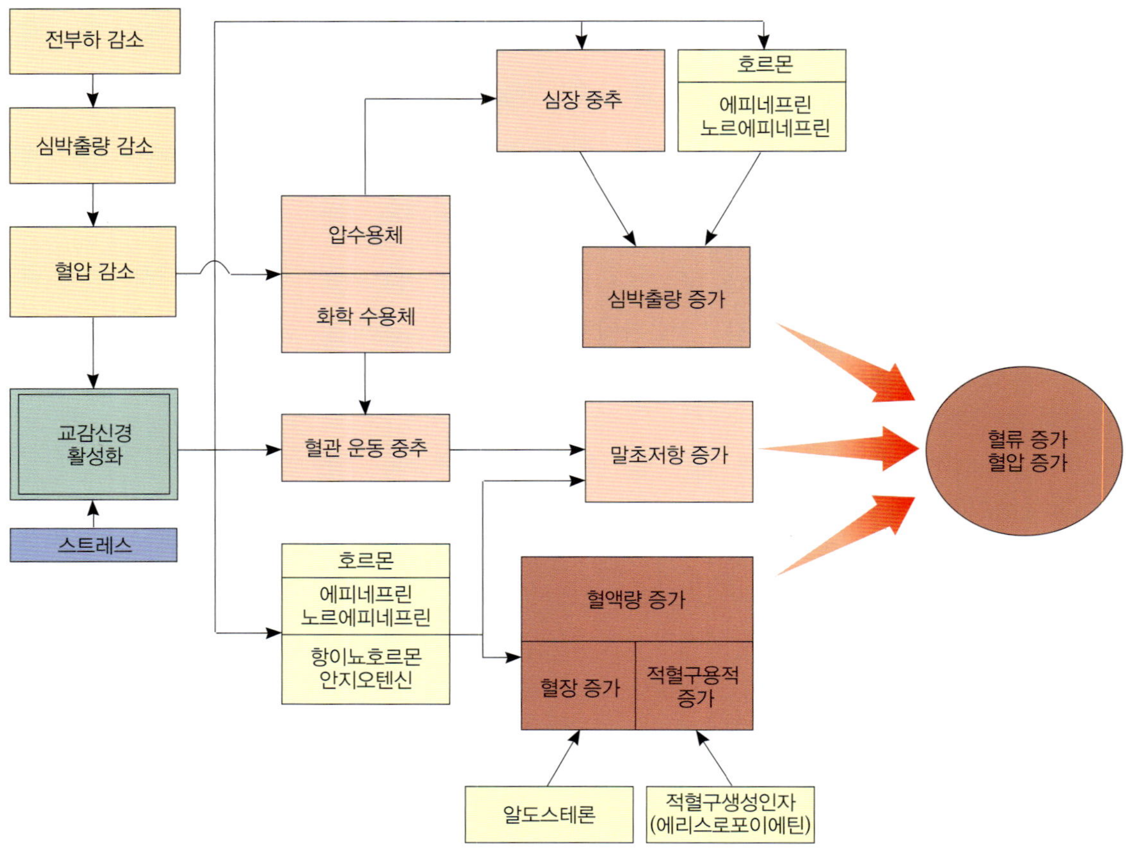

그림 3-8 혈액 손실에 대한 신체의 반응

일반 성인에 비해 노인환자들은 혈액 손실의 악영향을 더 크게 받는 경향이 있다. 고령층은 예비 체액량이 더 적고, 체액 손실에 대한 보상기전도 잘 이루어지지 않는다. 이러한 환자들은 출혈에 따른 인체의 능력, 혈압의 변화 등을 더 줄여주는 베타차단제 같은 약물을 복용하기도 하며, 인체의 자연출혈 조절계를 다스리는 아스피린, 쿠마딘, 헤파린 등과 같은 약물을 사용하기도 한다.

노인환자들의 경우 출혈이 이루어짐에 따라 맥박이 빨라진다거나 혈압이 떨어지지 않는 경우가 가끔씩 있다. 또한 출혈의 징후나 쇼크는 통증에 둔감하며, 다른 병 때문에 정신집중력이 떨어져 잘 모를 수 있다. 또한 노인환자들은 만성적으로 심혈관 기능이 떨어지기 때문에 부적절한 혈액순환을 잘 견뎌내지 못한다.

내부 또는 외부의 출혈은 쇼크로 이어질 수 있으며, 이런 종류의 쇼크는 출혈성 쇼크(저혈량성 쇼크의 하위분류)로 분류하고 일반적으로 정신적 외상(trauma)과 관계가 있다. 정신적 외상으로 인한 쇼크는 종종 다양한 기전과 복합적인 요인들에 의해 생긴다(그림 3-8).

쇼크의 단계

앞서 기술된 바와 같이 쇼크의 과정은 신체의 보상 능력과 나타나는 증상 및 징후를 기준으로 3단계로 구분된다. 이 단계들은 점진적으로 증상이 심각해지며 보상성-비보상성-비가역성 쇼크의 단계로 진행된다(표 3-2).

보상성 쇼크(Compensated Shock)

보상성 쇼크(compensated shock)는 쇼크의 초기 단계이다. 이 단계에서는 신체가 일련의 점진적인 보상작용을 통해 신진 대사의 중요한 요구를 충족할 수 있다(그림 3-9). 이러한 점진적인 보상은 미미한 것부터 분명한 것까지 일련의 증상 및 징후를 나타내게 된다. 보상성 쇼크는 혈압의 급격한 저하로 끝이 나며 병원전 응급처치 및 신속한 이송으로 환자를 살릴 수 있는 가능성이 가장 큰 쇼크 단계이다.

심각한 출혈시 가장 먼저 인식할 수 있는 신체 초기 반응은 맥박 상승이다. 하지만 이 증상은 통증, 흥분, 투쟁-도피 반응에 의한 빈맥과 구분하기 어려울 수 있다. 쇼크로 인한 첫번째 징후는 순환을 유지하기 위한 심박출량이 저하되고 말초혈관저항이 증가하면서 나타나는 좁아지는 맥압이다. 여기서 맥박이 약해지고 맥박수가 증가한다. 초기 저혈량증으로 환자는 갈증을 호소할 수 있다. 출혈이 계속되고 증상이 더 심각해지면서 혈관 수축으로 인해 환자의 피부가 창백해지고 청색 혹은 잿빛으로 변하는데 이는 혈액이 피부에서 빠져나와 더 중요한 장기로 이동이 되기 때문이다. 피부는 차갑고 축축해지며 모세혈관 재충혈 시간이 길어진다. 호흡수가 천천히 증가하고, 호흡이 더욱 가빠진다. 보상 작용이 계속되고 더욱 심화되면서 환자는 불안감을 느끼고 초조해지며 공격성을 띠고 갈증과 허약감을 호소하게 된다. 보상성 쇼크 단계의 막바지에 이르면 환자는 산소부족이나 빈호흡을 경험할 수 있다.

표 3-2 | 쇼크의 단계

보상성 쇼크
신체가 계속되는 출혈에 대해 점진적으로 보상하는 쇼크의 초기 단계 • 맥박수 증가. • 맥압(맥박의 강도)감소. • 피부가 차가워지며 축축해짐. • 불안, 초조, 공격적 성향이 점차 증가. • 갈증, 허약, 산소부족.
비보상성 쇼크
신체의 보상 기전이 전부하를 더 이상 유지할 수 없을 때 시작됨 • 맥박이 느껴지지 않음. • 혈압의 급감. • 환자가 무의식 상태가 됨. • 호흡이 느려지거나 혹은 정지.
비가역성 쇼크
환자가 비보상성 쇼크 단계에 접어든 다음 순환의 부족으로 인해 신체 세포에 심각한 영향을 줌. 신체 세포가 비가역적 손상을 입으면서 세포가 죽게 되며 조직 및 장기의 기능장애에 따라 환자는 사망함.

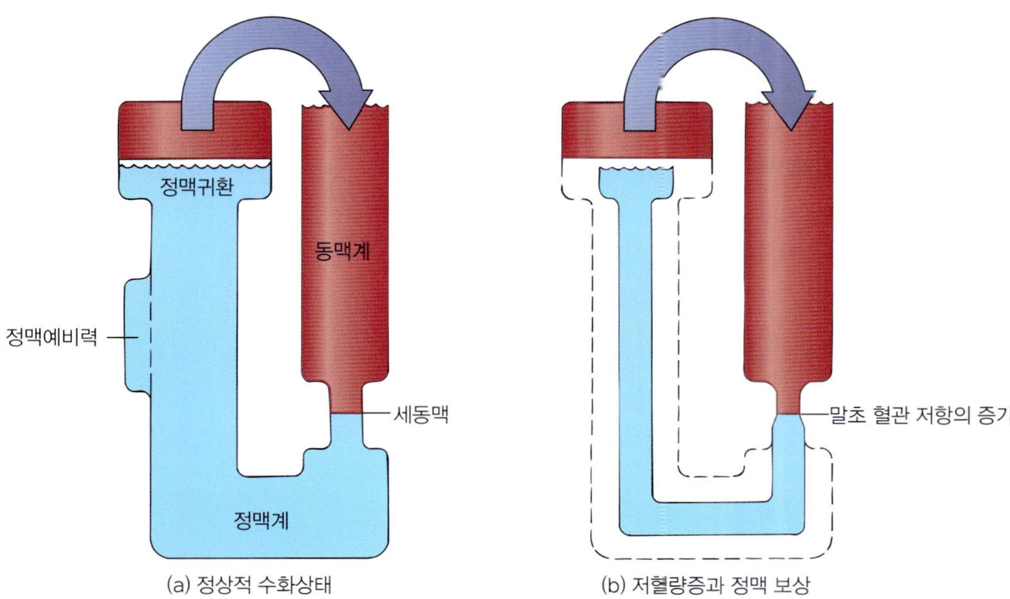

그림 3-9 보상성 쇼크시 몸은 혈액손실에 대한 반응으로 정맥의 용적이 감소된다.

내용 요약

➤ 쇼크의 유형
- 저혈량성 쇼크
- 심장성 쇼크
- 신경성 쇼크
- 과민성 쇼크
- 패혈성 쇼크

비보상성 쇼크(Decompensated Shock)

비보상성 쇼크(decompensated shock)는 신체의 보상기전이 계속되는 출혈에 반응할 수 없게 되면서 시작한다. 출혈에 대한 초기 보상작용을 했던 기전이 실패하고 신체는 급속하게 완전 붕괴 상태로 치닫는다. 비보상성 쇼크 단계로의 진입은 혈압을 유지하기 위한 말초혈관저항이 무능력해져 이러한 결과로 혈압이 급격히 저하됨으로 시작된다. 모든 보상 기전이 실패하면서 정맥 환류가 부적절하며 심장이 박동할 수 있는 충분한 혈액량을 가지지 못하게 된다. 심각한 빈맥에도 추가적인 심박출량이 거의 없으며 혈관 저항도 혈압과 순환을 유지시키지 못한다. 신체의 중요 장기들조차도 저관류 상태이며, 빈맥과 증가된 심장수축력으로 인한 산소 요구량의 증가로 인해 저산소증에 시달리는 심장도 작동을 멈추게 된다. 비보상성 쇼크 단계에서 두뇌는 극심한 저산소증에 시달리게 된다. 이는 환자의 반응 수준이 급속하게 떨어짐을 의미하며 호흡을 포함한 신체 기능에 대한 뇌의 통제 능력이 감퇴되고, 신체는 죽은 것처럼 보일 수 있다.

비가역성 쇼크(Irreversible Shock)

비가역성 쇼크(irreversible shock)는 신체 세포가 심하게 손상되어 장기들이 정상 기능을 수행할 수 없어 죽음에 이를 때 발생한다. 적극적인 소생술을 통해 혈압과 맥박을 정상 수치로 되돌릴 수는 있지만, 장기 부전은 결과적으로 생체(유기체)의 기능상실로 이어진다. 비보상성 쇼크에서 비가역성 쇼크로의 이행은 단지 임상적 구분일 뿐이고 증상과 징후를 통해 구분하는 것은 불가능하다. 분명한 점은 비보상성 쇼크 상태에 장시간 있는 환자는 비가역성 쇼크 단계로 진행될 가능성이 높다.

쇼크의 원인(Etiology of Shock)

쇼크에 대한 지금까지의 논의는 출혈과 출혈이 심혈관계에 미치는 영향을 중심으로 진행되어 왔다. 하지만 쇼크는 다양한 원인에 의해 발생할 수 있고, 쇼크를 분류하는 가장 일반적인 방법은 원인(저혈량성/심장성/신경성/과민성/패혈성 쇼크)을 찾는 것이다. 다양한 원인에도 불구하고 서로 다른 쇼크 상태에 있는 환자가 유사한 증상 및 징후를 보이고, 보상성/비보상성/비가역성 쇼크 단계를 거치며 비슷한 합병증이 유발된다.

저혈량성 쇼크(Hypovolemic Shock)

저혈량성 쇼크(hypovolemic shock)는 심혈관계통의 용적이 감소되어 발생한다. 저혈량성 쇼크의 가장 흔한 원인은 출혈이고, 다른 원인에 의해 체액의 손실이 있었을 때도 발생할 수 있다. 혈장량 손실은 광범위한 중증 화상이나 상처가 회복되며 액체가 스며나올 때 발생할 수 있다. 오랜 기간 동안의 구토, 설사, 발한, 소변보기 등과 같은 체액 및 전해질 손실은 신체의 혈관내 체액을 감소시키고 저혈량증을 유발할 수 있다. 또한 저혈량성 쇼크는 중증 이자(췌장)염에서 발생하는 경우처럼 여러 신체 부분으로의 체액 이동과 같은 '제3공간'으로 체액 손실에 의해 유발될 수 있다. 출혈성 쇼크는 혈액 손실로 인한 저혈량증의 특정한 한 부류에 속한다.

심장성 쇼크(Cardiogenic Shock)

심장성 쇼크(cardiogenic shock)는 심부전으로 인해 발생한다. 심장은 필수적인 기능을 수행해야 하므로 심장의 어떠한 병적인 상태도 순환에 큰 영향을 미친다. 만약 심장(관상)동맥의 폐쇄로 심장근육에 산소화된 혈액공급이 안되면 심장은 저산소증, 허혈, 괴사로 증상이 악화된다. 이렇게 경색으로 발전되는 동안 심장성 쇼크는 심장전도계를 방해하고 판막의 기능상실, 심장 파열, 심장의 펌프 작용의 감소 등이 발생할 수 있다. 이러한 문제는 심박출량을 감소시키고 다른 신체 계통에 보상이 이루어질 수 없게 된다. 만약 몸에서 요구되는 수준 이하로 심박출량이 감소할 경우 심장성 쇼크가 발생한다. 심장성 쇼크는 심근 경색증이나 폐부종이 있을 때의 증상 및 징후와 쇼크의 전형적인 증상 및 징후를 보일 수 있다. 심장성 쇼크의 예후는 매우 불량하며, 사망률이 80%에 달한다.

신경성 쇼크(Neurogenic Shock)

신경성 쇼크(neurogenic shock)는 중추 신경계와 신체의 나머지 부분 사이의 의사전달의 통로가 방해를 받아서 발생한다. 척수 손상과 일부 머리 손상의 경우 (일시적이든 영구적이든) 손상 원위부의 맥관계에 대한 신경계(주로 교감 신경계)의 조절이 파괴된다. 세동맥은 확장되고, 혈관의 용적은 넓어지며 체액은 사이질 공간으로 유입된다. 신체의 보상기전이 종종 영향을 받을 수 있어 쇼크 상태에서 예상되는 빈맥과 이완기혈압이 상승되는 반응이 나타나지 않을 수 있다. (제 6장 '머리, 목, 척추외상'참고) 이러한 경우, 환자의 신경 손상 아래 부위의 피부는 따뜻하고 핑크빛이지만 신경손상 윗부분의 피부는 전형적인 쇼크의 징후를 보여서 창백하고 차고 축축하게 된다.

과민성 쇼크(Anaphylactic Shock)

과민성 쇼크(anaphylactic shock)의 경우, 신체내로 외부 물질이 유입되어 히스타민의 대량 방출을 유발한다. 이로 인해 전신적인 혈관 확장, 모세혈관앞조임근 확장, 모세혈관 울혈, 사이질 공간으로 체액 이동이 발생할 수 있다('면역학'참고).

패혈성 쇼크(Septic Shock)

패혈성 쇼크(septic shock)는 광범위한 감염의 결과로 발생하는데 이는 혈관과 혈액의 분포를 조절하는 혈관계통의 능력에 부작용을 유발하는 세균의 독소가 유리되어 발생한다.

출혈 및 쇼크 환자의 평가

출혈과 쇼크가 있는 환자 평가는 환자의 다른 상태들과 마찬가지로 우선시 한다. 그러나, 더 포괄적인 치료의 필요성을 빨리 결정하는 것에 근거하여 더 집중한다. 외상에서 병원에 도착하기까지 시간을 최소화하면, 환자상태 결과를 좋게 하고 병의 이환과 사망을 감소시킬 수 있다.

현장 평가(Scene Size-Up)

외상 환자 평가 시 표준 주의지침(standard precaution)이 필수적이라는 것을 기억한다. 표준 주의지침은 응급구조사를 환자로부터 전파 가능한 질병에서 보호하지만, 환자를 질병으로부터 보호하고 응급구조사가 가졌거나 옮길 수 있는 질병에서도 보호한다. 사실, 개방성 상처나 화상이 있는 환자에게 질병을 전파할 위험은 환자가 응급구조사에게 질병이나 감염을 전파할 위험보다 훨씬 크다. 이런 이유로, 모든 외상 환자에게 표준 주의지침을 적용한다. 표준 주의지침은 응급구조사가 환자의 개방성 상처와 같은 손상부위를 촉진할 때 장갑과 마스크 착용을 포함한다.

교통, 지면에 있는 전깃줄, 날카로운 물체, 화재와 폭발, 고온의 물체, 위험 물질, 폐쇄된 공간, 구조적 불안정성, 위험한 지면, 기상 이변, 폭력 등의 위험 현장을 항상 주의한다. 이런 위험들을 제거할 수 없어 현장 안전이 확보되지 않으면, 현장에 들어가지 않는다. 또한, 동료 구급대원, 환자, 주변인들의 안전을 확보한다.

날씨 상황이 환자 평가와 치료에 영향을 주기 때문에, 항상 현장의 날씨 상황을 평가한다. 급변하는 온도는 쇼크 환자에게 추가의 스트레스를 줄 수 있다는 것을 기억한다. 결론적으로, 출혈과 쇼크 환자를 따뜻하게 유지했는지 확인한다.

현장 위험을 확인할 때, 현장 평가를 계속한다. 응급구조사가 치료와 이송 계획을 시작할 수 있도록 외부와 내부 출혈을 예상하면서 손상기전을 평가한다.

손상기전을 평가할 때, 손상과 평가 사이의 시간 경과를 결정한다. 이런 시간 간격을 아는 것은 혈액 손실량과 속도를 결정하는데 중요하다. 예를 들면, 분당 150mL의 출혈이 있고, 응급구조사가 사고 발생 후 3분 뒤 현장에 도착했다면, 환자는 총 450mL의 실혈을 한 것이다. 이런 경우, 응급구조사는 환자가 1단계 출혈의 징후와 증상을 보인다고 예상하지 않을 수 있다. 그러나, 응급구조사가 사고 발생 후 10분 뒤 현장에 도착한다면, 환자는 총 1,500mL의 피를 실혈하여 3단계 출혈로 분류되고 뚜렷한 쇼크 징후를 보인다. 이런 두 가지 사례에서, 환자는 심각하고 생명을 위협하는 출혈로 고통 받는다. 효과적 환자 평가 기술과 출혈 중증도의 조기 확인은 적절한 치료 제공을 도울 것이다.

현장 평가의 남은 절차들을 끝낸다. 가능한 모든 환자를 확인하여 파악하고 환경적 조건들이 환자 평가, 치료, 이송에 주는 영향을 결정한다. 마지막으로 현장 감독을 확인한다. 제한된 경우, 구급팀원들에게 역할을 부여한다. 많은 구급팀이 관여하는 규모가 큰 사건에서 사고관리에 더 많은 관리 체계 요원들을 고용한다.

일차 평가(Primary Assessment)

일차 평가는 생명의 즉각적인 위협을 찾는다. 일차 평가가 시작되면, 손상의 중증도에서 환자의 전반적 소견을 찾도록 한다. 환자의 초기 의식상태를 평가하여 의식 있음, 지남력 있음, 반응 있음을 결정한다. 불안, 혼돈, 공격성의 징후에 주의한다. 의식 상태의 변화는 출혈, 저혈량, 쇼크에 의해 이차적으로 올 수 있으므로 주의한다. 환자 얼굴 표정과 환자가 자신의 상태를 어떻게 느끼는가를 암시하는 두려움의 징후를 관찰한다. 환자 몸 표면을 주의 깊게 관찰하고 환자의 전반적 상태에 영향을 주는 쇼크 가능성을 고려한다. 환자의 전반적인 피부 상태를 관찰한다. 정상 피부는 따뜻하고 분홍빛이 있고, 건조해야 한다. 만약 피부가 청색과 회색빛의 창백하고 차갑고 축축하다면, 쇼크의 초기 징후인 말초 혈관 수축을 의심한다. 이런 정보를 바탕으로, 전반적 평가와 치료를 하는 동안 계속 변하는 초기 환자 소견을 판단한다. 환자가 심장정지상태라면, 기도 및 호흡 치료보다 먼저 시작하는 흉부 압박-기도확보-인공호흡(compression, airway, breathing, CAB)의 심폐소생술을 시작한다. 그 외에, 일차 평가와 치료의 ABC 뿐만 아니라 이차평가를 계속 적용한다.

척추 손상을 배제할 수 없다면, 척추 손상 주의지침을 적용한다(빠른 외상 평가 동안에, 목을 평가할 때까지 손으로 목을 고정하고 경추보호대를 착용시킨다).

기도 개방성과 호흡 적절성을 평가한다. 환자가 저산소증 상태(SpO_2에 근거하여)일 때, 혈중 산소농도를 평가하여 보충적 산소를 공급한다. 손상이 기도 관리를 방해하지 않고, 환자가 충분히 기도를 보호할 수 있는지 확인한다. 기도가 유지될 수 없다면, 기관내삽관 또는 성문외 기도기(extraglottic airway)를 고려해야 한다.

환자의 흉부를 노출하여 환자 호흡 노력과 호흡 운동을 관찰한다. 쇼크의 후기 징후인 빠른호흡과 공기 부족을 확인한다. 산소포화도를 계속 감시하고, 96%까지 유지시킨다. 산소포화도가 90% 이하가 되면, 인공 환기를 고려한다.

내용 요약

➤ 심각한 출혈을 발생시킬 수 있는 부상들
- 골반골절(2,000mL)
- 넙다리뼈골절(1,500mL)
- 정강뼈골절(750mL)
- 위팔뼈골절(750mL)
- 넓은 범위의 좌상(500mL)

호기말이산화탄소분압측정술(capnography)은 외상 환자 평가 도구이며, 현재 치료의 표준이 된다. 호기말이산화탄소 파형 분석(waveform capnography)은 기관내삽관 초기에 튜브가 제 위치에 삽입되었는지, 지속적인 기관내삽관 적정성과 인공 환기를 확인하는데 도움이 되며, 중증 쇼크인 산증에 대한 정보를 제공할 수 있다. 호기말이산화탄소 분압감소는 환자 상태 악화를 알려준다. 이산화탄소 증가는 저환기, 호흡억제, 고체온증을 알려준다. 호기말이산화탄소 분압이 40mmHg 이상이 되면, 호흡 보조 증가 필요를 알려준다. 호기말이산화탄소 분압이 30mmHg 이하가 되면, 과환기 또는 순환 보조 필요를 의미한다. 호기말이산화탄소분압측정기는 주기관지로 제대로 삽관되었다는 신호가 아닐 수도 있으므로 기관내관이 정위치에 있고 양쪽 폐에서 동일한 호흡음을 계속 유지하는지 확인한다.

비정상적으로 낮은 허파꽈리 이산화탄소 수치(과다호흡)는 심각한 뇌혈관 수축을 일으킬 수 있으므로, 삽관된 머리 손상 환자에서 호기말이산화탄소분압측정기는 매우 중요하다. 정상 호기말이산화탄소 수치는 35-40mmHg이고, 머리 손상 환자에서는 30mmHg 이하로 떨어지면 안 된다. 40mmHg 이상의 호기말이산화탄소 수치는 저환기이므로 환기 필요성을 암시한다.

순환 상태를 평가할 때, 심박동수와 맥박 강도에 주의한다. 성인에서 분당 100회 이상 심박동수(빠른맥)는 저혈량 또는 흥분 상태를 의미한다. 분당 심박동수가 분당 20회 이상 증가하면 심각한 중증 출혈을 암시한다. 맥압에 특히 주의를 기울인다. 수축기 혈압이 떨어지기 전에 맥압이 좁아진다는 것을 기억한다. 빠른-특히 빠르고 약한(가느다란)-맥박은 심각한 내부 실혈, 저혈량증, 쇼크의 첫 번째 뚜렷한 징후일 수 있다. 또한 피부색과 상태에 주의한다. 실혈에 대한 몸의 보상이 시작되면, 몸은 말초 동맥을 수축시키고, 피부로 가는 혈류를 감소시킨다. 창백하고 얼룩덜룩한 피부는 축축하고 차가운 피부처럼 쇼크의 초기 징후이다.

CUPS라는 두문자어를 사용하여 환자 우선순위 결정을 통해 일차 평가를 마친다. 심각하고 생명을 위협하는 손상 때문에, (기도-호흡-순환을 정상화 하지 못할 경우) 일차 평가도 버티지 못하는 환자는 치명적 상태(C: critical)로 간주된다. 이 외의 환자는 불안정(U: unstable), 잠재적 불안정(P: potentially unstable), 안정(S: stable)으로 분류한다. 이런 소견을 바탕으로 환자에게 빠른 외상 평가, 빠른 처치 및 이송이 필요한지(불안정과 잠재적 불안정), 초점 외상 평가(안정의 경우)와 전통적인 치료와 이송을 결정한다. 중증의 내부 출혈이나 조절되지 않는 외출혈 및 쇼크에 대한 징후 또는 증상이 발견될 때, 빠른 외상 평가와 즉각적인 환자 이송을 확인한다.

이차 평가(Secondary Assessment)

정의에 따르면, 중증 환자의 일차 평가 동안에 기도, 호흡, 순환을 안정화하는 것이 어렵기 때문에 치명적 외상 환자는 현장에서 이차 평가를 받으면 안 된다. 중증 환자에 대해, 언제나 일차 평가와 관련 중재들을 지속한다. 불안정 환자, 잠재적으로 불안정한 환자는 빠른 외상 평가와 이송을 받는다. 안정 환자(일반적으로, 한 개의 단일 손상 환자)는 이송을 늦추고 초점 외상 평가를 실시한다.

빠른 외상 평가

심한 손상과 심각한 손상기전을 가진 외상 환자에 대해 빠른 외상 평가를 실시하고, 머리부터 발끝까지 자세한 검진과 촉진을 한다. 심각한 손상이 발생할 수 있는 부위와 힘이 가해졌음을 암시하는 손상기전 부위에 특별한 주의를 기울인다. 심각한 출혈을 즉각적으로 지혈한다. 상처 부위에 드레싱과 붕대를 빨리 적용하고 직접 압박을 가한다. 이차 평가가 끝난 후 출혈을 완전히 조절하고, 치료의 우선순위가 높은 손상에 주의한다.

심각한 출혈이 있는지 머리를 주의 깊게 빠르게 관찰한다. 머리 내부 출혈은 쇼크의 전형적인 징후일 가능성은 희박하다는 것을 기억한다(젊은 환자는 예외적이다). 그러나, 머리덮개(scalp)는 혈관이 크고 수축력이 낮기 때문에 많은 출혈이 있을 수 있다(적어도 다른 말초 혈관이 수축할 수 있어도). 외부 출혈이 심각하다면, 출혈을 바로 멈추도록 노력한다. 호흡을 방해하거나 심각한 출혈의 원인이 될 수 있는 손상 여부를 결정하기 위해 환자의 얼굴을 본다.

다음으로 목을 검사한다. 바로 누운 상태의 정상 혈량 환자는 목정맥이 완전히 팽창되어야 한다. 목정맥이 평평하다면 저혈량증을 의심한다. 목동맥과 목정맥은 목표면의 앞쪽과 가쪽 가까이 있는 큰 혈관들이다. 이 혈관들의 손상은 빠르고 치명적인 큰출혈을 일으킬 수 있다. 흡인된 공기가 개방된 목정맥과 정맥순환으로 들어가면 추가의 위험이 있다. 중력과 깊은 들숨의 결과로 목정맥 압력은 종종 대기압보다 낮을 수 있다. 공기는 개방성 상처를 통해 정맥으로 들어가서 심장에 도달하며, 폐순환으로 들어가는 공기 색전을 만든다. 무균의 폐쇄 드레싱으로 목의 개방성 상처에서 나오는 심각한 출혈을 빠르게 지혈시킨다. 만약 척수 손상이 의심되면, 목 평가를 완전히 실시한 후 견고한 경추보호대를 적용하고 환자를 고정 장비에 둘 때까지 손으로 고정을 유지한다.

이런 상황에서 외부 출혈이 흔하지 않을지라도, 심각한 외출혈에 대비해 앞쪽 및 가쪽 가슴과 복부를 검사한다(환자를 바로 누운 자세라고 가정하여). 내부 손상을 암시하는 연부조직 타박상, 찰과상, 경직성, 방위성 긴장(guarding), 압통의 징후가 있는지 복부를 검사한다. 응급구조사가 현장에 도착할 시점까지 타박상의 극단적인 변색이 있을 가능성은 낮다는 것을 기억한다. 단순한 홍반(피부가 붉어지는 것)은 흉부 또는 복부의 심각한 둔상에 대한 조기 지표일 수 있다.

빠른 외상 평가 동안에, 폐쇄성 쇼크의 가능성을 고려한다. 흉부 평가로 긴장성공기가슴증을 확인한다. 호흡곤란, 과다 팽창한 가슴, 비대칭적인 가슴 운동, 목정맥 팽대, 타진시 과공명음, 손상된 부위에서 호흡음이 감소하거나 없음, 반대편으로 기관이동(후기 징후), 피부밑공기증(피하기종)을 확인한다. 징후가 긴장성공기가슴증이라면, 가슴막 감압술을 고려한다(가슴 외상을 참고한다). 또한 가슴중앙에 관통상을 동반하는 경우 심장눌림증의 가능성을 고려한다. 목정맥 팽대, 소음이 있거나 멀리서 들리는 심장음, 빠른맥, 진행되는 극심한 저혈압을 확인한다. 심장눌림증은 현장에서 정맥주사 수액요법이 이루어지고, 외상센터로 즉각적이며 빠른 이송을 필요로 한다. 환자가 가슴 앞쪽에 외상이 있으면, 심근타박상을 고려한다. 심전도를 부착하여 심장 리듬을 분석한다. ST-분절 변화와 부정맥은 심근타박상에서 나타날 수 있다.

신속히 골반과 샅고랑을 검사한다. 엉덩뼈능선을 가볍게 눌러서 골반환

내용 요약

➤ 내부출혈의 징후와 증상

초기
- 손상이 의심되는 부위의 통증, 압통, 부종, 변색
- 구강, 곧창자, 질, 기타 개방부위(신체의 구멍)의 출혈
- 선홍색의 혈액 섞인 구토
- 경직되거나 팽창된 복부

후기
- 불안, 불안정, 공격성, 의식상태 변화
- 허약감, 현기증, 어지러움
- 암적색 커피 찌꺼기 색깔의 혈액 섞인 구토
- 갈증
- 흑색변
- 얕고 바른 호흡
- 약하고 빠른 맥박
- 창백하고 차갑고 축축한 피부
- 2초 이상 지연되는 모세혈관 재충혈 시간(6세 이하의 영유아에게 가장 확실하게 발생)
- 혈압 저하
- 확장된 동공의 빛반응 속도 둔화

(pelvic ring)의 상태를 확인한다. 골반골절이 의심된다면, 엉덩뼈능선에 압박을 주거나 다른 방식으로 평가하지 않는다. 골반골절은 2,000mL 이상의 실혈이 있을 수 있다. 남성 생식기의 열상은 중증 외출혈을 일으킬 수 있다.

넙다리뼈, 정강뼈/종아리뼈, 노뼈/자뼈, 위팔뼈의 골절 유무를 알기 위해 사지를 평가한다. 넙다리뼈 골절은 1,500mL 이상의 실혈이 있을 수 있고, 정강뼈/종아리뼈 골절은 추가로 500-750mL 실혈이 있을 수 있다. 혈종과 큰 타박상은 큰 근육에서 500mL 실혈을 일으킬 수 있다. 반대편 사지 소견과 비교하면서, 말초부위 맥박 강도, 모세혈관 재충혈, 근육강도, 사지의 감각을 점검한다.

손상기전과 의심지수가 중증 손상을 암시하는 신체 부위를 자세히 검사한다. 심각한 내부 손상의 징후와 증상을 알기 어려울 수 있으므로 이런 부위를 조심스럽게 검사한다. 피부가 붉어지는 작은 것이라도 타박상과 심각한 내부 손상이 발생한 유일한 징후가 될 수 있다는 것을 기억한다. 쇼크의 전형적인 증상이 나타나는데 시간이 걸린다는 것을 기억한다.

마지막으로, 지금까지 확인한 과정에서 놓쳤을 수 있는 외부 출혈을 찾기 위해 모든 신체 부위를 검사한다. 환자 이송이나 추가의 환자 치료 동안에 접근 가능한 부위도 평가하는 것을 기억한다.

평가하는 동안, 출혈성 쇼크와 다른 문제점에 주의한다. 뇌졸중, 발작, 심장 마비와 같은 상황은 자동차 충돌과 기타 외상으로 이어질 수 있다. 환자에게 가슴통증을 물어보고 폐부종, 목정맥 팽대, 부정맥을 관찰하여 심장성 쇼크 가능성을 고려한다(심장학 참조). 또한 신경성 쇼크를 의심하고 점검한다(머리, 목, 척수 외상 참조). 목이나 허리 통증을 물어보고, 척추 부위 압통, 감각 없음, 저림을 평가한다. 신경계통 손상부위 아래쪽의 분홍색의 따뜻한 피부, 손상부위 위쪽의 창백하고 차고 축축한 피부를 확인한다. 과민성, 패혈성, 당뇨성 쇼크와 같은 쇼크 상태는 환자 병력 상 이런 가능성을 보이지 않는 한 발생 가능성이 낮다.

빠른 외상 평가가 끝나면, 환자의 활력징후를 평가하고, 글라스고우 혼수척도를 결정하고, 시간이 허락되면 환자 병력과 쇼크에 기여할 수 있다고 발견된 손상들을 확인한다. 필요하다면, 환자 이송과 손상 치료의 우선순위를 수정한다. 징후와 증상이 심각한 내부출혈이나 통제되지 않는 외부 출혈을 암시한다면, 빠른 이송을 고려한다. 골절, 큰 타박상, 혈종으로 실혈된 양을 추정한다. 내부 출혈의 가능한 원인을 확인하고 실혈된 양을 추정한다. 모든 심각한 손상을 확인하고 각각에 대한 치료의 우선순위를 정한다. 심각한 손상-저혈량증과 쇼크 가능성이 있는 원인들-을 빠르게 대응한다. 쇼크 보상의 더 많은 징후들이 나타나면, 이송과 치료에 대한 환자 우선순위를 높인다. 평가 결과를 주의 깊게 기록하는 것을 확인한다. 환자 상태의 변화 추이를 확인하기 위한 재평가 동안에 발견된 징후와 증상에 대한 결과와 기록을 비교한다.

초점 외상 평가(Focused Trauma Assessment)

중증 손상이나 출혈의 징후와 증상이 없는 환자에게 초점 외상 평가를 적용한다. 예를 들면, 칼에 의해 손가락 열상이 있는 환자이다. 손상기전과 일차 평가가 추가의 문제점을 드러내지 않을 때(CUPS-안정 환자) 출혈은 현장에서 조절될 수 있다. 이런 환자들은 손상 부위에 초점 외상평가를 한다. 손상 부위를 철저하게 조사하고 촉진하여 처음 관찰한 부분 이외의 추가적인 손상을 확인한다. 기본적인 활력징후와 환자 병력을 얻고 준비하여 환자를 이송한다.

몇 가지 경우에서, 환자가 심각한 손상 징후가 없다고 하더라도 빠른 외상 평가를 실시하는 것이 좋을 수 있다. 예를 들면, 환자가 호소한 것 이상의 손상 발생이 의심되거나, 손상으로 유발된 것보다 증상이 악화되거나, 발견된 것보다 더 심각한 손상을 알려주는 비정상적 활력징후, 환자 증상이 급격히 악화되기 시작한 경우이다.

추가적 평가 고려사항

출혈과 쇼크의 징후와 증상을 보이는 외상 환자나 내과 환자에서, 내부 출혈의 증거를 찾는 것이 중요하다. 그 증거는 선명한 출혈이나 기타 출혈을 암시하는 물질이 될 수 있다. 입, 코, 곧창자, 기타 신체의 구멍으로부터 나오는 선홍색 혈액은 직접적인 활동성 출혈을 암시한다. 커피 찌꺼기 색을 띠는 구토는 종종 위에서 천천히 나오는 출혈과 관련이 있다. 선홍색 혈액이 섞인 **혈변**(hematochezia)은 잘록창자나 곧창자의 활동성 출혈을 반영한다. 흑색을 띠는 **흑색변**(melena)은 혈액이 창자 속에 일정 시간 머물렀다는 것을 암시한다. 빠른 외상 평가 동안, 신체의 모든 구멍을 통해 출혈 징후를 검사해야 한다.

전반적으로 아픈 느낌, 불안, 불안정하고, 비특이적인 호소를 하거나 낮은 수준의 반응을 보이는 환자에서, 내부 출혈의 다른 징후를 의심하고 찾는다. 맥박수 증가, 맥박 강도 약화(수축기 혈압 증가와 좁아진 맥압), 차고 축축한 피부를 관찰한다.

바로 누운 자세 또는 서있는 자세로 환자가 움직일 때, 현기증이나 실신이 있나 관찰한다. 이런 진단적 징후가 **기립성 저혈압**(orthostatic hypotension)이며, 내부 출혈과 관련된 다량의 출혈을 암시한다. 이런 현상은 혈액이나 체액 손실과 정상적인 자세변화에 대한 신체의 감소된 보상 능력을 결정하는데 도움이 될 수 있는 기울기 검사(tilt test)에 근거한다. 기울기 검사는 쇼크 징후와 증상을 보이지 않는 환자에게만 실시한다. 바로 눕거나 앉아 있는 환자의 혈압과 맥박을 측정하여 기울기 검사를 준비한다. 바로 누운 환자를 앉게 하거나, 앉아있는 환자를 일어나게 하여 혈압과 맥박을 측정한다. 수축기 혈압이 20mmHg 이상 떨어지고, 맥박수가 분당 20회 이상 증가하고 환자가 어지러움을 느끼면, 기울기 검사는 양성이고, 저혈량증으로 판단한다.

환자 병력(Patient Medical History)

빠른 외상 평가 및 초점 외상 평가 동안에, 환자의 주호소와 과거 병력에 대해 묻는다. 쇼크의 추가적 징후가 될 수 있는 허약감, 갈증, 현기증에 특히 유의한다. 출혈과 쇼크 보상 작용으로 인한 스트레스에 환자가 어떻게 반응할 수 있는가를 결정하는데 도움이 되는 기존의 병력, 복용약물, 마지막으로 섭취한 음식물, 기타 의료 정보에 특히 주의를 기울인다. 아스피린과 기타 항응고제(warfarin, dabigatran, enoxaparin)는 출혈을 지연시키거나 악화시킬 수 있다. 베타차단제는 정맥 환류 저하와 저혈압과 관련된 빈맥을 억제할 수 있다. 심각한 병력은 출혈 및 쇼크를 견디고 보상하는 환자의 능력을 감소시킬 수 있다.

정밀신체검진(Detailed Physical Exam)

잠정적인 쇼크 환자에게 정밀신체검진을 시행한다. 우선순위의 모든 처치가 끝나고 환자가 외상센터로 이송 중이거나 구출 지연으로 즉각적인 이송을 방해받을 때 정밀신체검진을 시행한다. 시간이 있다면, 환자의 머리부터 발끝까지 평가하고 손상의 추가 징후를 확인한다. 외상의 몇몇 징후와 증상이 나타나는데 시간이 걸린다는 것을 기억한다. 따라서, 손상을 암시하는 홍반과 국소적 온기를 자세하게 본다.

재평가(Reassessment)

일차 평가, 빠른 또는 초점 외상 평가와 생명을 구하는 적절한 치료 후에 주기적이고 연속적인 재평가를 실시한다. 치명적 상태, 불안정, 잠재적 불안정 환자는 매 5분마다, 안정 환자는 매 15분마다 이런 재평가를 자주 시행한다. 환자의 전반적인 상태를 재평가한다; 의식 상태, 기도, 호흡, 순환을 재평가한다; 추가적 활력징후와 글라스고우 혼수척도를 측정한다; 맥박 산소측정기와 호기말이산화탄소분압에 주의한다.

환자 상태가 안정, 악화, 호전되는지를 결정하기 위해 초기의 자료와 비교한다. 맥박과 맥압에 특히 주의를 기울인다. 맥박 증가와 맥압 감소가 있다면 보상 작용 증가와 쇼크 악화를 의심한다. 환자의 다른 증상과 의식 상태 변화에 각별한 주의를 기울여 혼돈, 불안, 안절부절이 증가하는지 주의한다. 환자가 말하는 증상 변화에 대한 초점 평가를 시행한다. 또한, 시행한 모든 중재들의 적절성과 효과를 점검한다.

출혈과 쇼크가 있는 환자 관리

출혈과 쇼크 관리는 외상 환자 치료에 필수적인 것이다. 이런 관리는 일차 평가 동안에 시작하여 빠른 초점 외상 평가 소견들에 의해 이루어진다. 출혈 환자는 조기에 효과적으로 출혈관리가 이루어질 수 있다면, 더 이상의 쇼크 치료는 필요하지 않을 것이다. 그렇지 않으면, 쇼크 치료는 필수적이다. 여기서 우리는 출혈이 있는 환자 치료에 대해 소개하고 출혈성 쇼크 치료에 대해 논의한다.

출혈관리(Hemorrhage Management)

첫째, 환자 기도가 개방되고, 호흡의 적절성을 확인하고, 필요한 환기 보조를 제공한다. 맥박산소측정기, 호기말이산화탄소분압측정기, 환자의 징후와 증상을 통해 호흡 깊이와 횟수를 조절하여 필요한 고농도 산소를 준다.

일차 평가 동안, 기도와 호흡 문제를 해결한 후 바로 중증 출혈(동맥성/정맥성)을 치료한다. 빠르게 드레싱을 적용하여 적절한 붕대로 출혈부위를 단단히 묶는다. 일차 평가와 빠른 외상 평가를 마치고 더 좋은 출혈 관리와 붕대를 적용한다. 상처 부위와 발견된 기타 손상 부위의 치료우선순위를 결정한다. 환자가 쇼크의 초기 징후를 보인다면, 절차에 의해 이송이 지연되지 않는 범위에서, 큰 구경의 바늘로 1–2개의 정맥로를 확보한다. 정맥로 확보가 치명적 상태나 불안정 상태의 환자 이송을 지연시키면 안되므로 이송 중에 정맥로를 확보한다.

빠른 외상 평가가 끝나면, 미리 설정한 우선순위에 따라 출혈을 포함한 손상 치료를 시작한다. 순서대로 각각의 상처를 관찰한다. 출혈 유형과 위치를 확인하면서 각각의 상처를 확인한다. 이렇게 하면, 응급구조사가 손으로 드레싱과 붕대로 출혈을 효과적으로 멈추도록 압박을 가하도록 돕는다. 병원 전 치료 보고에서 상처를 주의 깊게 기술한다. 이런 정보는 문서화되어 응급실 의사에게 분명하게 전달되어 손상이나 출혈을 확인하기 위해 드레싱을 제거할 필요를 줄일 수 있다.

직접 압박(Direct Pressure)

직접 압박은 가장 지속적인 출혈을 제외한 거의 모든 출혈을 조절한다. 수축기 혈압이 동맥성 출혈을 유발한다고 하더라도, 출혈 부위에 적절하게 손으로 압박을 가하면 지혈이 가능할 수 있다. 상처가 문제 있어 보인다면, 가장 심각한 출혈 부위에 드레싱 재료를 두껍게 하여 붕대로 단단히 감는다. 이렇게 하면, 주변 부위를 피해 출혈 부위에 압력이 집중한다. 드레싱 부위로 출혈이 새어 나오면, 다른 드레싱과 붕대를 위에 대서 압박을 유지한다. 피가 스며든 드레싱과 붕대를 제거하면, 응고과정이 방해되고 출혈이 지속된다. 그러나, 출혈 부위에서 여러 층의 드레싱과 붕대를 통해 계속 피가 흘러나오면, 드레싱과 붕대를 제거하여 정확한 출혈 지점을 찾도록 한다. 다시 드레싱 재료를 두껍게 하여 출혈 부위를 막고 정확한 출혈 부위에 직접 압박을 다시 가한다. 지혈이 효과적이지 않을 때, 정확한 출혈 지점에 직접 압박이 가해지지 않은 경우가 많다.

손상 주변 부위 또는 아래 조직 손상을 피하기 위해 정확한 수지 압박으로 지혈을 해야 하는데, 이러한 해부학적 부위가 세 군데 있다. 머리, 눈확, 목이다. 머리 상처가 개방성 골절과 뇌손상(뇌조직이 노출된 경우)과 관련이 있을 때 골절된 두개골이나 뇌에 직접 압박을 가하지 않는다. 직접 압박이 지혈을 크게 돕지 않으므로 머리덮개 가장 자리를 손가락으로 압박한다. 눈확의 중증 출혈에서, 안구는 압박에 민감해서 심한 압박으로 영구적인 손상을 입을 수 있어서 안구 직접 압박을 피한다. 목은 큰 혈관이 다수 모여 있어서 열상 발생 시 다량 출혈이 발생할 수 있으며, 강한 손가락 압박은 지혈에 필수적일 수 있다. 그러나, 기관, 후두, 기타 기도 구조의 압박은 기도수축과 저산소증을 유발할 수 있어서 피한다.

출혈관리에 도움이 될 수 있는 다른 방법은 사지부목과 공기부목 사용이다. 부목은 손상 부위의 안정성을 유지하고 응고형성을 방해하지 않는다. 부목은 손상 부위가 움직이지 않게 하며, 응급구조사가 다른 부위를 평가하거나 치료, 환자 구출, 이송하는 동안 발생할 수 있는 손상을 방지한다.

거상과 동맥점 압박(Elevation and Pressure Points)

거상과 동맥점 압박 적용은 직접 압박과 지혈을 강화하기 위해 과거부터 오래 사용되어 왔다. 연구에 의하면, 이런 방법이 얼마나 효과적인지 의문을 제기했다. 거상은 환자의 손상 부위를 움직이며, 동맥점 압박을 적용하면 의료제공자가 압박을 유지해야 한다(추가로 제공할 수 있는 치료가 제한됨). 해당 응급의료체계에서 거상과 동맥점 압박과 관련하여 교수, 지침, 의료지도의사와 상의한다.

직접 압박만으로 경증 또는 중증도의 사지 출혈을 멈출 수 없으면, 거상을 고려한다. 거상은 심장이 중력을 거슬러서 혈액을 사지로 밀어 올리기 때문에 수축기 혈압을 낮춘다. 사지에 단 하나의 출혈이 있고 신체를 움직였을 때 기타 손상이 악화되지 않을 때만 사용한다. 그러나 직접 압박이 가장 효과적인 지혈방법이라는 것을 기억한다.

국소 지혈제(Topical Hemostatic Agents)

출혈부위 치료를 위해 최근 개발된 것은 지혈드레싱과 지혈제이다(그림 3-10). 이 제품들은 미국 식약청 승인을 받았으며 활동성 출혈에 직접, 간접적으로 적용된다. 지혈드레싱 재료와 지혈제는 다양한 방식으로 혈액응고를 돕고 추가적 혈액손실을 조절한다. 지혈제는 면소재 주머니에 담겨 손상 부위에 직접 뿌리는 가루 형태나 상처 부위에 직접 덮는 드레싱 재료에 스며들도록 제작된다. 그 예로, 일부 지혈제인 키토산(chitosan)은 새우, 게, 갑각류의 껍질로 만든다. 혈액에 섞여 축축해지면 달라붙게 되고 적혈구를 모아 출혈을 멈추게 하며 약간의 항균성이 있고 저자극성이다. 다른 등급의 지혈제는 화학적으로 변형된 화산암인 제올라이트(zeolite-비석(沸石))이다. 이 지혈제를 출혈부위에 뿌리면 발열반응을 일으키고 혈액으로부터 수분을 빼앗는다. 발생된 열과 탈수 현상으로 혈액이 농축되고 응고 과정을 강화한다. 마지막으로, 식물로부터 추출된 녹말가루 형태의 지혈제가 있는데, 소형 분무 장치를 통해 손상 부위에 뿌리면 물을 빼앗아 응고된 혈액을 탈수시켜 지혈 작용을 시작한다.

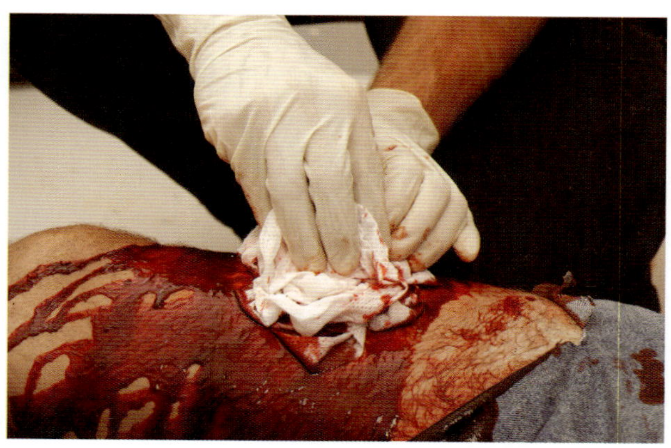
그림 3-10 지혈제는 출혈을 조절하는 중요한 역할을 할 수 있다.

지혈대(Tourniquet)

지혈대는 출혈이 계속되고 멈추지 않을 때 최후 수단이다(그림 3-11). 지혈대는 정확한 출혈 지점을 찾기가 매우 힘든 압좌 손상에 필요할 수 있으며 지혈이 어려운 깊은 관통상에도 필요할 수 있다. 그러나 앞서 설명한대로 지혈대 사용은 위험이 따른다. 상품화된 지혈대를 출혈 지점 근처에 단단히 고정시킨다. 혈압계 커프를 지혈대로 사용할 경우 압력을 수축기 혈압보다 20-30mmHg 더 높인다. 지혈대 사용 후 출혈이 계속되지 않게 하는 것이 중요하다. 출혈이 계속되면, 혈압계 커프 압력을 높이거나 지혈대를 더 강하게 조인다. 응급실 직원에게 지혈대 적용을 반드시 알린다.

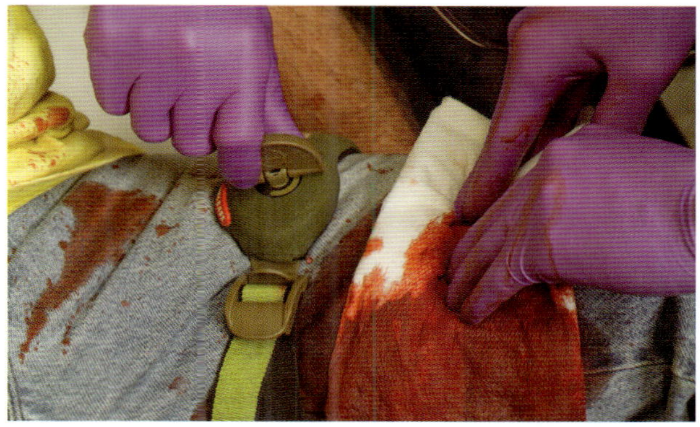

그림 3-11 지혈대는 출혈 조절이 안 되고 계속될 때 최후 수단으로 사용한다.

총상과 테러 행위의 증가와 함께 응급의료서비스에서 전투상황의 처치(care-under-fire)가 현실이 되고 있다. 지혈제와 지혈대 사용은 모두 출혈 조절에 대한 빠른 허답이며 치료 도중 환자와 응급구조사의 생명이 위협에 처했을 때 사용하도록 지도한다.

상처의 특수 고려사항

일부 상처 유형은 지혈할 때 각별한 주의를 요한다. 여기에는 더리 손상, 목 손상, 크게 벌어진 상처, 압좌 손상이 있다.

머리 손상은 지혈과 관련한 특수한 고려사항을 갖는다. 이런 고려사항은 머리뼈 골절과 관련한 출혈 관리, 귀나 코에서 나오는 혈액, 기도를 위협하는 얼굴 부위 손상이다. 머리 상처는 심한 출혈과 머리뼈 골절과 관련 있다. 지혈을 위한 직접 압박 시도는 골절된 머리뼈 파편이 불안정한 뇌조직 안으로 들어가서 위험을 유발할 수 있다. 이런 상처가 의심될 때, 상처 주변에 손상되지 않은 두개골 쪽으로 아주 조심스럽게 압박하여 지혈을 조심스럽게 한다.

머리뼈 골절로 귀와 코로부터 체액이 나올 수 있다. 두 개강에서 나오는 뇌척수액은 두 개강 내 압력을 완화시킨다. 이런 체액 흐름을 막으면, 압력 완화 기전을 멈추어 두 개강 내 압력을 더 증가시킨다. 체액 흐름 방해는 병원체가 뇌척수막으로 더 쉽게 진입하여 심각한 감염(뇌수막염)을 일으킬 수 있다. 뇌척수액은 손상이 치유되면 빨리 재생된다. 따라서, 코 또는 귀에 출혈이 있을 때 다공성 드레싱 재료(4×4 거즈)로 덮고 붕대를 느슨하게 적용하여 출혈 부위로부터 혈액이 약간 흘러나오게 한다.

눈확 관련 상처는 손가락으로 압박하여 지혈될 수 있다. 그러나, 안구는 압력에 민감하고 장시간 또는 강도 높은 압력에 손상 받을 수 있어서 안구의 직접 압박은 삼간다. 안구가 파열된 경우, 작은 압박에도 대체 불가능한 초자체 물질이 손상될 수 있다. 압박은 손상되지 않은 안정된 눈확뼈에 가한다.

목 손상은 공기가 정맥순환으로 들어가서 생명을 위협하는 결과를 준다. 개방성 경부 상처를 폐쇄드레싱 재료로 덮고 부드러운 드레싱 재료를 덮어 붕대로 단단하게 고정시킨다. 경부 손상에 직접 압박을 가하기 위해 목을 둘러 붕대를 감지 않는다. 손가락 압박은 거의 모든 유형의 목 출혈을 조절한다. 기도 관련 문제 발생으로 기도, 후두, 기타 조직에 대한 압박을 삼간다. 환자의 병원 전 치료와 이송 동안 지속적인 손가락 압박이 필요할 수 있다.

크게 벌어진 상처는 지혈에 문제가 있다. 이런 손상은 여러 지점에서 출혈이 발생하고 상처 입구가 벌어져서 한 방향으로 직접 압박하는 것을 방해한다. 이런 출혈을 치료하기 위해서, 대략적인 출혈량과 상처 형태에 맞는 대형 드레싱 재료를 사용한다. 드레싱 재료는 멸균되고 접착력이 없는 부분으로 손상 부위를 덮고 붕대로 단단히 고정한다.

압좌 손상 관련 출혈은 매우 어렵다. 출혈 지점을 찾기 어렵고 혈관 손상의 특성상 효과적인 정상 응고 기전이 방해 받는다. 짓눌린 조직 윗부분과 주변에 드레싱 재료를 대고 드레싱 위에 공기 부목을 댄 후 드레싱을 단단히 고정시켜 출혈을 조절할 수 있는 압력만큼 공기 부목을 부풀린다. 출혈이 심각하고 지속적으로 진행할 경우 지혈대 사용을 고려하지만, 지혈대 사용 시 주의 사항을 기억한다.

환자 이송 시 고려사항

조절이 불가능한 심각한 외부 출혈과 중증 내부 출혈이 의심되는 환자는 빠른 이송을 고려한다. 출혈에 대한 보상작용이나 쇼크의 초기 징후를 주의 깊게 확인한다. 환자 의식 상태, 글라스고우 혼수 척도, 맥박수, 호흡수, 혈압(좁아지는 맥압)을 측정한다. 혹, 의심의 여지가 있다면 즉각 이송한다.

심각한 출혈은 환자에게 중대한 심리적 영향을 줄 수 있다는 것을 이해한다. 스트레스는 투쟁-도피 반응을 일으키고, 심박동수와 혈압 증가, 신체 대사 요구량 증가, 신체 출혈 조절 기전에 역행하여 쇼크 발생 원인이 된다.

심각한 출혈이 발생한 환자의 불안감을 완화시키기 위해 노력한다. 환자와 자주 대화를 하며 어떤 치료를 왜 하는지 설명한다. 환자를 편안하게 하고 적절한 치료를 제공한다. 가능하다면, 환자가 자신의 손상 부위를 보거나 친구나 다른 희생자의 손상을 보는 것을 피하게 한다.

쇼크관리(Shock Management)

출혈과 저혈량성 쇼크 관리는 비슷한 우선순위들과 목표들로 이루어진다.

기도 및 호흡관리(Airway and Breathing Management)

쇼크 환자 관리는 일차 평가 동안 수행된 교정처치와 같이 시작한다. 쇼크 치료 기본 원칙 중 하나는 신체 조직의 산소화와 배출된 이산화탄소 양을 확인하는 것이다. 이런 방법은 기도 확보, 맥박산소측정기 수치가 최소 96% 이상 산소포화도를 유지하기 위한 고농도의 보충산소를 공급하여 적절한 환기를 제공하는 것이다.

필요하다면 기도를 유지한다. 쇼크 환자는 자주 구토를 하고, 위 흡인은 원하지 않는 치명적 결과이다. 기관내삽관을 하면, 호기말이산화탄소분압측정기 사용을 통해 제 위치에 관을 삽관시키고 관이 기도에 제대로 들어갔는지 확인한다. 빠른연속삽관(rapid sequence intubation, RSI)이 현재 일하는 시스템에서 허락하면 고려될 수 있다.

환자 호흡이 어려울 때(분당 8회 이하 호흡수 또는 불충분한 호흡량), 양압환기를 제공한다. 500mL의 적절한 환기량이 제공되고 있는지 호흡수가 분당 10-12회로 적절한지 확인한다. 호흡을 개선하는 두 가지 방법은 호기말양압(positive end expiratory pressure, PEEP)과 지속기도양압(continuous positive airway pressure, CPAP)이 있다. 호기말양압은 기관내 삽관튜브나 백밸

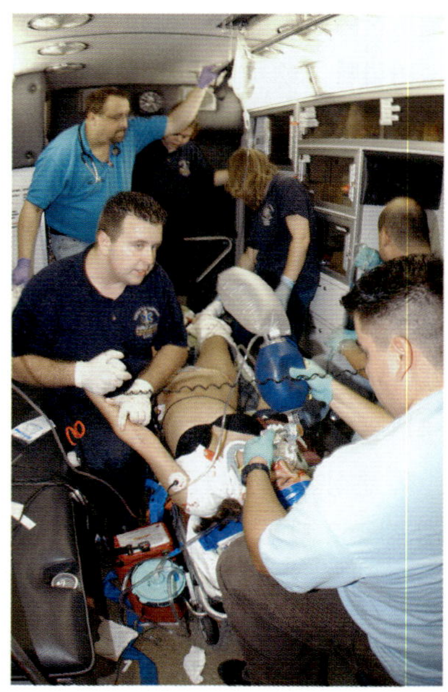

그림 3-12 잠재적 쇼크 환자는 적절한 환기를 해주어야 한다(© *Craig Jackson/In the Dark Photography*).

브마스크 장비에 제한적인 밸브를 사용하는데, 호기에 대한 저항을 보여, 호기가 이루어지는 동안 양압을 유지하여 환자 기도를 개방 상태로 유지시킨다. 지속기도양압장비는 흡기와 호기 동안 압력을 증가시키는 특수한 환기 장비를 사용한다. 이 장비는 호기 주기 동안 더 오래 기도 개방 상태를 유지하고 산소 분압을 증가시켜 폐부종에서 체액을 모세순환계로 환류시킬 수 있다(그림 3-12).

긴장성공기가슴증 징후가 있다면, 증상을 확인하고 빗장뼈 중간선 제 2갈비사이 공간에서 흉막감압술을 실시한다(흉부 외상 참조). 카테터가 막히거나 긴장성공기가슴증이 재발하는 것은 일반적인 일이므로 환자를 계속 관찰한다. 처음 삽입한 부분 가까운 곳에 다른 주사 바늘을 삽입하여 이차적으로 발생하는 압력을 완화시킨다.

무의식과 무반응 환자에게 목동맥이 촉진되는지 확인한다. 목동맥이 촉지되지 않으면, 심폐소생술을 실시하고 제세동기 모니터를 부착하며 전문심장구조술 절차에 따른 처치를 한다. 심장의 기능부전 원인으로 심장눌림증과 긴장성공기가슴증을 배제시킨다. 외상성 심정지의 예후는 매우 불량하다. 활용할 수 있는 자원이 부족할 때, 응급구조사는 소생이 가능한 다른 중증 환자에게 치료를 집중하는 것이 더 좋을 수 있다.

출혈 조절(Hemorrhage Control)

이 장의 앞부분에서 설명했듯이, 심각한 외부 출혈의 경우 빨리 출혈 조절을 실시한다.

수액소생술(Fluid Resuscitation)

현장에서 선택하는 외상으로 인한 중증 출혈은 전혈(whole blood)이다. 전혈은 산소를 운반하는 적혈구와 지혈을 돕는 응고인자 및 혈소판을 가지고 있어 주입된 후에는 혈류에 남아 있다. 그러나, 혈액은행이나 병원에서 전혈을 거의 찾기 어렵다. 혈액은행의 혈액은 대부분 농축 적혈구(packed red blood cells)라 하는 농축된 형태로 저장된다. 농축적혈구는 냉동 보관되어야 하고 교차반응 검사를 통한 혈액형을 알아야 한다(응급 상황에서 RH-, O형 혈액이 투여될 수 있다). 혈액은 많은 비용이 들고, 보관 가능한 기간이 짧고, 현장에서 사용하기에 비실용적이다. 따라서, 병원 전 처치에 사용되는 가장 실용적인 수액은 생리식염수와 같은 등장성 결정질 용액이다(일부 의료체계에서 락테이트링거액이 사용될 수 있다).

고장액과 합성 용액은 수액소생술에 일부 적응증이 있지만, 병원 전 의료 환경에서 사용되는 등장성 전해질 용액보다 더 효과가 있는지 확인되지 않는다. 고장성 결정질 용액은 다른 결정질 용액처럼 사이질 및 세포내 체액을 동원하여 혈액 손실량을 대체하지만, 산소나 지혈에 필수적인 응고인자를 공급하지 못 한다. 고장액은 무게와 부피가 작아 야생지역이나 군대 등의 장소에서 이점이 있다. 합성 용액은 산소 공급이 가능해 이용할 만 하지만, 응급실이나 병원 전 환경에서 합성 용액의 효능이 검증되지 않았다.

등장성 수액의 투여 등장성 수액 투여는 쇼크의 전형적인 징후와 증상을 보이고, 현재 출혈상태가 정지된 외부 출혈 환자에게 권장된다. 의식 수준이 향상될 때까지 수액관을 완전 개방시켜 생리식염수를 투여하면서 적극적인 수액소생술을 실시한다. 원활한 수액공급을 위해 수액의 흐름이 방해받지 않도록 주사 바늘구멍이 큰 14-16게이지 카테터나 혈액 주입세트를 사용하고 흐름에 지장이 없는지 확인한다.
수액소생술의 목표는 혈압이 아닌 장기 관류 회복을 위한 것임을 기억한다. 대량의 등장성 수액을 지속적으로 투여하면 실제로 혈전 요소들을 희석시키거나 적혈구 용적률이 감소하거나 환자 상태를 악화시킨다. 일반적으로, 대부분 외상이 생긴 성인에서, 장기 관류 회복을 위해 1-2 리터 정도의 수액이 필요하다(소아의 경우 20mL/kg). 신속한 정맥투여는 환자에 따라 다르게 반응한다. 투여 후 환자 반응을 보고, 환자가 초기 평가보다 많은 출혈이 있거나 지속적인 출혈이 있음을 확인할 수 있다. 가능하다면, 환자가 "혈역학적 정상"상태와 "혈역학적 안정"상태를 구별하기 위해 노력하는 것이 중요하다. 혈역학적으로 안정 상태 환자는 심박수 급상승, 호흡수 급증, 소변량 감소 증세를 가질 수 있으며, 여전히 쇼크 상태라고 할 수 있다. 반대로, 혈역학적 안정 상태와 혈역학적 정상 상태 환자의 차이는 정상적인 건강상태와 불안정한 조직 관류 증상과 정상 또는 미세한 비정상적인 활력징후(보상성 쇼크)를 보이는 환자의 차이점과 같다.

저혈량성 쇼크 상태의 환자들은 세 가지 방법으로 정맥주사에 반응 한다: 빠른 반응, 일시적인 반응, 미세하거나 무반응(표 3-3).

첫 번째, 초기에 투여하는 정맥주사에 빠른 반응을 보이는 환자들은 혈역학적 정상상태를 보인다. 이런 환자들은 정맥주사투여를 수액과 같이 주어도 잘 유지할 수 있다. 일반적으로 빠르게 반응하는 환자들은 총 혈액량의 20% 이하 출혈이 발생할 때 나타난다.

두 번째, 일시적인 반응만 보이는 환자들이다. 이런 환자들은 초기 약물 투여에 잘 반응하나, 그 이후 약물투여에 관류 상태가 악화되거나 지속적 출혈과 부적절한 약물 회복을 보인다. 일시적인 반응을 보이는 환자들은 대개 총 혈액량의 20-40% 사이의 출혈이 발생할 때 나타난다.

세 번째, 정맥 결정질액 또는 혈액 투여에 미세한 반응만 보이거나 반응이 없는 환자들이다. 이런 환자들은 종종 출혈을 통제할 수 없을 때 나타난다. 이런 경우 드물게 약물 투여에 반응하지 않고 정맥 약물이 폐쇄가 되어 심근좌상, 심장눌림증, 긴장성공기가슴증으로 진행될 수 있다.

환자가 말초 부위 맥박이 촉지되지 않거나 수축기 혈압이 80mmHg 이하로 떨어진 상태에서 지속적인 출혈(내부 출혈이나 조절되지 않는 외부 출혈)이 있을 때, 250-500mL 수액이 투여될 때까지 수액관을 개방시킨다. 말초 맥박이 돌아오는지 또는 수축기 혈압이 80mmHg(종종 허용적 저혈압으로 언급되기도 함)까지 오르는지 확인한다. 환자 상태와 혈압 개선이 보이지 않을 경우 수액을 한 번 더 투여하는 것을 고려한다.

글라스고우 혼수 척도가 8점 이하인 외상성 뇌손상 환자는 뇌의 관류상태를 유지하기 위해 다소 높은 수준의 수축기 혈압(100mmHg)이 요구될 수 있다. 잠깐의 저혈압조차 외상성 뇌손상의 치료 결과에 악영향을 줄 수 있다. 그러나 병원 전 수액 소생술은 많은 연구와 논란이 계속되는 분야라는 것을 기억한다. 머리 손상이 있는 쇼크 환자의 병원 전 수액 소생술은 지도의사와 해당 근무 지역의 지침에 따른다.

쇼크 징후와 증상이 있는 소아 환자에서 체중 1kg당 20mL 수액을 빠르게 투여한다. 첫 번째 수액 투여 후 활력징후가 개선되지 않거나 환자 상태가 악화될 경우 추가적인 수액을 투여한다. 현장에서 수액 소생술을 실시하는 목적은 활력징후를 정상 수준으로 되돌리는 것이 아니라 환자가 외상센터로 이송될 때까지 활력징후를 안정화시키는데 있다.

외상 환자에게 다량의 수액을 투여할 준비를 할 때, 카테터와 수액 주입세트의 내강 크기를 고려한다. 수액 흐름은 내부 직경의 4제곱에 달하는 힘에 비례하는데, 내강 직경이 두 배 증가하면(압력이 같을 때) 수액은 16배 빠르게 흐른다. 바늘구멍이 가장 큰 카테터를 환자 정맥에 삽입하고, 직경이 넓은 수액세트나

표 3-3 | 초기 수액소생술의 반응(2리터의 등장성 수액을 성인에게 투여: 20mL/kg(소아일 경우)

	빠른 반응	일시적인 반응	미세하거나 무반응
예상출혈량	최저(10-20%)	보통이거나 적당함(20-40%)	심각함(40% 이상)
활력징후	정상으로 돌아감	이상소견이 되풀이 되며, 일시적 호전을 보임	비정상을 유지
수액 필요성	낮음	높음	높음
수혈필요성	낮음	보통보다 높음	즉시
수술필요성	가능성 있음	높음	매우 높음

혈액 주입세트를 사용한다.

카테터 길이와 수액 압력 또한 수액 흐름에 영향을 준다. 카테터 길이가 길수록 수액 흐름에 대한 저항이 더 크다. 쇼크 환자를 위한 카테터의 이상적인 길이는 짧을수록 좋고 1.5인치 이하가 좋다. 수액 압력 증가는 수액 흐름 속도 증가로 이어진다. 따라서, 수액 백을 높이 위치시켜 수액과 정맥 간 압력차가 클수록 수액이 더 빠르게 흐른다. 수액 백 위치를 더 높일 수 없다면, 수액 백을 환자의 신체 아래에 두어서 하중이 실리게 하거나, 수액 백을 압력 주입기 또는 100-200mmHg로 부풀려진 혈압계 커프 안에 놓는다.

수액 소생술을 할 때, 활력징후를 개선시키는 것이 아니라 안정시키는 것이 목적이므로 조심스럽게 수액 양을 조절한다. 혈압 상승은 형성된 혈전을 다른 곳으로 이동시키고 정상적인 응고 과정을 방해할 수 있다. 또한 응고인자와 헤모글로빈이 더 희석되고 추가적인 출혈이 발생할 수 있다. 환자의 활력징후를 잘 관찰하여 환자 의식상태와 맥압을 안정적으로 유지하기 위해 락테이트링거액 또는 생리식염수를 투여한다. 80mmHg 이하로 떨어진 혈압을 안정되게 유지시킨다. 환자 혈압이 50mmHg 이하로 떨어지지 않게 하며 글라스고우 혼수 척도가 8점 이하인 머리 손상 환자에서 혈압이 100mmHg 이하로 떨어지지 않게 한다.

체온 조절

외상과 출혈은 보통 체온을 정상적으로 조절하는 기전에 심각한 타격을 준다. 신체활동이 줄어들게 되면 열 생산이 비정상적인 수준으로 감소하는데, 피부의 혈관 수축으로 인해 체온 조절의 한 부분인 피부 능력이 감소하여 체온 변동에 상당히 취약해진다.

손상이 있는 환자는 일반적으로 평소보다 더 많은 열을 빼앗기게 되며 열 생산이 낮아진다. 동시에 추워서 몸을 떠는 발열을 위한 반사작용은 효과가 떨어지며 사실 상 쇼크 치료 과정에도 방해가 된다. 신체에서 손상된 다른 세포들을 살리기 위해 산소와 포도당이 필요한데 떨림으로 인해 산소와 포도당이 소모된다. 저혈량증은 응고 기전 효과를 감소시켜 출혈을 연장하거나 악화시킨다.

매우 더운 날씨가 아닌 이상, 환자에게 담요를 덮어 체온을 유지하고 구급차 내부의 환자 공간을 따뜻하게 하는 것이 좋다. 수액 투여 시 수액이 실내 온도보다 높아야 한다. (체온 또는 그 이상의 온도가 가장 이상적이며 섭씨 40도를 넘기지 않는다). 수액은 수액 보온기(fluid warmer, 수액의 온도를 따뜻하게 유지시키는 기구)를 사용해 따뜻하게 유지하거나, 구급차 내부의 따뜻한 공간에 보관한다. 춥다고 할 수 있는 환자의 불편 사항에 매우 민감하게 반응해야 하며, 열 손실이 발생하지 않게 모든 노력을 한다.

약리학적 중재(Pharmacological Intervention)

쇼크의 경우(특히 저혈량증 환자에서) 일반적으로 약리학적 중재는 제한적이다. 교감신경계통은 저혈량증을 효율적으로 보상하며 정맥 수액 또는 혈액 및 혈액 제제보다 병원 전 환경에서 치료 효과가 더 월등하다고 검증된 약물은 없다. 심장성 쇼크에서 수액 주입과 함께 도파민 같은 혈관수축제, 기타 심장 약물 사용이 권장된다(심장학 참고). 척추성 쇼크와 폐쇄성 쇼크에서 생리식염수나 락테이트링거액 같은 정맥용 수액 사용을 고려한다. 분포성 쇼크에서 정맥용 수액이나 혈관수축제를 고려한다.

출혈과 저혈량을 유발하기에 충분한 손상을 입은 환자는 불안해하고 두려워할 것이다. 응급구조사는 환자 옆에서 침착성을 유지하고 환자를 안심시키며 발생 가능한 투쟁-도피 반응을 완화시킨다. 이런 정서적 지지는 환자의 정서적 외상뿐 아니라 교감신경 흥분으로 인한 일부 부정적 영향도 이겨내도록 돕는다.

요약

심각한 출혈과 이로 인한 결과인 쇼크는 외상 환자의 생명에 심각한 위협이 된다. 이러한 위협의 증상과 징후는 특히 내부출혈의 경우 흔히 포착하기 힘들거나 배후에 숨겨진 경우가 많다. 현장 평가시 손상기전을 주의깊게 분석하고 신중하게 환자를 평가하지만 이러한 치명적 증상을 발견하고 치료할 수 있다. 환자 치료는 환자를 외상센터로 신속하게 이송하는 것이 포함되며 환자 이송시 활력징후를 반드시 개선시켜야만 하는 것이 아니라 활력징후를 유지시키는 것이 필요하고 보충산소의 제공, 양압 환기, 수액 소생술 등 적극적인 치료를 제공한다. 이러한 접근법을 통해 응급구조사는 환자의 생존율을 최대한 높이는 치료를 제공할 수 있다.

현장 출동 후 결과 분석

고등학교 목공실에서 작업을 하던 한 십대 청소년이 실수로 테이블 톱의 톱날에 팔뚝을 베인다. 톱날에 동맥이 깊게 베여 심각한 출혈이 발생했다. 현장에 도착한 당신은 십대 청소년이 매우 불안해하는 것을 발견하였다. 환자 평가 결과 혈압은 130/86, 맥박은 110, 호흡수는 분당 24회로 정상이었으며 피부는 차고 축축하다.

1. 저혈량증 및 초기 쇼크의 징후가 되는 것은 무엇인가?

2. 혈압은 쇼크를 암시하는가? 왜 그런가? 혹은 왜 그렇지 않은가?

3. 출혈 조절을 위해 어떠한 단계적 절차를 취할 것인가?

4. 어떠한 보조적 치료 조치를 택할 것인가?

이 책 뒷부분에 제시된 해설을 참고한다.

복습 문제

1. 보상성 쇼크의 징후는 ___를 제외하고 아래의 모든 것을 포함한다.
① 무의식
② 갈증
③ 호전적 태도(combativeness)
④ 허약감

2. 응급구조사와 구급 대원이 한 20대 여성이 몸에 심한 절상을 입은 차량 충돌 사고 현장에 출동한다. 환자의 기도는 개방되어 있고 호흡도 적절하게 하고 있다고 판단된다. 환자의 혈압은 안정적인 수준에서 유지되고 있으며 응급구조사는 환자가 전체 순환 혈액량의 약 15% 가량을 손실한 것으로 판단한다. 환자의 의식 상태는 명료하고 지남력에도 문제는 없었으나 다소 불안 증세를 보인다. 이러한 평가 소견을 기반으로 볼 때 이 환자의 출혈단계는 무엇인가?
① 1단계 ② 2단계
③ 3단계 ④ 4단계

3. 외상과 쇼크의 증상 및 징후가 의심되지 않는 환자의 경우 기울기 검사를 실시해볼 수 있다. 이 실험은 현재 환자의 어떤 상태 여부를 확인하기 위해서인가?
① 심장성 쇼크 ② 패혈성 쇼크
③ 기립성 고혈압 ④ 기립성 저혈압

4. 대동맥활과 목동맥동에 위치해 있으며 혈압의 이상 을 감시하는 감각구조기관들의 이름은 무엇인가?
① 화학수용체 ② 압력 수용체
③ 심장 억제 중추 ④ 심장 촉진 중추

5. 저관류가 발생하였을 때 가장 신속하게 분비되어 반응하는 호르몬은 어떤 것인가?
① 안지오텐신 II ② 당류코르티코이드
③ 항이뇨호르몬 ④ 카테콜아민

6. 한 남자가 거의 무의식 상태인 현장으로 출동하였다. 활력징후를 측정해보니 환자의 혈압은 저하되고 있으며 느린맥 증상과 차고 축축한 피부상태를 보인다. 이러한 평가 소견을 바탕으로 환자는 어떠한 유형의 쇼크를 겪고 있다고 판단할 수 있는가?
① 신경성 쇼크 ② 비가역성 쇼크
③ 비보상성 쇼크 ④ 보상성 쇼크

7. 다음 중 어떠한 유형의 환자를 외상센터로 즉각적인 이송을 실시해야 하는가?
① 1단계 출혈 환자
② 심각한 내부출혈이 의심되는 환자
③ 커피 찌꺼기 색을 띠는 구토를 하는 환자
④ 현장에서 지혈된 외부출혈 환자

8. 지속적인 출혈을 치료하기 위한 방법이 아닌 것은?
① 거상 ② 폐쇄드레싱
③ 직접 압박 ④ 압박드레싱

9. 환자가 비보상성 쇼크 상태인 것으로 판단되며 수액 치료가 권장되는 상황이다. 병원전 의료환경에서 투여할 수 있는 가장 실용적인 수액은 ___이다.
① D_5W
② 3% 생리식염수
③ 락테이트 링거액
④ 1/2 생리식염수가 혼합된 D_5W

10. 어떤 대사과정이 활발해지면, 저혈압이나 고혈압증세가 있는 환자에게 강한 산혈증을 유발하는가?
① 동화성 ② 호기성
③ 이화성 ④ 혐기성

이 책 뒷부분에 제시된 해답을 참고한다.

참고문헌

1. Haut, E. R., et al. "Prehospital Intravenous Fluid Administration Is Associated with Higher Mortality in Trauma Patients: A National Trauma Data Bank Analysis." Ann Surg 253(2) (Feb 2011): 371–377.
2. Napolitano, L.M., G. M. Cohen, B.A. Cotton, et al. "Tranexemic Acid in Trauma: How Should We Use It?" J Trauma Acute Care Surg 74(6) (2013): 1575–1586.
3. Frank, M., et al. "Proper Estimation of Blood Loss on Scene of Trauma: Tool or Tale?" J Trauma 69(5) (Nov 2010): 1191–1195.
4. Bates, B. and P. G. Szilagyi. A Guide to Physical Examination and History Taking. 9th ed. Philadelphia: J.B. Lippincott, 2007.
5. Alam, H. B., et al. "Hemorrhage Control in the Battlefield: Role of the New Hemostatic Agents." Mil Med 170 (2005): 63–69.
6. Clay, J. G., J. K. Grayson, and D. Zierold. "Comparative Testing of New Hemostatic Agents in a Swine Model of Extremity Arterial and Venous Hemorrhage." Mil Med 175(4) (Apr 2010): 280–284.
7. Ran, Y., et al. "QuikClit Combat Gauze Use for Hemorrhage Control in Military Trauma: January 2009 Israel Defense Force Experience in the Gaza Strip—a Preliminary Report of 14 Cases." Prehosp Emerg Care 25(6) (Nov–Dec 2010): 584–588.
8. Taylor, D. M., G. M. Vater, and P. J. Parker. "An Evaluation of Two Tourniquet Systems for the Control of Prehospital Lower Limb Hemorrhage." J Trauma 71(3) (Sept 2011): 591–595.
9. Kragh, J. F., Jr., et al. "Survival with Emergency Tourniquet Use to Stop Bleeding in Major Limb Trauma." Ann Surg 249(1) (Jan 2009): 1–7.
10. Kragh, J. F., et al. "Battle Casualty Survival with Emergency Tourniquet Use to Stop Limb Bleeding." J Emerg Med 41(6) (Dec 2011): 590–597.
11. Stockinger, Z. T. and N. E McSwain. "Prehospital Endotracheal Intubation for Trauma Does Not Improve Survival over Bag-Valve-Mask Ventilation." J Trauma 56(3) (2004): 531–536.
12. Stockinger, Z. T. and N. E. McSwain. "Prehospital Supplemental Oxygen in Trauma Patients." Mil Med 169 (Aug 2004): 609–612.
13. Merlin, M. A., et al. "Study of Placing a Second Intravenous Line in Trauma." Prehosp Emerg Care 15(2) (Apr–Jun 2011): 208–213.

추가문헌

Bickley, L. Bates' Guide to Physical Examination and History Taking. 11th ed. Philadelphia: Wolters-Kluwer, 2012.

Bledsoe, B. E., and D. Clayden. Prehospital Emergency Pharmacology. 7th ed. Upper Saddle River, NJ: Pearson/Prentice Hall, 2011.

Bledsoe, B. E., B. J. Colbert, and J. E. Ankney. Essentials of A & P for Emergency Care. Upper Saddle River, NJ: Pearson/Prentice Hall, 2010.

Martini, Frederic. Fundamentals of Anatomy and Physiology. 7th ed. San Francisco: Benjamin Cummings, 2007.

Rosen, P., and R. Barkin, eds Emergency Medicine: Concepts and Clinical Practice. 7th ed. St. Louis: Mosby, 2009.

Tintinelli, J E., ed. Emergency Medicine: A Comprehensive Study Guide. 7th ed. New York: McGraw-Hill, 2011.

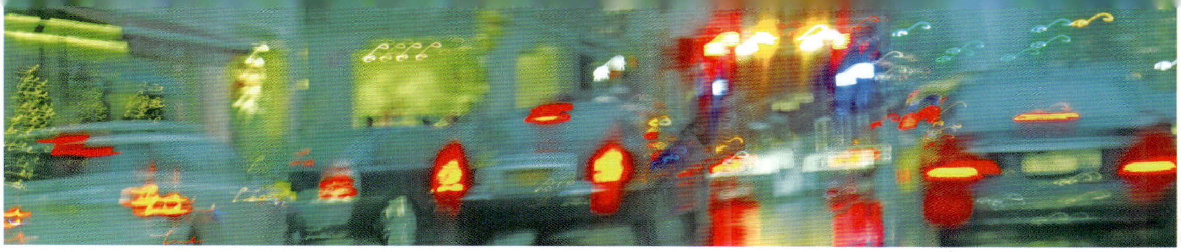

Chapter 4

연조직 외상

Soft-Tissue Trauma

Bryan E. Bledsoe, DO, FACEP, FAAEM, EMT-P
Robert S. Porter, MA, EMT-P

단원 표준

외상(연조직 외상)

학습 역량

환자 평가 결과에 역학 및 병리학 원칙을 접목하여 현장에서 본 환자 추정 진단과 이를 통해 중증 손상환자에 대한 종합적 처치 계획을 세운다.

학습 목표

최종 목표

연조직 손상 환자에 대한 평가 및 처치를 수행할 수 있다.

수행 목표

최종 목표를 달성하기 위해 다음 사항은 필수적이다.

1. 핵심 키워드를 숙지한다.
2. 연조직 손상의 역학을 설명한다.
3. 신체 및 이에 연관된 연조직의 해부학적 구조와 생리를 설명한다.
4. 개방성/폐쇄성 연조직 손상의 병태 생리를 설명한다.
5. 상처의 회복과정을 설명한다.
6. 연조직 손상의 합병증으로 감염, 지혈장애, 재출혈, 회복의 지연, 구획증후군, 비정상적인 흉터, 압박 손상, 압좌 증후군, 주입 손상 등이 있다.
7. 다양한 상황에 맞추어 적절한 드레싱과 붕대법을 선택한다.
8. 다양한 연조직 손상에 대해 평가한다.
9. 재평가를 통해 연조직 손상 환자의 붕대법과 연관된 합병증을 확인한다.
10. 사지 절단, 박힌 물체, 압좌증후군, 구획증후군, 얼굴/목 손상, 흉부 손상, 복부 손상과 같은 손상 처치시 특별히 고려되어야 할 사항을 설명한다.
11. 연조직 손상 환자의 병원 이송/처치/퇴원 결정에 있어서 고려할 사항을 설명한다.

핵심 키워드

찰과상(abrasion)
절단(amputation)
벗겨진(결출) 상처(avulsion)
화학주성인자(chemotactic factors)
콜라겐(collagen)
구획증후군(compartment syndrome)
타박상(contusion)
압좌 손상(crush injury)
압좌증후군(crush syndrome)

탈장갑 손상(degloving injury)
진피(dermis)
반상출혈(ecchymosis)
표피(epidermis)
상피화기(epithelialization)
홍반(erythema)
근막(fasciae)
섬유모세포(fibroblasts)
괴저(gangrene)
과립성 백혈구(granulocytes)
혈종(hematoma)
지혈(hemostasis)
충혈(hyperemia)
박힌 물체(impaled object)
절상(incision)
염증(inflammation)
피부계(integumentary system)
켈로이드(keloid)
열상(laceration)
관강(lumen)
림프계(lymphatic system)
림프관염(lymphangitis)
림프구(lymphocyte)
대식세포(macrophages)
괴사(necrosis)
신생혈관증식(neovascularization)
식세포 작용(phagocytosis)
천자상(puncture)
재형성(remodeling)
횡문근융해증(rhabdomyolysis)
피지샘(sebaceous glands)
피지(sebum)
장액(serous fluid)
골격근(skeletal muscle)
피하 조직(subcutaneous tissue)
땀샘(sudoriferous glands)
힘줄(tendons)
긴장선(tension lines)
파상풍(tetanus)

사례 연구

마리아 곤자와 존 오 설리번은 대학 응급구조팀 151의 대원들과 함께 "도끼로 인한 손상"사고 현장으로 출동하여, 발아래 피묻은 도끼가 있고 목재 더미 옆에 서 있는 한 남자를 발견한다. 환자는 피가 흥건히 묻은 천으로 윗팔을 누르고 있다. 환자와 주변 사람으로부터 이야기를 들은 마리아는 환자가 도끼로 나무를 자르다가 실수로 사고를 당한 것을 확인한다. 그 밖에 다른 피해자는 없다.

환자를 처치하기 위해 마리아와 존은 일회용 장갑과 보호경을 착용한다. 일차 평가에 따르면 환자인 월터는 42세의 성인 남성이고, 나무를 내려치는 순간에 도끼 날이 빠져나가면서 왼쪽 윗팔에 열상을 입었다. 환자는 상처가 "깊어서" 처음에는 출혈이 심했지만, 상처 부위를 "이 천으로 덮어서" 쉽게 지혈을 할 수 있었다고 한다. 환자는 추가적인 손상이나 별다른 불편을 호소하지 않는다. 정상적인 의식 상태와 지남력을 보이고, 곧은 자세로 앉아 별다른 고통을 호소하지 않는다. 기도는 열려 있고 호흡은 적절한 수준이며, 피부가 다소 창백하고 맥박도 다소 빠르다.

환자가 국소적 손상을 입었고 별다른 손상기전을 보이지 않기 때문에, 마리아와 존은 현장에서 초점 외상 평가를 실시한다. 사지를 집중 평가한 마리아와 존은 환자가 두갈래근 바로 윗부분인 윗팔 중앙에 크고 깊은 개방창을 입은 것을 확인한다. 환자가 지혈을 위해 손상 부위를 천으로 누르고 있기 때문에, 더 자세한 검사는 아직 불가능하다. 환자의 지혈 노력에도 불구하고, 검은 핏방울이 계속해서 흘러나왔고, 땅바닥에 선명한 소량의 핏자국이 있다. 원위부 맥박과 모세혈관 재충혈은 모두 반대 팔과 같이 정상이고, 환자는 모든 손가락과 손목을 움직일 수 있지만, 팔꿈치를 구부릴 수는 없다. 손가락 부근에 다소 저린감을 호소하지만, 전반적인 감각은 정상 수준이다.

지혈하고 상처를 더 자세히 보기 위해 마리아와 존은 두터운 멸균 드레싱을 준비해 놓은 후 환자를 들것에 앉힌다. 마리아와 존은 한 팀원이고, (응고된 혈액이 제거되지 않도록 주의하면서) 지혈했던 천을 제거하고 두터운 멸균 드레싱을 상처 부위에 덮는다. 신속히 살펴본 결과 열상은 8cm 가량 되고 근육층까지 파고 든 것으로 확인된다. 혈액이 뿜어져나오거나 선혈이 나타나지는 않지만 다량의 검은 혈액이 흐르고 있었으며 드레싱을 대고 붕대로 상처를 감아 쉽게 압박 지혈할 수 있었다.

응급구조사는 초점 외상 평가를 진행하면서 환자의 병력을 조사했다. 환자는 심각한 질환을 겪은 적이 없고 복용하고 있는 약물도 없다고 말한다. 그는 마지막으로 파상풍 예방 접종을 맞은 날짜를 기억하지 못한다. 환자는 특별한 알레르기 증상이 없고 2시간 전 점심을 먹은 후로 금식상태였다.

드레싱과 붕대로 압박한 후에도 원위부 맥박, 운동 및 감각 기능, 모세혈관 재충혈에 아무런 변화가 없다. 마리아와 존은 환자의 활력징후를 측정하였는데 호흡수는 분당 20회로 적절하였고, 맥박은 분당 92회, 피부는 따뜻하고 축축하며 다소 창백하고, 동공은 양쪽 모두 균일한 상태이고 정상적 반응을 보이며, 오른 팔에서 측정한 혈압은 134/78mmHg였다.

마리아와 존은 지혈을 시행하고 추가 응급처치 없이 인근 병원 응급실로 이송한다. 응급실의 외과의는 국소 마취를 하고, 지혈 후 수술을 하기 위해 공기주입식 지혈대를 적용하였다. 진단용 램프를 이용하고, 소독 장갑을 끼고 조심스럽게 촉진을 한 결과, 외과의는 이번 사고로 인해 뼈, 동맥, 신경, 힘줄 등에 손상된 부위가 없고, 이물질도 없다고 판단한다. 하지만 상처가 윗팔 두갈래근까지 파고 들어 층을 맞춰 봉합하고 파상풍 추가접종을 한다. 봉합실이 제거되는 10~14일 후에는 환자가 회복기에 들어설 것이다.

연조직 외상의 개요

체중의 16%를 차지하는 피부는 신체에서 가장 크고 중요한 장기 중 하나이다. 피부는 체내 물질과 체액을 유지하면서 외부 병원체의 유입을 막는 방어막 역할을 한다. 또한 감각을 담당하는 핵심적인 장기인 피부는 더위에는 체온의 과도한 증가를 막고, 추위에는 열손실을 방지하는 기능을 한다. 피부는 이러한 기능을 하면서 견고하고 유연한 신체 조직으로서 강력한 재생 능력을 보인다.

외피계(integumentary system)로 총칭되는 피부는 손상 시 가장 먼저 손상받는 신체 조직이다. 피부는 신체의 모든 부위를 덮고 있기 때문에, 관통상이나 타박상의 운동 에너지는 기타 필수 장기에 충돌하기 전에 피부를 통과해야 한다. 이러한 에너지 전이의 징후는 피부를 면밀히 검사해야만 확인할 수 있는 경우가 많으므로 피부는 환자평가 과정 전반에 걸쳐서 대단히 중요하다.

피부 손상은 찰과상, 열상, 절상, 개방창, 천자상, 벗겨진 상처, 절단과 같은 개방성 손상이나 타박상, 혈종, 압좌 손상과 같은 폐쇄성 손상의 형태로 나타난다. 이러한 유형의 손상이 생명에 직접적인 위협으로 작용하는 경우는 드물지만, 혈관, 신경, 결합조직, 기타 주요 내부 조직에 위험을 초래할 수도 있다. 지혈이 안되면 저혈량증과 쇼크로 이어질 수 있고, 손상 부위가 감염의 경로가 될 수 있다.

역학

연조직 손상은 손상의 가장 흔한 형태이다. 연간 1,000만 명 이상의 환자가 연조직 손상으로 응급실에 내원하며, 이들 중 많은 수가 봉합을 필요로 한다. 대부분의 개방성 손상은 간단한 처치와 봉합만 필요하다. 하지만 극소수의 환자는 동맥, 신경, 힘줄의 손상을 입어 영구적 장애를 입는다. 또한 다른 손상이 동반되지 않은 개방성 손상에서 지혈되지 않는 외출혈은 매우 드문 일이지만 연조직 손상과 함께 가끔 발생하고 때론 사망으로 이어질 수도 있지만, 완벽히 예방할 수 있는 상황이기도 하다. 응급실에 내원하는 개방성 손상 환자 중 감염으로 인해 결국 중증 질환에 걸리는 비율은 최대 6.5%에 달한다.

폐쇄성 손상도 이와 비슷한 역학적 성향을 보인다. 단지 차이가 있다면 개방성 손상보다 흔하게 발생한다는 것이다. 대부분의 단순한 '멍과 혹'은 매우 심각한 경우를 제외하고는 환자 스스로 치료하기 때문에 응급구조사의 처치를 거치지 않는다. 발생 빈도가 높고 상흔이 경미하다는 속성에도 불구하고, 폐쇄성 손상은 상당한 통증, 고통, 질환을 유발할 수 있다. 하지만 일반적으로 감염은 폐쇄성 손상의 합병증으로 나타나지 않는다.

연조직 손상의 위험인자로는 연령(취학 아동과 고령자가 가장 취약함), 알콜/약물 중독, 직업 등이 있다. 노동자, 기계장치를 다루는 사람, 손을 포함한 신체 부위가 중장비, 기계, 도구에 노출되는 사람은 연조직 손상을 입을 위험이 크다.

간단한 조치로 연조직 손상의 위험을 줄이고 미연에 방지할 수 있다. 예를 들어 놀이터의 잔디, 모래, 자갈, 자연적으로 충격을 흡수할 수 있는 지반 등. 지반에 완충 장비를 설치할 경우 아동이 손상을 입을 위험이 줄어든다. 신발 끝이 철제로 제작된 안전화나 가죽 장갑과 같은 안전용 의류는 연조직 손상의 발생률과 중증도를 줄일 수 있는 간단한 방법이다. 응급 의료에서는 안전 문화를 조성할 필요가 있다. 철저한 현장 안전 확보, 안전이 확보되지 않는 현장에는 진입하지 않기, 적절한 보호구의 착용, 날카로운 물건의 제거, 조심스럽게 이동 장비를 사용하여 환자가 살이 집히거나 손상을 겪지 않도록 하기, 구급차에서 안전 고정 장치의 사용, 안전운전 등이 있다.

연조직의 해부학과 생리학

피부는 우리 몸을 보호하는 외피로 복잡한 구조로 되어 있다. 피부의 구조와 기능에 대해 아는 것이 피부 손상의 심각성과 처치의 중요성을 이해하는데 도움이 될 것이다.

피부의 여러 층

피부는 표피, 진피, 피하 조직으로 구성된다(그림 4-1). 각 층은 신체의 항상성 유지와 상처 치유과정에 중요한 역할을 한다.

표피

표피(epidermis)는 피부의 가장 바깥층이다. 표피는 진피의 바로 위에 있는 세포층(바닥층)에 의해 생성된다. 바닥층의 세포는 빠르게 분열하면서 세포를 표피로 이동시킨다. 표피에는 혈관이 없기 때문에,

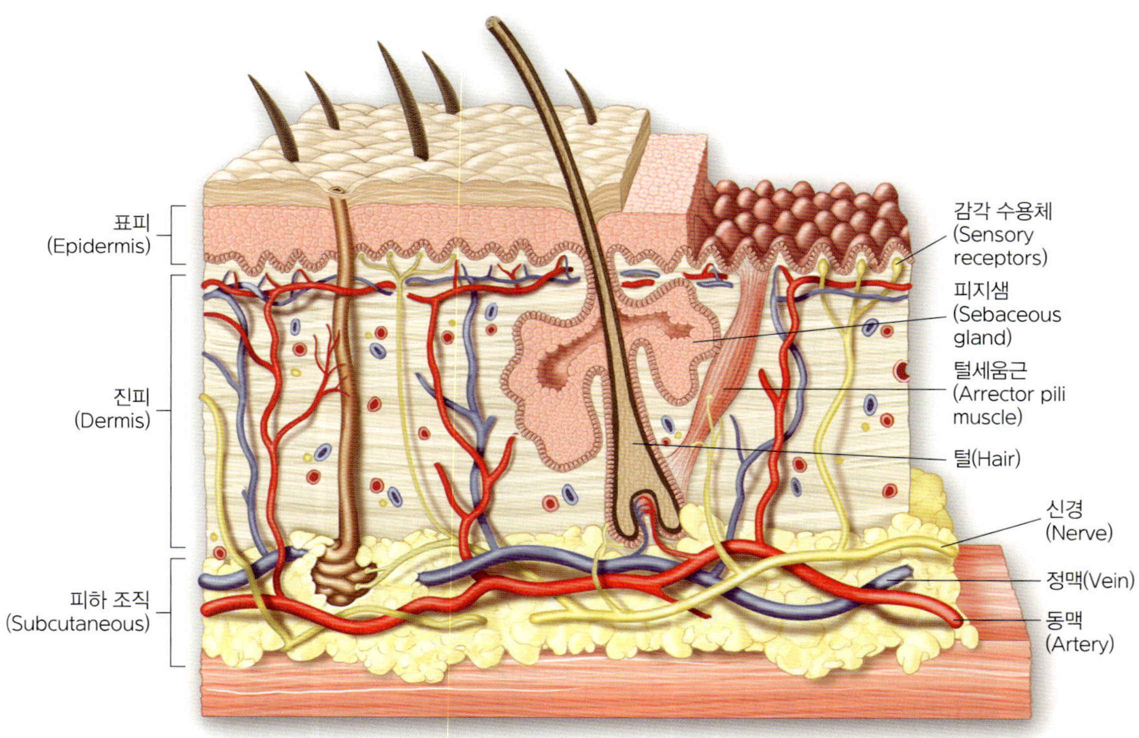

그림 4-1 피부의 여러 층과 주요 구조물

이러한 세포가 진피로부터 멀리 이동할수록 순환이 적어져 결국 죽게 된다. 밀려나온 죽은 세포들이 평평하게 맞물리면서 단단한 각질층을 형성한다. 각질층에는 손톱이나 모발 강화에 사용되는 케라틴이라 불리는 질긴 단백질이 높게 함유되어 있다. 표피의 가장 바깥 층은 떨어져 나가고 표피는 지속적으로 재생되면서 두께를 유지한다. 피부 경계에서 표피로 세포가 이동하는데에는 2주가 소요되고, 세포가 완전히 떨어져 나가는 데는 또 2~4주의 시간이 걸린다. 이러한 세포의 이동은 세균의 침입을 막아준다.

내용 요약

➤ 피부의 여러 층
- 표피
- 진피
- 피하 조직

끈적이는 물질인 **피지**(sebum)는 표피의 표면을 부드럽게 한다. 피지는 마치 잎사귀 표면의 기름 성분과 같은 역할을 한다. 피지는 피부를 유연하고 강하게 하며 수분의 침입에 저항하게 해준다. 또한 표피는 자외선의 해로운 영향으로부터 보호하는 색소의 형성을 돕는다. 피부에 가해지는 마찰이나 압력에 따라, 표피의 두께가 크게 변화한다. 발바닥의 표피는 매우 두껍고 견고한 반면, 눈꺼풀의 표피는 매우 얇고 연약하다.

진피

표피 바로 아래에는 신체를 덮고 표피의 기능을 돕는 결합조직인 **진피**(dermis)가 있다. 진피의 상층은 표피를 지원하는 느슨한 결합조직, 모세혈관, 신경으로 구성된 유두층이다. 이보다 아래층에 위치한 그물층은 더욱 아래에 있는 피하 조직과 진피를 강하게 결합시키는 결합조직으로 구성된다. 진피의 결합조직에는 힘줄과 인대를 견고하고 유연하게 만드는 단백질 콜라겐이 다량 함유되어 있다.

진피는 혈관, 신경 말단, 샘, 그 밖의 여러 조직을 포함한다. 바로 이곳에서 **피지샘**(sebaceous glands)이 피지를 생성하여, 피부의 표면과 모공으로 직접 분비한다. **땀샘**(sudoriferous glands)은 땀의 증발을 통해 신체로부터 열을 빠져나가게 한다. 모공은 피부 표면의 마찰을 감소시키고, 열손실을 막는 모발을 생성한다. 진피의 결합조직은 모발을 피하 조직과 표피에 단단히 결합시킨다. 결합조직은 또한 피부를 신체 전반에 부착시키고, 관절에 필요한 유연성과 신전력을 제공한다.

진피는 체내로 침입하는 유기체, 이물질, 손상된 세포에 대응하고 손상된 조직을 회복시키는 신체 세포를 포함한다. **대식세포**(macrophages)와 **림프구**(lymphocytes)는 침입체를 사멸시키고 여러 유사 세포를 활성화시켜 염증 반응을 유발한다. 비만세포는 조직으로의 미세순환을 조절하고 초기 침입에 대응하면서, 모세혈관 용적과 투과성을 증가시킨다. 섬유모세포는 상처를 강하게 하는 단백질 구성을 회복시켜 피부의 본래 모습을 회복시킨다.

피하 조직

피하 조직(subcutaneous tissue)은 진피의 아래층이다. 풍부한 지방조직을 포함하고 있어 외상의 충격을 흡수하여 아래 조직과 필수 장기를 보호하는 역할을 한다. 풍부한 지방조직으로 인해 밖으로 배출되는 열은 근육이나 다른 피부층보다 세 배 이상 느린 속도로 피하 조직을 통과하므로 피하 조직은 체온유지에 매우 중요하다. 열손실을 막기 위해 신체는 혈액을 피하 조직 아래로 흐르게 하고, 열을 방출해야 할 경우에는 피하 조직 위로 흐르게 한다.

혈관

혈액은 진피와 피하 조직을 통해 이동하는 중요한 매개체이다. 혈액은 물, 전해질, 단백질, 세포로 구성되고, 동맥, 세동맥, 모세혈관, 세정맥, 정맥을 따라 이동한다. 모든 연조직 손상은 이러한 혈류에 영향을 미칠 수 있다. 그러므로 혈관의 기본 구조와 혈관 손상시 신체의 반응을 잘 아는 것이 중요하다("출혈과 쇼크" 장에서 소개되었다).

림프계

신체 세포로 공급된 모든 체액이 혈류로 직접적인 순환을 하는 것은 아니다. 일부 체액은 림프계를 통해 주요 정맥으로 순환하는 경우도 있다. 림프계는 특히 병원체 파괴로 인한 부산물을 (대식세포에 의해 추가적으로 분해되는) 림프절로 이동시키는데 중요한 역할을 한다. 림프액은 위대정맥의 바로 위에 위치한 림프관으로 이동하고, 정맥을 통해 순환된 혈액과 섞이게 된다(그림 4-2).

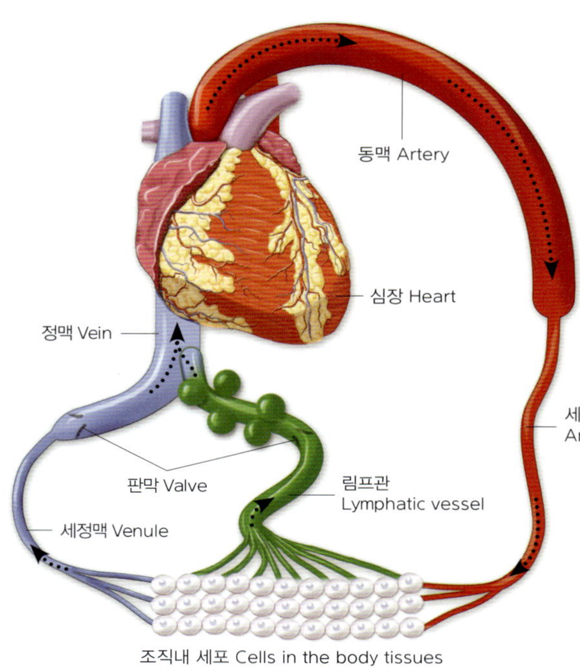

그림 4-2 림프관(녹색으로 표시된)의 과다한 조직액은 순환계로 반환전에 림프절내에서 정제된다.

근육

여러 층의 피부 아래에는 **골격근**(skeletal muscles)이 있다. 골격근은 신체를 움직이는 힘과 형태를 제공한다. 또한 골격근은 체온 유지에 필요한 열을 생산한다. 근육은 강력한 수축성 조직으로 필수 장기, 혈관, 근육 아래의 신경을 보호한다. 근육층은 윗팔, 어깨, 넙다리, 다리, 엉덩이의 경우는 다소 두껍고, 이마와 손 부위의 경우 얇다. **힘줄**(tendons)에 의해 골격에 연결된 근육은 신체와 부속기관을 움직이는 힘을 제공한다. 힘줄은 대개 순수한 콜라겐 섬유로 구성된다. 골격근 층의 아래에는 (팔다리, 가슴, 머리 등의) 골격이나 (복부와 같은) 내부 장기가 있다.

근막

근막(fasciae)은 골격근을 함께 뭉치거나 구분되게 하는 섬유질막이다. 주로 콜라겐으로 구성된 근막은 (특히 다리와 윗팔의 경우) 매우 견고하고 질길 수 있다. 사지 내부의 근막은 비교적 용적이 고정적이고 팽창을 위한 공간이 거의 없다.

긴장선

피부는 단순하게 신체에 붙어있는 것이 아니라 인체의 기본구조에 적합하게 부착되어 있으며, 이러한 것은 자연스럽게 피부에 이완이나 긴장을 주게 된다. 이런 긴장의 방향은 **긴장선**(tension lines)이라고 하는 특징적인 양식을 보이게 된다(그림 4-3). 피부에 가해진 긴장의 효과는 열상처럼 피부가 절개된 경우에 알 수 있다. 긴장선을 가로지르는 열상은 잡아 당겨지게 되어 벌어지는 경향을 보이며 긴장선에 평행한 열상은 틈이 크지 않은 경향을 보인다. 이마를 하나의 예로 볼 수 있다. 이마의 경우, 수직으로 난 열상은 손상 부위가 넓게 벌어지는 반면, 수평으로 난 열상은 벌어지는 정도가 낮다. 많이 벌어진 열상은 출혈이 더 많은 경향을 보이며 상처의 치유도 늦을 뿐 아니라 흉터가 잘 남게 된다.

피부 긴장선에 의해 발생한 긴장은 정적이거나 동적이다. 정적 긴장은 복부나 사지 관절과 관절 사이같이 움직임이 제한적인 조직 부위에서 두드러지게 나타난다. 동적인 긴장선은 팔꿈치, 손목, 무릎과 같은 관절 부위의 피부처럼 움직임이 큰 부위에서 발생한다. 동적인 긴장선이 있는 신체 부위의 움직임이 증가하면 해당 부위의 응고 및 조직 회복 과정이 더욱 빈번하게 방해받으면서 피부 회복 과정이 지연되거나 복잡해진다. 그러므로 심각한 열상과 연관된 관절이 고정되어야 출혈이 감소되고 지혈이 잘 된다.

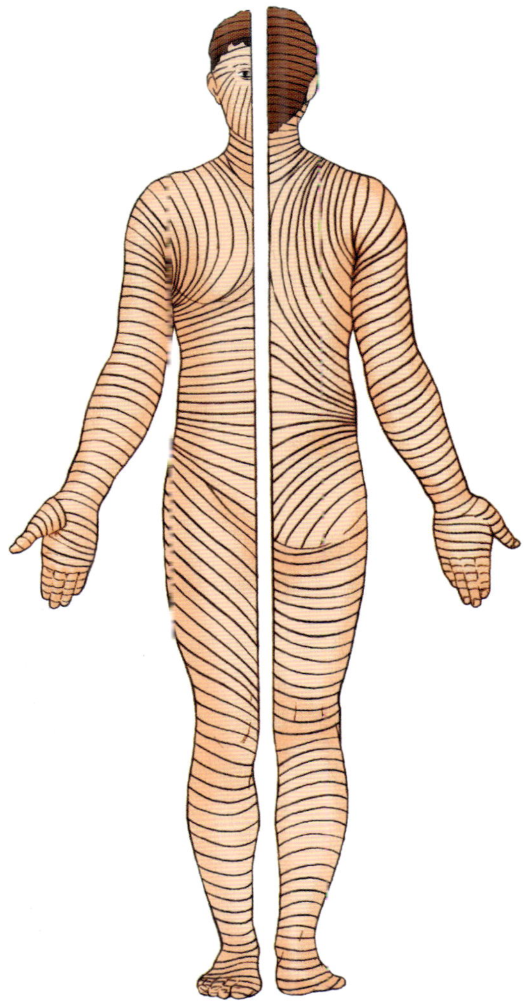

그림 4-3 피부의 긴장선

연조직 손상의 병태 생리

앞서 살펴본 피부의 기능에도 불구하고 연조직 손상은 혈액 및 체액의 손실, 감염, 저혈량증, 여러 문제의 유발을 통해 건강에 심각한 영향을 끼칠 수 있다. 그러므로 응급구조사는 연조직 손상의 병태 생리를 잘 이해할 필요가 있다.

외상은 개방성/폐쇄성 피부 손상 및 피하 조직 손상을 유발할 수 있는 격렬한 에너지의 전달 과정으로 볼 수 있고, 손상에 의한 상처는 무딘손상이거나 관통상일 수 있다. 관통상의 경우 항상 개방성 손상이 발생하지만, 타박상 또한 경우에 따라 개방성 손상을 유발할 수 있다. 일반적인 연조직 손상은 타박상, 혈종, 압좌 손상과 같은 폐쇄성 손상과 찰과상, 열상, 절상, 천자상, 벗겨진(결출) 상처, 절단과 같은 개방성 손상이 있다. 각 손상 유형마다 차이가 있으므로 각기 특별한 고려를 해야 한다.

폐쇄성 상처

타박상

타박상(contusions)은 압좌 또는 작은 혈관들을 손상시키는 무딘 그리고 관통되지 않은 손상을 말한다(그림 4-4). 혈액이 염증 부위로 모여 **홍반**(erythema)이라 하는 붉은색을 띠게 된다. 손상된 혈관을 통하여 사이질로 혈액이 유출된다. 유출된 혈액의 혈색소는 산소를 잃으면 검붉게 되다가 푸르스름 해지는데 이런 검고 파란 변색을 **반상출혈**(ecchymosis)이라 한다. 반상출혈은 진행되면서 나타나는 과정으로 병원 전 처치 동안에는 볼 수 없다.

타박상은 운전대와 같은 손상기전과 갈비뼈와 머리뼈 같은 골격 구조에 의해 피부가 끼는 부위에서 더욱 두드러지게 나타난다. 가끔씩 자동차 계기판이나 다른 둔기에 부딪힌 충격에 의한 가슴 손상으로 인해 갈비뼈와 복장뼈 부위에 홍반성 혹은 반상출혈성 윤곽이 나타나는 경우가 있다. 또한 벨트 고리와 같이 단단한 물체가 피부에 부딪히면서 반상출혈성 윤곽이 물체의 모양대로 선명하게 발생하면서 이와 비슷한 모습을 볼 수 있다. 이러한 손상의 초기 증상은 발견하기가 쉽지 않지만, 시간이 경과하고 변색이 짙어지면서 증상이 더욱 두드러진다.

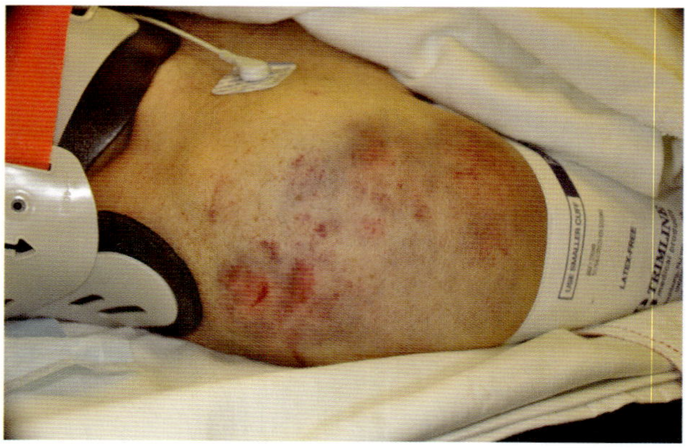

그림 4-4 타박상. 타박상 부위의 변색은 상태가 지연되었음을 보여주는 징후라는 것을 기억한다(© *Edward T. Dickinson, MD*).

혈종

연조직 출혈은 신체 조직 내부에서 발생하고 경우에 따라 상당히 중증도가 높을 수 있다. 연조직 손상에 크기가 큰 혈관이 (대부분의 경우 동맥) 연관될 경우, 혈액은 조직을 분리하고 주머니를 만들어 고이는데 이를 **혈종**(hematoma)이라 부른다. 이러한 손상은 머리 손상이 발생한 경우에 매우 현저하게 나타나는데 이는 머리뼈의 견고한 속성 때문이다. 이에 비해 다른 신체 부위에서의 혈종은 (설령 중증 출혈을 수반한다 하여도) 현저하지 않다. 피부 깊숙이 발생한 혈종은 타박상에 의한 일반적인 종창이나 부종과는 차이가 있다. 넙다리, 다리, 팔의 중증 혈종은 저혈량증에 큰 영향을 미칠 수 있다. 예를 들어, 넙다리 부위의 혈종이 발생할 경우 부종의 증세가 확연해지기도 전에 손상 부위에 다량의 혈액이 고일 수 있다.

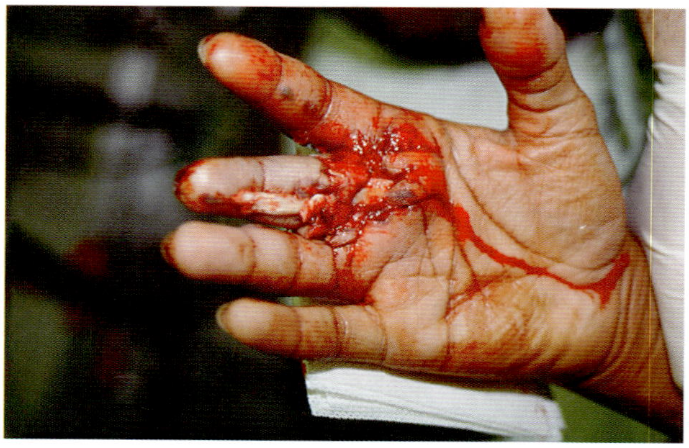

그림 4-5 압좌 손상(© *Edward T. Dickinson, MD*)

압좌 손상

압좌 손상(crush injury)은 압좌 손상뿐만 아니라 압좌증후군까지 포함하는 종합적인 외상 용어이다. 압좌 손상의 경우 무거운 물체에 의해 신체 부위에 압박이 가해지면서 근육, 혈관, 골격, 그외 내부 조직에 깊은 손상이 남는다(그림 4-5). 피부에 나타난 증상이 적어도 막대한 손상이 발생할 수 있다. **압좌증후군**(crush syndrome)은 규모가 큰 압좌 손상의 전신적 영향을 설명하기 위해 사용되는 용어이다. 압좌 손상을 유발한 압력이 여러 시간 동안 유지될 경우, 골격근 세포가 파열되면서 근육 단백질인 미오글로빈, 칼륨, 젖산, 요산, 여러 독소가 다량 축적된다. 가해진 압력이 해제되면서 이러한 독성 물질이 혈류에 흘러들어가 순환하면서 심각한 대사성 산증을 유발한다. 이러한 독성 물질은 콩팥과 심장에 독성을 갖는다. 압좌증후군은 잠재적으로 치명적인 외상일 수 있으므로 추후에 자세히 설명한다.

내용 요약

- ➤ 폐쇄성 손상
  - 타박상
  - 혈종
  - 압좌 손상

개방성 상처

찰과상

일반적으로 **찰과상**(abrasions)은 피부의 방어막을 훼손하는 가장 강도 낮은 손상 유형이다. 찰과상은 긁히거나 쓸리는 행위를 통해 표피와 진피의 윗부분이 제거되는 것을 말한다(그림 4-6). 손상에는 세동맥, 세정맥, 모세혈관의 표면만 연관되기 때문에 찰과상으로 인한 출혈은 지속적이지만 그 정도가 제한적이다. 찰과상 범위가 넓으면 심각한 감염의 위험이 발생한다.

열상

열상(laceration)은 찰과상에 비해 진피 쪽으로 더욱 깊숙히 파이는 개방성 손상이다(그림 4-7). 찰과상에 비해 손상 범위가 제한적인 열상은 충돌한 조직과 조직 부위만을 손상시킨다. 열상은 피부 밑에 더욱 깊숙히 위치한 주요 맥관 구조-동맥, 세동맥, 정맥, 세정맥- 신경, 근육, 힘줄, 인대, 경우에 따라 기저의 장기에 위험이 된다. 찰과상과 같은 열상은 피부의 보호막을 파괴하고 감염 경로를 발생시킨다. 환자 평가시 응급구조사는 피부 긴장선과 열상의 방향을 검사한다. 열상이 피부 긴장선과 평행한 방향으로 발생한 경우, 손상 부위가 닫힌다. 반면 수직 방향일 경우, 손상 부위가 크게 벌어질 수 있다.

절상

절상(incision)의 외과적 정의는 종종 칼, 면도날, 유리 조각과 같은 날카로운 도구에 의해 발생하는 매끈한 열상 유형의 손상이다. 손상 부위에서 출혈이 잘 되는 경향이 있으나 열상과는 큰 차이가 없다.

천자상

열상의 특수 유형인 **천자상**(puncture)은 작은 손상의 범위가 신체 내부까지 미치는

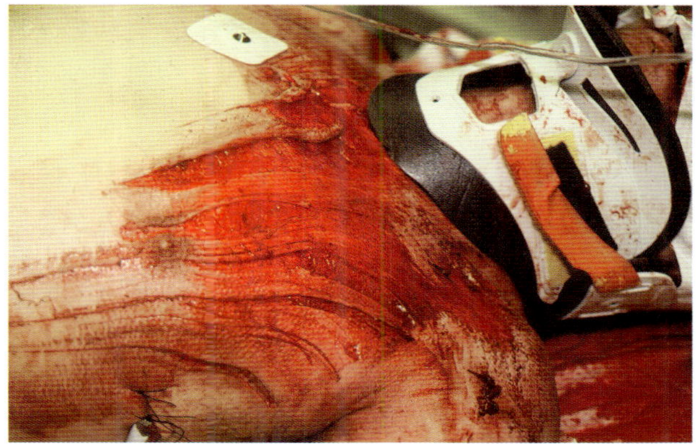

그림 4-6 찰과상(© *Edward T. Dickinson, MD*)

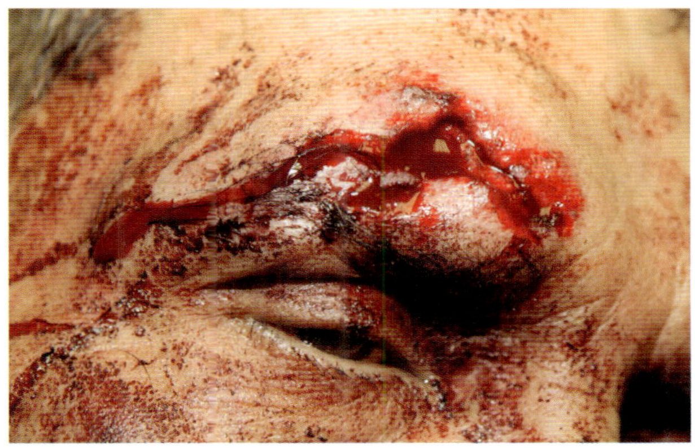

그림 4-7 열상(© *Dr. Bryan E. Bledsoe*)

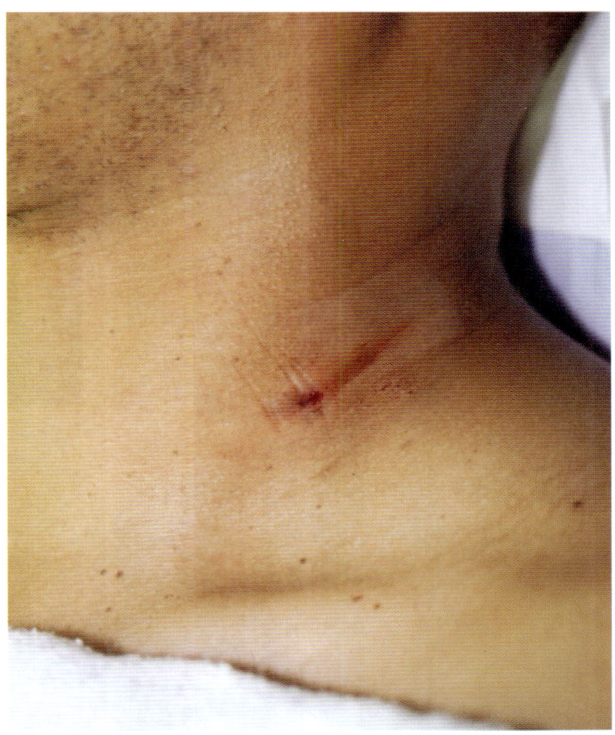

그림 4-8 천자상(© *Edward T. Dickinson, MD*)

내용 요약

➤ 개방성 손상
- 찰과상
- 열상
- 절상
- 천자상
- 박힌 물체
- 벗겨진(결출) 상처
- 절단

유입흔을 수반한다(그림 4-8). 일반적으로 벌어진 천자상 부위는 스스로 막혀서 손상의 실제 정도만큼 드러나지 않는다. 피부 깊숙히 천자상이 발생한 경우, 피부 뿐만 아니라 피부 아래의 근육, 신경, 골격, 장기까지 영향을 받는다. 천자상은 감염의 위험이 높아 피부를 뚫고 들어가는 물체는 세균과 다른 병원체를 손상 부위 깊숙히 끌어온다. 산소량이 감소됨과 동시에, 손상된 조직과 혈관은 세균 번식에 최적인 따뜻하고 습한 환경을 조성한다.

박힌 물체

신체에 물체가 박히는 것은 별도의 손상이라기 보다는 천자상이나 열상으로 인한 합병증으로 봐야한다. 물체가 신체에 박힌 정도는 뽑아낼 때 발생하는 손상의 정도에 큰 영향을 미친다. 이러한 물체는 형체가 불규칙적이고 동맥, 신경, 힘줄과 같은 중요 조직에 뒤엉키는 경우가 많다(그림 4-9). 현장에서 이러한 물체를 무리하게 제거하다가 추가적인 손상을 초래할 수 있다. 또한 신체에 **박힌 물체(impaled objects)**는 대형 혈관에 열상을 입히고, 일시적으로 출혈을 막을 수 있다. 이러한 물체를 제거하는 것은 조절 불가능한 출혈을 야기할 수 있다. 특히 직접 압박이 힘들거나 불가능한 목이나 상반신에 물체가 박힌 경우, 물체를 제거하는 것은 유독 위험할 수 있다.

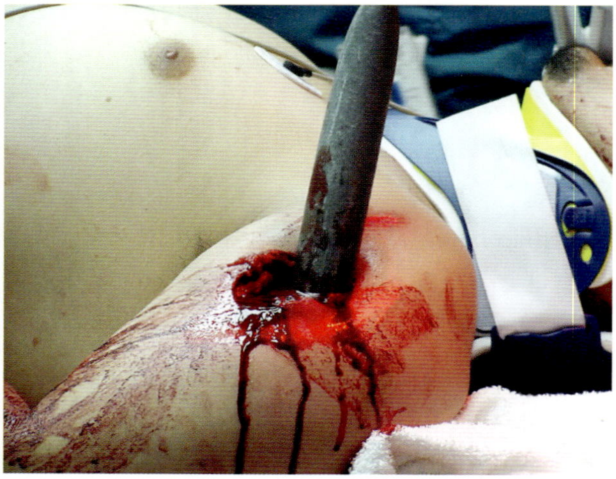

그림 4-9 박힌 물체(© *Michael Casey, MD*)

벗겨진(결출) 상처

벗겨진(결출) 상처(avulsion)는 피부판(flap of skin)이 찢기거나 잘리기는 했지만 완전히 신체로부터 떨어져 나가지 않은 경우에 발생한다(그림 4-10). 벗겨진(결출) 상처는 머리뼈 타박상의 경우 찢어진 두피가 뒤로 접힌 형태로 자주 나타난다. 또한 벗겨진(결출) 상처는 동물에게 물리거나 기계 작동에 의한 손상에 의해 유발될 수 있다. 벗겨진(결출) 상처의 중증도는 손상 부위의 위치, 손상 부위 그리고 원위부로의 순환 상태, 감염 정도에 따라 결정된다.

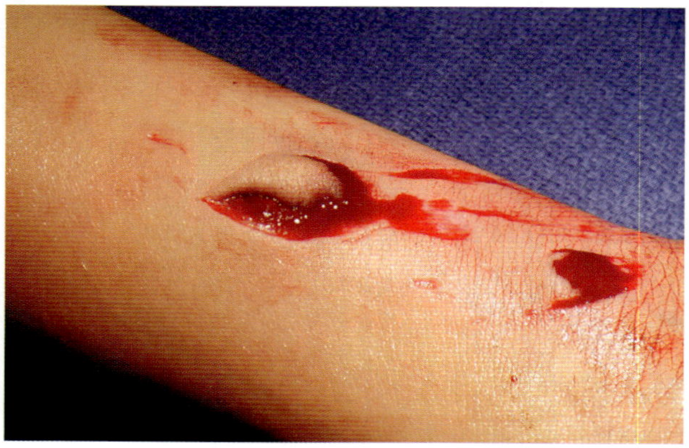

그림 4-10 벗겨진(결출) 상처(© *Dr. Bryan E. Bledsoe*)

탈장갑 손상(degloving injury)은 벗겨진(결출) 상처의 특수 유형 중 하나이다. 탈장갑 손상의 경우, 손상기전에 의해 피부가 벗겨지고 아래에 있는 근육, 결합 조직, 혈관, 골격이 드러난다. 대단히 혐오스럽게 드러나는 탈장갑 손상은 농기계나 공업용 기계에 의해 주로 발생한다. 이러한 유형의 기계는 피부 아래의 골격 조직이 멈춰있는 상태에서 막대한 힘으로 피부를 벗겨낸다. 탈장갑 손상은 넓은 범위의 신체 조직을 노출시키고, 중증 감염을 유발시키는 경우가 많다. 이러한 유형의 손상은 정확한 예후를 예측하기 힘들다. 하지만 혈관 구조와 신경 분포가 별다른 손상없이 온전한 경우, 향후에 손가락이나 사지를 사용할 수 있는 가능성을 기대해볼 수 있다.

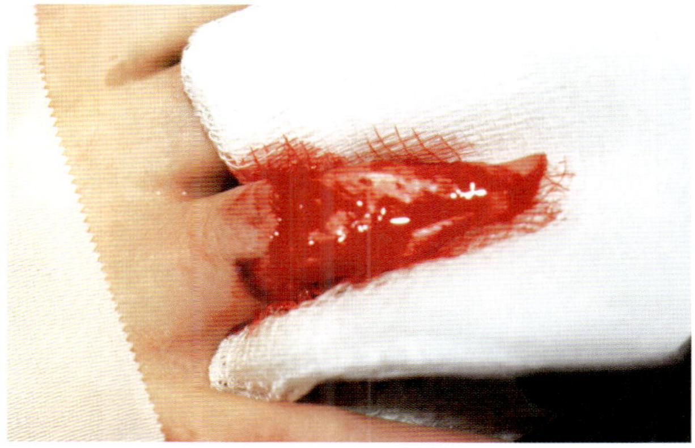

그림 4-11 반지 손상

반지 손상도 탈장갑 손상의 한 유형이다(그림 4-11). 사람이 뛰어내리거나 떨어지면서 끼고 있던 반지가 다른 물체에 끼면서 체중에 의해 손가락 피부가 벗겨진다. 손가락에 가해지는 힘에 의해 손가락뼈의 신체 조직 윗층이 벗겨져 나가면서 힘줄, 신경, 혈관이 겉으로 드러날 수 있다. 반지 손상보다 손상의 범위가 클 경우, 탈장갑 손상으로 간주된다. 이러한 탈장갑 손상의 위험 때문에, 응급구조사는 현장 임무 수행 중에 반지나 장신구의 착용을 삼간다.

절단

손(발)가락이나 사지의 부분 혹은 전체가 잘리는 것을 **절단**(amputation)이라고 한다(그림 4-12). 사지가 절단될 경우, 손상 부위에서 완전한 출혈이 발생하는 경우가 많다. 손(발)가락이나 사지가 분명하게 절단된 경우에는 출혈이 제한적이고, 절단 부위가 불규칙적이거나 압좌 손상인 경우 지속적인 중증 출혈이 발생할 수 있다. 절단되어 떨어진 부위는 재접합이 시도되거나 또는 절단되고 남은 사지를 봉합하기 위해 떨어져 나온 부위의 피부를 떼서 이식하기도 한다. 그러나 잘려 떨어진 부위의 피부를 이용하는 일이 불가능하다면 잘리고 남겨진 부위의 골격과 근육을 좀더 잘라내야 상처를 봉합할 수가 있다. 물론 이렇게 되면 사지의 길이가 짧아지고 기능이 감퇴된다. 절단 수술을 할 때는 남아있는 신체 부위가 최대한 제 기능을 유지하고 보조기를 사용하기에 적합하도록 신경을 쓴다.

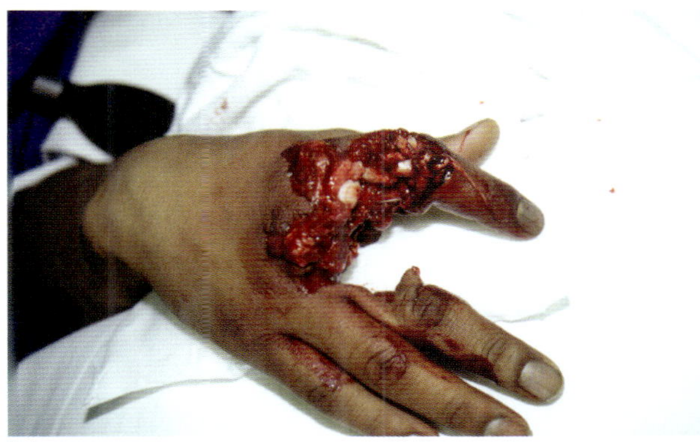

(a)

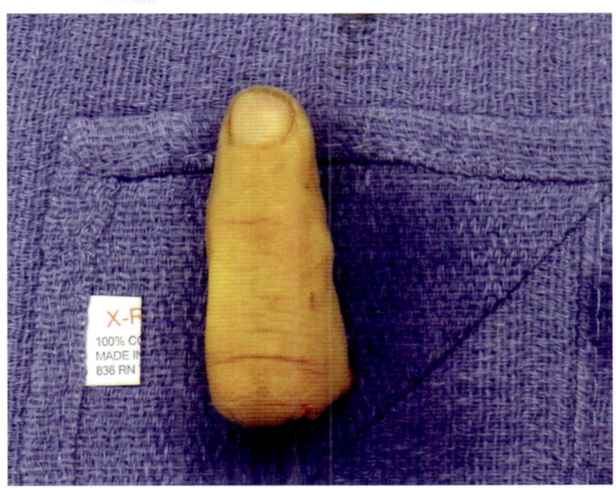

(b)

그림 4-12 (a) 손 부위의 절단 (b) 절단된 손가락
(© *Edward T. Dickinson, MD*)

출혈

연조직 손상은 중증도로 따질 경우 미미한 수준부터 치명적 수준까지의 출혈을 유발하

내용 요약

➤ 손상 회복의 단계
- 지혈
- 염증
- 상피화
- 신생혈관증식
- 콜라겐 합성

는 경우가 많다. 출혈은 동맥성/정맥성/모세혈관성일 수 있고, 지혈이 쉬운 경우에서 불가능한 경우까지 다양하게 발생할 수 있다. 일반적으로 출혈은 정맥성일 경우 암적색, 모세혈관성일 경우 적색, 동맥성일 경우 선홍색을 띤다. 또한 출혈의 속도는 모세혈관에서 새어 나오는 정도, 정맥에서 흘러나오는 정도, 동맥에서 솟구칠 정도로 다양하다. 현장에서는 출혈의 유형과 출혈 지점을 구분하는 것이 어려울 수 있다. 조사에 따르면 현장에서 정확한 출혈량을 파악하는 것은 대단히 어려운 것으로 밝혀졌다. 하지만 눈으로 파악할 수 있는 상대적 혈량과 손상 발생 시점으로부터 경과된 시간을 기준으로 출혈의 상대적 속도를 가늠할 수는 있다. 이러한 정보는 가장 효과적인 지혈과 환자의 처치 및 이송에 있어서의 우선 순위를 결정하는데 큰 도움이 된다.

혈관 손상의 중증도를 결정하는데 있어서 혈관의 크기나 유형보다는 연조직 손상의 속성이 더욱 중요한 경우가 많다. 보통 크기의 정맥이나 동맥이 반듯하게 잘린 경우, 혈관 내 근육이 수축하는 경향이 있다. 이로 인해 혈관의 내강이 수축되고, 잘려진 혈관이 신체 조직으로 말려 들어간다. 근육이 손상 부위로부터 멀리 말려 들어가면서 더욱 두꺼워지고, 이에 내강이 더욱 수축한다. 이는 혈류를 제한하고, 출혈 속도를 감소시키며, 응고 기전에 기여한다. 그렇기 때문에 반듯하게 잘린 열상이나 절단 손상은 보통 다량의 출혈을 유발하지 않는다. 하지만 혈관이 반듯하게 잘리지 않고 계속해서 개방된 상태라면, 근육의 수축으로 인해 손상 부위가 개방되고 출혈이 지연되고 출혈량도 증가한다.

상처 치유

상처 치유는 손상 발생 직후에 시작되고 완성이 될 때까지 수 개월이 걸릴 수 있는 복잡한 과정이다. 손상 회복은 신체의 항상성을 위한 필수 요소이다. 손상 회복 과정을 개별 단계로 구분하는 것도 유용하지만, 이러한 단계가 서로 겹치고 생리학적으로 연관되어 있다는 것을 이해해야 한다(그림 4-13).

지혈

상처 치유에 있어서 가장 중요한 것은 신체 자체적으로 출혈을 멈추는 능력이다. 이러한 과정을 **지혈**(hemostasis)이라 부른다. 지혈 능력이 없다면, 간단히 긁히거나 자국이 남는 단순한 상처가 지속적인 출혈과 치명적 상태로 이어질 수 있다. 제 4장에서 설명한대로, 지혈 과정에는 혈관기/혈소판기/응고기라는 세 개의 주요 단계가 있다.

지혈은 손상 직후에 혈관기와 함께 즉시 시작된다. 동맥, 세동맥, 일부 정맥에는 반사적인 수축 작용으로 국소 손상에 반응하는 근육층이 있다. 혈관에 평행하게 주행하는 근육층 역시 수축하여 잘라진 혈관 끝에 수축한 근육 내로 당겨져 들어가게 해서 혈류량을 감소시킨다.

일반적으로 이러한 즉각적인 반응은 출혈을 감소시키지만 완전히 멈추게 하지는 못한다. 근육층이 없는 모세혈관은 근육층이 없어 수축이 불가능하기 때문에 출혈이 지속된다. 이 때문에 종이에 베이거나 경미한 찰과상을 입었을 때 정도가 미약하지만 지속적인 출혈이 발생한다.

이후 혈소판에 의해 응고 과정이 시작된다(지혈의 혈소판기). 혈류가 방해된 혈관의 혈소판 때문에 손상된 혈관막이 '끈적'해진다. 혈소판은 혈관에 그리고 서로 엉겨붙는다. 이로 인해 혈소판 플러그가 발생하여 혈류가 감소되고 작은 혈관의 경우 혈류가 멈춘다.

혈관이 손상된 경우, 손상된 혈관 내막에서 콜라겐과 여러 구조의 단백질이 혈액으로 노출된다. 지혈의 응고 과정의 경우, 이러한 단백질은 일부 혈액 단백질을 긴 섬유소 가닥으로 바꾸는 일련의 복잡한 효소

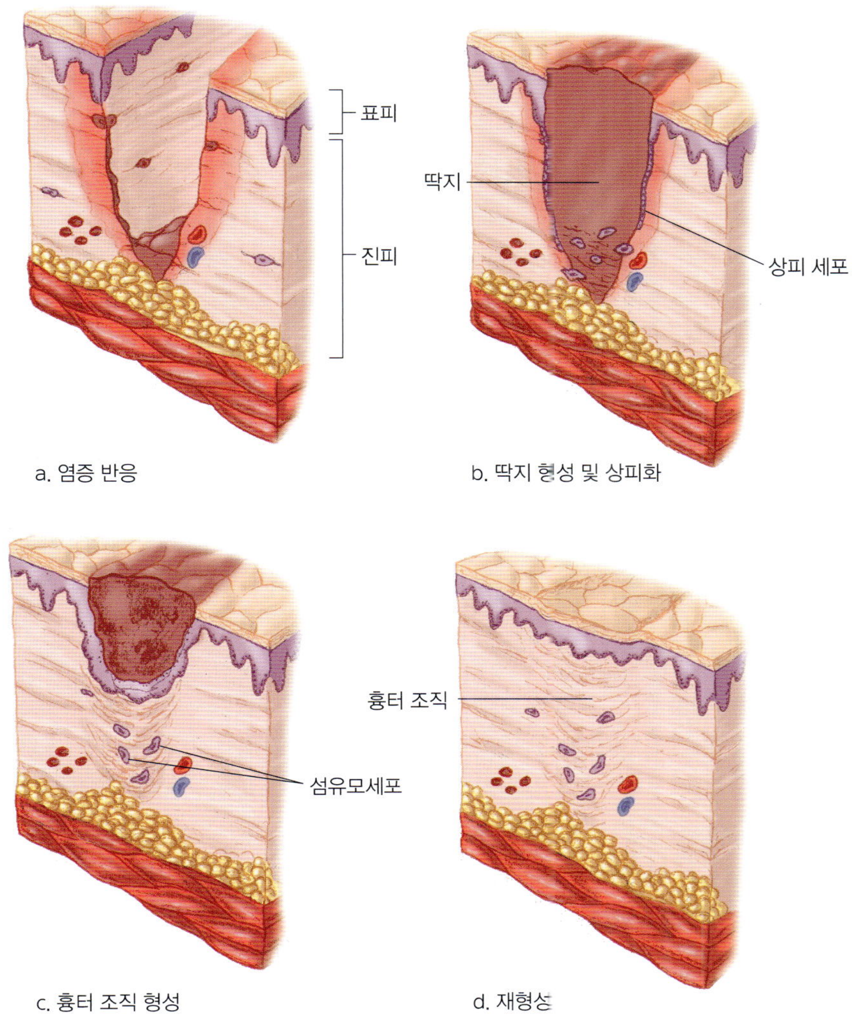

그림 4-13 상처 치유 과정

반응을 촉발한다. 이러한 섬유소 가닥은 적혈구를 가두고, 출혈을 하는 혈관을 막는 젤리같은 물질을 형성한다. 응고라고 불리는 이 복잡한 과정은 가장 심각하고 지속적인 출혈을 제외한 모든 유형의 출혈을 막는다. 시간이 지남에 따라 수축되는 혈전에 의해 손상 부위의 가장 자리가 서로 가까워지면서 손상 회복 과정이 가속화된다. 더 이상 필요하지 않은 혈전은 신체에 재흡수되고, 피부 표면의 가피가 떨어져 나간다.

염증

지혈이 시작된 직후, 신체는 염증이라 불리는 매우 복잡한 치유 과정을 시작한다. **염증**(inflammation) 과정은 백혈구의 다양한 유형, 면역에 관여하는 단백질, 다른 세포를 동원하는 신호를 내보내는 호르몬성 화학 물질 등 다양한 요소를 포함한다.

직접 외상이나 침투하는 외부 병원체에 의해 손상된 세포는 주변 신체 조직과 혈액에 다량의 단백질과 화학 물질을 방출한다. **화학주성인자**(chemotactic factors)라고 불리는 이러한 인자는 세포의 잔해, 침입하는 외부 세균, 외부 세포, 손상된 세포를 처리하는 세포를 동원하고 염증 과정을 시작한다. 가장 먼저 손상 부위에 도착하는 것은 **과립성 백혈구**(granulocytes)와 대식세포라고 불리는 특수 백혈구이다. **포식세**

포(phagocyte)라고도 불리는 이러한 세포는 세균, 잔해, 식균 작용이라는 과정을 통해 이물질을 집어 삼키고 소화한 뒤 부산물을 배출한다. 이 과정을 포식작용이라고 한다. 이 과정에는 림프구라 불리는 다른 유형의 백혈구도 면역 글로불린과 함께 동원된다. 림프구는 외부에서 침입하는 병원체를 직접적으로 혹은 항체 반응을 통해 공격한다.

손상 과정에서 포식세포가 외부에서 침입하는 세포를 파괴하면서 배출된 잔해에 의해 비만 세포는 히스타민을 배출하게 만든다. 히스타민은 모세혈관을 확대시키고 모세혈관의 투과성을 높이며, 손상 혹은 감염된 신체 조직으로 흐르는 혈류를 증대시킨다. 충혈이라 불리는 이 과정은 염증에 수반된 피부의 홍반을 유발할 수 있다. 혈류의 증가는 모세혈관 투과성의 증대와 함께 **충혈**(hyperemia)이라 불리는 주변 신체 조직에 단백질과 전해질이 풍부한 체액이 전달되도록 할 수 있다. 부종의 상태가 심각할 경우, 해당 지점이 부풀어오르는 형태로 나타난다. 충혈은 손상된 부위에 필요한 산소와 포식세포를 전달하고, 세포의 파괴 및 손상 과정에서의 부산물을 제거해낸다. 또한 혈류의 증가와 국소 조직 대사에 의해 조직의 온도가 올라가고, 이로 인해 병원체막이 변성될 수 있다. 이러한 신체 반응에 의해 국소 감염이나 손상시 상처는 특징적으로 붓고 붉어지며 따뜻해진다. 염증 과정의 결과로 죽거나 죽어가는 조직과 세균이나 이물질이 제거되고 손상된 조직의 재건이 준비된다.

상피화

상피화(epithelialization)는 상피 세포가 손상 부위 표면으로 이동하는 손상 회복의 초기 과정이다. 바닥층이 신속하게 분열 및 재생하면서 회복하는 손상 부위의 가장 자리를 따라 단일한 세포층을 복구한다. 깨끗한 외과수술시의 상처의 경우, 상피화는 최소 48시간 안에 완성된다. 경미한 표면 손상을 제외하고, 새로 복구된 상피층은 손상을 입기 전의 피부 원형과 완전히 같을 수는 없다. 원형에 비교했을 때 새롭게 회복된 피부층은 얇고 색소가 다르며 모공의 수도 적을 수 있다. 하지만 일반적으로 복구된 피부는 원래의 기능을 상당 수준 회복하고, 원형과 외양이 유사하다. 만일 상처가 매우 크다면 상피화가 불완전해서 콜라겐이 보이게 되는데 미끈한 분홍빛의 선으로 보이며 이를 흉터라 한다.

신생혈관증식

손상 부위의 회복에는 새로운 신체 조직의 재생이 선행되어야 한다. 여기에는 산소와 영양소가 풍부한 혈액의 공급이 필요하다. 신체는 **신생혈관증식**(neovascularization) 과정을 통해 산소의 필요량을 충족한다. 새로운 혈관은 손상 부위 가장자리에 위치한 정상적인 모세혈관으로부터 생성되고 치유 세포로 성장한다. 신생혈관 조직은 매우 취약하고 쉽게 출혈이 발생하는 속성이 있다. 신생혈관이 손상에 대해 완전한 내성을 가지고 주변 신체 조직이 새롭고 취약한 순환을 보호할 수 있을 만큼 강화되는 데는 수주 혹은 수개월이 소요된다.

콜라겐 합성

콜라겐(collagen)은 신체의 주요 구조 단백질이다. 콜라겐은 모발, 골격, 결합 조직의 부분을 형성하는 견고하고 질긴 섬유이다. 흉터, 연골, 힘줄은 거의 모두 콜라겐으로 구성된다. **섬유모세포**(fibroblasts)라 불리는 특수세포가 손상 부위로 이동하고, 손상된 조직을 재형성하는데 중요한 과정으로 콜라겐을 형성한다. 콜라겐은 손상 부위의 가장 자리를 단단하게 붙이고 상처 치유를 강화한다. 손상 부위가 회복이 되어도 '완전히 새 것 같은' 상태는 아니다. 재생된 피부는 흉터가 완전히 성숙된 4개월 째에서 정상 피부의 60% 만의 장력을 보여준다. 이러한 이유 때문에 손상 회복이 수주 혹은 수개월 지난 뒤에 재손상이나 손상 부위가 벌어지는 일이 종종 일어난다. 섬유모세포는 지속적으로 반흔 조직을 재형성하고, 딱지가 떨어져 나갈 때까지 수개월에 걸쳐 손상 부위를 축소시킨다. 이러한 재형성(remodeling) 과정을 통해 콜라겐 섬유는 평행하게 정렬된 묶음으로 재구성되어 회복 조직을 강화시킨다. 재형성 과정은 초기 손상 발생 이후 6~12개월 동안 지속될 수 있기 때문에 회복이 된 손상 부위의 최종 형태는 그 기간이 지나기 전까지 불분명할 수 있다.

감염

감염(infection)은 개방성 손상의 가장 일반적이고 출혈 다음으로 가장 심각한 합병증이다. 상처 감염은 대략(응급실에서 확인된 손상 중 6.5%인) 15개 중 1개 꼴로 발생한다. 이러한 감염은 회복 과정을 지연시키고, 주변 신체 조직으로 번져서 미용적인 문제를 발생시킬 수 있다. 가끔씩 패혈증이라는 광범위한 전신적 감염증으로 발전하기도 한다.

피부 및 연조직 감염의 일반적인 원인은 포도알균과 사슬알균과 같은 세균이다. 포도알균과 사슬알균은 그람 염색 방식을 기준으로 한 세균 유형 구분에 따르면 그람 양성균이고 호기성이며 주변 환경에서 매우 흔하게 발견된다. 포도알균(staphylococci)은 일반 피부에 흔하게 번식하기 때문에, 손상력에 밀려 상처로 들어간 포도알균을 발견하는 것은 그리 놀라운 일이 아니다. 메티실린 내성 황색 포도알균(MRSA)과 반코마이신 내성 포도알균(VRSA)은 이러한 세균을 억제하는 약제에 대한 내성이 있고 현재 상처 감염의 주요 원인이 되고 있는 포도알균 감염이다. 그람 양성균에 비해 발생률은 다소 떨어지지만, 당뇨병이나 발 천자상의 경우와 같은 녹농균(Pseudomonas aeruginosa)과 고양이나 개가 물었을 때 걸리는 파스튜렐라 멀토시다균(Pasteurella multocida)을 포함하는 그람 음성균에 의해 상처 감염이 유발될 수 있다.

세균 감염의 가시적인 증상과 징후를 유발하는데에 며칠이 소요된다. 감염 증상은 초기 손상 발생 이후 최소 2~3일이 지나야 발생하고, 보통 통증, 압통, 홍반, 열감과 함께 나타난다. 이보다 일찍 발생하는 감염은 이례적인 경우이다. 감염 부위에 나타나는 고름은 보통 걸쭉하고, 흐린 노랑에서 녹색을 띠며 악취가 난다. 피부에 선명하게 그어진 붉은 선 형태의 **림프관염**(lymphangitis)이 손상 부위 가장자리에서 근위부 사지까지 확대될 수 있다. 이러한 염증 자국은 감염에 의해 유발된 림프관의 염증을 의미한다. 또한 환자는 특히 전신 감염이 시작될 경우 고열이나 권태감을 호소할 수 있다.

감염 위험 요소

상처 감염의 위험 요소는 숙주의 건강, 손상의 유형 및 위치, 기타 연관된 감염, 제공받은 치료 등과 관련이 있다. 당뇨병 환자, 노약자, 만성 폐쇄성 폐질환과 같은 중증 단성 질환 환자는 감염의 위험이 더 높고, 건강한 일반인에 비해 회복의 속도가 더디고 효율이 떨어진다. 암, 빈혈, 간부전, 심혈관계 질환과 같은 심각한 질환이나 기존 병력이 있는 환자는 효과적인 상처 회복을 위한 면역 및 조직 회복 반응에 어려움을 겪는다. HIV와 에이즈는 신체의 면역 체계를 공격하고 감염에 대응하는 신체 능력을 크게 떨어뜨려 감염의 위험을 현저하게 높인다. 흡연은 혈관을 수축시키고, 회복 조직이 필요로 하는 산소와 영양소를 원활하게 받지 못하게 하여 특히 원위부 사지의 감염 위험을 높인다.

일부 약제는 감염에 대응하는 신체의 능력을 약화시킨다. 프레드니손이나 코르티손(코티코스테로이드)과 같은 면역 억제제는 중증 감염의 위험을 높인다. 통풍 치료제인 콜키신(Colchicine)과 이부프로펜과 같은 비스테로이드성 소염제는 신체의 염증 반응을 감소시킨다. 또한 암환자에서 빠르게 분화하는 세포를 공격하는 메토트렉세이트 같은 항암제도 상처의 세포 재생을 방해한다.

손상 유형은 상처 감염에 큰 영향을 준다. 천자상은 오염물질을 신체 조직 깊숙히 침투시켜 세균 증식에 이상적인 환경을 조성한다. 벗겨진(결출) 상처는 혈관과 이를 지탱하는 조직을 파열시키고 손상된 조직의 감염 예방 및 감소에 필수 요소인 혈액 공급을 차단시킨다. 넓은 범위에 걸쳐 신체 조직을 손상시키거나 사멸시키는 압좌 손상 및 여러 손상은 세균 증식에 이상적인 환경을 조성하고 상처 감염의 위험을 현저하게 높인다.

상처 부위 또한 감염의 위험을 높인다. 얼굴과 두피와 같이 혈류가 풍부한 부위는 감염에 대한 내성이 매우 높은 반면, 혈류가 부족한 사지 말단 특히 발은 감염위험도가 더 높다.

오염되지 않은 판금이나 칼과 같은 깨끗한 물체는 상처 부위에 소량의 세균만을 옮기기 때문에 감염을 유발하는 경우가 많지 않다. 하지만 농장 마당에 떨어져 있는 못, 생고기를 다듬는 칼, 나무 조각과 같이 유기물이나 세균에 감염된 물체는 감염의 위험이 크다. 포유류(특히 육식 동물)에 물려서 발생하는 감염의 위험은 대단히 높다. 사람, 고양이, 개에 의해 물리는 상처는 교상의 가장 일반적이고 심각한 형태이다.

상처 치료의 유형은 감염의 위험에 영향을 미친다. 그렇기 때문에 병원전 의료 과정에서 소독된 붕대와 깨끗한 진료용 장갑을 사용하는 것은 상처 감염의 위험을 최소화할 수 있다. 소독된 장갑은 구조사 뿐만 아니라 구조사의 손에 의해 구출되는 환자도 보호한다. 압력 증기 기구를 통해 멸균된 생리 식염수를 사용하면서 손상 부위를 세척하는 것은 세균수를 줄이고 감염 발생률을 감소시킨다. 봉합이나 스테이플러를 사용하여 손상 부위를 봉합하는 것은 그대로 개방하는 것보다 감염의 위험이 더 크다. 하지만 상처를 덮음으로 얻을 수 있는 미용적 이점과 빠른 상처 치유라는 효과 때문에 손상 부위를 덮는 것에 수반되는 위험을 감수하는 경우가 많다.

대부분의 경우, 상처 치료 과정에서 항생제를 주기적으로 사용하는 것은 감염률을 감소시키기 보다는 되려 항생제에 내성이 있는 미생물에 의한 감염의 위험을 높일 수 있다. 총상, 칼에 찔리는 손상, 발의 천자상, 이물질이 남아있는 것이 의심되는 손상과 같이 깊이가 깊은 손상이 발생한 경우 최대한 빨리 항생제를 투입하는 것은 효과적일 수 있다.

괴저 **괴저(gangrene)**는 혈액 공급의 손실, 압좌 손상, 감염 등으로 세균에 의해 신체 조직이 분해되는 것을 말한다. 괴저는 가장 심각하고 드물게 발생하는 손상 합병증이다. 괴저는 가스괴저균(Clostridium perfringens)이라 불리는 혐기성 세균에 의해 상처 부위 깊숙이 발생하는 감염이다. 가스괴저균은 이름에서 알 수 있듯이 상처 부위 깊숙이부터 가스를 발생시켜서 피하 기종을 유발하고 가스가 피부 밖으로 배출될 때 강한 악취가 난다. 가스괴저균은 한번 발생하면 상당한 번식력을 보이고 전체 사지로 퍼질 수 있다. 방치된 괴저는 패혈증과 사망으로 연결되는 경우가 많다. 괴저의 경우, 항생제 사용 이전의 시대에서는 증상의 확산을 막기 위해 감염 부위를 절단해야 하는 경우가 많았다. 항생제, 외과 치료, 고압 산소요법을 혼용하는 현대 치료법은 초기 단계에 발견된 경우 괴저의 대부분의 유형을 효과적으로 치료한다.

파상풍 또 다른 심각하지만 다행히도 드물게 발생하는 상처 감염은 **파상풍(tetanus)**이다. 파상풍균(Clostridium tetani)에 의해 발생하는 파상풍은 비슷한 감염인 가스괴저균과 마찬가지로 혐기성 세균이다. 파상풍은 국소 상처 부위에서 증상과 징후가 거의 드러나지 않지만, 세균이 독소를 생성하여 광범위하고 고통스러운 불수의적 근육 수축을 유발한다. 초기 단계의 진찰시 하악 개구장애(trismus lockjaw)가 발견된다. 파상풍균에는 해독제가 있기는 하지만, 혈중의 독만을 중화시키고 운동신경말단에 이미 퍼진 독소 분자까지는 중화하지 못하므로 치료 과정이 느리고 회복도 지연된다.

다행히도 파상풍은 예방 접종을 통해 예방이 가능하다. 예방 접종이 널리 사용되면서 파상풍이 걸리는 경우는 소수로 감소되었다. 표준적인 파상풍 접종은 유아기에 세 차례와 이후 10년마다 추가 접종을 맞는 방식으로 진행된다. 병원 응급실에서는 기존 5년 동안 접종 기록이 없는 환자에게 추가 접종을 맞게하는 것이 일반적인 조치이다. 제 3세계 출신 이민자는 여러 차례에 걸친 파상풍 접종을 맞지 않은 경우가 많다. 이러한 경우, 신체가 새로운 항체를 만들 준비를 하는 동안 파상풍의 발병과 진행을 예방하기 위해 파상풍 백신에 추가하여 파상풍 면역 글로불린을 투여하는 것이 적절하다.

그 밖의 합병증

일부 상황이나 증상이 환자의 정상적인 회복 과정을 방해할 수 있다. 지혈 장애, 재출혈, 상처 치유 지연 등이 이에 해당한다.

지혈장애

일부 약제는 지혈 및 응고 과정을 방해할 수 있다. 혈소판 응집의 강력한 억제제인 아스피린과 클로피도그렐(플라빅스)은 심근경색이나 뇌졸중 위험이 있는 환자의 관상 동맥과 대뇌 등맥에서의 혈전 형성을 방지하기 위해 임상적으로 사용된다. 그렇기 때문에 아스피린이나 클로피도그렐 사용의 부작용은 중증 외상을 입거나 주요 외과 수술을 한 환자의 경우 중요한 고려사항인 응고 시간의 지연으로 나타난다. 이와 마찬가지로 쿠마딘(와파린)과 헤파린 같은 항응고제나 TPA와 스트렙토키나제와 같은 혈전 용해제는 혈전을 형성하고 필수적인 신체 부위가 막히는 것을 방지하거나 막힌 부분을 뚫어주는 역할을 하는 단백질 섬유를 막거나 분해시킨다. 또한 일련의 섬유소 형성에 관여하는 단백질에 이상이 생길 경우, 혈우병의 경우처럼 응고 과정이 지연될 수 있다.

재출혈

처치를 통해 효과적인 초기 지혈을 했음에도 불구하고 손상 부의에서 재출혈이 발생할 수 있다. 근육이나 뼈와 같은 피하 조직의 움직임이나 붕대나 드레싱의 움직임으로 인해 혈전이 다른 곳으로 밀려나고 출혈이 재발생 할 수 있다. 또한 출혈이 멈춘 것으로 보이지만, 커다란 드레싱 속에서 계속 출혈이 진행되다가 흥건해진 드레싱 밖으로 혈액이 흘러나오는 경우도 있다. 붕대와 드레싱을 지속적으로 살펴보면서 지혈 상태를 확인한다. 손상 치료 후 발생하는 재출혈은 환자에게 치명적인 결과를 초래할 수 있다. 과거에 비해 병원에서 퇴원하는 속도가 빨라지고 외과 수술 후 귀가하는 시간도 짧아졌기 때문에 이러한 잠재적 합병증에 주의해야 한다.

상처 치유 지연

일부 환자의 경우, 상처 회복 과정이 지연되거나 정지하여 상처 부위가 완전히 회복되지 못한다. 가장 심각한 위험군은 당뇨병 환자, 고령자, 만성 질환 환자, 영양 실조를 겪고 있는 유형이다. 상처 회복을 위해서는 충분한 양의 영양소가 필수적이다. 다발성 손상을 입은 환자는 회복 단계에서 요구되는 칼로리의 양이 일반적인 경우보다 현저하게 많다. 중증 혹은 만성적 감염이 있는 상처와 말단과 같이 혈류가 제한적인 신체 부위의 상처는 회복 과정이 불완전할 위험이 있다. 회복이 불완전한 상처는 단단하지 않고 무르기 때문에 재손상이 쉽게 발생한다. 창백한 노란색 혹은 **핏빛의 장액**(serous fluid)이 상처 부위에서 흘러나올 수 있다. 회복이 불완전한 상처에 대해 병원전에 처치 시 비유착성 멸균된 붕대를 주기적으로 바꿔주고 손상 부위를 보호한다.

구획증후군

구획증후군(compartment syndrome)은 주로 골절이나 압좌 손상과 같이 사지에 발생한 폐쇄성 손상과 가장 흔하게 연관된 합병증이다. 사지의 경우, 견고하고 유연성 없는 근막에 의해 형성된 신체 구획에 주요 근육 뭉치가 있다(그림 4-14). 일반적으로 근막 구획 내압은 0에 가깝다. 구획증후군의 경우, 구획 내부의 부종 혹은 압박 붕대와 같은 외부의 힘에 의한 구획의 수축은 구획 내압을 증가시킨다. 구획 내압이 30mmHg 이상 증가할 경우, 근육조직과 신경으로 향하여 구획으로 이동하는 모세혈관의 혈류가 수축되기 시작한다. 이로 인해 약 10시간이 경과되면 비가역적 허혈성 손상이 발생한다. 이에 근육이 죽고 사지 기능이 소실될 수 있다(그림 4-15). 결과적으로 생기는 반흔 조직으로 인해 근육 가닥의 길이가 짧아진다. 결국 구획증후군 발생 이후에는 사지의 기능이 감소된다. 모든 사지가 구획증후군에 걸릴 수 있지만, 크기와 근육의 해부학적 구조를 감안했을 때 특히 종아리를 포함한 하지가 가장 위험도가 크다.

구획증후군에 가장 자주 영향을 받는 부위는 사지이다. 그 중에서도 가장 영향을 많이 받는 부위는 다리(전방/측면/후방 심부/후방 표면 구획)이다. 이뿐만 아니라 넙다리와 엉덩이(넙다리근과 엉덩이근 구획) 또한 구획증후군에 영향을 받을 수 있다. 팔의 경우 손(골간근 구획), 아랫팔(손등 및 손바닥 구획), 윗팔(삼각근 및 이두근 구획)이 영향을 받을 수 있다. 구획증후군의 대부분(2/3)은 차량 충돌과 스포츠 손상이 가장 큰 원인으로 작용하는 골절과 연관이 있다. 다리의 전방 구획은 구획증후군이 가장 자주 발생하는 부위이다.

비정상적인 흉터 형성

상처 회복 과정 동안 가끔씩 흉터 조직이 비정상적으로 발달한다. **켈로이드**(keloid)는 상처 부위의 범주 밖으로 확대된 과도한 흉터 조직이다. 켈로이드는 피부색이 어두운 사람에게서 가장 흔하게 발생하고 복장뼈, 아랫배, 위팔, 귀에서 발달된다. 손상 과정의 또 다른 비정상적 증상인 비대한 흉터조직은 손상 경계

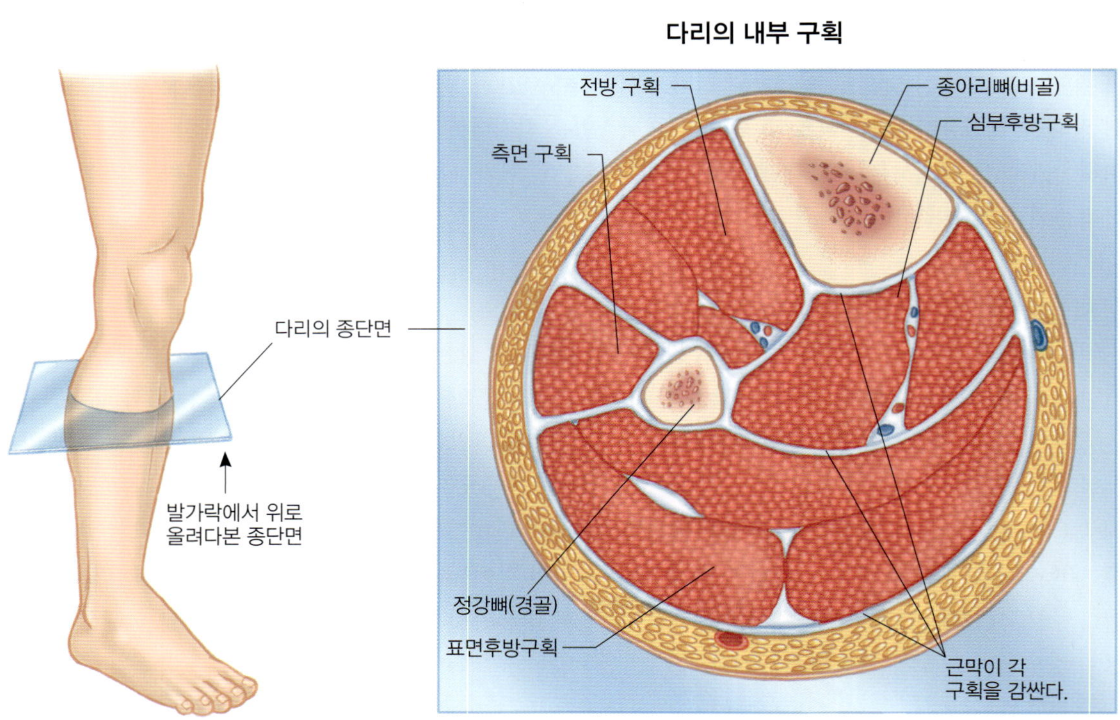

그림 4-14 근막으로 구분된 근골격 구획

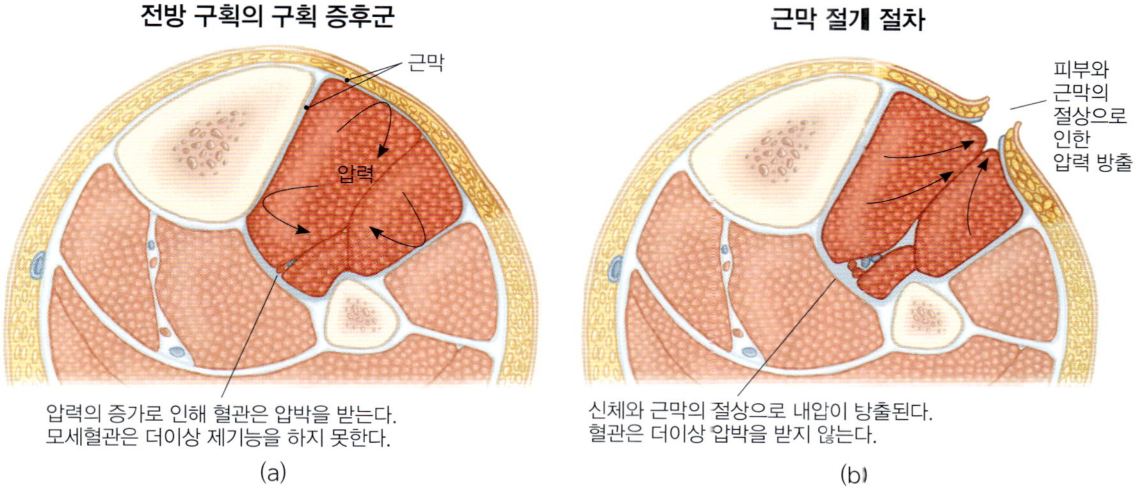

그림 4-15 (a) 전방 구획의 구획증후군. (b) 근막 절개 절차

내에서 흉터 조직이 과도하게 축적된 것으로 굴곡 관절의 피부 긴장선처럼 유동적인 피부 긴장선과 연관되는 경우가 많다.

압력손상

연조직 손상의 특수 유형 중 하나인 압력손상은 피부와 피하 조직에 가해진 압력이 오랫동안 압박되면서 발생한다. 압력손상은 오랫동안 병상에 누워있는 만성 질환 환자, (알콜 중독, 뇌졸중, 약물 과다 복용 등으로 인해) 오랜 시간 동안 무의식 상태에 빠진 환자, 압좌 손상기전 없이 어딘가에 끼인 환자에게서 발생할 수 있다. 바닥이나 다른 표면에 쏠리는 환자의 무게가 조직을 압박하면서 저산소 손상을 유발한다. 압력손상은 압좌 손상과 유사하나 상대적으로 기전이 약하여 손상을 확인하지 못할 수도 있다. 오랫동안 쇼크방지용 바지를 착용하거나 긴 척추 고정판, 공기 부목, 혹은 견고한 부목에 묶여있을 때도 발생한다.

압좌 손상

압좌 손상은 신체 조직이 심각한 압력의 힘에 영향을 받는 손상유형이다. 압좌 손상은 손가락 하나 혹은 사지의 일부만 연관된 경미한 것부터, 신체의 많은 부위 혹은 전체에 영향을 주는 심각한 것일 수도 있다. 압좌 손상의 기전은 다음과 같이 다양하다. 포장 기계에 의해 노동자의 손가락이나 사지가 심하게 눌리거나, 자동차 밑을 고정했던 잭이 넘어져서 아래에 있던 정비공의 다리가 깔리거나, 차량 충돌 사고로 인해 운전수의 흉부가 좌석과 운전대 사이에 끼이거나, 붕괴된 건물의 잔해나 참호 동굴 안에 공사 인부가 깔릴 수도 있다.

압좌 손상은 근육, 혈관, 골격, 일부에서는 내부 장기와 같은 신체 조직에 손상을 입힐 수 있다. 압좌 손상이 발생할 경우, 피부와 사지가 정상적으로 보일 수도 있고, 사지가 뭉게지고 변형될 수도 있다. 하지만 압좌 손상 후의 외양에 상관없이 피부 아래에서는 넓은 범위의 손상이 발생한다. 압좌 손상은 넓은 범위에 걸쳐 신체 부위를 손상시키고 효과적인 순환을 제한시킴으로써 세균 번식에 적합한 환경을 조성한다. 압좌 손상과 관련한 출혈을 멈추기 힘든데는 몇 가지 이유가 있다. 출혈 지점을 파악하는 것이 어렵거나 일부 대형 혈관이 손상되었을 수도 있다. 또한 사지의 전반적인 상태로 인해 효과적인 직접 압박이 불가능할 수 있다. 이로 인해 저산소증과 산증으로 근육이 경직되어 촉진시 근육이 마치 '나무판'처럼 느껴질 수 있다.

동반 손상

환자가 압좌 손상기전에 노출될 경우, 해당 손상기전과 연관된 추가 손상이 유발될 수 있다. 예를 들어, 건물이 붕괴되거나 기계 장비에 깔려 압좌 손상을 입은 환자는 추가적인 골절이나 개방성/폐쇄성 연조직 손상을 입을 수 있다. 환자에게 떨어지는 잔해로 인해 타박상이나 관통상이 발생할 수 있다. 먼지나 연기는 호흡기 및 안구 손상을 유발할 수 있다. 또한 물건이나 잔해에 일정 시간 동안 갇힐 경우, 탈수 증세나 저체온증이 발생할 수 있다. 압좌 손상 환자를 평가하고 응급 처치할 때는 이와 같은 가능성을 모두 고려해야 한다.

압좌증후군

압좌증후군은 신체 부위가 4시간 이상 끼어있을 경우 발생한다. 끼어있는 시간이 짧아질 경우 신체 부위의 직접적인 손상이 유발될 수 있지만, 압좌증후군의 폭넓고 체계적인 합병증으로 이어지지 않는 것이 보통이다. 압좌된 골격근 조직에는 괴사(necrosis)와 세포의 변화가 발생하고, 그 결과로 대사성 부산물이 배출될 수 있다. **횡문근융해증**(rhabdomyolysis)(골격근 분해)이라 불리는 이러한 퇴행성 과정에서 다량의 독소가 배출된다. 세포 파괴 과정에서 배출되는 주요 부산물은 미오글로빈(근육 단백질), 인산염, 죽은 세포에서 방출되는 칼륨, 혐기성 대사로 인한 젖산이다. 이런 부산물은 압좌된 신체 부위에 축적되고, 압좌로 인해 끼어있는 신체의 순환이 약하기 때문에 부산물이 전신순환에 도달하지 못한다. 하지만 압좌된 사지 부위나 환자가 구출이 되어 압력이 해제되면, 축적된 부산물과 독소가 전신 순환으로 쏟아져 들어간다.

많은 양의 미오글로빈은, 특히 저혈량성 쇼크 환자의 경우 콩팥 세뇨관에 축적되어 압좌증후군 후기 사망의 주요 원인인 신부전으로 이어질 수 있다. 더 즉각적으로 발생하는 문제는 손상부위로 나트륨, 클로라이드, 수분이 흘러서 생기는 저혈량증과 쇼크이다. 혈액 칼륨의 증가(고칼륨혈증)는 전기 자극에 대한 심근의 반응을 감퇴시키고, 심부정맥을 유발하며 갑작스러운 사망으로 이어질 수 있다. 인산염 수치의 증가로 혈관계 및 신경계에서의 비정상적 석회화를 유발하여 환자의 증세를 악화시킬 수 있다. 산소화된 혈류가 세포로 흐르면서 요산이 생성되는 유산소 과정이 다시 시작되고 이로 인해 세포의 산성도와 세포 손상이 증가한다.

주입 손상

주입 손상은 연조직 손상의 특수 유형 중 하나이다. 수압이 높은 물줄기를 통해 환자의 피부와 피하 조직에 수액이 투입될 수 있다. 압력이 충분히 강할 경우, 수액이 조직층 사이를 밀고 들어가 사지를 따라 이동할 수 있다(그림 4-16). 예를 들어, 석유제품의 수액과 같이 이렇게 투입된 수액은 화학 반응을 통해 주변 신체 조직을 손상시킬 수 있다. 신체의 복구 기전은 다량의 주입 물질을 제거하는 조치에 대비가 되어 있지 않기 때문에 심각한 결과로 이어질 수 있다. 주입된 물질에 의한 화학적 손상, 주입 후 형성된 2차 감염, 직접적인 물리적 손상 때문에 손상부위를 절단할 수 있다. 가압 도구 내부에 압력으로 눌렸던 내용물이 유출되면서 드물게 일어나는 손상과는 달리, 고압 페인트 분

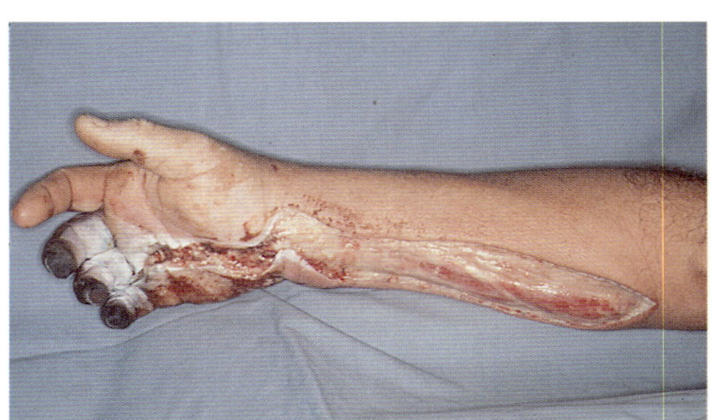

그림 4-16 고압 윤활유에 의한 주입 손상
(*Photo courtesy of Scott & White Healthcare*)

간단히 알아보는 병태생리학

고압분사기에 의한 손상

드물지만 고압분사기에 의해 매우 심각한 연조직 손상이 발생할 수 있다. 고압분사기는 정비소에서 흔하게 사용되고, 용액, 윤활유(유압유 혹은 윤활유 주입기), 혹은 단순히 공기가 포함되는 경우가 많다. 고압분사기 손상은 피부에 가까이 위치한 도구의 끝부분에서 내용물이 분출되면서 발생하는 경우가 가장 많다. 이로 인해 피부 표면에 손상이 발생한다. 하지만 손상 부위 아래 신체 조직에 윤활유/용액, 압력, 혹은 두 요소 모두에 의한 손상이 발생할 수 있다. 이러한 피부 손상은 외과적인 검사와 적절한 치료가 없을 경우 감염과 기능의 손실로 이어질 수 있다. 손의 피부 손상이 일반적으로 발생하지만, 압력에 의해 고압분사기의 내용물이 아랫팔, 심지어는 윗팔이나 어깨까지 들어갈 수도 있다. 윤활유나 다른 이물질은 손과 아랫팔의 근막층을 따라 흐른 뒤 근육 내부 깊숙히 들어갈 수 있다. 일반적으로 고압분사기에 의한 손상은 약간의 감염이 있는 경미한 개방성 손상으로 나타나지만, 겉으로 보이는 물리적 증상과 징후보다 훨씬 심각한 속성을 지니고 있다.

손상 부위 깊숙히 들어온 오염 물질은 공기와 순환이 제한된 환경(무산소성 상태)에 놓인다. 하지만 손상 부위가 따뜻하고 습하기 때문에 세균 증식에 이상적인 환경이 조성된다. 유압유와 윤활유는 내부 조직에 해로운 독성 물질이고 세포 손상 및 죽음을 유발한다. 감염의 깊이와 정도로 인해 괴사 조직 절제술이 매우 힘들고 넓은 범위의 중증 조직 손상을 유발할 수 있다. 환자가 고압분사기에 의한 손상을 입었다면 팔다리의 넓은 부위가 영향을 받았는지의 여부를 확인하고 외상센터로 환자를 이송한다.

사기는 개방형 분사를 위해 제작되었기 때문에 노출된 신체 부위에 지속적인 위험을 주어 특히 위험하다. 사용되는 분사기의 유형에 따라 신체 일부 혹은 전체가 상당한 유독성에 의한 영향을 받을 수 있다.

드레싱과 붕대

병원전 처치에서 효과적인 몇 가지 종류의 드레싱과 붕대가 있다. 드레싱은 지혈과 상처를 깨끗하게 유지하기 위해 손상 부위를 직접 덮는 물질이다. 붕대는 드레싱을 고정시키고 직접 압박을 통한 지혈을 위해 사용된다. 드레싱과 붕대는 다양한 유형으로 제작되고, 응급 의료 현장에서 여러 목적으로 사용된다.

드레싱

무균성/비무균성 드레싱

무균성 드레싱은 미생물이 증식하지 못하게 특수 제작된 면 혹은 기타 섬유 소재의 패드이다. 무균성 드레싱은 개별 포장되고 개별 포장지의 위생 상태가 변질되지 않는 한 무균 상태가 유지된다. 포장지가 벗겨진 무균성 드레싱은 세균과 기타 미생물이 포함된 먼지와 미립자에 의해 오염이 된다. 무균성 드레싱은 손상 부위에 직접 접촉이 되도록 제작된다.

비무균성 드레싱은 큰 오염없이 깨끗하지만, 미생물에 의한 오염은 방지하지 못한다. 비 무균성 드레싱은 손상 부위에 직접적으로 부착하기 보다는 무균성 드레싱 위에 덧대어서 부피와 흡수력을 높인다.

밀봉(폐쇄)/비밀봉 드레싱

무균 합성수지 랩이나 기름이 스며든 거즈와 같은 일부 드레싱은 액체나 공기의 유입을 차단하도록 제작된다. 밀봉(폐쇄) 드레싱으로 불리는 이러한 붕대는 흉부로의 공기 유입(개방성 공기가슴증)과 개방성 경부 손상(목정맥 부위의 공기 색전)을 예방한다. 대부분의 드레싱은 비밀봉형이다.

내용 요약

➤ 밴드 및 드레싱의 유형

드레싱
- 무균성/비무균성
- 밀봉(폐쇄)/비밀봉
- 접착/비접착
- 흡수성/비흡수성
- 습식(젖은)/건식(마른)
- 지혈용 드레싱

붕대
- 자가접착성 두루마리
- 거즈
- 접착
- 탄력
- 삼각

접착식/비접착식 드레싱

접착식 드레싱은 개방성 손상 부위로부터 유출된 혈액과 체액에 달라붙는 면 혹은 기타 섬유 재질의 패드이다. 접착식 드레싱은 혈전 형성을 도와줌으로써 출혈량을 줄이는 이점이 있지만, 손상 부위에서 드레싱을 뗄 경우 상당히 고통스러울 수 있다. 접착식 드레싱이 뜯기거나 밀리게 되면 혈전이 파괴되어 재출혈이 발생할 수 있다. 비접착식 드레싱은 중합체 같은 화학물질로 미리 처리되어 상처 분비물과 응고 물질이 드레싱에 달라붙지 않으며 합병증이 없는 손상에 사용하도록 권장된다.

흡수성/비흡수성 드레싱

흡수성 드레싱은 스펀지가 물을 흡수하듯이 혈액이나 체액을 쉽게 빨아들인다. 이러한 속성 때문에 여러 출혈 상황에 도움이 된다. 액체를 거의 흡수하지 못하는 비흡수성 드레싱은 혈액이나 체액이 유출되는 부위를 막아야하는 상황에 사용된다. 정맥 주사 부위를 덮는 투명한 막 드레싱이 비흡수성 드레싱의 좋은 예이다. 이외에 병원전 의료 과정에서 사용되는 대부분의 드레싱은 흡수성이다.

습식(젖은)/건식(마른) 드레싱

습식(젖은) 드레싱은 화상과 같은 특수 유형의 손상에 적용되며, 병원에서 수술 후 발생한 일부 합병증 치료에 사용된다. 보통 무균 처리된 생리식염수를 습식(젖은) 드레싱에 사용한다. 하지만 습식(젖은) 드레싱은 감염성 물질을 손상 부위로 이동하게 하는 경로가 될 수 있기 때문에 복부 내장적출이나 제한된 신체 표면과 연관된 화상을 제외하고 병원전 의료에서 일반적으로 사용되지는 않는다. 병원전 의료에서 가장 흔하게 사용되는 것은 건식(마른) 드레싱이다.

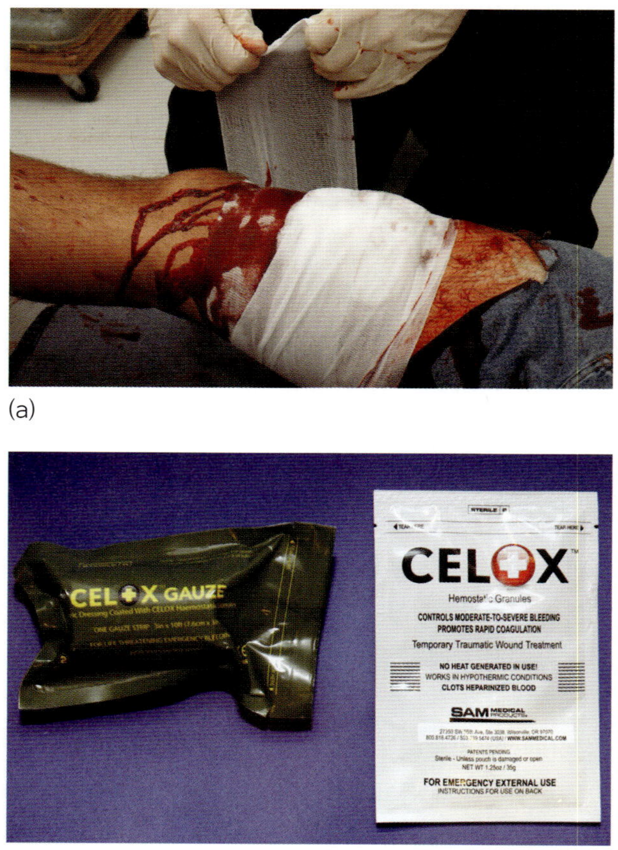

(a)

(b)

그림 4-17 (a) 크기가 큰 손상에 사용되는 지혈용 드레싱 (b) 드레싱 혹은 분말 형태로 사용 가능한 지혈제(*Photo b: Dr. Bryan E. Bledsoe*)

지혈용 드레싱

국소 지혈제는 손상 치료에 새롭게 부상한 개발품이다(그림 4-17). 미 식약청 승인을 받은 국소 지혈제는 출혈 부위에 직접 적용하여 출혈을 둔화 혹은 정지시킨다. 시중에 출시된 국소 지혈제는 다음과 같다.

- 셀록스는 출혈 부위에 직접 뿌려지는 입자성 분말로 출혈의 제어와 지혈을 돕는다. 셀록스의 주 원료는 새우나 게와 같은 갑각류의 껍질에서 얻는 다당류인 키토산이다. 키토산이 혈액에 젖으면 매우 접착력이 강하기 때문에 강한 지혈 효과를 보인다. 키토산은 항균성/저자극성을 띤다. 셀록스의 유통기한은 3년이다.
- 햄콘 밴드는 키토산이 함유된 드레싱이다. 2″×2″, 2″×4″, 4″×4″의 크기로 제

작되는 햄콘 밴드는 전투 상황의 응급 처치시 널리 사용된다.

- 퀵클롯은 제올라이트(Zeolite)를 주원료로 만든 지혈제이다. 제올라이트는 화산암에서 추출한 특별한 광물질이다. 99그램 가량의 패킷(packet)에 제작되는 퀵클롯은 손상 부위에 직접 뿌려진다. 퀵클롯은 신속히 물을 흡수하여 혈액을 농축시키고 혈전 형성을 촉진한다. 그러나 퀵클롯은 열 반응 (발열 반응)을 일으킬 수 있다. 최대 143 °C까지 올라가며, 화상을 입었다는 보고도 있었다. 이 회사는 발열 반응의 심각성을 줄이기 위해 세심하게 수정하여 제품을 만들었다. 퀵클롯의 유통기한은 3년이다.
- 트라우마덱스는 식물에서 추출한 분말을 주원료로 제조한 것이다. 풀무(bellow)에 담겨 제작되는 트라우마덱스는 손상 부위에 직접 적용된다. 혈전 형성을 촉진하는 혈액으로부터의 수분 흡수를 통해 지혈 효과가 발생한다.

붕대

자가접착성 두루마리 붕대

가장 간편하고 자주 사용되는 붕대는 부드러운 자가접착성 두루마리 붕대이다(King or Kelix). 이는 감았을 때 쉽게 펴지지 않는다. 신체 굴곡에 잘 맞고, 쉽고 빠르게 사용할 수 있으며 둥글게 감아야하는 상처 부위에 가장 적합하다. 이 붕대는 1~6인치 크기로 제작된다.

거즈 붕대

자가접착성 두루마리 붕대처럼 거즈 붕대는 드레싱을 유지하는데 유용하다. 길게 늘어나지 않기 때문에 자가접착성 두루마리 붕대만큼 신체 굴곡에 잘 맞지 않지만, 여전히 붕대의 기능을 한다. 거즈 붕대는 늘어나지 않기 때문에 손상 부위에 조직 부종이 오면 압력을 증대시킬 수 있다. 거즈 붕대는 0.5~2인치 넓이의 두루마리로 제작된다.

접착 붕대

접착 붕대 (혹은 접착식 테이프)는 한쪽 면에 접착제가 발라져 있는 견고한 합성수지나 종이, 면 소재의 물질이다. 둥글게 감싸기 힘든 신체 부위에 덮은 드레싱을 고정하는데 효과적이다. 손상 부위를 둥글게 덮는데 사용될 경우, 접착 붕대는 상처 부위가 부어오르지 못해서 하부조직에 압력이 증가할 수 있다. 접착 붕대는 1/4~3인치 넓이로 제작된다.

탄력 붕대(에이스 붕대)

탄력 붕대는 쉽게 늘어나기 때문에 신체의 굴곡에 잘 맞는다. 경미한 근골격 손상 부위에 안정감과 지지감을 주지만, 병원전 처치에 자주 사용되지는 않는다. 이 붕대를 사용할 경우, 손상 부위에 지나치게 많은 압력이 가해질 수 있다는 점을 기억한다. 한 겹씩 돌려 감을 때마다 상처 부위에 압력이 더해진다. 상처에 생긴 부종은 손상된 사지에 혈류가 줄거나 멎을 때까지 압력을 증가 시킬 수 있다.

삼각 붕대

크라바트(cravat)로 흔히 불리는 삼각 붕대는 면 혹은 리넨 소재의 섬유를 삼각형 모양으로 크게 잘라서 제조한 제품이다. 견고하고 신축성이 없어 주로 일반 붕대나 부목을 감쌀 때 사용되고, 부목을 고정하는 용도로 쓰인다. 붕대를 제자리에 고정하는 데에도 사용될 수 있지만 자가접착성 두루마리 붕대만큼 신체의 굴곡에 잘 맞지 않고, 압력을 유지하거나 드레싱을 손상 부위에 효과적으로 고정시키지 못한다.

연조직 외상의 평가

피부를 주의 깊게 관찰하는 것은 외상 평가의 필수 요소이다. 피부는 외상의 영향을 경험하는 최초의 신체 기관 일뿐만 아니라 외상을 나타내는 최초의 기관이기도 하다. 따라서 피부의 평가는 조심스럽고 신중하며 완벽하게 실행하여야 한다. 연조직 외상과 부상의 징후를 유발하는 과정은 다양하지만 병원 전 평가는 간단하고 잘 구조화된 과정이다. 평가 과정을 주의 깊게 그리고 완벽하게 수행하여 각 부상의 성격과 범위를 설정한다. 그렇게 하면 연조직 외상과 그에 관련된 다른 부상, 즉 치료의 적절한 우선 순위를 지정할 수 있다.

연조직 외상 환자의 평가는 다른 손상 평가와 유사한 절차를 따른다. 우선 현장평가, 잠재적 위험 요소의 제거, 손상기전의 파악, 환자의 구출/평가/환자 이송준비/처치/이송에 영향을 미칠 수 있는 환경적 조건의 점검, 추가적으로 필요한 의료 및 구출용 자원 결정, 현장 감독(사고 지휘)과의 결합 순서로 진행한다. 이후 신속한 일차 평가를 하고, 생명에 즉각적으로 위협적인 손상부터 확인 및 처치한다. 중증 외상을 나타내는 증상과 징후나 손상기전을 보이는 환자의 경우, 빠른 외상 평가를 하고 외상 환자 분류 기준을 통해 신속한 환자 이송의 필요 여부를 결정한다. 환자로부터 별다른 손상기전이나 일차 평가에서 중증 손상이나 생명에 대한 위협이 발견되지 않았다면, 초점 외상 평가를 실시하고 현장에서 환자의 활력징후와 기존 병력에 대한 정보를 확보한다. 손상과 응급구조사의 처치에 따른 환자의 반응을 추적하기 위해 연속적인 재평가 작업을 진행한다.

현장 평가

부상이 발생할 가능성이 있는 곳을 확인하고 내부 부상을 암시하는 증거를 찾기 위해 피부를 조심스럽게 검사할 준비가 되어야 한다. 피부를 통과하지 않고서는 외상이 발생할 수 없다는 점을 항상 기억한다. 손상이 발생 가능한 부위를 파악하고, 내부 손상을 가리키는 단서를 찾기 위해 피부를 유심히 살펴본다. 압좌 손상 혹은 압좌증후군을 유발할 수 있는 손상기전을 확인한다.

환자의 손상기전은 여전히 존재하고 응급구조사와 다른 구조대원에게 위협이 될 수 있다는 점을 명심한다. 응급구조사는 현장에 진입하기 전에 자신과 동료에게 위험할 수 있는 요소를 제거한다(그림 4-18).

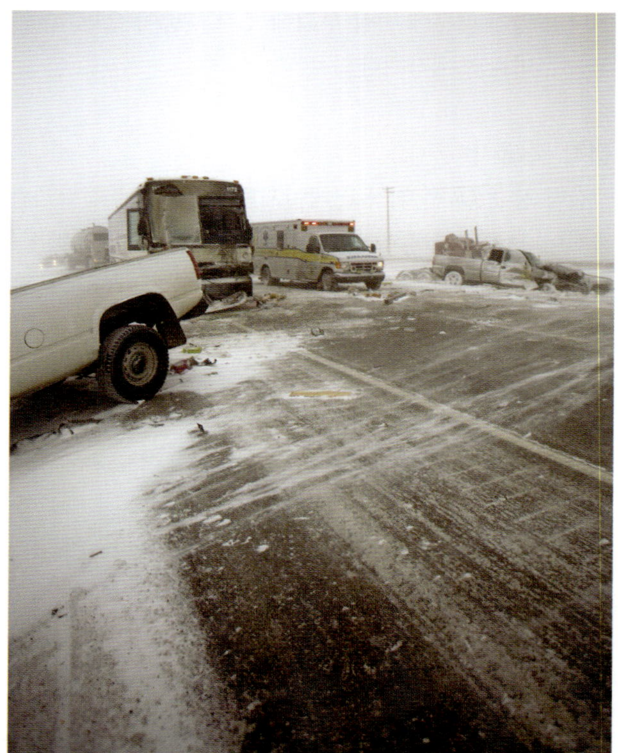

그림 4-18 현장 평가시, 위험 요소를 제거하고 소독 장갑을 착용한 뒤 손상기전을 분석한다(© *Kevin Link/Science Source*).

관통상의 경우, 응급구조사가 처치 및 구출 도중 환자의 체액에 접촉할 위험이 있기 때문에 멸균 보호 장갑을 착용한다. 환자에게 접근할 때 신체분비물격리 표준주의지침을 준수한다. 동맥성 출혈과 기도 관련 출혈은 현장에서 주변으로 내뿜어질 수 있으므로 눈, 점막, 피부를 보호하기 위해 보호장구를 착용한다.

일차 평가

머리나 경추 손상이 의심될 경우 경추의 도수 고정을 시행하고 전반적인 환자의 인상(impression)을 추정하면서 일차 평가를 시작한다. 환자의 의식 수준을 판단하고, 기도, 호흡, 순환 상태를 평가한다. 피부색, 온도, 상태와 모세혈관 재충혈로 관류를 평가한다.

일차 평가를 시행하면서 눈에 띄는 손상의 지점과 유형을 살펴 손상기전을 더욱 잘 이해하고 타박상 혹은 관통상 발생 여부를 확인한다. 환자가 의식이 있다면, 발생한 손상에 대해 결정적인 정보를 제공할 수 있을 것이다. 하지만 환자가 말을 할 수 없는 상황이라면, 최초 반응자 혹은 주변 사람들을 통해 손상에 대한 정보를 얻을 수 있다. 환자의 생명에 치명적인 위협 요소는 발견하는 즉시 제거한다. 그리고 환자 이송을 위해 우선 순위를 정한다.

이차 평가

일차 평가를 통해 얻은 정보를 통해 이차 평가의 방향성을 설정한다. 심각한 손상기전과 일차 평가 결과를 통해 외상의 중증도가 높은 것으로 확인된 환자는 빠른 외상 평가를 시행한다. 다른 모든 환자에게는 집중된 외상 평가를 시행한다.

심각한 손상기전–빠른 외상 평가

빠른 외상 평가시 응급구조사는 환자의 머리, 목, 가슴, 복부, 골반, 팔다리, 신체 뒷부분을 신속하게 평가해야 하고, 평가를 통해 내부 손상이나 생명에 위협이 되는 손상의 증상과 징후를 찾아본다. 변색, 변형, 온도 차이, 비정상적인 근 긴장도, 개방성 손상의 여부를 신속히 파악한다.

발견된 손상이나 해당 부위 아래에 있을 것으로 추정되는 손상이 기도나 호흡 또는 아주 광범위하게 펴져 있는 아주 중요한 출혈 등의 원인을 찾는데 방해가 되지 않도록 한다. 빠른 외상 평가시, 환자의 기도와 호흡을 계속 지지하고 심각한 혈액 손실을 막는데 즉각적인 치료를 집중시킨다.

손상기전에 의해 중증 손상이 추정되는 부위를 살펴보고 촉진해 본다. 다시 한번 손상을 가리키는 변색, 온도 차이, 비정상적 근 긴장도, 변형 등의 증상을 살펴본다(그림 4-19). 손상기전에 의해 개방성 손상이 추정될 경우 장갑을 낀 손으로 시야에서 숨겨진 신체 부위를 쓸어본다. 이 과정을 통해 보이지 않았던 혈액 손실이나 혈액이 고여있는 가능성을 제거할 수 있다. 중간정도 수준에서 중증인 출혈까지는 즉각적인 지혈 조치를 한다. 출혈이 완전히 정지되지는 못하더라도, 중증의 혈액 손실은 멈추게 해야 한다. 중증도가 높은 손상이 처치되면, 손상 부위에 드레싱과 붕대를 적용한다.

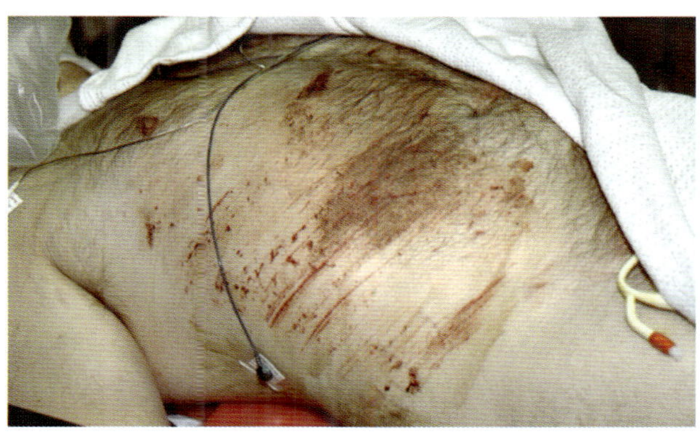

그림 4-19 내부 손상의 유일한 증상과 징후는 외부 연조직 손상인 경우가 많다(© *Edward T. Dickinson, MD*).

동맥, 정맥 또는 모세혈관의 출혈의 유형을 결정하기 위해 모든 출혈 상처를 조사한다. 손상 발생 시점을 기준으로 혈액 손실의 상대적 속도를 추정한다. 4장 후반부의 '평가

술기'에 설명된 방법을 통해 환자 평가를 실시한다. 머리와 목의 빠른 평가가 완료된 경우, 목 보호대를 환자에게 착용시킨다. 하지만 환자가 척추고정판, 견고한 들것, 전신 부목에 완전히 고정될 때까지 손으로 환자를 계속 고정시킨다.

빠른 외상 평가가 완료되면, 추후 평가의 기준이 되는 활력 징후, 글라스고우 혼수 척도, 기존 병력을 파악한다. 환자의 증상과 징후, 병력이 확인되기 전까지는 척추 도수 고정을 계속 유지한다. 충분한 구급 인력이 있다면, 활력 징후, 글라스고우 혼수 척도, 기존 병력은 빠른 외상 평가가 진행되는 동시에 확보될 수 있다.

기존 병력을 조사할 때는 환자가 어떠한 유형의 약을 복용 중인지 물어본다. 특히 연조직 손상에 직접적인 연관이 있을 수 있는 약을 복용하고 있는지를 확인한다. 예를 들어, 환자의 파상풍 병력은 피부가 찢기거나 관통되는 모든 외상에 중요한 정보가 된다. 환자의 파상풍 예방 접종 내역을 확인하고 접종 시기가 얼마나 지났는지를 파악한다. 환자의 아스피린, 클로피도그렐 또는 혈액 희석제의 일상적인 사용에 유의한다. 예를 들어, 뇌졸중이나 MI 위험에 대한 헤파린 또는 와파린 같은 항혈액응고 물질을 주기적으로 사용하면 신체가 경미한 출혈도 제어하지 못하게 될 수도 있다. 프레드니손과 같은 항염제는 염증 반응을 약화시키고 정상적인 회복 과정을 둔화시키기 때문에 복용 여부를 확인한다. 또한 환자가 기존에 앓았던 질환을 파악한다. 특히 에이즈와 혈우병과 같은 일부 질병은 감염 위험과 지혈의 문제점을 증가시킨다.

빠른 외상 평가가 끝나면 환자를 병원으로 즉시 이송할지, 이송중에 추가적 처치를 제공할 것인지, 아니면 현장에 남아 생명에 치명적이지 않은 손상의 처치를 마칠 것인지를 결정한다. 이러한 결정을 내리는 과정에서 출혈량과 속도 그리고 지혈이 안되는 출혈과 같은 요소를 고려한다. 만약 환자 상태가 현장에서 처치하는 것이 유리하다면 처치의 우선순위를 설정하기 위해 우선 연조직을 확인한다. 짧은 순간에 손상 유형을 분류하고 환자 처치를 계획하는 것은 현장에서의 귀중한 시간을 절약할 수 있다. 또한 이를 통해 가장 우선 순위가 높은 손상을 조기에 처치할 수 있다.

심각한 손상기전이 아닐 경우 초점 외상 평가

환자가 연조직 손상을 입었지만 심각한 손상기전이나 일차 평가에서 심각한 문제를 나타내지 않을 때–예를 들어, 손가락을 베이거나 낙상으로 인한 무릎에 찰과상을 입었을 때–평가 단계의 순서는 심각한 손상기전을 가진 환자의 순서와 다르다. 이 경우, 환자 평가를 위의 예시처럼 손가락을 베었거나 무릎의 찰과상 같은 손상 부위를 직접적으로 검사하는 초점 외상 평가와 함께 시작한다. 이러한 경우, 머리부터 발끝까지 전신을 평가할 필요가 거의 없다.

환자의 주요 불편 사항과 손상기전으로 추정되는 손상 부위에 초점 외상 평가를 적용한다. 다음 쪽에 설명된 문진/시진/촉진 등의 검사법을 통해 손상 지점과 주변 부위를 검사한다. 팔다리 손상의 경우, 말초 맥박, 모세혈관 재충혈 시간, 체온을 살펴본다. 이후 환자의 기본 활력 징후와 기존 병력을 파악한다. 검사 결과 환자가 더욱 심각한 손상을 입은 것으로 나타나는 경우, 빠른 외상 평가를 실시하고 신속한 환자 이송을 고려한다.

손상의 속성에 따라 환자를 큰 병원으로 이송할 것인지 전원 혹은 퇴원을 시킬 것인지를 결정한다. 손가락을 베인 것과 같은 단독 손상을 치료하는 경우, 해당 지역의 의료 체계의 지침상 환자를 퇴원 혹은 전원시키거나 이송할 수 있다. 의료 체계의 효율성을 증대시키기 위해 응급 의료 체계에서 퇴원 및 전원과 관련된 지침이 늘어나는 추세이다. 만약 이송이 결정되면 이송중 환자평가는 계속 실시한다.

정밀 신체 검진

빠른, 초점 외상 평가가 끝나고, 활력 징후와 기존 병력의 정보가 확보되고, 필요한 응급 처치가 취해진 경우, 정밀 신체 검진을 할 수 있다. 빠른 외상 평가와 마찬가지르, 피부와 다른 신체 부위를 머리 끝에서 발끝까지 검사하는 데에는 문진, 시진, 촉진의 방법이 동원된다. 정밀 신체 검진은 체계적이고 종합적인 과정을 통해 진행하고, 순서가 절대적인 것은 아니지만 머리부터 발끝까지 상태를 확인하는 것이 이상적이다. 세부적인 평가의 주 목적은 환자의 증상에 대한 추가적인 정보를 수집하고, 미처 발견하지 못한 증상이 잘 드러나지 않는 손상을 찾기 위해서이다. 신체 검진 중 발견되는 추가 손상은 처치하여야 한다. 정밀 신체 검진은 보통 환자 이송이나 이송이 지연될 경우 현장에서 실시된다. 그러나 이 과정을 위해 환자 이송을 늦춰서는 안되며, 환자의 상태가 허락될 때에만 시행한다.

평가방법

아래에 설명된 평가법은 빠른 외상 평가나 정밀 신체 검진에서 사용할 수 있다.

문진

환자에게 손상기전, 인지하고 있는 고통, 만졌을 때 혹은 움직일 때 느껴지는 통증, 기능의 상실, 특정 부위의 비정상적인 느낌 등에 대해 물어본다. 또한 OPQRST 요소를 활용하여 통증이나 감각/운동 기능 상실의 정확한 속성을 파악한다(제 3권 7장 '현장에서의 환자 평가'참고). 촉진을 시작하기 전에는 환자에게 증상과 징후에 대해 미리 물어본다.

시진

손상 부위를 자세히 관찰하면서 검사를 진행하며 변색이나 변형, 개방성 상처가 있는지 관찰한다.

변색이 있다면 부분적인지, 말단부인지, 전신적인지, 국소적 손상을 나타내는지, 순환장애인지 아니면 쇼크와 같은 전신적인 합병증인지 판단한다. 타박상, 혈관손상, 탈구, 골절 등에 의해 홍반이나 반상출혈 같은 피부의 부분적 변색이 나타날 수 있다. 말단부 변색의 경우에 순환장애가 있는 부위의 말단의 사지가 창백하거나, 청색증이 생기거나 또는 잿빛으로 변할 수 있다. 사지가 모두 창백해지거나 잿빛이나 회색빛을 보이는 등의 전신적인 변색이 있다면 저혈량증과 쇼크의 가능성이 있다.

만일 신체의 변형이 있다면 원인을 찾기 위해 검사해야 한다. 변형의 원인이 혈종 때문인지, 염증반응으로 인한 정상적인 부종 때문인지, 잠재적인 손상 때문인지 파악하도록 해야 한다.

발견된 모든 상처는 자세히 관찰해야 한다. 상처의 깊이를 파악하고 하부의 근육, 신경, 혈관, 장기, 뼈에 동반된 손상의 가능성을 검사해야 한다. 가능하다면 상처를 낸 물체를 알아내도록 하고 신체 내부에 가해졌을 충격을 가늠해 본다. 상처 내에 이물질은 없는지 오염은 없는지, 박힌 물체는 없는지 확인하고 출혈의 성질과 위치를 파악한다. 모든 상처는 주의 깊게 관찰하여 상처를 드레싱하고 붕대를 감은 후에도 의사에게 설명할 수 있어야 한다. 이런 상처에 대한 정보가 나중에 응급의료진이 처치의 우선 순위를 정하는데 도움을 주게 될 것이며, 병원전 처치기록을 작성하는 데도 도움을 줄 것이다. 주위의 조명이 적절해야 이러한 관찰을 제대로 할 수 있으므로 필요하다면 구급차 안의 환자석처럼 빛이 충분한 곳으로 간 후에 자세한 신체검진을 한다.

만약 환자의 사지나 손, 발가락 등이 절단되었으면 다른 구조자에게 절단 부위를 찾도록 시키는데 만일 절단 부위를 즉시 찾을 수 없거나 절단 부위가 끼어있는 채로 있다면, 이것 때문에 이송을 늦추는 일이 있어선 안 된다. 대신에 현장에 누군가를 남겨서 절단 부위를 계속 찾아보게 한다. 절단 부위를 찾으면 적절히 처치하여 환자가 이송된 병원으로 보낸다.

촉진

환자에 대한 문진과 신체 부위의 검사 이외에도 전신에 대한 촉진을 해보아야 한다. 특히, 변형, 비대칭, 온도 변화, 예상치 못한 부종의 형성, 국소적 피부나 근 긴장도 소실 등의 발생 여부를 살펴본다. 모든 폐쇄성 손상을 가볍게 촉진하면서 압통, 종창, 염발음, 피하기종의 징후를 찾아본다. 개방성 손상 내부를 촉진하는 것은 감염을 유발하고 응고 과정을 방해할 수 있기 때문에 피한다. 사지 손상이 있을 경우 말초 맥박과 모세혈관 재충혈 시간 여부를 확인한다. 또한 손상으로부터 멀리 떨어진 곳의 감각 및 운동 기능을 측정하고 반대편 사지의 감각 및 운동 기능과 비교해 본다.

재평가

환자 이송 중 주기적으로 재평가를 하고 환자의 의식 상태, 기도, 호흡, 순환을 재검사한다. 이 과정에서 활력 징후를 추가적으로 측정하고 손상 부위를 평가한다. 또한 응급구조사가 취한 처치를 모두 검사한다. 불안정 환자의 경우 매 5분, 안정적 환자에게는 매 15분마다 재평가를 실시한다. 환자의 증상에 변화가 발견될 경우, 그에 따라 환자 이송과 처치의 우선 순위를 변경한다.

연조직 손상의 처치

환자 평가가 완료될 경우, 현장 혹은 병원으로의 이송 중에 연조직 손상을 관리하는 조치를 취한다. 지혈, 쇼크 방지, 손상 부위의 소독 멸균 조치는 우선 순위에 따라 실시되어야 한다. 아래 제시된 내용은 이러한 조치 중 가장 중요한 것들을 다루고 있다.

광범위한 출혈이 아닌 이상, 드레싱과 붕대 처치는 손상 환자 처치에서 우선 순위가 그리 높지 않다. 생명에 위협이 될 것으로 보이지 않는 출혈 부위에 대한 드레싱과 붕대 처치는 더 우선 순위가 높은 손상을 치료하여 환자를 안정시킨 다음에 실시한다.

드레싱과 붕대 처치의 목적

드레싱과 붕대 처치에는 3가지 기본 목적이 있다. 첫번째는 모든 출혈의 지혈이고, 두번째는 상처를 가능한 한 깨끗하게 유지하는 것, 세번째는 손상 부위의 고정이다. 드레싱과 붕대를 감아 놓은 겉모양 보다는 위의 세 가지 목적이 더 중요하다.

지혈

연조직 손상의 지혈법 중 일차적이면서 가장 효과적인 방법은 직접 압박이다. 혈액이 일정 강도로 손상 부위로부터 흘러나오는 출혈의 경우, 출혈 지점에 작은 드레싱을 대고 손가락으로 직접 압박을 한다. 이 방법이 즉각적인 지혈 효과를 불러일으키지 않을 경우, 지혈대의 사용을 고려한다. 출혈의 속도가 느리거나 보통인 경우 손상 부위를 덮을 수 있는 크기의 붕대를 사용한다. 이 경우, 가벼운 압박을 통해 붕대를 부드러운 자가부착성 두루마리 붕대로 부착시킨 다음 출혈을 정지시킨다. 지혈 상태를 확인하기 위해 손상 부위를 주기적으로 살펴본다.

경우에 따라 연조직 손상 부위의 지혈이 어려울 수 있다. 직접 압박에도 불구하고 출혈이 멈추지 않을 경우, 손상 부위의 재평가를 통해 직접 압박이 출혈 지점에 제대로 가해지고 있는지를 확인한다. 출혈 지점에 드레싱과 붕대가 정확히 부착되지 않은 경우, 손가락으로 출혈 지점을 다시 압박한다. 붕대는 압력이 출혈 지점에만 집중되는 것이 아니라 손상 부위 전체적으로 분산되기 때문에 출혈이 멈추지 않는 경우가 많다. 출혈을 야기하는 힘은 환자의 최대 수축기 혈압보다 크지 않지만, 효과적으로 적용된 수지 압박을 통해 최대 혈압보다 강한 압력으로 혈관을 누르고 출혈을 멈출 수 있다.

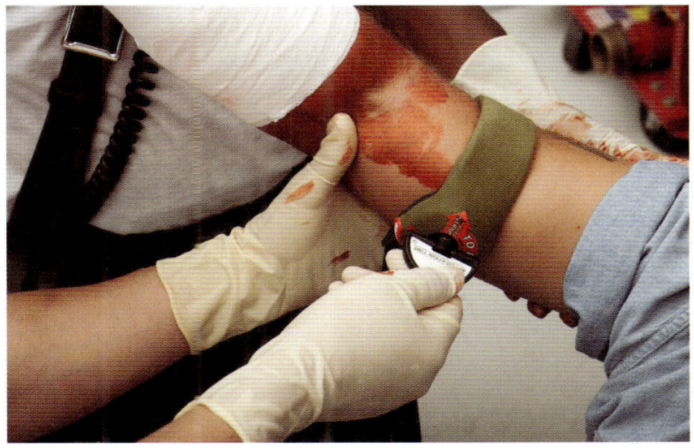

그림 4-20 일반 지혈대의 적용

일부의 경우, 직접 압박에 의한 지혈이 불가능할 수 있다. 압좌 손상, 절단, 일부 관통상을 입었을 경우, 일반적인 지혈 조치가 효과를 내지 못할 수 있다. 이러한 유형의 외상의 경우, 일부 혈관이 거칠게 찢겨지기 때문에 신체의 정상적인 지혈 기전이 장애를 겪고 정확한 출혈 지점을 찾는 것이 어려워진다. 심지어는 출혈 지점이 발견되었음에도 확고한 직접 압박을 가하는 것이 어려울 수 있다. 그러한 경우, 일반적으로 무릎이나 팔꿈치 윗부분에 지혈대를 착용시킨다. 발이나 아랫팔에 적용된 지혈대는 말단 사지의 두 뼈대 사이를 가로지르는 동맥을 타고 흐르는 혈액을 조절하지 못할 수도 있다. 지혈대는 제대로 사용될 경우 생명에 위협적인 출혈을 멈출 수 있다. 하지만 지혈대의 사용에는 심각한 위험도 수반된다. 지혈대를 사용할 경우, 다음과 같은 주의 사항을 항상 고려한다.

1. 지혈대에 의해 적용된 압력이 불충분할 경우, 정맥 환류가 정지하고 사지로의 동맥 혈류가 지속되면서 혈액 손실의 속도와 양이 증대할 수 있다.
2. 지혈대 사용으로 인해 원위부 조직에 저산소증, 허혈 및 괴사 같은 영구적 손상을 입힐 수 있다.
3. 지혈대는 혈류를 멈추기에 충분할 만큼만 조여야 한다. 지혈대를 지나치지 세게 조이면 접촉면 아래에 있는 신체 부위에 압좌 손상을 입힐 수 있다.
4. 순환이 회복되면 사지로 혈액이 흐르고 고이면서 저혈량증을 증대시킨다. 게다가 중앙 순환계로 환류하는 혈액은 저산소성/산성/독성을 띤다. 이러한 혈액은 쇼크, 치명적인 부정맥, 콩팥부전, 사망을 초래할 수 있다. 또한 순환의 환류에 의해 재출혈이 일어나고 중앙 순환계에 색전이 유입될 수 있다.

출혈을 신속하게 조절할 수 없을 것 같은 상황에는 지혈대를 사용한다. 지혈대는 손상 부위 근위부에 착용하되, 팔꿈치와 무릎 관절로부터 훨씬 위에 위치시킨다(그림 4-20). 접촉면의 신체 조직이 상하지 않도록 지혈대를 착용시킨다. 예를 들어, 끈이나 와이어와 같이 좁은 물체를 지혈대로 사용하지 않는다. 이렇게 좁은 물질로 팔다리에 심한 압박을 줄 경우 짓눌린 신체 조직이 심각한 손상을 입을 수 있다. 손상 부위 압박용으로는 2인치 이상의 밴드가 적합하다.

시중에 판매되고 있는 일반 지혈대는 지혈 효과가 매우 뛰어나고 쉽게 착용할 수 있으며, 지혈대 사용에 따른 손상의 위험성을 감소시키도록 제작된다. 일반 지혈대가 없을 경우 혈압계를 대용으로 쓸 수 있다. 상지는 일반 혈압계를, 하지에는 대퇴부용 혈압계를 지혈대로 사용할 수 있다. 혈압계는 넓고, 착용하기 편하고, 신속하게 팽창하고 상태를 살펴보기도 쉽다. 환자의 수축기 혈압보다 20~30mmHg 정도 높고 출혈이 멈추는 압력 이상 도달할 때까지 혈압계를 팽창시킨다. 혈압계를 지혈대 대용으로 사용한 경우 혈압계에서 공기가 새어나가는 경향이 있기 때문에 혈압계의 초기 압력 수준을 기록하고 압력이 감소하지 않도록 상태를 지켜보는 것이 필수적이다.

한번 착용한 지혈대는 환자가 응급실으로 이송될 때까지 풀면 안된다. 환자 이송 중에는 지혈대의 상태를 지속적으로 지켜보면서 압력이 저하되지 않도록 하고, 재출혈의 징후가 있는지 확인한다. 재출혈이 발생할 경우, 지혈대의 압력을 증가시킨다. 환자 이송시 혹은 병원 도착시 응급의료센터 응급 의료진에게 지혈대의 사용 여부를 알려야 한다.

일반적으로 지혈대는 환자가 수혈과 외과 수술이 가능한 의료 시설로 이송되었을 때만 제거한다. 예외적인 상황과 의료 지도를 받는 경우를 제외하고, 응급 현장에서 지혈대를 풀면 안된다. 지혈대를 풀려면 먼저 적극적인 수액 소생술, 심전도 검사, 부정맥 치료, 신속한 환자 이송에 대한 준비를 해야 한다.

청결 유지(무균적)

중증 출혈을 지혈시켰다면 손상 부위를 최대한 깨끗이 유지한다. 응급 현장에서 완벽한 무균을 기대하는 것은 불가능하지만, 오염이 발생하여 회복이 더욱 어려워지는 것은 방지해야 한다. 정맥 주사의 주입구나 작은 열상과 같이 미세한 개방성 손상의 경우, 감염 관리를 위해 항균성 연고를 바르는 것을 고려할 수 있지만 대형 손상의 경우 항균성 연고의 효능이 제한적이기 때문에 사용되지 않는 것이 보통이다.

보통의 경우 손상 부위를 세척할 필요는 없으나 손상 부위의 감염 상태가 심각하고 환자 이송 시간이 훨씬 길 경우 일반 생리 식염수로 세척하는 것을 고려해본다. 1,000ml 수액팩을 수액 세트에 연결하여 압력을 가하면서 신속하고 간단한 세척이 가능할 수 있다. 손상 부위의 오염 물질을 가운데서 밖으로 닦아낸다. 또한 신속한 세척이 가능하고 추가 손상을 유발하지 않는다면 유리, 자갈, 잔해와 같은 큰 입자를 조심스럽게 제거한다.

환경과 시간이 허락하는 한 드레싱이 깔끔하도록 붕대를 감아준다. 보통은 부드러운 자가부착식 두루마리 붕대로 드레싱 전체를 덮어서 쉽게 할 수 있다. 깔끔하게 붕대를 감아주는 것은 손상 후 감염과 오염을 줄이는 동시에 환자를 진정시키고 안심시킬 수 있다.

고정

붕대를 감아주는 최종 목적은 고정이다. 상처 부위가 고정되면 자연적인 지혈 기전을 작동시키고 환자의 불편함을 완화시킨다. 특히 움직임으로 인해 손상 부위가 벌어지고 응고된 혈액이 밀려나면 다량의 출혈이 추가적으로 발생하기가 가장 쉬운 관절 부위 또는 그 근처에서 발생한 손상일수록 더욱 그렇다.

붕대를 감아 손상 부위에 적당한 압력을 유지하면 부종이 감소하며 통증이 완화된다. 패딩 보드 또는 사다리 부목과 같은 단단한 표면의 장비는 붕대를 이용해 미리 감아서 환자의 몸이나 사지에 적용한다. 붕대를 이용하여 환자의 팔다리를 몸통에 혹은 푹신한 고정판이나 사다리 부목에 고정시킨다. 사지를 고정할 때는 탄력붕대를 사용하거나 붕대로 너무 단단하게 감지 않는다. 손상과 함께 급속하게 진행되는 부종은 신체 내부 조직에 가하는 압력을 증가시키므로 순환을 방해할 수 있다(통증과 부종의 조절은 아래에 더 자세히 설명된다).

말초 맥박과 모세혈관 재충혈 시간이 적정 수준이고 팔다리 말초가 좋은 색깔을 유지하며 부어오르지 않도록, 붕대를 감은 팔다리의 상태를 주기적으로 확인한다. 말초 맥박을 찾을 수 없으면 모세혈관 재충혈 시간, 피부색, 온도 상태를 살펴본다. 증상과 징후로 미루어보아 말초 순환 장애가 추정될 경우 가능하면 팔다리를 높이 올리고, 붕대를 느슨하게 하거나 다시 감는 것을 고려한다.

통증과 부종의 조절

통증이 심한 연조직 손상이나 심한 부종을 유발하는 손상은 얼음팩 찜질이나 적절한 수준의 압력으로 붕대를 감아준다. 차가운 것은 염증 반응과 국소적 부종 뿐만 아니라 연조직 손상에 수반되는 통증도 완화시킨다. 건조한 수건으로 싼 얼음팩이나 얼음을 담은 비닐팩으로 손상 부위에 냉찜질을 한다. 온도가 너무 내려갈 수 있으므로 차가운 찜질팩을 손상 부위에 직접 대는 것을 삼간다. 냉찜질팩을 직접 피부에 대는 것은 특히 순환장애가 있는 곳의 신체 조직이 얼게 만들 수 있다. 근육 타박상에 관한 스포츠 의학에서 기억하기 좋게하는 방법인 RICE는 '쉬고(Rest), 냉찜질하고(Ice), 압박하고(Compression), 손상 부위를 심장보다 높게 들어올린다(Elevation)'는 뜻의 영어 단어 조합이다. 경미한 압박은 손상에 따른 부종을 완화시키고 손상 부위를 심장보다 높게 올리는 것은 정맥 환류를 증가시키고 부종을 완화시킨다.

손상 부위를 가볍게 압박해주면 통증과 부종이 완화될 수 있다. 환자가 심각한 고통을 호소하는 경우 황산 모르핀, 펜타닐 혹은 다른 유형의 진통제를 투여하는 것을 고려한다. 아스피린이나 모트린이나 애드빌과 같은 이부프로펜, 앨리브와 같은 나프록센 등의 비스테로이드 소염제는 응고 작용을 감퇴시키기 때문에 사용하지 않는다.

붕대를 감을 때 해부학적 고려사항

신체의 각 부분에는 특정한 해부학적 특징이 있다. 드레싱이나 붕대 처치를 할 때는 효과적인 병원전 손상 처치를 위해 신체의 해부학적 특징을 고려해야 한다.

머리덮개(두피)

머리덮개에는 손상을 당할 경우 중증 출혈이 발생할 수 있는 많은 혈관이 들어있다. 일반적으로 머리 손상으로 인해 쇼크가 발생되는 경우는 드물지만, 머리덮개에서의 출혈은 중증도가 높아서 지혈이 어려울 수 있고, 상당량 혹은 다량의 혈액 손실을 유발할 수 있다.

머리뼈 골절이 동반되지 않은 머리덮개 출혈의 경우, 머리뼈에 직접 압박을 주는 것이 지혈에 효과가 있을 수 있다. 드레싱을 고정하고 손상 부위에 대한 압력을 유지하기 위해서는 머리 둘레로 붕대를 감는데, 뒤통수나 이마를 지나 턱 아래를 덮으면서 머리를 붕대로 감는다(턱이 움직일 수 있고 입이 벌어질 여유를 두면서).

만일 머리덮개 출혈이 두개골 골절과 동반되어 있으면 조심스럽게 압력을 가한다. 손상 주위에 가볍게 손가락으로 압박을 가하고, 손상 부위에 혈액을 공급하는 작은 두피 동맥을 찾아 압박점으로 사용한다. 그런 다음 드레싱을 단순히 상처에 고정시키는 정도의 압력으로만 붕대를 감아야 한다.

얼굴

얼굴 손상은 보기에도 끔찍하고 다량의 출혈을 수반하는 경우가 많다. 얼굴 손상 부위에 가벼운 압박을 가하는 것은 지혈에 효과적이다. 붕대로 머리를 감음으로써 이러한 압력을 유지할 수 있다. 반드시 기도가 막히지 않게 하고 얼굴에 불안정한 부위가 발생하지 않도록 주의를 기울인다.

혈액은 위장을 자극하기 때문에 혈액을 삼킬 경우 구토가 발생할 수 있다. 예상치 못한 구토로 인해 환자의 기도가 막힐 수 있기 때문에 입이나 코 출혈 환자의 경우 흡인기를 준비한다.

귀와 유양돌기

귀의 손상의 경우 머리를 둘러서 쉽게 붕대를 감을 수 있다. 귓구멍을 통해 흘러나오는 혈액이나 체액을 멈추는 것이 아니라 흡수시키기 위해 개방형 거즈를 사용한다. 간혹 뇌척수액이 귀를 통해 흘러나오는데 이러한 체액의 흐름을 멈추게 하는 경우 뇌압이 상승될 수 있다.

목

경미한 목 손상의 경우 가볍게 붕대를 돌려감거나 테이프를 붙여 드레싱을 고정한다. 하지만 보통에서 중증 사이에 준하는 출혈이라면 손상 부위를 감싼 드레싱과 붕대의 압력에 의해 기도와 순환의 장애가 발생할 수 있기 때문에 직접 압력이 필요할 수 있다. 목의 측면에 손상이 발생한 경우, 목 측면으로 감은 뒤 반대편 겨드랑이를 지나 밴드를 부착하여 붕대를 고정하는 것을 고려한다. 대형 손상이나 보통 혹은 중증의 출혈이 발생한 경우 목정맥에 공기가 유입되는 것을 방지하기 위해 밀봉(폐쇄) 드레싱의 사용을 고려한다. 목 손상이 발생할 경우 지속되는 출혈, 신체 조직의 부종, 혈종 형성에 의해 기도가 막힐 수 있기 때문에 기도의 상태를 유심히 살펴봐야 한다.

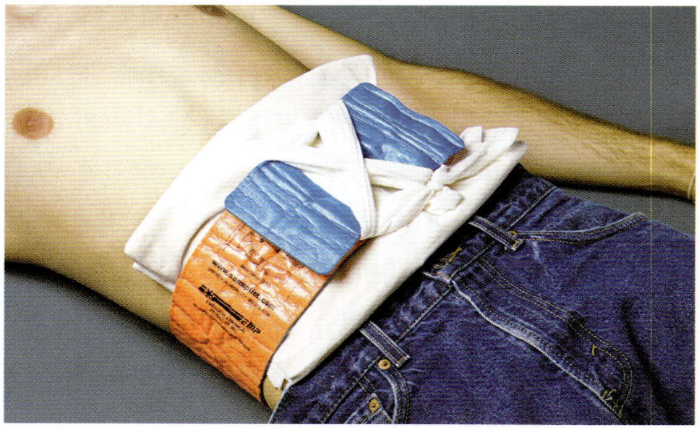

그림 4-21 버팀대 역할을 하는 SAM 형성 부목을 사용하는 것은 상체 손상에 붕대를 두르는 데에 도움이 된다.

어깨

자가부착식 두루마리 붕대는 신체 굴곡에 잘 맞기 때문에 어깨는 붕대를 감기가 쉬운 신체 부위이다. 겨드랑이, 팔, 목을 고정점으로 활용한다. 하지만 목의 앞쪽과 기도에 압력을 주지 않도록 유의한다.

몸통

경미한 상체 손상의 경우 접착식 테이프가 드레싱을 고정하는데 효과적일 수 있다. 손상의 크기가 커질 경우, 손상 부위에 직접 압력을 주기 위해 환자의 신체를 둥그렇게 감아야 하기 때문에 붕대 감기가 더욱 어려워질 수 있다. 흉곽을 붕대로 둥그렇게 감싸면 호흡시 가슴의 정상적인 운동 범위가 제한될 수 있다는 점을 기억한다. 이러한 경우, 호흡수와 깊이 그리고 산소포화도를 지속적으로 확인한다. 또한 손상 부위에 붕대를 감는 것은 환자의 움직임을 수반하고 추가 손상을 야기하거나 기존 손상이 악화될 수도 있다. 환자의 몸통 아래에 깔아 몸통의 구조에 맞게 변형되어 붕대 처치를 위한 버팀대 역할을 하는 형성 부목의 사용을 고려한다(그림 4-21).

샅고랑 부위와 엉덩이

샅고랑 부위와 엉덩이는 드레싱을 고정하기 쉬운 신체 부위이다. 어깨의 붕대 처치와 비슷한 요령으로 허벅지 윗부분과 허리의 굴곡을 따라 붕대를 감는다. 이 과정은 조심스럽게 진행해야 한다. 붕대를 감는 과정에서 환자를 움직일 경우, 붕대가 더욱 조이게 되며 드레싱에 가해지는 압력이 증가할 수 있다. 그러므로 이송을 위해 환자를 고정시킨 다음에 최종적으로 붕대 감기를 한다.

팔꿈치와 무릎

특히 팔꿈치와 무릎 같은 관절은 붕대 감기가 어렵다. 손상 부위를 감아서 붕대 처치를 하고 해당 부위에 부목을 대어 환자를 움직일 때 붕대가 헐거워지지 않게 한다. 가능하다면 관절을 적절하게 구부린 상태로 유지한다. 기능적 자세라 불리는 이 자세는 관절을 조절하는 근육과 피부 긴장선을 이완시키고, 환자가 장시간 동안 이송되거나 고정되었을 때 편안함을 느끼게 한다.

손과 손가락

손과 손가락 손상은 손상 부위를 붕대로 쉽게 감아 처치할 수 있다. 손이나 손가락을 적절히 구부리는 기능적 자세를 취한다. 기능적 자세를 위해 환자의 손바닥에 큰 붕더 뭉치를 쥐게 하고 이를 둥그렇게 붕대로 감는다. 기능적 자세를 유지하기 위해 쉽게 구부릴 수 있는 손가락 부목을 사용할 수 있고, 부목을 받친 손가락을 붕대로 감는다.

가능하다면 붕대 감기 전 손목이나 손가락에서 조심스럽게 장신구를 제거한다. 부종이 발생하면 말단 순환이 제한되고 나중에 장신구를 제거하는 것이 힘들어지기 때문이다.

발목과 발

발목과 발의 손상 또한 신체의 굴곡을 따라 붕대를 감을 수 있다. 지혈을 위해 강한 압박이 필요한 경우, 발가락부터 손상 부위 방향으로 붕대를 감는다. 이는 붕대의 압력이 정맥 지혈대(토니켓)를 형성하지 않아 말단 손상 부위까지의 순환에 장애를 유발하지 않게 한다.

붕대감기의 합병증

붕대감기는 자주 발생하지는 않지만 일부 합병증을 유발할 수 있다. 특히 손상 부위를 감싸는 붕대가 너무 조일 경우, 접촉면이 부어올라 손상 부위의 압력이 증가할 수 있다. 이로 인해 혈류가 감소하고 말단의 허혈이 발생할 수 있다. 압력이 계속 증가하면 붕대가 마치 지혈대처럼 팽팽해지는 상황까지 이를 수 있다. 피부의 창백함, 얼얼함, 맥박의 소실, 모세혈관 재충혈 시간의 지연은 압박과 허혈의 전형적인 증상과 징후이다. 이를 피하기 위해 붕대를 손상 부위에 너무 조이지 않되 꼭 맞게 부착한다. 여기서 유용한 팁은 붕대 아래 손가락 하나가 쉽게 들어갈 수 있을 정도만 조이는 것이다.

드레싱과 붕대를 오랫동안 방치하면 혈액과 체액이 흥건히 젖어 감염의 온상이 될 수 있다. 하지만 감염은 보통 발생하기까지 최소 2~3일이 걸리기 때문에 병원전 의료 환경에서는 주요 우려 사항이 되지 않는다.

붕대 처치시 드레싱의 크기는 중요한 고려사항이다. 불필요하게 크고 두터운 드레싱은 손상 부위를 제대로 살펴보는데 어려움을 주고, 감염 부위와 지속되는 중증 출혈을 놓칠 수 있게 한다. 너무 작은 드레싱은 상처 속으로 들어가 사실상 이물질이 된다. 이러한 문제는 흉강과 복강을 관통하는 크게 벌어진 손상이나 깊은 손상의 경우 가장 두드러지게 나타난다. 상처를 드레싱할 때는 붕대가 상처 속으로 들어가지 않게 상처보다 조금 큰 것을 사용한다.

특수 손상의 치료

절단, 박힌 물체, 압좌증후군과 같은 일부 손상의 경우 환자 처치 과정에서 각별한 주의가 필요하다. 최적의 치료 서비스를 제공하는데 있어 매우 숙달된 응급구조사조차도 이러한 손상의 치료가 만만치 않을 수 있다.

절단

절단 손상이 발생하면 경미하거나 심각한 출혈이 발생할 수 있다. 손상 부위에 두터운 드레싱을 대고 압박하여 지혈을 시도한다. 지혈에 실패했다면 절단된 지점 바로 우에, 적합하다면 팔꿈치나 무릎 위에 지혈대를 작용시키는 것을 고려한다. 사지가 떨어져 나간 압좌 손상이 있을 경우 손상 부위 바로 위에 지혈대를 맨다. 절단된 신체 부위를 찾거나 끼어있는 데서 빼내기 위해 환자의 이송을 지연해서는 안 된다. 환자를 병원으로 즉시 이송하는 중 다른 구급대원이 절단된 신체 부위를 찾아오도록 한다.

절단된 신체 부위에 권장되는 처치법은 습식 냉각(moist cooling)(그림 4-22a)과 신속한 환자 이송이다. 환자 이송을 위해 락테이트 링거액이나 일반 생리 식염수에 젖은 거즈로 감싼 신체 절단 부위를 비닐 봉지에 보관하고, 이 비닐 봉지를 찬물에 담근다(그림 4-22b). 찬물에 얼음 조각 몇 개를 넣어도 되지만 절단된 신체 부위와 얼음이 직접 닿지 않도록 한다. 절단된 부위가 원래 위치에 완전히 재봉합되지 못하는 상황이라도 해당 부위의 피부를 신체의 절단면을 덮는데 사용할 수 있다(그림 4-23).

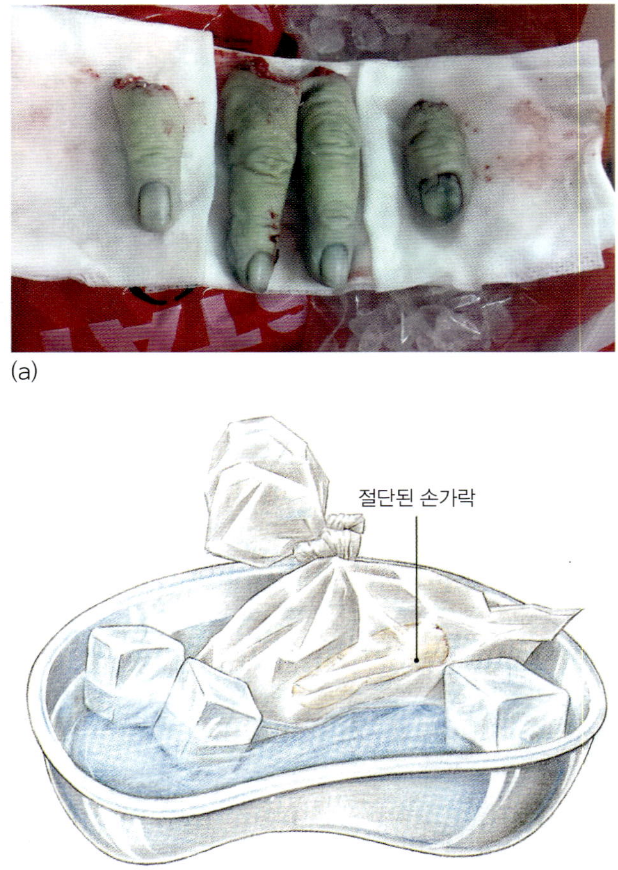

그림 4-22 (a) 절단된 부위는 얼음과 직접 접촉을 피한 채 차갑게 유지시켜야 한다. (b) 환자 이송을 위해 절단된 부위를 건조하고 밀봉된 비닐 봉지에 넣고, 이 비닐 봉지를 얼음 조각이 들어있는 찬물에 담근다(*Photo a: Dr. Bryan E. Bledsoe*).

박힌 물체

가능하다면 신체에 박혀있는 모든 물체는 고정시킨다. 박힌 물체를 고정시키기 위해 부피가 큰 드레싱으로 둘레를 감싸고, 테이프로 드레싱을 고정시킨다. 환자를 구급차로 옮기고 병원 응급실로 이송하는 동안 최대한 격렬한 움직임 없이 부드럽게 진행되도록 한다. 신체에 박힌 물체가 조금이라도 움직이면 지속적인 내출혈과 추가적인 조직 손상이 발생할 수 있다.

신체에 박힌 물체가 환자를 이송하기에는 너무 크거나 콘크리트에 박힌 철근과 같이 움직이지 않는 다른 물체에 고정되어 있는 경우 물체를 절단하는 것을 고려한다. 신체에 물체가 어떻게 박혀있는지 그 상황에 따라 적합한 도구와 치료법을 사용한다. 맨손이나 전기톱, 아세틸렌 토치램프, 볼트 절단기와 같은 도구가 사용될 수 있다. 어떤 도구를 사용하던지 환자에게 열, 진동, 들썩이는 움직임이 전달되지 않도록 한다. 물체를 절단할 때 물체와 환자에게 최대한 안정적인 받침대를 대 준다.

신체에 박힌 물체를 제거해야만 하는 특수한 상황도 있다. 가령, 물체가 뺨을 꿰뚫고 박혀 있고 환자의 기도 유지를 위해 필요한 경우, 신체에 박힌 물체를 제거할 수 있다. 대신 볼 안쪽과 바깥쪽에서 동시에 손상 부위에 직접 압력을 줄 준비를 한다.

물체의 제거가 필요한 또 다른 상황은 심폐소생술이 필요한 환자의 가슴 중앙에 물체가 박힌 경우이다. 이 경우, 신체에 박힌 물체를 제거하는 위험보다 심폐소생술을 하지 않는 위험이 더 크다. 하지만 심폐소생술이 필요한 외상 환자에 대한 정확한 예후를 내리는 것은 매우 힘들다.

신체에 박힌 물체로 인한 또 다른 유형의 합병증은 자르거나 움직일 수 없는 물체가 환자의 신체에 박혔을 때 발생한다. 이 경우 의료지도의의 조언과 지시를 받는다. 물체가 사지에 박힌 경우 출혈은 지혈할 수 있지만, 머리, 목, 가슴, 배를 관통할 경우 지혈하기 어려울 수 있다.

압좌증후군

압좌증후군 환자에게 있어 성공적인 병원전 처치의 핵심은 생길 수 있는 문제를 예측하고 방지하는 것이다. 압좌증후군 환자는 정의처럼, 구조물에 갇혀있는 시간이 지연되면서 손상을 입은 피해자이기 때문에, 구출 전부터 증상과 징후를 염두에 두어야 한다. 병원전 압좌 손상 처치의 핵심은 신속한 이송, 적절한 수액 소생술, 이뇨, 경우에 따라 전신적인 알칼리화를 시행하는 것이다.

압좌증후군에 대한 병원전 접근은 다른 손상 환자와 비슷하다. 압좌증후군의 경우 현장 안전의 확보가 특히 중요하다. 압좌증후군 환자는 무겁고 큰 잔해에 깔려서 접근이 어려운 경우가 많다. 압좌증후군 환자는 종종 커다란 잔해나 큰 건물더미 등에 묻혀 있어 접근이 힘든 경우도 있다. 특수 구조대원과 장비 지원을 요청해야 할 수도 있다. 치료나 구조 과정에서 구조자가 과도한 위험에 빠지지 않게 한다.

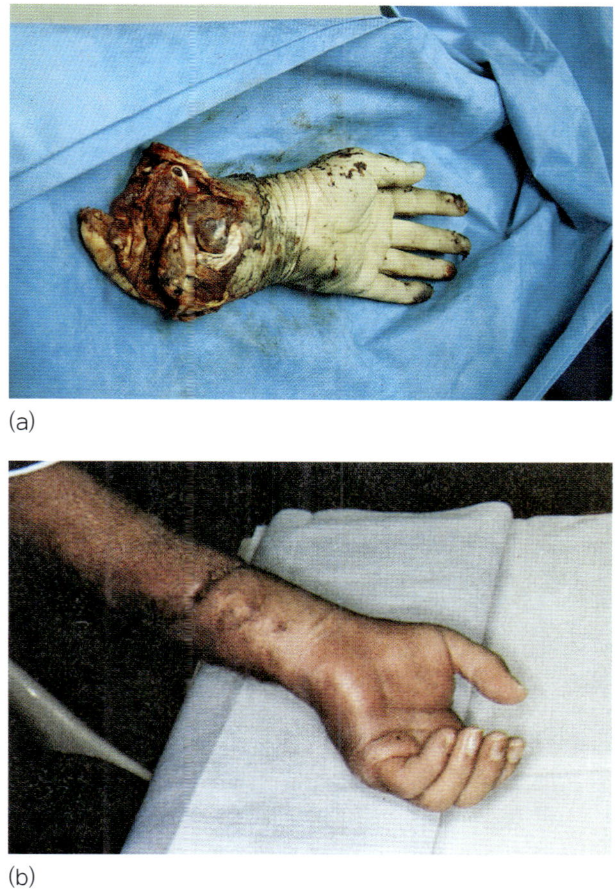

그림 4-23 절단된 신체 부위는 재접합이 가능할 수 있으므로 찾아서 환자가 이송된 병원으로 보낸다. (a) 절단된 손 (b) 성공적으로 재접합된 손(© *Dr. Bryan E. Bledsoe*)

현장 안전이 확보되고 환자에게 접근했다면 일차 평가를 실시한다. 기도폐쇄와 환기제한을 최소화하기 위해 머리, 목, 가슴 주변의 잔해를 제거한다. 출혈이 있으면 지혈한다. 구조물에 갇혀 환자 신체의 상당 부위가 확인 불가능함을 염두에 두고, 일차 평가와 빠른 외상 평가를 가능한 실시한다. 어둡고 습하며 비좁은 공간의 특성이 구조자를 서두르게 할 수 있다. 먼지 흡입, 탈수, 저체온증과 같은 손상의 증상과 징후가 있는지 주의를 기울인다.

깔린 신체 부위가 크고 더 오랫동안 구조물에 갇힐수록 압좌증후군의 위험이 커진다. 초기에 환자는 깔린 사지의 통증, 운동 기능 감퇴, 얼얼함 혹은 감각 상실 등 구조물에 깔린 것과 관련된 증상만을 호소한다. 환자는 또한 말초 신경 조절 및 감각의 정상적인 분배와 상관없는 이완성 마비와 감각의 상실을 겪게 된다.

신체 부위가 계속 구조물 아래 깔려있고 압좌 손상의 대사 산물이 해당 신체 부위에만 머물러 있는 경우, 환자는 압좌증후군의 영향을 완전히 느끼지 못한다. 하지만 환자가 구출되면서 독성을 띠는 대사 산물이 순환계로 배출되고, 이에 환자가 쇼크를 겪고 사망할 수도 있다. 만약 환자가 배출된 대사 산물에도 생존을 할 경우, 중증 장애나 콩팥부전이 발생할 위험성이 높고 나중에라도 사망할 위험성이 크다. 압좌 손상은 특히 환자가 구조물에 갇혀있는 시간이 지연될 경우 구획증후군을 유발할 수 있다는 것을 기억한다.

환자의 ABC(기도 확보, 호흡 확인, 순환)에 대한 처치가 끝나면, 정맥 주사로를 확보하도록 한다. 정맥 수액과 약제의 선택은 압좌증후군의 치료에 중요하다. 가능하다면 바늘 구멍의 크기가 큰 정맥 주사를 주입한다. 환자가 구조물에 갇혀있기 때문에 바깥목정맥이나 하지의 정맥, 복장뼈나 위팔뼈의 골내주사(IO)

같은 대체 부위에 정맥 주사를 주입해야 할 수도 있다. 압좌 손상으로부터 원위부는 주사를 피한다.

응급구조사가 환자의 압좌증후군 증상을 발견하면 외상센터에 연락을 하여 의료 지도를 받고, 응급의학 의사와 실시간 소통을 한다. 주기적으로 활력 징후를 포함한 환자의 정보를 확인하고 대량 수액과 경우에 따라 알칼리화제를 투입할 준비를 한다.

혈액과 소변의 알칼리화는 압좌증후군의 예방과 치료를 위한 고려사항이다. 수액 소생술과 알칼리화를 하여 산증을 교정하고 콩팥부전을 방지하며 고칼륨혈증을 완화시키는데 기여한다. 우선 중탄산나트륨 1mEq/kg을 투여한 이후에는 시간당 0.25mEq/kg만큼 투여한다.

이뇨제는 콩팥 관류를 돕고, 압좌증후군이 발생시 부전에 대한 콩팥 저항력을 강화시킨다. 삼투압성 이뇨제인 만니톨은 사이질액을 혈관 공간으로 이동시키고 콩팥에 의해 배출되어 사라지기 때문에 일차선택 약물이다. 헨레고리 이뇨제인 푸로세마이드는 나트륨과 염소의 재흡수를 차단한다. 저혈량증이 있을 경우 푸로세마이드의 사용은 전해질 불균형과 혈량 손실을 가중시키기 때문에 권장하지 않는다.

환자에게 약물 처방과 수액 소생을 제공하지 못했을 경우, 환자의 신체에 눌린 압력이 해제되기 전에 지혈대를 착용하는 것을 고려해 본다. 지혈대는 독성 물질을 격리시키고 재관류 손상을 방지한다. 하지만 지혈대의 사용은 압좌 손상을 지속시키고 그 영향을 더욱 악화시킬 수 있다.

환자를 짓누르는 물체가 수시간 혹은 수일 동안 제거되지 않는 경우, 의료지도의는 현장에서의 절단 수술을 고려할 수 있다. 절단 수술은 현장에 출동한 외과의에 의해 실시되는 것이 일반적이지만, 미국의 경우 상황이 급박할 경우, 전화상으로 응급 외과의 실시간 감독을 받으면서 전문응급구조사가 수술을 이행할 수도 있다.

어떤 유형이라도 압좌 손상에는 심전도 검사가 중요하다. 압좌 손상시 언제가 되었든 부정맥이 발생할 수 있지만 구출할 때 많은 경우가 신체에 가해지던 압력이 해제되면서 즉시 발생한다. 이는 눌려있던 압력이 해제됨과 동시에 칼륨과 젖산이 혈관을 타고 심장까지 흘러가기 때문이다. 급작스러운 심장 마비는 적절한 수준의 제세동 처치와 심장약물로 치료해야 한다. 염화칼슘 500mg(추가적으로 중탄산나트륨)이 담긴 정맥주사를 통해 고칼륨혈증으로 유발된 치명적인 부정맥을 완화시킨다. T파의 tenting이나 peaking, P-R 간격의 지연, ST 분절의 하강 여부를 지켜본다. 지나치게 급증한 혈중 칼륨 수치는 급속하게 불응성 심실 세동으로 이어질 수 있는 QRS파의 확대를 유발할 수 있다. 염화칼슘과 중탄산나트륨은 침전물이 만들어 질 수 있으므로 매 주사를 하기 전에 정맥 주사 라인에 수액을 흘려서 깨끗하게 하거나 각각 다른 정맥주사 라인을 사용한다.

갇혀있던 환자가 구출이 될 경우, 급속하게 진행되는 쇼크의 치료를 준비한다. 생리 식염수를 시간당 30mL/kg씩 지속적으로 제공하고, 추가적인 중탄산나트륨을 필요한 만큼 제공한다. 압좌증후군이 의심되는 경우 환자를 적절한 병원으로 신속히 이송한다.

압좌 손상을 입은 사지나 신체 부위의 병원전 처치에는 특수 치료가 필요하지 않다. 진행성 부종에는 재평가가 필요하다는 점을 유의하고 원위부 순환과 붕대, 스트랩, 부목의 묶임 상태를 지켜보면서, 개방성 손상은 덮고 골절 부위는 부목 처치한다. 허혈 조직은 손상에 취약하기 때문에 압좌 손상을 입은 사지는 반드시 조심스럽게 다룬다.

병원에서는 압좌 손상을 위한 적극적인 치료가 제공되고, 변연 절제술과 고압 산소 요법과 같은 치료법이 사용된다. 고압 산소 요법의 경우, 환자를 몇 가지 다른 대기압 상태에서 고밀도 산소가 인공적으로 압축된 방에 둔다. 이 과정을 통해 산소화 상태가 부진한 신체 조직에 산소가 유입되어 더욱 많은 혐기성 세균이 죽고, 손상 및 회복을 위한 조직 산소화가 증대하여 최종적으로 조직의 괴사와 부종이 감소한다. 고압 산소 요법은 환자 치료 초기 단계에서 가장 효과적인 치료법이다.

구획증후군

구획증후군의 가장 두드러진 증상은 심각한 통증이며, 종종 신체 소견에 비해 심한 통증이다. 다른 징후는 미미하게 나타나거나 보이지 않고, 골절이나 타박상과 같은 손상에 의해 가려질 수 있다. 일부에서는 구획증후군의 징후를 6개의 P인 통증(pain), 창백함(pallor), 마비(paralysis), 감각 이상(paresthesia), 사지 내부에서 느껴지는 긴장감인 압박(pressure), 감소되거나 말단에서 손실되는 맥박(pulse)으로 설명하고, 사지를 만져봤을 때 시원한 상태인 변온증(poikilothermia)을 추가해서 7개의 P로 설명하는 경우도 있다. 하지만 이러한 증상 중 많은 경우가 독립적으로 발생하거나 손상의 후반기에 나타난다.

운동이나 감각기능, 말초맥박은 구획증후군에서 보통 정상이다. 심지어 모세혈관 재충혈 시간도 거의 변화가 없다. 급성 손상 발생 이후 최초 4시간 내에 구획증후군이 발생하는 경우가 드물다는 점은 기억해야 한다. 구획증후군은 손상 발생 이후 6~8시간(혹은 하루나 그 이상)이 지나야 발생할 가능성이 더 높다. 구획증후군을 발견하는 것은 쉽지 않기 때문에 환자의 상태를 유심히 살펴보아야 한다.

구획증후군을 위한 병원전 처치의 첫 단계는 원인 손상의 처치이다. 의심이 되는 모든 골절 부위를 고정 및 부목 처리하고, 넙다리뼈 골절에 적합한 견인을 시행한다. 심한 타박상에는 차가운 냉찜질팩을 적용한다. 손상을 입은 팔다리를 심장보다 높게 위치하는 것은 구획증후군을 위한 가장 효과적인 병원전 처치법이다. 이를 통해 부종의 감소, 정맥 환류의 증대, 구획 압력의 저하, 허혈의 방지 등의 효과를 볼 수 있다. 일부 환자는 제한적 근막을 절개하는 근막 절개술이라는 외과 치료를 받는다.

특별한 해부학적 신체 부위

일부 신체 부위는 연조직 손상 치료가 쉽지 않다. 얼굴, 목, 흉곽, 복부가 이에 해당한다.

얼굴과 목

기도와 대혈관의 해부학적 관계로 인해서, 얼굴과 목의 연조직 손상은 치료상의 어려움이 있다. 얼굴 손상은 기도에 혈액이나 신체 조직의 잔해를 남겨 기도를 막히게 하거나, 기도 폐쇄나 흡인의 위험을 초래할 수 있다. 분비물이 고이고 조직 부종이 발생하면 기도의 문제가 증대될 수 있다. 얼굴 혹은 목의 손상은 기도 상부의 해부학적 구조를 변형시켜서, 기도 장애를 유발하고 기관 삽관을 어렵게 할 수 있다(그림 4-24).

얼굴과 목 손상은 응급 치료가 쉽지 않기 때문에 응급구조사를 힘들게 할 수 있다. 우선 기도를 확보한다. 손을 이용하여 기도를 개방한다. 척추 손상이 의심될 경우, 도수견인과 함께 하악 견인법을 사용한다. 확보된 기도를 유지하기 위해 혈액, 침, 인두로부터의 잔해를 적극적으로 흡인해 낸다. 하지만 구역반사를 유발하지 않도록 흡인기 카테터의 길이를 기도 유지에 필요한 정도로 제한한다. 필요하다면 입인두 기도기나 코인두기도기를 삽입한다.

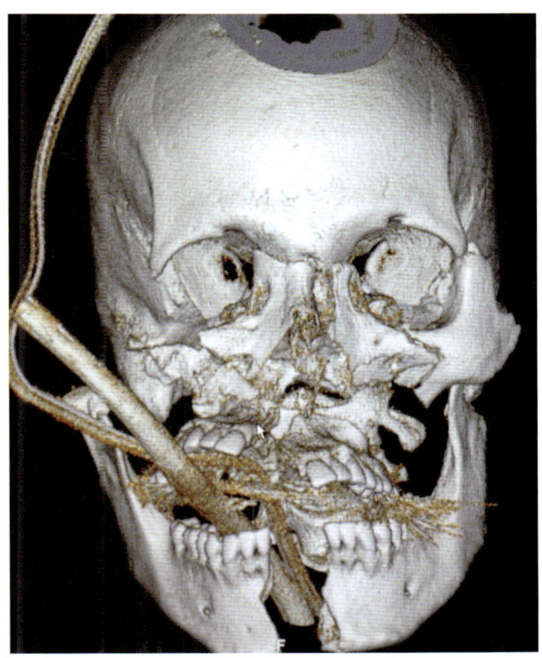

그림 4-24 심각한 안면 손상은 기도 조절을 방해하고 삽관하는 곳의 표지자(Landmark)가 변형될 수 있다(© *Dr. Bryan E. Bledsoe*).

기도 확보를 확인하는 가장 좋은 방법은 기관 삽관 튜브가 성대를 통과하는 것을 직접 눈으로 확인하는 것이나, 얼굴이나 목 손상의 경우 이를 확인하기가 힘들다. 적극적인 흡인 처치에도 불구하고 분비물과 혈액으로 인해 손상 부위의 시야가 명확하게 확보되지 않을 수 있다. 기도의 부종은 해부학적인 위치를 변화시킬 뿐 아니라 기관내 삽관 튜브가 통과하는 것을 방해하기도 한다. 새로운 후두마스크나 킹 튜브(King Airways)와 같은 성문외 기도 유지기는 기도 손상이 발견될 경우 대단히 효과적일 수 있다. 그 어떠한 경우라도 정확하고 확실한 삽관은 치명적인 저산소증을 피하기 위해 필수적이다. 초기와 이송중 적절히 기관 삽관 튜브가 잘 유지되고 있는지를 지속적으로 확인하기 위해 호기말 이산화탄소 분압 측정기가 필수적이다.

긴박한 상황일 경우 주사 바늘을 통한 윤상갑상연골막 절개술은 환자의 생명에 절대적인 역할을 할 수도 있다. 치명적인 출혈을 피하기 위해 바늘이나 절개 위치는 혈종 부위를 피해서 시행한다.

기도를 확보하고 나면 얼굴과 목의 심각한 출혈을 살펴본다. 일반적으로는 직접 압박이 효과적인 지혈작용을 하지만, 기도가 압박되거나 폐쇄되지 않도록 주의한다. 뇌 허혈과 목졸림(strangulation)의 위험이 있기 때문에 지혈대의 사용은 피한다. 이와 마찬가지로 앞서 설명하였듯이 목 둘레를 붕대로 감싸는 것도 지혈대의 사용과 같은 위험을 내포하기 때문에 붕대 처치시 주의가 필요하다. 목의 개방창은 공기 흡인이나 색전의 위험을 동반한다. 목의 개방창은 밀봉(폐쇄) 드레싱을 시행하고 붕대로 단단히 고정한다. 해부학적인 이유로 목 부위의 효과적인 지혈을 위해서는 병원전 처치 단계 내내 손가락으로 압박을 유지해야 할 수도 있다.

흉곽

흉곽의 표면적인 연조직 손상은 더욱 심각한 가슴내 손상을 의미할 수 있다. 가슴막 공간은 위로는 빗장뼈위오목까지 확대되고 아래로는 흉곽 앞뒤 전체를 포함한다. 이러한 부위에 일어나는 손상은 가슴막과 허파를 손상시킬 수 있다. 조그만 열상으로 보이는 것이 사실은 혈액가슴증, 공기가슴증, 심장눌림증, 심장 관통상, 대혈관, 식도, 기관지, 가로막 손상을 수반하는 관통성 천자상이나 총상일 수 있다. 단순히 멍든 것처럼 보이는 갈비뼈 부위가 아래에 있는 심각한 허파와 심장 타박상에 대한 육안으로 확인되는 유일한 단서일 수 있다.

내출혈, 허파부종, 부정맥, 쇼크의 증상을 찾기 위해 정밀 신체 검진을 실시한다. 하지만 피부의 가장자리를 넘어서까지 흉곽 손상을 검사하지 않는다. 경미한 손상이라도 깊숙이 검사를 할 경우, 공기가슴증이나 심각한 출혈로 이어질 수 있다. 환자가 안전하다는 것이 확인되기 전까지는 그 어떠한 흉곽 손상이라도 생명에 위협적일 수 있다는 점을 기억한다. 제 8장 '흉부 외상'에서 더욱 상세한 절차에 대한 설명을 볼 수 있다. 흉부 외상은 일반적인 방식으로 무균적으로 드레싱을 한다. 앞서 설명한대로 흉부의 둘레를 붕대로 감을 경우 호흡시 정상적인 가슴막의 움직임이 방해될 위험이 있다는 점을 기억한다. 이 경우, 호흡수와 깊이, 산소 포화도를 지켜본다. 기포의 유무, 피하 기종, 염발음, 개방성 공기가슴증의 다른 징후에 유의한다.

흉부 손상 부위가 밀폐되지는 않는지 유의한다. 흉부 손상이 밀폐되면 단순한 공기가슴증이 긴장성공기가슴증 심지어 사망으로 치달을 수 있다. 대신 손상 부위에 밀폐성 3면 드레싱을 붙이고, 환기를 보조할 준비를 한다. 밀폐성 붕대가 혈액으로 흉벽을 밀폐시키지 않는지, 단순공기가슴증을 긴장성공기가슴증으로 악화시키지 않는지 확인한다. 활력 징후가 악화되는 조짐이 보일 경우 대개 긴장성공기가슴증으로 진행하는지 확인하기 위해 밀폐성 붕대를 (심지어 3면 드레싱이라도) 완전히 해제한다. 가슴을 청진하고 활력 징후를 자주 확인한다.

복부

복막강은 아래로는 두덩뼈 결합부에서 위로는 가로막에 이른다. 호흡에 따라 가로막이 오르고 내리면서, 복강과 흉강의 경계선도 따라 움직인다. 손상이 발생한 시점에는 가로막의 정확한 위치를 알 수 없기 때문에 만약 연조직 손상이 앞쪽으로는 다섯번째 갈비뼈, 옆쪽으로는 일곱번째 갈비뼈, 뒤쪽으로는 아홉 번째 갈비뼈와 갈비뼈 경계부위 사이 위치에 손상을 입었다면 흉강과 복강 모두의 손상을 의심하여야 한다.

복막의 뒤편에 위치한 일부 복부 장기는 후복막 장기라고 한다. 후복막 장기는 콩팥, 요관, 부신, 대부분의 이자, 배대동맥, 아래대정맥 등이다. 후복막 공간은 복막 공간과 마찬가지로 혈액 손실을 제한하지 못하고 출혈시 통증 반응이 잘 나타나지 않는다.

복부의 무딘손상이나 관통상은 공동장기나 실질장기의 손상, 가로막의 관통 및 파열, 중증 내출혈을 유발할 수 있다. 가슴막 가장자리의 앞쪽 아래 편에는 간과 지라가 각각 오른쪽과 왼쪽에 위치해 있다. 뒤편에는 복막 뒤에 위치하기 때문에 진정한 의미에서 복부 장기라고 볼 수 없는 콩팥이 갈비척추각 부위에 위치해있다. 창자, 위, 방광과 같은 공동장기는 파열될 수 있다. 공동장기는 대량으로 출혈될 뿐만 아니라 내용물이 유출되어 복막에 염증을 유발할 수도 있다.

복부의 어떠한 연조직 손상이라도 그 아래 있는 장기에 잠재적인 손상을 유발할 수 있음을 기억한다. 내부 손상의 증상과 징후는 잘 드러나지 않을 수 있다. 특히 손상 초기에는 내장 적출이나 다른 심각한 손상의 경우 분명하게 드러나지만 다른 내부 손상은 그만큼 심각해도 그 증상이 명확하게 나타나지 않을 수 있다. 병원전 치료는 적절한 산소화, 쇼크의 방지, 개방성 손상의 붕대 처치, 신속한 환자 이송과 같이 보존적 처치에 중점을 둔다(제 8장 '복부 외상' 참고). 두터운 복부 드레싱은 특히 복부의 둘레를 두르는 붕대의 경우 가로막이 움직일 때 복부 내용물의 움직임을 제한할 수 있다. 이로 인해 호흡 장애가 발생할 수 있으므로 호흡수와 깊이 그리고 산소 포화도를 지속적으로 살펴본다.

이송을 요하는 손상

표피 아래에 있는 조직에 손상을 입은 환자는 병원 응급실에서 평가를 받기 위해 이송을 해야 한다. 신경, 혈관, 인대, 힘줄, 근육에 연관된 손상이 바로 그런 경우이다. 또한 심각한 감염성 손상, 신체에 물체가 박히는 손상, 매우 비위생적인 환경에서 발생한 손상을 입은 환자 또한 신속히 병원으로 이송한다. 이 뿐만 아니라 얼굴 손상이나 상처 부위가 크게 벌어지는 손상과 같이 미용상으로 문제가 될 때에도 이송한다.

연조직 손상 치료와 전원/퇴원

일부 응급의료체계에서는 응급구조사가 작고 가벼운 연조직 손상 환자를 치료하고 돌려보내거나 치료 후에 개인적으로 아는 외과의에게 의뢰하는 것이 허용된다. 이러한 절차는 의료 지침을 엄수하고 실시간으로 의료지도 하에서 가능하다.

이러한 상황에서 응급구조사는 환자를 평가하고 손상 부위에 드레싱을 한다. 이후 환자에게 추후의 손상 처치 과정에 대해 설명한다. 환자에게 드레싱을 교환하고 추가적인 출혈 및 감염의 발생을 막기 위해 손상 부위를 계속해서 지켜봐야 한다고 설명한다. 환자에게 상처 관리, 감시, 보호, 드레싱 교환, 소독, 감염 및 출혈처럼 문제가 되는 증상과 징후가 설명된 (의료지도에 의해 인증되거나 발행된) 교육문을 준다. 특정 증상과 징후가 발생할 경우 전문 외과의에게 연락할 것을 환자에게 지시하고 해당 증상과 징후를 자세히 설명한다. 환자가 외과의나 의료 서비스 제공자로부터 추후의 검사를 받을 수 있는지 확인하고 추후 진료가 필요한 상황임을 강조한다. 환자를 전원시키거나 돌려보낼 때 환자의 파상풍 접종 내역이 불분명하거나 마지막으로 접종을 받은지 5년이 넘어가는 경우 환자가 최대한 빨리 (일반적으로 72시간 내로) 파상풍 접종을 받을 것을 지시한다.

병원전 치료 보고서에는 환자의 전원/퇴원 내역을 상세하게 기록한다. 보고서는 손상의 성격과 정도 그리고 제공된 치료 서비스에 대한 내용을 기록해야 하며 환자에게 내린 모든 지시와 제공한 것 그리고 의료지도 사항을 모두 기록한다.

요약

연조직 손상은 신체를 덮고 보호하는 피부에 손상을 일으킨다. 관통상이나 무딘손상을 입었을 경우 내부장가를 손상시킬 수 있으며 생명을 위협하는 손상이 발생할 수가 있다. 피부 손상은 그 유형에 상관없이 수분과 혈액을 유지하고 유해한 물질이 유입되는 것을 방지하는 피부의 기능을 저해시킬 수 있다. 그러므로 연조직 손상의 평가와 치료는 병원전 치료의 중요한 부분이다.

손상은 어떤 것이라도 조심스럽게 평가해야 하는데 심한 내부 손상의 유일하고도 명백한 징후가 될 수 있기 때문이다. 변색과 종창 발생에는 시간이 걸리므로 현장에서 병원 응급실로 환자를 이송할 때까지 증상이 분명히 드러나지 않을 수 있다. 손상의 초기 증상을 면밀히 살피고 손상기전을 통해 잠재적 손상 가능한 부위를 파악한다. 연조직 손상을 치료할 경우, 지혈, 손상 부위의 세척 및 청결 유지, 손상 부위의 고정 등의 기본 목표를 염두에 둔다. 연조직 손상은 병원전 치료에서 우선 순위로 고려되는 경우는 흔하지 않지만 환자 손상에서 많은 수를 차지하고, 손상 환자의 전반적인 평가와 처치에 있어서 매우 중요하다.

현장 출동 후 결과 분석

응급구조사가 현장에 출동해보니 발 손상을 입은 한 어린 아이가 잔디밭에 누워있고, 아이 곁에는 부모가 있다. 아이의 아버지에게 사건의 정황에 대해 묻자, 그는 "내 아들이 못이 박힌 나무판을 밟았다"고 설명한다. 보호 장갑을 착용하고 조심스럽게 아이의 신발을 벗겨 살펴보고 발바닥 부위에 거의 보이지 않는 천자상을 발견한다. 아이는 통증이 심하지 않으며 조용히 휴식을 취하고 있다.

1. 아이가 입은 손상의 유형은 무엇인가? 해당 손상은 감염에 어떠한 영향을 주는가?

2. 이러한 유형의 환자를 평가하는데 어떠한 기존 병력과 접종 여부가 중요한가?

3. 부모가 지역병원 응급실로 이송을 원할 경우, 환자에게 어떠한 지시를 내려야 하는가?

이 책 뒷부분에 제시된 해설을 참고한다.

복습 문제

1. 피부 기관은 신체에 대한 병원체의 공격을 어떻게 방어하는가?
   ① 신체로부터 피부가 병원체를 위한 경로를 제공한다.
   ② 피부의 백혈구가 병원체를 공격한다.
   ③ 피부의 항체가 병원체를 공격하고 사멸시킨다.
   ④ 피부가 병원체에 대한 방어막 역할을 한다.

2. 가족모임 중에 우연히 야구방망이에 맞아 연부조직 손상을 입었다. 윗팔이 자주빛색이고 통증이 있다. 원위부의 운동, 감각기능은 정상이다. 이런 유형의 손상을 ___라고 한다
   ① 혈종 ② 타박상
   ③ 열상 ④ 뼈골절

3. 진피 속에서 땀을 분비하는 샘은 ___라고 부른다.
① 발한샘(diaphoiresis glands)
② 피지샘(sebaceous glands)
③ 땀샘(sudoriferous glands)
④ 림프구샘(lymphocyte glands)

4. 동맥이 파열되었으나 피부가 손상되지 않은 경우, 혈액에 의해 신체 조직이 분리되고 혈액이 고일 수 있다. 위와 같이 혈액이 고인 형태의 손상유형은?
① 타박상 ② 찰과상
③ 혈종 ④ 압좌 손상

5. 피부의 보호막을 상하게 하는 가장 경미한 손상의 유형은?
① 절상 ② 벗겨진(결출) 상처
③ 찰과상 ④ 열상

6. 세균을 사멸시키는데 특화된 백혈구는 ___이다.
① 과립성 백혈구 ② 대식세포
③ 포식세포 ④ 위의 모두

7. 혐기성 세균인 가스괴저균으로 깊은 상처감염의 형태는?
① 괴저 ② 파상풍
③ 아교질 ④ 개구장애(lockjaw)

8. 응급 현장에 출동한 응급구조사는 두 기계 사이에 손이 낀 환자를 발견한다. 기계에서 꺼낸 손에는 눈에 띄는 손상이 확인되지 않는다. 의심되는 내부 손상의 형태는?
① 광범위할 ② 중요하지 않은
③ 없을 ④ 다소 심각할

9. 손상 부위를 덮어서 혈액이나 체액이 유출되지 않도록 제작된 유형의 붕대는 무엇인가?
① 접착성 붕대 ② 비흡수성 붕대
③ 흡수성 붕대 ④ 비접착성 붕대

10. 연조직 손상의 붕대 처치를 시작할 경우, 정상적인 조직 관류를 보장하기 위해 원위부 맥박을 지속적으로 확인해야 한다. 이는 손상 초기에는 잘 맞던 붕대가 시간이 지남에 따라 손상 부위를 지나치게 조이게 되고 ___의 결과로 순환을 감퇴시키기 때문이다.
① 붕대의 수축
② 쇼크의 발달
③ 순환계에 유입되는 독성 물질
④ 손상된 조직의 종창

11. 발과 발목에 압박을 가해 지혈을 시킬 때, ___방식으로 붕대를 주른다.
① 정맥 압박띠를 형성하지 않도록 원위부에서 근위부로
② 정맥 압박띠를 형성하지 않도록 근위부에서 원위부로
③ 적당한 견인이 유지되도록 근위부에서 원위부로
④ 적당한 견인이 유지되도록 원위부에서 근위부로

12. 연조직 손상이 발생하면 지혈 과정이 바로 시작된다. 혈관 수축 혈소판과 혈액의 응고가 발생하는 이 과정은 ___라고 한다.
① 염증 ② 지혈
③ 상피화 ④ 신생혈관증식

13. 다음 중 어느 약물의 복용이 외상을 입은 환자가 연부조직손상 후 감염에 더 쉽게 노출될 가능성이 있는가?
① 이부프로펜 ② 화학 요법
③ 프레드니손 ④ 니트로글리세린

14. 가슴에 총을 맞은 환자를 처치하고 있다. 이 환자의 평가와 처치동안 흉부개방성 창상에 적용할 드레싱의 유형은?
① 흡착형 ② 폐쇄형
③ 비접착성 ④ 다공성

15. 아래쪽 팔에 관통상을 입어 응고를 돕기 위해 드레싱을 하였다. 이런 종류의 드레싱은 ____________로 알려져 있다.
① 지혈드레싱
② 혈액학적 드레싱
③ 혈청 드레싱
④ 용혈성 드레싱

이 책 뒷부분에 제시된 해답을 참고한다.

참고문헌

1. Lieurance, R., J. B. Benjamin, and W. D. Rappaport. "Blood Loss and Transfusion in Patients with Isolated Femur Fractures."J Orthop Trauma 6(2) (1992): 175–179.
2. Horswell, B. B. and C. J. Chahine. "Dog Bites of the Face, Head, and Neck in Children."W V Med J 107(6) (Nov–Dec 2011): 24–27.
3. Jones, A. P., K. Allison, H. Wright, and K. Porter. "Use of Prehospital Dressings in Soft Tissue Trauma: Is There Any Conformity or Plan?"Emerg Med J 26(7) (Jul 2009): 532–534.
4. Kragh, J. F., Jr, et al. "Survival with Emergency Tourniquet Use to Stop Bleeding in Major Limb Trauma."Ann Surg 249(1) (Jan 2009): 1–7.

추가문헌

Bates, Barbara, and Peter G. Szilagyi. A Guide to Physical Examination and History Taking. 9th ed. Philadelphia: J. B. Lippincott, 2007.

Bledsoe, B. E., and D. Clayden. Prehospital Emergency Pharmacology. 7th ed. Upper Saddle River, NJ: Pearson/Prentice Hall, 2011.

Bledsoe, B. E., B. J. Colbert, and J. E. Ankney. Essentials of A & P for Emergency Care. Upper Saddle River, NJ: Pearson/Prentice Hall, 2010.

Martini, Frederic. Fundamentals of Anatomy and Physiology. 7th ed. San Francisco: Benjamin Cummings, 2011.

Rosen, P., and R. Barkin, eds. Emergency Medicine: Concepts and Clinical Practice. 7th ed. St. Louis: Mosby, 2009.

Tintinalli, J. E., ed. Emergency Medicine: A Comprehensive Study Guide. 7th ed. New York: McGraw-Hill, 2011.

Trott, A. T. Wounds and Lacerations: Emergency Care and Closure. 3rd ed. St. Louis, Mosby 2005.

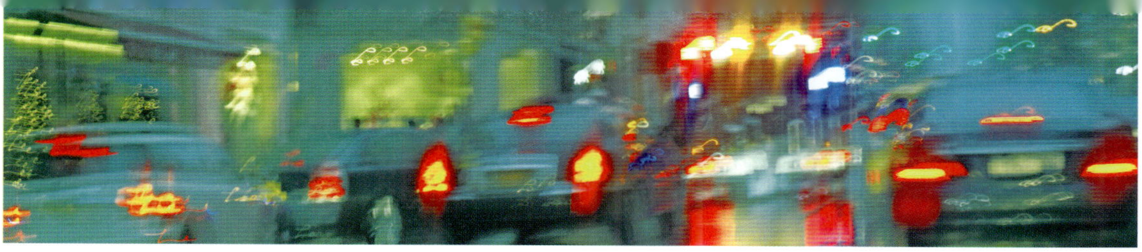

Chapter 5
화상

Burn Trauma

Bryan E. Bledsoe, DO, FACEP, FAAEM, EMT-P
Robert S. Porter, MA, EMT-P

단원 표준

외상(연조직 외상)

학습 역량

환자 평가 결과에 역학 및 병리학 원칙을 접목하여 현장에서 본 환자 추정 진단과 이를 통해 중증 손상환자에 대한 종합적 처치 계획을 세운다.

학습 목표

최종 목표

해부학, 생리학, 병태생리학, 처치 원칙의 지식 통합을 통해 화상 환자에게 평가 및 처치를 수행할 수 있다.

수행 목표

최종 목표를 달성하기 위해 다음 사항은 필수적이다.

1. 핵심 키워드를 숙지한다.
2. 화상의 역학을 설명한다.
3. 피부의 해부학적 구조와 생리를 설명한다.
4. 열 화상, 전기 화상, 화학 화상, 방사선 화상, 흡입 화상과 관련된 병태 생리를 설명한다.
5. 표피층, 부분층, 전층의 화상의 깊이를 설명한다.
6. 화상의 깊이와 면적을 포함한 화상 손상의 기본 평가 원칙을 안다.
7. 화상의 전신 합병증과 그에 따른 처치법을 토론한다.
8. 화상 환자의 평가 단계를 구분하고 설명한다.
9. 화상 손상의 경증, 중등 및 중증을 구별한다.
10. 다양한 상황을 고려하면서 열 화상, 전기 화상, 화학 화상, 방사선 화상을 입은 환자를 위해 처치 계획을 세운다.

핵심 키워드

알파선(방사능)(alpha radiation)
암페어(ampere)
복스 점수(Baux score)
베타선(방사능)(beta radiation)
눈꺼풀 연축(blepharospasm)
체표면적(body surface area (BSA))
응고괴사(coagulation necrosis)
전류(current)
변성(denature)
응급 단계(emergent phase)
가피(eschar)
혈관 외 공간(extravascular space)
수분 이동 단계(fluid shift phase)
전층 화상(full thickness burn)
감마선(방사능)(gamma radiation)

그레이(Gray)
대사항진 단계(hypermetabolic phase)
혈관 내 공간(intravascular space)
이온화(ionization)
잭슨의 열 화상 상처이론(Jackson's theory of thermal wounds)
줄의 법칙(Joule's law)
액화괴사(liquefaction necrosis)
중성자 방사능(neutron radiation)
옴(ohm)
옴의 법칙(Ohm's law)
부분층 화상(partial thickness burn)
라드(rad)
저항(resistance)
해결 단계(resolution phase)
9의 법칙(rule of nines)
손바닥의 법칙(rule of palms)
성문 아래(subglottic)
표피층 화상(superficial burn)
성문 위(supraglottic)
전압(voltage)
응고 구역(zone of coagulation)
충혈 구역(zone of hyperemia)
울혈 구역(zone of stasis)

사례 연구

소방서 응급구조사인 벤과 로니는 건물 화재현장으로 출동하였다. 도착 당시에는 이미 2개의 소방서에서 출동했고 소방대원들은 불꽃에 휩싸인 목재 구조물 안으로 들어가고 있었다. 로니가 차에 있는 동안, 건물 남쪽 벽이 한 소방대원 위로 무너졌다. 수분 내에 다른 소방대원들이 화재를 진압하고 그 소방대원을 구출하였다.

소방대원들이 현장 안전을 확보한 후 벤과 로니는 다친 소방대원에게 다가가 초기 평가(initial assessment)를 시작했다. 그 소방대원은 반듯이 누워 있었으며 그의 장비와 의복은 불에 타 있어 심각한 화상을 입었을 가능성이 있었다.

벽이 소방대원 위로 무너져 내렸었기 때문에 평가를 진행하는 동안 도수 경추 고정을 시행하였다. 누워있는 그 소방대원은 기침을 하며 그을음이 있는 가래를 뱉고 다소 목 쉰 소리를 내긴 했지만 호흡은 충분해 보였다. 소방대원의 이름은 칼이었으며 의식은 명료하였다. 칼의 기도는 쉰 목소리 외에는 깨끗해 보였다. 그을음이 나오는 가래와 쉰 목소리는 기도 화상의 가능성을 보여주기 때문에 칼을 신속한 이송의 우선 순위에 두었다.

벤은 빠른 외상 평가(rapid trauma assessment)를 실시하였다. 칼의 옷과 장비를 제거하여, 비교적 통증 없이 검게 변색된 화상 입은 그의 등 전체와 팔 둘레를 에워싸는 형태로 화상을 입은 왼쪽 위팔을 노출시켰다. 화상의 심각성에도 불구하고 칼은 아프지 않다고 하였다. 벤은 또한 칼의 오른쪽 아래팔에 각진 변형이 있고 가성운동과 통증이 있는 것을 발견하였다. 활력징후에서 호흡은 호흡량과 속도가 정상적이었고 맥박은 분당 100회 정도로 규칙적이었다. 말초맥박 역시 강했고 모세혈관 재충혈 시간은 2초였다. 칼은 의식이 있고 지남력도 있었고 사고에 대해 농담까지 하고 있었다.

응급구조사들은 이제 초기 처치 단계를 시작하였다. 벤은 칼의 의복을 자르고 화상 부위를 건조한 무균 시트로 덮고 정맥로를 확보하고 생리식염수를 빠르게 주입하였다. 로니는 비재호흡 마스크를 통해 산소를 공급하고 맥박 산소포화도 측정기가 97%를 나타내는 것을 보았다. 그들은 칼을 잘 덮어서 빠른 이송을 위해 구급차로 옮겨 태웠다. 병원으로 가는 도중 벤은 칼의 혈압(120/80)과 호흡(분당 30회, 얕은 호흡)을 측정하였고 호흡 노력이 증가하는 것에 주목하였다.

로니가 칼의 오른쪽 팔에 부목을 대는 동안 칼은 깊게 기침을 시작했고 심한 호흡곤란이 나타났다. 칼의 호흡곤란이 심해지면서 그의 의식은 떨어지기 시작했다. 산소 포화도는 86%까지 떨어졌다. 로니가 기도 삽관 장비를 준비하는 동안 벤은 백-밸브 마스크를 통해 산소를 공급하기 시작했다.

의료지도는 응급구조사들에게 기관내삽관 할 것을 지시하였고 그들은 이송하는 동안 기관내 삽관을 시도하였다. 기도가 부어서 성대를 확인하기가 어려웠고 처음 시도 후에 호흡음을 청진한 결과 가슴이 안 올라오고 호기말이산화탄소 분압 수치가 나오지 않으며 산소포화도가 떨어지는 것을 통해 관이 식도에 위치한다고 보고 로니는 관을 제거하였다. 칼을 과환기 시키면서 로니가 다시 삽관을 시도하였으나 또 실패하였다.

그들이 삽관튜브를 다시 제거했을 때 구급차는 응급실에 도착하였다. 응급의학과 의사가 큰 직경의 카테터를 윤상갑상연골막에 넣고 경기관 제트환기법을 시도하였다. 이 방법은 성공적이었다. 기관절개술(tracheostomy)을 시행하고 나서 칼은 자발 호흡을 하기 시작했으며 맥박이 강하게 유지되었다. 그러나 그의 의식은 좋아지지 않아 병원 의료진은 전문적인 치료를 위해 화상 시설로 이송시켰다.

화상 개요

미국에서 화상으로 인한 사망률은 건축 법규의 개선, 더욱 안전해진 건축 공법, 자동살수장치, 연기 감지기의 사용 등을 통해 많이 감소하였다. 그러나 작지만 중요한 감소 요인 중 하나가 주로 학령기 아동을 대상으로 한 교육 캠페인이었다. 화상을 예방할 수 있는 간단하고 비용이 덜 드는 그 밖의 방법으로 라이터나 성냥을 어린이 손에 닿지 않는 곳에 두고, 화상을 입지 않을 정도로 온수 온도를 낮추는 것이다. 온수 온도를 48.9도(화씨 120도) 이하로 조절하는 것만으로도 대부분의 뜨거운 물에 의한 화상을 방지할 수 있다.

화상은 특정 병리학적 과정을 수반하는 연조직 손상의 특수한 형태 중 하나다. 화상이라는 용어의 의미는 연소를 가리키지만, 화상을 유발하는 실제 과정은 상당히 다를 수 있다. 신체는 물이 차지하고 있는 비중이 매우 크기 때문에 연소가 쉽게 발생하지 않는다. 대신 신체 조직이 화학적으로 변화하면서 체내 수분이 증발하고 세포막을 형성하는 단백질이 변성된다. 그 결과 외피계에 광범위한 손상이 발생할 수 있다.

화상의 효과적인 평가와 처치를 위해 응급구조사에게는 외피계의 기능과 구조뿐만 아니라 이에 영향을 주는 열, 화학, 전기 그리고 방사능적 병리에 대한 수준 높은 이해가 필요하다. 이러한 이해를 통해 응급구조사는 화상 환자에게 최선의 평가와 처치를 제공할 수 있다.

피부의 해부학적 구조와 생리

피부는 가장 크고 중요하지만 그 중요성이 간과되는 신체 장기이다. 신체를 덮는 피부는 체액 손실을 방지하고 세균 침투를 차단한다. 또한 피부는 넓은 표면에 걸쳐 감각을 느끼게 하고 과잉 체온을 방출시키는 자연적 냉각 기능을 한다. 이러한 모든 기능을 갖춘 피부는 내구성이 있고 유연하며 자체 복구력이 강한 신체 부위이다.

피부층

피부는 세 가지 층인 표피, 진피, 피하 조직으로 구성된다. 세 가지 피부층은 신체의 가장 바깥을 덮는다. 다음은 4장에서 소개된 피부층에 대한 설명이다.

표피

신체의 가장 바깥을 덮는 피부층은 표피이다. 표피는 새로 자라난 세포에 의해 죽은 세포가 피부 바깥으로 밀려나면서 형성된다. 죽은 세포가 피부 표면으로 나오면서 매일 주기적으로 벗겨져 나간다. 죽은 피부가 지속적으로 피부 표면으로 밀려나기 때문에 세균이나 다른 병원체가 신체 내로 침투하지 못하게 하는 장벽 역할을 한다.

표피 아래에는 피지라 불리는 기름 성분을 분비하는 피지샘이 있다. 피부의 외부층은 이러한 피지 성분으로 덮이고 이로 인해 유연해진다. 또한 피지는 수분이나 기타 액체가 피부로 침투하는 것을 차단하는 방어벽 기능을 한다.

내용 요약

➤ 피부층
- 표피(피부의 가장 바깥 부분)
- 진피(표피의 아래 피부층)
- 피하 조직(진피 아래 위치한 지방층)

진피

표피의 바로 아래에 위치한 진피는 혈관, 샘, 신경 말단 등과 같은 여러 다른 구조물을 포함한다. 진피층에서 피지샘이 피지를 피부표면과 모낭으로 분비하고 땀샘에서 땀을 분비하여 피부 표면으로 보낸다. 땀에 있는 수분이 증발하면서 열에너지가 같이 날아가게 된다. 수분의 기화는 피부온도를 낮추는 효과적인 방법이다. 이런 과정 때문에 주변온도가 화씨 100도(섭씨 37.8도)를 넘어가도 증발이 일어날 수 있는 상황에서는 인체가 정상체온을 유지할 수 있게 된다. 체온유지의 일차적인 기전은 과잉의 열을 피부를 통해 방열시키는 것인데 이것은 심부의 혈액이 피부표면 가까이에 있는 진피나 피하 조직에 있는 혈관을 통과하면서 이루어진다.

피하 조직

지방질과 결합조직으로 구성된 피하 조직은 외상과 열손실로부터 방어하는 역할을 하는 층이다. 이미 말했듯이, 심부의 따뜻한 혈액이 피부로 많이 보내지면 피부의 온도를 올리고, 그 결과 체온을 더 많이 떨어뜨리게 된다. 이러한 혈액이 근육이나 피부로 보내지는 경우에 반해, 지방 조직으로 보내진다면 외부로 빠져나가는 체온의 속도는 2~3배 천천히 움직이게 된다. 따라서 혈액이 피하 조직으로 흐른다면, 피부 표면은 차갑지만 체온 소실은 피부로 흐를 때 보다 천천히 나타나게 된다. 이러한 기능으로 인체는 따뜻한 체온을 유지할 수 있다.

하부구조

비록 외피계에 포함되지는 않아도 피부 아래 구조를 파악하는 것은 중요하다. 근육, 근막, 신경, 건, 뼈, 인대등과 함께 심장, 폐, 뇌와 같은 주요장기에 대해 알아야 하는데 이러한 각각의 구조들은 열, 화학, 전기, 방사능 손상의 영향에 민감하다.

피부의 기능

피부의 두께는 발꿈치 피부처럼 1센티미터의 두께부터 눈꺼풀 피부처럼 매우 얇은 경우까지 다양하다. 신체를 덮는 중요한 부위인 피부는 다음과 같은 중요한 기능을 가지고 있다.

- 세균이나 다른 미생물로부터 인체를 방어한다.
- 온도, 압력(촉각), 통증을 수용하는 감각 기관이다.
- 중요한 체액의 보유 및 주변 환경으로의 체액 손실 방지, 물이나 다른 액체에 노출되었을 때 액체가 신체에 침투하지 않게 하는 기능을 한다.
- 땀의 분비와 혈액 배분을 통한 체온을 조절하는 역할을 한다.
- 외상으로부터 보호하는 역할을 한다.
- 자유로운 신체 움직임이 가능하도록 유연성을 가지고 있다.
- 피부와 피부 기능의 중요성은 평소에 잘 인식하지 못하지만 화상은 심각한 체액 손실, 감염, 저체온증, 심지어 사망에 이를 수 있다. 그렇기 때문에 응급구조사는 화상의 병태 생리에 대해 잘 숙지하여야 한다.

화상의 병태 생리

화상은 세포막의 단백질 손상에 의해 야기된다. 화상은 열, 전기, 화학, 방사능 에너지 혹은 종합적인 에너지를 포함한 다양한 기전에 의해 유발될 수 있다. 화상의 기전을 이해하고 화상의 정도 및 범위를 판단하는 능력은 화상 중증도를 평가하고 처치하는데 도움을 준다.

화상의 종류

연부조직 화상은 열, 전기, 화학 및 방사선 손상 등이 인체에 가해져 발생한다. 결과적인 증상만 놓고 보면 모두 비슷한 화상일지라도 손상 과정은 여러 가지 다른 기전을 가진다. 아래에서 네 가지 종류의 화상에 대해서 알아본다.

열 화상

열 화상은 물체 내부의 분자가 이동하고 서로 부딪히는 속도가 증가하면서 발생한다. 열은 물체를 구성하는 분자의 이동 속도에 대한 지표이다. 분자가 더욱 빨리 이동할수록 물체의 온도가 더욱 높아진다. 얼음을 가열하여 얼음 분자의 이동 속도를 높이면 얼음의 형태가 물, 그리고 증기로 변하는 것도 바로 이러한 원리이다. 절대 영도(0 Kelvin, 섭씨 −273.16℃)에서 물질 내부의 분자는 정지 상태가 된다. 물체가 차가운 이유는 물체 내부 분자의 움직임과 온도가 만지는 사람 체내의 분자보다 덜 활발하기 때문이다. 반대로 물체가 따뜻한 이유는 물체 내부 분자의 움직임과 온도가 만지는 사람 체내의 분자보다 더 활발하기 때문이다. 만약 자신보다 뜨거운 물체를 만질 경우, 물체의 분자 움직임이 신체로 급속히 전이된 후 가열시키고, 전이된 열이 충분히 뜨겁다면 화상이 발생할 수 있다.

열에너지는 또한 화학적 변화를 야기할 수 있다. 휘발유와 같은 물질의 온도가 상승하면서 산소와 결합할 수도 있다. 물질의 속성 또한 변화할 수 있다. 물이 열에너지 감소 시 얼음 혹은 열에너지 증가 시 증기가 되는 것을 예로 들 수 있다. 또한 단백질의 화학적 구조는 열에 의해 영향을 받을 수 있다. 뜨거운 후라이팬 속에서 단백질 변성이 일어나면서 계란은 변성될 수 있어 불에 구워진 계란은 질긴 경도를 갖게 된다.

화상을 입은 조직에서도 구워진 계란과 유사한 **변성**(denature)이 일어난다. 분자의 이동 속도가 증가하면서, 특히 세포막과 단백질과 같은 세포 구성요소가 후라이팬에 구워진 계란처럼 변성이 된다. 지나친 열에 노출될 경우 진행성 손상과 세포 사멸이 유발된다.

화상의 정도는 피부에 전달된 열에너지의 양과 관련이 있다. 전달된 열에너지의 양은 세 가지의 가열 인자 즉 열, 열에너지의 농도, 피부와의 접촉 시간에 의해 결정된다.

가열 인자의 온도가 높을수록 손상 잠재력이 커지는 것은 당연하지만 물체나 물질이 지닌 열에너지의 양을 고려하는 것이 중요하다. 화씨 350도(섭씨 177도)가 넘는 오븐의 열기를 갑자기 쐬는 것보다 같은 온도의 식용유에 접촉하는 것이 훨씬 손상이 크다. 일반적으로 물, 기름 및 기타 액체는 열에너지 보유량이 높은 경향이 있다. 열보유량은 물질의 밀도와 관련이 있다. 고체가 일반적으로 높은 열보유량을 보이는 것은 이러한 맥락이다. 반면 기체는 밀도가 낮기 때문에 열보유량이 낮다.

열 에너지원에 노출되는 시간은 화상 중증도를 판단하는데 분명 중요한 요소이다. 뜨거운 기름에 잠시 접촉하는 것보다는 뜨거운 기름을 쏟아 부은 신발을 신고 있는 것이 더 심한 손상을 유발한다.

화상은 진행하는 손상과정이므로 전달된 열에너지가 클수록 손상의 깊이도 깊어진다. 화상 초기에는 피부의 온도가 높아지면서 표피 손상이 일어나다가 뜨거운 물체와의 접촉이 지속되면서 열에너지는 신체 조직 깊숙이 전달된다. 그 결과 화상은 표피, 진피, 피하 조직뿐만 아니라 근육, 뼈와 다른 내부 장기까지 손상시킬 수 있다.

국소 조직의 수준에서 보면 열 화상은 **잭슨의 열 화상 상처이론**(Jackson's theory of thermal wounds)이라 하는 몇 가지 결과를 일으킨다. 이 이론은 고열의 생리적 영향 및 몇 가지 임상 결과를 이해하는데 도움을 준다(그림 5-1).

화상의 경우, 열에너지원에 가장 가까운 피부가 가장 심한 변화를 일으

내용 요약

➤ 화상의 기본 종류
- 열 화상
- 전기 화상
- 화학 화상
- 방사능 화상

킨다. 세포막이 터지고 파괴되며 혈액이 응고되고 단백질 구조가 변성된다. 가장 손상이 심한 부위가 **응고 구역**(zone of coagulation)이다. 이런 응고 구역이 진피까지 침투하면서 전층 화상 또는 3도 화상이라고 하는 손상을 유발한다. 이 부위의 인접부위로 손상 정도가 조금 덜하면서 혈류가 줄어들고 염증반응이 있는 곳이 **울혈 구역**(zone of stasis)이다. 화상 원에서 좀더 멀리 있으며 혈류와 염증반응의 변화가 제한적으로 일어나는 넓은 부위를 **충혈 구역**(zone of hyperemia)이라 하며 화상 시 발적이 생기는 것과 관련이 있다.

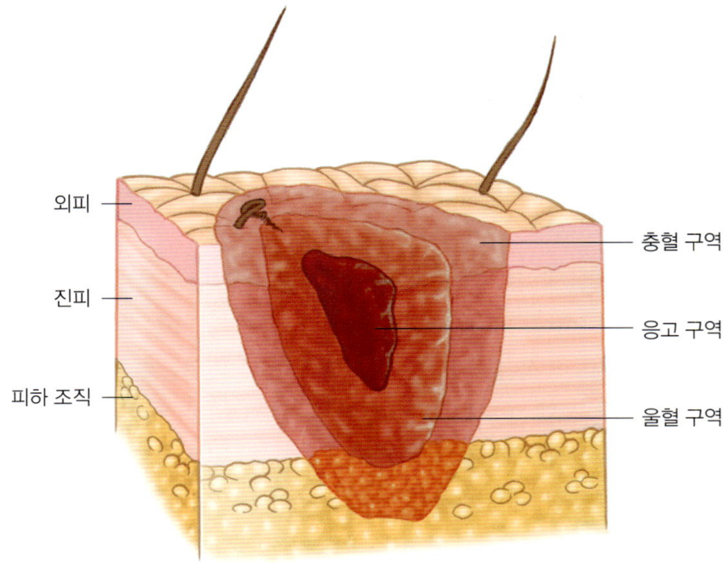

그림 5-1 열 화상에 의해 흔히 야기되는 손상 구역

화상이 크면 몸전체에 큰 병리적 영향을 끼치는데 대개 전체 체표면적의 15~20% 이상의 광범위 화상에선 어떤 화상이든 이 영향이 매우 중요하게 작용한다. 이러한 화상의 영향과 수반되는 화상 쇼크를 이해하기 위해서는 화상이 진행되는 경과에 대한 이해가 선행되어야 한다.

화상에 대한 신체 반응은 시간이 지남에 따라 나타나고 일반적으로 네 가지 단계로 이루어진다. 화상 발생 즉시 나타나는 첫번째 단계는 **응급 단계**(emergency phase)로 통증 반응과 함께 신체적 감정적 스트레스에 대한 반응으로 카테콜아민이 분비되어 환자는 빈맥, 빈호흡, 경미한 고혈압과 불안감을 보일 수 있다.

응급 단계 이후에 발생하는 두번째 단계인 **수분 이동 단계**(fluid shift phase)는 최대 24시간 지속될 수 있다. 이 단계는 신체의 15~20% 이상에 걸친 열 화상을 입은 환자에게 발생하고, 이보다 작은 규모의 화상을 입은 환자에게는 나타나지 않는다. 이 단계는 화상 발생 이후 얼마되지 않아 시작되고 6~8시간이면 정점에 도달한다. 그렇기 때문에 응급구조사는 병원 전 환경에서는 수분 이동 단계가 시작하는 것을 보게 될 가능성이 크다. 이 단계에서는 손상된 세포가 염증 반응 유발물질을 분비한다. 이로 인해 화상 부위 주변의 모세혈관으로 향하는 혈류가 증가하고 모세혈관 투과성도 증가한다. 이러한 반응은 **혈관 내 공간**(intravascular space)에서 **혈관 외 공간**(extravascular space)으로 수분이 다량 이동하는 것(대량 부종)을 유발한다. 모세혈관은 혈구가 아니라 물과 전해질, 용존 단백질이 유출된다는 점을 기억한다. 기타 화상에서는 다른 손상이 동반되지 않는 한 미미한 수준이다.

수분 이동 단계가 끝나면 **대사항진 단계**(hypermetabolic phase)로 접어든다. 이 단계는 화상의 중증도에 따라 며칠이 걸릴 수도 수주가 걸릴 수도 있다. 대사항진 단계에서는 오랜 시간에 걸쳐 손상된 조직의 복구 작업이 시작되므로 영양소에 대한 신체의 요구량이 급증하는 것이 특징이다. 대사항진 단계는 점진적으로 **해결 단계**(resolution phase)로 진행된

내용 요약

- 열손상에 대한 잭슨 이론에 따른 증상
  - 응고 구역–발열 지점에 가장 가깝고 손상 정도가 가장 큰 부위. 세포막 파열 및 파괴, 혈액응고, 단백질 구조의 변성 발생
  - 울혈 구역–응고 구역 근처의 부위. 염증 발생과 혈류의 감소
  - 충혈 구역–발열 지점에서 가장 멀리 떨어진 부위. 염증과 혈류량 변화가 제한적임

다. 이 단계에서 반흔 조직이 자리를 잡고 재형성되며, 화상 환자는 회복기를 거치며 정상 상태로 되돌아온다.

내용 요약

➤ 화상에 대한 신체 반응의 단계
- 응급 단계
- 수분 이동 단계
- 대사항진 단계
- 해결 단계

전기 화상

전력(electricity's power)은 전자가 높은 농도 지점에서 낮은 농도 지점으로 흐르면서 발생한다. 이러한 두 농도간의 차를 **전압**(voltage)이라 하고 전류의 압력이라 생각하면 된다. 특정 시간 동안 전기가 흐르는 속도나 흐르는 전기의 양은 **전류**(current)라 하고 전류의 측정 단위를 **암페어**(amperes)라 한다. 직류의 경우 전자는 한 가지 방향으로 흐르는 반면, 교류의 경우 전기의 흐름이 짧은 시간 간격을 두고 흐름을 역행시킨다. 일반 가정의 전류는 교류로 초당 60cycles의 속도로 전환된다.

전류에 영향을 주는 또 다른 요소는 저항이고 저항의 측정 단위는 **옴**(ohms)이다. 구리 전기선은 거의 저항이 없기 때문이 전자가 자유롭게 흐를 수 있는 반면 텅스텐은(백열 전구의 필라멘트) 어느 정도의 저항이 있고 더 많은 전류가 가해질수록 더욱 센 열과 빛을 방출한다

전류(I), 저항(R), 전압(V)간의 관계는 **옴의 법칙**(Ohm's law)으로 잘 설명된다.

$$전압 = 전류 \times 저항, 또는\ 전류 = 전압/저항$$

인체의 내부 조직은 마치 텅스텐처럼 전도율이 각양 각색이고 전자의 흐름에 어느 정도의 저항을 갖추고 있다. 하지만 피부는 전류에 강한 저항을 보인다. 반면 신경 조직은 높은 전도율을 보인다. 신체가 전압에 노출된 경우 처음에는 전류에 저항을 하다가 전압이 충분히 높아지면 전류는 몸을 타고 흐르게 되고 이에 따라 열에너지가 발생한다. 전류에 의해 생성된 열은 힘과 관련 있는데 노출시간(T)에 따라 증가하며 줄의 법칙으로 표현된다. 힘은 전류의 제곱값에 전도체의 저항(R)과 전류가 흐른 시간(T)을 곱한 값과 같다. 이것이 바로 **줄의 법칙**(Joule's law)이다.

$$힘 = 전류^2 \times 저항 \times 시간$$

가장 높은 열은 신체에서 피부와 같이 가장 저항이 높은 부위에서 발생한다. 그러한 전기 화상의 경우, 심각한 유입흔(entry wound)과 유출흔(exit wound)이 나타날 수 있다. 건조하고 거친 피부는 1cm당 500,000~1,000,000옴에 달하는 매우 강한 저항을 보인다. 반면 팔이나 허벅지 안쪽의 얇은 피부와 같이 축축한 피부는 1cm당 300~10,000옴에 이르는 낮은 저항을 보이기 때문에 낮은 전류도 통과할 수 있다. 이 때문에 일반 가정에서 소아가 전기 코드를 실수로 물었다가 비교적 쉽게 입술 혹은 구강 부위에 화상을 입는 경우가 생긴다(그림 5–2).

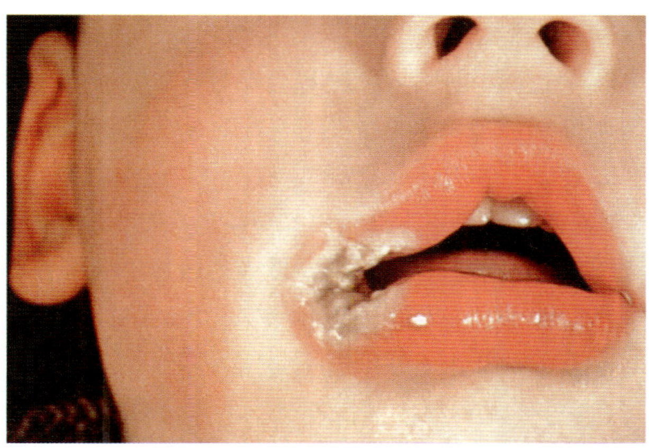

그림 5–2 소아가 코드를 물어서 입 위에 전기 화상을 입은 경우 (*Photo courtesy of Scott & White Healthcare*)

전류가 낮은 경우 열이 발생되는 것은 그

렇게 큰 우려사항이 아니다. 하지만 전류나 전압이 높아질수록 신체에 심각한 손상을 입을 수 있다. 접촉 시간이 길수록 손상의 정도가 심해진다. 전기 손상은 환자의 신체 내부에서 밖으로 가열시켜서 내부 장기 및 조직을 심각하게 손상시키지만, 유입흔과 유출흔 외에 눈에 띄는 별다른 증상을 외부에 남기지 않기 때문에 더욱 위험할 수 있다(그림 5-3).

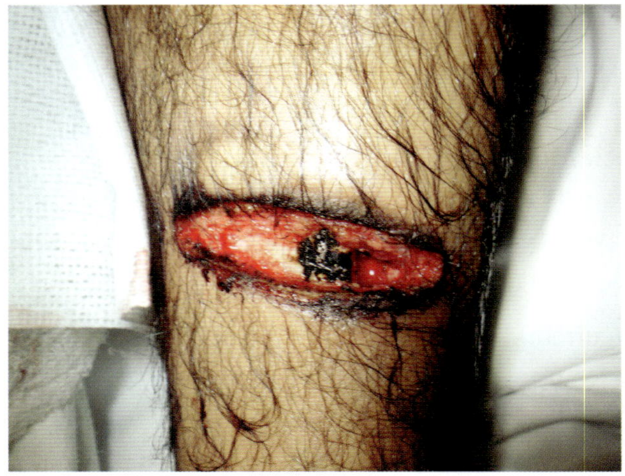

(a)

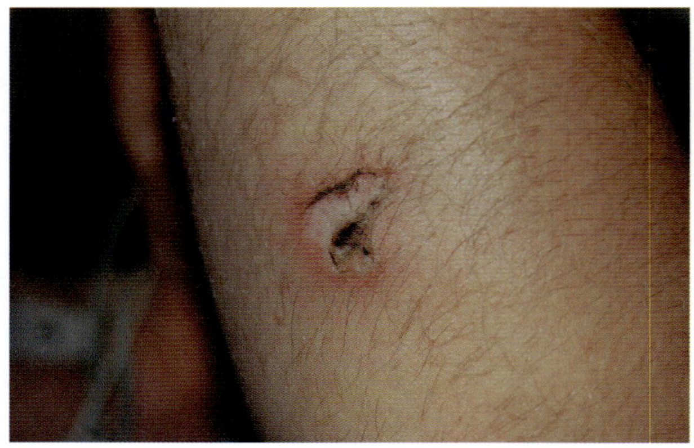

(b)

그림 5-3 전기 화상: (a) 전기 화상 유입흔 (b) 전기 화상 유출흔(*Photo a: © Dr. Bryan E. Bledsoe; Photo b: © Edward T.Dickinson, MD*)

전류에 의한 열손상은 접촉 지점에서 유출흔까지 열이 전달되면서 발생한다. 접촉점과 유입흔에서는 전기의 농도가 크기 때문에 예상되는 손상의 정도도 크다. 접촉 부위가 작을수록 전류가 더욱 집중되고 손상의 정도가 커진다. 유입흔과 유출흔 사이에는 넓은 단면적으로 퍼져서 통과하므로 대개는 손상이 덜하다. 혈관과 신경이 근육과 뼈보다 저항이 낮은 경우가 많기 때문에 전류는 혈관과 신경을 타고 흐를 수 있다. 이 경우, 사지나 체간 깊숙이 심각한 혈관 손상과 신경 손상이 발생할 수 있다.

또한 전기 접촉은 근육 조절 문제를 일으키는데 전류가 통과할 때 특히 교류는 근육을 조절하는 복잡한 전기화학적 반응에 크게 혼란을 가져올 수 있다. 만약 18~30mA 수준의 낮은 전류와 일정 시간 동안 접촉할 경우, 호흡 근육이 마비될 수 있고 지속적인 호흡정지, 저산소증이 유발되어 결국 사망에 이르게 될 수도 있다.

70mA 이상의 전류는 심장의 전기체계를 혼란시켜 심실세동을 만들어 심장의 펌프작용이 제대로 일어나지 못하게 만들 수 있다. 또한 일반 가정의 전류에서 발견될 수 있는 교류는 강직성 경련이나 근육의 불수의적 수축을 유발할 수 있다. 만약 환자가 일정 시간 동안 전선을 잡고 있다면, 전선을 더 이상 놓지 못하게 되고 이는 접촉 시간을 연장시켜 손상이 더 심해진다. 이러한 유형의 손상은 9mA 정도로 낮은 전류에서도 발생할 수 있다.

전기 화상은 근육과 그 밖의 조직을 망가뜨리고 퇴화를 유발할 수 있다. 조직이 괴사가 되면서 독소를 방출하여 간과 콩팥을 손상시켜 기능부전에 빠지게 할 수 있다.

전기 에너지는 전류의 열이 주변 공기를 통과하면서 섬광 화상을 유발하는 경우도 있다. 공기는 전류의 흐름에 매우 강한 저항을 띤다. 전류가 충분히 강하고 전류가 흐르는 공간이 협소한 경우, 전류가 둥글게 회전하면서 매우 높은 열을 생성한다. 이때 환자의 피부가 가까이 있을 경우 열에 의해 조직에 심한 화상을 입히고 조직을 기화시킬 수 있다. 또한 열은 의복이나 다른 연소물질에 불을 붙여 열화상이 유발될 수 있다.

화학 화상

화학 화상은 주로 단백질인 세포막의 생화학적인 구조를 변성시키고 세포를 파괴한다. 이런 손상은 열화상과는 다르게 신체 조직으로 전달되지는 않는 대신 어떠한 깊이로든 화상을 유발하기 전에 먼저 조직을 파괴한다. 이 때문에 아주 강한 화학 물질이 아닌 이상 화상과정은 대부분 제한적이다(그림 5-4). 화학 화상을 유발할 수 있는 물질은 매우 많으나 가장 흔한 원인 물질은 강산이나 강염기이다.

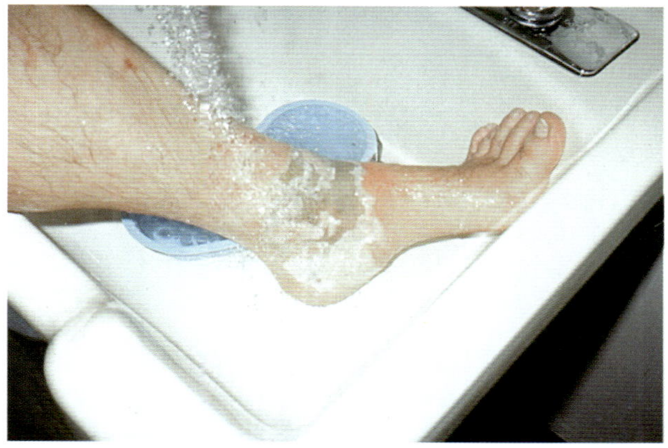

그림 5-4 발목에 발생한 산성 화상(© *Roy Alson, PhD, MD, FACEP, FAAEM*)

산과 염기는 세포막을 파괴하면서 접촉 부위의 조직을 손상시킴으로써 화상을 입힌다. 산은 접촉 부위에 응고물을 형성하는데 이것을 **응고괴사**(coagulation necrosis)라 하고 이 때문에 산에 의한 화상 시 깊이가 제한적이다. 그러나 염기는 응고물을 형성하지 않고 지속적으로 세포를 파괴하면서 세포사이와 사이질(간질, interstitial space)로 액체를 분비하며 조직을 손상시켜 이를 **액화괴사**(liquefaction necrosis)라 한다. 따라서 염기는 빠른 속도로 아래쪽 조직으로 파고들어 점진적인 심부 화상을 유발한다. 이러한 이유로 염기에 의한 화상은 매우 심각할 수 있다. 액화괴사는 점진적으로 단백질과 콜라겐의 변성, 지방질의 용해, 신체 조직의 탈수, 혈관의 손상으로 이어진다. 이러한 과정을 통해 알칼리성 물질은 기저 조직으로 침투하고 이로 인해 점진적으로 악화되는 화상이 발생한다. 그렇기 때문에 알칼리성 물질에 의한 화상은 손상이 상당히 심각할 수 있다. 알칼리성 물질은 오븐 청소기, 배수관 청소기, 농업용 비료, 산업용품 등 다방면에서 흔하게 사용된다.

방사선 손상

핵 방사선은 역사 이전부터 지구에 널리 펴져있었다. 작게는 일출의 순간부터 저 멀리 우주 공간까지 방사선이 일상적으로 존재해왔다. 자연 방사선은 지구 도처에 있는 방사성을 띠는 암석과 가스로부터 쉽게 발견할 수 있다. 이러한 자연 방사선은 대부분 큰 문제가 되지 않는다. 방사선은 고밀도의 방사선을 담고 있는 합성 물질에 인체가 노출되었을 때 위험성을 띤다. 의약계와 산업계에서는 방사선이 질병에 대한 진단 및 치료나 에너지 생성 목적으로 사용되고 있다. (핵물질 취급과 관련한 안전 조치로 인해) 방사선 노출로 인한 사망이나 중증 손상은 매우 드물게 발생한다. 하지만 방사능 화상의 위험은 보통 (현장이든 운송 중이든) 방사능 물질에 대한 미숙한 취급에서 야기된다.

핵 방사선은 **이온화**(ionization)라고 알려진 과정을 거쳐 손상을 야기한다. 방사능 에너지 입자는 물질내로 들어가 내부 원자를 변화시킨다. 인체 내에서 피폭된 세포는 손상을 복구하거나 죽거나 또는 손상 세포(암세포)들을 생성한다. 방사선 손상에 가장 약한 세포는 골수에서 적혈구, 백혈구, 혈소판을 생성하는 세포들과 장 세포, 생식 기관에 있는 세포들처럼 재생산이 빨리 일어나는 세포들이다.

내용 요약

- 화학 화상의 단계
  - 산성 물질에 의한 화상
    - 응고괴사를 통해 접촉 조직에 두껍고 녹지 않는 덩어리를 형성하여 화학손상이 제한적이다.
  - 알칼리성 물질에 의한 화상
    - 액화괴사를 통해 세포막을 지속적으로 파괴하여 아래 조직까지 침투하여 더 깊은 화상을 유발한다.

방사선은 다음의 네 가지로 나눌 수 있다.

- **알파선** 원자의 핵은 작은 헬륨 핵의 형태로 **알파선**(alpha radiation)

내용 요약

➤ 방사선의 종류
- 알파선-매우 에너지가 약하여 종이나 옷에 의해 표피를 통과하지 못한다.
- 베타선-알파선보다 강력함. 6~10피트 가량 공기 중에서 이동 가능함. 옷과 피부의 최초 몇 밀리미터를 통과할 수 있다.
- 감마선-가장 강력한 이온화 방사선. 매우 높은 물체 투과율. 막으려면 두꺼운 콘크리트와 납이 필요하다.
- 중성자선-높은 물체 투과율. 핵원자로나 핵폭탄 내부를 제외하고는 찾아보기 힘들다.

을 방출한다. 알파선은 매우 약한 에너지원이며 공기 중에선 불과 몇 인치밖에 이동하지 못한다. 종이나 옷으로도 알파선을 막을 수 있다. 또한 이 방사선은 피부의 표피도 통과하지 못한다. 그러나 원자보다 작은 영역에서 보면 알파 입자는 거대하며 짧은 이동거리 동안 큰 손상을 유발할 수 있다. 알파선은 방사선 오염 물질을 흡입하거나 섭취했을 때에만 심각한 해를 입히므로 감작된 호흡기나 소화기계의 근접한 부위에 손상을 입힌다.

- **베타선** 방사능 과정의 두 번째 유형은 **베타선**(beta radiation)이다. 베타선은 알파선보다 더욱 큰 에너지를 보유하고 있다. 하지만 베타선은 비교적 가볍고 중성자로 된 덩어리를 포함한다. 베타선은 공기 중에서 6~10피트 가량을 이동할 수 있고, 옷을 몇 겹 정도 통과할 수 있다. 베타선의 입자는 피부의 최초 몇 밀리미터를 통과할 수 있기 때문에 외부손상뿐만 아니라 내부손상도 일으킬 수 있다.
- **감마선** 감마선(gamma radiation)은 X 레이라고도 하며 이온화 방사선의 가장 강력한 형태이다. 이것은 몸 전체를 통과할 수 있으며 몸 안의 어떤 원자라도 이온화 할 수 있다. 순수한 전기 자장 에너지로서 부피와 전하(charge)가 거의 없기 때문에 강력한 침투력을 갖는다. 외부로 노출되었을 때 가장 큰 신경을 써야 하는데 막기가 힘들기 때문에 가장 위험하고 무서운 방사선 형태이다. 높은 에너지의 감마 엑스레이를 막기 위해서는 수 인치의 납 또는 몇 피트의 콘크리트가 필요하다. 다행히 높은 에너지를 가진 감마선에 노출되는 일은 핵 폭발 사고나 핵 발전기의 중심부 근처에 있거나 방사능이 높은 물질에 매우 근접해 있지 않는 한 드물다. 흔히 접할 수 있는 낮은 에너지의 X선과 감마선은 적당한 양의 콘크리트, 강철 또는 납으로 막을 수 있다.
- **중성자선** 중성자는 전하가 없는 작지만 강력한 입자로 크기가 작고 전하가 없어 침투력이 강하다. 그러나 다행히도 강한 **중성자 방사선**(neutron radiation)은 핵 발전기나 핵 폭탄의 경우 외에는 흔치 않다,

방사선 노출과 이온화 효과는 두 가지 기전에 의해 발생할 수 있다. 첫째로 보호 장구를 착용하지 않은 사람이 우라늄과 같은 강력하고 불안정한 방사능 물질에 직접 노출되는 경우와 둘째로 매우 적은 방사능 물질을 함유하는 먼지나 찌꺼기, 용액에 오염되어 노출되는 경우이다. 이런 오염은 우라늄 같은 직접적인 방사능 물질보다는 약한 방사선을 방출하지만 신체에 더 가까이 접근할 수 있고 노출 시간도 더 지속적일 수 있어 더 심한 방사선 노출과 오염을 야기할 수 있다. 인체를 포함한 대개의 물질은 방사선을 방출하지 않는다는 사실에 주의한다. 방사선 사고에 노출된 사람 자체는 방사능을 내는 위험인자가 아니나 환자가 소지한 방사선에 오염된 물건은 방사능원으로 작용하여 위험하다.

방사선 노출 사고 현장 구조 요청을 받았을 때 염두에 두어야 할 중요한 세 가지 인자는 노출 총 시간, 방사능원으로부터의 거리, 차폐 여부(환자, 구조자)이다.

- **노출 기간** 방사선 노출은 축적되는 위험이기 때문에 방사능원에 오래 노출될수록 손상의 위험도가 높다. 노출 기간과 방사능 위험은 정비례하는 선형 관계이다. 방사능 노출이 두 배가 되면 그 위험도 두 배가 된다.
- **방사능원으로부터의 거리** 노출원으로부터 거리가 멀수록 방사선의 강도는 급격히 줄어드는데 이 효과는 전구 빛의 강도와 비슷하다. 전구에서 몇 피트 떨어진 거리에선 책을 읽을 정도이나 수백 피트 떨어지면 전구 빛에 의한 그림자조차 희미해진다. 수학적으로 강도는 거리의 제곱에 반비례한다. 방

사능 물질로부터 거리가 두 배 멀어지면 방사능 강도는 4분의 1로 줄어들고 세 배 멀어지면 강도는 9분의 1로 감소한다.

- **차폐** 방사능원과 노출된 사람 사이에 있는 물질이 많을수록 방사능 노출 정도는 줄어든다. 알파선과 베타선은 쉽게 효과적으로 막을 수 있으나 감마선과 중성자는 제대로 막으려면 토양이나 콘크리트, 금속, 납처럼 밀도가 높은 물질이 필요하다.

내용 요약

➤ 방사능 노출에 영향을 주는 요소
- 방사능 노출 시간
- 방사능 물질로부터의 거리
- 방사능 물질에 대한 방어물(차폐)

방사선 노출은 가이거 계수기(Geiger counter)로 측정하고 방사선 축적량은 선량계(dosimeter)라는 기계로 기록한다. 방사선 기록 단위는 라드(rad)나 그레이(Gray, Gy)로 표시하며 1Gray는 100rads이다.

각 조직마다 감수성을 갖는 방사선 수치가 다르다. 안구나 혈구를 생성하는 골수(조혈기관)는 0.2Gy 정도로 작은 방사선에도 백내장이 생기거나 손상을 입을 수 있다. 노출된 사람들의 반수가 사망하는 방사선 치사량은 4.5Gy 정도이다.

전신이 노출되고 방사선 양이 많을수록 노출의 증상과 징후가 빨리 나타나며 그 정도도 심해진다. 많은 양에 노출된 후 처음으로 나타나는 징후는 약간의 구역과 피로로 노출 후 4~24시간 후에 나타난다. 방사선 양이 치사량에 가까울수록 구역이 심하고 식욕부진, 구토, 설사, 권태감 등이 나타난다. 피부 홍반이 나타날 수 있고 피로감이 더욱 심하다. 이러한 징후는 2~6시간 이내에 나타난다. 훨씬 더 높고 치명적인 방사선양에 노출되면 거의 노출 즉시 방사선 노출의 모든 징후를 보이며 곧 의식 혼란, 설사, 탈진 상태를 보인다. 개인의 방사선 노출에 대한 감수성이 매우 다양하므로 방사선 노출의 증상과 징후와 관련 손상도 매우 다양하게 나타난다.

아주 적은 방사선량이라도 지속적으로 노출되면 장기간에 걸쳐 지연성 손상을 유발할 수 있다. 불임은 잠재적인 방사선 손상 중의 하나인데 난자와 정자는 방사선 손상에 매우 감수성이 높다. 암 또한 지연성으로 나타나는 심각한 결과 중 하나다. 이것은 방사선 노출 후 수년, 심지어는 수십 년 후에도 나타날 수 있다.

흡입손상

화재 현장에서 흡입 손상이 자주 발생한다. 그러나 이것은 환자가 갇혀 있거나 의식을 잃은 채로 밀폐 공간에 있는 경우에만 주로 발생한다. 연기로 가득 찬 공간에 갇히거나 의식을 잃은 채로 있는 환자는 결국 증기나 불꽃, 덥혀진 공기, 가스를 마시게 되어 기도나 호흡기에 손상을 받게 된다.

화재 현장에서 흡입 손상이 생기는 상황에 대해 알아야 하고 화재 현장을 조사할 때 이를 염두에 두고 필요한 보호 장비도 착용한다.

현장 조사 시 이 정보에 유의하고, 필요한 보호 조치를 취한 상태에서 환자 평가를 시작한다.

유독가스 흡입 현대의 주거용이나 상업용 건물은 합성수지와 플라스틱을 사용하고 이것들은 타면서 유독가스를 낸다. 이러한 물질들은 연소할 때 일산화탄소, 시안화물, 황화수소와 그 밖의 유독한 부식성 물질을 형성한다. 환자가 이런 가스를 마시면 가스는 폐조직과 반응하여 내부 화학 화상을 입히거나 허파꽈리와 모세혈관막 사이를 확산하여 혈류로 들어가 세포의 산소공급과 사용에 문제를 일으킨다. 이런 손상의 증상과 징후는 흡입 즉시 나타날 수도 있고 한두 시간 후에 나타날 수도 있다. 열 흡입 화상보다 유독 가스 흡입 손상이 더 자주 발생한다.

일산화탄소 중독 화재 및 화상 환경과 관련된 중요한 고려사항은 일산화탄소 중독이다. 불완전 탄화수소 연소의 산물인 일산화탄소는 무색무취라는 속성상 쉽게 발견되지 않는다. 일반적으로 대기에는 극소량의 일산화탄소가 있지만, 일산화탄소의 농도가 100배 이상 증가할 경우 일산화탄소 중독의 위험이 커지기 시작한다. 제대로 환풍이 되지 않은 채 (주택 화재, 연료 난방기의 오작동, 비 전기 스토브 및 오븐, 숯불구이 장치, 캠핑용 스토브, 환풍이 잘못된 벽난로 등의) 폐쇄된 공간이나 (자동차 배기가스, 가정용 발전기, 프로판 가스 차량, 선박 배기가스 등) 내연기관에서 화재가 발생하는 경우, 일산화탄소 중독의 위험이 수반된다. 매년 6,000명에 달하는 사람이 일산화탄소 중독으로 인해 사망하고, 40,000명의 일산화탄소 중독 환자가 응급실에 실려 온다. 일산화탄소는 탄소 원자와 산소 원자가 각각 하나가 서로 단단히 결속되어있는 안정적 구조의 분자이다. 일산화탄소의 분자 구조는 헤모글로빈에 있는 산소와의 결합 부위 네 곳에 완벽하게 들어맞는다. 일산화탄소 중독 현상은 일산화탄소가 산소보다 혈색소 친화력이 200배 이상 높기 때문에 발생한다.

일산화탄소와 결합한 헤모글로빈은 산소와 결합하지 않기 때문에, 헤모글로빈이 허파꽈리에서 조직 모세혈관으로 산소를 공급하는 기능이 차단된다. 일산화탄소의 농도가 높아지고 일산화탄소 노출도가 증대됨에 따라, 일산화탄소와 결합된 헤모글로빈(일산화탄소헤모글로빈)의 수가 증가하고 산소와 결합한 헤모글로빈(산화헤모글로빈)의 수가 감소한다.

일산화탄소는 또한 미오글로빈과도 결합한다. 미오글로빈은 이온을 담고 있는 단백질로 (심근을 포함한) 근육에서 산소 저장소의 기능을 한다. 일산화탄소와의 결합으로 인해 미오글로빈의 산소 저장량이 감소할 경우 심장 허혈과 부정맥이 유발될 수 있다.

독성의 증상과 징후가 매우 불분명하기 때문에 일산화탄소 중독을 알아차리는 것은 쉽지 않다. 일산화탄소 중독 환자는 일반적인 증상과 두통, 어지러움증, 흐릿한 시야, 구역질, 구토 등의 중추 신경계 증상인 CNS 증상을 보인다. 일산화탄소 노출이 증가함에 따라 환자는 혼란, 쇠약함, 졸도, 호흡 장애, 빈호흡, 빈맥, 흉부 통증을 겪을 수 있다. 일산화탄소 노출이 극심해질 경우 저혈압, 허혈성 심장, 부정맥, 폐부종, 발작, 혼수, 호흡정지, 심정지, 사망에 이를 수 있다. 응급구조사는 기온이 떨어져 난방기 사용이 잦은 늦가을이나 초겨울, 특히 단체 근무지나 거주지에서 독감과 같은 증세가 나타날 경우 일산화탄소 중독에 대한 의심지수를 높여야 한다.

기존에 심장병력이 있는 영유아나 고령 환자 혹은 산모의 태아의 경우, 일산화탄소 중독은 특별한 주의가 필요하다. 나이가 어린 소아 환자는 생리 변화로 일산화탄소 중독에 취약하다. 고령자는 만성폐쇄성폐질환, 기타 호흡기 질환를 포함한 기존 질병이 있고, 호흡 용적이 감소할 가능성이 크기 때문에 일산화탄소 중독 위험이 크다. 심장 질환이 있는 경우, 심근이 산소를 저장하지 못하고 일산화탄소에 의해 혈액으로의 산소 공급 능력이 감퇴되기 때문에 일산화탄소 중독의 위험이 크다. 마지막으로 태아의 헤모글로빈은 일반적인 헤모글로빈과 다르기 때문에 일산화탄소 분자 구조에 더 높은 친화력을 보인다. 태아가 일산화탄소에 노출된 경우 산모에게 증상이 나타나기도 전에 태아에게 부정적인 영향이 발생할 수 있다.

기도 열화상 일산화탄소 중독보다 덜 빈번하게 발생하는 것이 기도 열화상이다. 기도에 있는 촉촉한 점막은 열 손상에 대한 절연체 기능을 한다. 이러한 점막 덕분에 성문 위(supraglottic)나 상부기도 같은 구조물에서 열을 흡수하여 하부 기도의 화상을 방지할 수도 있다. 수분을 증발시키고 세포에 손상을 주려면 높은 열에너지가 필요하다. 뜨거운 공기나 불꽃을 흡입하여 하부 기도에까지 심각한 손상을 줄 만큼 충분히 열이 생성되는 일은 드물다.

과열된 수증기는 뜨겁고 건조한 공기보다 더 큰 열을 가지고 있어 **성문 아래**(subglottic) 하부기도에 화상을 입힐 수 있다. 과열된 수증기는 고압에서 만들어지며 화씨 212도 이상의 온도를 가진다. 흔히 소방관들이 처하는 위험 중 하나가 진화 시 강한 물줄기가 열점을 강타하면서 폭발적으로 기화가 일어나서 과열된 수증기가 만들어지는 것이다. 폭발에 의해 소방관의 호흡 마스크가 벗겨지면 과열된 수증기에 노출되게 된다. 이 수증기는 상기도에 심한 화상을 유발할 만큼 충분한 열에너지를 갖고 있으며 그만큼 흔치는 않지만 하부 호흡기에도 손상을 줄 수 있다.

화재와 관련된 흡입 손상의 위험 요소는 화재 현장에서 서 있는 경우(뜨거운 가스는 위로 올라가기 때문에), 화재 현장에서 고함을 지르거나 비명을 지르는 경우(성문이 열려 유독 가스가 하부 기도로 들어갈 수 있다)와 밀폐된 화재 현장에 갇힌 경우 등이 있다. 열화상이든 연기와 관련된 화학 화상이든 어떤 형태로든 호흡기에 손상이 일어나면 기도가 좁아져 심한 호흡곤란, 심지어는 호흡 마비까지 올 수 있다.

기도는 좁은 관으로 되어 있고 혈관 조직이 풍부하여 손상 시에 빠른 속도로 부종이 생겨 기도의 단면이 심하게 줄어들 수 있다. 목쉰 소리만 약간 내던 환자가 급격한 호흡곤란에 빠질 수 있다. 흡기 시에 협착음(stridor)이나 높은 톤의 새 울음소리 같은 소리가 나면 기도 폐쇄가 임박하다는 불길한 징후이다. 그 밖에 잠재적인 기도 화상을 의심해 볼 수 있는 단서는 얼굴의 털과 코털이 타거나 가래에 검댕이 묻어 나오는 경우, 얼굴 화상이 있는 경우 등이 있다. 기도 손상이 광범위하면 기도의 완전 폐쇄와 호흡 마비를 유발할 수도 있다. 화상센터로 입원하는 화상환자의 20~35%, 화상으로 사망하는 환자의 60~70%가 관련된 흡입 손상이 있기 때문에 흡입 손상 여부에 대한 적절한 평가는 매우 중요하다.

화상의 깊이

화상의 원인과 흡입 손상 여부를 평가하고 난 후에는 화상의 심한 정도에 대한 평가가 필요하다. 화상의 정도를 결정짓는 요인 중 하나는 화상으로 생긴 손상의 깊이이다. 화상 손상의 깊이는 세 가지 종류로 나

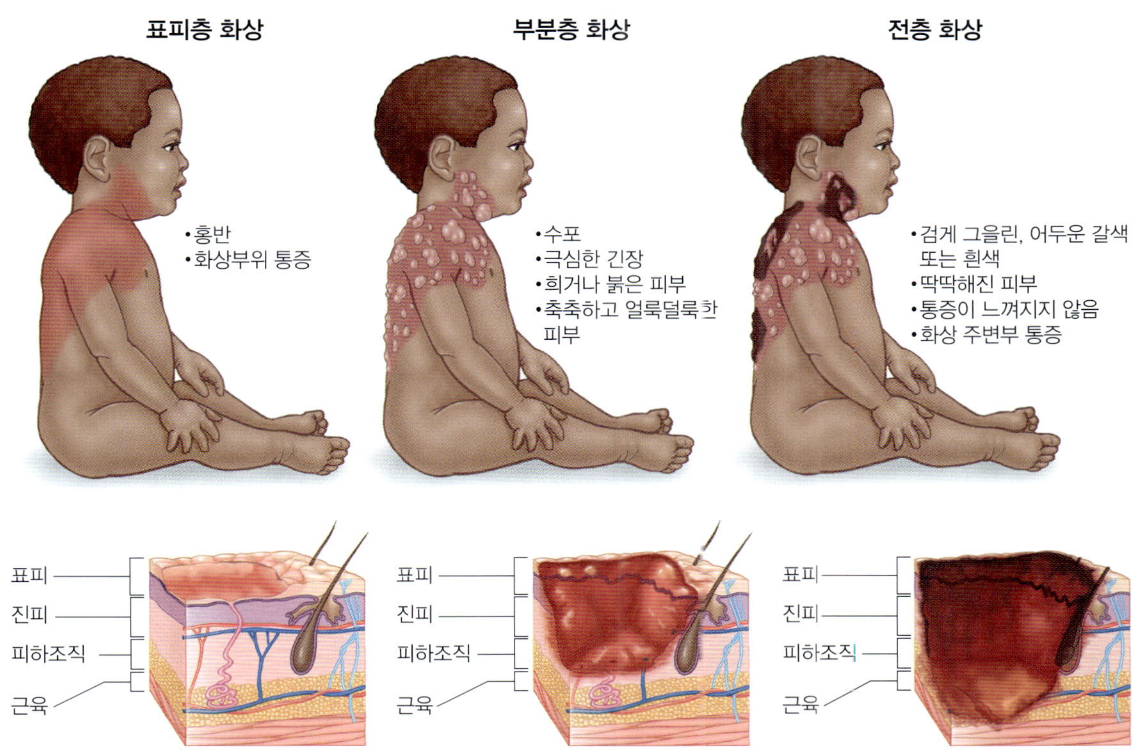

그림 5-5 손상 깊이에 따른 화상 분류

내용 요약

➤ 화상의 깊이
- 표피층 화상(1도 화상)-표피에만 발생. 통증, 경미한 부종, 홍반이 발생.
- 부분층 화상(2도 화상)-표피와 진피에서 발생. 통증, 부종, 홍반, 수포 발생.
- 전층 화상(3도 화상)-피부의 모든 층과 (경우에 따라) 기저 조직에서 발생. 고통이 없지만 조직이 파괴된 상태. 흰색, 갈색, 혹은 흙빛을 띰.

뉜다(그림 5-5).

표피층 화상

1도 화상으로 알려진 **표피층 화상**(superficial burn)은 표피와 진피의 상부에만 발생한다. 1도 화상은 표피의 살아있는 세포와 신경 말단을 자극하고 약간의 통증, 경미한 부종, 홍반을 유발하고 합병증 없이 낫는다.

부분층 화상

부분층 화상(partial thickness burn)은 2도 화상이라고도 하며 표피층 화상보다 좀 더 깊이 침투하여 수포를 형성한다. 열에너지가 진피까지 도달하여 더 많은 조직에 영향을 미쳐 더 많은 조직 손상이 생긴다. 홍반과 통증이 있으며 부종이 있는 점은 표피층 화상과 비슷하기 때문에 수포가 생긴 후에야 구분이 가능하다. 진피에는 많은 신경 말단이 분포하기 때문에 표피층 화상과 부분층 화상 모두 종종 통증이 아주 심한 반면 진피가 보존되기 때문에 완전한 피부 재생이 잘 일어난다. 햇빛에 의한 화상은 흔히 발생하나 화상의 특이한 형태 중 하나이다. 열에 의해 서라기보다는 자외선에 의해 화상이 발생하는데 자외선이 표면을 통과하여 진피의 가장 위층에 손상을 준다. 햇빛에 의해서 표피층 화상과 부분층 화상 모두 생길 수 있다. 이와 비슷한 형태의 화상이 용접 불꽃을 적절한 보호장구 없이 보았을 때 발생한다. 각막의 가장 표피층에 자외선이 닿아 손상을 줌으로써 자외선 각막염이 생긴다. 이것은 지연성 안통과 일시적인 시력손실까지도 유발할 수 있지만 대개 24시간 이내에 완전 치유된다.

전층 화상

전층 화상(full thickness burn)은 3도 화상이라고도 하며 화상이 표피, 진피를 통과하여 피하 조직, 심지어는 더 깊이 근육, 뼈 및 내부 장기까지 침범할 수도 있다. 이 화상은 조직의 재생 능력과 신경 말단을 파괴한다. 신경을 파괴하기 때문에 통증이 없으나 전층 화상의 경계 부위에선 대개 부분층 화상이 같이 있으므로 이 부위는 통증이 심할 수도 있다. 전층 화상은 화상 유발물질의 성질과 손상 받거나 죽어가거나 죽은 조직에 따라 다양한 색을 가질 수 있다. 희거나 갈색이거나 까맣게 탄 모습을 보일 수도 있지만 전형적으로는 건조한 가죽 같은 모습을 보인다. 진피 전체가 파괴되기 때문에 상처가 아주 작거나 피부 이식이 가능하지 않는 한 치유되기는 어렵다.

체표면적

화상의 심한 정도를 결정하는 또 다른 인자로는 화상을 입은 **체표면적**(body surface area)인데, 체표면적을 계산하는 법에는 두 가지가 있다. 하나는 큰 화상 면적을 계산하는데 유용한 '9의 법칙'이고 또 하나는 작은 면적을 좀 더 정확히 재는데 유용한 '손바닥 법칙'이다.

9의 법칙(Rule of Nines)

성인의 신체를 11가지 구역으로 구분하여 각각을 전체 체표면적의 9%로 어림잡아 계산한다(그림 5-6). 이 11가지 구역은 전체 머리와 목, 흉부 전면, 흉부 후면, 복부 전면, 복부 후면, 양 하지의 앞면 각각과, 양 하지의 뒷면 각각, 양 상지 각각으로 구분되며 회음부가 남은 체표면적 1%를 구성한다. 영아와 소아는 어른과는 비율이 다르기 때문에 정확한 체표면적의 가늠을 위해서는 '9의 법칙'을 변형시켜 사용해야 한

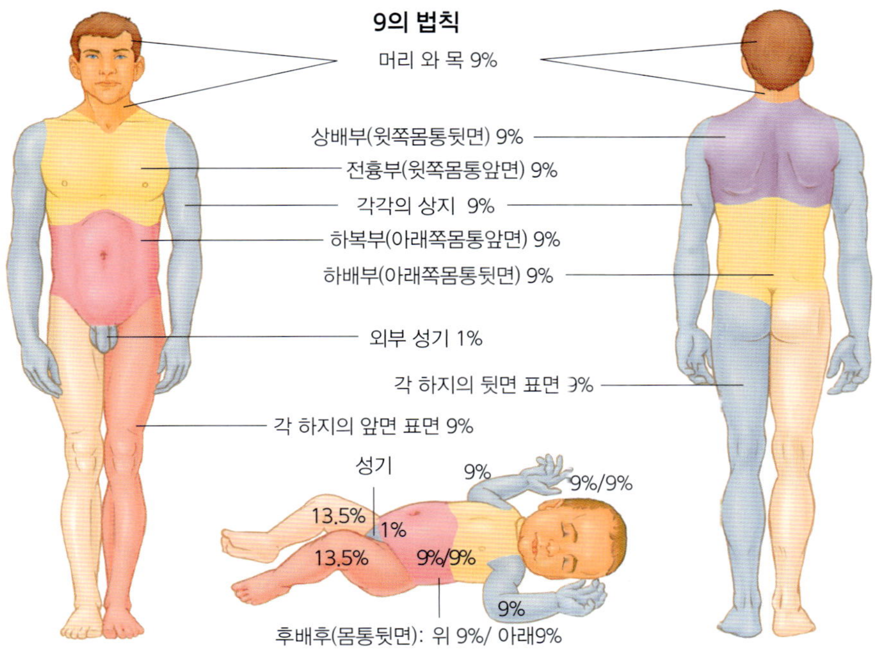

그림 5-6 9의 법칙

다. 머리와 목을 앞면과 뒷면으로 세분하여 각각을 9%로 보고, 각각 하지를 4.5%씩 줄여서 계산하여 전체 면적이 100%가 되게 한다. '9의 법칙'은 화상면적을 가늠하는 가장 좋은 방법이긴 하나 화상의 정도를 측정하는데 도움을 주고자 편의를 위해 사용되는 한 방법이다.

손바닥의 법칙

손바닥 법칙(rule of palms)은 화상 범위를 계측하는 변형된 방법으로 화상을 입은 부위를 손바닥 면적과 비교하여 화상의 범위를 가늠한다(그림 5-7). 어린 아이, 어른에 관계없이 환자의 손가락을 제외한 손바닥을 전체 체표면적의 1%로 본다. 환자의 손바닥을 보고 화상 부위와 비교하여 전체 화상 면적을 계산한다. 손바닥 법칙은 체표면적 10%까지의 국소적인 화상에 사용하면 용이하나 그보다 큰 화상은 9의 법칙으로 계산하는 것이 더 정확하고 쉽다. 그 밖에 연령에 따라 좀 더 세분화되고 보통 더 정확한 룬드와 브라우더 체표면적 챠트 같은 측정법들이 있지만 적용할 때 더 복잡하고 시간이 걸리는 경우가 많다(그림 5-8). 현장에서는 9의 법칙이나 손바닥 법칙을 사용하여 대강의 체표면적을 쉽게 구할 수 있다.

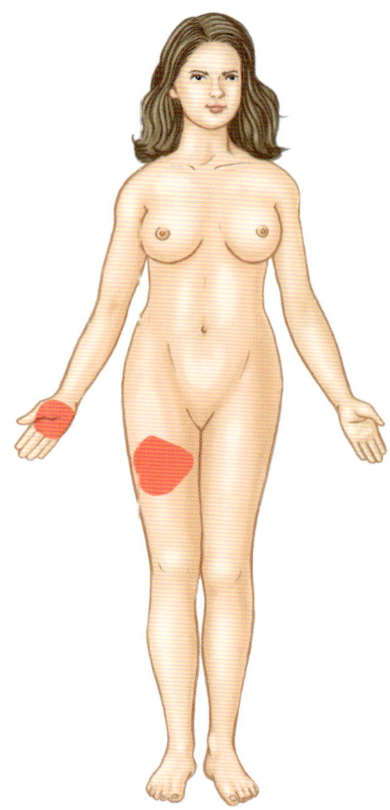

그림 5-7 손바각은 환자의 체표면적의 1% 정도를 차지하기 때문에 국소적 화상 부위를 측정하기에 유용하다.

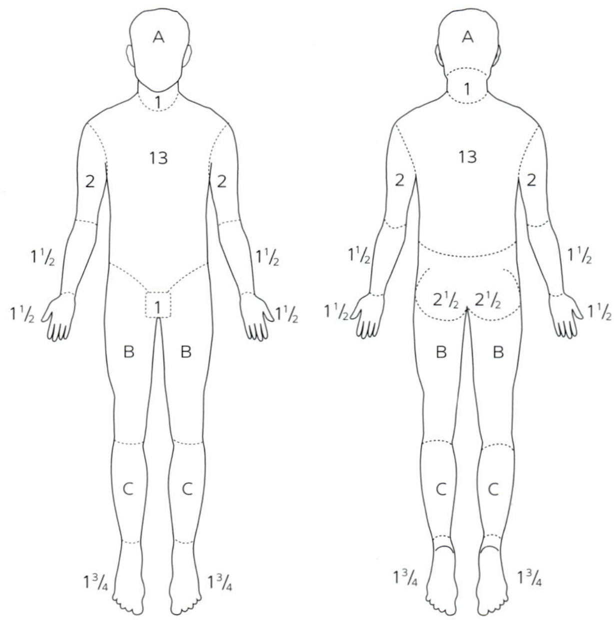

부위	부분층 화상 (%) [NB1]	전층 화상 (%)
머리		
목		
몸통 앞면		
몸통 뒷면		
오른쪽 팔		
왼쪽 팔		
엉덩이		
회음부		
오른쪽 다리		
왼쪽 다리		
Total burn		
NB1 : Do not include erythema		

부분	나이 0	1	5	10	15	성인
A = 머리의 반	$9\frac{1}{2}$	$8\frac{1}{2}$	$6\frac{1}{2}$	$5\frac{1}{2}$	$4\frac{1}{2}$	$3\frac{1}{2}$
B = 한쪽 허벅지의 반	$2\frac{3}{4}$	$3\frac{1}{4}$	4	$4\frac{1}{2}$	$4\frac{1}{2}$	$4\frac{3}{4}$
C = 한쪽 하퇴부 반	$2\frac{1}{2}$	$2\frac{1}{2}$	$2\frac{3}{4}$	3	$3\frac{1}{4}$	$3\frac{1}{2}$

그림 5-8 룬드와 브라우더 체표면적 차트는 두부와 하지의 비율은 유아에서 성인까지 연령대에 따라 달라진다는 점을 감안하고, 화상 부위의 올바른 측정을 위해 연령대별로 적합한 비율을 제시한다.

전신적 합병증

화상은 여러 전신적인 합병증을 유발한다. 이 합병증들이 화상의 전반적인 중증도에 영향을 미칠 수 있다. 전형적인 합병증으로는 저체온증, 저혈량증, 건조가피(eschar) 형성과 감염 등이 있다.

저체온증

화상은 신체의 심부 체온 조절 능력에 문제를 일으킬 수 있다. 조직 손상은 피부의 수분 보유 능력을 감소시키거나 제거한다. 화상 과정에서 혈장 및 그 밖의 수분이 방출되어 화상 상처로 스며나가게 된다. 상처에서 수분이 증발되면서 빠른 속도로 열에너지를 제거한다. 손상 받은 피부는 혈류량이 증가하여 열손실이 많아진다. 정상적으로는 과량의 열손실에 대한 반동으로 혈관이 수축하여 열손실을 막지만 화상 조직에는 이런 기능이 없다. 그러므로 화상 범위가 크면 조절되지 않는 신체의 열 손실이 커서 빠른 속도로 심한 저체온증에 빠질 수 있다.

저혈량증

저혈량증 역시 심한 화상의 합병증으로 생길 수 있다. 전체 체표면적의 15~20% 이상에 가해진 열 화상의 경우, 손상된 혈관은 혈장을 담고 있을 수 없기 때문에 단백질과 수분, 전해질이 화상 입은 조직으로 빠져 나간다. 게다가 혈장 단백질이 줄면 삼투압이 감소하여 정상 조직으로부터 수분을 흡수하는 능력 또한 감소한다. 이것은 수분 손실에 대한 신체의 정상적인 반응에 문제를 일으켜 심한 저혈량증을 유발할 수 있다. 저혈량증은 광범위한 화상에서 나타나는 심각한 합병증이긴 하지만 발생하는데 수 시간이 걸리므로 현대에는 적극적인 수액 치료로 이 과정을 효과적으로 보완하고 있다.

관련된 합병증으로 전해질 불균형이 올 수 있다. 너무 대량의 수분이 사이질(간질, interstitial space)로 빠져 나가면 신체의 나트륨, 칼륨과 그 밖의 전해질 조절 능력이 이를 따라 잡지 못한다. 뿐만 아니라 큰 열

화상이나 전기 화상은 심한 조직 손상을 야기하고 손상되어 나온 분해 산물이 혈류로 방출되는데 이런 분해 산물 중 하나가 칼륨이다. 고칼륨혈증이 야기되면 생명을 위협하는 심각한 부정맥이 올 수 있다. 그러므로 적절한 수액 치료와 함께 심전도 감시 장치를 이용하여 고칼륨혈증 예방에 주의한다.

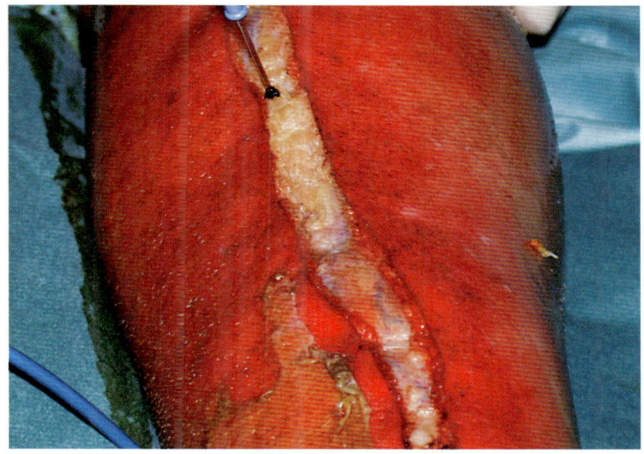

그림 5-9 건조가피 형성에 의한 피부 수축은 흉부 팽창과 사지의 혈류 순환을 방해할 수 있다(© *Michael Schurr, MD, Professor, University of Denver*).

건조가피

피부 변성은 전층 화상의 합병증으로 발생한다. 화상이 진피 세포를 파괴하면 피부는 딱딱하고 가죽 같아지는데 이를 건조가피(eschar)라고 한다. 상처 전체의 피부가 수축하여 그 밑에 있는 부종의 압력을 올리고 혈류를 제한한다(그림 5-9). 만약 팔이나 다리의 화상이 둘레를 에워싸며 생겨 수축이 생기면 말단으로 흐르는 혈류를 막을 수 있다. 흉부 화상의 경우에는 건조가피 때문에 흉부의 팽창이 제한되어 일회호흡량(tidal volume)이 감소할 수 있다.

감염

감염은 화상 환자를 가장 지속적으로 사망하게 만드는 요인이나 화상 후 급성기 며칠 동안은 그 영향이 안 나타난다. 화상이 발생하면 얼마 안돼서 세균이 상처로 침입하는데 상처가 치유될 때까지 지속적으로 세균 침입이 이루어진다. 침입된 세균이 다량으로 증식하면 생명을 위협하게 되는데 이 과정은 수일에서 수주가 걸린다. 이런 감염원의 노출을 줄이려면 환자를 잘 격리하여 무균 드레싱을 하고 깨끗한 장비를 사용하고 화상 상처의 오염을 막는다.

장기 기능부전

앞에서 언급했듯이 화상 과정에선 손상 조직이나 죽은 세포에서 나온 물질이 혈류로 방출된다. 근육에서 나온 미오글로빈은 콩팥의 세관들을 막는데 이것이 저혈량증과 동반되면 콩팥부전을 유발할 수 있다. 저혈량증과 세포 손상의 부산물은 간부전도 야기할 수 있다. 세포에서 혈류로 방출된 칼륨은 부정맥을 유발하고 심장 마비까지 일으킬 수도 있다.

특별히 고려해야 할 사항들

환자의 전반적인 건강 상태나 나이는 화상 반응에 영향을 미치므로 환자 치료와 이송 결정을 할 때 반드시 고려한다. 노인과 소아, 기존 질환이 있는 사람이나 손상이 같이 있는 사람은 건강한 사람에 비해 상대적으로 화상을 극복하기 힘들다. 소아는 몸무게에 비해 체표면적이 커서 화상을 극복하는데 필요한 신체의 수분 보유량이 상대적으로 적다. 노인 환자는 수분 보유량도 적고 수분 보유 능력도 감소되어 있을 뿐 아니라 감염에도 약하고 기존의 질병을 갖고 있는 경우가 많다. 질병을 갖고 있는 환자는 이미 정상인에 비해 에너지 소모량이 많은 상태인데 여기에 화상까지 입으면 부담이 가중된다. 손상을 같이 입은 환자에서는 혈액손실과 더불어 화상에 의한 수분손실이 따라온다. 즉 극복해야 할 손상이 두 가지가 되는 것이다.

신체적 학대에 대한 평가

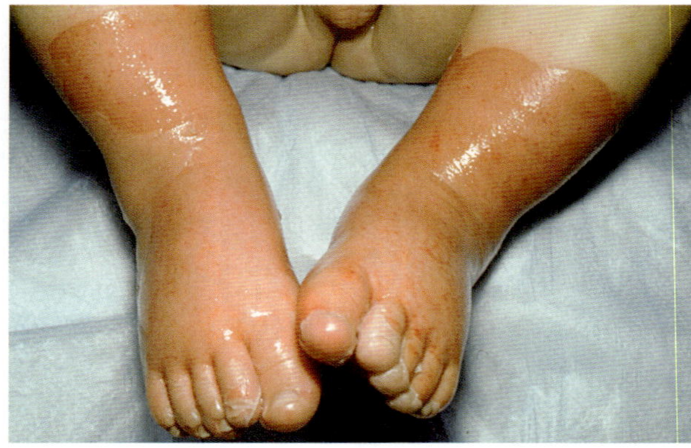

그림 5-10 부모가 체벌의 목적으로 아이의 다리와 발을 뜨거운 물에 담궈 발생한 화상 사고(© *Roy Alson, PhD, MD, FACEP, FAAEM*)

화상을 평가할 때는 특히 노약자나 소아 환자에서 신체 학대의 가능성을 늘 염두에 두어야 한다. 상식에 안 맞는 손상기전인지를 살펴야 하는데 예를 들면 혼자 서거나 걸을 수 없는 영아가 난로에 데인 경우이다. 특정한 화상 형태에서는 더욱 의심을 해봐야 하는데 1센티미터 정도 지름의 동그란 화상 자국이 여러 군데서 보이면 고의적인 담뱃불에 의한 화상일 수 있다. 피부가 벗겨질 만큼 뜨거운 물에 빠졌던 유아는 뜨거운 물에서 벗어나기 위해 다리를 들어 올리다가 둔부 둘레를 따라 둥그런 모양의 화상을 입을 수 있고, 뜨거운 물에 다리까지 잠겼다면 마치 스타킹 모양처럼 화상 자국이 남는다(그림 5-10). 낙인을 찍는 것은 흔하지 않지만 어떤 단체에서 의식의 일부나 체벌의 목적으로 행해지는 학대의 한 형태이다. 어떤 경우든 학대가 의심되는 경우는 모두 환자에 대한 소견을 객관적으로 정확하게 기록하여 응급의료센터 환자관리 책임자에게 보고하고 주나 지방법에 따라 관련 당국에 신고한다.

열화상의 평가

환자 평가에 있어 피부 상태에 대한 검사는 전신 상태를 아는데 무엇보다 중요하다. 피부는 화상에 의해 손상 받는 첫 번째 장기일 뿐 아니라 어떤 경우에는 유일하게 화상의 증거를 남기는 장기이기도 한다. 그러므로 피부와 화상 상처는 신중하고 세심히 검사해야 한다.

화상 과정은 다양하게 일어날 수 있는 반면 화상에 대한 평가 과정은 잘 체계화되어 있고 단순하다. 환자를 꼼꼼하고 완벽하게 검사해서 각각의 손상 정도와 성질을 파악하여 환자치료에서 적절한 우선순위를 정한다.

열화상의 평가는 현장 평가, 일차 평가, 빠른 외상평가 혹은 초점 외상평가, 정밀신체검진, 재평가의 순서로 진행된다.

현장 평가

환자와 구조자, 응급구조사 모두의 안전을 위해 현장 평가를 완벽하게 행해야 한다. 현장에 도착하면 우선 환자와 응급구조사에게 진행되고 있는 위험한 요소가 없는지 조심스레 살피고 현장의 안전이 확인된 경우에 들어간다. 만약 조금이라도 위험이 의심되면 훈련된 응급 대원에 의해 현장이 안전해질 때까지 들어가면 안 된다.

화상 환자와 관련된 출동의 경우, 최근 화재의 흔적이 있다면 침실이나 차고 같은 밀폐된 공간으로 들어갈 때 매우 조심해야 한다. 아무리 작은 화재라도 작고 밀폐된 공간에서 강력한 열이 생성되어 방안 온도를 빠르게 발화점으로 올려 거의 폭발과 비슷한 과정이 일어날 수 있다(flashover). 이 플래시오버는 현장에 있는 희생자에게 치명적인 경우가 많다.

화재 현장에서 접하는 또 하나의 위험은 유독 가스의 생성이다. 일산화탄소, 시안화물, 황화수소 등은 연소 시에 흔히 만들어지는 부산물로 어떤 화재에서는 대량으로 생성될 수 있다. 특히 시안화물은 15초만 노출되어도 구조자를 사망에 이르게 할 수 있는 유독 가스로 적결한 보호장구를 착용하지 않으면 위험하다. 조금이라도 잠재적인 위험한 현장에는 절대 들어가선 안 된다. 대신에 화재가 완전히 진화된 것이 확인되거나 화재 현장에 숙련되고 적절한 보호장구를 착용한 소방대원이 환자를 응급구조사에게 옮겨올 때까지 기다려야 한다. 환자를 처치하는 장소는 건물 붕괴나 오염, 감전이나 그 밖의 위험이 없는 안전한 곳이어야 한다.

일단 화상 환자 옆에 갔다면 불을 진화해야 하는데 이 때 물이 있다면 물로 진화하고 그 밖에 진화 시 쓸 수 있는 것으로는 두꺼운 면 담요가 있다(나일론이나 폴리에스터 르 같은 대개의 합성섬유는 사용하면 안 된다).

환자가 착용한 옷이나 물건에 불이 붙지 않았는지 신속히 확인해야 하는데 불이 붙은 환자는 그들 자신이 위험할 뿐만 아니라 구조자에게도 위험이 된다는 사실을 명심해야 한다. 신발이나 허리벨트, 시계 끈 같은 가죽은 수 시간 동안 그을려서 열손상을 유발할 수 있다. 시계나 반지 등의 귀금속류는 열을 유지하고 전도하거나 부은 조직을 조여서 말초 혈액순환을 막을 수 있다. 나일론으로 된 바람막이 재킷 같은 합성품은 타면서도 고열을 내고 불이 다 타고난 후 남은 잔유물도 역시 뜨거워서 불꽃이 꺼진 후에도 그을림 손상을 줄 수 있다. 그러므로 앞서 말한 물건들은 가능한 빨리 제거해줘야 한다. 이런 물건들이 있는지 확인하고 제거할 때도 구조자 자신이 화상을 입지 않도록 조심해야 한다.

일단 현장 안전이 확보되고 더 이상 위험 요소가 없다면 화상 기전에 대해 생각해야 한다. 화재 동안 의식을 잃거나 빌딩에 갇혀 있었을 가능성은 없는가 생각해서 가능성이 있다면 환자의 기도와 호흡의 평가와 처치에 특별히 신경을 써야 한다. 호흡곤란의 징후가 없는지 살피고 일산화탄소나 다른 유독가스 중독의 가능성을 염두에 두어야 한다. 화재와 관련된 손상 여부에 대해서도 고려하고 검사한다. 환자가 화염으로부터 탈출하다가 계단에서 떨어지거나 2, 3층 창문에서 뛰어내렸을 수도 있다. 근 골격계와 내부 손상의 가능성도 고려해야 한다. 전기 화상에서는 높은 전압과 접촉 후 생긴 불수의적인 근수축 때문에 골격 및 척추 골절이 생길 가능성도 있다. 외상 손상은 화상의 중증도를 더 심화시킬 수 있다는 사실을 기억해야 한다.

현장 상황 평가에는 환자를 치료하고 현장을 관리하는데 필요한 물적, 인적 자원을 평가하는 것도 포함된다. 필요하다면 추가적인 응급의료요원, 경찰, 소방대원, 장비를 요청해야 한다. 환자가 환경에 영향을 받았을 수 있다는 것을 감안해서 평가하고 처치하며 사고 현장통제에 따라야 한다.

일차 평가(Primary Assessment)

환자의 전반적인 인상을 확인하는 것으로부터 일차평가(primary assessment)는 시작한다. 사고기전에 관련된 외상이나 머리와 척추 손상이 있는지 확인해야 한다. 환자의 의식수준을 평가하고 만약 의식에 변화가 있다면 독성물질의 흡입이 원인인지 고려해보아야 한다. 가능성 있는 척추 손상을 평가하고, 현지 프로토콜에 맞춰 환자를 처치한다.

다음으로 기도 상태를 확인하여 이상이 있다면 기도 유지를 한다. 화상 환자에서 기도는 특별히 신경써서 살펴야 한다. 초기 기도 검사 시 열손상이나 흡입 손상의 징후가 있는지 찾아본다(그림 5-11). 얼굴의 털과 코털이 탄 흔적이 있는지 보고 가래와 입과 코 주위를 검사하여 그을음 재가 있는지, 다른 흡입의 증거가 있는지 살핀다. 청진을 하여 협착음이나 목쉰 소리, 기침이 있으면 점막에 염증이나 자극 증상이 있다는 것을 나타낸다. 즉 이러한 소리가 들리면 기도가 손상 받았고 점차 기도 부종이 진행하기 쉬운 가능성을 생각하고 긴장해야 한다. 특히 협착음은 심각한 소견이다. 어떤 것이든 호흡기계 손상이 의심되는 징후가 보이는 환자는 잠재적인 초응급 환자로 보고 즉각적인 처치와 이송을 한다.

호흡기계 손상이 의심되는 환자에겐 고유량, 고농도의 산소를 공급해야 하며 기관내 삽관을 위한 장비를 준비해야 한다. 고농도의 산소가(100%에 가까운 수치) 특히 화상 환자에서 중요한 이유는 일산화탄소 중독이 있을 수도 있기 때문이다. 매우 높은 산소 백분율은 체내 세포에 산소 공급을 더 효과적으로 할 수 있게 하고 혈색소와 결합한 일산화탄소의 반감기를 2/3 정도까지 줄일 수 있다.

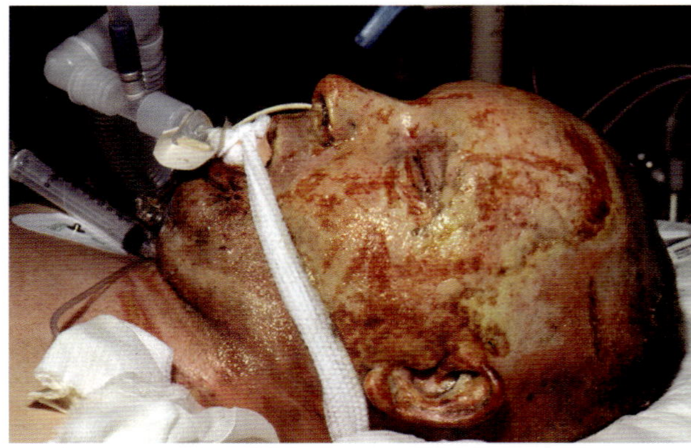

그림 5-11 얼굴화상이나 그을은 재가 입주변이나 코에 있으면 기도의 화학 화상이나 열 화상 가능성을 시사한다(*Edward T. Dickinson, MD*).

맥박산소측정법은 화상 환자의 호흡과 심혈관계가 효과적으로 작동하는지 검사하는 효과적인 방법이다. 그러나 일산화탄소 중독 때에는 적혈구의 산소가 일산화탄소로 대체되는데도 산소의 경우와 비슷한 색을 낸다. 따라서 실제로는 혈액의 산소 운반 능력이 감소했는데도 맥박산소측정기 상에는 높은 산소 포화도를 보이게 된다. 이와 같은 이유로 밀폐된 공간에 갇혔거나 연기를 많이 마셔 일산화탄소 중독이 의심되는 사람에서 맥박산소측정 수치만 믿어서는 안 된다.

맥박 일산화탄소-산소 측정기(pulse CO-oximetry)는 산소 포화도(SpO_2), 헤모글로빈의 총량(SpHb), 일산화탄소 헤모글로빈(SpCO), 메트헤모글로빈(SpMET)을 측정한다. 연기 흡입이나 연소 부산물이 의심될 경우 맥박일산화탄소-산소 측정기 사용을 고려한다. 정상적인 일산화탄소 수치는 비흡연자의 경우 5% 이하, 흡연자의 경우 10% 이하이다. 일산화탄소 중독은 수치가 10~12% 수준을 넘어설 때 발생한다. 이에 적합한 치료에는 고농도 산소, 필요한 경우 양압 환기, 병원으로의 신속한 이송이 있다.

시안화물 중독은 화상 환경과 독성 가스의 흡입과 관련된 심각한 위험 요소이다. 시안화물 중독은 일산화탄소 중독과 함께 발견되는 경우가 많기 때문에, 일산화탄소 중독이 의심될 경우 (비타민 B_{12}의 전구체인) 히드록소코발라민의 투여를 고려한다. 히드록소코발라민은 시토크롬산화효소에 있는 황산가리를 킬레이트 화합 과정을 통해 콩팥에서 자주 분비되는 무해성 화합물인 시아노코발라민(B_{12})으로 변형시킨다. 시안화물 해독제인 히드록소코발라민은 '시아노키트(Cyanokit)'라는 약품으로 판매되고 있다.

가벼운 호흡곤란 화상 환자에서 호흡곤란이 급격히 진행하여 호흡 마비가 올 수도 있다. 호흡기 화상을 입은 환자의 기관 삽관을 현장에서 시행 하는 것이 어려울 수는 있지만 초기에 시행하는 것이 훨씬 이롭다. 기도 부종이 진행되면 기도가 급격히 좁아진다. 환자가 극도의 호흡곤란을 나타내거나 호흡 마비가 온 경우까지 삽관이 지연되면 기도가 너무 부어서 기관 삽관이 불가능하거나 가능하다 하더라도 매우 어려워진다.

만약 화상 환자를 현장에서 기관 삽관하기로 결정하고 의료지도 승인을 받는다면 빠르고 조심스럽게 시행해야 한다. 기도는 이미 좁아지고 있고 기도 삽관 시 생기는 정상적인 약간의 상처에도 이것은 더욱 악화될 수 있다. 환자가 의식이 있어 삽관 시 저항이 있다면 기관 삽관은 더욱 어려워진다. 빠른연속기관삽관과 진정제(sedatives), 마비제(paralytics) 등의 약물 사용을 고려한다. 석시니콜린(succinylcholine, "기도관리 및 환기" 단원 참고)은 심각한 화상환자에게 나타난 고칼륨혈증을 때때로 악화시키기도 하기 때문에 조심스럽게 사용하여야 한다. 코기관내 삽관도 유용할 수 있다. 어떤 경우든 기도 상처를 최소화하면서 기관삽관을 빠르게 시행할 수 있는 가장 경험 많은 대원이 해야 한다.

모든 기관삽관에서 기관내 삽관 튜브는 가능한 한 가장 큰 것으로 유지하는 것이 좋지만 기도 부종으로 기도가 좁아져 있을 수 있기 때문에 평소 사용하는 관보다 작은 크기의 관 여러 개를 준비해 두어야 한다. 기도 통과가 가능할 것으로 생각되는 크기 중 가장 큰 것으로 선택한다. 극한 경우에는 윤상갑상막절개술(cricothyrotomy)이나 바늘 윤상갑상막조루술(cricothyrostomy)이 필요할 때도 있다. 이런 경우는 지역의 지침이나 직접의료지도에 따라서 시행한다.

호기말이산화탄소분압 측정술로 삽관의 위치를 확인하고, 환자의 호흡 속도와 호흡량이 적절한지 확인한다. 흉부를 둘러가며 화상이 있을 때는 건조가피에 의해 흉부의 팽창이 저해되어 호흡량 감소가 있을 수 있으므로 주의하여 평가한다. 필요하다면 저장주머니(reservoir)를 단 백-밸브 마스크와 고유속, 고농도 산소를 사용하여 환기시킨다.

이차 평가(Secondary Assessment)

빠른 외상 평가 혹은 초점 외상 평가를 통해 화상 환자에 대한 이차 평가를 시작하고, 환자의 기초적인 활력 징후, 글라스고우 혼수 척도와 병력조사를 한다. 그러나 화상 환자에서는 화상의 면적과 깊이를 어림잡아 계산해야 하는데 이러한 어림값은 현장 환자 처치에 도움이 될 뿐 아니라 응급의학과 의료진이 환자 도착 전 준비하는 데에도 도움이 된다.

화상이 매우 국소적인 경우를 제외하고 모든 화상 환자는 몸의 앞, 뒷면 모두를 포함해 전신 검사를 시행해야 한다. 모든 의복을 제거해야 하는데 만약 화상상처에 들러붙어 떼기 힘들다면 그 부위만 남기고 잘라낸다.

9의 법칙을 이용하여 전체 화상 면적을 계산한다. 9의 법칙에서 11개로 나뉜 면적 중 한 개, 전체에 화상을 입은 경우 9%로 계산하고 각 면적의 일부만 화상을 입은 경우는 9%에 대한 비율로 계산한다. 즉, 상지의 1/3에 화상을 입은 경우 3%(9%의 1/3=3%)로 계산한다. 화상 면적이 작은 경우 손바닥 법칙으로 계산한다.

화상의 깊이도 중요한 고려 대상이다. 통증 감각이 있으면 부분층 화상이고(그림 5-12), 통증 감각이 없거나 제한적이면 전층 화상이다(그림 5-13). 그러나 대개 전층 화상 주위에 통증 감각이 동반된 부분층 화상이 같이 있기 때문에 이런 구분이 어려울 때도 있다(그림 5-14). 표 5-1을 보면 각 화상에 따른 특징이 나와 있다.

화상의 중증도를 결정하는 세번째 인자는 신체의 어느 부위에 화상을 입었느냐이다. 얼굴, 손, 발, 관절, 성기 주변을 둘러싸는 형태의 원통형 화상은 특별히 주의해야 한다. 이러한 화상들 각각은 환자와 화상 치유에 특별한 문제점을 가지고 있다.

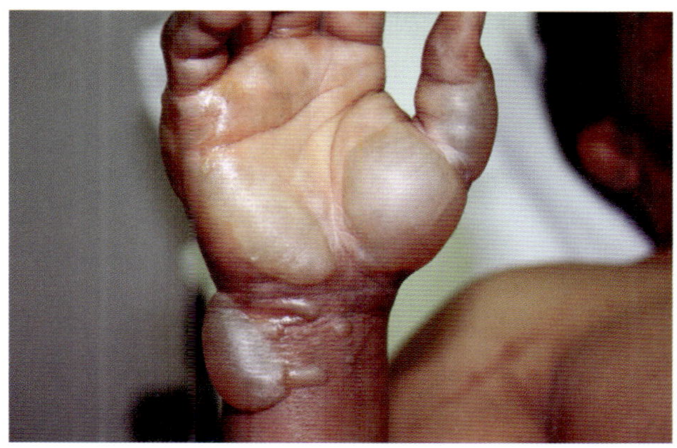

그림 5-12 부분층 화상(© *Edward T. Dickinson, MD*)

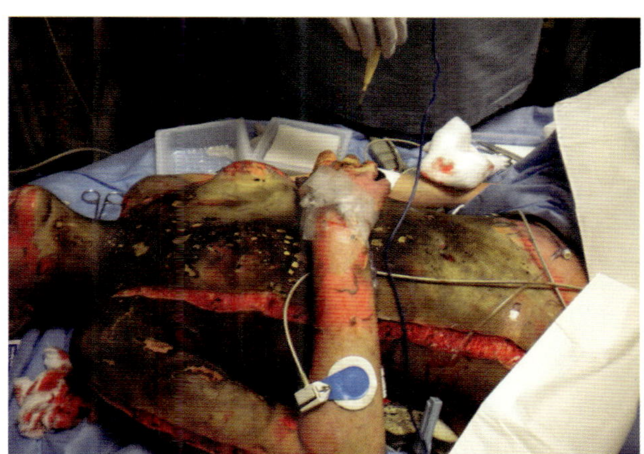

그림 5-13 깊은 전층 화상(© *Bryan E. Bledsoe*)

호흡기 화상의 가능성이 있는지에 대한 얼굴 화상의 평가는 반드시 일차 평가 동안 확인되어야 한다. 하지만 얼굴은 그뿐 아니라 미용적으로도 중요하다. 얼굴 손상과 흉터는 관절이나 사지 화상에 비해 사회적인 장애를 더 유발할 수 있다. 그러므로 얼굴 화상 시 호흡기 문제가 없더라도 이 부위는 우선적으로 주의 깊게 평가해야 한다.

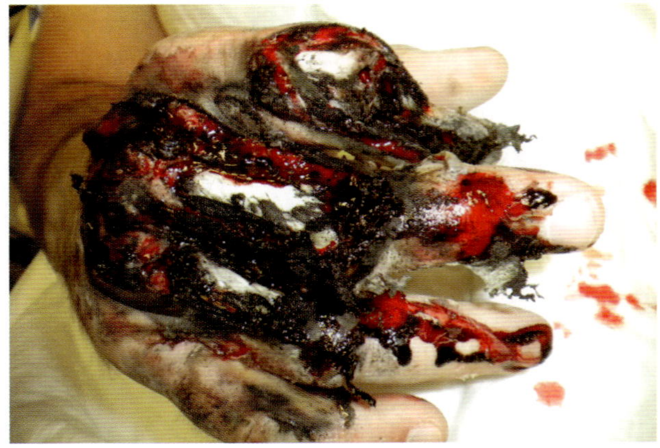

그림 5-14 부분층 화상과 전층 화상을 모두 보이는 손(© *Bryan E. Bledsoe*)

손, 발의 화상은 심각하게 생각해야 한다. 일상생활을 하는데 매우 결정적인 부위이기 때문이다.

손, 발의 화상에서 화상 정도가 심각하거나 흉터 조직이 형성되면 큰 기능 장애를 유발한다. 이 부위를 평가하여 정확한 화상의 위치와 정도를 의사에게 알려야 한다. 관절 부위 화상도 장애를 유발하기 쉽다. 흉터 조직이 생기면 관절의 운동성과 유연성에 제한이 온다. 손, 발, 관절의 전층 화상은 같은 면적, 깊이를 갖는 다른 부위의 화상보다 높은 우선순위를 갖는다. 사지나 흉곽, 복부, 목 등의 둘레를 에워싼 형태의 화상 역시 특별한 주의가 필요하다. 전층 화상의 성질상 건조가피가 형성되면 화상 아래 조직을 심하게 압박하게 된다. 이 때문에 호흡이 방해되거나 말초 혈액순환에 장애가 초래되고 화상 아래 조직에 저산소증이 생길 수 있다. 신체의 둘레를 에워싸는 형태의 화상에서 말초 순환 장애나 혈관 압박의 징후가 있는지 여부를 주의 깊게 평가해야 하고 말초 순환 상태를 지속적으로 평가해야 한다.

마지막으로, 노인, 소아, 기존 질환이 있는 사람, 또는 손상을 입은 환자 역시 어떤 화상에서든 높은 우선순위를 갖고 처치해야 한다. 이런 환자들에게 심한 화상은 엄청난 스트레스를 유발한다. 화상으로 인해 자주 대량의 수분과 열 손실, 감염이 생겨 신체의 항상성 유지능력에 변화를 가져온다. 환자가 화상 외에 심각한 문제를 가지고 있는 경우에는 화상의 중증도가 더 높아진다. 화상의 깊이, 범위, 화상의 중증도에 영향을 미치는 다른 인자들을 파악하고 나면 환자의 중증도를 경증화상, 중등화상, 중증화상으로 분류한다. 표 5-2를 보면 분류 기준이 나와 있다.

급성 질환이나 손상이 있는 환자나 소아, 노인 환자에서 화상이 있으면 중증도를 높게 보아야 한다. 호흡기 증상이나 징후를 보이는 환자는 심각하게 생각해야 한다.

최근에 화상 중증도 평가를 위해 새로 제시된 것으로 복스 점수(Baux Score)가 있다. 복스 점수는 화상 환자의 나이와 손상 부위의 체표면적 비율을 고려한다. 이 점수는 또한 중증 호흡 장애가 있을 경우 17점을 더한다. 심각성과 치명률이 반영되어 점수가 130~140이라면 사망률이 100%에 근접한다. 복스점수는

표 5-1 | 화상 깊이에 따른 특징

	표피층 화상(1도 화상)	부분층 화상(2도 화상)	전층 화상(3도 화상)
원인	햇빛이나 경미한 화염	뜨거운 액체, 화염	화학, 전기, 뜨거운 금속, 화염
피부색	적색	얼룩덜룩한 적색	진주 같은 흰색, 검게 타거나 반투명, 양피지 같음
피부	수포가 없고 건조한 상태	수포와 함께 체액이 스며나옴	혈관이 막히고 건조하다
감각	고통스러움	고통스러움	무감각
치유	3~6일	2~4주	피부 이식이 필요할 수도 있음

나이가 너무 어린 소아 환자나 75세 이상의 노인 환자를 제외하고는 효과적이다.

가능하다면 중증 화상 환자는 화상 센터 혹은 외상센터로 즉시 이송해야 한다(표 5-3). 화상센터는 화상 환자에게 전문적인 치료를 할 수 있게 특성화된 병원이다. 특성화 항목은 심한 화상에서 나타나는 감염을 줄이는 방법을 포함하여 손상된 피부를 대신하여 섬세한 피부이식을 할 수 있는 능력도 있어야 한다. 또한 심한 화상에서는 관절이나 운동에 필요한 중요 부위에 흉터 조직이 생성되어 운동에 제한을 초래하므로 장기 환자에 대해 재활 치료 및 집중적인 간호를 제공해야 한다. 화상센터로의 신속한 환자 이송이 다른 심각한 손상 환자의 외상센터로의 이송만큼 시간을 다투는 문제는 아니지만, 화상센터로 이송하였을 때 가장 이상적인 치료를 받을 수 있다. 화상센터로 환자를 이송하는 기준에 대한 지역 지침을 잘 살펴보아야 한다.

빠른 외상 평가 혹은 초점 외상 평가는 환자의 이송 우선순위를 정하는 것으로 완결된다. 많은 부위의 체표면적에 전층 화상을 입은 경우 신속히 이송해야 한다. 얼굴, 관절, 손, 발, 성기에 화상을 입은 환자 역시 신속히 이송해야 한다. 그 밖에 빠른 이송이 필요한 경우는 연기, 수증기나 불꽃을 흡입한 사람, 노인이나 소아, 기존 질환이 있는 사람, 손상을 입은 사람 등이 있다. 이러한 사람들은 지역 지침이나 직접의료지도에 따라 가장 가까운 화상센터로 바로 이송해야 한다.

표 5-2 | 화상 중증도

경증화상

표피층 화상: 체표면적 < 50% (햇빛 화상 등)
부분층 화상: 체표면적 < 10%

중등 화상

표피층 화상: 체표면적 > 50%
부분층 화상: 체표면적 < 30%
전층 화상: 체표면적 < 10%

중증 화상

부분층 화상: 체표면적 > 30%
전층 화상: 체표면적 > 10%
흡입 화상
손, 발, 관절, 얼굴, 성기를 침범한 모든 부분층 화상이나 전층 화상

출처: 미국 외과 학회

표 5-3 | 화상 센터에서 치료하는 화상

체표면적 10% 이상인 부분층 화상(2도 화상)

전층 화상(3도 화상)

얼굴, 발, 손, 회음부, 주요 관절의 중증 화상

고전압의 전기 화상

흡입 손상

화학 화상

심각한 손상이나 기존 질환과 동반된 화상

출처: 미국 외과 학회

법적 고려사항

화상 환자의 이송

화상 환자는 반드시 화상 전문 의료 시설에서의 특수 치료를 필요로 한다. 화상 센터는 성형 외과, 일반 외과, 정형 외과, 특수 재활 치료, 전문 통증 관리 등 다분야를 통합하는 화상 치료 접근법을 제공한다. 또한 화상 센터는 (화상 회복에 대단히 중요한) 영양 상담, 목회적 치료, 정신 상담을 제공한다. 화상 치료 시설은 운영비가 비싸고 환자가 오랜 기간 동안 입원을 하는 경향이 있다. 미국 화상 협회(ABA)는 화상 센터에서 환자에 대한 혜택이 보장되도록 하는 지침을 발표했다. 화상 센터는 대부분 지역 의료 시설이고, 환자가 상당히 먼 거리에서 이송되는 경우가 많다. 화상 환자를 주기적으로 이송하는 의료 인력은 붕대 처치, 수액 치료, (필요한 경우) 가피 절개술과 같은 화상 치료를 숙지해야 한다. 또한 현지 의료 지침과 병원간 이송 명령에 따라 효과적인 지속적 진통 치료가 제공되어야한다. 화상 치료는 외상 체계 계획에 의해 다뤄져야 한다.

재평가

모든 화상 환자는 지속적으로 재평가해야 하는데 경증화상에서는 15분마다, 중등화상이나 중증화상에서는 5분마다 시행한다. 화상 기전이 멈췄더라도 화상은 지속적으로 환자에게 영향을 미친다. 활력징후를 지속적으로 감시하는 것과 함께 저혈량증과 기도의 문제를 시사하는 초기 징후가 있는지 살펴본다. 적극적인 수액 요법을 실시할 때는 주의를 기울인다. 폐부종을 시사하는 호흡음과 호흡 노력이 있는지 지속적으로 감시하여 의심되면 수액 주입 속도를 줄인다. 둘레를 에워싸는 화상(circumferential burn)일때 말초 순환과 감각을 지속적으로 평가한다. 마지막으로 수분 이동과 조직 손상에 의한 이차적 전해질 불균형이 올 수 있으므로 심전도 감시를 시행한다.

열화상의 처치

일단 화상환자에 대한 평가와 즉각적으로 생명을 위협하는 요소의 처치와 교정을 끝낸 후에는 현장이든 병원으로 이송하는 중간이든 본격적인 화상 처치를 시작한다. 쇼크, 저체온증과 상처 오염 방지도 화상 처치에 포함된다.

열화상 처치는 두 가지로 나눌 수 있는데 국소적인 경증화상 처치와 중등도부터 중증의 화상 처치이다.

국소적인 경증화상

부분층 깊이로 적은 체표면적만 포함하는 경증의 연부조직 화상에는 국소적인 냉각법을 이용한다. 단, 체표면적의 15% 미만의 부분층 화상이거나 체표면적 2% 미만의 전층 화상인 경우에만 사용한다. 더 넓은 부위의 화상 환자에서 냉각법을 사용하면 저체온증에 빠질 위험이 있다. 화상 후 1~2분 이내에 전신을 차거나 시원한 물에 담그면 화상의 깊이가 진행하는 것을 제한하고 통증을 줄이는데 효과가 있다.

만약 환자가 의복이나 부종을 만들 수 있는 귀금속류를 계속 착용하고 있다면 제거한다. 손상 부위에 수분이 축적되면서 붓기 시작하는데 조이는 착용품이 있다면 지혈대(tourniquet)처럼 작용하여 조직에 대한 압력이 증가한다. 이 압력 때문에 손상 부위 말단 순환과 맥박 소실이 올 수 있다. 처치를 하거나 이송 동안에도 말초 순환과 감각을 검사해야 한다. 화상 환자에게 편안함과 지지(support)를 제공한다.

경증화상이라도 통증이 매우 심할 수 있다. 환자를 진정시키고 안심시켜야 한다. 심한 경우 펜타닐이나 몰핀 투여를 고려한다. 환자가 가능한 많이 화상 부위를 올리고 있도록 한다.

의료환경에 따라 경증화상에 대한 표준적인 병원 치료는 달라질 수 있다. 이러한 치료는 국소적 항생제 연고(silver sulfadiazine)와 소독 붕대 사용이 포함된다. 생물학적 붕대(biological dressing) 사용도 있다. 바로 이러한 이유 때문에 치료방향을 결정하기 전까지 깨끗한 비 접착식 붕대나 거즈로 화상 부위를 덮어 두는 것이 중요하다. 예를 들어, 설파디아진은(silver sulfadiazine)을 너무 일찍 사용할 경우 생물학적 붕대를 사용할 수 없게 될 수도 있다.

전층 화상은 개방창이기 때문에 파상풍 예방접종이 안된 사람은 파상풍-디프테리아 독소(tetanus-diphtheria toxoid)로 추가접종을 시행한다.

중등 및 중증 화상

체표면적 15% 이상의 부분층 화상이거나 5% 이상의 전층 화상에서는 건조한 무균 드레싱을 사용하여 상처를 덮는다. 드레싱은 민감한 부분층 화상을 지나는 공기의 움직임을 최소화하여 통증을 줄여준다. 무균 드레싱을 두껍게 하면 또한 작은 충격이나 손상으로부터 보호하는 기능도 한다. 전층 화상에서는 오염에 대한 방어벽 역할을 한다.

환자를 따뜻하게 유지해야 한다. 화상 면적이 넓으면 효과적으로 체온 조절하는 능력에 손실이 온다. 전층 화상처럼 화상 상처로 수분이 새어 나오기 시작하면 기화열 손실이 극심해질 수 있다. 그런 부위는 건조한 무균 드레싱을 덮고 담요로 주변 환경을 따뜻하게 유지한다.

손가락이나 발가락과 같이 서로 화상 표면이 맞닿을 수 있는 곳에 전층 화상이 생기면 화상 부위 사이사이에 부드럽고 들러붙지 않는 붕대를 댄다. 이렇게 하지 않으면 손상된 축축한 상처가 끈적끈적하게 들러붙어 응급실에서 떼어낼 때 손상이 더 심해질 수 있다.

만약 화상을 입은 면적이 크면 병원전 처치에서 적극적인 수액 요법을 시행하라는 의료지도가 있을 수 있다. 화상 후 바로 저혈량증이 생기는 것은 아니나 화상 후 수시간 내에 상처 부위로 수분이 이동되어 심각한 수분 손실을 야기할 수 있다. 초기에 적극적인 수액 요법을 시행하면 이런 수분 손실을 효과적으로 줄일 수 있다.

정상적인 정맥 주사가 가능한 모든 부위에 화상이 있다면 심한 화상 근위부에 있는 부분층 화상 조직을 통해 카테터를 놓을 수 있다(3도 화상에서 대개 혈관이 손상되고 혈액이 응고되어 혈관에 카테터를 위치시키기가 힘들고 효과적인 수액 흐름이 방해받을 수 있다). 카테터를 삽입할 때 주의해야 한다. 피부는 가죽처럼 질겨져도 그 아래 조직은 매우 약하기 때문이다. 고정 테이프가 화상 조직에 잘 붙지 않을 수 있고 뗄 때에도 피부에 손상을 줄 수 있다. 가능하면 주사 바늘과 수액 줄을 다른 방법으로 고정하는 것이 좋다.

중등에서 중증화상 환자는 모두 정맥로를 확보해야 한다. 2개의 굵은 혈관 주사를 확보한 후 각각에 1,000ml의 생리식염수나 링거액을 연결한다. 최근 수액 요법은 환자의 몸무게 킬로그램 당 4ml에 2도와 3도 화상(심부 부분층 화상과 전층 화상) 체표면적의 백분율을 곱한 양을 주도록 권장하고 있다.

4ml × 환자 몸무게(Kg) × 2도, 3도 화상의 체표면적(%) = 24시간 동안 주어야 할 수액량

즉, 70kg의 환자가 체표면적의 30%의 3도 화상을 입었다면 주어야 할 수액량은 다음과 같다.

$$4 \times 70 \times 30 = 8{,}400\text{mL}$$

화상 후 첫 8시간 동안 전체 수액의 반을 준다. 이와 같은 수액 소생 지침을 파크랜드 요법(Parkland formula)이라 한다. 다양한 수액 요법도 있으며 지역에 따라 다른 방법을 사용하기도 한다. 대개의 경우 병원으로 이송은 1시간 이내로 걸리기 때문에 초기 주입하는 수액량으로 환자의 몸무게 킬로그램당 0.25ml를 화상 면적과 곱한 양을 주는 것이 합리적이다.

0.25ml × 환자 몸무게kg × 화상 면적 = 수액 량

즉, 80kg의 환자가 체표면적의 20%에 화상을 입었다면 0.25 × 80 × 20 = 400ml

이렇게 계산된 양을 화상 후 처음 한 시간 동안이나 치료 중에 한, 두 번 더 반복해서 줄 수 있다.

화상 환자가 기도나 폐 손상이 의심될 때는 수액을 줄 때 매우 주의를 기울여야 한다. 급속한 수액 주입은 유독 가스를 흡입한 환자에서 생길 수 있는 기도 부종을 악화시킬 수 있다. 화상 환자에서 수액을 줄 때는 기도 상태와 호흡음을 자주 주의 깊게 감시해야 한다.

화상은 매우 통증이 심하지만 통증과 화상의 심한 정도는 반비례할 때가 많다. 덜 심한 표피층과 부분층 화상(1도나 2도 화상)이 통증이 심하고 광범위한 전층 화상(3도 화상)이 통증이 없는 경우가 많다. 통증이 심하면 마약성 진통제를 투여한다. 필요하면 펜타닐이나 몰핀을 투여해야 한다. 통증이 가라앉을 때까지 5분마다 몰핀을 2mg씩 증량하여 투여한다. 몰핀을 사용할 때는 환자의 호흡 노력을 감소시키거나 저혈량증을 악화시킬 수 있으므로 주의한다. 펜타닐은 정맥 주사할 때 초기 부하량을 25~50mcg으로 시작하여 필요할 때마다 25mcg을 주사한다.

감염은 광범위한 연조직 화상에서 전통적으로 생명을 위협하는 문제 중 하나이나 생명을 위협하는 감염은 병원전 처치가 끝날 때까지 잘 발생하지는 않는다. 그러나 적절한 현장 처치로 사망률과 이환율을 현저히 감소시킬 수 있다. 깨끗한 환경과 드레싱을 제공하여 환자에서 세균 번식을 줄일 수 있다. 예방적 항생제 사용은 화상 환자에서 실제로는 예후를 나쁘게 한다고 알려졌기 때문에 피하는 것이 좋다.

급박한 상황에서는 응급 건조가피절개술(escharotomy)을 시행하라는 의료지도를 받을 수 있다. 건조가피절개술은 압박이 가해지는 부위에 수직으로 건조가피를 절개하는 것이다. 건조가피가 생긴 부위에서 1cm 가량 깊게 절개하여 압력을 감소시키도록 한다. 만약 건조가피절개 후에도 적절한 호흡과 말단부 맥박이 돌아오지 않으면 처음 절개 부위 가까이에 다시 절개하라는 의료지도를 받을 수 있다.

응급의학과 의사는 심한 화상 환자에서 파크랜드 요법이나 다른 적절한 방법에 따라 수액 요법을 지속할 것이다. 산소 분압과 일산화탄소 농도와 시안화물 중독 수치를 보기 위해 혈액가스분석을 시행할 것이다. 소변 량과 심박출량을 감시하고 필요하면 적절한 비경구적 마약성 진통제를 투여하고 파상풍 예방을 할 것이다. 둘레를 에워싸는 화상은 건조가피 형성 여부를 보기 위해 면밀히 검사할 것이며 사지의 혈류가 제대로 흐르지 못하면 건조가피절개술을 시행할 수 있다.

흡입 손상

만약 기도의 열화상이나 화학 화상이 존재하고 기도 이상이 임박했을 경우 기관 삽관이 생명을 구하는 방법이 될 수 있다. 종창에 의해 급속히 기도가 좁아지고 그 결과로 저산소증과 (경우에 따라) 호흡 정지가 발생할 수 있기 때문에, 기도를 면밀히 살펴봐야 한다. 퀵트래시(Quick-Trach) 같은 장비를 통한 윤상갑상연골 절개술(cricothyrotomy)이 필요할 수 있다. 환자의 기도를 확보했다면, 산소 포화도 96% 적정 농도를 유지하도록 비재호흡 마스크로 분당 15리터의 고농도 산소를 제공한다. 공급된 산소는 단지 저산소증을 교정할 뿐 아니라 일산화탄소 중독 치료에 도움이 된다.

일산화탄소 중독이 의심될 경우, 맥박산소측정기의 수치에 상관없이 산소 100%를 공급한다. 맥박산소측정기는 산소를 운반하는 헤모글로빈과 일산화탄소를 운반하는 헤모글로빈을 구분하지 못한다. 일산화탄소 중독이 의심될 경우 혹은 일산화탄소-맥박산소측정기(pulse CO-oximeter)에 의해 확인될 경우, 산소의 공급은 헤모글로빈 속 일산화탄소의 반감기를 감소시키는 역할을 하게 된다. 지속적인 기도 압력이 더 많은 산소를 혈류로 이동시키고 일산화탄소를 더욱 신속하게 대체하기 때문에, 지속기도 양압(CPAP)의 사용은 일산화탄소 반감기 감소 효과를 더욱 증대시킨다.

어떤 응급의료시스템의 프로토콜은 일산화탄소 중독이 의심되는 환자는 고압산소요법이 가능한 병원으로 이송하도록 되어있다. 고압산소치료기는 2기압 이상의 압력 하에서 산소를 제공하고, 이 압력은 산소를 환자의 혈류로 밀어 넣어 바로 조직 세포로 운반하도록 한다. 고압산소는 또한 일산화탄소를 혈색소로부터 분리시켜 회복에 걸리는 시간을 단축시킨다. 고압 산소 치료는 조직 허혈 치료에 도움이 된다. 하지만 이러한 광범위한 용도에도 불구하고 고압 산소가 일산화탄소 중독 환자에게 이롭다는 별다른 과학적 근거는 없다.

일산화탄소가 존재하는 환경에서는 시안화물 중독을 또한 의심해야 한다. 호흡곤란, 흉통, 의식변화, 경련, 의식 소실 등의 심한 증상을 보이는 경우 시안화물 중독을 의심해야 한다. 효과적으로 치료하기 위해서 심한 시안화물 중독에서는 해독제 치료를 초기에 시작해야 한다. 시안화물 증기에 노출되면 의식 소실과 함께 심한 호흡곤란이나 무호흡이 생기기 쉽다. 초기에 우선적으로 빠른연속기관삽관과 백-밸브 마스크로 환기를 시킨다. 그러나 이것을 시행 후 환자 생명을 구하기 위해서 빠른 해독제 치료가 필수적이다.

두 가지 시안화물 해독 요법이 사용 가능하다. 바로 구형 시안화믈(아질산아밀, 아질산나트륨, 티오황산나트륨)키트와 신형 해독제인 시아노키트(Cyanokit®)이다.

시중에서는 시아노키트로 출시된 히드록소코발라민(hydroxocobalamin)은 미국 전역에서 구매 가능하고 아질산염 기반인 구형 시안화물 키트보다 더 높은 안정성을 보인다. 히드록소코발라민은 비타민 B_{12}(cyanocobalamin)의 전구체이다. 정맥을 통해 투여되는 히드록소코발라민은 시토크롬 $_{a3}$(cytochrome$_{a3}$) 효소로부터 분리된 시안화물과 결합하고, 이를 통해 세포의 신진대사와 전자 전달계를 통한 에너지 처리가 재개된다. 시아노코발라민은 무독성이고, 소변을 통해 배출된다.

시안화물 해독제 투여는 두 단계의 과정을 갖는다. 첫째는 아질산염 화합물 이용이고, 둘째는 황을 포함한 화합물을 이용한다. 아질산염은 혈색소(혈액 내에서 산소 운반 단백질)를 메트헤모글로빈(methemoglobin)으로 전환시키고 생성된 메트헤모글로빈이 시안화물과 결합하여 시토크롬$_{a3}$(세포의 산소화 과정에 필요한 효소)에서 시안화물을 제거한다. 황을 포함한 해독제는 소변으로 해가 없는 물질을 생성하여 시안화물을 제거한다. 시안화물 해독제 투여는 급성 시안화물 흡입 사실이 있으면서 심각한 노출 증상과 징후가 뚜렷한 사람들에게만 사용한다. 아질산염은 혈색소와 결합하여 일산화탄소 중독과 비슷한 효과를 내서 아질산염을 투여하는 것 자체도 안전하지 않다.

호흡 보조가 필요하다면, 백-밸브 마스크의 저장주머니(reservoir)나 백에 앰플을 둔다. 앰플이 환자 입이나 기관삽관된 관 안으로 떨어지지 않게 한다. 아질산아밀 흡입 후엔 반드시 아질산나트륨을 정맥 주입한다. 아질산나트륨을 이미 투여 받은 환자라면 아질산아밀을 사용하면 안 된다. 아질산나트륨이나 아질산아밀 투여 후 저혈압이 올 수 있으므로 조심한다. 아질산염은 혈색소와 결합하여 혈액의 산소 운반 능력을 감소시킨다. 그러므로 해독제를 쓸 때는 환자를 바로 눕히고 고농도, 고유량의 산소를 준다.

성인에서 아질산나트륨 정맥 주사 후엔 12.5g의 티오황산나트륨을 준다.

전기, 화학, 방사능 손상의 평가 및 관리

전기 손상

전기 감전이 의심되는 현장으로 접근하기 전에 먼저 전력이 차단을 확인해야 한다. 전력 차단이 이루어지기 전엔 전원에 접근하거나 환자에게 다가가서는 안 된다. 전기가 흐르는 선은 불꽃이 튀거나 세차게 퍼덕거리며 움직이지 않아도 위험하다.

땅 위에 놓여있는 전선도 여전히 위험하며 어떤 전봇대 선들은 전력을 주기적으로 복구시키려 하는 차단기를 가지고 있다. 아래로 늘어진 전선에 전기가 흐르고 있을 가능성이 조금이라도 있으면 안전 구역을 만들어서 차나 사람이 아래로 늘어진 전선이나 전봇대로부터 두 전봇대 사이의 거리보다 멀리 떨어지도록 해야 한다. 또한 아래로 늘어진 전선이 건물이나 자동차, 담장의 금속 구조물에 전류가 흐르게 할 수 있다는 사실도 알아야 한다.

현장 안전이 확보되면 환자를 평가하고 이송을 위한 준비를 한다. 유입흔과 유출흔을 모두 찾아보는데 땅이나 전원에 접촉된 부위를 중심으로 찾아본다. 어떤 경우는 여러 개의 유입흔과 유출흔이 있을 수도 있다. 전류가 신체를 통과하면 겉으로 보기엔 경미한 얕은 흔적만 보여도 심각한 내부 손상이 일어 날 수 있고 특히 혈관과 신경 손상이 잘 일어난다는 사실을 기억해야 한다. 전원에 접촉된 후 심혈관계 허탈이 빠르게 진행할 수 있다. 전류가 통과하면서 발생된 강력한 근 수축에 의해 야기된 척추 손상을 의심해보고 적절한 척추 처치를 제공한다. 열화상에서처럼 신발이나 허리띠, 그 밖의 의복이 탔는지 관찰한다. 이런 것들은 전류가 차단된 후에도 계속 화상을 입힐 수 있다. 반지, 시계나 그 외에도 손가락, 사지, 목에 압박을 가할 수 있는 소지품이 있으면 제거해야 한다.

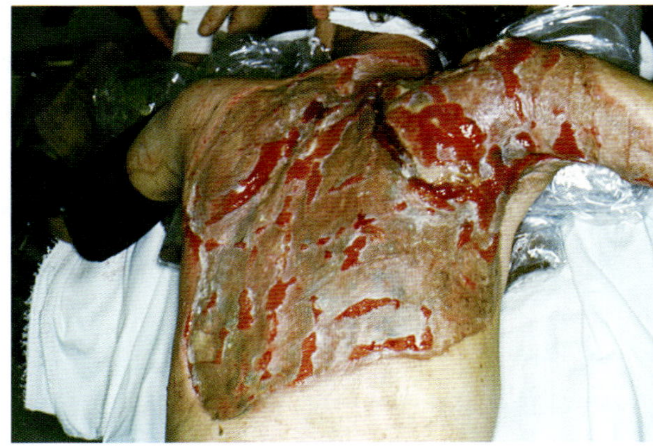

그림 5-15 낙뢰 손상(© *Wythenshawe Hospital/Wellcome Images*)

전기 화상은 심장 전기 전도에 이상을 가져올 수 있으므로 심전도 감시를 시행해야 한다. 전류는 서맥, 빈맥, 심실세동, 무수축 등의 부정맥을 유발할 수 있다. 심각한 전기적 쇼크 상태가 지속되는 환자는 누구나 응급의료진의 검사를 받도록 한다. 전류에 의해 유발된 손상은 내부에 있을 수 있고 평가하는 동안 명백히 안 나타날 수도 있다. 상당한 전기 화상을 입거나 전기에 노출된 환자는 우선적으로 즉각 이송을 고려해야 한다.

사람이 낙뢰를 맞는 경우는 미국에서 1년에 300건 이상 있으며 그 중 100명 이상 사망한다. 트랙터를 타고 있거나 물에 있거나 골프장에서 골프를 치고 있거나 또는 나무 밑에 있다가 벼락을 맞는 경우가 흔하고 희생자의 75%는 남자이다. 낙뢰는 일초도 안되는 순간 동안 고온(화씨 50,000도, 섭씨 27,760도), 고전압(100,000볼트까지), 고전류(10,000 암페어)가 흐른다. 직접 낙뢰를 맞는 경우 이 에너지가 환자에게 전달된다(그림 5-15). 그러나 낙뢰가 근처에 있는 물체에 떨어진 후 전류의 일부가 옆으로 흐르는 경우도 있고(side flash) 낙뢰가 내리친 친 지점에서 다른 길로 전류가 방사되면서 전압이 감소되기도 한다(step voltage).

누군가가 낙뢰를 맞은 사람에게 다가갈 때 이미 전기는 없어지고 난지 오랜 후일 것이다(그러나 근처에 폭풍이 계속 있다면 낙뢰가 다시 칠 위험이 있다). 낙뢰를 맞고 난 후의 사람과 접촉하여 감전될 위험은 없다. 그러나 환자의 의복은 계속 그을려 탈 수 있으므로 필요하면 제거한다. 낙뢰를 맞은 후 생기는 심각한 결과 중 하나가 갑작스런 호흡 정지이다. 이런 환자들은 무호흡을 보이고 때에 따라 맥박도 없을 수도 있지만 신속한 병원전 처치로 소생하는 경우가 자주 있다.

눈에 보이는 화상(유입흔과 유출흔)은 다른 열화상과 마찬 가지로 냉각시켜준 후 필요하면 건조한 무균 드레싱을 시행한다. 눈에 보이는 화상에만 너무 초점을 두고 보기보다 전기가 온 몸을 통과하면서 일으킬 수 있는 광범위한 내부 영향을 인지한다.

심장이나 호흡 정지를 보이는 전기 화상 환자는 적극적인 기도, 환기, 순환 처치 등의 치료를 한다. 전기 접촉에 의해 심정지가 발생한 환자들은 신속한 병원전 처치가 이루어진다면 높은 생존율을 갖는다. 심실세동이 있는지 즉시 확인하여 필요하면 제세동을 시행한다. 기관 삽관으로 기도를 확보하고 환기를 시작하고 흉부 압박을 실시한다. 심정지의 원인이 전기 손상일 때, 승압제와 항부정맥제의 사용을 포함한 보통의 심정지 때와 같이 일반적인 소생술을 적용한다.

심각한 전기 화상 손상에서 적어도 2개 이상의 큰 정맥로를 확보하고 20ml/Kg의 수액을 시간당 1,000ml 속도로 준다. 횡문근융해증과 고칼륨혈증의 합병을 막기 위해 의료지도에 따라 보통 만니톨과 중탄산나트륨의 사용을 고려한다. 시작 용량으로 보통 만니톨은 10g 중탄산나트륨은 1mEq/Kg를 준다.

화학 화상

현장 평가를 시행할 때는 쏟아지거나 오염된 화학물의 성상을 파악해야 한다. 가능하면 바람이 오염원을 향해 불어가는 방향의 높은 곳으로부터 접근한다. 화학물의 위치를 파악하고 그 위치가 구조사 자신이나 다른 구조자에게 해가 없는 곳인지 확인한다. 환자와 주변 환경 사이의 교차 오염과 유독한 연기에 주의한다. 필요하면 독극물 처치 팀의 대원이 환자를 현장으로부터 구해 나와 환자의 오염을 제거한 후 환자 평가와 처치를 시작한다. 현장에서 오염 물질에 대해 익숙한 사람을 찾아서 물질이 갖는 위험성과 특별히 필요한 의료 처치, 오염된 환자를 다루는 방법에 대해 조언을 구한다.

환자 처치와 평가 동안에는 항상 의료 검사용 장갑을 착용하지만(니트릴장갑과 같은) 그 장갑이 오염 물질로부터 완전히 보호해 줄 수 있다고 생각해선 안 된다. 공기 중 먼지나 유독 연기, 액체 방울이 튀는 것으로부터 자신과 환자 모두의 노출을 막기 위해 적절한 보호 장구를 착용해야 한다(고글이나 마스크 등). 구조사의 의복에 오염 물질이 접촉될 위험이 있으면 일회용 가운을 착용해야 한다. 화학물이 격리되어 더 이상 환자나 다른 사람에게 위험이 없는지 확인해야 한다. 오염이 조금이라도 의심되는 환자의 의복은 제거해야 하고 우발적인 접촉을 막기 위해 제거된 의복은 격리시킨다. 의복을 모아서 적절히 처리되는지 확인해야 한다. 화학물의 종류, 정확한 화학명, 환자의 접촉 시간, 접촉된 정확한 신체 부위를 알아야 한다.

일차 평가를 시작하면서 환자 의식이 명료한지 지남력이 잘 유지되고 있는지 화학물 접촉에 의해 기도와 호흡기가 영향을 받았는지 확인한다. 만약 기도나 호흡기 손상이 의심되면 초기에 기관삽관을 고려한다. 기도가 부어오를 경우, 기도 폐쇄가 심해져 기관삽관이 더 어려워진다. 환자의 심박수를 감시하고 심전도 감시를 고려한다. 많은 화학물이 심장에 영향을 미칠 수 있기 때문이다(예를 들면, 유기인제). 환자가 안정적이라면 빠른 외상 평가(rapid trauma assessment)를 시작한다.

손상 깊이와 범위, 손상 성질을 파악하기 위해 화학 화상은 어떤 것이라도 주의 깊게 검사해야 한다. 페놀, 건조 석회, 나트륨이나 폭동 진압 물질이 의심되면 아래와 같이 처치한다.

- **페놀** 아교질의 부식성 물질로 강력한 공업용 세척제로 사용된다. 페놀은 매우 끈끈하며 물에 녹지 않아 제거하기가 매우 어렵다. 페놀이 많이 쓰이는 곳은 페놀을 용해시킬 수 있는 알코올이 비치되어 있는 경우가 많다. 알코올을 이용하여 페놀을 제거할 수 있는데 알코올로 닦은 후엔 많은 양의 찬 물로 세척해 준다.
- **건조 석회** 건조 석회는 물과 반응 하는 강한 부식성 물질이다. 반응할 때 열을 생산하여 화학 손상과 열 손상을 야기한다. 마른 석회는 솔질을 하여 부드럽게 털어내는데 가능하면 완전히 제거하도록 한다. 제거 후엔 오염 부위를 많은 양의 시원하거나 차가운 물로 헹군다. 물은 남은 석회 가루와 반응하는 반면 접촉 부위를 냉각시키고 남은 물질을 제거하기도 한다. 물로 헹구어 석회가루가 환자 연부 조직에 함유된 물과 반응하기보다 세척 시 쓰는 물과 반응하도록 유도하는 것이다.
- **나트륨** 나트륨은 불안정한 금속으로 인체 조직을 포함한 많은 물질과 반응하여 손상시킬 수 있다. 물과 강력하게 반응하여 극심한 열과 폭발적인 수소 가스를 내고 점화를 일으킬 수도 있다. 나트륨은 공기 중 수분과 반응할 수도 있기 때문에 보통 기름 안에 담근 상태로 보관한다. 나트륨에 오염되었다면 신속히 부드럽게 솔질하여 제거한다. 제거 후엔 나트륨을 보관하는데 사용하는 기름을 상처 위에 덮

어준다.

- **폭동 진압 물질** 이런 물질들로는 최루가스인 CS, CN(상표명 Mace), 고추열매 올레오수지(oleoresin capsicum, OC, 고춧가루 분사기) 등이 있는데 이런 물질은 고의적인 사용 대상이 사람이고 자주 사용되므로 특별히 잘 알아둘 필요가 있다. 이 물질들은 눈과 점막, 호흡기에 강력한 자극을 주지만 적절히 분사되면 영구적인 손상을 주지는 않는다. 이 물질에 접촉된 환자는 전형적으로 눈 통증과 눈물, 일시적인 시력소실을 보인다. 기침과 구역질, 구토는 흔치 않다. 치료는 보조적 치료인데 신선한 공기에서 10~20분 가량 있으면 대개 저절로 회복된다. 필요할 경우 물질이 눈에 남아있는 것 같으면 눈을 생리식염수로 세척 해준다.

조직 손상을 야기할 수 있는 화학 물질에 접촉된 환자에서 이런 처치가 아직 이루어지지 않았다면 빨리 오염 제거를 시작해야 한다. 다량의 물로 오염 부위를 세척하여 손상을 막아야 한다. 물은 물질을 씻어 내거나 수용성 물질인 경우 희석시킨다. 물은 화학반응의 속도와 발생되는 열을 감소시켜 결국 환자 피부에 주는 영향을 감소시킨다. 오염 범위가 너무 넓을 때는 환자에게 다량의 물을 끼얹는다. 소방용 호스를 낮은 압력으로 사용하거나 정원용 호스를 이용하여 물을 뿌리는데 이 때 물이 너무 따뜻하거나 너무 차면 안 된다.

수분동안 환자를 세척하면서 남아있는 의복을 제거한다. 의복 제거 시 구조자 자신이 오염되지 않도록 주의한다. 만약 오염 물질이 위험한 물질이라면 모든 의복과 세척하고 나온 물은 후에 모아서 적절하게 처리한다. 다음으로는 화상 부위를 순한 비누와 부드러운 솔이나 스폰지로 부드럽게 닦는다. 이 때 연부조직에 더 손상을 주지 않도록 주의해야 한다. 비누로 닦은 후 흐르는 물로 상처를 부드럽게 세척한다. 통증과 화상 진행이 가라앉는 것처럼 보여도 응급실에 도착할 때까지 세척을 계속하는 것은 중요하다. 가능하면 접촉된 부식성 물질의 용기의 라벨이나 표본을(안전하게 보관하고 표시하여) 환자 이송 시 가져간다. 병원에 도착하면 도착 전에 행해진 일차 응급처치는 어떤 것이라도 응급의료진에게 기술하고 병원전 처치보고서에 기입한다.

어떤 해독제나 중화물질도 사용해선 안 된다. 중화제는 중화시키는 물질과 격렬히 반응하여 반응열을 증가시키고 열화상을 유발할 수 있다. 어떤 경우는 오염 물질 자체보다 해독제나 중화제가 피부에 더 손상을 입히기도 한다.

화학 화상에서는 특히 환자의 눈에 주의를 기울여야 한다. 눈은 화학물질에 매우 민감하여 약한 물질에도 쉽게 손상을 받을 수 있다. 화학물질에 의한 눈 손상은 신속한 치료가 매우 결정적인데 눈의 손상을 줄이고 시력을 보존시킬 수 있다. 환자에게 화학물의 눈 접촉 유무와 안통, 시력 변화, 콘택트렌즈 착용 여부를 물어봐야 한다. 눈꺼풀 경련(blepharospasm), 결막 충혈, 변색, 눈물이나 다른 자극 증상이 있는지 검사한다.

눈에 화학물이 튄 경우 다량의 물로 세척한다. 염기 화상은 매우 손상이 크므로 적어도 15분간 눈을 세척한다. 산에 의한 화상도 5분간 세척한다. 어떤 물질인지 잘 모르는 경우는 20분 정도까지 세척한다. 그러나 세척을 하는 동안 이송이 지연되어선 안 된다.

세척할 때 생리식염수(링거액도 쓸 수 있다) 주머니를 걸어 두고 눈에 흘려보내는 방법이 유용하게 사용된다. 수액의 속도 조절계를 사용하여 흐름을 조절하여 코 쪽에서 눈꼬리로 수액이 흐르게 하고 환자의 머리를 옆으로 돌려 배액이 잘되게 하는 동시에 씻겨 나온 물이 반대쪽 눈으로 들어가 반대쪽 눈을 오염시키지 않도록 한다. 눈으로 튄 화학물질이 콘택트렌즈로 간 경우 조심해야 한다. 렌즈를 착용한 경우 렌즈 밑에 물질이 들어가 세척이 잘 안될 수 있으므로 세척을 지속하면서 렌즈를 부드럽게 제거한다.

방사능 화상

응급구조 요청의 전화상담, 출동지시와 반응 단계 동안 방사선 노출과 화상의 잠재적인 가능성이 있는 사고인지 반드시 고려해야 한다. 방사선은 눈에 보이지도 않고 느낄 수도 없으므로 위험을 미리 예상하고 적절한 주의를 기울이지 않으면 응급의료종사자 자신도 위험에 처할 수 있다. 만약 방사선 노출이 의심된다면 현장에 접근할 때 매우 주의해야 한다. 발전소나 공업용 또는 의료용 시설에서 사고가 발생하면 사용되는 방사능 물질에 대해 잘 알고 있는 사람을 찾아야 한다. 언제나 그런 사람은 그 시설의 직원이며 현장에 있는 경우가 많다. 현장으로부터 적절한 거리를 유지하고 현장 일반인이나 구조자, 환자들이 노출원으로부터 멀리 떨어지도록 한다. 거리를 유지하는 것과 토양이나 콘크리트 같은 돌질을 방사능 물질과 자신 사이에 두는 것이 잠재적인 노출을 줄인다는 것을 명심한다. 만약 먼지나 화재 등으로 노출이 되는 경우 방사능원을 향해서 바람이 불어가는 방향으로 접근하거나 서 있다.

방사능 노출 사고에는 방사능 위험 물질 격리와 보관, 현장 안전 검사에 숙련된 사람이 투입되어야 한다. 만약 이것이 불가능 하다면 환자를 방사능 물질로부터 먼 장소로 옮겨 환자와 구조사 모두 위험 없이 처치를 할 수 있도록 하여야 한다. 대피 계획을 주의 깊게 세운다. 가능한 한 보호장비를 많이 사용하고 노출 시간은 최소화한다. 방사능 조사량은 노출 시간, 거리, 차폐 여부, 이 세 가지 요인과 관계 깊다는 것을 잊어선 안 된다.

만약 환자 대피를 반드시 시행해야 한다면 대피 팀 중 가장 나이 많은 대원이 시행하는 것을 고려해야 한다. 방사능 노출에 의한 영향 중 많은 것이 노출 후 여러 해가 지나서 나타나기 때문에 가장 고령자가 시행하는 것이 현명하다. 특히 임신한 여성이나, 젊은 사람의 경우 양성 모두에서 이런 고려는 중요하다. 방사선은 생식계통에 쉽게 손상을 준다는 사실을 기억한다.

환자에 대한 감염의 위험이 있을 경우, 평가 및 치료를 시작하기 전에 소독을 한다. 만약 환자가 오염이 되었을 위험이 있다면 평가와 처치에 앞서 오염 제거한다. 이때에는 오염 제거와 감시 기법에 관한 지식이 풍부하고 적절한 보호 장치를 가진 사람이 한다. 만약 이것이 불가능 하다면 보호 안경과 마스크, 장갑, 일회용 가운을 착용한다. 대피팀에게 환자들을 다른 대원이나 구조차에서 멀리 떨어진 오염 제거 시행 구역으로 옮기도록 지시한다. 이 구역에는 다소의 오염이 있을 가능성이 있다. 환자에게 의복을 벗게 하거나 조심스럽게 의복을 벗기고 다량의 물로 씻어내고 부드러운 솔로 닦고 다시 물로 세척한다. 보통 사용하는 식기 세제가 세척제로 효과적이다. 털이 있는 부위를 문지르거나 털을 잘라낸 후 문질러서 닦는다. 화학 오염에서와 같이 모든 의복과 세척 시 사용된 물은 모아서 안전하게 처리한다. 환자를 구조차로 옮기기 전에 오염제거를 먼저 시행한다.

방사능 노출 상황을 조심스럽게 기록하고 가능하다면 원인 물질과 강도를 파악한다. 환자 노출원 거리, 노출 시간을 노출 강도와 함께 확인한다.

오염 제거가 끝나면, 방사선 노출 환자는 다른 환자와 같이 다른다. 인체는 스스로 이온화 방사선원이 될 수 없기 때문에 오염이 제거된 환자는 구조사들에게 해가 되지 않는다. 그러나 환자에게 남아 있거나 구조사에게 옮겨 묻은 오염 물질은 방사능 노출원으로 작용하여 구조사와 구조차를 오염시킬 수 있다.

방사선 노출 환자의 실제 평가는 매우 단순한데 대개는 경미한 손상의 증상과 징후를 보인다. 극도로 심한 노출의 경우 구역, 구토, 권태감 등의 전형적인 증상을 보인다. 아주 극한 강도의 노출이면 발생할 수 있지만, 화상을 입는 경우는 극히 드물다. 비록 환자가 괜찮아 보인다 하더라도 많은 양의 방사선 노출 후 지연적으로 나타나는 결과는 파괴적일 수 있다. 만약 환자가 호소하는 증상이 있다면 어떤 것이라도 환자 자신의 표현 그대로 기록하고 처음 호소한 시간을 기록한다. 이 정보가 환자의 방사선 노출 정도를 파악하는데 도움이 된다(표 5-4).

표 5-4 | 이온화 방사선의 피폭량과 결과의 상관관계

전신 피폭량(RAD)	증상
5-50	무증상, 혈액검사는 정상
50-75	무증상, 일부 환자의 경우 백혈구와 혈소판의 경미한 저하
75-125	10~20%의 환자에서 2일 내로 식욕 부진, 구역질, 구토, 피로감 나타날 수 있음.
125-200	구역질, 구토, 설사, 불안 증세, 빈맥. 환자 중 5% 미만 사망
200-600	구역과 구토. 최초 몇 시간 후 설사. 쇠약감과 피로. 신속한 의료대처가 없을 경우, 6주 내 대략 50% 환자 사망
600-1,000	몇 분 만에 작열감 나타남. 10분 내로 구역질 및 구토 증세. 혼란 증세, 1시간 내로 운동 실조, 쓰러지는 증상. 1~2시간 내로 묽은 설사. 신속한 의료대처가 없을 경우, 환자 중 100% 사망
국소적 피폭량(RAD)	**증상**
50	무증상
500	(일반적으로) 무증상. 노출 부위의 신체 기능변화의 위험이 있을 수 있음.
2,500	위축증, 혈관 손상과 색소침착의 변화
5,000	만성적 위궤양. 발암의 위험

방사선 손상 환자의 증상을 치료하고 가능한 한 환자가 편안함을 느끼도록 해주고 정신적으로 지지해 주어야 한다. 화상 상처는 멸균 드레싱으로 덮고 전신 증상이 심할 경우 산소 공급을 하고 수액 정맥 주입을 시작한다. 환자의 체온을 유지하고 응급실로 이송한다.

재평가

흡입 화상, 화학 화상, 전기 화상, 방사선 노출 환자들은 각각의 화상 기전과 관계된 합병증이 증가하는 징후가 있는지 감시해야 한다. 또한 혈압, 맥박, 호흡과 변화 양상을 감시한다. 안정된 환자에선 15분마다 불안정한 환자에선 5분마다 재평가를 시행한다.

요약

화상은 신체를 둘러싸고 보호하는 보호막인 피부에 손상을 줄 수 있다. 피부에 화상 손상이 일어나면 신체 내 수분 보유 능력과 위험 물질 침투를 막는 보호 능력에 문제가 생길 수 있다. 이런 이유로 연부 조직 손상의 평가와 처치가 중요하다.

화상 깊이와 손상된 체표면적 범위를 평가한다. 호흡기, 손, 발, 관절 부위나 둘레를 에워싸는 형태의 화상에 주의를 기울이고 소아나 노인, 기존 질환이 있거나 손상을 입은 화상 환자에 대해 특히 주의를 기울여야 한다. 화상의 전체적인 중증도를 결정하는 이런 모든 인자들을 고려한다. 환자 상태가 확인되면 적극적인 처치를 시행한다. 호흡곤란과 수분 손실을 예상해야 한다. 병원전 처치의 초기에 기도 확보가 이루어져야 한다. 정맥로를 확보하고 수액 공급을 시작한다.

전기 화상, 화학 화상, 방사선 노출은 특수한 처치 및 평가가 필요하다. 전기 화상은 손상된 화상 깊이와 부위를 알기 위해 주의 깊은 평가를 한 후 상처 부위의 드레싱과 심장 상태의 감시를 해야 한다. 화학 화상은 신속하고 효과적인 오염 제거가 필요하다. 방사선 화상은 환자를 방사선원으로부터 대피시키고 오염 제거와 지지적 처치를 제공하는데 고도의 처치가 필요하다.

현장 출동 후 결과 분석

한 보이 스카우트 소년이 캠핑 여행에서 캠프파이어에 불을 붙이려다가 의투와 셔츠 소매에 불이 붙었다. 인솔자가 불을 껐을 때는 팔은 심각하게 화상이 입은 뒤였다. 소년의 손과 아래팔은 통증이 없고 부분적으로 변색이 있었다. 위팔은 통증이 매우 심하고 빨갛게 되어 말단으로 물집이 잡히기 시작했다.

1. 위팔, 아래팔과 손의 화상의 중증도는?
2. 화상 입은 체표면적의 백분율은?
3. 이 환자에게 어떤 진단을 내릴 것인가?

이 책 뒷부분에 제시된 해설을 참고한다.

복습 문제

1. 화상 치료 과정 중 어느 단계에서 손상된 조직이 자리 잡고 재형성되며, 환자는 재활을 시작하고 정상 기능을 찾게 되는가?
① 수분이동단계(fluid shift phase)
② 해결단계(resolution phase)
③ 응급단계(emergent phase)
④ 대사항진단계(hypermetabolic phase)

2. 일반적으로 ___에 의해 야기된 화학적 화상은 액화괴사를 통해 세포막을 지속적으로 파괴하여 세포막이 기저 조직을 관통하고 더욱 깊은 화상을 발생한다.
① 산 ② 염기
③ 전기 ④ 응고

3. 공기 중에서 6~10피트(1.8~3미터) 이동하고, 여러 겹의 옷을 관통하며, 외부 손상과 내부 손상을 모두 유발하는 방사능의 유형은 ___이다.
① 감마선 ② 알파선
③ 베타선 ④ 중성자

4. 기도 부종은 흡입 손상 시 가장 중요하게 다루어져야 하는 문제인데 기도를 보호하고 환자의 악화를 막기 위해 ___을 초기에 실시하는 것이 중요하다.
① 심장 모니터링 ② 기관내삽관
③ 정맥관 삽관 ④ 급속 수액 보충

5. 감염원으로부터 환자의 노출을 줄이기 위해 구조사가 신중하게 ___한다.
① 표준 주의사항을 활용해야
② 깨끗하고 건조한 천이나 붕대 그리고 깨끗한 장비를 사용해야
③ 화상 부위의 심각한 감염을 피해야
④ 위의 모두

6. 소아, 노인, 기존 질환이 있는 사람, 손상이 동반된 경우, 항상 ___한다.
① 화상의 중증도가 한 단계 증가한다.
② 즉각적인 삽관을 실시
③ 수액 투여량을 줄여야
④ 즉각적인 환자 이송을 실시

7. 환자가 흡입 손상 때문에 기도에 문제가 있다. 환자의 기도 유지를 위해 빠른연속기관삽관을 시행하기로 결정 했을 때 고칼륨혈증을 악화시킬 수 있기 때문에 주의해서 사용해야 하는 근 마비제는 다음 중 무엇인가?
① 모르핀 ② 베크로니늄
③ 석시닐콜린 ④ 펜큐로니늄

8. 다음 중 중등화상으로 분류되는 것은?
① 체표면적 2% 미만인 전층 화상
② 체표면적 50% 미만인 표피층 화상
③ 체표면적 30% 초과의 부분층 화상
④ 체표면적 30% 미만인 부분층 화상

9. 1시간 미만의 이송거리에서 화상 환자에게 주어야 할 초기 수액량을 계산하는 공식은 무엇인가?
① 0.25mL × 환자의 체중(kg) × 화상을 입은 체표면적
② 1.25mL × 환자의 체중(lb) × 화상을 입은 체표면적
③ 0.75mL × 환자의 체중(kg) × 화상을 입은 체표면적
④ 0. 5mL × 환자의 체중(lb) × 화상을 입은 체표면적

10. 일반적으로 피부에 묻은 건조 석회는 어떻게 제거해야 하는가?
① 식초와 물로 세척한다.
② 솔로 건조 석회를 털어내고 물로 세척한다.
③ 유성 베이킹 소다와 소독 붕대를 사용한다.
④ 손상 부위를 덮고 물로 세척한 뒤 환자를 이송한다.

11. 45세 남자는 지붕에서 일을 하던 중 전선에 감전이 되었다. 환자는 의식과 지남력이 있었으며, 맥박은 분당 124회의 불규칙하였고, 호흡은 분당 22회의 규칙적이었으며, 혈압은 136/76 mmHg로 나타났다. 당신은 초기반응자에 의해 처치된 유입흔과 유출흔을 기록하였고, 낮은 유량으로 산소를 주었으며 정맥로를 확보 하였다. 당신은 진통제를 투여하려 하였다. 이 환자에게는 과연 어떤 진통제를 어느 용량으로 주어야 하는가?

① 펜타닐(Fentanyl) 25 mcg
② 펜타닐(Fentanyl) 25 mg
③ 몰핀(Morphine) 25 mcg
④ 몰핀(Morphine) 25 mg

12. 화상 환자의 생명을 위협하는 손상을 적절히 처치 한 후 어떻게 해야 하는가?

① 천천히 조심스럽게 이송
② 신체를 조일 수 있는 장신구를 제거
③ 고농도 산소를 제공
④ 물로 화상 부위를 식힘

참고문헌

1. McManus, W. F. and B. A. Pruitt, Jr. "Thermal Injuries," in D. V. Feliciano, E. E. Moore, and K. L. Mattox, eds. Trauma. 6th ed. New York: McGraw Hill, 2008.
2. Singer, A. J., et al. "The Association between Hypothermia, Prehospital Cooling, and Mortality in Burn Victims." Acad Emerg Med 17(4) (Apr 2010): 456–459.
3. Monafo, W. W. "Initial Management of Burns." New Eng J Med 335 (1996): 1581–1586.
4. Eastman, A. L., B. A. Arnoldo, J. L. Hunt, and G. F. Purdue. "Pre-Burn Center Management of the Burned Airway: Do We Know Enough?" J Burn Care Res 31 (2010): 701–705.
5. Bizovi, K. E. and J. D. Leikin. "Smoke Inhalation among Firefighters." Occup Med 10(4) (Oct–Dec 1995): 721–733.
6. Pullin, T. G., M. N. Pinkerton, R. V. Johnson, and D. J. Kilian. "Decontamination of the Skin of Swine following Phenol Exposure: A Comparison of the Relative Efficacy of Water versus Polyethylene Glycol/Industrial Methylated Spirits." Toxicol Appl Pharmacol 43(1) (1978): 199–206.

추가문헌

American Burn Association National Burn Repository Advisory Committee. National Burn Repository 2009 Report. Worldwide 2010.

Bickley, L. Bates' Guide to Physical Examination and History Taking. 11th ed. Philadelphia: Wolters-Kluwer, 2012.

Bledsoe, B. E. and D. Clayden. Prehospital Emergency Pharmacology. 7th ed. Upper Saddle River, NJ: Pearson/Prentice Hall, 2011.

Bledsoe, B. E., B. J. Colbert, and J. E. Ankney. Essentials of A & P for Emergency Care. Upper Saddle River, NJ: Pearson/Prentice Hall, 2010.

Martini, F. Fundamentals of Anatomy and Physiology. 10th ed. San Francisco: Pearson, 2014.

Marx, J., R. Hockberger, and R. Walls. Emergency Medicine: Concepts and Clinical Practice. 8th ed. St. Louis: Mosby, 2013.

Tintinelli, J. E., ed. Emergency Medicine: A Comprehensive Study Guide. 7th ed. New York: McGraw-Hill, 2012.

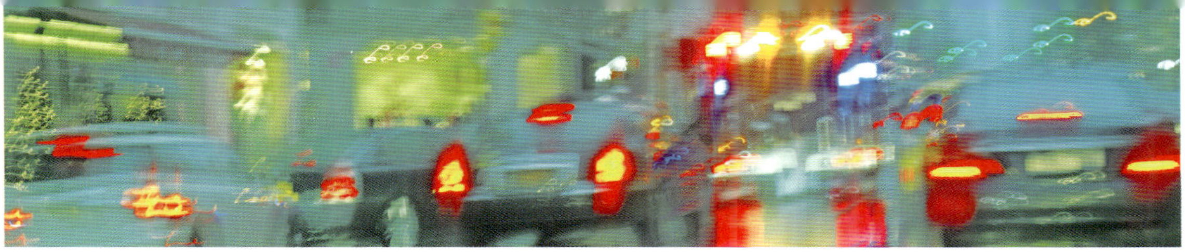

Chapter 6

머리, 목, 척추 외상

Head, Neck, and Spinal Trauma

Bryan E. Bledsoe, DO, FACEP, FAAEM, EMT-P
Robert S. Porter, MA, EMT-P

단원 표준

외상(머리, 얼굴, 목, 척추 외상)

학습 역량

환자 평가 결과에 역학 및 병리학 원칙을 접목하여 현장에서 본 환자 추정 진단과 이를 통해 중증 손상환자에 대한 종합적 처치 계획을 세운다.

학습 목표

최종 목표

해부학, 생리학, 병태생리학 그리고 처치이론을 통합해 머리, 얼굴, 목, 척추와 신경계 외상환자에 대한 평가와 병원 전 관리를 할 수 있다.

수행 목표

최종 목표를 달성하기 위해 다음 사항은 필수적이다.

1. 핵심 키워드를 숙지한다.
2. 머리, 얼굴, 목, 척추 손상의 역학을 설명한다.
3. 머리, 얼굴, 목, 척추의 해부학적 구조 및 생리를 설명한다.
4. 머리, 목, 그리고 척추에 손상을 가할 수 있는 외상의 다양한 기전을 설명한다.
5. 외상 후에 일어날 수 있는 뇌손상의 다양한 종류를 설명한다.
6. 두개내압과 자기보상기전, 그리고 소아와 성인 환자의 뇌압상승의 악영향을 설명한다.
7. 척수 외상과 연관된 병태생리학적 증상을 구분하고 설명한다.
8. 목, 얼굴, 그리고 목손상의 종류를 설명하고 논의한다.
9. 머리, 얼굴, 목, 그리고 척추손상 환자의 종합적인 평가 과정을 설명한다.
10. 다양한 상황을 고려하여 머리, 얼굴, 목, 척추 손상 환자에 대한 처치 계획을 수립한다.

핵심 키워드

전척수증후군(anterior cord syndrome)
전향성 기억상실증(anterograde amnesia)
안방수(aqueous humor)
거미막(arachnoid membrane)
오름그물체활성계(ascending reticular activating system)
오름로(ascending tracts)
자율신경성반사항진증(autonomic hyperreflexia syndrome)
자기조절(autoregulation)
축삭돌기(axon)
양쪽는확뼈막얼룩출혈(bilateral periorbital ecchymosis)
혈뇌장벽(blood-brain barrier)

뇌간(뇌줄기)(brainstem)
브라운-세카르증후군(Brown-Séquard syndrome)
말꼬리증후군(cauda equina syndrome)
중심척수증후군(central cord syndrome)
소뇌(cerebellum)
뇌관류압(cerebral perfusion pressure (CPP))
뇌척수액(cerebrospinal fluid(CSF))
대뇌(cerebrum)
목뼈(cervical vertebrae)
체인-스토크스 호흡(Cheyne-Stokes respirations)
꼬리뼈(미골)(coccyx)
완전 척수 절단(complete cord transection)
뇌진탕(concussion)
결막(conjunctiva)
공감성반응(consensual reactivity)
대축성(contralateral)
반충 손상(contrecoup injury)
각막(cornea)
충돌 손상(coup injury)
머리뼈(cranium)
쿠싱 반사(Cushing's reflex)
쿠싱 3징후(Cushing's triad)
피부분절(dermatome)
내림로(descending tracts)
미만성 축삭 손상(diffuse axonal injury)
경질막(dura mater)
경질막바깥혈종(경막외혈종)(epidural hematoma)
사건에 대한 기억상실증(event amnesia)
모상건막(galea aponeurotica)
글라스고우 혼수 척도(Glasgow Coma Scale)
전방 출혈(hyphema)
시상하부(hypothalamus)
척추사이원판(추간판)(intervertebral disk)
뇌출혈(intracerebral hemorrhage)
뇌압(intracranial pressure(ICP))
동축성(ipsilateral)
홍채(iris)
누액(lacrimal fluid)
르포트 기준 체계(Le Fort criteria)
허리뼈(lumbar vertebrae)
아래턱뼈(mandible)
위턱뼈(maxilla)
평균 동맥압(mean arterial pressure (MAP))
숨뇌(연수)(medulla oblongata)
뇌척수막(수막)(meninges)
중뇌(midbrain)
근육분절(myotome)
비공(nares)
신경성 쇼크(neurogenic shock)
안와(orbit)
양하지마비(paraplegia)
연질막(pia mater)
이개(pinna)
다리뇌(뇌교)(pons)
동공(pupil)
사지마비(quadriplegia)
망막(retina)
망막 박리(retinal detachment)
이개후 얼룩출혈(retroauricular ecchymosis)
역행성 기억상실증(retrograde amnesia)
엉치뼈(천골)(sacrum)
공막(sclera)
반고리관(semicircular canals)
단순운동점수체계(simplified motor score (SMS))
척추관(spinal canal)
척추 손상 확인 지침(spinal clearance protocols)
척수(spinal cord)
척수막(spinal meninges)
척추신경(spinal nerves)
척추성 쇼크(spinal shock)
경질막밑혈종(경막하혈종)(subdural hematoma)
두개골 봉합선(sutures)
시상(thalamus)
가슴뼈(thoracic vertebrae)
횡단면(transection)
척추(vertebra)
척주(vertebral column)
추공(vertebral foramen)
유리액(vitreous humor)
광대뼈(zygoma)

사례 연구

프레드와 리사는 지역 고등학교 미식 축구 게임에서 응급구조사로 대기를 하고 있다. 3쿼터가 끝나기 직전, 그라운드에 넘어진 선수가 "일어나지 못하자" 프레드와 리사는 경기장으로 투입된다.

환자는 신체가 다부진 10대 선수로 사람을 제외한 시간과 장소에 대한 지남력이 감퇴되어 있다. 그는 자신이 측면으로부터 강한 충돌을 받았고 팔과 목에 뜨거운 느낌이 든다고 설명한다. 환자는 어깨 위쪽 목 중앙 아래 부위에서 국소적인 통증을 호소한다. 환자는 별다른 병력을 보이지 않는다. 환자는 특정 알레르기 질환이 없고, 파상풍 접종도 최근에 하였다.

신체 검사에 따르면, 환자는 미식 축구 보호 장비와 헬멧을 착용하고 있고, 육안으로 보이는 신체 손상의 징후는 없다. 기도 상태는 양호하고, 호흡의 양, 강도, 상태와 맥박은 정상 수준내에 있다. 착용된 헬멧으로 인해 머리 신체 검사는 제한되었지만, 목뼈 후방의 촉진을 통해 미약한 국소 압통을 1번 가슴뼈골에서 (혹은 약간 위에서) 발견한다. 호흡 폭과 가로막 움직임은 손상에 의해 영향받지 않은 것 같다. 흉부 전체, 복부 하지, 상지의 전방 표면은 감각 이상을 보인다. 상지 악력은 강한 상태이지만, 발등굽힘(dorsiflexion) 및 발바닥쪽굽힘(plantar flexion)의 강도는 감퇴하였다.

프레드는 환자가 착용한 헬멧과 숄더 패드로 인해 고정술을 적용하기가 어려울 것으로 판단한다. 프레드는 리사와 함께 공기주머니의 공기를 빼내고, 얼굴 보호대를 제거하고, 헬멧 제거를 시작할 동안, 트레이너에게 환자의 헬멧을 잡으라고 부탁한다. 프레드가 환자 머리가 흔들리지 않게 조심스럽게 헬멧을 빼내는 동안, 리사는 목을 고정하고 있다. 헬멧이 완전히 제거되자, 프레드는 (두꺼운 숄더 패드로 인해 지면으로부터 2.5cm 이상 떠있는) 환자의 목을 손으로 고정한다. 리사는 환자의 셔츠와 패드를 고정하는 끈을 자르고, 천천히 패드를 제거한다. 다음에 목고정대를 적용한다. 프레드, 리사, 트레이너는 환자의 안정을 위해 분리형 들 것을 이용하였다. 환자 상체를 고정판에 고정시킨 뒤 머리와 목을 중립자세로 유지시켰다.

모든 조치를 진행하는 동안, 환자 혈압, 맥박수 및 강도, 호흡수 및 양은 비교적 정상 수치를 보인다. 프레드는 사지에서 피부 온도나 모세혈관 재충혈 속도 차이가 없다는 점에 주목하는데, 이는 척수 손상으로 인한 신경성 쇼크의 가능성이 낮음을 시사한다. 환자가 구급차로 실리고 지역 외상센터로 이송되는 동안 산소 포화도 수치는 98%이고 심전도는 68회로 정상 동율동을 보인다.

프레드와 리사는 환자가 7번 목뼈에 압박 골절을 입었고 나머지 시즌을 통째로 놓쳤다는 불운한 소식을 지역 신문을 통해 확인한다. 손상으로 환자의 운동 경력은 제한될 수 있지만, 다행히 다른 영향을 미칠 것 같지는 않다.

머리, 목, 척추 외상의 개요

머리, 목, 척추 손상은 중증외상에서 호발 한다. 연간 4백만 명이 중증 머리 손상을 입고, 10명 중 1명 입원한다. 입원 중 대부분은 비교적 경미한 머리 손상으로 유발되지만, 중증 머리 손상은 외상 사망의 제 1 원인이다. 중증 머리 손상은 차량 충돌 시 특히 치명적인 결과를 초래하고, 생존하는 환자들이 심각한 장기적 장애를 입는 경우가 많다. 머리뼈를 관통하는 총상은 상대적으로 덜 빈번하게 발생하지만, 사망률이 75~80%에 이른다. 스포츠 손상이나 낙상은 머리, 얼굴, 목, 척추 손상의 상당 부분을 차지한다. 얼굴과 목 손상은 기도의 해부학적인 구조, 감각 기관, 해당 부위의 주요 혈관이 손상 받을 위험이 높다. 이는 중추신경계 손상을 의미하기도 한다.

머리 및 척추 손상의 최대 위험군은 15~24세의 남성, 영유아, 고령자이다. 여러 분야의 안전 수칙을 홍보하는 교육 프로그램 확대와 안전모, 좌석 벨트, 에어백의 사용은 머리 손상으로 인한 사망률과 장애율을 감소하는데 막대한 영향을 끼친다. 자전거, 롤러 블레이드, 오토바이, 미식축구나 하키와 같은 접촉성 스포츠를 위한 헬멧의 사용 또한 중증 머리 손상의 발생률을 현저하게 감소시킨다. 예를 들면, 오토바이 충돌사고에서 헬멧의 착용은 중증머리손상을 50% 이상 감소시킨다. 하지만 머리 손상이 일어날 경우, 시간 관리가 가장 중요하다. 뇌출혈과 부종의 진행은 뇌압 상승, 저산소증, 영구적 내부 손상을 증대시킬 수 있다.

이러한 위험에도 불구하고 머리, 얼굴, 목, 척추 손상의 중증도는 병원전 의료 환경에서는 감지하기가 쉽지 않다. 그렇기 때문에 손상 발생 후 (응급구조사가 상대적으로 중증도가 떨어지지만 증상이 분명하고 흉측한 형태로 나타나는 다른 손상을 신경 쓰는 사이에) 머리, 얼굴, 목, 척추 부위의 희미하고 배후에 가려진 문제가 조용히 환자의 상태를 악화시킬 수 있다. 설령 치명적인 손상이 발견되더라도, 응급구조사는 환자를 병원으로 이송하고 결정적 치료를 받도록 하는 동시에 현장에서 중요한 보조 치료를 제공해야 한다. 사망률과 장애율을 낮추려면, 응급구조사는 초기 평가 단계 동안 머리, 얼굴, 목, 척추, 중추신경계 손상의 증상과 징후를 발견하고, 기도를 확보하고, 적정 수준의 호흡과 혈압을 유지하고, 적절한 치료를 제공할 수 있는 의료 시설로 환자를 신속히 이송한다.

머리, 얼굴, 목, 척추의 해부학적 구조 및 병리

이번 단원에서는 머리, 얼굴, 목, 척추 이렇게 네 부위의 손상에 대해 다룬다. 또한 이 네 부분에 대해 해부학과 생리학적 사항도 다시 알아보며 보다 자세한 설명을 제공한다.

머리의 해부학적 구조 및 병리

머리는 뇌를 덮고 보호하는 세 가지 구조(머리덮개(두피), 머리뼈(두개골), 수막)로 구성된다. 각 구조는 극단적 환경적 요인과 외상으로부터의 보호 기능을 한다.

머리덮개(The Scalp)

머리덮개는 막대한 운동 에너지를 견디고 흡수시키는 피부, (결합 조직 다발인) 근막, 근육조직의 견고하고 유연한 층이다. 머리덮개에는 뇌의 온도를 심부체온으로 일정하게 유지하는데 도움을 주기 위하여 혈관이 많이 발달되어 있다.머리카락은 외부 환경 온도로부터 뇌를 단열하는 추가적인 기능을 하며,단열 효과보다는 적지만 손상으로부터 뇌를 보호하는 기능도 있다.

머리뼈에 느슨하게 부착된 머리덮개는 위에 깔린 피부와 기저의 여러 얇은 근육층 및 결합 조직 사이에 위치한다. 머리덮개의 바로 아래에는 머리의 상부 표면을 대부분 덮고 있는 섬유질 결합 조직층인 **모상건막**(galea aponeurotica)이 있다. 모상건막의 전방에는 앞머리를 덮고 있는 평평한 근육층인 이마근이 위치한다. 후방에서 뒤통수를 덮고 있는 근육은 뒤통수근이다. 측면에는 눈두덩이 측면과 뒤통수 사이와 외이의 윗부분을 덮는 귓바퀴근이 있다. 모상건막과 기타 근육 아래와 골막 바로 위에는 성긴결합조직층이 있는데 이를 원형조직이라고 부른다. 원형조직층에는 경질막 정맥동에서 정맥성머리덮개정맥으로 정맥혈을 흐르게 하는 도출정맥을 수용한다. 비강 위쪽에도 이런 이끌정맥이 있는데 머리덮개 손상이나 코 손상들에서 감염원이 뇌쪽으로 전달될 수 있는 잠재적인 통로가 된다. 머리덮개를 보호하는 피부의 층위는 SCALP, 즉 피부(Skin), 결합 조직(connective tissue), 건막(aponeurotica), 건막하 (원형)조직(subaponeurotic (areolar) tissue), 머리뼈의 골막(pericranium)으로 쉽게 기억할 수 있다.

머리뼈(The Cranium)

머리와 얼굴부를 지탱하는 골격 구조는 머리뼈이다. 머리뼈는 두 가지 하위 구성 요소인 (뇌를 수용하는) **머리뼈**(cranium)와 (얼굴의 기저 골격을 형성하는) 얼굴뼈로 구성된다(그림 6-1). 머리뼈는 **봉합**(sutures)이라 부르는 가짜 관절로 융합된 여러개의 뼈로 구성되어진다. 머리뼈는 딱딱한 치밀뼈로 된 두개의 층이 가운데 스폰지처럼 성긴 해면뼈 1개 층으로 분리되어 있는 구조로 되어 있다. 이러한 골판은 뇌를 수용하는 견고하고 가벼운 원형 구조이다. 그렇기 때문에 머리뼈는 내용물을 외상의 직접적 영향으로부터 상당히 효과적으로 보호한다. 하지만 머리뼈는 내부 종창이나 출혈을 위한 여유 공간이 거의 없다. 머리뼈 내부에서 팽창하는 병변은 기타 내용물을 이탈시키거나, **뇌압**(intracranial pressure(ICP))상승을 유발한다. 이는 뇌관류를 감소시키고 뇌의 연약한 조직을 심각하게 손상시킬 수 있다.

두개골 뼈들은 여러 구역으로 형성하는데, 이 구역들의 이름은 그 밑에 존재하는 대뇌 구조물들을 설명하는데 도움이 된다. 눈두덩이에서 시작되는 이마뼈는 뇌의 상부 전방 표면을 덮는다. 이마의 측면 후방에서 시작되는 마루뼈는 머리뼈의 이개 윗부분을 형성한다. 머리뼈의 후하방 부위를 형성하는 뒤통수뼈는 큰구멍(대공)을 형성한다. 귀의 앞에 있는 머리뼈 측면 표면을 형성하는 관자뼈(관자골)는 머리뼈에서 가장 얇은 골격으로 골절에 취약하다. 형태가 매우 불규칙적인 벌집뼈와 나비뼈는 얼굴뼈에 의해 가려지고

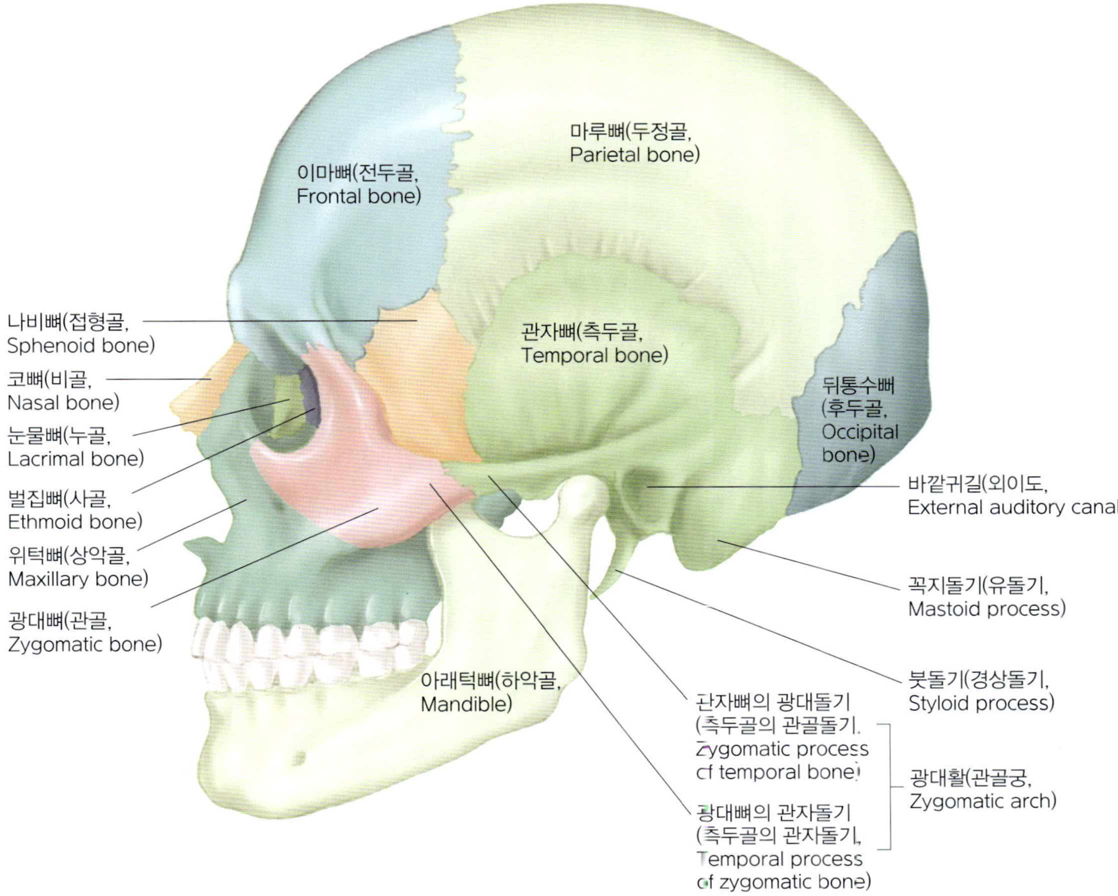

그림 6-1 머리뼈의 골격

보호받는 머리뼈 부위를 형성한다.

뒤통수뼈, 관자뼈, 나비뼈, 벌집뼈의 일부로 구성되는 머리뼈의 바닥은 혈관, 척수, 이도, 뇌신경 구멍이 통과하는 곳이기 때문에 외상 발생시 중요한 부위이다. 뇌바닥은 이런 구멍에 의해 약하기 때문에 중증 외상에 의한 골절에 취약하다.

머리뼈 내부의 기타 주요 지점은 체판과 큰구멍이다. 체판은 벌집뼈의 불규칙적인 부분과 뇌바닥의 일부로 구성된다. 체판과 뇌바닥의 나머지 부분에는 (중증 감속시 뇌의 찰과상, 열상, 혹은 좌상이 유발되는) 거친 표면이 있다. 큰구멍은 척추와 만나고 척수가 머리뼈에서 나오는 머리뼈의 바닥에 위치한다.

뇌척수막

뇌와 척수는 머리와 피부의 연조직, 머리뼈와 척주의 뼈에 의해 보호받는다. 이러한 구조의 아래에는 **뇌척수막**(meninges)이라는 결합 조직이 위치한다(그림 6-2). 뇌척수막은 머리뼈와 뇌 사이 그리고 척추와 척수 사이에 위치한 세 개의 조직층이다. 가장 바깥층에 있는 **경질막**(원어인 dura mater는 "강한 어머니(tough mother)"라는 뜻)은 견고하고 탄력이 높은 결합 조직이다. 경질막은 두 개의 층으로 구성된다. 바깥경질막은 뇌나 척수를 덮고 있는 막으로 해당 뼈공간 부위에 단단하게 부착되어 있다. 안쪽경질막은 머리덮개안으로 확대되어 대뇌낫과 소뇌천막이라는 구분막을 형성하는, 견고하고 지속적인 결합 조직으로 구성되어 있다. 경질막 위에는 뇌 표면으로 혈류를 제공하는 대형 동맥이 위치한다. 경질막 사이에는 뇌의 주요 정맥 배액이 일어나는 경질막정맥굴이 위치한다.

뇌와 척수에 가까운 뇌막층은 **연질막**이다(원어인 pia mater는 "부드러운 어머니(tender mother)"이라는 뜻이다.) 연질막은 뇌와 척수의 모든 주름을 덮는 연약한 조직이다. 경질막에 비해 비교적 연약하지만 연질막은 뇌나 척수 조직보다 견고하다. 연질막은 뇌와 척수의 표면에 혈액을 공급하는(대형 혈관을 포함한) 혈관이 매우 집중된 조직이다.

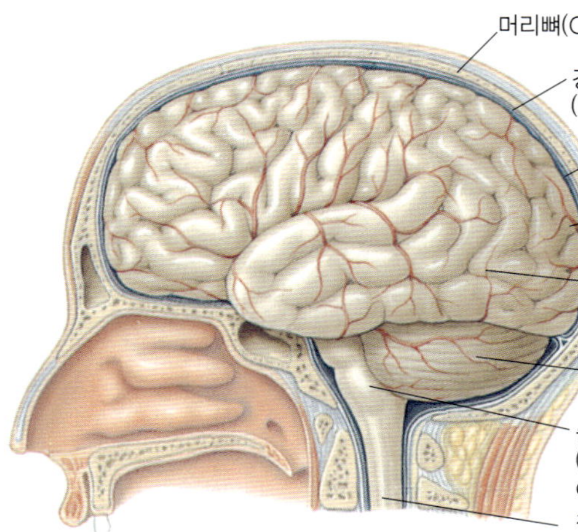

그림 6-2 머리뼈와 뇌척수막

경질막과 연질막은 거미막이라는 결합 조직층에 의해 분리된다. 안쪽경질막을 덮는 거미막은 콜라겐 및 엘라스틴 섬유를 통해 뇌를 머리뼈공간에 연결한다. **거미막**(arachnoid membrane에서 arachnoid는 "거미와 같은"이라는 뜻)이라는 이름은 거미줄같이 생긴 형태에서 비롯된다. 거미막의 아래에 있는 공간은 뇌척수액이 들어 있다. 거미막밑 공간은 머리에 강한 감속 혹은 가속 충돌이 가해질 경우 뇌에 대한 완충 역할을 한다.

뇌척수액

뇌척수액(cerebrospinal fluid)은 수분, 단백질, 포도당, 염분이 혼합된 무색의 깨끗한 용액으로 중추신경계를 감싸고 경미한 가속/감속 충격을 흡수한다. 뇌는 네 개의 뇌실 중 가장 큰 두 개의 뇌실에서 뇌척수액을 지속적으로 생성한다. 뇌척수액은 뇌실에서 나와서 뇌와 척수를 둘러싼 거미막밑 공간을 통해 흐른다. 뇌척수액은 거미막 과립을 통해 정맥순환계로 환류된 뒤 뇌의 경질막정맥굴로 향한다. 또한 뇌척수액은 척수의 끝단에 위치한 (spinal cistern)곳에 있는 거미막융모를 통하여 정맥계로 흡수된다. 뇌척수액은 뇌가 머리속에서 거의 무중력 상태와 흡사한 환경에서 떠있을 수 있는 부력을 제공한다. 또한 뇌척수액은 산소, 단백질, 염분, 이산화탄소와 같은 영양소와 노폐물이 뇌 조직으로(혹은 뇌 조직에서) 확산이 일어나는 곳이다. 뇌는 혈액-뇌장벽에 의해 혈액 내에서 발견되는 많은 물질로부터 격리되기 때문에 이러한 뇌척수액의 기능은 매우 중요하다.

뇌

뇌는 머리 용적의 80% 가량을 차지한다(그림 6-3). 뇌는 신체 기능에 필수적인 세가지 주요 구조인 대뇌, 소뇌, 뇌줄기로 구성된다.

대뇌(cerebrum)는 중추신경계에서 가장 큰 부위로 머리공간의 대부분을 차지한다. 대뇌에는 회색질(gray matter)로 구성된 겉질이 있고, 대뇌 중앙 부위는 대부분 신경전달 경로(축삭)를 구성하는 백질(white matter)이다. 대뇌는 고도의 기능을 수행하는 뇌 부위이다. 대뇌는 의식적 사고, 성격, 언어, 운동조절, 시각/청각/촉각을 담당하는 중추이다. 대뇌는 머리뼈 아래에 머리뼈 이름과 같은 몇 개의 엽으로 구분된다. 대뇌의 앞쪽 이마엽은 성격을 담당한다. 대뇌의 뒤위쪽에 위치한 마루엽은 감각, 운동, 기억, 감정을 조절한다. 대뇌의 뒤통수엽는 시력을 담당한다. 대뇌의 옆쪽에 위치한 관자엽은 장기 기억, 청력, 언어, 미각, 후각의 중추이다.

대뇌낫(flax cerebri)이라 불리는 구조는 대뇌를 좌우 반구로 구분한다. 경질막의 구분막인 대뇌낫은 두개강내 안쪽에서부터 위로는 두개강 표면까지 뻗어있다(그림 6-4). 대뇌낫에 대응하는 대뇌의 갈라진 틈을 중심고랑(central sulcus)이라 부른다. 중심고랑은 대뇌를 각각 반대 방향의 신체 부위의 활동 대부분을 조절하는 좌우 반구로 물리적으로 분리한다. 대뇌의 신경이 반대편 방향의 신체로 이동하는 교차점은 다리뇌에서 숨뇌로 이행되는 부위이다.

뒤통수엽 내부에 대뇌낫과 비슷하게 생긴 섬유막인 소뇌천막(tentorium cerebelli)은 대뇌낫에 직각으로 위치해 있고 소뇌로부터 대뇌를 분리시킨다. 뇌줄기는 소뇌천막절흔(tentorium incisura)이라는 구멍을 통해 소뇌천막을 뚫고 지나간다.

동공의 크기를 조절하는 눈돌림신경(CN-III)은 소뇌천막의 테두리를 따라 위치한다. 부종, 점점 커지는 종괴, 출혈로 인해 뇌압이 상승하거나, 대뇌가 하부로 탈출되는 경우, 눈돌림신경은 압박을 받을 수 있다. 이러한 압박은 병변 부위 쪽에 자주 발생하는 동공장애를 유발한다. 압박의 정도가 상당한 경우, 양측으로 영향을 받기 때문에 양쪽 동공이 확대된 채로 고정될 수 있다.

일부 왼손을 쓰는 사람을 제외한 대부분의 사람은 대뇌의 좌반구를 주요 뇌부위로 사용한다. 좌뇌는 수리적 계산과 쓰기를 담당하고, 언어 해석과 말하는 능력의 중추 역할을 한다. 우뇌는 비언어적 이미지의 처리를 담당한다.

소뇌천막의 바로 아래에 있는 **소뇌**(cerebellum)는 대뇌의 하후방에 위치한다. 소뇌는 운동 동작을 세밀하게 조절하고 신체가 한 자세에서 다른 자세로 부드럽게 이동할 수 있도록 한다. 또한 소뇌는 균형 감각과 근육 긴장도를 유지한다.

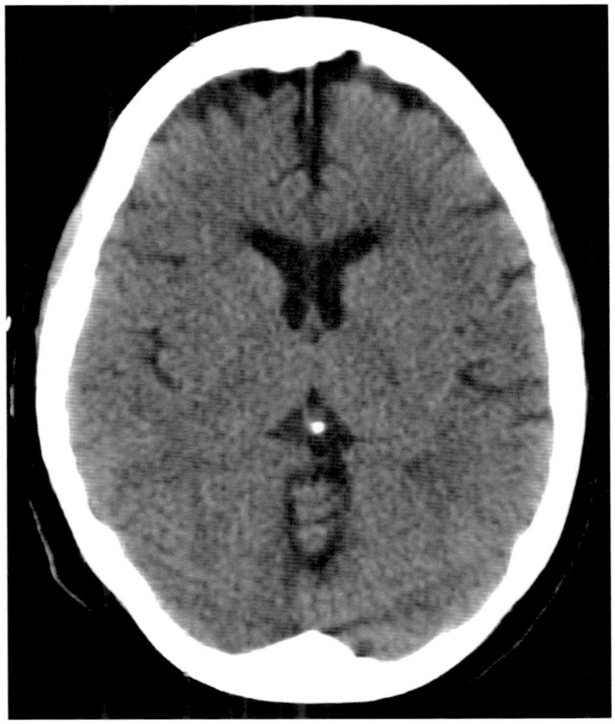

(a)

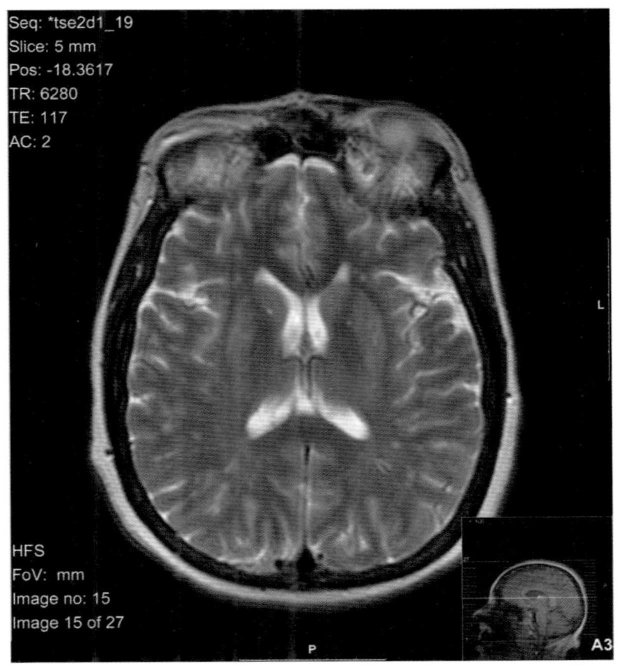

(b)

그림 6-3 (a) 뇌의 CT 사진 (b) 뇌의 MRI 사진(© *Dr. Bryan E. Bledsoe*)

뇌줄기(brainstem)는 중앙처리를 담당하는 중추이며, 대뇌, 척수, 소뇌, 뇌신경 사이의 교신을 담당한다. 뇌줄기는 중간뇌, 다리뇌, 숨뇌를 수용한다. 뇌줄기의 상부를 차지하는 **중간뇌**(midbrain)는 시상하부,

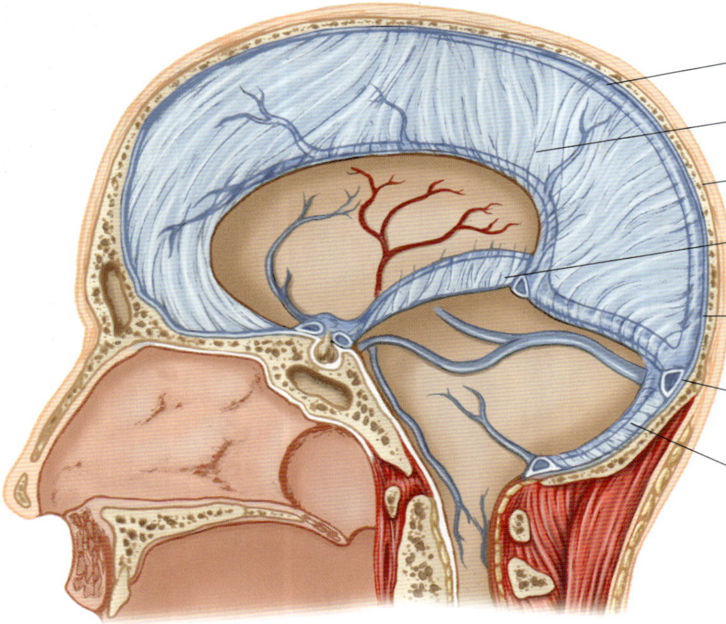

그림 6-4 머리뼈, 대뇌낫, 소뇌천막으로 뻗어있는 구분막

시상, 그리고 이와 연관된 구조로 구성된다. **시상하부**(hypothalamus)는 대부분의 내분비 기능, 구토 반사, 공복감 및 갈증, 콩팥 기능, 체온, 감정을 조절한다. 다리뇌와 대뇌 사이에서 중개소 역할을 하는 **시상**(thalamus)은, 의식상태를 유지하는 체계인 **오름그물활성계**(ascending reticular activating system)의 필수적인 요소이다. 시상은 또한 시신경 및 후각 신경을 위한 주요 경로를 제공한다.

다리뇌(pons)는 다양한 중추신경계 기관인 소뇌, 대뇌, 중간뇌, 척수 사이의 교신 중개소 기능을 한다. 숨뇌의 바로 위에 위치한 전구 모양을 띠는 다리뇌는 그물활성계에서 수면을 담당하는 것으로 보인다.

머리뼈 내부에 위치한 마지막 중추신경계 기관은 **숨뇌**(medulla oblongata)이다. 숨뇌는 척수 가장 위에 튀어나온 부분이다. 숨뇌에는 세 가지 중요한 중추인, 호흡 중추, 심장 중추, 혈관 운동 중추가 있다. 심장 중추는 심장 수축력과 속도를 조절하고, 혈관 운동 중추는 혈액의 공급과 혈압 유지를 담당한다. 호흡 중추는 호흡 속도, 깊이, 리듬을 조절한다.

뇌는 고도의 기능을 유지하기 위해 높은 대사량을 보인다. 뇌는 전체 체중에서 2%밖에 차지하지 않지만, 심장박출량의 15%를 받고 전체 산소량의 20%을 소비한다. 뇌는 휴식 상태이든 사고를 위해 활성화된 상태이든 순환의 공급을 필요로 한다. 또한 뇌에는 비축되는 에너지원이 없기 때문에, 혈액의 공급을 지속적으로 유지하여야 한다. 뇌는 포도당, (포도당 대사 과정에 필요한)티아민, 산소의 지속적인 공급을 받아야하고 거의 호기성 대사에만 의존한다. 뇌로의 혈액 공급이 감소할 경우 10초 안에 무의식 상태가, 4~6분 안에 뇌사가 발생한다.

중추신경계 순환

뇌에는 혈액을 공급하는 네개의 주요 동맥이 있다. 첫 번째 두개는 속목동맥이다. 속목동맥은 목동맥굴의 온목동맥에서 분화되어 머리뼈의 바닥를 통해 머리로 진입한다. 두개의 후방 혈관인 척추동맥은 척추를 따라 상행한다. 척추동맥은 머리뼈 바닥을 통해 진입하여 하나의 바닥동맥을 형성한다.

속목동맥과 바닥동맥은 바닥의 윌리스환(circle of Willis)을 통해 서로 연결된다. 윌리스환은 척추동맥

중 하나가 막혀도 뇌의 양호한 순환을 유지시키는 원형동맥이다. 여러 동맥이 대뇌동맥고리에서 분화되고 뇌에 혈액을 공급한다.

정맥 배액은 초기에 뇌 표면에 배액을 하는 다리정맥을 통해 일어난다. 다리정맥은 내벽이 얇은 대형 정맥인 경질막정맥굴들을 잇는 교량의 역할을 한다. 이들은 다시 속목정맥을 통해 위대정맥으로 흘러간다.

혈액-뇌장벽

혈액-뇌장벽(blood-brain barrier)이라는 용어는 중추신경계 모세혈관벽이 일반 모세혈관벽보다 두껍고, 보다 완전하고, 투과성이 떨어진다는 점을 가리킨다. 혈액뇌장벽은, 일반 모세혈관과는 다르게, 단백질과 기타 물질의 사이질 흐름을 허용하지 않는다. 혈액뇌장벽은 일부 호르몬을 포함한 순환계에 있는 많은 물질이 중추신경계 세포에 영향을 미치지 않도록 한다. 뇌에서 림프순환은 적으며, 뇌척수액의 흐름이 이를 대신한다. 이로 인해 중추신경계 세포에 대한 매우 특수한 보호 환경이 조성된다. 혈액이 중추신경계 조직으로 스며들 경우, 자극원으로 작용하여 염증 반응을 일으켜 브종을 유발한다.

뇌관류압

적정 수준의 뇌관류압은 뇌 기능의 유지에 필수적이고 여러 요소에 의존한다. 정상적으로 머리 내부에 약간의 압력이 존재한다. 뇌압은 10mmHg 미만이고 뇌 혈류를 크게 방해하지 않는다. 뇌 혈류를 제공하는 압력은 **뇌관류압**(cerebral perfusion pressure(CPP))이라 부른다. 뇌관류압은 **평균 동맥압**(mean arterial pressure(MAP))에서 뇌압을 뺀 값이다. 평균 동맥압이 50mmHg 미만으로 저하될 경우, 정상 뇌압은 뇌관류압을 치명적인 수준으로 저하시킨다. 일반적인 상황에서 뇌관류압이 저하될 경우, 뇌는 순환계를 자극하여 심박출량과 말초혈관저항을 증대시키면서 혈압 증가를 통해 뇌관류압을 유지한다. 뇌관류압과 뇌관류의 유지를 위한 혈압의 상승을 **자동조절**(autoregulation)이라 부른다.

몬로-켈리 독트린(The Monro-Kellie Doctrine) 뇌압은 뇌조직, 뇌척수액, 머리뼈 내부에 순환하는 혈량에 가해지는 머리 내부의 압력이다. 뇌압은 신체의 생리적 변화에 따라 지속적으로 변화하기 때문에 역동적인 속성을 보인다. 뇌압과 생리학적 변화는 다음의 공식으로 표현된 몬로-켈리 독트린으로 설명된다.

머리뼈 내부 용량(고정) = 뇌 용량(종괴나 병변의 용량도 포함) + 뇌척수액 용량 + 혈량

머리 내부의 용량은 머리뼈의 구조가 견고하기 때문에 고정되어있다. 항상 머리의 용량은 뇌조직(80%), 뇌혈관과 경질막정맥굴을 통해 순환되는 동맥혈과 정맥혈(10%), 뇌실 및 거미막 밑 공간의 뇌척수액(10%)으로 가득 차 있다. 새로운 병변이 발생하거나 기존의 병변이 커질 경우, 또 다른 부분의 감소로 상쇄되어야 한다. 그러지 않을 경우 급격한 뇌압 상승이 시작될 수 있다. 하지만 이러한 보상 기전은 매우 제한적이다. 뇌부종이 지속되거나 출혈, 혈종, 뇌종양, 기타 병변과 같은 외인적 요인이 있는 경우, 커지는 조직으로 인해 혈액이나 뇌척수액을 한계점까지 이탈시키고 뇌압 상승을 유발하고, 뇌를 압박하고 뇌관류압과 뇌로 향하는(또한 통하는) 혈류를 감소시킨다.

외상성 뇌손상으로 인해 상당한 뇌압상승이 유발된 경우, 뇌압은 정상적인 혈류를 방해하고 중추신경계 관류를 제한한다. 뇌압 상승으로 인해 뇌혈류가 감소하면서 자동 조절은 뇌관류를 적정 수준으로 유지하기 위해 전신 혈압을 상승시킨다. 하지만 혈압의 증가는 여전히 높은 수준의 뇌압 상승과 뇌관류압의 추가적인 저하를 유발한다. 뇌압 상승과 혈압 상승의 순환이 계속되면서, 뇌손상과 사망이 급속히 초래될 수

있다.

일반적으로 뇌의 구성 요소는 원위치에 고정되어 있다. 하지만 –뇌부종이나 출혈과 같이– 머리 내부의 확대되는 조직이 주변 구조에 압력을 가할 경우, 뇌의 구성 요소가 이탈될 수 있다. 일부의 경우, 압력의 상승으로 인해 머리 내용물이 병변 지점으로부터 소뇌천막절흔을 통해, 머리에서 가장 큰 구멍인 큰구멍(foramen magnum)으로 밀려갈 수 있다. 구멍으로 뇌조직이 밀리는 뇌탈출은 예측 가능한 진행성 증상과 징후로 이어진다. 하지만 대부분의 경우, 확대되는 병변은 뇌조직을 머리의 반대편으로만 이동시킨다. 뇌탈출 못지않게 위험한 이러한 증상은 더욱 발생률이 높지만 증상 및 징후의 특성이 덜 뚜렷하다.

뇌신경

뇌신경은 머리 내부에서 뇌줄기를 따라 나오는 신경 뿌리이다. 뇌신경은 일부 중요 감각에 관여하고, 얼굴에 신경을 분포시키고, 상당히 많은 신체 기능을 조절하는 12개의 신경경로로 구성된다(표 6–1과 그림 6–5).

오름그물활성계

상부 뇌줄기, 다리뇌, 수면–각성 주기를 담당하는 중간뇌에 위치한 신경로인 오름그물활성계는 신체가 수용하는 자극의 양을 지속적으로 확인하는 복잡한 조절 체계이다. 오름그물활성계는 또한 호흡, 심박수, 말초혈관저항과 같은 주요 신체 기능을 조절하는 역할을 한다. 중간뇌의 손상은 무의식 상태나 혼수상태를 유발할 수 있고, 다리뇌의 손상은 각성 상태를 장기화시킬 수 있다.

표 6–1 | 뇌신경

뇌신경	명칭	신경 기능
1번 뇌신경(CN–I)	후각신경	대뇌에서 분화된 후각 담당 신경
2번 뇌신경(CN–II)	시각신경	망막에 맺힌 상을 뇌로 전달
3번 뇌신경(CN–III)	눈돌림신경 (동안신경)	6개의 눈돌림 근육 중 4개를 조절. 대부분의 안구 움직임, 홍채 수축, 윗눈꺼풀의 움직임 담당. 머리 안의 경로로 인해, 3번 뇌신경은 압박될 수 있고, 이 경우 동공의 확대와 안구 움직임의 제한이 발생할 수 있음.
4번 뇌신경(CN–IV)	도르래신경 (활차신경)	눈돌림 신경과 갓돌림 신경과 함께, 동공이 같은 방향을 바라보고 움직이는 공동주시를 가능하게 함
5번 뇌신경(CN–V)	삼차신경	얼굴, 잇몸, 치아, 입천장의 신경을 분포시키고 (혹은 해당 부위로부터의 감각을 전달받고) 음식물을 씹는 동작을 담당하는 근육을 조절
6번 뇌신경(CN–VI)	갓돌림신경 (외전신경)	안구가 가쪽으로 움직이는 동작을 조절
7번 뇌신경(CN–VII)	얼굴신경(안면신경)	표정을 만들고 혀의 앞쪽 감각을 수용
8번 뇌신경(CN–VIII)	속귀신경 (정각신경)	달팽이관과 전정기관에 신경을 분포하고 청력, 위치 감각, 운동 감각, 균형감각을 담당
9번 뇌신경(CN–IX)	혀인두신경 (설인신경)	혀의 뒤쪽 감각을 분포하고, 삼키는 동작을 조절. 주요 혈관 내의 압수용체와 화학수용체를 감시
10번 뇌신경(CN–X)	미주신경	심장, 호흡, 대부분의 복부 내장의 상태를 감시하고 조절하는 주요부교감신경
11번 뇌신경(CN–XI)	더부신경(부속신경)	목의 주요 근육, 삼키는 동작을 담당하는 근육의 일부, 성대를 조절
12번 뇌신경(CN–XII)	혀밑신경(설하신경)	혀의 수의근을 조절

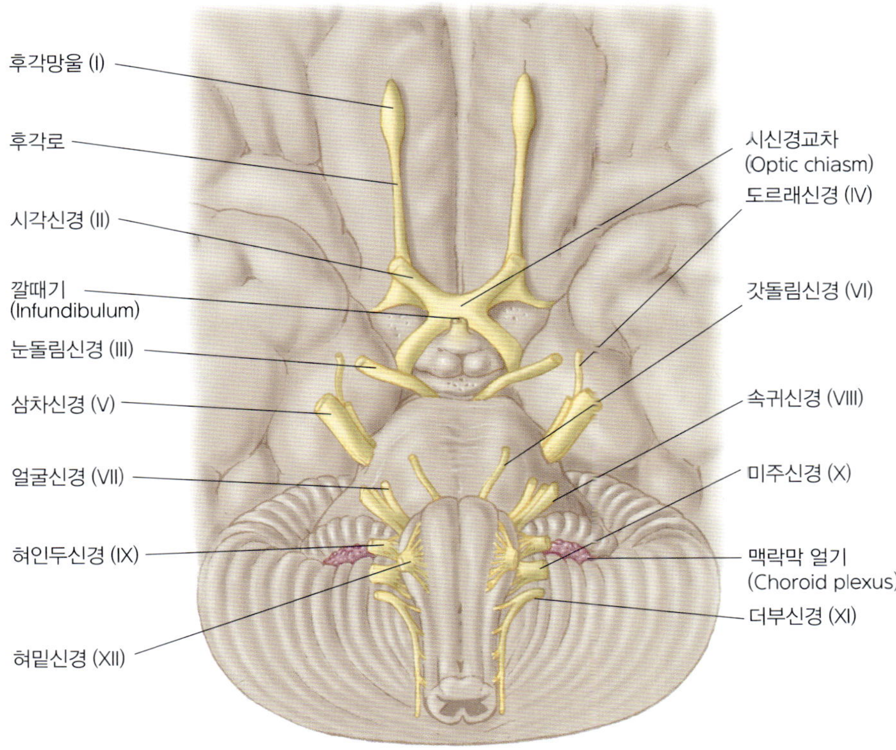

그림 6-5 뇌의 바닥에서 나오는 뇌신경

얼굴의 해부학적 구조 및 병리

얼굴은 머리의 한 부분이다. 하지만 기도의 문제나, 감각기관의 손상 등 얼굴손상과 관련하여 특별히 알아두어야 한다.

얼굴, 비강, 구강(The Face, Nasal Cavity, and Oral Cavity)

얼굴뼈는 머리의 앞과 안쪽의 구조를 형성하고 **광대뼈**(zygoma), **위턱뼈**(maxilla), **아래턱뼈**(mandible), 코뼈를 포함한다.(그림 6-6).

기타 부위와 마찬가지로 얼굴부위는 외상이나 부정적인 환경 영향으로부터 기저 조직을 보호하는 피부로 덮여 있다. 얼굴부위의 피부는 매우 유연하고 비교적 얇은 편이다. 얼굴부위는 혈관이 매우 풍부하여 손상을 입을 경우 많은 출혈이 발생한다. 얼굴 피부의 바닥에는 최소한의 두께인 피하 조직이 있고, 그 아래에는 입, 눈, 눈꺼풀의 움직임이나 표정을 조절하는 많은 소근육이 위치해 있다.

얼굴 순환을 공급하는 바깥목동맥은 얼굴동맥, 관자동맥, 턱동맥으로 분화된다. 얼굴동맥은 아래턱뼈를 지나 위로 이동하여 코뼈를 거친다. 위턱동맥은 아래턱뼈와 광대뼈 아래를 지난 뒤 볼 부위의 순환을 공급한다. 관자동맥은 광대뼈의 바로 뒤편과 귀 앞으로 흐른다. 각 주요 동맥을 따라 연관된 정맥이 평행하게 놓여 있다.

얼굴을 지나는 가장 중요한 뇌신경은 삼차 신경(CN-V)과 얼굴 신경(CN-VII)이다. 삼차 신경은 얼굴의 감각을 제공하고, 눈 움직임을 일부 조절하고, 씹는 기능에 관여하며, 얼굴신경은 얼굴 근육들의 운동을 조절하고 일부 미각을 담당한다.

비강은 벌집뼈, 코뼈, 위턱뼈의 접합으로 형성된다. 비강은 비강을 좌/우강으로 분리하는 골격 격막과 가

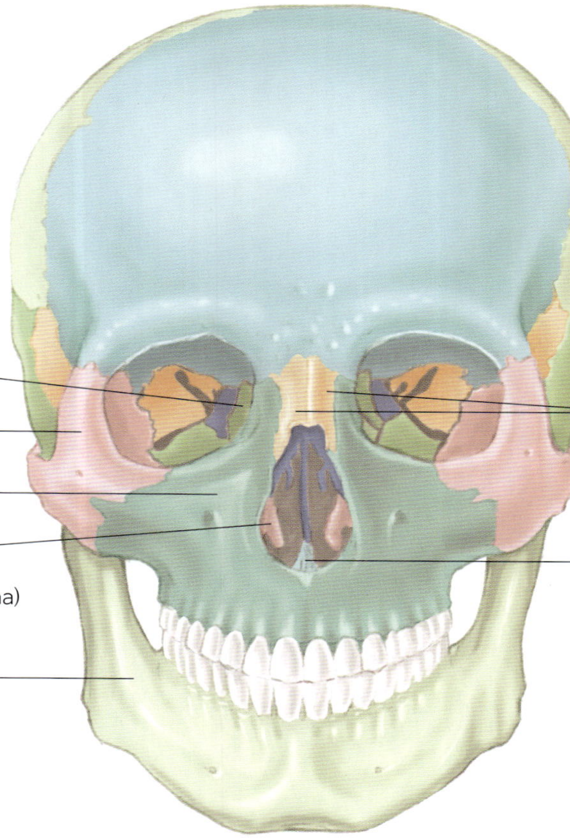

그림 6-6 얼굴뼈

쪽에서 내측으로 돌출하는 골판과 함께 후방으로 형성된 구조이다. 코선반이라 불리는 이러한 골판은 흡입되는 공기를 가온하고, 가습하며 입자성 물질들을 수집 제거하는 혈관성 점막으로 형성되어 있다. 비강의 하부 경계는 견고한 단단 입천장과 후방의 더욱 유연한 연골성 물렁 입천장으로 형성된다. 신체가 무언가를 삼킬 때, 물렁 입천장은 상향으로 움직여서 비강 구멍의 뒷편을 닫는다. 눈의 전하방에 놓여있는 코뼈는 코뼈연골의 바닥을 형성한다. 코뼈연골은 코의 형태를 결정하고 비공이라 불리는 콧구멍을 분리한다.

구강은 위턱뼈의 오목한 부위,즉 입천장과 위쪽 치아들이 아래턱뼈와 아래쪽 치아들과 만나서 형성된다. 구강 바닥은 근육조직과 결합조직으로만 형성되어 있는데,이 근육조직과 결합조직은 아래턱에 걸쳐 있으면서 혀를 지지하는 역할을 한다.

혀는 U자형 부유 골격으로 아래턱뼈의 후하방에 위치한 목뿔뼈와 접합된다.

구강의 주요 뇌신경은 혀밑 신경, 혀인두 신경, 삼차 신경, 얼굴 신경을 포함한다. 혀밑 신경(CN-XII)은 연하 운동과 혀의 운동을 조절한다. 혀인두 신경(CN-IX)은 타액 생성 및 미각을 조절한다. 삼차 신경(CN-V)은 얼굴 감각 자극을 전달하고 씹기 운동을 조절한다. 얼굴 신경(CN-VII)은 얼굴 표정을 담당하는 근육을 조절하고 미각에 관여한다.

귀(The Ear)

귀의 겉부분은 **귓바퀴**(pinna) 혹은 이개라고 한다. 연골로 구성된 이개는 혈액 공급이 불량하다. 외이도로 연결되는 이개는 고막으로 향한다. 외이도는 귀지를 분비하는 귀지선이 있다. 귀의 중요한 구조는 내부에 위치하고 모든 유형의 외상으로부터 거의 완벽히 보호를 받는다(그림 6-7). 폭발 손상이나 다이빙 손

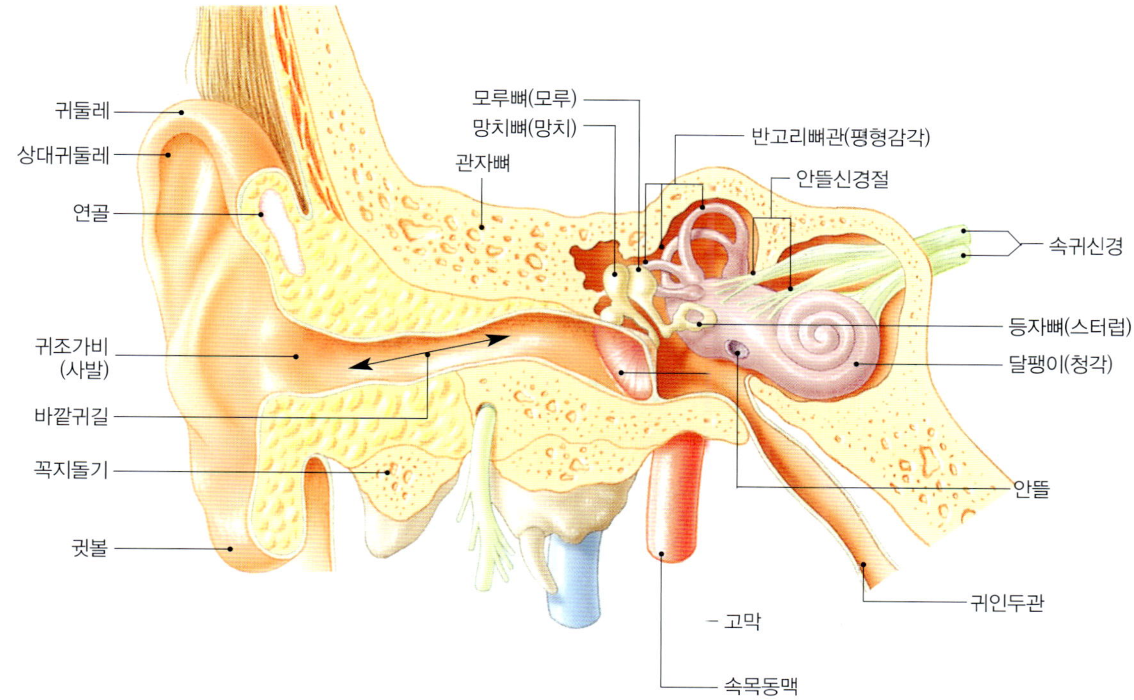

그림 6-7 귀의 해부학적 구조

상과 같이 압력차가 막대한 외상이나 이도에 직접적으로 물체가 삽입되거나, 뇌바닥 골절이 발생할 때, 귀가 손상될 수 있다.

신체에서 귀는 두 가지 매우 중요한 기능인 청각 기능과 균형 감각을 제공한다. 중이와 내이는 청각을 위한 구조를 수용한다. 소리는 음파에 의해 고막이 진동할 때 들린다. 이에 고막은 귓속뼈라는 3개의 매우 작은 골격을 통해 청각 기관인 달팽이관으로 진동을 전달한다. 전달된 진동에 의해 자극된 청신경은 청각 신호를 뇌로 전달한다.

반고리뼈관(semicircular canals)은 자세와 움직임을 감지하는 기능을 한다. 반고리뼈관에는 서로 다른 각도로 위치하고 액체가 차있는 고리형 구조가 있다. 머리를 움직일 경우, 반고리뼈관에 있는 액체도 따라 움직인다. 털 같은 것이 나있는 작은 세포는 움직임을 감지하고 뇌에 신호를 보내어 신체의 균형을 유지한다. 이러한 균형 감각은 눈을 감았을 때에도 작용한다. 손상이나 질병으로 인해 반고리뼈관에 장애가 발생하는 경우, 뇌에 과도한 양의 신호가 보내지는데, 환자는 계속해서 움직이는 듯한 현기증(어지럼증, vertigo)을 겪게 된다.

눈(The Eye)

눈은 주변 환경과 상호 작용하기 위한 입력 신호를 상당 부분 제공한다. 눈은 얼굴에서 두드러진 위치에 있으나, 여러 개의 얼굴뼈로 인해 외상으로부터 보호를 잘 받고 있다. 눈의 위는 이마뼈에 의해 보호되고 코뼈와 코뼈연골에 의해 내측에서 보호된다. 볼의 골격인 광대뼈는 측하방에서 눈 보호를 완성한다. 이러한 골격은 모두 모여 **눈확(안와, orbit)**을 형성한다. 눈꺼풀과 속눈썹의 연조직은 눈에서 가장 민감하고 중요한 표면에 추가적인 보호 기능을 한다.

눈은 원형 구조로 액체로 차 있다(그림 6-8). 눈은 투명하고 젤액질인 **유리체액**(vitreous humor)을 수용한다. 뒷방의 내측에는 빛과 색상을 감지하는 조직인 망막이 위치한다. **망막**(retina)에 맺힌 상은 시각

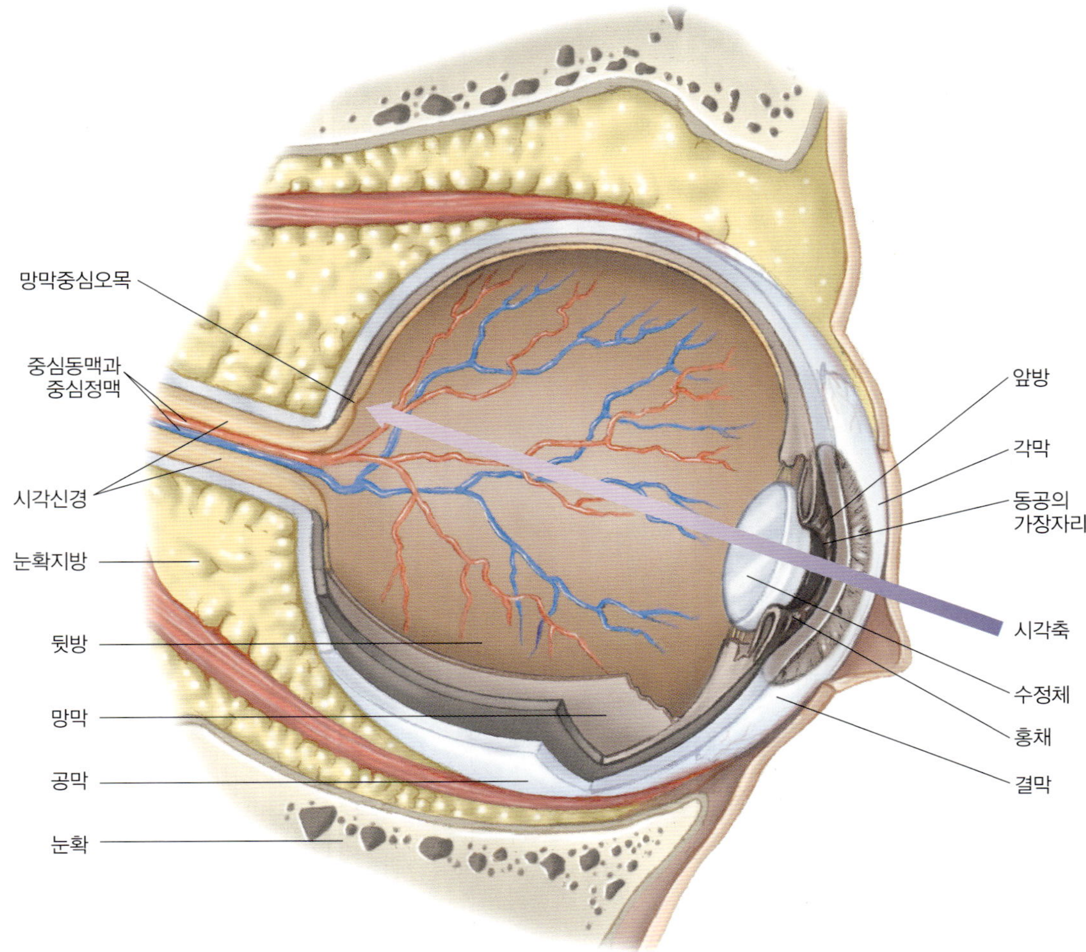

그림 6-8 눈의 해부학적 구조

신경을 통해 뇌로 전달된다. 눈 수정체는 앞방과 뒷방을 분리한다. 수정체는 중심 두께를 조절하는 근육의 움직임에 의해 빛의 초점과 망막에 맺히는 상을 조절한다. 유리체액과 성질이 유사한 **안방수**(aqueous humor)는 앞방을 채운다. 앞방에는 색깔이 있는 근육 부위인 **홍채**(iris)가 있다. 홍채는 망막으로 들어오는 빛의 양을 조절하는 조리개 기능을 한다. 빛은 홍채 중앙에 있는 검은 구멍인 **동공**(pupil)을 통해 진입한다.

눈을 살펴보면, 색깔이 있는 홍채나 검은색 중앙 부위인 동공과 같은 눈의 구성 요소를 쉽게 찾을 수 있다. 홍채는 각막을 제외한 눈의 대부분을 싸고 있는 흰색의 혈관성 공간인 **공막**(sclera)과 맞닿아 있다. 매우 연약하고 얇고 투명한 막인 **각막**(cornea)은 동공과 홍채를 모두 싸고 있다. 각막 근처에 위치하고 눈꺼풀의 내부 표면까지 뻗어있는 **결막**(conjunctiva)은 눈을 감거나 깜빡일 때 스스로를 포함해 각막을 덮는 연약하고 부드러운 점막이다.

눈은 눈두덩이를 따라 눈의 측상방에 위치한 아몬드 형으로 생긴 눈물샘에 의해 분비되는 **눈물(누액, lacrimal fluid)**에 가득 담겨 있다. 누액은 누관을 타고 각막으로 흐른다. 각막에는 혈관이 없기 때문에 누액은 매우 중요한 윤활액 기능을 하고, 산소 및 영양분을 공급한다. 예를 들어, 무의식 상태에 빠진 환자의 눈에 콘택트 렌즈가 남아있는 것과 같은 손상에 의해 각막으로 공급되는 누액이 차단되는 경우, 눈의 표면이 손상을 입는다. 누액은 눈에서 눈확의 내측에 놓인 누낭으로 흘러 비강으로 빠져나간다.

마지막으로 알아야 할 눈의 주요 기능적 요소는 눈을 움직이는 근육과 그 근육을 통제하는 뇌신경이 있다. 이러한 소근육은 결막낭 부위에서 눈에 접합되고, 눈확 내부와 광대뼈활 아래 위치한다. 눈돌림신경(CN-III), 도르래신경(CN-IV), 갓돌림신경(CN-VI)은 이러한 소근육을 조절하고, 소근육은 눈의 움직임을 조절한다. 눈돌림신경은 동공의 확대, 동향운동(양쪽 눈을 같은 방향으로 함께 움직임), 정상 범주 내의 눈 운동의 대부분을 조절한다. 도르래신경은 눈의 하방/내측 운동을 조절하고, 갓돌림신경은 눈의 외전을 담당한다.

목의 해부학적 구조 및 병리

목에는 몇 가지의 주요장기가 들어있어서 외상에 취약하다. 이 취약한 조직들은 이번 장에서 다룰 것이다.

목의 혈관 구조(Vasculature of the Neck)

목동맥과 목정맥은 목을 가로지르는 주요 혈관이다. 오른쪽 목동맥은 팔머리동맥으로부터 갈라져 나오고, 왼쪽 목동맥은 대동맥으로부터 나온다. 목동맥은 안쪽으로 기관을 두고 따라 올라가다가 후두의 상부 경계에서 속목동맥과 바깥목동맥으로 분지된다. 목동맥의 분지 지점에는 혈중 이산화탄소 및 산소 수치와 혈압 수준을 각각 감시하는 목동맥소체와 목동맥동이 위치한다. 목정맥은 목의 양 측면에 쌍으로 놓여있다. 속목정맥은 목동맥과 미주신경에 쌓인 채로 이동하는 반면 바깥목정맥은 기도의 측면을 따라 이어진다. 목정맥은 빗장뼈 바로 밑에서 팔머리정맥에 연결된다.

기도 구조(Airway Structures)

목의 기도 구조는 후두에서부터 시작한다. 돌출되고 속이 비어있는 원통형 관인 후두는 갑상연골과 반지(윤상)연골로 구성되고 기관의 위에 위치한다. 신체가 음식물을 삼키는 동안, 성대문 입구는 연골성 연조직 덮개인 후두개로 덮여있다. 후두구 위에 있는 두 겹의 결합 조직 덮개인 성대는 기도를 보호한다. 성대는 공기가 지날 때 진동을 하면서 소리를 낸다. 또한 신체가 음식물을 삼킬 때, 이물질이 기도의 하부에 유입되는 것을 방지하기 위해 성대가 닫힌다. 반지 연골은 갑상연골과 기관 사이의 원형 구조이다. 기관은 기도 구멍을 유지하는 여러 C형 연골의 조합이다. 기관 후방은 식도 전방 표면과 맞닿아 있다. 기관은 아래쪽으로 이어져 내려와 복장뼈 바로 밑까지 도달하여, 기관용골(carina)에서 오른쪽 및 왼쪽 주기관지로 나누어진다.

목의 기타 구조물

목의 기타 구조는 식도, 뇌신경, 림프관 및 가슴관, 갑상샘 및 부갑상샘, 위팔신경총을 포함한다. 식도는 음식과 액체를 아래로 전달하는 평활근으로 기관 뒤에 위치한다. 식도의 전방 경계는 기관의 후방 경계와 쌍을 이룬다. 혀인두신경(CN-IX)이나 미주신경(CN-X)과 같은 일부 뇌신경은 목을 가로지른다. 미주 신경은 말, 삼킴, 심장/호흡/내장 기능과 같

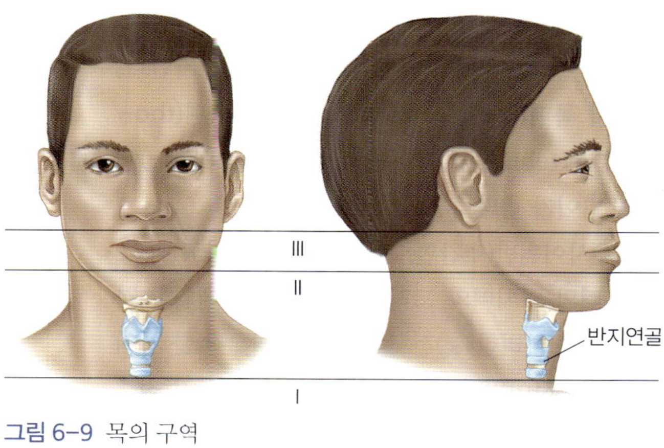

그림 6-9 목의 구역

수용한다. 등뼈가 목뼈보다 더 많은 신체 부위를 지지하고 있기 때문에, 등뼈의 척추체는 더욱 크고 견고하다. 등뼈의 척추궁은 둥그런 원의 형태를 띤다. 가시돌기와 가로돌기는 (상체를 곧게 세우는 근육계와 호흡시 흉곽의 움직임에 관여하기 때문에) 더욱 크기가 크고 돌출되어 있다.

등뼈 척추체의 각 측면에는 갈비뼈와 접합되는 반관절면이라는 특수 관

내용 요약

- ➤ 척추의 구분
  - 목뼈(경추)
  - 가슴뼈(흉추)
  - 허리뼈(요추)
  - 엉치뼈(천골)
  - 꼬리뼈(미추)

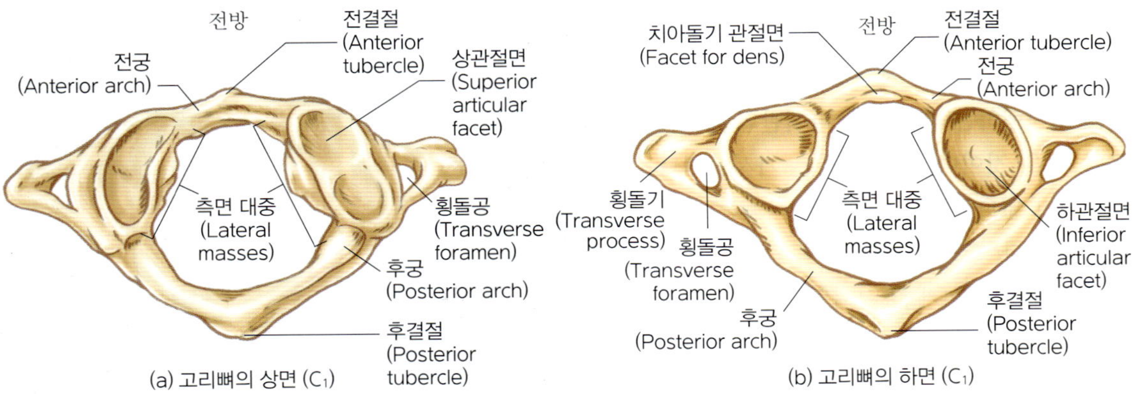

그림 6-17 고리뼈. (a) 상면 (b) 하면

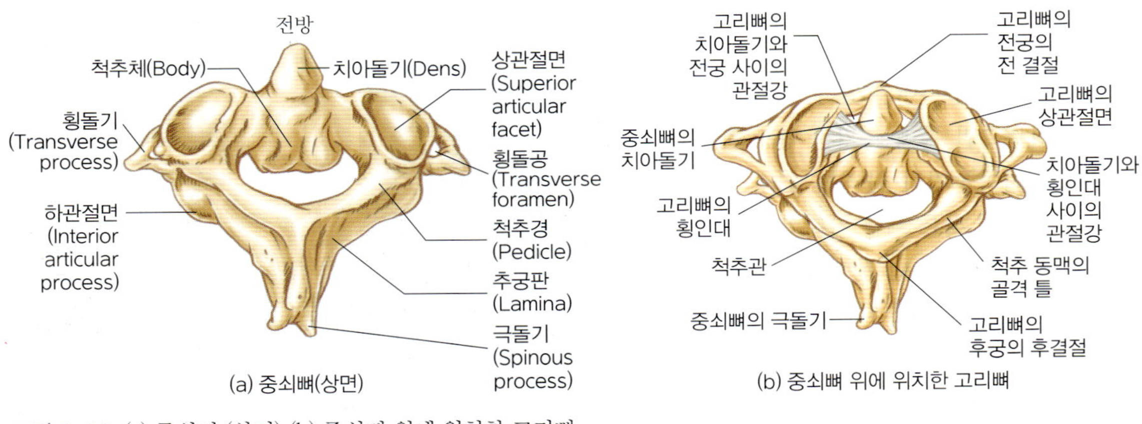

그림 6-18 (a) 중쇠뼈 (상면) (b) 중쇠뼈 위에 위치한 고리뼈

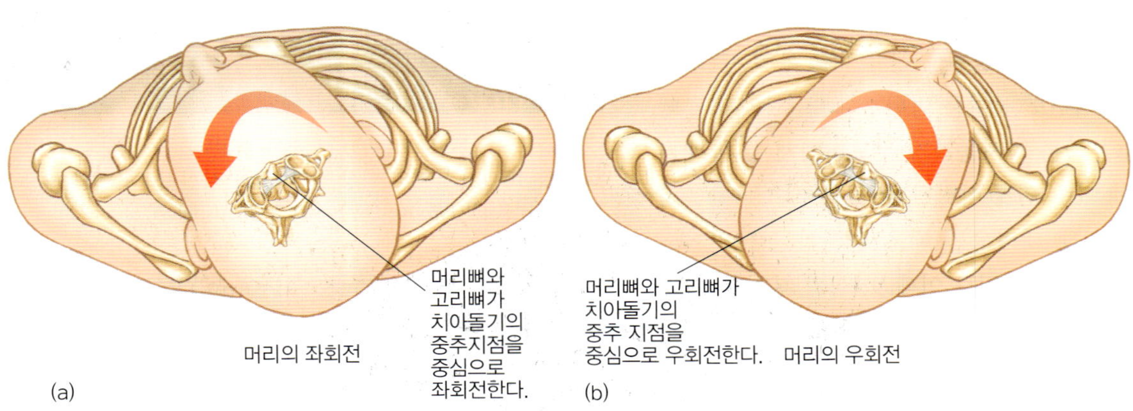

그림 6-19 고리뼈(환추)와 중쇠뼈(축추)간의 관계. 중쇠뼈의 치아돌기는 고리뼈와 머리가 회전할 수 있게 하는 축 지점을 제공한다. (a) 좌측면: 머리의 좌회전 (b) 우측면: 머리의 우회전

절면이 있다. 일반적으로 갈비뼈머리는 인접한 두 개 척추의 반관절면과 접한다. 1번 등뼈는 척추체에 1번 갈비뼈를 위한 완전한 관절면과 2번 갈비뼈를 위한 반관절면이 있다는 점에서 차이가 난다. 10~12번 등뼈의 척추체는 3개의 뜬갈비뼈(부유늑, 10~12번 갈비뼈)를 위한 단 하나의 관절면을 가지고 있다. 이러한 관절 구조는 갈비뼈의 움직임을 제한하고, 가슴뼈의 강도와 경직성을 증대시킨다(그림 6-20).

허리뼈 허리뼈의 5개의 골격은 머리, 목, 사지, 가슴의 하중을 지탱한다. 또한 허리뼈는 골반의 위에 가해지는 굴곡과 하중을 들어올리는 힘을 견딘다. 허리뼈는 신체에서 가장 큰 척추체와 가장 두꺼운 척추사이원반이 있기 때문에, 최대의 스트레스를 견뎌낸다. 또한 척추체의 앞부분은 정상적인 허리뼈 굴곡을 만드는 뒷부분보다 더 높이 위치한다. 허리뼈의 고리판과 고리 뿌리는 크기가 더 작고 두껍다. 가시돌기는 작고 평평한 손도끼 모양으로 후방으로 곧게 돌출되어 있다. 그렇기 때문에 허리뼈의 가시돌기는 등뼈의 가시돌기보다 더욱 견고하다. 허리뼈의 척추공은 신체에서 가장 큰 척추공으로 삼각형 모양이다(그림 6-21).

엉치뼈 엉치뼈는 5개의 척추로 구성되어있고 골반 후벽을 형성한다. 위로는 5번 허리뼈와 접하고 아래로는 꼬리뼈와 접하고 있다. 골반강으로 돌출된 1번 엉치뼈의 전상방 가장자리는 엉치뼈곶(sacral promontary)으로 불린다. 신체의 무게 중심은 엉치뼈곶을 기점으로 약 1cm 뒤에 위치한다. 엉치뼈는 골반 골격과 함께 비뇨기와 생식기를 보호한다. 또한 엉치뼈는 척주와 하지의 접합 지점을 제공한다. 엉치엉덩관절으로 불리는 골반과의 접합 부위는 매우 견고하다. 엉치엉덩관절은 보통 접합부로 고정되기 때문에 어떠한 움직임도 허용하지 않는다(그림 6-22).

꼬리뼈 꼬리뼈는 진화로 인해 퇴화된 꼬리의 흔적을 보이는 접합된 4개의 척추로 구성된다. 작은 삼각형 모양을 띠는 꼬리뼈는 척주의 작은 골단으로 구성된다. 꼬리뼈는 어떠한 별다른 기능을 수행하지 않는다. 하지만 낙상이나 출산시 골절이 발생할 수 있다.

척수

척수(spinal cord)는 신체의 감각 신호를 뇌로 전달하고, 운동 및 조절 명령을 뇌로부

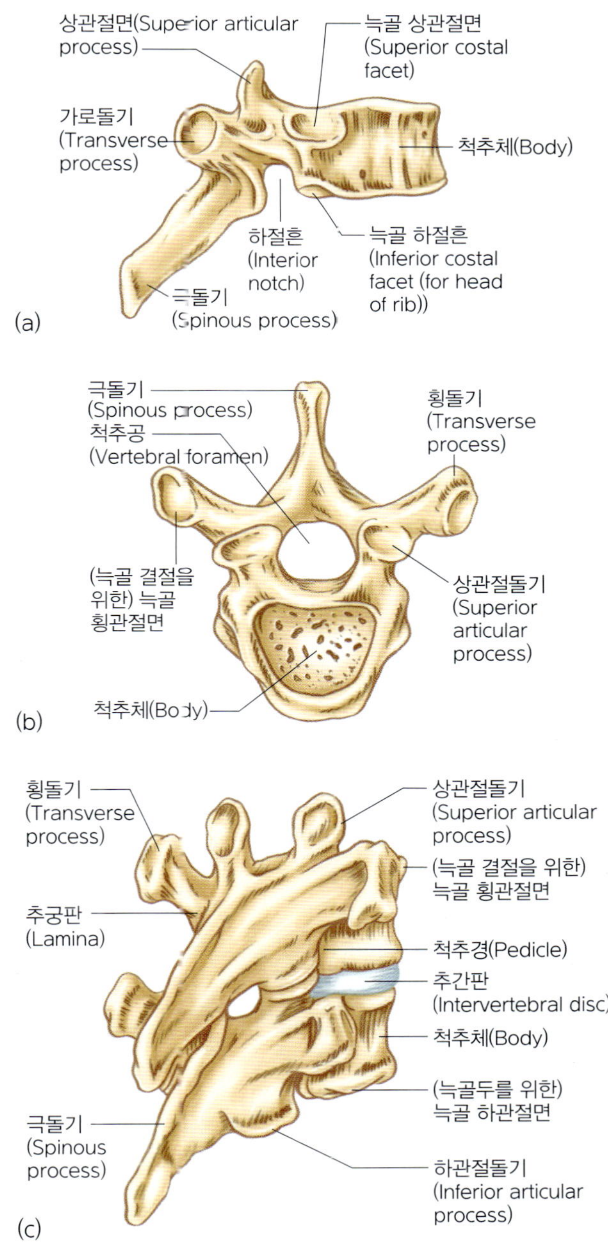

그림 6-20 가슴뼈. (a) 우측면 (b) 상면 (c) 가슴뼈 관절

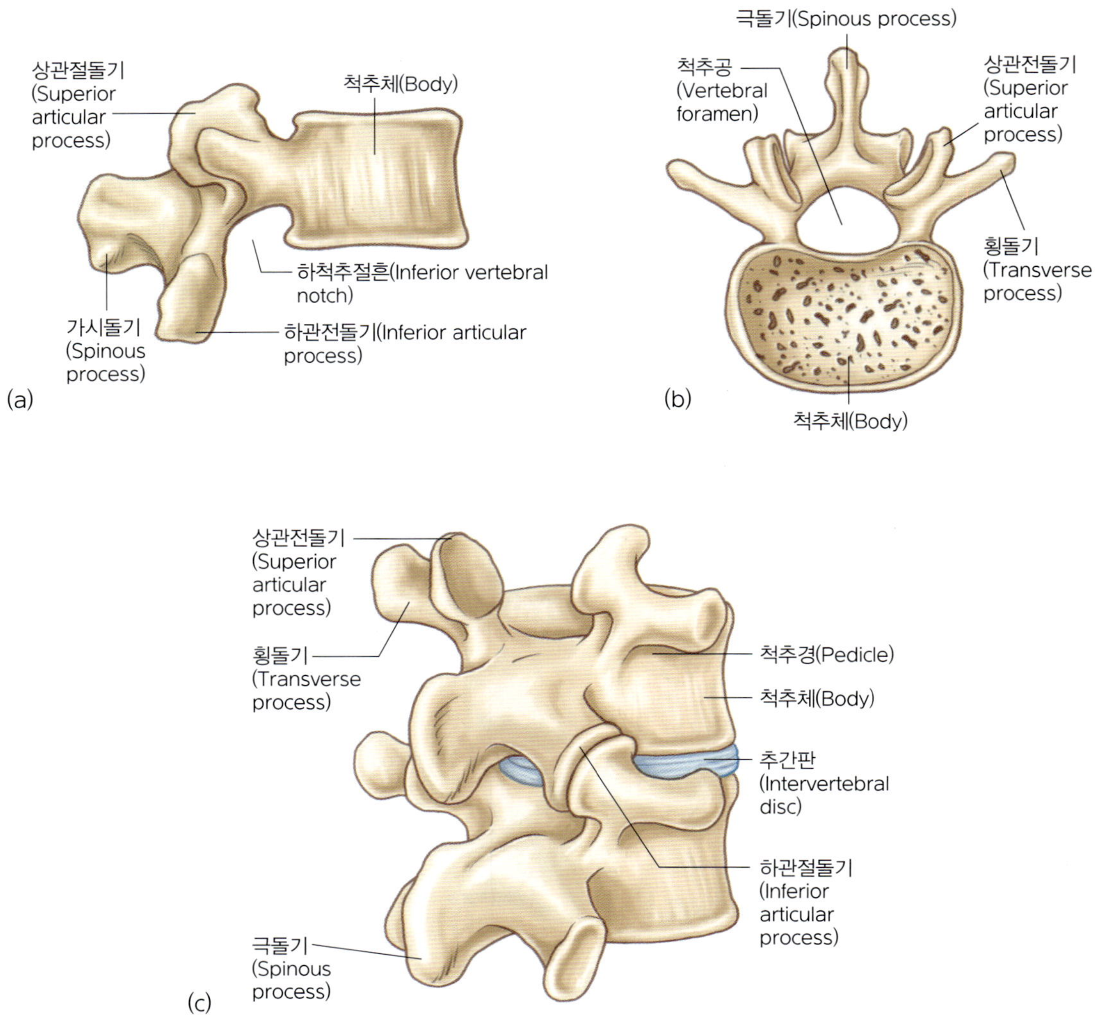

그림 6-21 허리뼈. (a) 우측면 (b) 상면 (c) 허리뼈 관절

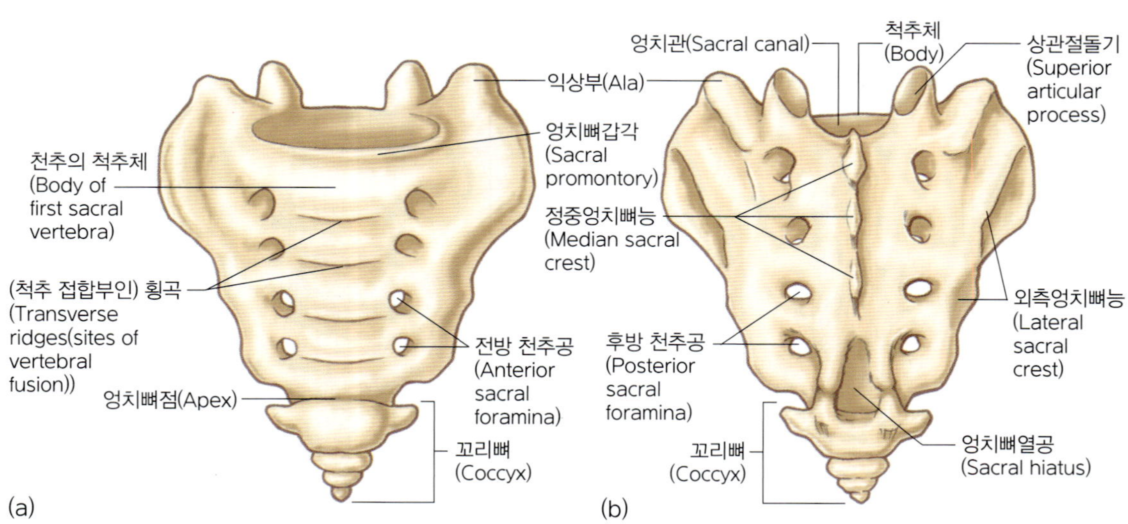

그림 6-22 엉치뼈와 꼬리뼈. (a) 전면 (b) 후면

터 다양한 근육과 장기로 전달하는 주요 중추신경계이다. 척수 경로를 통해 뇌는 신체의 대부분 기능을 관리하고 조절한다. 또한 척수는 감각 신호를 수용하고 필요한 반사 신호를 연관된 근육으로 전달한다. 척수가 손상될 경우, 손상 지점으로부터 원위부의 조절 기능이 상실된다.

태아의 경우, 척수는 척주의 전체를 차지한다. 하지만 태아가 자라면서, 척수보다 척주의 성장 속도가 월등히 빨라진다. 이러한 속도의 차이로 인해 말초신경 뿌리가 척추구멍으로 밀려 올라간다. 성인의 경우, 척수가 1번 허리뼈(척수원뿔, conus medullaris)에서 가늘어진다. 2번 허리뼈와 그 이하에 위치한 척주는 경질막주머니에서 여러 말초신경 다발로 차있다. 그 결과로 형성된 구조는 말의 꼬리를 닮았다해서 말총(cauda equina)이라고 불린다. 성인의 경우, 척수는 숨뇌에서 1~2번 허리뼈까지 뻗어있다.

모든 중추신경계 조직과 마찬가지로, 척수는 지속적으로 산소화된 혈액의 공급을 필요로 한다. 이러한 혈액은 (척추동맥, 목동맥, 가슴동맥, 허리동맥으로 분화되는) 쌍으로 위치한 척추동맥을 통해 공급된다. 척추 동맥은 척추사이구멍을 통해 나아가다 앞쪽동맥과 뒤쪽동맥으로 분화되어 척수에 혈액을 공급한다. 척수의 표면에는 동맥과 연결되는 수많은 접합부(혈관문합)가 있다. 이러한 혈관문합은 혈관이 막히거나 손상되는 경우 적절한 순환의 기회를 제공한다.

해부학적으로 척수는 앞정중틈새(anterior median fissure)와 뒤정중틈새(posterior median sulcus)에 의해 좌우측으로 갈리는 긴 실린더 형태의 구조이다(그림 6-23). 횡단면으로 볼 때, 척수의 중앙 부위는 나비 모양 혹은 "H자"로 형성되었고 회백질로 되어있다. 이러한 회백질은 주로 신경 세포체로 구성되고 반사 체계에서 중요한 역할을 수행한다.

나머지 부위인 백질은 세 개의 (단백질 막에 덮인) 수초신경 섬유 다발로 척수의 각 회백질부위의 가쪽에 위치한다. 이로 인해 앞백질기둥, 측면백질기둥, 뒤백질기둥이 형성된다. 백질은 축삭(axon)이라 불리는 신경세포 경로로 구성된다. 백질은 **오름신경로(ascending tract)**를 통해 신호를 뇌로 전달하는 축삭 다발과 **내림신경로(descending tract)**를 통해 척수 아래로 신호를 전달하는 축삭 다발을 수용한다. 오름신경로와 내림신경로는 한쌍으로 위치하고 손상은 둘 중에 하나 혹은 모두 영향을 줄 수 있다.

오름신경로와 내림신경로의 구조 및 기능에 대한 더욱 상세한 설명은 본 책자의 범위를 넘어선다. 하지만 일부 운동 및 감각 신경 경로의 기능을 아는 것은 척수 손상의 발견에 도움이 될 수 있다.

주요 오름신경로에는 널판다발(fasciculus gracilis), 쐐기다발(fasciculus cuneatus), 척수시상로(spinothalamic tract)가 있다. 널판다발과 쐐기다발은 가벼운 촉각, 진동, 피부/근육/힘줄/관절의 위치 감각의 감각 자극을 뇌로 전달한다. 널판다발과 쐐기다발은 척수의 후방에 위치한다. 해당 부위의 손상은 숨뇌에서 교차하기 때문에 신체의 같은쪽(ipsilateral)에 손상을 입힌다. 척수시상로는 전측면 경로를 수용한다. 전방 경로는 통증과 온도를 조절하고 측면 경로는 촉감 및 압력감을 조절한다. 이러한 경로는 척추에 진입하여 척수와 연결이 되면서 서로 교차한다. 그렇기 때문에 전방 경로와 측면 경로의 손상은 반대쪽(contralateral) 결핍을 유발할 수 있다.

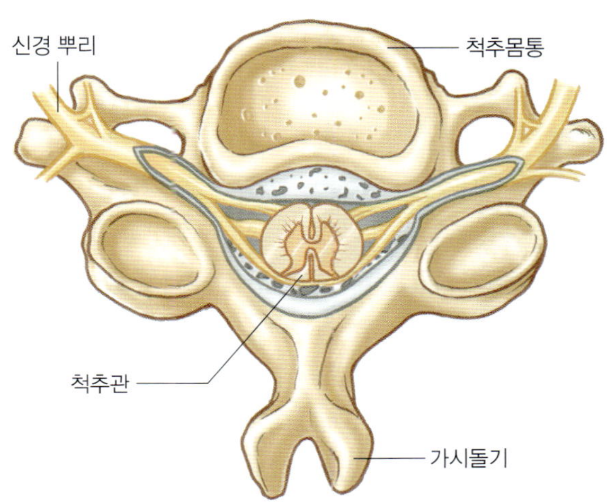

그림 6-23 척수는 척추의 뼈대 구조에 의해 보호받는다. 위의 그림은 목의 신경 뿌리와 이를 보호하는 구조를 잘 보여준다.

주요 내림신경로에는 겉질척수로(corticospinal tract)가 있다. 겉질척수로는 신체 동측면의 맘대로근의 움직임을 조절한다. 겉질척수로는 척수의 후측면에 위치한다. 엉치뼈 영역은 가쪽겉질척수로의 가쪽에 위치하고 목뼈 영역은 더 내측면에 위치한다. 이 때문에 나중에 추가적으로 설명할 중심척수증후군은 다리보다는 팔에 더욱 큰 영향을 미친다. 다른 두 개의 내림신경로는 피개척수로(reticulospinal tract)와 적색핵척수로(rubrospinal tract)이다. 피개척수로는 측면, 내측면, 전방에 세 개의 하부 경로로 구성된다. 피개척수로는 자세를 형성하는 근육 활동과 발한에 관여한다. 적색핵척수로는 손과 발의 작은 근육 기능을 관리 및 조절하는 측면 경로이다. 손상은 이러한 경로의 동측면에 영향을 미친다.

뇌척수막

경질막은 머리뼈의 바닥과 엉치뼈의 콜라겐 섬유인 꼬리뼈 인대에 단단히 붙어있다. 각 쌍의 말초신경 뿌리와 함께 이러한 접합부와 경질막의 접합 부위는 척수를 척추관의 중앙에 위치하게 하지만, 척수 주변에서 흔들리는 척주의 움직임을 허용한다(그림 6-24).

뇌와 마찬가지로, 뇌척수액은 거미막밑 공간을 가득 채워 척수를 잠기게 한다. 뇌척수액은 영양소 및 노폐물 교환을 위한 매체가 되고, 급작스러운 움직임에 의한 충격을 흡수한다. 뇌척수액은 뇌실에서 생성되어 뇌실을 통해 순환되고 뇌척수막의 거미막 공간으로 흐른다. 뇌척수액은 척수 수조(spinal cistern)라 불리는 허리뼈 수막의 하부에서 특수 세포(거미막융모)에 의해 흡수된다.

척수와 척추구멍 사이의 간격은 척추의 위치에 따라 달라진다. 간격이 가장 좁은 등뼈(흉추) 부위에서는 척추의 움직임이 가장 제한적이다. 이 부위는 거의 손상되는 경우가 없지만, 척추뼈구멍(vertebral foramen)에 조금이라도 무언가가 유입될 경우 척수 손상이 발생할 수 있다. 척수와 척추 내부간의 간격이 가장 큰 곳은 허리뼈 상부와 목뼈 상부이다.

성인을 기준으로 척수는 1~2번 허리뼈에서 끝나기 때문에, 허리뼈 중하부의 손상은 보통 척수를 손상시키지 않는다. 하지만 허리뼈 손상은 말초신경 뿌리를 손상시킬 수 있다. 척추구멍 내부의 경질막주머니는 뇌척수액으로 차있다. 환자의 진단이나 마취제 투여를 위한 허리천자는 말꼬리(마미)를 고려할 때 2번 허리뼈 이하에 적용하는 것이 가장 안전하다.

척추신경

척추신경(spinal nerves)은 척수에서부터 쌍으로 형성되는 말초신경 뿌리이다. 척추사이공간을 통해 뻗어있는 척추신경은 감각 및 운동 신경섬유를 가지고 있다. 척추신경은 피부, 근육, 내부 장기에 신경을 분포시킨다. 총 31쌍의 척추신경 뿌리가 있다(그림 6-25). 첫 번째 쌍은 머리뼈와 1번 목뼈 사이를 통해 척추에서 밖으로 나온다. 이후 7개 쌍은 각각 한 개의 척추 밑에서 나오고 2~8번 목신경으로 불린다. 목뼈는 7개이지만 목 신경은 8개이다. 이후 가슴신경은 12쌍, 허리신경은 5쌍, 엉치신경은 5쌍, 꼬리 신경은 1쌍이 있다. 각 신경쌍은 이름이 붙여지는 척추의 바로 밑으로 나와 있다. 각 척추신경 쌍은 2개의 뒤뿌리와 2개의 앞뿌리를 가지고 있다. 앞뿌리(ventral root)는 척수에서 신체로 운동 자극을 전달하고, 뒤뿌리(dorsal root)는 신체에서 척수로 감각 자극을 전달한다. (1번 목신경과 1번 꼬리뼈 신경에는 감각 자극을 전달하는 뒤뿌리가 없다.)

신경뿌리들은 합쳐져서 신경얼기라고 부르는 신경의 다발군을 형성한다(표 6-2). 신경얼기는 말초신경 뿌리가 다시 모여 하나의 군으로서 기능을 할 수 있게 한다. 다섯 가지의 목신경 뿌리로 구성된 목신경얼기는 목에 신경을 분포시키고 가로막신경을 생성한다. 3~5번 목뼈에 걸친 말초신경으로 구성된 가로막신경은 가로막을 조절한다. 팔신경얼기는 5번 목뼈에서 1번 등(흉추)뼈에 이르는 위팔을 조절하는 신경을 한

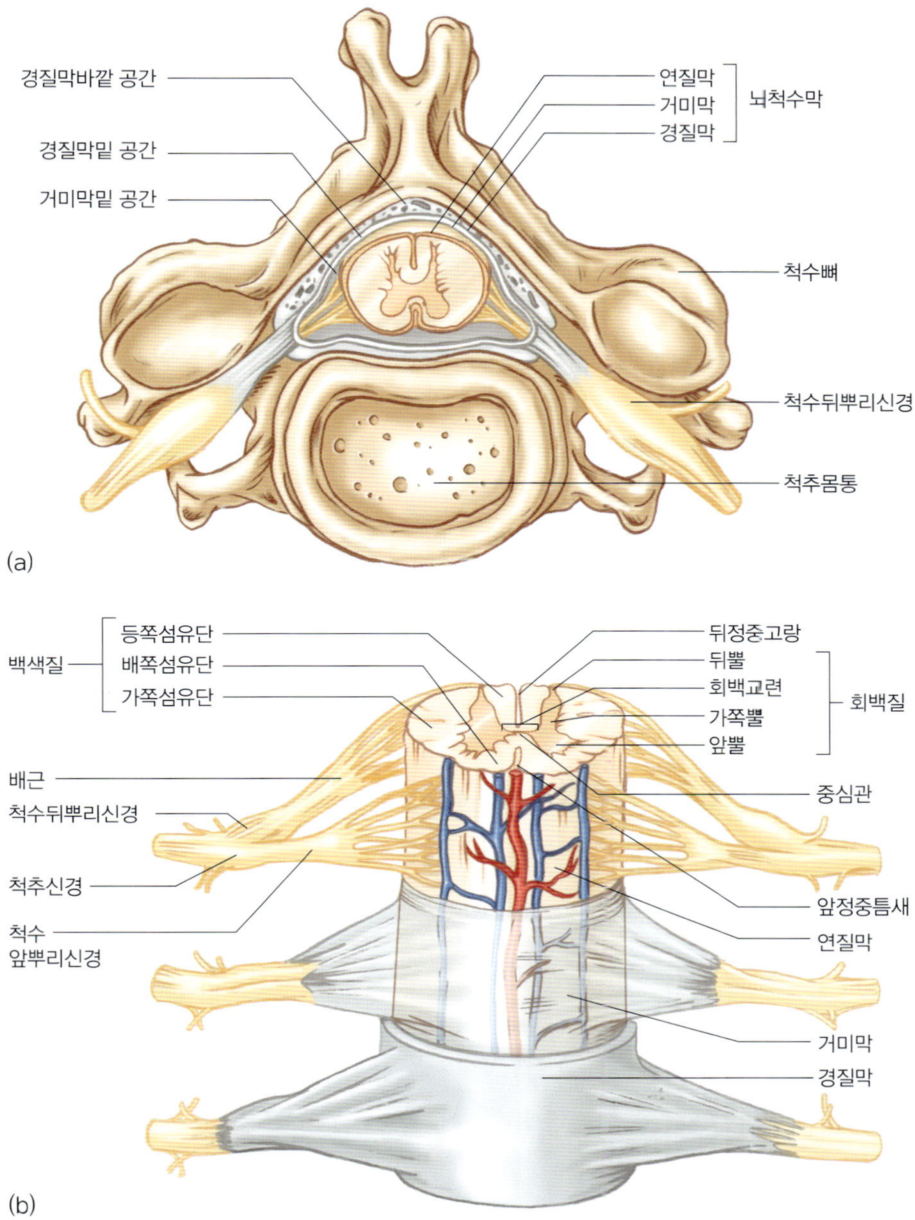

그림 6-24 척수의 해부학적 구조. (a) 목부위의 척수 절단면 (b) 척수와 수막의 전방 3D 이미지

데 묶는다. 허리 및 엉치신경얼기는 아래다리의 신경 분포를 조절한다.

척추신경 중 감각을 담당하는 구성 요소는 특정 표면에 신경을 분포한다. **피부분절**(dermatomes)이라 불리는 이 부위는 뒤통수에서 발꿈치와 엉덩이에 이른다(그림 6-26). 평가의 주요 지점은 목테(cervical collar) 지역(C-3), 새끼손가락(C-7), 젖꼭지선(T-4), 배꼽(T-10), 작은 발가락(S-1)이다.

척추신경 뿌리 중 운동을 담당하는 부위는 **근육분절**(myotome)이라 불리는 조직 및 근육 부위에 신경을 분포한다. 하지만 신체가 성장 및 성숙해짐에 따라 일부 근육은 합쳐지면서 조절 기능이 피부분절에서처럼 분명하지 않게 된다. 신경 평가를 위한 주요 근육분절은 팔의폄(C-5), 팔꿈치관절폄(C-7), 새끼손가락의 벌림(T-1), 무릎관절폄(L-3), 발목관절 굽힘(S-1)이다. 피부분절과 근육분절의 조절을 받는 해당 부위에 대한 평가를 통해 손상이 관여한 척수 부위를 쉽게 발견할 수 있다. 척수는 일부 1차적인 처리 기능

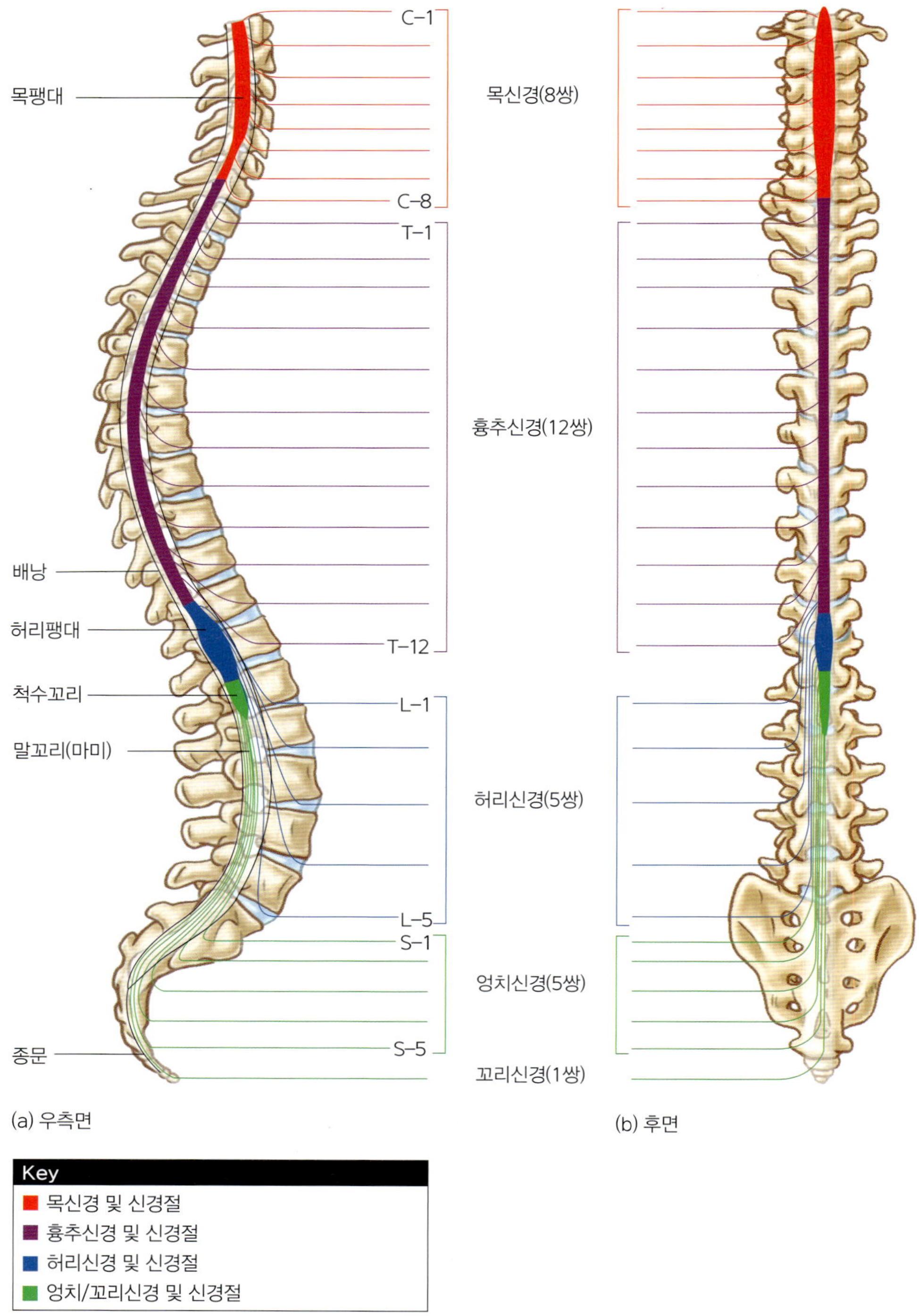

그림 6-25 척추신경의 모습 (a) 가쪽면 (b) 뒷면. 신경절 또한 상세히 표시됨

을 수행한다. 척수는 신체의 반응 속도 향상과 뇌의 균형 감각 및 근육 긴장의 유지를 돕는다. 반사(reflex)라고 불리는 이러한 반응은 사이신경세포(interneurons)이라 불리는 척수의 특수 뉴런이 감각 신호를 수용할 때 발생한다(그림 6-27). 예를 들어, 뜨거운 스토브를 만질 경우, 심각한 통증으로 인해 강렬한 신호가 뇌로 전달된다. 이러한 강한 신호는 동시에 척수의 사이신경세포에 근육을 수축하게 만드는 신호를 보내게 유도한다. 이에 뇌에 보내진 신호가 처리되어 운동 명령을 가지고 돌아오기 전에, 사지를 자동적으로

표 6-2 | 척수신경얼기

신경얼기	발생 지점	신경	조절 부위	손상의 결과
목신경얼기	1~5번 목뼈	가로막신경	가로막	호흡 마비
팔신경얼기	5~8번 목뼈, 1번 가슴뼈	겨드랑신경	세모근/어깨 피부	삼각근 마비
		노신경	세갈래근/아래팔	손목처짐
		정중신경	굽힘근, 아래팔, 위팔	사용의 감퇴
		근피부신경	위팔의 굽힘근	사용의 감퇴
		자신경	손목/손	갈퀴손(claw hand), 손가락을 펴지 못함
허리신경얼기	12번 가슴뼈~4번 허리뼈	넙다리신경	아래 배, 볼기근, 넙다리	다리를 뻗거나 엉덩관절을 굽히지 못함 사용의 감퇴
		폐쇄신경	벌림근, 넙다리의 안쪽	
엉치신경얼기	4번 허리뼈~3번 엉치뼈	궁둥신경	하지	사용의 감퇴

뒤로 무른다. 이러한 반사 반응의 속도는 손상의 중증도를 완화시킨다. 신체가 한 자세로 오래 서 있을 경우, 신체 자세를 안정적으로 유지시키는 반사 반응이 작용한다. 뻗침수용기(stretch receptor)는 신체가 이동 중임을 보고할 경우, 간재 뉴런이 반대 움직임을 통해 자세를 유지하라는 신호를 근육으로 보낸다. 이는 신체의 반사 반응 시간을 단축하고 신체가 서있거나 현재 자세를 유지할 수 있게 한다.

척추신경은 자율신경계가 작용하는 부분과 자율신경계가 시작하는 척추 부위에 따라 세분할 수 있다. 휴식 및 재생 기능을 조절하는 부교감신경계는 엉치부위에서 분화되는 말초신경 뿌리와 뇌신경(주로 미주신경)으로 구성된다. 부교감신경 자극은 심장의 속도를 둔화시키고 소화계 활동을 증대시킨다. 또한 부교감신경 자극은 성적 자극에도 한 역할을 한다. 교감 신경계는 가슴 및 허리에서 분화되는 신경으로 구성된다. 교감신경계는 대사량은 각성 상태에 맞춰 조절하고 신체가 위협받거나 극심한 스트레스를 받을 경우

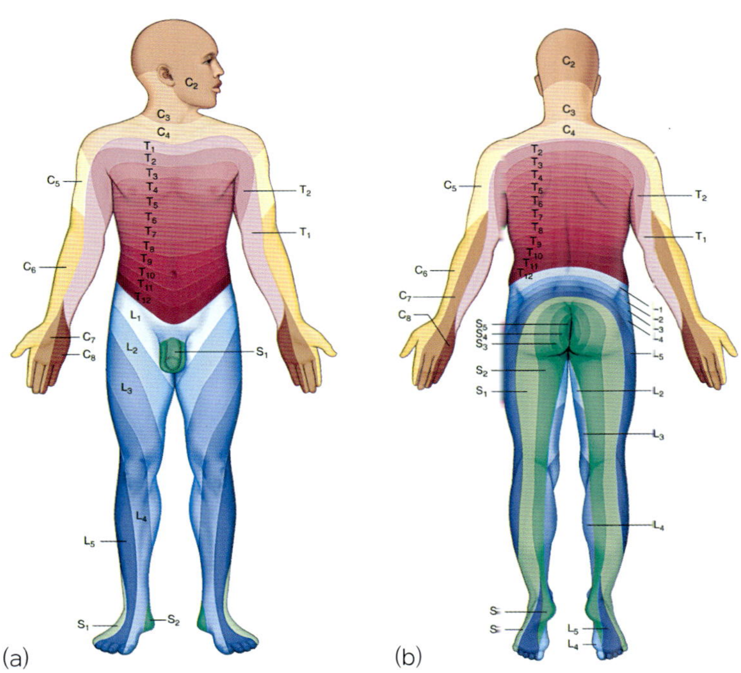

그림 6-26 피부분절 (a) 앞면 (b) 뒷면

투쟁-도피 기능을 제공한다. 교감 신경계는 혈관 수축을 통해 소화 활동을 저하시키고, 정맥 혈관을 수축시키고, 노르에피네프린과 에피네프린과 같은 부신호르몬의 분비를 통해 신체 대사량을 증대시킨다. 쇼크의 경우, 교감신경계가 정맥 혈량의 감소와 말초혈관저항의 증가를 위한 전신성 혈관 수축을 야기한다. 또한 교감신경계는 전부하 및 혈압의 감소에 반응하여 심박수의 증가를 통해 심박출량을 늘린다.

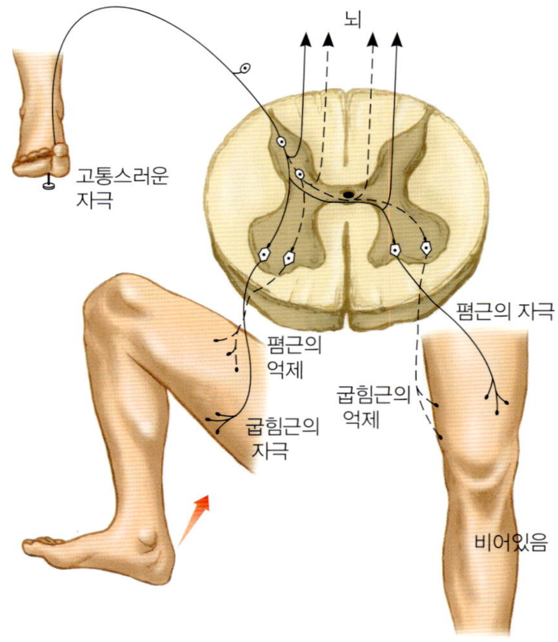

그림 6-27 반사활(reflex arc)

척주의 혈액 공급(Blood Supply to the Spine)

척수 혈액은 주로 앞척수동맥과 2개의 뒤척수동맥을 통해 공급된다. 척추 동맥의 혈관 가지로부터 시작되는 앞척수동맥은 척수 전방의 2/3에 혈액 공급을 한다. 뒤척수동맥은 모두 척추 동맥의 한 혈액 가지로부터 주로 형성되고, 척수 후방의 1/3을 관류한다. 앞척수동맥과 뒤척수동맥은 척수의 상부에 주로 혈액을 공급한다. 척수 하전방의 2/3는 대전수질동맥(아담키비츠 동맥, medullary artery of Adamkiewicz)에 의해 관류되고, 척수 하후방의 1/3은 뒤수질동맥에 의해 관류된다. 이러한 동맥이 폐쇄 혹은 손상될 경우, 척수 손상과 거의 흡사한 증상과 징후를 보이는 척수 경색이 발생할 수 있다.

머리, 목, 척추의 병태 생리

머리, 얼굴, 목, 척추 손상은 병원전 의료 환경에서는 평가하기가 쉽지 않으며, 환자의 생명에 큰 위험이 되고 평생에 걸친 장애를 유발할 수 있다. 머리, 얼굴, 목, 척추에 관여하는 손상기전과 해당 손상의 병리에 대한 명확한 이해를 통해 손상의 예측 및 평가뿐만 아니라 손상이 신체에 미치는 영향을 더욱 효과적으로 관리할 수 있다.

머리, 목, 척추의 일반적인 손상기전

다른 형태의 외상과 마찬가지로 머리, 얼굴, 목, 척추는 손상기전이 크게 무딘손상(폐쇄성)과 관통상(개방성)으로 구분된다.

무딘손상(Blunt Injury)

머리, 얼굴, 목, 척주의 구조는 대부분의 무딘손상으로부터 잘 보호된다. 그러나 이러한 보호의 수준을 넘어서는 무딘손상에 의해 중상이 발생하는 경우도 있다. 이러한 중증 타박상의 대부분은 뇌와 척수와 같은 중추신경계에 영향을 미치지만, 손상부위에 있는 다른 기관(기도, 소화관, 감각 기관 등)에도 영향을 미칠 수 있다. 예를 들어, 머리 외상은 차량/오토바이 충돌 사고에 의해 자주 발생하고, 차량 충돌 사망의 50% 이상을 차지한다. 이에 비해 스포츠 관련 손상, 떨어지는 물체, 폭발, 낙상, 몽둥이에 의한 타격과 같은 폭력은 비교적 낮은 확률로 발생하지만, 심각한 결과를 초래할 수 있는 손상기전이다(그림 6-28).

머리는 해부학적 구조상 신체의 최상부에 돌출해 있기 때문에 무딘손상에 자주 노출되는 부위이다. 머리 무딘손상이 발생하면, 얼굴 보호를 위해 반사적으로 목이 굽혀지고 머리가 충격에 노출된다. 탑승자가 앞유리창이나 운전대에 부딪히는 차량 충돌, 다이빙 손상, 전방/후방 낙상의 경우에도 머리는 충격을 자주 받는 부위이다. 가해자가 둔기(몽둥이, 막대기, 파이프 등)를 휘두르는 경우, 손상 부위가 더욱 집중된 무딘손상이 발생할 수 있다. 머리가 충격에 빗맞을 경우 머리덮개 구조로 인해 머리덮개의 경계가 찢어지면서 조직이 너덜거리는(flap) 개방성 손상이 발생할 수 있다. 머리 손상은 나이가 매우 어린 환자에게 특히 자주 발생한다. 신체의 나머지 부위에 비해 머리가 상대적으로 크고 목의 유연성, 영아 및 소아의 미숙한 방어 능력으로 인해 소아 환자의 발생률과 중증도가 높다.

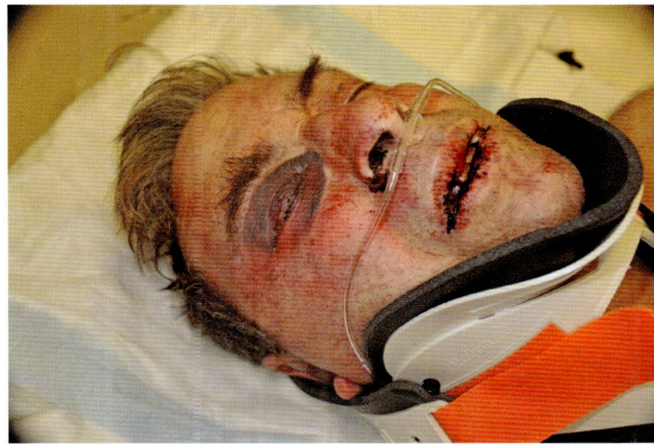

그림 6-28 얼굴 무딘손상은 출혈, 연조직 손상, 내부 골절, 뇌손상을 유발할 수 있다(© *Edward T. Dickinson, MD*).

얼굴 또한 무딘손상에 취약한 부위이다. 차량에 충돌할 경우, 머리의 전두골 또는 두정골 부위가 얼굴보다 먼저 앞유리창에 부딪히기 때문에 심각한 얼굴 손상은 머리 손상보다 발생률이 낮다. 이는 의식이 있는 환자가 손상으로부터 얼굴과 머리의 보호를 시도하게 되며, 낙상의 경우도 마찬가지로 팔, 가슴, 머리가 충격을 흡수한다. 폭력의 경우에도 얼굴 손상이 흔히 발생하는데 이는 얼굴부의가 휘두르는 주먹이나 막대기, 몽둥이와 같은 둔기에 의한 타격의 표적이 되는 경우가 많기 때문이다. 다이빙이나 폭발과 같은 압력 변화에 의해 귀 손상이 발생할 수도 있지만, 중이/내이는 무딘손상으로부터 보호를 잘 받는다. 눈은 종종 라켓볼, 야구공, 테니스 공과 같은 작은 물체로 인한 충격에 의해 손상되는 경우도 있다.

목의 전방은 더욱 돌출된 머리, 얼굴, 가슴으로 인해 무딘손상으로부터 자동적으로 보호를 잘 받을 수 있다. 목의 측면은 돌출된 어깨에 의해 보호를 받는다. 하지만 목은 특수한 경우 충격 지점으로 작용한다. 가령, 차량 충돌시 목이 운전대에 부딪히거나, 무릎 벨트를 착용하지 않아서 어깨 벨트에 의한 목 손상이 발생할 수도 있다. 후방 차량 충돌의 경우, 목의 과신전 혹은 과굴곡으로 인한 손상을 입을 수도 있다. 또한 싸움 중 물체로 타격을 입거나 목맴자살 시도 중 손상을 입을 수 있다.

척추는 다양한 유형의 손상에 취약하다. 손상성 충격은 힘줄, 근육, 인대를 파열시켜 통증을 유발하고 척주를 불안정하게 할 수 있다. 이러한 충격은 척추를 정상 위치에서 이탈시켜 아탈구나 탈구를 유발할 수 있다. 손상 과정은 가시돌기와 가로돌기, 고리뿌리, 고리판, 척추체 자체를 파열시킬 수 있다. 특히 축부하 같은 외상은 척추사이원판, 결합조직 및 척추 골격 조직의 손상을 야기할 수 있고, 이는 척수 손상을 동반할 수도 있다.

관통상(Penetrating Injury)

머리, 얼굴, 목, 척주의 관통상은 무딘손상보다 비교적 발생률이 낮지만, 중증도가 높고 치명적이다. 또한 머리 관통상은 수막이 뚫려 심각한 감염 통로가 발생할 수 있다는 것을 시사할 수 있다.

머리, 얼굴, 목, 척주 관통상은 주로 총상과 자상에 의해 발생한다. 총상의 경우 가장 발생률이 높고 특히 골격과 중추 신경 조직과 충돌하면서 감속하는 탄환은 막대한 양의 충격 에너지를 방출하기 때문에 손상 부위가 매우 흉칙해진다. 이와 유사하게, 폭발이 발생할 경우, 폭발물 내부에 있었던 물질과 폭발로 인한 파편 등이 머리, 얼굴, 목, 척추를 관통할 수 있다. 칼에 의한 머리 및 얼굴부위 자상은 해당 부위에 넓게 자리한 골격 구조로 인해 손상이 깊지 않은 경향이 있다. 하지만 목의 앞부분과 옆부분은 상대적으로 보호가 취약하기 때문에 후두나 기관을 포함한 기도, 식도, 주요 혈관이 손상을 입어 빠른 시간내에 생명을 위협할 수 있다.

뇌손상의 병태 생리

미국머리손상협회(the National Head Injury Foundation)는 외상성 뇌손상(Traumatic brain injury, TBI)을 '신체적, 지적, 감정적, 사회적, 직무상 변화를 생성할 수 있는 뇌에 가해진 외상성 충격'으로 정의한다. 뇌손상은 대뇌, 소뇌, 혹은 뇌줄기에 대한 직접 손상과 간접 손상으로 분류된다.

직접 손상

직접 손상은 다양한 기전에 의해 야기된다. 급가속 (혹은 급감속) 손상이나 관통상은 신경세포에 물리적 손상을 유발하고 세포의 기능을 감퇴시킬 수 있다. 직접 손상을 유발하는 힘은 혈관을 파손시켜 손상부위를 통과하는 혈류를 제한하거나 뇌조직 속으로 혈액이 흘러들어가 신경조직에 유해한 자극을 유발할 수 있다. 뇌는 혈액의 일부 내용물에 접촉되지 않게 혈액뇌장벽에 의한 보호를 받는다는 점을 기억한다. 외상은 혈액뇌장벽에 손상을 일으킬 수있다. 심각한 충돌로 인해 모세혈관벽이 파괴되고, 투과성에 악영향을 미치고, 사이질 공간으로 체액 이동이나 조직 부종이 야기될 수 있다. 대부분의 경우, 직접 뇌손상에는 여러 다양한 병리가 혼재된다.

직접적 뇌손상의 두 가지 특징적 유형은 충격 손상과 반충격 손상이다(그림 6-29).

충격 손상(coup injury)은 충격 지점에 직접적으로 발생하는 조직 손상이다. 충돌 손상은 뇌가 충돌 표

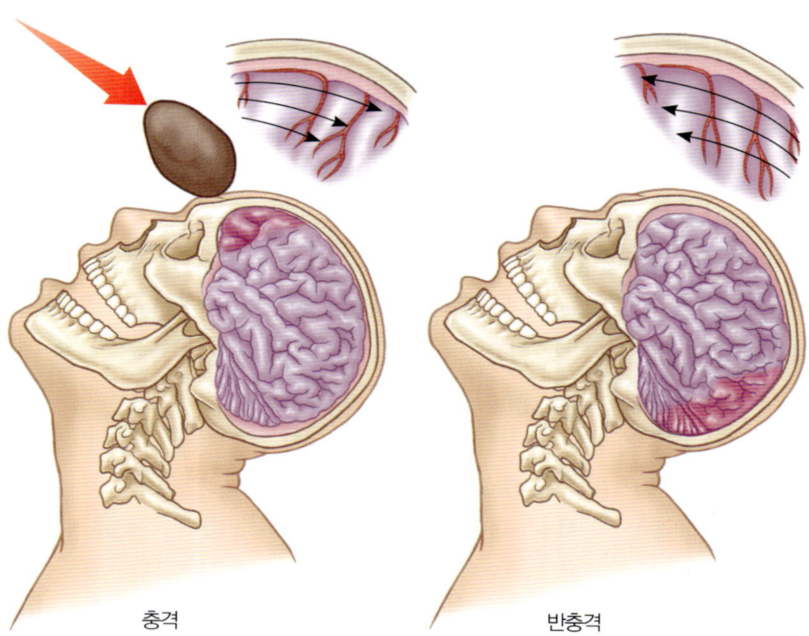

그림 6-29 충격/반충격 손상에 따른 뇌의 움직임

면으로 이동하면서 머리 내부와 부딪히면서 발생한다. 충돌 손상은 내부 표면이 거칠고 불규칙적인 이마엽에서 가장 자주 발생한다. 반면, 내부 표면이 부드러운 뒤통수엽은 충돌 손상이 덜 자주 발생한다. 또한 충돌 손상은 머리 바닥의 거친 굴곡을 따라 뇌가 움직이면서도 발생할 수도 있다.

반충격 손상(contrecoup injury)은, 머리 내에 뇌척수액에 떠있는 뇌가 충격 지점으로 '되튕겨지면서' 접근했다가 반대로 튕기면서 머리 내부에 충돌하여 충격 지점에서 멀리 있는 조직의 손상을 유발한다. 예를 들어, 이마에 가해진 타격은 뒤통수엽(시각 중추)의 손상을 입혀 '별이 보인다' 등의 시각 장애를 일으킬 수 있다. 반충격 손상은 내부 표면이 불규칙한 이마엽에서 가장 자주 발생한다.

직접적 뇌손상은 국소적이거나 미만성일 수 있다.

내용 요약

➤ 직접 뇌손상의 유형

국소성
- 뇌타박상(Cerebral contusion)
- 머리내출혈(Intracranial hemorrhage)
- 경질막바깥출혈(Epidural hemorrhage)
- 경질막밑출혈(Subdural hemorrhage)
- 뇌내출혈(Intracerebral hemorrhage)

미만성
- 경증에서 중등도 수준의 미만성 축삭 손상(뇌진탕, concussion)
- 중등도 수준의 미만성 축삭 손상
- 중증 미만성 축삭 손상(이전에는 뇌간 손상이라 부름)

국소성 손상

뇌의 특정 부위에 발생하는 국소성 뇌손상은 타박상과 머리내출혈이 있다.

뇌타박상(Cerebral Contusion) 뇌타박상은 뇌의 모세혈관성 출혈을 유발하는 국소적 뇌 조직에 가해진 무딘손상에 의해 발생한다. 타박상은 머리무딘손상과 함께 비교적 자주 발생하는 편이고, 지속적인 의식장애나 다른 유형의 신경학적 장애를 종종 유발한다. 이러한 병리는 충격/반충격 손상기전에 의해 유발될 수 있고, 뇌의 한 부위 혹은 여러 부위에서 발생할 수 있다. 국소적 손상은 손상부위의 기능 부전을 수반한다. 예를 들어, 이마에 가해진 외상으로 인한 이마엽 타박상을 입은 환자는 성격 변화를 겪을 수도 있다. (이마엽은 가장 손상이 자주 일어나는 부위라는 점을 기억한다.) 뇌타박상은 작은 단일성이거나 광범위한 손상일 수 있다. 더 많은 뇌조직이 관여될수록 손상, 증상 및 징후, 신경 장애의 정도가 심각해진다.

머리내출혈(Intracranial Hemorrhage) 뇌의 여러 부위에서 여러 다른 병리적 과정에 의해 출혈이 발생할 수 있다. 머리내출혈은 표면적인 수준에서 매우 깊은 수준 순서로, 경질막바깥출혈, 경질막밑출혈, 뇌실질내출혈이 있다. 뇌진탕이나 타박상 환자와는 다르게, 머리내출혈 환자는 출혈의 진행과 뇌압 상승과 같은 간접 손상에 의해 평가 및 치료 과정 동안 상태가 악화될 수 있을 것을 미리 예상해야 한다.

경질막과 두개골 내부 표면 사이의 출혈은 **경질막바깥출혈**(epidural hemorrhage)이라 부른다(그림 6-30). 보통 경질막바깥출혈은 관자뼈에 위치한 중간뇌막동맥에서 출혈이 발생하는 경우가 흔하다. 이러한 출혈은 비교적 압력이 높은 혈관에서 형성되기 때문에, 뇌압이 급속히 상승하면서 대뇌의 압박을 야기한다. 뇌압이 상승하면서 환자는 종종 급속히 무의식 상태로 빠지기 시작한다. 출혈에 의한

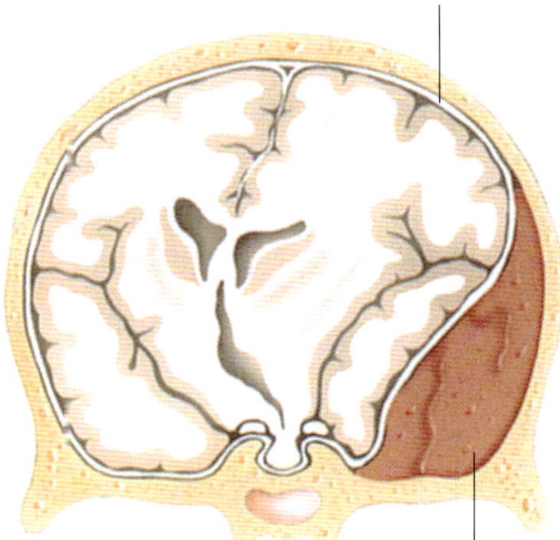

그림 6-30 경질막바깥출혈

뇌압 상승은 뇌관류압과 신경세포로의 산소 공급과 순환을 저하시킨다. 출혈이 매우 광범위하여 뇌가 손상 지점으로부터 멀리 밀려날 수도 있다. 비록 출혈은 급성으로 진행되는 치명적 증상으로 발생할 수 있지만, 즉각적인 외과 치료로 완화시킬 수 있는 경우가 많다.

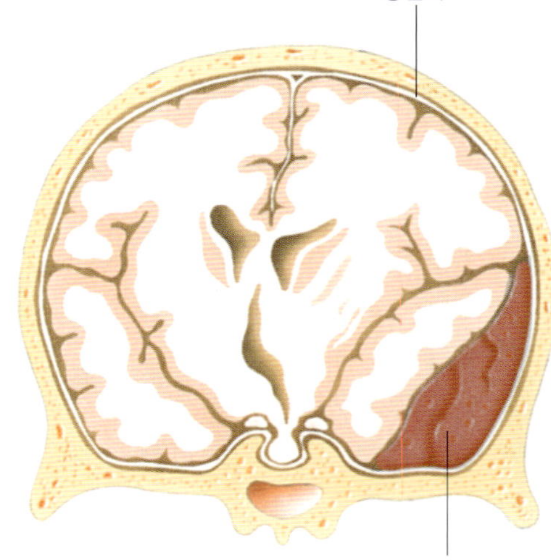

그림 6-31 경질막밑출혈

수막층 내부로의 출혈, 특히 경질막 아래와 거미막 공간 사이에 출혈이 생긴 경우를 **경질막밑출혈**(subdural hemorrhage)이라 불린다(그림 6-31). 혈액 손실은 보통 대뇌겉질과 경질막정맥굴 사이를 연결하는 소정맥혈관의 파열로 인해 발생하기 때문에, 경질막밑출혈은 매우 느리게 진행이 되고 징후가 매우 흐릿하게 나타날 수 있다. 이에 가장 자주 관여하는 혈관은 위시상정맥굴(superior sagittal sinus)이다. 경질막밑출혈은 연질막의 위에서 발생하기 때문에 뇌출혈과 연관된 뇌자극을 유발하지 않는다. 뇌척수액에 유입된 혈액은 뇌척수액의 재흡수를 담당하는 구조가 막히게 됨으로, 뇌척수액의 증가와 뇌압상승을 야기할 수 있다. 가끔씩 환자는 손상 발생 이후 몇 시간 혹은 며칠이 지나도 분명한 증상 및 징후를 보이지 않을 수 있다. 이러한 지연으로 인해 경질막밑출혈은 병원 전 환경에서는 발견하기가 쉽지 않은 경우가 종종 있다.

의식수준의 변화나 두통 등 신경학적 증상과 징후를 보이는 '비외상' 환자의 경우, 경질막밑출혈을 의심한다. 세밀한 병력 조사는 낙상이나 머리 충격과 같은 해당 징후를 야기했을 법한 최근의 손상기전을 밝혀내는데 도움이 된다. 이러한 손상은 고령이나 만성적 알콜중독환자에서 종종 발견된다. 노화와 만성적 알콜중독은 뇌의 크기가 줄어들기 때문에, 머리 충격은 머리 내부의 뇌 움직임이 증가되거나 감소될 수 있다. 이는 특히 경질막밑혈종의 손상 발생률을 높인다.

뇌내출혈(intracerebral hemorrhage)은 뇌실질로 혈액을 공급하는 (대부분 동맥) 혈관 파열로 유발된다. 혈액 손실은 보통 작은 수준이지만 상당히 파괴적이다. 혈관 밖의 혈액이 신경 조직을 자극하면서 조직 부종이 발생할 수 있다. 뇌출혈은 증상과 징후가 급성 뇌졸중처럼 보이는 경우가 많다. 특정 소견은 손상받은 뇌 부위와 연관이 있다. 보통, 증상과 징후는 시간의 경과에 따라 점진적으로 악화된다.

뇌압 상승을 유발할 수 있는 국소적 뇌손상의 다른 두 가지 유형은 뇌부종(cerebral edema)과 수두증(hydrocephalus)이다. 뇌조직의 손상은 염증 반응을 일으킨다. 염증 반응은 체액과 단백질을 뇌모세혈관벽을 통해 통과하게 만든다. 이러한 단백질은 삼투압 작용을 통해 수분을 끌어들여 사이질 공간을 확대시키며(뇌부종) 염증 부위가 부풀어오르면서 주변 조직을 압박한다.

수두증은 거미막밑 공간으로의 출혈 환자에서 가끔 발생한다. 적혈구가 뇌척수액을 혈류에 재유입되도록 허용하는 거미막 융모를 막히게 한다. 이는 뇌척수액의 축적과 뇌압상승을 유발한다.

미만성 손상

미만성 손상은 국소성 손상보다 더욱 광범위한 손상기전과 연관될 수 있다. 미만성 손상은 경증(뇌진탕), 중등증, 중증 축삭 손상이 있다. 머리 충격이 발생할 경우, 잡아늘이는 힘, 전단력, 찢겨지게 하는 힘 등이 신경섬유에 가해지면서 기다란 신경세포 교신 경로인 축삭에 손상을 입는다. 이러한 병리는 뇌 전체

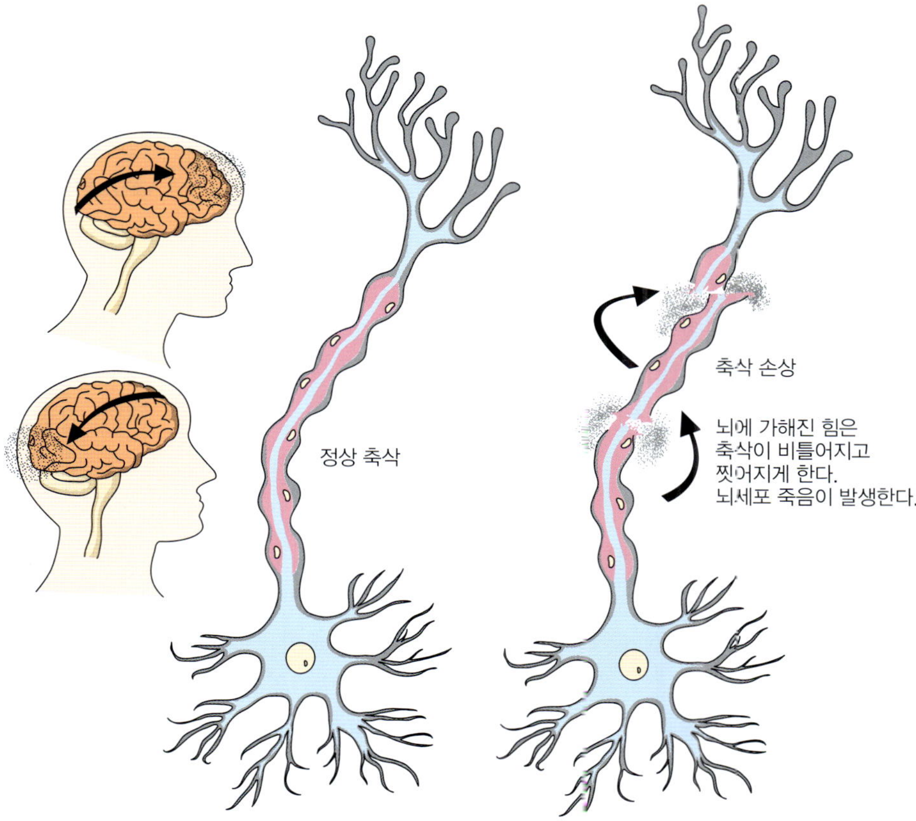

그림 6-32 미만성 축삭 손상 (DAI)는 압박, 가속, 감속의 결과로 뇌의 다양한 부위에서 발생하는 전단력(shearing force)에 의해 야기된 뇌손상 유형이다.

에 걸쳐 자주 나타나고 이를 **미만성 축삭 손상**(diffuse axonal injury, DAI)이라고 한다. 미만성 축삭 손상은 차량 충돌 사고의 차량 탑승자나 차량에 의해 치이는 보행자와 같은 가속/감속 기전에서 자주 발견할 수 있다. 미만성 축삭 손상은 환자를 통과하는 폭발의 과압력파와 같은 심각한 압박 후 감압이 일어나는 기전에 의해서도 발생할 수 있다(그림 6-32). 미만성 축삭 손상은 경미한 수준에서 치명적인 수준까지 다양하게 발생한다.

뇌진탕(Concussion) **뇌진탕**(concussion)은 중증도가 경증, 중등도의 미만성 축삭 손상으로 머리무딘손상에 의해 자주 발생한다. 일반적인 뇌진탕은 머리 CT스캔 등에서 별다른 해부학적인 손상이 없는 신경장애로 나타난다. 뇌진탕은 한 차례의 일시적인 신경장애(혼란, 지남력 상실, 사건에 대한 기억 상실증)를 유발하지만, 대부분 해당 증상은 정상 수준으로 돌아온다. 병원 전 뇌진탕 관리는 기도, 호흡 노력, 의식 수준의 미묘한 변화에 대한 주의로 이루어진다. 대부분의 뇌진탕 환자는 별다른 신경 손상 없이 생존한다.

뇌진탕, 좌상, 뇌출혈, 경질막밑혈종, 경질막바깥혈종은 단독으로 혹은 다른 것과 동시에 발생할 수 있다. 예를 들어, 손상은 뇌진탕과 경질막바깥혈종을 동시에 유발할 수도 있다. 뇌진탕으로 인해 즉각적인(몇 분만에 정상 수준으로 돌아오는) 무의식 상태를 유발한다. 환자는 의식이 명료해지지만, 경질막바깥혈종이 확대되고 뇌압이 상승하면서 의식수준이 악화되기 시작한다. 의식명료기(lucid interval)라 불리는 이 일시적 의식상태는 경질막바깥혈종의 전형적인 징후이다. 환자가 경미한 미만성 축삭 손상으로부터 완전히 회복할 기회를 가지기 전에 충격이 발생할 경우, 손상의 상태가 더욱 악화될 위험이 있다.

중등 미만성 축삭 손상(Moderate Diffuse Axonal Injury) 중등 미만성 축삭손상은 축삭을 잡아당기는 힘, 찢는 힘이 작용했지만 경미한 뇌조직 타박상이 발생한 경우이며, 흔히 전형적인 뇌진탕(classic concussion)이라 부른다. 대뇌겉질이나 뇌줄기의 그물활성계가 관여될 경우, 환자는 의식을 잃을 수 있다. 이러한 유형의 손상은 경증 뇌진탕보다 중증도가 높고, 모든 머리 손상의 20%를 차지하고, 모든 미만성 축삭 손상의 45%를 차지한다. 중등의 미만성 축삭 손상은 주로 뇌바닥 골절과 연관이 있다. 이 경우 대부분의 환자는 생존하지만, 흔히 일정수준의 신경 손상이 남게 된다.

중등 미만성 축삭 손상과 연관된 단기/장기 증상 및 징후는 즉각적인 무의식 상태와 잇따르는 지속적 혼란 증세, 집중 불가, 지남력 감퇴, 역행성/진행성 기억상실증 등이 있다. 환자는 두통, 국소성 신경 장애, 광과민증, 후각을 포함한 감각 장애 등을 겪을 수 있다. 환자가 불안해하며 심각한 감정 기복을 보일 수 있다.

중증 미만성 축삭 손상(Severe Diffuse Axonal Injury) 과거 뇌줄기 손상이라 알려진 중증 미만성 축삭 손상은 양쪽 대뇌반구에 있는 다수의 축삭이 심각하게 물리적으로 손상되어 뇌줄기까지 확대되는 기전에 의해 발생한다. 전체 중증 머리 손상 중 16% 가량과 전체 미만성 축삭 손상의 36%가 중증 미만성 축삭 손상으로 분류된다. 많은 환자는 생존하지 못하며, 생존자는 일정 수준의 영구 신경 장애를 가지게 된다. 중증 미만성 축삭 손상 환자는 흔히 장기간 무의식상태로 남게 되며, 뇌압 상승 징후(쿠싱반사)와 대뇌제거/겉질제거 자세를 보인다.

간접 손상

간접 혹은 2차 손상은 최초 손상 때문에 또는 최초 손상 이후에 발생하는 요인들에 의해서 초래되는 손상을 말한다. 이러한 진행성 과정은 중증 머리 손상 환자의 상태를 악화시키는 경우가 많다. 간접 손상은 머리의 독특한 구조와 중추신경계 조직의 연약한 속성으로 인해 1차 손상만큼 혹은 보다 더욱 파괴적일 수 있다.

간접 손상은 두 가지 분명한 병리학적 과정에 의해 야기된다. 첫번째 과정은 뇌압 상승과 에 의한 뇌조직으로의 순환 감소이며, 이는 저산소증, 과탄산혈증, 저혈압에 의해 악화될 수 있다. 두번째 과정은 머리 내 팽창하는 종괴(흔히 혈액)에 의해 뇌조직에 진행성 압력이 작용하는 것 혹은 뇌조직이 물리적으로 이탈되는 것이다. 두 가지 병리 과정은 신경 조직 손상을 계속 증대시키고 머리 손상과 관련된 진행성 증상 및 징후를 유발한다.

뇌관류

뇌는 신체에서 가장 관류에 민감한 장기이다. 관류에 영향을 미치는 그 어떠한 손상도 뇌와 뇌의 신체 조절 기능을 급속도로 감퇴시킬 수 있다. 대뇌, 소뇌, 뇌줄기 관류는 뇌압 상승과 저혈압에 의해 장애를 입을 수 있다.

앞서 설명한대로, 머리의 크기는 고정되어 별다른 변화를 보이지 않는다. 대뇌, 소뇌, 뇌줄기는 전체 머리 크기의 80%(1,200mL)를 차지한다. 정맥혈, 모세혈, 동맥혈은 나머지 공간의 대부분인 12%(150mL)를 차지한다. 뇌척수액은 나머지 8%(90mL)을 차지한다. 이 중 하나라도 크기가 확대될 경우 다른 부위의 크기가 줄어들어 상쇄되어야 한다(Monro Kellie Doctrine). 그렇지 않을 경우, 뇌압이 상승한다.

정맥 혈관은 머리 내부 조직이 팽창함에 따라 가장 먼저 압박을 받는 머리 내부 공간이다. 머리 내부 조직이 지속적으로 팽창할 경우, 뇌척수액이 두번째로 영향을 받는다. 머리 밖으로 밀려난 뇌척수액은 척수로 유입된다. 이 두 가지 기전은 뇌압의 변화에 매우 빠르게 반응하고, 뇌압을 정상 수준에 매우 가깝게 유지한다. 하지만 이러한 기전들이 보완 한계점에 도달할 경우, 뇌압 상승이 가속화되고 동맥 혈류가 제한되기 시작한다. 뇌혈류의 감소는 신체가 뇌관류를 적정수준으로 유지하기 위한 전신적 혈압의 증가를 유발한다(자기조절). 혈압이 증가하면서 뇌압 상승도 동반된다. 뇌압 상승은 뇌혈류에 대한 저항의 증가로 이어지면서 뇌순환이 감소하고 뇌의 저산소증과 과탄산혈증이 증대된다. 이러한 요소는 수축기 혈압의 추가적인 증가와 뇌압 상승으로 이어지면서 악화되어 결국에는 치명적인 악순환을 유발한다(그림 6-33). 종괴, 체액축적(부종), 출혈이 지속적으로 커질 경우, 뇌압이 지나치게 높아서 뇌순환이 거의 이루어지지 않게 된다.

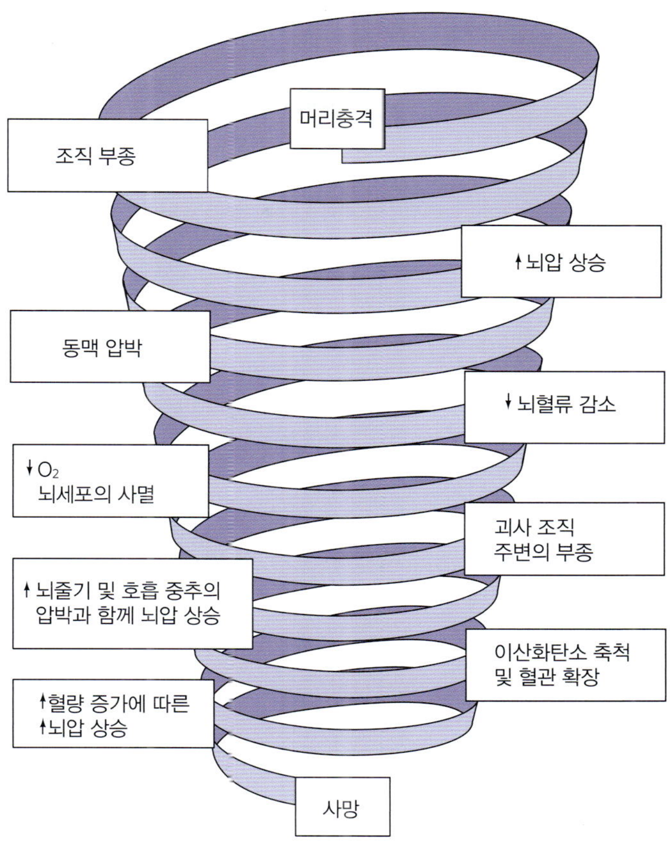

그림 6-33 중추신경계 손상에 뒤 따르는 악화 경로

뇌압과 뇌순환에 영향을 미치는 또 다른 요소는 뇌척수액의 이산화탄소 수치이다. 이산화탄소 수치가 증가할 수록, 혈류 개선 및 과탄산혈증 완화를 위해 뇌동맥이 확대된다. 이미 뇌압이 높은 상태에서는, 이러한 과정이 환자의 상태를 급격히 악화시킬 수 있다. 높은 이산화탄소 농도와 뇌압 상승에 대한 뇌의 반응은 머리 손상에 연관된 전형적인 과환기 및 고혈압으로 이어진다. 하지만 이산화탄소의 농도가 낮을 경우, 심각한 상황이 초래될 수 있다. 저탄산혈증은 뇌동맥 수축을 유발할 수 있다. 감소된 뇌관류압에 동맥 수축이 수반될 경우, 뇌순환이 더욱 감소된다. 극단적인 경우, 결과적인 동맥 수축은 뇌로의 순환을 거의 정지시킬 수 있다. 탄소농도를 정상상태에 가깝게 유지하는 것은 뇌관류압의 최적화에 필수적이다. 그렇기 때문에 호기말이산화탄소 분압 측정기가 머리 손상 환자에게 환기를 제공할 때 필수적인 이유이다.

외상에 의해 그리고 가끔씩 머리 손상에 의해 자주 발생하는 두가지 머리의 전신적 문제는 저혈압과 저환기이다. 저혈압과 저환기는 제 3차 손상기전을 통해 기존의 머리 손상을 심각하게 악화시킨다.

저혈압은 특히 상승된 두개내압을 가진 뇌손상 환자에게 뇌관류압의 악화를 조장할 수 있다. 이로 인한 뇌저관류는 뇌의 저산소증 및 산증을 유발한다. 이러한 증상은 뇌손상의 중증도와 사망률을 증가시키게 된다. 그렇기 때문에 뇌압 상승의 징후를 보이는 뇌손상 환자의 경우, 혈량과

내용 요약

➤ 뇌손상의 증상 및 징후
- 의식 수준의 변화
- 성격의 변화
- 기억 상실증
  - 역행성 기억 상실증
  - 전향성 기억 상실증
- 쿠싱의 3징후
  - 혈압 증가
  - 맥박 감소
  - 불규칙한 호흡
- (오심이 없는) 구토 증세
- 체온 변화
- 동공 반응의 변화
- 제피질 자세

간단히 알아보는 병태생리학

부종

부종은 사이질 공간에 체액이 축적되는 것으로 국소성일 수도 있고 더 넓은 범위에 걸쳐 발생할 수도 있다. 국소성 부종은 손상된 기도 구조나 삠(염좌)이 발생한 발목과 같은 손상부위나 폐(폐부종), 심장(심낭액), 복부(복수), 뇌(뇌부종)와 같은 특정 장기 내에서 발생할 수 있다.

부종은 기저 질환이나 어떤 문제의 징후일 뿐만 아니라 그자체로 새로운 문제를 유발할 수 있다. 부종은 조직 사이 또한 모세혈관 사이의 영양소 및 노폐물 이동을 방해한다. 부종은 모세혈관의 혈류 속도를 둔화시키면서 조직의 산소 결핍을 유발할 수 있다. 이는 손상부위의 회복을 지연시키고, 감염을 유발하고, 욕창의 형성을 가속화할 수 있다. 뇌, 폐, 심장, 후두와 같은 장기의 부종은 치명적일 수 있다. 사이질 공간에 저장되는 몸의 수분은 세포의 대사 과정에 사용되는 수분이 아니다. 그렇기 때문에 전체 몸의 수분이 정상 수준이다 할지라도, 부종은 탈수 증상을 유발할 수 있다. 형성되는 부종이 치명적일 수 있는 기도 손상의 경우, 팽창하는 부종으로 기도가 막히지 않도록 기관삽관 등의 조치가 취해져야 한다.

뇌손상에 수반되는 부종은 특히 위험하다. 뇌는 머리뼈 때문에 팽창될 수 있는 공간적 여유가 없다. 그렇기 때문에 이러한 유형의 부종은 뇌조직 특히 뇌줄기를 압박한다. 부종이 진행되면서 뇌조직이 척수와 뇌를 연결하는 구멍인 큰구멍(foramen magnum)을 통해 밀려나면서 뇌탈출이 발생할 수 있다.

혈압의 수준을 적극적으로 유지하는 것이 대단히 중요하다.

쇼크나 호흡기계 손상에 따른 저산소증은 머리 손상의 중증도를 높인다. 저산소혈증은 손상부위 세포의 저산소증을 증가시킨다. 중추 신경 조직은 세포의 양호한 산소화 상태에 매우 의존적이기 때문에, 신경세포의 손상은 악화될 수 있다.

압력 및 구조물 이탈

뇌의 한 부위에 출혈 혹은 부종이 발생할 경우, 해당 부위의 팽창으로 인해 다른 조직이 손상부위로부터 밀려난다. 뇌압 상승이 없다 하여도 이러한 팽창 작용은 근처의 뇌조직 특히 뇌줄기를 압박한다. 내부 조직이 지속적으로 팽창하면서 뇌조직 구성 요소를 물리적으로 압박할 수 있다. 이러한 팽창이 계속되면서 뇌조직은 대뇌낫과 소뇌천막으로 밀리게 된다. 머리내부의 구조는 기본적으로 머리뼈안에 고정되어 있기 때문에, 뇌조직이 밀리는 이탈은 뇌탈출(herniation) 과정을 야기한다. 뇌탈출의 경우, 뇌 구조의 한 부분이 구멍으로 빠져나오면서 뇌조직이 손상을 입고 혈액 공급에 장애가 발생할 수 있다. 만약 이탈력이 천막절흔을 통해 압력을 가하면서 뇌줄기 상부에 영향을 끼친다면 (천막뇌탈출, uncal herniation), 구토 증세, 의식 수준의 변화, 동공 확대 등의 증상을 유발할 수 있다. 이탈력이 큰뒤통수구멍을 통해 숨뇌를 밀어낸다면(소뇌탈출, cerebellar herniation), 호흡, 혈압, 심박수 장애가 초래된다.

손상의 진행과 증상 및 징후의 발생

직접 손상, 뇌압 상승, 뇌조직의 압박 및 이탈은 지남력 및 의식 수준의 변화를 유발할 수 있다. 이러한 손상은 또한 손상을 입은 중추신경계 구조와 관련된 특정한 증상과 징후를 유발할 수 있다. 실제 뇌손상 과정은 압력이 증가하고 손상부위가 대뇌 겉질에서 뇌줄기로 하향하면서 그 추이를 도식화 할 수 있다.

대뇌겉질의 한 부위가 손상에 의해 훼손이 되면, 대뇌겉질이 조절하던 특정 활동이 영향을 받게 된다. 예를 들어, 이마엽 손상의 경우, 환자의 성격이 변할 수 있다. 뒤통수엽 손상의 경우 시력이 영향을 받는다. 넓은 범위에 걸친 대뇌겉질 손상은 환자의 의식수준을 감퇴시킬 수 있다. 환자가 자신에게 일어난 일(사건에 대한 기억상실증), 사건 이전의 일(역행성 기억상실증), 이후의 일(전향성 기억상실증)을 기억하지 못할 수 있다. 또한 환자는 시간, 장소, 사람에 대한 지남력을 상실하던지, 혼란 증세를 겪거나 난폭해질 수 있다. 편측 마비나 반신 부전 마비와 같은 국소성 장애나 발작이 발생할 수 있다. 머리내 손상이 뇌줄기의 오름그물활성계로 확대될 경우, 환자는 기면, 경련, 혼수 상태와 같이 각성 상태가 변할 수 있다.

대뇌의 중앙 부분에 내부 조직이 팽창하면서 주변을 압박할 경우, 중간뇌, 다리뇌, 숨뇌 순으로 영향을 받는다. 이러한 진행성 압박 및 구조 이탈의 증상과 징후는 어느정도 예측이 가능하고, 중심증후군(central syndrome)이라고 불린다.

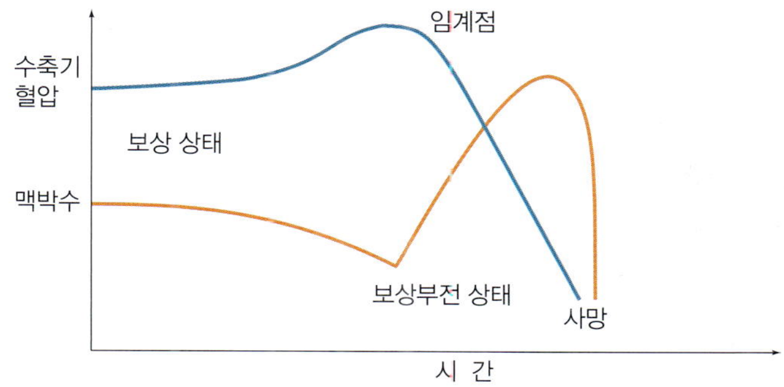

그림 6-34 쿠싱반사: 뇌압상승에 따른 수축기혈압과 맥박수의 반응 과정

중심증후군의 경우, 뇌줄기 상부의 압박은 뇌관류압 유지를 위한 혈압 상승(쿠싱 반사, Cushing's reflex)과 동방결절 및 방실결절의 미주 신경 자극에 대해 반응하여 심박수의 반사적 감소를 유발한다(그림 6-34). 환자는 체인-스토크스 호흡(Cheyne-Stokes respirations)이라 불리는 독특한 주기적 호흡 패턴을 보일 수 있다. 이는 증가와 감소 후 한 차례 무호흡 주기가 잇따르는 호흡으로 구성된다. 혈압 증가, 맥박 감소, 불규칙적 호흡은 쿠싱의 3징후(Cushing's triad)라 불리는 뇌줄기 압박 손상의 전형적인 징후이다. 뇌손상이 시상하부에 관여할 경우, 환자는 오심이 없는 구토 증세에 자주 시달리고 체온이 변한다. 동공은 여전히 작고 활발히 반응한다. 고통스러운 자극에 대한 겉질제거 자세(decorticate posturing, 팔을 굽힌채 신체를 폄)는 뇌줄기 상부로 통하는 신경로가 손상되는 경우 발생할 수 있다.

중간 뇌줄기가 압박을 받으면, 맥압의 확대와 느린맥이 발생한다. 호흡은 빠르고 깊어진다(중추신경성 과호흡). 뇌압 상승으로 인해 눈돌림신경이 눌리면서 동공의 빛에 대한 반사가 느려지거나 소실된다. 이 병태 생리는 위쪽에서 압박하는 것이기 때문에 양측성으로 나타난다. 환자는 대뇌제거자세(decerebrate posturing)를 취하게 된다. 이 정도 수준의 뇌압에 도달한 환자는 거의 대부분 정상적 기능을 회복하지 못한다.

마지막으로 압력이 뇌줄기 하방에 도달하면서 동공은 최대로 확대되고 반응하지 않는다. 호흡은 특정한 리듬 없이 불규칙한 운동실조 상태이거나 정지할 수도 있다. 맥박수는 큰 기복을 보이며 매우 불규칙해진다. QRS간격, ST분절, T파의 변화를 포함하여 심전도 상 전도장애가 나타날 수 있다. 혈압의 조절이 어려워지면서 저혈압이 발생한다. 환자는 더 이상 통증 자극에 반응하지 않고, 골격근은 이완된다. 이 정도 수준의 뇌압이라면 환자의 생존을 기대하기 힘들다.

만약 내부에서 팽창하면서 주변을 압박하는 조직이 중심증후근의 경우보다 더 바깥쪽에 위치할 경우, 증상과 징후가 더욱 예측하기 힘든 순서로 나타난다. 빛에 대한 동공의 반응은 느려지거나 반응이 없거나 확장되는데 이는 손상된 부위(종괴)와 같은 쪽에 나타난다.

소아 머리 외상

영유아 환자의 머리 외상은 노인 환자와 매우 다른 병리를 보인다. 갓 태어난 영아의 머리뼈는 완전히 형성되어 있지 않으며, 아직 연골로 되어 있다. 유아의 머리뼈는 충격에 의해 쉽게 변형되고 연약한 중추신경 조직에 충격을 쉽게 전달한다. 하지만 '연약한 부위(뒤숫구멍/앞숫구멍)'가 있는 미완성된 머리뼈는 내부 팽창을 허용한다. 숫구멍(fontanel)은 뇌압 상승 시 바깥으로 불거진다. 이렇게 연약한 뼈대 구조로 인해 영유아 환자의 직접적 머리 외상의 발생률이 높아지지만, 뇌압 상승의 진행은 느린 편이다.

앞서 설명한대로, 혈액과 뇌척수액은 성인 머리 크기의 20%(약 240mL)를 차지한다. 성인의 경우 머리의 출혈은 저혈량증의 심각한 원인으로 작용하지 않는다. 하지만 소아 환자의 경우, 머리의 비율이 크고,

숫구멍들 때문에 더 많은 혈액을 수용할 수 있으며, 또한 훨씬 적은 혈액용적과 예비혈량을 가지고 있다. 그렇기 때문에 소아 환자는 뇌출혈도 심각한 저혈량증의 원인이 될 수 있다.

척추 손상의 병태 생리

척추 손상은 척주, 척수, 말초 신경근, 인대, 근육 손상 등이 있다. 척추 손상은 척수를 침범하지 않은 상대적으로 작은 압박골절에서부터 척수 절단과 그로 인한 마비를 유발하는 심각한 척추 골절까지 다양하다. 반대로 척주 골절 또는 이탈이 없는 척수 손상도 가능하다. 그러나, 척주 손상은 척주의 안정성을 약화시키고 이로 인한 움직임은 척수를 위험하게 할 수 있다.

척추의 손상기전

척추 손상에서 작용하는 다양한 기전에는 과신전, 과굴곡, 회전, 측굴곡과 같은 과도한 움직임이 있다. 또한 척추 축을 따라 작용되는 압박(축부하)이나 견인력(당김)은 종종 척추 손상을 유발할 수 있다. 머리, 얼굴부, 목 손상의 경우처럼, 척수 손상은 무딘손상이나 관통상에 의해 발생할 수 있다.

과도한 움직임(Extremes of Motion)

척추는 정상 범위 이상으로 움직이는 과신전이나 과굴곡은 목뼈나 허리뼈 부위에서 가장 자주 발생한다. 후방 차량 충돌은 과신전의 가장 전형적인 사례이다. 차량 출돌로 인해 환자의 상체가 좌석과 함께 앞으로 급속히 이동하는 가운데, 머리는 정지해 있다. 이에 머리가 뒤로 움직이고 지지되고 있지 않은 목에 과신전이 발생한다. 과신전은 후방 척추 구조(가시돌기, 고리판, 고리뿌리)에 상당한 압박으로 작용한다. 또한 과신전으로 인해 앞쪽세로인대가 늘어날 수 있다. 과신전 손상은 디스크 파열, 극간 인대의 압박, 후방 척추 구조의 골절을 야기할 수 있다. 심한 외상 충격으로 인대 파열이나 척추 골절이 발생할 수 있고, 이로 인해 불안정성과 뼈의 이탈을 초래한다. 골격 파편이 척추관을 관통하고 척수가 손상될 수 있다.

전방 차량 충돌시, 머리가 계속 전방으로 이동하는 동시에 어깨 벨트에 의해 신체가 구속될 수 있다. 목은 머리를 구속하고 척추를 굽힌다. 이러한 과정은 척추의 과굴곡으로 말그대로 '가슴에 키스'를 유발할 수도 있다. 환자의 셔츠 앞 부분에 립스틱 자국이 있는 경우도 있다. 과굴곡은 전방 척추체의 쐐기 골절, 뒤쪽세로인대, 가시사이인대 신전 혹은 파열, 척수의 압박 손상, 척추경 골절, 척추 탈구를 동반하는 척추사이원판의 손상으로 이어질 수 있다.

정상적 이동 범위를 초과하는 과회전은 목뼈나 허리뼈에서 발생할 수 있다. 원래 머리는 큰구멍(대공)에서 척주에 접합되어 목 중앙선 후방과 머리의 무게 중심에 위치한다. 측면 충돌의 경우, 신체가 측면으로 이동하면서 머리가 충격이 가해진 방향으로 회전한다. 목뼈 접합부는 목뼈의 움직임을 구속하면서 머리를 강하게 회전시킨다. 회전 손상은 보통 목뼈의 상부에 영향을 미치지만, 발이 바닥에 고정되어 있는 미식 축구 선수가 태클에 의해 가슴이 회전하는 경우와 같이 충격이 허리뼈까지 전달될 수도 있다. 이로 인해 인대의 신전 혹은 파열, 회전성 아탈구 혹은 탈구, 척추 골절을 수반할 수 있는 회전 손상이 야기될 수 있다. 또한 회전 손상은 다발성 충돌을 동반한 차량 충돌시 발생할 수 있다.

정상적인 해부학적 구조를 넘어서는 측굴곡은 비록 목뼈 및 허리뼈 부위에 가장 자주 손상을 유발하지만 전체 척주에 걸쳐 발생할 수 있다. 신체가 대부분 고정되있는 상태에서 일부분이 측면으로 움직이면서, 척추는 굽어지면서 충격 에너지를 흡수한다. 이러한 움직임은 척추 구조를 압박하면서, 다른 측면의 인대를 늘어나게 하고 파열시키는 동시에 척주의 한 쪽 측면에 압박 골절을 유발한다. 이로 인해 척수공에 골격 파편이 유입되는 척추경(pedicle) 압박 손상, 인대 파열, 척추의 불안정화가 발생할 수 있다. 충돌로 인해 머리 아래의 가슴이 측면으로 밀리면서 목뼈 측면으로 스트레스가 작용하는 측면 차량 충돌 사고가 이러한 손상기전의 예가 될 수 있다. 척추 구조로 인해, 측굴곡으로 인한 손상을 충분히 유발하는 충격의 힘은 신전/굴곡 손상을 유발하는 충격의 힘보다 약한 편이다.

축 스트레스(Axial Stress)

축 스트레스는 척추 압력이나 당김력(distraction force)이 척추축에 가해질 때 발생한다. 압력에 의한 스트레스(축부하)(compression stress)는 허리뼈가 견디지 못할 정도의 무게를 들어올릴 때 발생할 수 있다. 상체, 머리, 목과 들어올리는 물체의 무게는 골반, 다리, 발을 압박한다. 이에 허리뼈가 압박을 받고, 척추가 눌린다. 높은 곳에서 떨어진 환자가 뒤꿈치로 착지할 때 이와 유사한 압력손상이 발생할 수 있다. 그 결과, 충돌 에너지가 하지를 타고 골반, 엉치뼈, 허리뼈로 전달된다(그림 6-35). 발생률이 높은 축부하의 또 다른 손상기전은 수심이 얕은 곳으로 다이빙하는 것이다. 이 경우, 수영장, 호수, 강 바닥에 다이버가 머리를 부딪힐 때, 하지의 하중에 의해 가슴이 머리를 짓누르고 이에 목뼈의 압좌 손상이 발생한다. 이와 유사한 기전은 충돌의 힘에 의해 탑승자가 앞유리창으로 날아가 부딪히는 차량 충돌의 경우에도 발생한다. 이러한 손상기전은 척추의 압박, 골절, 압좌 손상과 디스크의 파열/탈출을 유발할 수 있다. 이로 인해 척추 중앙의 점액성 부위가 척추공으로 유입되어 척수를 압박하는 경우가 많다. 축부하 손상이 자주 발생하는 부위는 머리 충격의 경우 목뼈 부위와 물건을 들다가 발생하는 손상이나 발뒤꿈치로 먼저 착지하는 낙상의 경우 12번 가슴뼈(T-12)와 2번 허리뼈(L-2)의 사이이다.

당김은 축부하와 반대되는 개념이다. 끈으로 공중에 매달렸을 때나 번지 점프 후 최하단에서 작용하는 중력과 같은 힘은 척추를 늘어뜨리고 인대를 파열시킨다. 또한 이러한 과정에 의해 척추에 대한 물리적인 손상 없이 척수가 늘어나고 손상될 수 있다. 이러한 당김 기전에 의해 가장 영향을 많이 받는 부위는 상부 목뼈이다.

실체 척추 손상 과정은 앞서 언급한 다양한 손상기전과 복합적으로 발생하는 경우가 많다. 목이 줄에 매달리는 경우, 환자는 머리의 측면이 줄에 걸려 매달리게 되면서 1~2번 목뼈의 당김 손상과 중증 측굴곡을 겪을 수 있다(교수형 골절). 측면 차량 충돌 사고는 목뼈에 영향을 입히는 측굴곡 및 회전 손상기전 모두를 유발할 수 있다. 수심이 얕은 곳으로 다이빙은 신체의 하중에 의해 목이 구부러지면서 축부하 및 과굴곡 손상 모두 발생할 수 있다. 목뼈는 머리와 가슴의 정중선 뒤편에 위치한다는 점을 기억한다. 정중선을 따라 발생한 충돌은 신체가 앞으로 밀려나면서 머리와 목이 구부러지게 한다.

결합 조직/골격/척수 손상의 차이점을 명확히 기억해야 한다. 결합 조직 및 골격 손상은 반드시 척수 손상에 수반되지는 않지만, 척추의 불안정성과, 심지어 정상적인 움직임을 포함한 추가적인 움직임이 척수 손상을 유발할 수 있는 위험이 따른다. 또한 척수 손상은 눈에 띄는 인대, 척추사이원판, 척추 손

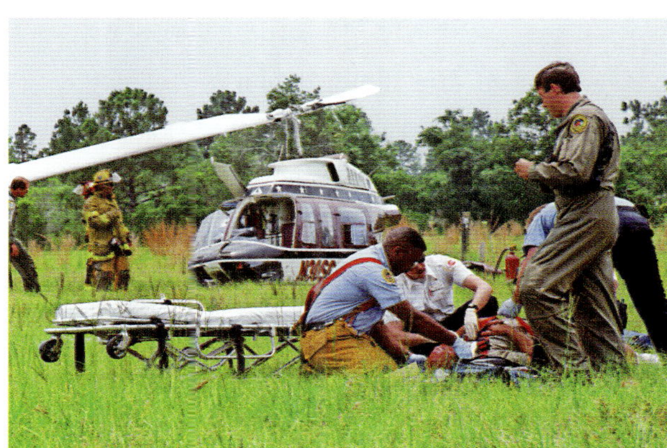

그림 6-35 척추 축의 압박 손상은 낙상이나 헬기 추락사고에서 자주 발생한다(© *Craig Jackson/In the Dark Photography*).

상이 없이도 발생할 수 있다. 그렇기 때문에 척추 손상의 징후를 보이거나 척추 손상을 유발할 수 있는 손상기전을 겪은 환자는 즉각적인 도수 고정 또는 장비를 이용한 완전한 고정 조치를 최대한 빨리 제공받아야 한다. 환자의 평가, 치료, 이송 도중에 고정 부위가 흔들리지 않도록 유지한다.

척추의 기타 손상기전(Other Mechanisms of Spinal Column Injury)

앞서 설명한 것처럼 척추 손상은 직접적 무딘손상과 관통상에 의해 발생할 수 있다. 척추에 대한 직접 타격은 척주, 척수, 연관 구조를 손상시킬 수 있다. 비록 발생률이 낮지만 칼, 날카로운 얼음조각, 탄환과 같은 물체에 의한 관통상 또한 척추 손상을 야기할 수 있다. 관통성 물체는 척추 인대의 손상, 척추 구조의 골절, 골격 파편의 척수에 대한 유입, 척수의 직접적 손상을 유발할 수 있다. 하지만 무딘손상과는 달리 관통상에 의한 척수 손상은 불안정성이 드물다.

외상으로 인해 척수 부근의 조직은 부어오르거나 척추공에 유입될 수 있다. 척추공의 내부 표면과 척수 사이의 좁은 허용 공간으로 인해, 이러한 종창은 직접적 압박 손상을 유발하거나 압박을 받은 조직으로 흐르는 혈류를 제한하면서 척수를 압박할 수도 있다. 이러한 손상은 또한 손상 부위에 가까운 척주 밖으로 나오는 척추신경 뿌리에 관여할 수도 있다.

드물게 발생하는 경우이지만 감전으로 인해 척추 손상이 발생할 수도 있다. 감전으로 인해 통제되지는 않는 중증 근육 수축은 힘줄과 인대를 파열하고 척추를 골절시키면서, 척추 불안정성과 경우에 따라 척수 손상을 유발할 수 있다.

척추 혈관의 직접적 손상이나 연조직 손상 혹은 골격 손상으로 인한 종창은 척수의 상당 부분에 대한 순환에 장애를 유발할 수 있다. 이는 조직 허혈을 유발하고 척수 기능의 장애로 이어질 수 있다.

꼬리뼈 또한 손상을 입을 수 있는 부위이다. 비록 꼬리뼈는 척수나 많은 말초신경뿌리를 수용하고 있지 않지만, 꼬리뼈의 손상은 심한 통증을 유발한다. 이러한 손상은 위쪽 엉덩이로 떨어지는 낙상과 같은 직접적 무딘손상과 흔히 연관이 있으며, 출산의 경우에서도 자주 골절되는 부위이다.

무딘손상/관통상 기전은 연관된 구조에 따라 다양한 손상을 야기할 수 있다. 다음은 머리, 얼굴, 목, 척주 손상의 병리학적 과정을 논의한다.

척수 손상의 병태 생리

중추신경계 손상은 뇌손상뿐 아니라 뇌와 신호를 주고 받는 통신 경로인 척수의 손상을 포함한다. 척추의 손상은 이러한 신경 교환을 방해하고 원위부 장기 및 근육에 대한 중추신경계 조절을 상실시킬 수도 있다. 척수 손상은 뇌와 감각신경 사이의 교신을 방해하면서 뇌가 주변 환경을 인지하지 못하게 할 수 있다.

척수 손상은 두 가지 단계로 발생한다. 첫번째 단계는 척수를 손상시키거나 척수 내부에 출혈이나 부종을 야기하는 기계적인 기전의 직접적인 결과이다. 두번째 단계는 출혈이나 부종이 척수를 압박하고 척수 내부의, 혹은 척수 물질로의 순환을 감퇴시키면서 발생하는 추가적인 조직 파괴이며, 손상 발생 후 몇 시간 안에 진행될 수 있다. 척수는 산소화된 혈액의 지속적인 공급에 대한 의존도가 높다는 점을 기억한다. 1차 손상과 2차 손상은 척수 혈류의 장애를 유발할 수 있다.

척수 손상

척수 손상은 진탕, 타박상, 압박, 열상, 출혈, 절단 등이 있다.

척수 진탕 척수 진탕(concussion)은 뇌진탕과 마찬가지로 일시적인 기능 상실을 유발한다. 척수의 구조적인 손상이 발생하지는 않는다. 연관된 손상이 발생하지 않는 한 척수 진탕은 보통 시간이 지나면 좋아지고 후유장애를 남기지 않는다.

내용 요약

➤ 척수 손상의 유형
- 척수 진탕
- 척수 타박상
- 압박 손상
- 척수 열상
- 척수 출혈
- 척수 절단

척수 타박상 단순히 척수가 멍든 상태를 의미하는 척수 타박상(contusion)은 약간의 연조직 손상, 혈관 유출, 염증, 부종과 연관된다. 혈액이 혈액뇌장벽을 통과할 경우, 더욱 심각한 부종이 발생할 수 있다. 하지만 일반적으로 척수 타박상은 그외 후유장애를 남기지 않고 스스로 회복이 된다. 척수 타박상은 척수 진탕에 비해 정상 상태로 돌아오는 시간이 더 오래 걸린다.

압박 손상 척수 압박(compression)은 척추, 척추사이원반, 척추뼈 조각의 탈구나 주변 조직의 종창으로 인해 발생할 수 있다(그림 6-36). 이러한 기전에 의한 압박은 순환의 제한, 허혈성 손상, 경우에 따라 척수의 물리적 손상을 유발할 수 있다.

척수 열상 척수 열상(laceration)은 뼈 조각이 척추구멍에 유입되거나 척수가 파열될 정도로 구부러지는 경우 발생한다. 열상은 척수조직으로의 출혈, 손상으로 인한 부종, 척수와 이에 관련된 신경로의 손상을 유발한다. 매우 경미한 열상의 경우, 약간의 회복을 기대할 수 있다. 중증 열상은 영구적 신경 장애를 발생시킨다.

척수 출혈 척수 출혈(hemorrhage)은 타박상, 열상, 신전 손상에 연관되는 경우가 많다. 척수 출혈은 혈류의 방해, 혈액 축적에 따른 내압 상승, 혈액이 혈액뇌장벽을 통과하면서 자극을 유발할 수 있다. 척수에 혈액을 공급하는 일부 동맥은 손상의 원위부에 대한 순환에 악영향을 미치고, 손상부위 윗부분에 허혈성 손상을 유발할 수 있다.

척수 절단 척수 절단(transection)은 척수의 일부 혹은 전체가 절단되는 손상이다. 완전 척수 절단의 경우, 척수가 완전히 절단되고 손상부위 이하에서 신경을 주고 받는 기능이 상실된다. 등뼈(흉추)의 시작점 아래에 발생한 척수 절단의 경우, 요실금/변실금과 **하반신마비(paraplegia)**가 발생할 수 있다. 목뼈부위의 절단은 **사지마비(quadriplegia)**, 요/변실금, 부분적/완전 호흡 마비를 유발할 수 있다.

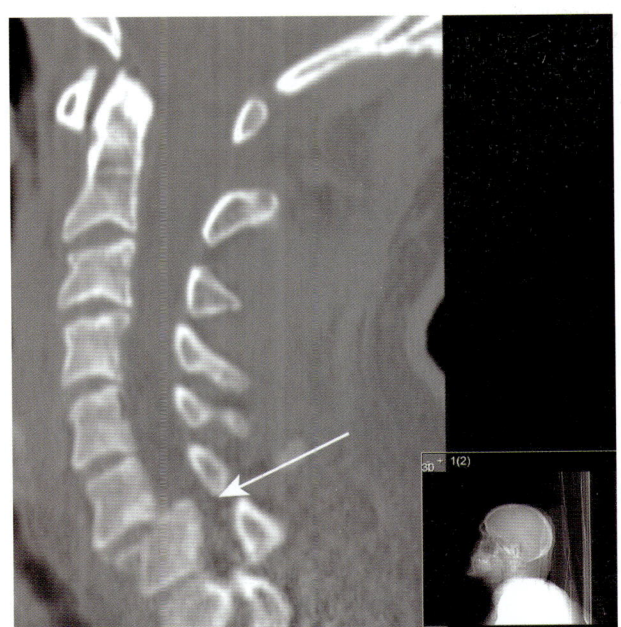

그림 6-36 이탈된 뼈 조각(화살표)은 척수를 압박할 수 있다(© *Dr. Bryan E. Bledsoe*).

척수증후군

척수 손상에 따른 증상과 징후는 손상을

받은 척수의 위치, 손상의 정도와 직접적인 연관이 있다(그림 6-37). 척수 손상은 손상 유형과 잔여 장애에 따라 여러 가지로 분류될 수 있다. 척수 손상은 손상의 정도에 따라 완전/불완전 손상으로 구분된다. 척수 손상 높이와 아래쪽근육에 영향을 미쳐 척수반사가 소실되는 경우를 척수 쇼크(spinal shock)라 한다.

완전 척수 절단(complete cord transection)은 척수 전체가 절단되는 것이다. 증상과 징후는 손상된 척수의 높이와 연관이 있다. 완전 척수 절단의 증상과 징후는 단계적으로 발생한다.

상부 목뼈 손상의 급성 단계에서는 호흡 부전, 팔다리 마비, 상/하지의 반사 소실(areflexia), 손상부위 아래쪽의 감각 상실(anesthesia), 곧창자/방광조임근 긴장의 상실 등을 미리 예측한다. 교감 신경계가 더 이상 신체 표면에 혈액을 공급하는 동맥을 조절할 수 없기 때문에 저체온증이 자주 발생한다. 이러한 동맥은 주변으로의 열손실을 증대시킨다. 하부 목뼈 손상시 대개 호흡근에 영향을 미치지 않는다. 상부 가슴뼈 병변은 목뼈 병변과 관련한 팔다리 마비나 불완전 팔다리 마비 대신 하지 마비(paraplegia) 또는 하지 불완전 마비를 유발할 수 있다. 가슴뼈 및 허리뼈 병변의 경우, 방광 및 창자의 내용물 축적이 자주 일어나고 저혈압은 드물게 발생한다.

다음 단계인 아급성 단계의 경우(손상 후 3~4주), 근육이완(flaccidity)은 척추신경세포의 고유한 활동이 재개되면서 사라지고, 근육경련(spasticity)이 진행된다. 척수성 쇼크의 증상과 징후는 장기간 지속될 수 있다. 이 단계에서 자율신경반사항진(Autonomic hyperreflexia)이 자주 발생한다.

전방척수증후군(anterior cord syndrome)은 뼈 조각 또는 전방 척수를 관류하는 동맥을 압박하는 압력에 의해 발생한다. 전방척수증후군은 주로 척추 동맥의 손상을 야기하는 굽힘-폄 손상에 의해 유발된다. 그렇기 때문에 척수는 혈관 장애와 이에 따른 허혈 및 경색에 의해 손상된다. 회복 가능성은 희박하다. 손상으로 인해 운동 기능과 손상부위 아래의 통증, 가벼운 촉각, 온도에 대한 감각의 상실이 발생한다. 환자는 움직임, 위치, 진동에 대한 감각을 유지할 수 있다. 전방척수증후군은 두번째로 자주 발생하는 척수 손상이다.

중심척수증후군(central cord syndrome)은 보통 앞쪽으로 떨어지거나 얼굴이 먼저 충돌하여 발생하는 목뼈의 젖힘(과신전)에 의해 발생한다. 중심척수증후군은 척추관을 좁히는 관절염과 같은 기존의 퇴행성 질환과 연관이 있는 경우가 많다. 중심척수증후군은 다리보다는 팔에 근력악화가 더 자주 나타나며, 방광 기능 이상이 발생할 수 있다. 중심척수증후군은 50세 이상의 환자에게서 자주 발견된다.

브라운-세카르증후군(Brown-Séquard syndrome)은 척수의 가쪽면을 꿰뚫는 관통상에 의해 자주 발생한다. 척수 측면 관통상은 신체의 동측면에 감각 및 운동 기능 손실을 유발한다. 반대측면의 통증 및 온도 인지 기능 또한 상실된다. 브라운-세카르증후군은 일부 신경 섬유가 척수에 진입하면서 교차를 하기 때문에 발생한다. 브라운-세카르증후군은 드물게 발생하고 직접 관통상이 아닌 한 어느 정도의 회복을 기대할 수 있으며 세 가지 척수 증후군 중 가장 예후가 좋은 편이다.

또 다른 형태의 척수 손상에는 **말꼬리증후군(마미증후군, cauda equina syndrome)**이 있다. 말꼬리증후군은 척수의 하부 말단의 신경뿌리가 압박되면서 발생하고, 감각 및 운동 조절 기능에 장애를 유발한다. 방광과 창자 기능을 조절하는 신경뿌리는 손상에 특히 취약하다. 말꼬리증후군은 척추사이원반 탈구, 종양, 감염, 골절, 척추관이 좁아지는 증상에 의해 발생할 수 있다. 말꼬리증후군의 증상과 징후는 창자 혹은 방광의 실금과 다리의 근력약화를 포함한다. 또한 발 사이나 볼기의 상부, 넙다리 안쪽(말안장마비, saddle anesthesia), 다리 뒤쪽, 발/발꿈치에서 감각 상실 혹은 감각 변화가 일어날 수 있다. 통증, 감각둔화, 쇠약감으로 인해 환

내용 요약

➤ 척추 손상의 증상 및 징후
- 팔다리 마비
- 움직일때 또는 움직임과 관계없는 통증
- 척추의 압통
- 호흡 장애
- 척추 변형
- 지속 발기
- 비정상적 특이 자세(예. 팔을 들어올리는 자세)
- 장/방광 조절 기능 상실
- 팔다리 신경의 장애

척수 손상의 영향

손상의 위치	영향*
1~5번 목뼈	호흡을 담당하는 근육과 팔 및 발 근육의 마비. 보통 치명적
5~6번 목뼈	발 마비. 팔의 굽힘 기능 저하
6~7번 목뼈	발과 손목관절 및 손의 마비. 어깨의 움직임과 아래팔관절의 굽힘이 비교적 보존됨.
8번 목뼈~1번 가슴뼈	발 및 상체의 마비. 눈꺼풀이 처짐. 이마 발한 기능 손실(Horner's syndrome). 비교적 정상적인 팔. 손의 마비
2~4번 가슴뼈	발 및 상체의 마비. 젖꼭지 이하의 감각 상실
5~8번 가슴뼈	발 및 아래다리의 마비. 가슴우리 이하의 감각 상실
9~11번 가슴뼈	발 마비. 배꼽 이하의 감각 상실
12번 가슴뼈~1번 허리뼈	샅고랑 이하의 마비 및 감각 상실
2~5번 허리뼈	다양한 형태의 하지근력 저하와 감각 둔화.
1~2번 엉치뼈	다양한 형태의 하지근력 저하와 감각 둔화.
3~5번 엉치뼈	방광 및 창자 조절 기능의 상실. 회음부의 감각 둔화.

*중증 척추 손상과 함께 방광과 창자 조절 기능의 손실이 일어날 수 있다.

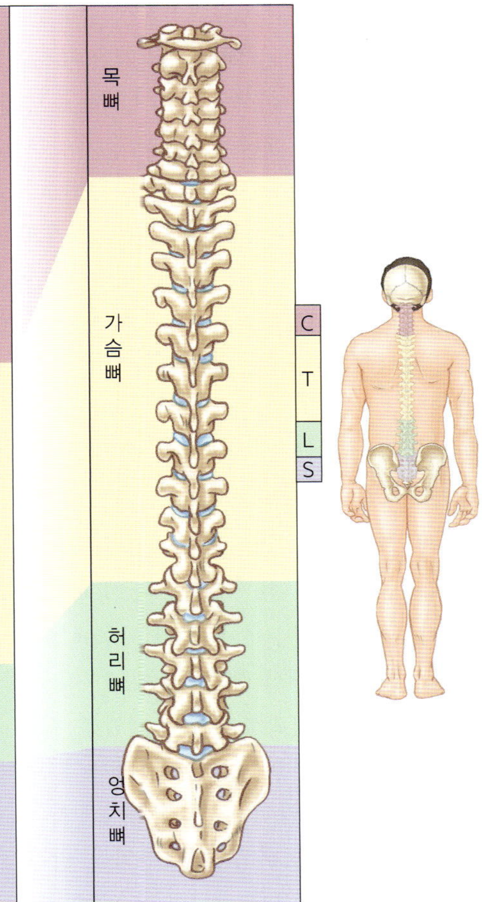

그림 6-37 척수의 높이별 척수 손상의 영향

자는 비틀거리거나 의자에서 일어나는 것을 힘들어 할 수 있다.

척수 쇼크

척수 쇼크(spinal shock)는 손상 부위 아래쪽 신체에 나타나는 일시적인 척수의 충격을 말한다. 영향을 받은 신체부위는 축 늘어져 있으며, 감각이 상실되고, 환자는 팔다리나 다른 근육을 사용할 수 없게 된다(이완성마비, flaccid paralysis). 방광 및 창자 조절 기능이 자주 상실되고 남성의 경우, 지속 발기가 일어나는 경우가 있다. 체온 조절 기능이 영향을 받고 말초 혈관 확장으로 인해 종종 저혈압이 발생한다. 척수가 심각하게 손상되지 않는 한, 척추성 쇼크는 일시적인 증상에 그치는 경우가 많다.

신경성 쇼크

신경성 쇼크(neurogenic shock)는 척수 손상이나 뇌손상 혹은 출혈로 인해 신체를 조절하는 뇌의 능력 특히 자율 기능이 저하되는 증상이다. 신경 신호의 방해는 손상부위 이하에서 혈관 수축을 현저하게 제한한다. 교감신경 긴장도의 부족으로 인해 동맥과 정맥이 확장하여 공간이 확대되면서 저혈량증이 발생한다. 전부하의 감소와 함께 심장의 혈액 재공급이 불충분해진다. 불충분한 심실 혈액과 함께, 심실벽이 수축에 의해 늘어나지 않기 때문에 결국 심실 수축력이 감소된다(프랭크-스탈링 반사). 최종적으로 심박출량이 감소한다. 이러한 병리는 자율 신경계가 부신속질에 대한 교감신경성 조절 기능을 상실하면서 더욱 악화된다. 자율신경계는 더 이상 에피네프린과 노르에피네프린을 조절하지 못한다. 이러한 호르몬은 직접적으로 부교감신경 자극에 대한 심박수를 증가시키는 역할을 한다. 이러한 호르몬이 없을 경우, 전부하와 혈압의 감소에 잇따라 발생하는, 정상적인 심박수의 증가가 일어나지 않는다. 이로 인해, 환자는 증상을 교정하는 보상 기전이 없이 상대적 저혈량증을 겪게 된다. 환자는 신체가 혈관 수축을 통해 말초혈관저항을 늘리지 못하기 때문에, 심박출량이 감소되고 혈압을 유지할 수 없게 된다. 그렇기 때문에 신경성 쇼크 환자는 심박수의 감소, 혈압의 저하, 척수 손상부위보다 위쪽에서는 쇼크와 같은 증상을(서늘하고, 창백하고, 축축한 피부), 손상부위 아래쪽에서는 따뜻하고, 건조하고, 붉어진 피부, 남성의 경우 지속 발기 등의 증상을 보인다.

자율신경 과다반사증후군

자율신경 과다반사증후군(autonomic hyperreflexia syndrome)은 신경성 쇼크의 영향에 대한 신체의 반응과 연관이 있다. 이러한 증후군은 신체가 손상부위 하부의 신경조절 기능의 손실과 연관된 문제에 적응하기 시작하면서 척수 손상 초기 이후에 발생한다. 다소 시간이 지나면 혈관계가 교감신경 자극의 결핍에 적응하고 혈압이 정상 수치로 돌아오기 시작한다. 하지만, 신체는 혈압상승에 반응하며, 척수 손상 아래쪽 신체부위의 혈관확장을 통해 혈압을 조절하는 능력도 없으므로 오로지 느린맥만 발생한다. 자율신경 과다반사증후군은 5번 등뼈(흉추) 또는 그 이상 높이의 척수 손상에서 자주 발생한다. 이는 급격한 300mmHg에 이르는 고혈압, 느린맥, 박동성 두통, 흐릿한 시야, 손상부위 상방 피부의 발한 및 홍조와 같은 증상과 함께 나타난다. 또한 코출혈, 구역질, 방광 및 곧창자 내용물의 축적 등의 증상도 자주 동반되며, 발작, 뇌졸중의 경우는사망으로의 위험성이 높아진다. 자율신경 과다반사증후로 응급 상황이기 때문에 즉각적인 치료가 제공되어야 한다.

일시적 증후군들

(특히 목뼈 손상과 연관된) 척수 손상과 관련된 몇 가지 일시적 증후군들이 있다. 이는 대부분 스포츠 활동에 의해 유발된다. 이 중 가장 자주 발생하는 것은 '스팅어(Stinger)' 증상이다. 스팅어는 스포츠 활동으로 인해 목 혹은 어깨의 신경에 발생한 손상이다. 이는 버너(Burner)나 너브 핀치(Nerve Pinch) 손상으로도 불린다. 하지만 스팅어라는 용어가 운동 선수들이 경험하는 목이나 한쪽 팔에서 시작되는 전기 자극처럼 찌릿한 통증이 느껴지는 증상을 가장 잘 설명한다. 스팅어는 엄밀히 분류하면 척추손상이지만, 척수 손상은 아니다. 스팅어는 접촉성, 충돌성 스포츠에서 가장 자주 발생하지만, 척수 손상만큼 중증도가 심하지 않고 팔, 다리의 마비를 유발하지 않는다.

더욱 심각한 증상은 일시적 사지마비(transient quadriplegia)이다. 일시적 사지마비는 보다 심각한 목, 척수 손상에 의해 발생하지만, 일시적이다. 신경장애가 한쪽/ 양쪽 팔 혹은 다리, 모든 팔다리, 혹은 한 쪽 방향의 팔 및 다리에서 일어날 수 있다. 환자는 쇠약함이나 완전마비 증세가 수반된 혹은 수반되지 않은 채로 감각둔화나 통증을 느낄 수 있다. 한 차례의 일시적 사지마비의 지속 시간은 전형적으로 15분 미만이다. 하지만 경우에 따라 48시간 이상이 소요될 수도 있다. 보통 운동 및 감각 기관이 완전히 돌아오고, 척추도 통증이 없이 원래의 운동 범위를 회복한다. 이러한 심각한 증상이 발생할 경우, 환자에게, 머리와 목의 고정과 응급실로의 이송을 포함한, 필요한 모든 주의 조치를 취하여야 한다. 일시적 사지마비가 한 차례 지나면, 40%의 정도는 사지마비가 재발한다. 하지만 척추에 비정상적인 움직임이나 척수신경압박의 증거가 없으며, 운동 선수는 영구적 신경손상의 위험이 없이 경기에 복귀할 수 있다.

신경장애의 기타 원인

피부분절이나 근육분절을 따라 신경장애를 유발하는 손상이 모두 척수 손상에 연관된 것은 아니다. 신경의 신호전달경로를 따라 어디서든지 손상이 발생할 수 있다. 예를 들어, 7번 목신경 뿌리는 7번 목뼈 바로 아래를 통해 어깨, 위팔, 아래팔을 지나 약지에 신경을 분포시킨다. 이 신경은 신경뿌리가 지나가는 척추/어깨/팔/아래팔 골절, 연조직 손상 및 종창, 관통상, 구획증후군 등에 의해 척수 원위부 손상을 입을 수 있다. 이러한 손상은 약지에서 뇌로 향하는 감각 신호와, 뇌에서 약지로 향하는 운동을 시작하고 근육 긴장을 유지하는 운동 신호를 방해할 수 있다. 신경뿌리 손상과 척수 손상 간의 가장 두드러진 차이는 손상 부위의 크기이다. 하지만 단 하나의 피부분절에 관여하는 손상이 전체 척수를 위협하는 척추 불안정성을 유발할 수 있다는 점을 기억한다. 척수에 영향을 끼치는 몇 가지 비외상적 과정도 있다. 자세한 내용은 '신경학'을 참고한다.

소아 척추 환자

비록 다른 연령대에 비해 손상 발생률이 떨어지지만 소아 환자 또한 척추 손상을 입을 위험이 있다. 보통 소아 척추손상은 전체 척추 손상의 약 10% 정도를 차지한다.

소아의 척추와 성인의 척추에는 여러 가지 해부학적 차이가 있다. 이러한 차이 때문에 소아 환자의 연령대 별로 다양한 손상 패턴이 나타난다. 영아의 척추는 목 근육의 미발달, 석회화가 끝나지 않은 쐐기모양척추, 얇으며 수평으로 향한 척추뒤관절(facet joint)로 인해 대단히 이동성과 탄력성이 높다. 또한 아동의 경우 상체에 비해 머리의 크기가 비교적 크기 때문에 특히 머리뼈과 1번 목뼈 사이의 손상 발생률이 높아진다.

2~10세 소아의 경우, 척추에 큰 변화가 일어난다. 근육과 인대가 강화되고, 뼈대가 자라나 성숙된 형태와 크기를 갖추고, 연골 부위가 견고한 뼈대로 대체된다. 또한 몸체에 대한 머리의 비율이 줄어든다. 이러한 변화는 손상의 중심 부위를 목뼈 상부(1~2번 목뼈)에서 하부(5~6번 목뼈)로 이동시킨다. 소아의 목뼈 상부가 연령에 따라 성숙하는 것은 10세 정도에서 완성되고, 목뼈 하부의 성숙은 14세 정도에 완성되는 것으로 보인다.

소아의 척추는 높은 탄력성으로 인해 연령대가 더 높은 환자보다 척수 외상으로 더 높은 보호를 받는다. 이러한 높은 이동성과 탄력성은 척추 손상의 발생률이 낮고, 방사선 이상 징후가 없는 척수 손상의 발생률이 비교적 더 높은 이유를 설명한다. 기본적으로 소아의 척추는 늘어나지만 부러지지는 않는다. 하지만 이 때문에 척수에 대한 당김 손상의 위험이 높다.

소아 또한 성인이 겪는 손상과 유사한 손상을 입을 수 있다. 하지만 소아의 척추가 더욱 유연하고 인대가 더욱 쉽게 늘어나기 때문에, X-ray 소견상 이상이 없는 척수 손상을 입을 수 있다. 방사선 소견상 이상이 없는 척수 손상(spinal cord injury without radiographic abnormality, SCIWORA)으로 불리는 이러한 손상은 방사선 검사(단순 X-ray, flexion-extension X-ray, CT 스캔)에서 이상 소견이 발견되지 않는 척수 손상으로 정의된다. 소아의 척주는, 척수가 손상되어도 신전력을 잘 견뎌내기 때문에 척주 손상의 증거가 없을 수 있다. 척주와 척수의 탄력성의 불일치는 소아 환자에서 방사선 소견상 이상이 없는 척수 손상의 발생률의 주요 원인이다.

머리, 목, 척추의 특수 손상

머리덮개 손상(Scalp Injury)

대부분의 표재성 손상들은 머리덮개 손상을 동반한다(그림 6-38). 머리덮개 손상은 그아래 중증도가 더욱 높은 손상의 분명한 징후가 될 수 있다. 머리뼈 위를 덮고 있는 머리덮개는 혈관이 매우 많다. 머리덮개 혈관은 다른 신체 부위의 혈관에 비해 수축 능력이 떨어진다. 그렇기 때문에 머리덮개 손상은 지속적인 대량 출혈을 야기하는 경향이 있다. 머리 손상은 쇼크를 유발하지 않는 것으로 알려져 있다. 하지만 이는 출혈 제어가 쉽다는 것을 전제로 한다. 머리덮개 손상으로 인한 중증 혈액 손실은 쇼크의 원인이 될 수 있고, 출혈이 조절되지 않는다면 그 자체만으로도 저혈량증과 쇼크를 유발할 수 있다. 머리덮개는 도출정맥이 경질막 정맥굴(dural sinuses)에서 빠져나와 머리뼈를 지나 표면 정맥 순환계로 향하면서 감염의 경로가 될 수 있다. 손상이 발생할 경우, 이러한 경로를 통해 감염 인자가 수막에 침투할 수 있다. 머리덮개 손상 부위는 풍부한 순환 공급으로 회복이 빠른 편이다.

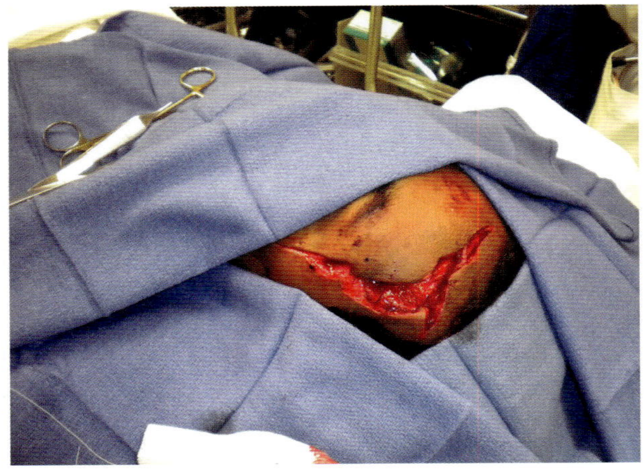

그림 6-38 머리덮개 손상은 대량 출혈을 유발할 수 있다(© *Dr. Bryan Bledsoe*).

머리덮개 손상은 환자 평가에 혼란을 유발할 수 있다(그림 6-39). 일반적으로 무딘손상은 기저의 견고한 머리뼈로 인해 외측으로 급속도로 확대되는 좌상을 유발한다. 하지만 무딘손상으로 인해 바닥의 근막(fascia)과 성근조직(areolar tissue)이 파열되면서 갈라질 수 있다. 이로 인해 테두리가 융기한 함몰 부위가 형성되어 마치 함몰된 머리뼈 골절처럼 보일 수 있다. 하지만 피부 아래서 머리덮개 혈관의 출혈이 발생하여 함몰된 머리뼈 골절 부위를 채우면서 손상의 진짜 모습을 가릴 수가 있다. 그렇기 때문에 환자 평가 초기에 머리 손상 특성에 대한 평가 및 기록이 중요하다.

자주 발생하는 머리덮개 손상의 특수 유형은 박리손상(avulsion)이다. 머리뼈에 느슨하게 부착된 성근조직(areolar tissue)의 빗맞는 충격은 머리덮개 경계에 전단력을 가할 수 있다. 이러한 충격에 의해 머

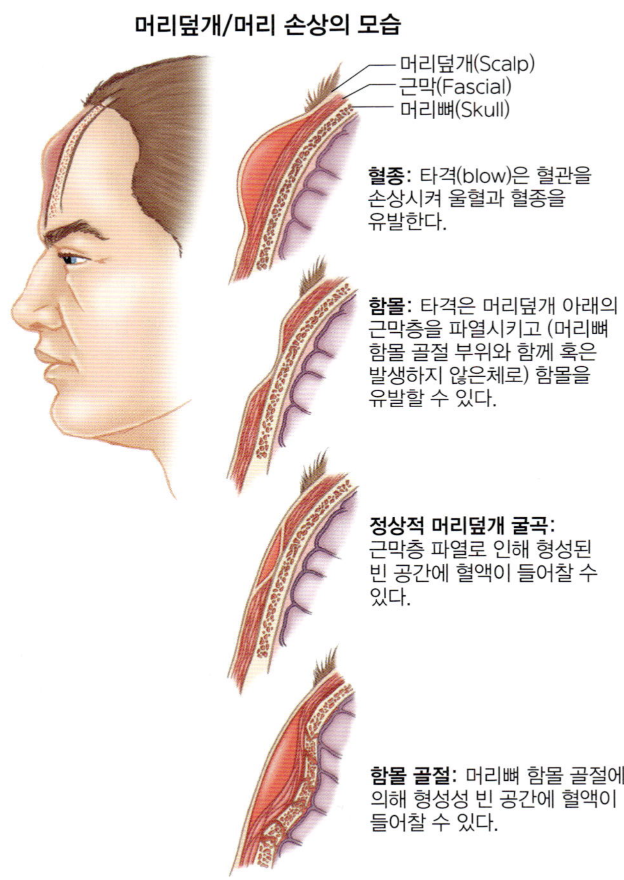

그림 6-39 머리덮개/머리 손상은 융기된 혈종이나 함몰처럼 보일 수 있고, 정상적인 머리덮개 굴곡에 의해 배후에 가려질 수 있다.

리덮개가 찢어진 채로 벗겨지고, 너덜거리는 피부 조직이 뒤집어진 채로 머리뼈의 일부가 노출될 수 있다. 이러한 손상기전은 신속히 박리된 조직이 원위치 되지 않는한 지혈이 되지 않으며 손상부위에 중증감염과 상당한 출혈을 유발할 수 있다

머리뼈 손상(Cranial Injury)

머리뼈는 둥근 형태와 골격 구조로 인해 극심한 외상이 아닌 이상 골절이 잘 발생하지 않는다. 머리뼈 골절에는 선상/함몰/분쇄/뇌바닥 골절이 있다(그림 6-40). 머리뼈의 작은 균열을 의미하는 선상 골절은 전체 머리뼈 손상의 80% 정도를 차지한다. 관자뼈는 가장 얇고 골절이 자주 일어나는 머리뼈이다. 머리뼈 내부 손상이나 혈관 손상이 없는 경우, 선상 골절은 환자에게 거의 위협으로 작용하지 않는다. 반면, 함몰 골절은 머리뼈 표면이 안쪽으로 이동한 형태를 의미하며 머리뼈 내부 손상의 발생률을 증대시킨다. 분쇄 골절은 수막을 관통할 수 있는 여러 골격 파편이 발생하며, 아래 구조물에 물리적 손상을 입힌다. 또한 머리뼈 골절없이 중증 외상성 뇌손상이 발생할 수 있다.

흔하게 발생하는 머리뼈 골절의 한 유형은 뇌바닥 골절이다. 뇌바닥 부위는 척수, 뇌신경, 여러 혈관이 향하는 구멍들이 있다. 뇌바닥 골절은 또한 코곁굴, 눈확, 비강, 외이, 중이, 내이와 같은 텅빈 개방성 구조를 가지고 있다. 이러한 공간은 머리뼈를 약화시키고 뇌바닥을 골절에 취약하게 만든다.

뇌바닥 골절의 증상은 손상 부위에 따라 달라진다(그림 6-41) 만약 골절이 외이나 머리뼈의 하측면에 발생할 경우, 출혈이 귀의 하후측에 있는 유양 돌기(mastoid) 부위로 이동할 수 있다. 이는 검푸른 변색이 특징인 **귓바퀴뒤얼룩출혈(배틀 징후, retroauricular ecchymosis)**을 유발할 수 있다. 뇌바닥 골절의 또다른 전형적인 징후인 **양쪽눈확뼈막얼룩출혈(너구리눈, bilateral periorbital ecchymosis)**은 눈확 골절과 주변 조직 출혈에 연관된 두눈 부근에 발생하는 심각한 변색 증상이다. 귓바퀴뒤얼룩출혈과 양쪽눈확뼈막

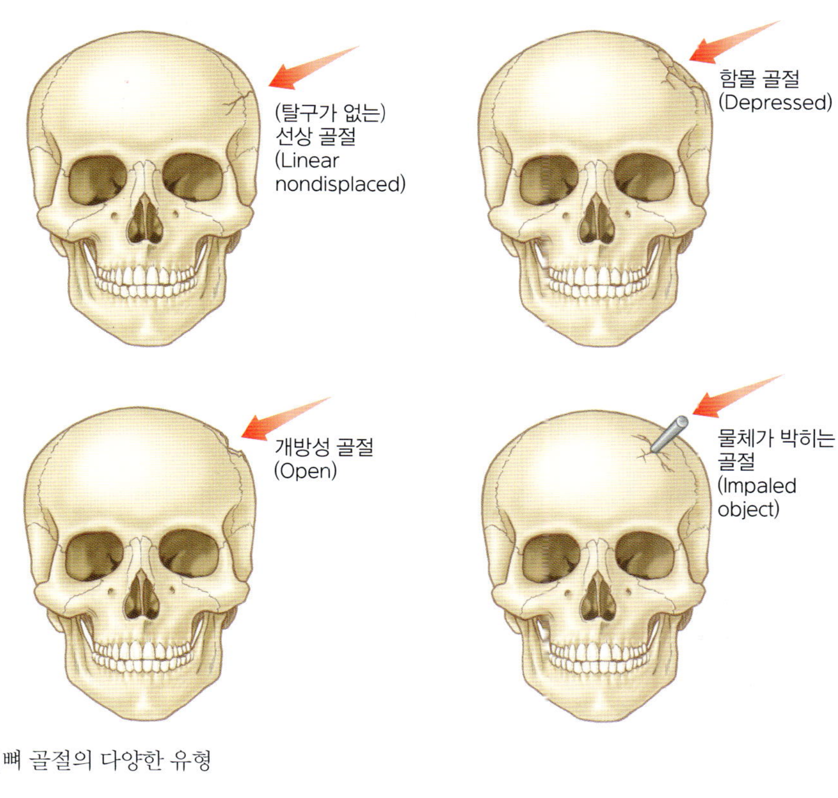

그림 6-40 머리뼈 골절의 다양한 유형

얼룩출혈은 형성되는데까지 상당한 시간이 소요된다. 이 두 증상은 손상 발생 이후 환자가 응급 처치를 받는 시점에는 겉으로 잘 드러나지 않는다. 하지만 응급구조사가 현장에 도착하기 전에 환자의 신체에서 이러한 증상이 나타날 수도 있다.

뇌바닥 골절은 경질막 파열을 통해 뇌와 신체 외부 구조 사이에 개방성 손상을 유발할 수 있다. 이러한 손상으로 인해 뇌척수액이 코나 외이도를 통해 흘러나오고 수막에 침투되는 감염 경로가 형성될 수 있다. 이러한 손상 유형은 뇌압 상승시 뇌척수액 이탈을 유발할 수 있다. 뇌척수액의 유출은 뇌압 상승을 완화하고 뇌 손상을 다소 제한 할 수 있다. (뇌척수액이 상당히 중요한 매체이지만, 신체에서 손실분을 상당히 빠르게 재생할 수 있다.) 뇌척수액 유출은 뇌바닥 골절의 확실한 징후는 아니지만, 뇌척수액이 섞인 혈액이 코나 입 혹은 귀로 흘러나오는 경우, 액체가 떨어진 베개나 수건에 옅은 황색 원으로 둘러싸인 암적색 원이 형성되는 달무리 징후(halo sign) 과녁 징후(target sign)가 발생할 수 있다. 정상 혈액은 이동성이 다소 떨어지는 적혈구에 의해 황색을 띠는 얇은 원으로 둘러싸인 적색 원을 형성한다. 뇌척수액과 혈액이 섞일 경우, 황색 띠부분이 더욱 커진다. 하지만 눈물, 콧물, 침과 같은 액체가 혈액에 섞여도 같은 반응이 나타날 수 있다는 점에 유의한다. 그렇기 때문에 과녁 징후는 귀를 통해 체액이 유출되는 경우에 가장 신뢰성이 높다.

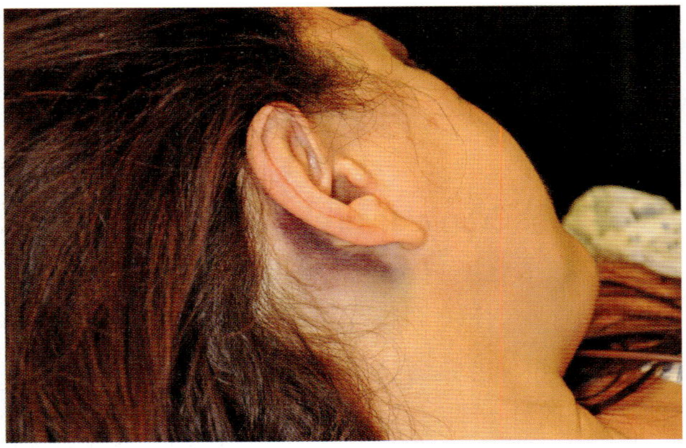

그림 6-41A 귓바퀴뒤얼룩출혈(배틀 징후)
(*© Edward T. Dickinson, MD*)

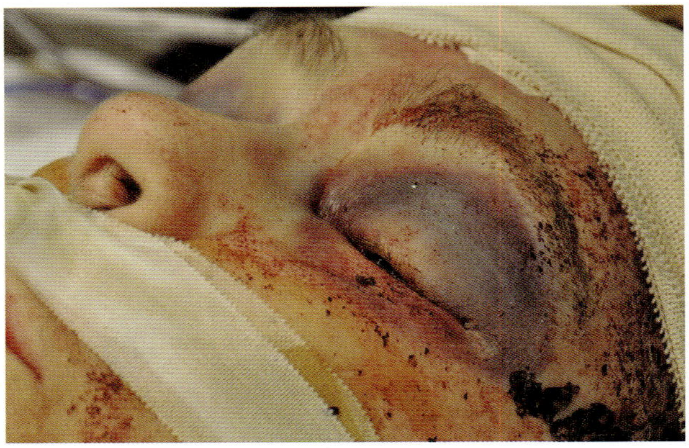

그림 6-41B 눈확뼈막얼룩출혈(너구리눈)
(*© Edward T. Dickinson, MD*)

탄환 충격은 특수한 유형의 머리뼈 골절을 유발한다. 사입구 손상은 작은 분쇄 골절을 유발하고 골격 파편이 뇌로 이동하게 하는 경우가 많다. 또한 탄환의 강력한 운동 에너지에 의해 머리뼈에 사출구가 형성되고 2차 골절이 발생되는 경우도 많다. 이러한 사출구는 외측으로 터져나온 형태를 띠고 사입구보다 더욱 흉칙하게 생긴 경우가 많다.

많은 경우, 머리뼈를 관통하는 발사체의 충격 에너지는 공동 구역을 형성하는 고도의 압력파를 유발하고, 압력파는 견고한 머리뼈 내부에 갇혀 더욱 강력해진다. 그 결과, 머리뼈 내부의 극심한 손상이 유발되고, 충격 에너지가 매우 강력할 경우 머리뼈 파열과 함께 외측으로 폭발할 수도 있다.

또 다른 유형의 손상으로 탄환이 사선 방향으로 머리뼈를 관통하고 내부 골절을 발생시키고 운동 에너지를 소진할 때까지 머리뼈 내부에서 굴절되는 경우가 있다. 이러한 과정은 대뇌피질에 극심한 손상을 가하고 환자의 생존율을 매우 낮게 만든다.

머리뼈 손상의 특수 유형은 신체에 물체가 박히는 경우이다. 다른 신체 부위에 물체가 박히는 경우와 마찬가지로, 박혀있는 물체가 움직일 경우 추가적인 출혈과 조직 손상이 발생할 수 있다. 물체가 박혀있는 곳이 뇌일 경우, 문제는 더 심각해진다. 뇌조직은 기타 신체 조직보다 훨씬 연약하기 때문에 그 자체로 물체를 고정시키지 못하고, 박혀있는 물체가 움직일 경우 쉽게 손상을 입는다. 다른 신체 부위와 마찬가지로, 머리뼈에 박힌 물체 제거하는 것은 추가적 손상, 혈액 손실과 이로 인한 혈액 축적을 증대시킬 수 있다.

머리뼈 골절은 시간이 지남에 따라 회복이 되는 골격 손상이라는 점을 기억한다. 머리뼈 골절만으로는 뇌에 위협이 되지 않는다. 머리뼈 골절로 암시되는 뇌 손상 가능성이 가장 큰 우려 사항이다. 머리뼈 골절은 막대한 힘이 작용하기 때문에 뇌의 중증 손상이 유발될 수 있다.

얼굴 손상(Facial Injury)

얼굴 손상은 심각한 외상성 합병증이다. 이는 단순히 미용적 외관 문제만이 아니라 얼굴에는 혈관 구조, 기도의 시작 지점 및 소화관, 시각/후각/미각/청각 장기가 모두 위치해 있기 때문이다. 또한 중증 얼굴 손상은 동반되는 머리 및 척추 손상을 의미할 수도 있다는 점을 기억한다.

얼굴 연조직 손상(Facial Soft Tissue Injury)

얼굴 연조직 손상은 기도와 신체적 외양을 위협할 수 있는 손상으로 발생률이 높은 편이다. 얼굴에는 동맥 및 정맥 공급이 풍부하기 때문에, 얼굴 손상은 대량 출혈을 통해 저혈량증을 유발할 수 있다. 가령 총상이나 자상에 의한 얼굴 손상은 폭행에 의해 발생하는 경우가 많다. 표면 손상이나 출혈은 기도에 거의 영향을 주지 않는다. 하지만 깊은 열상의 경우, 혈액이 축적되어 기도가 위협을 받거나, 혈액이 소화관에 유입되어 구토 증세를 유발할 수 있다. 후두를 지지하는 연조직이나 골격 구조의 중증 타박상이나 관통상은 기도 조절 능력을 감퇴시키면서 이물질이나 액체의 흡인과 기도 장애의 발생률을 증대시킬 수 있다. 흡인(aspiration)되고 저산소증이 유발되는 것은 물리적 폐쇄보다는 대부분 혈액이나 구토물에 의해 발생한다.

흡기 과정은 폐속에 기압보다 낮은 압력을 형성시켜 공기가 유입되게 한다는 점을 기억한다. 이렇게 감소된 내압은 뼈와 연골로 형성된 기도 부위의 손상된 구조를 붕괴시킬 수 있다. 또한 연조직 종창은 기도를 급속도로 좁아지게 하거나 완전히 폐쇄시킬 수 있다. 외상으로 인한 종창과 변형으로 왜곡된 얼굴의 경우, 해부학적 표지자를 찾기가 힘들기 때문에 기도 관리가 더욱 어렵다. 중증 얼굴 연조직 손상의 경우, 항상 특히 뇌바닥 골절이나 척추 손상과 같은 관련 손상 발생 가능성을 염두한다.

얼굴 탈구 및 골절(Facial Dislocations and Fractures)

외상은 통증, 부종, 변형, 염발음, 출혈이 수반되는 개방성 혹은 폐쇄성 얼굴뼈 골절을 유발할 수 있다. 이와 관련하여 자주 발생하는 손상에는 아래턱뼈/위턱뼈/코/눈확 골절 및 탈구가 있다.

아래턱뼈 탈구는 귀 바로 앞부분에 위치한 턱관절에서 아래턱뼈관절돌기가 이탈되면서 발생한다. 아래턱뼈 탈구는 입의 맞물림 장애, 치아의 부정 교합, 아래턱뼈 부근의 얼굴 변형 등을 유발할 수 있다. 환자 자신의 기도를 통제하는 능력이 저하될 수는 있지만, 기도나 호흡에 심각한 위협이 되는 경우는 많지 않다.

매우 고통스러운 아래턱뼈 골절은 턱 면을 따라 변형이 수반되고, 일부 치아 상실을 유발할 수 있다. 개방성 아래턱뼈 골절은 혈액이 섞인 타액을 생성할 수 있다. 아래턱뼈 골절은 환자가 바로 누워있을 경우 생명에 심각한 위협이 될 수 있다. 아래턱뼈 골절이 발생한 경우, 혀는 더 이상 하부로부터 지지를 받지 못하고, 후방으로 이탈되어 의식이 있는 환자에서도 기도폐쇄를 유발할 수 있다. 아래턱뼈 골절 환자의 경우, 항상 2차 골절 지점의 여부를 확인하여야 하는데 이는 아래턱뼈가 대부분 2곳이 골절되기 때문이다.

위턱뼈 골절은 **르포트 기준 체계**(Le Fort criteria)에 따라 분류된다(그림 6–42). 전위를 수반하지 않는 위턱뼈의 미약한 불안정성은 르포트 I형으로 분류된다. 르포트 II형은 위턱뼈와 코뼈 골절을 포함하는 것

내용 요약

➤ 르포트 기준 체계에 따른 골절 분류
- 1형: 위턱뼈의 미약한 불안정성. 전위 미발생
- 2형: 위턱뼈과 코뼈가 골절
- 3형: 눈두덩이 아래의 얼굴부 전체의 골절(광대뼈, 코뼈, 위턱뼈)

으로 해당 부위의 불안정성을 유발한다. 르포트 III형은 광대뼈, 코뼈, 위턱뼈를 포함한 눈썹 아래에 위치한 얼굴 부위 전체를 관여하는 것이 특징이다. 르포트 II 형과 III형은 보통 뇌척수액의 유출을 유발하고 기도에서 코와 입이 차지하는 부분의 기능을 감퇴시킬 수 있다.

치아 손상은 중증 무딘손상과 관련 된다. 치아는 아래턱뼈나 위턱뼈로부터 빠지거나, 부서지거나, 흔들거리거나, 탈락될 수 있다. 이후 치아는 이물질이 되어 기도로 흡인될 수 있다. 빠진 치아는 병원전 치료 과정에서 제대로 다뤄진다면 재이식이 가능할 수 있다.

눈확 골절(Orbital fracture, Blowout fracture)은 눈확의 아래쪽 테두리를 형성하는 광대뼈 또는 위턱뼈를 침범한다. 광대뼈활 골절은 통증이 심하고, 뺨 돌출부의 한쪽이 움푹 들어간 형태로 나타난다. 눈확 골절이 되면서 그 골절된 틈새로 바깥눈근육들이 끼일 수 있는데, 그러면 눈의 운동 범위가 감소되고 흐려 보이거나 두개로 보이는 겹보임(복시)이 유발될 수 있다. 광대뼈 골절은 깨물근이 골절부 사이로 끼여 아래턱의 움직임을 제한할 수 있다. 위턱뼈 골절이 있으면 환자가 종종 위턱뼈 코곁굴 지역에 심한 부종 형성과 통증을 경험할 수 있다. 이런 손상은 치명적이지는 않지만, 응급실 의료진의 평가를 받을 필요가 있다.

대부분의 얼굴 손상은 연조직 손상에 한정된다. 얼굴부위는 혈관이 많이 분포되어 있고 기저의 골격 조직에 의해 지지를 받는다. 종창은 급속도로 부풀어올라 돌출되면서 안면부를 급속도로 변형시킨다. 또한 이곳은 급속 중증 출혈의 경향이 있다.

얼굴 손상의 특수 유형은 소총이나 권총을 사용한 자살 시도이다. 총구를 턱에 대는 환자는 방아쇠를 당기기 위해 고개를 뒤로 기울이게 된다. 발포된 탄환은 볼과 얼굴부를 향하지만 머리뼈에서 굴절될 수가 있

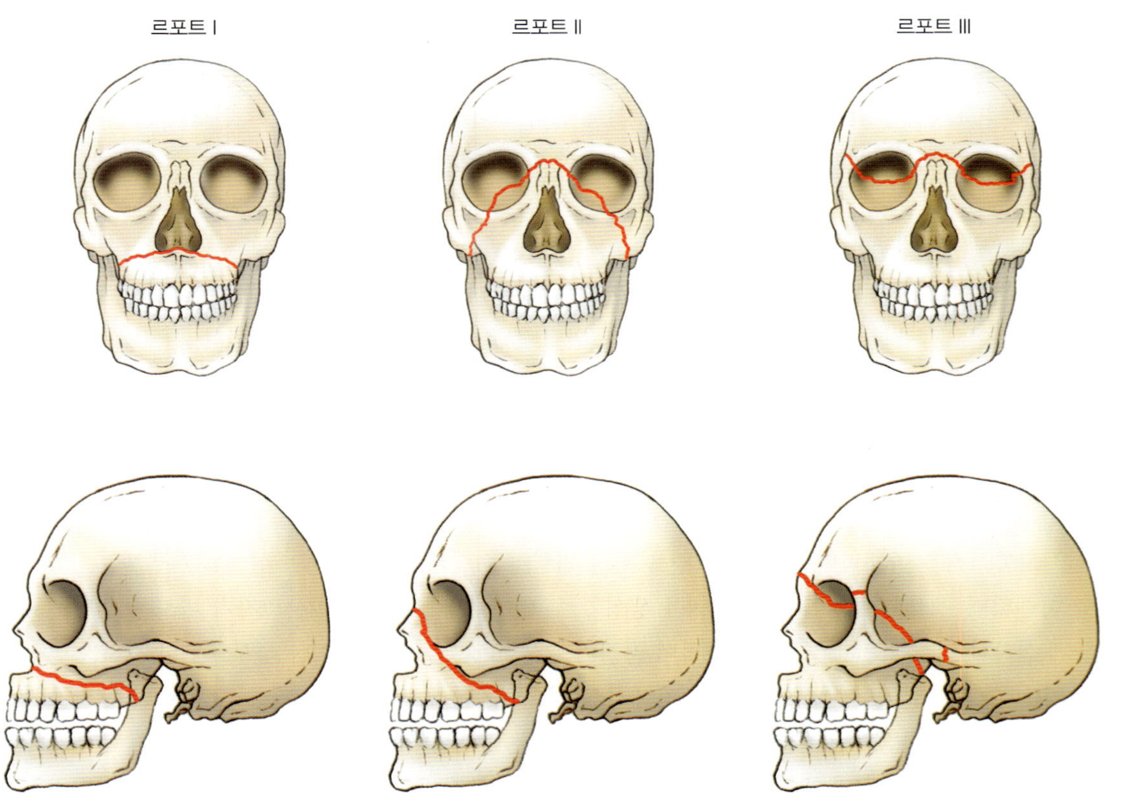

그림 6-42 르포트 기준 체계에 따른 골절 분류

다. 이로 인해 얼굴의 대부분은 매우 처참하게 손상되고 기도를 지지하는 대부분의 구조가 파괴된다. 환자는 여전히 의식이 깨어있을 수 있지만, 보통 다량의 출혈이 발생하고 기도의 남아있는 부분을 파악하기가 쉽지 않다. 이런 손상의 경우, 심각한 기도 장애 위험이 있고, 기도 확보가 매우 힘들다.

코 손상(Nasal Injury)

심한 통증을 유발하는 코 손상은 외양을 흉칙하게 변화시키지만, 대개 치명적이지는 않다. 연골이나 코뼈의 탈골 혹은 골절로 인해 코의 공기 움직임을 방해되면서, 종창과 수반되는 출혈이 기도를 위협할 수 있다. 의식이 명료한 환자는 보통 기도를 잘 조절한다. 코출혈은 얼굴 외상에 흔히 수반되는 증상이다. 코출혈은 자발성일수도 외상성일수도 있고 전방 코출혈과 후방 코출혈으로 분류된다. 비중격(nasal septum)으로부터 발생하는 전방 출혈은 키셀바하혈관방(Kiesselbach's triangle and plexus)으로 불리는 혈관 밀집 부위 출혈에 의한다. 이런 코출혈은 느린 속도로 진행되고 스스로 멈추는 것이 보통이다. 후방 코출혈은 중증도가 높을 수가 있고, 인두 뒤쪽으로 혈액이 넘어갈 수 있다. 뇌바닥 골절을 수반하는 중증 머리 외상에 의한 코출혈의 경우, 코안 후벽이 손상될 수 있다. 코인두기도기, 비위관, 코기관삽관을 시도할 경우, 튜브가 두개강 속으로 들어가서 직접적인 뇌손상을 유발할 수 있다.

귀 손상(Ear Injury)

주변 환경에 노출된 외이(pinna)는 외상에 자주 피해를 입는다. 최소한의 혈액이 공급되는 외이는 열상에도 심각한 출혈이 발생되지 않는다. 빗맞는 타박상의 경우, 외이는 부분 혹은 전체 박리 손상을 입는다. 귀 부위가 접히는 손상을 입을 경우, 연골이 분리될 수 있다. 외이는 혈액 공급량이 적기 때문에, 다른 얼굴 손상에 비해 회복 속도가 느리다.

귀 내부 구조인 외이도, 중이, 내이는 머리뼈 구조로 인해 외상으로부터 보호가 되어 있다. 귀 내부 손상은 물체가 귓속을 강하게 밀고 들어가거나 다이빙, 수상 스키, 폭발과 같은 기전에 의해 급속한 압력차가 있는 경우에만 발생한다. 폭발이나 심지어 소형 총기의 반복적 발포의 경우, 급속히 변화하는 기압이 외이에 집중되어 외이도로 전달된다. 집중된 기압은 고막을 자극하거나 파열시키고, 기압의 강도가 강력한 경우 귓속뼈를 골절시킨다. 다이빙 손상의 경우, 압력 변화가 유스타키오관에 의해 균형을 찾지 못하게 되고, 고막이 파열될 때까지 압력이 상승한다. 중이까지 물이 차오르면서 반고리뼈관 기능 장애가 발생한다. 환자는 이에 수중에서 거의 무중력 상태가 발생한 경우 현기증을 겪는다.

뇌바닥 골절은 외이도 손상과 고막 파열을 유발할 수 있다. 경막이 찢어진 경우, 뇌척수액이 중이로 이동하여 찢어진 고막 사이로 흘러나올 수 있다(이루)(그림 6-43). 이로 인해 앞서 설명한 손상기전들과 함께, 청력 손실이 발생할 수 있다.

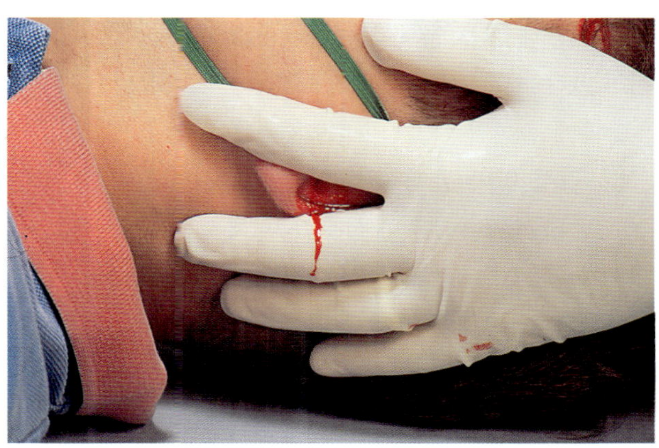

그림 6-43 환자 귀에서 배출되는 혈액이나 체액은 뇌바닥 골절을 의미할 수 있다.

고막 손상은 생명을 위협하는 수준이 아니고, 많은 경우 고막의 절반이 파열되어도 저절로 회복이 된다. 하지만 급성 청력 손실을 겪는 환자는 상당히 불안하고 초조해 한다. 환자는 질문이나 지시를 알아듣지 못하고 답답해할 수 있다. 이런 환자는 차량 소리와 같이 근접한 위험 요소를 소리로 감지하지 못할 수 있다.

눈 손상(Eye Injury)

눈확(orbit)은 눈에 대한 효과적인 보호 기능을 하는 부위지만, 관통상과 일부 타박상에 의해 중증 손상을 입을 수 있다. 매우 특화된 눈의 전방 구조는 다른 특수 조직과 마찬가지로 손상되었을 때 재생 속도가 빠르지 않다. 상당한 관통상이 발생할 경우 특히 안방수나 유리체액과 같은 눈 체액 손실이 수반될 경우, 시력이 위협받을 수 있고 경우에 따라 영구시력 손실이 발생할 수 있다. 관통성 물체는 앞방과 경우에 따라 뒷방의 구조물에 손상을 입힐 수 있다. 또한 박혀있는 물체를 제거할 경우, 눈으로부터 체액이 유출되어 시력이 더욱 악화될 수 있다. 관통상은 육안으로 확인이 힘든 이물질에 의해 유발될 수도 있다. 환자가 급성 눈 통증이나 특히 철재 물질을 다루기 위해 전기톱이나 그라인더를 사용하다가 눈에 무언가 튄 느낌을 받았던 병력이 있는 경우 눈의 이물질을 의심한다.

눈 손상은 눈 표면에 붙은 작은 이물질에 의해 유발될 수 있다. 이러한 물질은 눈꺼풀 표면에 박혀있다가 눈을 깜박이는 동안 각막으로 유입될 수 있다. 이로 인해 각막 찰과상이나 열상이 발생하면서, 물체가 눈에서 제거된 다음에도 지속되는 심한 통증이 야기될 수 있다. 이러한 열상은 눈 표면에 발생하는 것이 보통이지만, 경우에 따라 손상이 깊을 수 있다(그림 6-44).

눈의 무딘손상은 몇 가지 형태로 나타날 수 있다. 앞방에서 출혈이 발생하여 홍채와 동공 전방에 혈액이 고여있는 것을 관찰할 수 있다. **전방 출혈**(hyphema)이라 불리는 이 증상은 시력에 위협이 될 수 있고, 안과 전문의의 평가를 요하고, 병원 입원이 필요할 수도 있다.

이외에도 전방 출혈에 비해 중증도가 떨어지지만 못지 않게 심각한 눈 손상인 **결막하출혈**(subconjunctival hemorrhage)이 있다. 결막하출혈은 지나친 재채기, 한 차례의 구토, 눈확 골절과 같은 직접적 눈 외상이 발생한 후에 수반될 수 있다. 결막하출혈은 결막 하방의 소혈관이 파열되면서 눈 표면의 일부가 핏빛으로 변하는 증상이다(그림 6-45). 결막하출혈은 의료적 중재 없이 완화가 되고, 상처나 손상을 남기는 경우가 거의 없다.

무딘손상은 눈 주변의 눈확 구조를 골절시킬 수 있고, 눈 적출(eye avulsion)이라는 손상을 유발할 수 있다. 이 경우, 눈이 실제로 박리된 것은 아니지만 눈확 구조가 압좌 및 함몰되면서 손상 부위로부터 돌출된 듯한 형태를 보인다. 눈, 신경, 혈관 구조가 멀쩡한 경우, 시력 회복이 가능하다. 라켓볼이나 야구와 같은 기전으로 인한 무딘손상은 눈 내용물의 압박, 눈확 하벽 골절, 하방 눈근육이 갇히는 손상, 코곁굴로 눈확 내용물(지방) 이탈 등으로 눈이 함몰된 형태로 보이는데 이를 안구함몰(enophthalmos)이라 한다.

망막에 관여하는 2개의 또 다른 눈 손상이 있다. **급성 망막 동맥 폐쇄증**(acute retinal artery occlusion)은 손상보다는 색전물에 의해 한쪽 눈으로 향하는 혈관이 막히는 급성 혈관 증상이다. 이에 환자는 통증이 없지만 갑작스러운 시력 상실을 겪는다. 외상성 인자로 발생할 수 있는 **망막 박리**(retinal detachment)의 경우, 눈 후벽으로부터 망막이 분리된다. 환자는 검은 커튼이 시야를 가

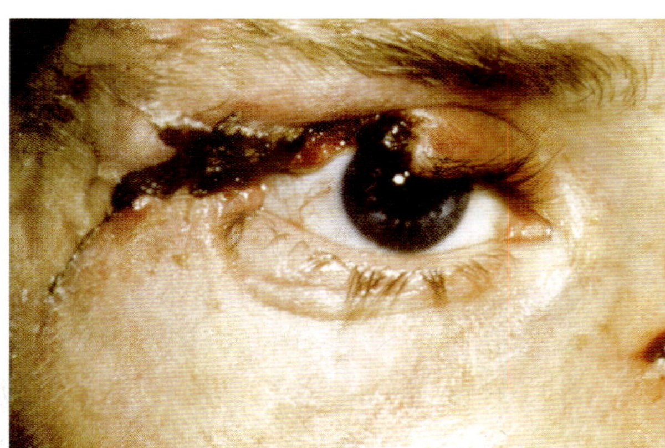

그림 6-44 눈꺼풀의 열상(© *Dr. Bryan Bledsoe*)

리는 듯한 경험을 하게 된다. 급성 망막 동맥 폐쇄증과 망막 박리는 시력에 위협이 될 수 있는 심각한 응급 증상이다.

연조직 열상은 눈 주변에 발생하고 눈꺼풀에도 관여할 수 있다. 연조직 열상은 제대로 발견되고 치료받지 못할 경우 누관 기능의 장애와 각막의 윤활 상태와 산소화가 감퇴될 수 있다. 또 다른 유형의 연조직 손상은 무의식 환자의 눈에 콘택트 렌즈가 남아있을 때 발생할 수 있다. 콘택트 렌즈는 눈의 정상적 누액 흐름을 방해한다. 이러한 순환 상태는 눈 건조증과 저산소증으로 이어질 수 있다. 이는 보통 중증 눈 통증과 경우에 따라 각막 손상을 야기한다.

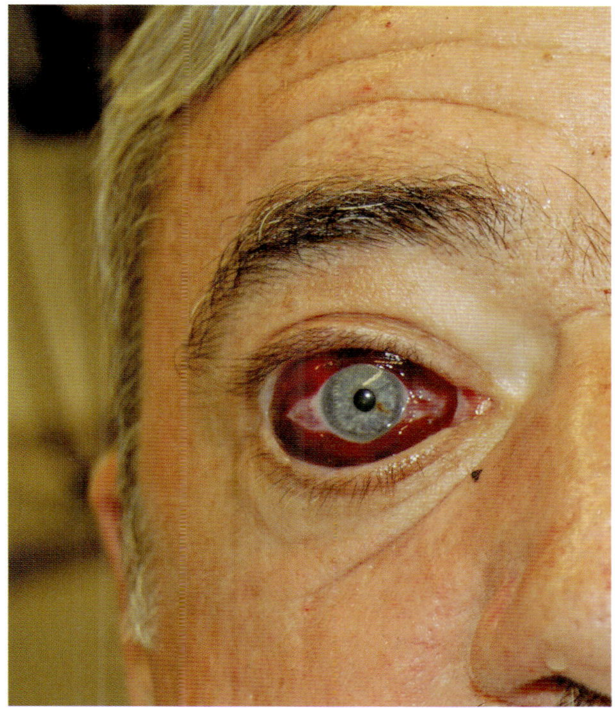

그림 6-45 결막하 출혈(© *Edward T. Dickinson, MD*)

목 손상(Neck Injury)

목은 앞쪽에 위치한 머리와 가슴에 의하여 충격으로부터 보호 받고, 또 골격과 근육에 의하여 보호를 받는다. 목의 주요 골격 구조는 목뼈이며 추간연결인대에 의하여 강화된다. 목의 근육은 목에 위치한 중요 구조물을 보호하는 기능을 갖고 있다. 목근육은 넓은 운동 범위의 목 움직임을 허용하고 지지 기능을 하는 근육과 상지의 움직임을 보조하고 호흡을 위한 보조근 기능을 하는 어깨근육을 포함한다. 목 골격 구조와 근육은 전방 무딘손상과 깊은 관통상을 제외하고, 목정맥, 목동맥, 식도를 외상으로부터 효과적으로 보호한다. 관통상은 기도, 척추, 혈관, 목의 기타 구조의 중증을 유발할 수 있다.

목 혈관의 외상(Trauma to Blood Vessels of the Neck)

혈관의 무딘손상은 급속도로 확대되는 중증 혈종을 유발할 수 긌다. 혈종은 목의 근막 내부에 갇히면서 목정맥에 압력을 가할 수 있다. 바깥목정맥의 열상이나 속목정맥 혹은 목동맥에 관여하는 깊은 열상은 혈관의 크기와 공급되는 혈량이 막대하기 때문에 중증 출혈을 유발할 수 있다(그림 6-46). 이러한 열상과 수반되는 출혈은 급속도로 저혈량증과 쇼크로 이어질 수 있다. 동맥 손상은 뇌졸증의 증상과 징후와 유사한 뇌의 저산소증과 경색을 유발할 수 있다. 속목정맥에 관여하는 개방성 목 손상은 심호흡시 정맥압이 대기압보다 떨어지면서 공기 색전을 일으킬 수 있다.

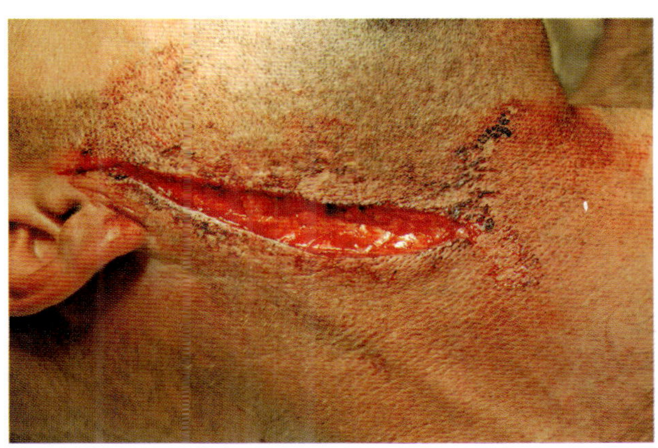

그림 6-46 목 열상(© *Edward T. Dickinson, MD*)

기도 외상(Airway Trauma)

외상은 후두와 기관을 손상시킬 수 있다. 중증 무딘손상이나 관통상은 후두를 기관으로부터 분리시키거나, 후두나 기관의 골절 혹은 압좌를 유발하거나, 기관을 외부 환경으로 노출시킬 수 있다. 이러한 손상들은 기도를 위협하는 심각한 출혈, 후두덮개 좌상과 부기, 기도의 통합성 상실, 흡기시 함몰, 정상 기도의 해부학적 경계 파괴, 제한적인 연조직 부종을 야기할 수 있다.

기타 목 외상(Other Neck Trauma)

목은 긴장성공기가슴증(흉강내압의 증가로 공기를 목까지 피부아래로 밀어냄)이나 목 부위에서 기관의 손상에 의하여 피하기종(subcutaneous emphysema)을 보일 수 있다. 식도를 포함한 관통상은 식도를 파열시켜 소화되지 않은 음식물이나 위 내용물을 근막으로 유입시키는데 이 근막은 가슴세로칸과 연결이 되어있어 이런 이물질이 가슴세로칸 구조물에 물리적 손상을 입히거나 치명적인 결과를 초래하는 감염(종격염, mediastinitis)의 매체가 될 수 있다. 깊은 관통상은 미주신경을 손상시키면서 빈맥과 소화 장애를 유발할 수 있다. 전방의 표재성 손상은 갑상샘과 부갑상샘을 손상시킬 수 있다.

척주 손상(Spinal Column Injury)

척주에는 손상에 유독 취약한 부위가 있다. 목은 전체 척수 손상의 50% 이상을 차지하고, 이 중 1~2번 목뼈에서 치명적인 척추 손상의 대부분이 발생한다. 이는 1~2번 목뼈의 매우 연약한 속성, 관절의 이동성, 지지해야 하는 머리의 막대한 하중 때문이다. 또한 유연한 경수와 비교적 견고한 가슴뼈 사에의 전환 지점이 되는 7번 척추에서도 자주 손상이 발생한다.

이와 유사한 손상이 견고한 등뼈(흉추)와 비교적 유연한 허리뼈의 전환 지점(12번 등뼈와 1번 허리뼈)에서 발생한다. 이와 마찬가지로 골반이 엉치뼈를 효과적으로 고정하기 때문에 5번 허리뼈와 1번 엉치뼈인 요천부에서도 손상이 발생할 수 있다. 목뼈에 관여하지 않는 척추 손상은 등허리와 허리엉치에 거의 비슷한 비율로 분포되어 있다.

척수가 1~2번 허리뼈에서 끝난다는 점을 기억하여야 한다. 해당 허리뼈 아래에는 척추신경 뿌리가 척주를 벗어날 때(말총, cauda equina)까지 뻗어 있다. 이러한 척추신경 뿌리는 척수보다 이동성이 높고 척주 손상시 척수공 내부에서의 손상 발생률이 더 낮다.

머리, 얼굴, 목, 척수 손상의 평가

중추신경계 손상(머리와 척수)의 가능성이 있는 환자의 평가는 일반적인 환자평가 단계인 현장 평가, 일차 평가, 이차 평가(빠른/초점 외상 평가), 주기적 재평가를 거쳐야 한다. 손상기전과 신체적 징후는 중추신경계 손상을 의심할 수 있는 가장 신뢰성 높은 근거이다. 이러한 손상과 관련된 손상기전과 징후가 발견되는 경우, 뇌손상과 또한 척수 손상을 의심하고 처치한다. 환자의 평가 및 처치는 손상부위에 분명한 증상 및 징후를 남기지 않지만, 더욱 미묘하고 특징적인 소견을 보이는 중추신경계 손상 가능성이 있는 환자에 집중한다.

현장 평가

손상기전 분석을 통해 머리, 목, 등 손상의 가능성을 확인한다. 머리 충돌 발생 시 뇌와 척추의 움직임을 시각화해 본다. 뇌손상과 척추손상을 유발할 수 있는 전형적인 손상기전은 차량 충돌, 낙상, 스포츠 손상, 폭발, 폭행, 관통상이 있다. 이러한 손상기전은 연조직 손상을 유발하고 다른 외상의 단서이다. 하지만 혹시 심한 굴곡, 신전, 측면 굽힘, 회전, 축부하, 떼어당김 손상의 발생 여부도 의심해 본다. 뇌손상과 척수 손상은 겉으로 드러나는 분명한 징후없이 발생할 수 있다. 관련된 기전이 발견되거나 의심될 경우, 머리, 얼굴, 목, 척추 손상을 미리 예상하고 평가 및 치료를 할 준비를 한다. 하지만 머리와 척수 손상에 유의한다. 머리와 목의 연조직 손상과 머리와 척추의 뼈 손상은 보통 별탈 없이 회복이 된다. 생명에 유독 위협이 되는 것은 중추신경계 손상이다. 심각한 손상기전처럼 보이지 않는 사고가 발생했다 하여도, 환자평가 초기에 척수나 뇌손상의 증상과 징후가 없는지 면밀히 살펴본다.

일차 평가

현장 평가를 통해 척수 손상이 의심될 경우, 환자에게 척추고정 조치를 즉각적으로 취한다. 목고정부터 척추의 완전고정까지를 말한다. 척추손상 확인 지침의 기준에 충족할 경우, 척추고정 조치는 나중에라도 중단할 수 있다.

완전 고정 조치는 환자에게 다소의 불편함을 제공하고, 현장체류 시간을 연장시킬 수 있다. 보통 중증 손상 환자는 지역 의료지침에 따라 즉각적인 척추 고정을 받는다. 그러나 진행하는 외상성 뇌손상은 신경외과센터에서만 제공이 가능한 처치를 필요로 한다는 점을 기억한다.

일차 평가를 시작할 때는, 환자의 첫 인상을 기록한다. 환자의 의식수준과 시간, 장소, 사람에 대한 지남력을 평가한다. 환자가 응급구조사의 질문에 명확하게 답하지 못할 경우, 뇌손상에 대한 의심지수를 높인다. 환자의 지남력을 평가하는 것은 평가 시간을 몇 초간 지연시킬 수 있지만, 지남력의 변화를 확인하는 것은 외상성 뇌손상 환자를 빨리 찾아내는데 핵심적인 역할을 한다. 환자 자신에게 일어난 일을 물어보면서, 역행성 혹은 전향성 기억상실증이 발생하였는지 확인한다. 질문과 환자의 대답이 상황에 적절한지 확인한다. 환자 의식의 명료함이 떨어질 경우, 뇌손상을 의심한다.

일차 평가를 하는 동안 환자의 얼굴 피부색, 호흡 노력, 반응수준을 유심히 살펴본다. 이러한 요소는 뇌손상 여부를 판단하는데 상당히 중요하다. 추가적인 질문과 평가를 통해 수집한 정보를 통해 환자에 대한 인상을 상세화한다.

단순운동점수체계(Simplified Motor Score)

손상기전이나 환자의 첫 인상을 통해 외상성 뇌손상이 의심되는 경우, 단순운동점수체계(simplified motor score, SMS) 평가를 고려해 본다. 뇌손상의 가능성을 평가하는 단순운동점수체계는 글라스고우 혼수 척도와 비슷한 신뢰도를 가지면서도, 일차 평가 초기에 신속하게 적용할 수 있는 간단한 평가법이다. 단순운동점수체계(표 6-3)는 글라스고우 혼수 척도에서 제시된 운동 상태의 세 가지 요소를 고려한다.

- 명령에 따른다 = 2
- 통증위치를 구별한다 = 1
- 통증에 움츠리거나 더 나쁜 상태 = 0

팔다리나 기타 신체 부위를 움직이거나 눈을 깜빡여보라는 요청에 적절하게 반응을 하

표 6-3 | 단순운동점수체계

점수	정의	환자의 반응 예시
2	명령에 따름	팔다리를 움직이거나 눈을 깜박여달라는 요청에 적절히 반응
1	통증 부위를 구별	통증 자극으로 의도적인 움직임. 가령, 눈주위에 압력을 가할 때, 정중선을 지나 빗장뼈의로 팔을 움직임.
0	통증으로부터 움츠림 또는 더 나쁜 상태	엄지와 검지 사이의 살을 꼬집었는데, 단순히 손이나 다른 신체 부위를 휘젓거나, 심각한 경우 겉질제거/대뇌제거 자세를 유지하거나, 자극에 반응을 전혀 하지 않음.

는 경우, 환자의 단순 운동 점수는 2점이다. 환자가 통증 자극에 대해 의도적인 움직임을 보일 경우, 1점을 받는다. 예를 들어, 눈 주위에 압력을 가할 때 환자가 정중선을 지나 빗장뼈 위로 팔을 움직인다면, 운동 점수는 1점이다. 엄지와 검지 사이의 살을 꼬집었는데 단순히 손이나 다른 신체 부위를 휘젓거나, 겉질제거자세/대뇌제거자세를 유지하거나 자극에 반응을 전혀 하지 않을 경우, 운동 점수는 0점이다.

운동 점수가 2점 미만일 경우, 신경치료센터나 외상센터로의 이송이 필요하다. 운동 점수가 0점인 경우, 기관내삽관이 필요할 수 있다.

기도

뇌손상 환자에게 있어 기도 유지는 필수적이다. 의식 수준이 감소될 경우, 환자 스스로 기도를 보호하지 못할 수 있다. 환자가 통증 자극에 반사적인 방어 반응을 보이지 않을 경우, 척추 고정 조치를 취하는 동시에 성문외기도기나 기관내삽관을 통해 기도를 유지한다. 환자가 통증 자극에 반응하지만 완전히 의식이 명료하지 않은 경우, 구토시 필요한 기도 흡인을 준비하면서 기도의 상태를 유심히 지켜본다. 금기증이 없으면, 환자를 회복 자세나 머리와 어깨가 15도 상향된 자세로 조정한다. 두 가지 자세는 흡인 손상의 위험을 감소시킨다. 환자의 의식 수준이 저하되어 방어적 기도 반사 반응이 상실되는 경우, 기도기를 준비하여 기도를 보호한다. 뇌손상이 의심되는 환자는 척추 손상을 입었을 수 있기 때문에, 척추 보호 조치를 유지하고, 기도 관리시 척추의 중립 자세를 유지한다.

호흡

환자가 적정량의 환기를 하고 있는지를 확인하기 위해 호흡 상태를 지켜본다. 호흡수, 깊이, 리듬을 측정한다.

환자의 호흡이 분당 10회 미만이고, 매 호흡 시 적정 수준(500ml 정도) 미만의 공기가 움직이고, 분당 호흡량이 4리터 미만인 경우, 환기 보조를 고려한다. 머리 손상은 불규칙한 호흡 패턴을 유발하고 저산소증과 이산화탄소의 축적은 뇌손상의 장애율 및 사망률에 큰 원인이 된다는 점을 기억한다. 머리손상 환자를 위한 환기는 호기말이산화탄소 분압 측정기를 통해 조절한다. 뇌탈출의 징후가 없는 두부손상 환자의 경우, 호기말이산화탄소 분압이 35~40mmHg가 유지될만큼 환기량을 조절한다(성인의 경우 분당 10회, 소아의 경우 분당 20회, 영아의 경우 분당 25회). 혈압의 증가, 맥박수 감소, 불규칙적 호흡 등 뇌탈출이 의심되는 환자의 경우, 호기말이산화탄소 분압을 30~35mmHg로 유지하여 뇌탈출 징후가 없는 환자보다 대략 분당 10회 더 빠르게 환기량을 조절한다. 호기말이산화탄소의 양이 너무 적거나 너무 많을 경우, 머리손상 환자에게 심각한 영향을 초래할 수 있다는 점을 기억한다. 호기말이산화탄소 분압 측정기를 통해 환기량을 신중하게 조절한다. 환자가 스스로 적정량의 호흡을 할 경우, 산소포화도 측정기를 통해 산소화 상태를 확인한다. 산소포화도가 96% 미만일 경우, 비재호흡마스크를 통해 산소를 공급하여 산소포화도를 최소 96%으로 유지한다. 뇌손상 환자의 경우, 산소포화도를 95% 이상으로 유지하는 것이 필수적이다.

순환

환자의 맥박을 신중하게 평가한다. 맥박이 분당 60회 이하로 강하게 뛸 경우 환자가 건장한 운동 선수가 아닌 경우, 뇌손상을 의심해 본다. 맥박이 정상 수준(분당 60~100회)이고 저혈량증과 쇼크 의심 손상이나 출혈이 발생한 경우, 저혈량증이 뇌손상에 수반될 경우 특히 위험하기 때문에 일차 평가 시 심각한 출혈은 조절을 한다.

뇌탈출의 인지

뇌탈출의 징후는 생명을 위협하며, 즉각적인 적절한 처치가 필요하다는 것을 나타내기 때문에, 뇌탈출의 징후를 초기에 발견하는 것은 중요하다. 뇌탈출을 겪고 있는 환자는 수축기 혈압의 증가(강한 도약맥), 맥박의 감소, 불규칙한 호흡(쿠싱의 3징후)을 보일 수 있다. 환자는 의식 수준이 저하(글라스고우 혼수 척도는 ≤ 8, 단순 운동 점수는 〈2 혹은 미만)되고 동공의 한쪽 혹은 양쪽이 확대된 채로 고정되고, 대뇌제거/겉질제거 자세를 취하거나, 상당한 자극에도 불구하고 전혀 움직이지 않을 수 있다. 호기말이산화탄소 분압 측정기에 따라 이산화탄소량을 30~40mmHg로 유지한 채로 환기량을 조절한다. 그리고 신경외과센터 혹은 외상센터로의 즉각적인 이송을 한다.

일차 평가를 마칠 때는 뇌손상 가능성이 있는 환자는 불안정 환자로 분류하고 인근 외상센터로 빠르게 이송을 한다. 뇌손상이 의심되는 환자에게는 빠른 외상 평가를 제공하고 활력 징후 및 글라스고우 혼수 척도를 신중히 평가한다.

환자 우선 순위

일차 평가의 후반부에는 치료와 이송를 위한 환자 분류를 한다. 환자 분류에는 CUPS라는 약자가 유용하게 활용된다. 위급(C: critical) 환자는 기도, 호흡, 순환 장애를 겪고 일차 평가 과정을 벗어나지 못한다. 불안정 혹은 잠재적 불안정 환자(U: unstable or potentially unstable)에게는 빠른외상평가를, 안정적 상태의 환자(S: stable)에게는 초점 외상 평가를 제공해야 한다. 대부분의 머리, 얼굴, 목 손상 환자의 경우, 기도/혈관/특수 감각 장기/중추신경계 손상의 위험이 높기 때문에 빠른 외상 평가를 실시한다. 별다른 손상기전이 없거나 손상이 가벼울 때, 손상의 구체적 부위에 대한 초점외상평가를 실시한다.

이차 평가/빠른 외상 평가

중추신경계 손상이 의심되는 환자의 경우, 본 장에서 설명하는 특수한 신경학적 평가와 함께 빠른 외상 평가를 시행한다. 반대로 머리 손상이나 척수 손상이 의심되는 환자는 머리, 얼글, 목, 척추 손상을 입을 수 있는 것처럼 머리, 얼굴, 목, 척주 손상이 의심되는 환자는 머리 손상이나 척추 손상을 입은 수 있다는 점을 기억한다.

안구 검사

일반적으로 안구의 반응성은 뇌의 산소화 상태를 반영한다. 동공이 밝고 반짝이며 활발히 반응하는지를 확인한다. 태양이 너무 밝은 경우 안구 부위를 가리고, 안구에 밝은 불빛을 비추면서 동공의 빛에 대한 반사가 느리거나, 반응이 없거나, 수축 혹은 확대 되는지를 살펴븐다. 양안의 반응성이 균등한지를 확인한다. 한 쪽 안구에 비치는 불빛의 강도 변화에 대해 양안 모두 반응해야 한다(공감성반응, consensual re-activity). 무언가를 주시할 때 양안은 함께 움직이고, 휴식 상태일 때는 전방을 향한다. 머리 손상의 경우 손상부위와 같은 쪽 동공이 영향을 받는다. 머리를 측면으로 돌리면서, 안구의 움직임을 살펴본다. 일반적으로 머리를 측면으로 돌리면, 안구의 움직임이 둔화된다. 안구가 머리와 함께 이동할 경우, 이를 인형눈운동(doll's eye movement) 또는 눈머리 반사(oculocephalic reflex)이라고 부르고 머리 손상을 의심해 볼 수 있다. 척추 손상을 배제할 수 없는 경우, 인형눈 반응을 시도하지 않는다.

머리 손상의 가능성이 있는 환자를 평가할 때는 안구를 유심히 관찰한다. 안구에는 CN-II, III, IV, VI 뇌신경의 장애와 뇌혈류에 연관된 관류의 문제에 대한 안내를 제공한다. 또한 안구는 환자의 정서적 상태(불안, 공포, 분노 등)가 가장 잘 드러나는 부위이다.

동공의 크기 및 빛에 대한 반응성은 뇌의 상태에 대한 단서를 제공한다. 항우울제나 저산소증은 동공의 반응성을 감퇴시키고, 극도로 심각한 저산소증은 동공이 확대된 채로 고정되게 만든다. 머리 병변의 확대는 눈돌림신경(CN-III)을 압박하면서 동측에 있는 동공의 빛에 대한 반응성을 느리게 하고 동공이 확대된 채로 고정되게 만든다. 이는 바깥쪽 눈돌림신경이 부교감신경 섬유를 수용하기 때문이다. 증대되는 압력이 신경섬유를 압박하면서, 동공이 확대되고 수축이 불가능해진다. 한쪽 안구가 고정된 채로 공감성반응을 보이지 않을 경우, 눈돌림신경에 이상이 발생했을 가능성이 가장 높다.

전신 신체 검진

전신 검진을 하는 동안 각 신체 부위를 세심하게 관찰하고 촉진한다. 척수 손상의 경우, 신체를 가로지르는 횡단선이 있고 횡단선 이하의 피부는 붉게 변하고 따뜻한 반면 횡단선 이상의 피부는 서늘하고 축축할 수 있다. 이는 손상부위 이하에 대한 신경조절 기능이 상실되었기 때문이다. 이는 또한 신체가 손상부위 이하 혈액의 움직임을 조절하지 못하기 때문에 쇼크의 징후가 되는 울혈이 발생한 것일 수 있다. 손상부위 상부에는 저혈량증에 보완 작용을 하는 말초 혈관 수축으로 인해 피부로의 혈류가 제한될 수 있다. 이러한 환자는 쇼크 보상 능력이 제한되고, 조기 비보상성 쇼크의 위험이 있다.

전신 검진을 하는 동안 정상 감각과 감각 이상/무감각증을 구분하는 선을 찾아보고 근육 긴장도의 차이가 있는지를 확인한다. 검진은 발에서 시작해서 하체/상체를 지나 머리까지 진행한다. 응급구조사가 만지는 부위가 환자 자신에게 느껴지지 않는다는 것을 인지하는 경우, 불안감이 증폭될 수 있다. 신체검사에는 손상을 유발하지 않을 정도의 날카로운 물체를 사용한다. 설압자나 면봉도 적합하고 1회용이기 때문에 간편하게 쓰고 버릴 수 있다. 환자가 최초로 발견한 감각이나 통증 부위를 확인하고 이를 피부분절(dermatome)에 연관지어 살펴본다. 사인펜을 통해 환자가 최초로 감각을 느낀 부위를 표시함으로써 초기 검사 결과와 추후의 검사를 비교할 수 있다.

근육 조절 상태를 확인하기 위해 근육분절(myotome)도 평가한다. 한 신체 부위에서 다른 부위보다 근육 긴장도가 더욱 약화된 근육층이 있을 경우, 근육의 이완(flaccidity)을 의심한다. 이러한 신경학적 징후는 척수 손상의 정도를 판단하는 좋은 지표가 된다. 감각 및 수의/불수의 운동 상태의 차이가 나타날 수 있기 때문에 신체의 양측면을 검사한다.

각 원위부를 살펴보고 운동 및 감각 기능을 평가하면서 신체 검사를 지속한다. 팔다리손상이 있는 경우, 척추 평가를 실시하고 추가적인 손상이 발생하지 않도록 유의하면서 관련 치료를 제공한다.

각 팔의 경우, 2번째, 3번째, 4번째 손가락을 잡은 채로 환자의 손가락을 펴보게 하면서, 손가락의 벌림/모음(abduction/adduction, T1) 검사를 한다. 양측의 손가락은 균등하게 이에 저항해야 한다. 이후 환자의 손가락이나 손목을 완전히 편 상태로 유지하도록 시킴으로써, 손가락이나 손의 폄(extension, C7) 검사를 한다. 환자의 아래팔을 움직이지 못하게 잡고 있으면서 손가락의 손등 쪽에 압력을 가하면 된다. 이 또한 양측의 손가락이나 손에서 균등한 저항이 나타나야 한다. 마지막으로 환자의 손으로 응급구조사의 엄지와 검지를 쥐어보게 하면서 양손의 쥐는 힘을 확인한다.

팔다리의 감각을 평가하기 위해, 우선 팔다리에서의 이상한 감각(마비, 불완전 마비, 감각 이상)이나 통증을 느꼈는지를 물어본다. 즉, 움직일 수 없음(paralysis), 근력약화(paraparesis), 무감각(anesthesia), 저림(paresthesia) 또는 통증이 있는지 확인한다. 환자의 눈을 감게 한 뒤, 가볍게 만지는 느낌과 통증 감각의 차이점을 구별할 수 있는지 평가한다. 통증 수용 기관인 척수시상로의 상태를 확인하기 위해, 손상을 유발하지 않지만 약간의 통증을 느끼게 하는 날카로운 도구를 사용한다. 가볍게 만지는 자극에 대한 반응을 확인하기 위해, 면봉이나 장갑을 낀 손가락을 사용한다. 통증과 촉각 자극에 대한 반응은 팔의 양쪽 부위가 균등해야 한다.

또한 다리의 운동 및 감각기능을 평가한다. 환자가 발 앞꿈치로 응급구조사의 손을 밀어보게 한다(발바닥쪽굽힘, plantaflexion, S1~2). 이후 환자가 응급구조사의 손의 저항에 맞서 발과 발가락의 발등쪽으로의 굽힘의 힘을 평가한다(발등굽힘, dorsiflexion, L5). 통증 감각에 대한 평가의 경우, 팔 검사와 동일한 평가법을 사용한다. 다리의 강도 및 감각 상태는 상실되지 않아야 하고 양측면에서 동일하게 나타나야 한다.

또한 바빈스키의 징후에 대한 검사를 한다. 발바닥을 발뒤꿈치에서 발가락쪽으로 가볍게 긁으면서 확인한다. 발가락이 펴지고 엄지발가락의 발등굽힘이 나타나는 것은 양성징후이고 피라밋로(pyramidal tract, descending spinal tract) 손상을 의미할 수 있다.

표 6-4 | 목뼈 검사시 확인 사항

신경 뿌리	근육군/기능
5번 목뼈(C-5)	어깨세모근
6번 목뼈(C-6)	손목관절 폄
7번 목뼈(C-7)	손목관절 굽힘
8번 목뼈(C-8)	손목관절 굽힘
1번 가슴뼈(T-1)	골간근(손가락 벌림)

표 6-5 | 허리뼈 검사시 확인 사항

신경 뿌리	근육군/기능
2-3번 허리뼈(L-2/3)	넙다리네갈래근
4번 허리뼈(L-4)	발등 굽힘/내번
5번 허리뼈(L-5)	엄지발가락 신전
1번 엉치뼈(S-1)	발바닥쪽 굽힘/외번

신경 이상 부위가 있는 경우, 관련 신경로 손상을 고려해보거나 척추 손상을 의심해 본다. 신경뿌리 손상은 척추 손상을 가리키고 척추 고정 조치의 필요를 의미한다. 신경 이상의 발원지가 연조직과 연관된 말초신경의 손상 혹은 손상된 경로에 있는 근골격계의 손상인지를 확인한다. 손상에 연관된 피부분절 및 근육분절을 확인하고, 척추, 척수근, 말초 신경에서 병변의 위치를 찾아본다(표 6-4, 표 6-5).

머리손상이 의심되는 환자에서는 항상 혈당을 체크한다. 연구에 따르면, 저혈당증은 머리 손상의 사망률 및 장애율을 증가시킨다. 간이 혈당측정계를 통해 신속히 측정하고, 당 수치가 60mg/dL 이상이어야 한다. 적정 수치에 도달하지 않은 경우, 정맥 주사를 통해 포도당(D50W 또는 D10W)을 소량 투여하면서 혈당 수치를 60~100 사이로 유지한다. 머리 환자의 상태를 악화시키지 않도록 고혈당을 피한다.

활력 징후

활력 징후를 지켜보면서 뇌압 상승의 징후가 있는지를 확인한다. 맥박수와 강도를 측정한다. 느리지만 강하게 뛰는 맥박(bounding pulse, 도약맥)은 뇌압 상승을 의미할 수 있다. 혈압과 맥압 상태에 유의한다.(높은 수축기 혈압과 정상적인 이완기 혈압으로 나타나는) 넓은 맥압은 뇌압 상승 및 적정 수준의 뇌관류압 유지를 위한 심혈관 보상 작용의 징후이다. 맥박과 혈압 수치를 기록하고 맥박의 감소와 수축기 혈압의 증가는 불길한 징후임을 기억한다. 심전도 검사를 통해 부정맥 리듬 유무를 살펴본다. 뇌손상 환자의 경우, 저혈압이 특히 위험할 수 있다. 수축기 혈압의 증가는 뇌압 상승이 있을 시 뇌혈류를 적정 수준으로 유지시키는 반사 작용이다. 이미 출혈 및 저혈량증에 대한 보상 작용이 진행되고 있기 때문에 심혈관계에서 이러한 반사 반응을 보이지 못하는 경우, 뇌관류는 치명적인 수준으로 저하되면서 사망률과 장애율이 증가할 수 있다. 뇌손상이 의심되는 환자의 경우, 적극적 수액 소생법을 통해 혈압을 최소 90mmHg 이상 유지하는 것이 필수적이다.

마지막으로 호흡 패턴을 확인한다. 호흡량과 속도의 증가 혹은 불규칙적인 호흡 패턴(체인-스토크스 호흡, 중추 신경성 과환기, 실조 호흡)은 뇌줄기 손상을 의미할 수 있다. 쿠싱의 세가지 징후인 맥박 감소, 수축기 혈압의 증가, 불규칙한 호흡에 유의한다.

척추 손상의 가능성이 있는 환자를 평가할 때는 체온도 중요한 고려사항이다. 척추 손상 환자의 경우, 주변 온도의 변화에 따라 체온의 변화가 심한 편이다. 이는 척추 손상 환자가 척수 병변 부위 이하로 피부의 열에 대한 보존 및 방출을 조절하는 기능을 상실했기 때문이다. 이로 인해 두드러진 징후가 발생하지 않아도, 환자는 여전히 체온 변동이 매우 취약한 상태이다. 너무 더운 경우를 제외하고 환자를 담요로 덮고, 추위를 호소하는지를 확인하면서 환자의 체온을 지켜본다.

빠른 외상 평가를 마치면서 환자의 빠른 이송의 필요성을 판단한다. 머리 손상, 무의식 상태, 지남력 및 의식 수준의 감퇴, 외상성 뇌손상을 시사하는 활력 징후를 보일 경우 인근 병원으로 빠른 이송을 해야 한다. 이러한 뇌손상 증상 및 징후가 발견될 경우, 신속히 환자를 이송하고 의료 지도를 통해 인근 외상센터로 이송 승인을 받는다.

글라스고우 혼수 척도

앞서 설명한대로 머리, 얼굴, 목, 척추 손상을 야기한 혹은 야기할만한 손상기전이 있는 경우, 중추신경계 손상을 고려해야 한다. **글라스고우 혼수 척도**(Glasgow coma scale, GCS)를 통해 환자의 의식 상태를 평가할 수 있는 도구이다. 하지만 수십년간 신경 상태에 대한 주요 평가법으로 사용되어왔지만, 글라스고우 혼수 척도는 최근에 들어 환자 결과에 대한 지표로서의 신뢰도가 의심을 받고 있다. 현행 의료 지침과 의료지시를 통해 해당지역에서의 글라스고우 혼수 척도 사용 행태를 확인한다. 일부 응급 의료 체계에서는 글라스고우 혼수 척도 대신에(혹은 병용하여) 단순운동점수체계가 사용된다. 하단부에 설명된 글라스고우 혼수 척도의 사용법을 확인한다.

현행 응급의료체계에서 글라스고우 혼수 척도가 사용될 경우, 환자의 혼수 척도를 측정하고 주기적으로 의식 상태를 평가하는 것이 중요하다. 이를 통해서 환자의 상태가 악화되거나 뇌손상으로 진행될 수 있는 가능성에 대한 경각심을 높일 수 있다.

글라스고우 혼수 척도는 환자의 의식 수준을 측정하는 표준 평가법이다. 이는 환자의 중증도, 삽관술의 필요성, 병원으로의 이송 속도를 판단하는데 사용된다. 글라스고우 혼수 척도는 눈뜨기 반응과 언어 및 운동 반응을 평가하고 각 반응에 대한 점수를 부여한다. 점수는 3~15점으로 설정되어있다(성인 환자용 척도 표 6-6, 소아 환자용 척도 표 6-7). 평가 점수가 13~14점인 경우는 경증 머리 손상, 9~12점은 중등증 손상, ≤8점은 중증 머리 손상을 의미한다. 환자의 혼수 척도가 ≤8점인 경우, 혼수 상태에 빠지고 전문기도 유지가 필요할 수 있다.

표 6-6 | 글라스고우 혼수 척도

눈뜨기 반응	
자발적으로 눈뜨기	4
언어적 지시에 눈뜨기	3
통증반응에 눈뜨기	2
무반응	1
언어 반응	
지남력 있고, 대화 가능	5
지남력 없고, 대화 가능	4
부적절한 단어	3
알아들을 수 없는 소리	2
무반응	1
운동 반응	
언어적 지시에 따름	6
통증 부위를 구별함	5
통증 부위로부터 움츠림(굽힘)	4
통증에 대한 비정상적인 굽힘 반응(겉질제거자세)	3
통증에 대한 폄 반응(대뇌제거자세)	2
무반응	1

글라스고우 혼수 척도는 다음과 같이 설정

표 6-7 | 소아 글라스고우 혼수 척도

	점수	생후 12개월 이상	생후 12개월 미만	
눈뜨기 반응	4	자발적 눈뜨기	자발적 눈뜨기	
	3	언어적 지시에 따른 눈뜨기	소리침에 대한 눈뜨기	
	2	통증반응에 눈뜨기	통증반응에 눈뜨기	
	1	무반응	무반응	
		생후 12개월 이상	생후 12개월 미만	
최대 운동 반응	6	언어적 지시에 따름		
	5	통증 부위를 구별함	통증 부위를 구별함	
	4	통증부위로부터 움츠림(굽힘)	통증부위로부터 움츠림(굽힘)	
	3	통증에 대한 비정상적인 굽힘 반응(겉질제거경축)	통증에 대한 비정상적인 굽힘 반응(겉질제거경축)	
	2	통증에 대한 폄 반응 (대뇌제거경축)	통증에 대한 폄 반응 (대뇌제거경축)	
	1	무반응	무반응	
		5년 이상	생후 2-5년	생후 0~23개월
최대 언어 반응	5	지남력이 있고, 대화 가능	적절한 단어 및 구절	웃음, 소리 내어 웃음, 반응에 적절한 울음
	4	지남력이 없고, 대화 가능	부적절한 단어 선정	울음
	3	부적절한 단어 선정	울음 혹은 비명	반응에 부적절한 울음 혹은 비명
	2	알아들을 수 없는 소리	신음 소리	신음 소리
	1	무반응	무반응	무반응

된다.

- 눈뜨기 반응: 무반응(1점), 통증에 반응한 눈뜨기(2점), 언어적 지시에 따른 눈뜨기(3점), 자발적 눈뜨기(4점)
- 언어 반응: 무반응(1점), 알아들을 수 없는 소리(2점), 부적절한 단어(3점), 혼란스럽고 지남력이 상실된 내용(4점), 명료하고 지남력이 있음(5점)
- 운동 반응: 무반응(1점), 대뇌제거자세(2점), 겉질제거자세(3점), 통증으로부터 신체를 움추림(4점), 의도적인 움직임을 통해 (손으로) 통증 부위를 찾음(5점), 간단한 언어적 지시에 반응(6점)

글라스고우 혼수 척도의 최저점은 3점으로 완전 무의식 상태의 환자를 의미하는 반면 최고점인 15점은 의식이 있는 (하지만 반드시 지남력이 완전히 정상임을 의미하는 것은 아닌) 환자이다.

가장 점수가 높은 반응을 기록하고(예 E3, V4, M5) 팔/다리 사이 혹은 왼쪽/오른쪽 신체 부위간의 차이가 있는지를 확인한다. 글라스고우 혼수 척도 검사 결과 간의 차이를 기록하고 변동 사항을 지켜본다. 환자의 점수가 15점이 아닌 이상, 재평가와 함께 글라스고우 혼수 척도를 통해 매 5분마다 환자의 상태를 측정한다.

소아 환자의 경우, 글라스고우 혼수 척도를 측정하는 것이 쉽지가 않다. 정확한 점수의 측정을 위해 응급구조사는 연령대에 맞는 발달 수준을 고려하여 소아 환자의 언어적 반응을 평가한다.

앞서 설명한대로 최근 들어, 환자의 의식상태를 평가하는데 있어 글라스고우 혼수 척도의 신뢰도가 의심되고 있다. 첫째, 환자의 의식상태를 지속적으로 정확하게 측정하는 의료 전문가(의사, 간호사, 응급구조사)의 능력에 차이가 심하다. 둘째, 글라스우고 혼수 척도는 겉으로 잘 드러나지 않지만 의식수준에 중요한 변화를 잘 반영하지 못한다. 예를 들어, 환자가 사람과 장소의 경우 문제가 없지만 시간에 대한 지남력이 떨어질 수도 있다. 마지막으로 병원 전 치료에 있어 가장 중요하게도 글라스고우 혼수 척도는 기도삽관술이 필요한 시점을 제대로 측정해주지 못한다. 예를 들어, 기침이나 분비물에 대한 대응과 같은 기도반사 반응의 유무나 기도가 막히는 증상과 같이 기도 상태에 대한 객관적 평가를 비롯한 기타 요소가 더욱 중요한 정보가 될 수 있다. 현행 의료 지침이 권장을 하는 경우, 환자의 평가 및 치료 과정에 글라스고우 혼수 척도를 사용한다. 하지만 이러한 맹점을 인지하고 있을 필요가 있다.

중추신경계 손상의 기타 징후

남성 환자의 척수 손상의 경우, 가장 자주 나타나는 증상은 지속발기증이다. 성적인 흥분이 없는데도 경우에 따라 오랫동안 고통스러운 남성 성기의 발기 상태가 유지되는 것은 길항되지 않는 부교감신경 자극에 의해 유발된다. 목뼈 손상에 의한 교감신경로의 장애는 교감신경 긴장을 억제하면서 부교감신경 긴장을 두드러지게 한다. 이로 인해 지속 발기가 유발된다. 이 경우, 감각신경로의 손상으로 인해 통증 감각이 상실되는 경우가 많다.

가끔씩 목뼈 손상 환자가 '팔을 들어올리는 자세'로 있는 경우가 있다. 방치되는 경우, 환자의 팔은 어깨와 머리 위로 올라간다. 이는 벌림근(abductor)과 굽힘근(flexor)에 대한 환자의 조절 능력이 유지되지만 손상으로 인해 모음근(adductor)과 폄근(extensor)이 마비되기 때문이다. 모음근과 폄근의 길항작용이 없을 경우, 정상적인 근육 긴장 자극이나 팔다리를 움직이려는 환자의 시도로 팔다리가 굽혀지게 된다. 이러한 유형의 환자를 치료할 때는 손목을 환자의 벨트에 고정하여 사지가 올라가지 않게 하여 이송한다.

너무 어리거나 고령인 환자가 자신의 증상에 대해 제대로 설명을 할 수 없는 상태이거나, 척수 손상의 증상 및 징후가 나타나지 않거나, 손상기전이 척수 손상을 가리키지 않을 경우, 환자에게 목을 가볍게 움직여 볼 것을 요청한다. 목의 움직임으로 인해 통증이나 불편함을 보이거나 혹은 신경 장애가 나타나는 경우, 척추 고정 조치를 취하고 추가 평가를 위해 외상센터로의 이송을 고려한다. 신경 손상의 징후가 팔다리에서 나타나는지 살펴본다. 해당 징후가 발견될 경우 척추 보호조치를 즉각 시행한다.

외상성 뇌손상은 발작을 일으킬 수 있다. 발작은 기도 및 호흡 장애를 유발하고, 뇌압을 상승시키고, 기존의 뇌손상을 악화시킬 수 있기 때문에 매우 심각한 합병증이다. 발작을 발견하거나 병력에 대한 정보를 수집하던 중 환자 혹은 목격자가 발작 여부에 대한 설명을 할 경우, 최대한 상세히 파악을 하고 환자를 담당하게 될 의사에게 발작의 발생이 시작된 지점과 진행 경과를 상세하게 설명할 준비를 한다. 발작을 하는 환자가 추가적인 손상을 입지 않도록 보호하고 특히 기도의 상태에 유의한다. 필요시 로라제팜(Ativan), 디아제팜(Valium)의 투여를 고려한다.

환자에 대한 질문

빠른 외상 평가를 진행하는 때 의식이 있는 환자에게 뇌손상의 전형적인 증상인 두통이나 광과민증(광공포증)의 증가 여부에 대해 물어본다. 또한 손상 발생 전후에 대한 환자의 기억을 물어보아 역행성/전향성 기억상실증 여부를 확인한다. 자신에게 무슨 일이 일어났는지에 대해 응급구조사에게 동일한 질문을 반복하게 되거나(단기 기억상실증), 비정상적인 행동 혹은 혼란 증세가 나타날 경우 이를 기록한다.

증상 및 징후에 대한 평가와 더불어, 특히 사고 이전의 중추신경계 손상 혹은 질환과 관련된 정보에 유의하며, 알러지 반응, 복용하는 약물, 과거 병력, 마지막으로 구강으로 섭취한 것, 손상이 발생하기까지의 사건에 대해 질문을 한다(SAMPLE 병력). 술이나 마약 사용 여부는 평가 절차를 더욱 복잡하게 만들고 중추신경계 손상의 징후를 가린다. 또한 경구용 아스피린, 와파린(Coumadin), 다비가트란(Pradaxa), 에녹사파린(Lovenox)의 항응고제의 복용 및 투여 사실을 확인한다. 이러한 항응고제는 환자를 뇌손상이나 척추 손상과 연관된 출혈에 더욱 취약하게 만든다.

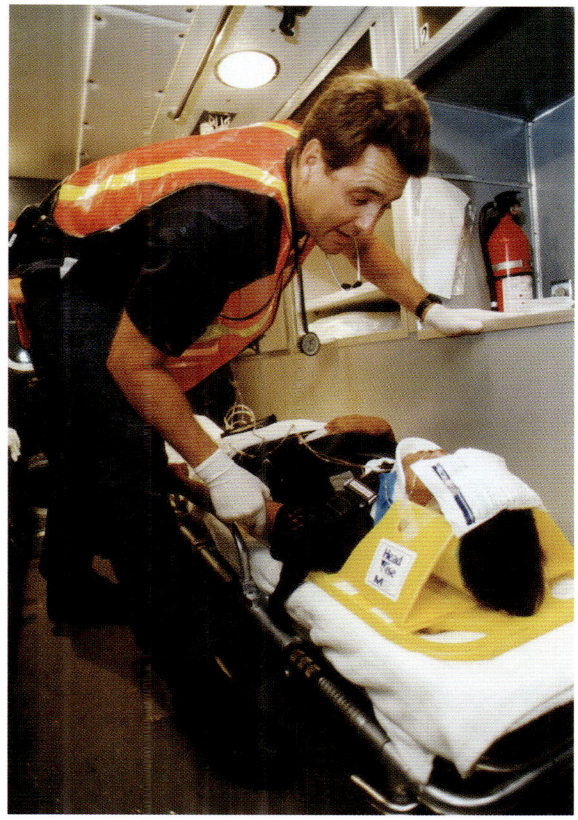

그림 6-47 중증 손상 환자의 경우 5분마다 재평가를 실시한다(© *Craig Jackson/In the Dark Photography*).

재평가

중증 손상의 위험이 있는 환자에게는 매 5분마다 재평가를 제공한다. 맥박의 감소, 수축기 혈압의 증가(맥압의 증가), 더욱 깊고, 빠르고, 불규칙적인 호흡의 진행(쿠싱의 3징후)에 특히 유의한다. 의식 수준이나 지남력의 변화를 유심히 살펴본다. 글라스고우 혼수 척도 및 단순운동 점수체계를 통한 시간에 따라 여러 차례의 평가를 진행하면서 변동 사항을 확인한다. 마지막으로 안구를 관찰하면서 뇌의 저산소증(눈에 초점이 없고 흐리멍텅한 눈) 혹은 뇌압 상승(빛에 대한 동공 반응이 느려지고, 반응하지 않고, 확대됨)에 대한 징후를 지켜본다. 손상에 의해 영향을 받는 피부분절 및 근육분절의 변화를 관찰한다. 환자의 겉으로 나타나는 변화를 기록하고 환자의 상태가 개선, 악화, 유지되는지를 지켜본다(그림 6-47).

산소포화도 측정기, 호기말이산화탄소 분압 측정기, 혈압 측정기 감시를 통해 저산소증이나 저혈량증을 방지한다. 뇌손상의 경우 저산소증과 저혈량증은 사망률과 장애률을 높이는데 기여한다. 환자의 상태가 악화되는 징후가 발견될 경우, 빨리 이송한다. 호기말이산화탄소 수치가 35~40mmHg을 유지하도록 한다. 산소포화도는 96% 이상을 유지하고 그 이하로 떨어질 경우 보충적 산소를 투여한다.

머리, 얼굴, 목, 척수 손상 처치

여기서는 머리, 목, 척추 손상환자의 병원전 처치를 다룬다. 이러한 손상은 간이나 비장 등 신체의 다른 구조물 손상과 흔히 동반된다는 점을 기억하는 것이 중요하다. 머리, 목, 척추 손상환자의 일차 병원전 처치는 구출, 평가, 척추 고정(적응증시) 그리고 이송으로 구성된다. 몇몇 환자들은 통증, 기도관리, 경련 예방을 위해 약물 투여가 필요할 수 있다.

차량 충돌시 신속 구출(Rapid Extrication)

척추 고정은 상당한 시간이 소요된다. 게다가 연구에 의하면, 척추 고정은 상대적으로 효과적이지 않으며 경우에 따라 해가 될 수도 있다. 또한 여러 연구들은 흔히 사용되는 구출 기법의 사용이 환자 스스로(필요시 도움과 함께) 차량에서 나오는 것보다 척추 운동을 더 유발한다고 보고하고 있다. 결과적으로 많은 EMS에서는 잠재적 척추 손상 환자에게 접근하는 방식을 바꾸고 있다. 현장 안전성이나 신속한 외상센터 이송의 필요와 같은 상황인 경우, 이전에 시행해왔던 표준 척추 고정 조치에 시간을 소모하는 것을 중단해야 한다. 이 경우 신속 구출법을 적용한다.

가용 인력을 최대한 활용하여 환자의 척추, 어깨, 골반, 다리를 안정화하고 환자의 코, 배꼽, 발가락이 일직선 상태를 유지한다. 모든 응급구조 요원이 어떠한 움직임을 적용하는지를 분명히 이해하고 잘 조율된 상태에서 진행을 한다. 환자의 머리에 위치한 사람은 숫자를 세면서 이동 방향을 지시한다. 구출 과정에 참여한 사람 모두가 코, 배꼽, 발가락 고정선을 유지한 채 환자를 움직이도록 유의한다. 리더의 구령에 맞춰 응급구조팀은 앉아있는 혹은 다른 자세를 취하고 있는 환자를 준비된 척추 고정판으로 옮긴다.

척추 고정에 있어서의 목표는 환자의 눈은 전방을 향하고 어깨와 골반은 시선과 직각이 되는 판 위에 놓이게 하여 척추를 일직선상의 중립적 자세로 위치시키는 것이다. 신전/굴곡, 회전, 측굴곡을 방지하도록

간단히 알아보는 병태생리학

역사적으로 척추 고정 술기는 합리적 추측에 기반했다. 1960년대 몇몇 문헌에서 이를 제안했지만, 정확한 기원은 알기 어렵다. 1985년, 미국 교통부는 응급구조사 교육을 위한 커리큘럼을 출간했고, 여기서는 약간의 척추 손상 가능성이 있는 환자들에게도 모두 완전 척추 고정을 권장하고 있다. 그리고 이는 EMS에서 만연한 척추 고정조치 시행의 주요 자극원이 되었다. 최근의 많은 연구는 흔한 병원전 척추 고정이 효과적이지 못하며, 어떤 경우에서는 해가 된다는 것을 보고하고 있다. 이로 인해, 많은 EMS 기관들은 잠재적 척추 손상환자 평가와 처치를 대폭 수정하고 있다. 과학적 근거들은 다음과 같다.

1. **실질적으로 척추를 완전히 고정하는 것은 불가능하다.** 척추는 많은 관절로 구성되어, 다양한 방향으로의 움직임을 가능하게 한다. 최고의 고정 기술이라 하더라도, 상당한 정도의 척추 움직임은 여전히 있다. 가장 질 높은 목고정대로도 일정 수준의 움직임을 막지 못한다.
2. **척추 고정은 해로울 수 있다.** 명백히, 백보드에 환자를 장시간 고정하는 것을 통증을 유발한다. 궁극적으로 통증은 압통으로 이어지고, 이는 X-ray, CT와 같은 추가적 방사선 검사로 이어진다. 또한, 몇몇 문헌들은 척추고정이 호흡 기능의 장애와 욕창을 유발할 수 있다고 보고하고 있다.
3. **척추고정과 경성 목고정대는 기도유지를 방해할 수 있다.** 단순히 경성 목고정대 적용만으로도 약 25%에서 개구장애를 유발한다. 기관내 튜브를 척추 고정이 되어 있는 환자에게 삽입하는 것은 힘들며, 몇몇 경우에서는 불가능하다.
4. **경성 목고정대는 뇌압을 상승시킬 수 있다.** 적절하게 착용된 목고정대라도 머리의 정맥에서 경정맥으로 배액되는 것을 방해할 수 있다. (동맥혈액이 경동맥과 척추동맥으로 배액되는 것을 방해하지는 않는다. 이들 구조물은 더 깊게 위치하고 있어 정맥에 비해 더 보호를 받는다.) 뇌로의 정맥혈류를 제한하며 동맥혈류는 제한하지 않아 두개내압을 증가시킨다. 머리 외상을 입은 환자에게 경성 목고정대는 환자의 상태를 악화시킬 수 있다.
5. **경성 목고정대는 실질적으로 고위 목손상을 악화 시킬 수 있다.** 연구들은 경성 목고정대의 착용이 고위 경추 손상환자(C-1-C-2)에서 떼어당김(distraction) 유형의 손상을 유발할 수 있다. 떼어당김 정도(척추의 분리 정도)는 다양하지만 기존의 손상을 악화시킬 가능성이 있다.
6. **목고정대와 척추고정 적용 절차는 환자 스스로 나오는 것보다 더 많은 움직임을 야기한다.** 여러 연구들은 병원전에 흔히 행해지는 구출 기술이 단순히 환자 스스로 차량에서 나오도록 하는 것(필요시 도움과 함께)보다 더 많은 척추 움직임을 유발한다고 보고하고 있다.
7. **척추 고정을 하지 않으면 소송이 뒤따를 것이다.** 이것은 흔한 주문처럼 있어왔다. 하지만, 척추 고정의 시행으로 의학적 책임을 증가하거나 감소한다는 의미있는 근거는 없다. 더 나아가 진화중인 과학적 근거에 따르면, 현재의 척추 고정은 해로울 수 있고, 진자처럼 다른 방향으로 움직여, 완전 척추고정이 실제로 손상을 악화시켰다는 죄가 더해질 수 있다. 척추 고정을 제한하기 위해 다양한 전략이 개발되고 있다. 이 시점에서 명확한 대답은 아직 파악하기 어렵다. 일반적으로 긴 척추 판의 사용은 긴급 구출 및 환자 이동 이외의 병원전 처치에 중요한 역할을 하지 못한다. 이러한 경우 분리형들 것과 진공 매트리스가 더 나은 대안이 될 수 있다. 경성 목고정대에 문제가 있기 때문에, 일부 시스템은 현대 EMS 초기에 사용 된 것과 같이 오래된 목고정대로 돌아가기를 선택했다. 이것은 상당한 수준의 고정이라기 보다는 머리와 목을 움직이지 않도록만 한다. 일부 시스템은 경성 목고정대만 사용하도록 선택했다. EMS 제공자는 척추 부상 치료와 관련하여 항상 현지 프로토콜을 준수해야한다.

유의한다.

신속 구출법은 척추에 대한 최대한의 보호를 제공하지는 못하지만, 여러 고려사항으로 볼 때 위급한 척추 손상 환자의 빠른 이송을 가능하게 한다. 찌그러진 차량의 협소한 공간에서 환자를 신속 구출하는 것은 쉽지 않다. 구조 요원들에게 개인 임무를 명확히 부여하면서 신중하게 신속 구출 계획을 수립하고 실시한다.

척추 보호조치(Spinal Precautions)

일직선상의 중립적 자세는 최선의 척추 자세를 유지하고 척수 및 척추공 사이의 간격을 최대화하기 때문에 척추 손상 환자의 처치에 있어서 대단히 중요하다. 중립적 자세는 최상의 순환 상태를 허용하기 때문에 국소적 손상과 부종의 충격을 감소시킨다. 환자에 대한 평가를 진행하면서, 선상에서 어긋난 신체의 부위를 가볍게 재조정한다. 환자가 느끼는 통증의 강도가 높아지거나 응급구조사가 환자를 움직일 때 상당한 저항이 느껴지는 경우, 발견된 상태 그대로 머리와 목 등 기타 신체 부위를 고정한다. 기계적 고정이 적용될 때까지, 양손 고정 조치를 통해 환자의 목과 신체 자세를 유지한다.

척추 손상 확인(Spinal Clearance)

척추 보호 조치를 지속할지의 결정은 손상기전과 손상 의심 환자 정보 평가에 기반한다. 최근 연구에 따르면, 공인된 표준 지침을 준수하는 병원전 의료 요원은 척추 손상을 입은 환자와 그렇지 않은 환자를 효과적으로 구분할 수 있다. 다양한 척추 손상 확인 프로토콜이 개발되었고, 신뢰가 입증되었다. 최초로 개발된 것 중 하나가 메인 프로토콜이다(그림 6-48). 척추 손상 확인 지침 중 많은 수가 X선 사용 여부를 판단하기 위해 응급실에서 사용되는 지침에 기반을 두고 있다. 국립 응급 X선 측정기 사용 연구(NEXUS)을 통해 명칭이 정해진 이 지침은 환자의 척추 X선 촬영의 필요 여부를 결정하기 위해 응급실 의사에 의해 사용되어 왔다. 환자가 응급실에서의 X선 촬영에 대한 기준을 충족하지 못할 경우, 병원전 척추 고정이 필요하지 않다는 것이다. NEXUS 기준은 메인 지침에서 사용된 기준과 기본적으로 유사하다 (그림 6-49). 현재 척추 손상 확인에 대한 다양한 프로토콜이 파생되었지만, 기본적으로 공통적 요소를 공유하고 있다. 이중 캐나다식 경추 규칙

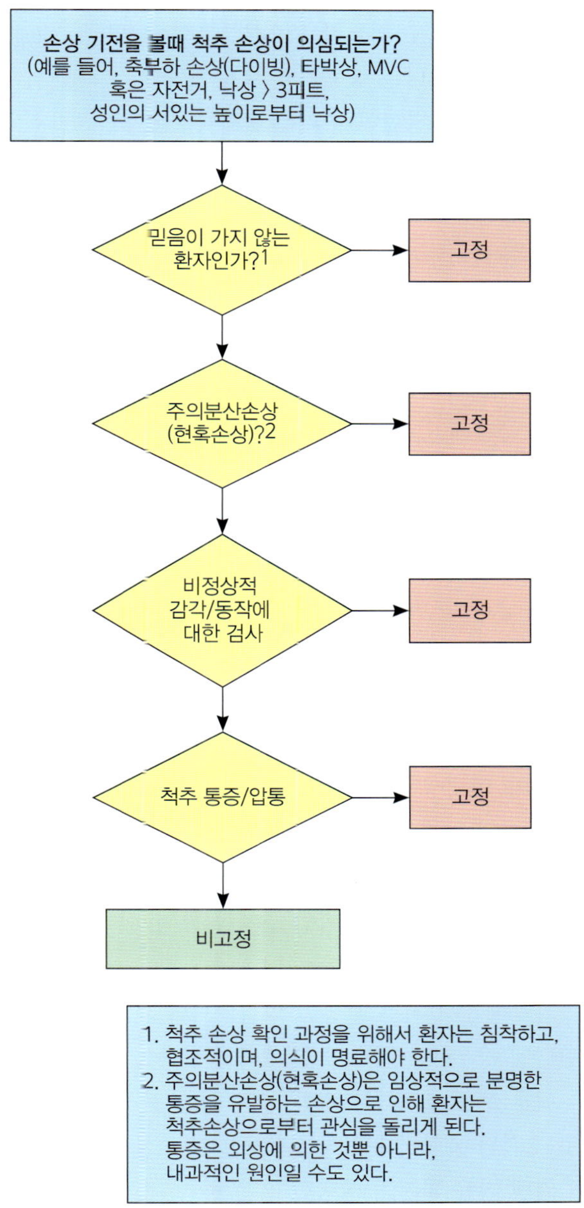

그림 6-48 메인 척추 손상 확인 지침

(Canadian C-Spine Rule)은 널리 사용되고 몇몇 연구들은 NEXUS 기준보다 다소 낫다고 보고하고 있다(그림 6-50). 이것은 척추 손상과 연관된 손상기전을 평가한다. 현혹 손상/통증을 기준으로 삼지 않는다. NEXUS 기준과 Canadian C-Spine Rule 모두 경추 손상을 예측하는데 매우 효과적이다. 척추 보호 조치는 다음 세 가지 조건의 경우 중단을 한다.

- 환자는 의식이 명료하고 지남력이 완전하다. 술이나 마약에 취하지 않고, 글라스고우 혼수 척도가 15이며, 투쟁-도피 반응의 별다른 영향을 받지 않는다.
- 환자는 상당한 수준의 골절이나 관절 손상과 같은 현혹 손상 혹은 복부 통증이나 호흡 장애와 같은 증상이 없다.
- 환자는 척추 손상의 증상과 징후가 없다.

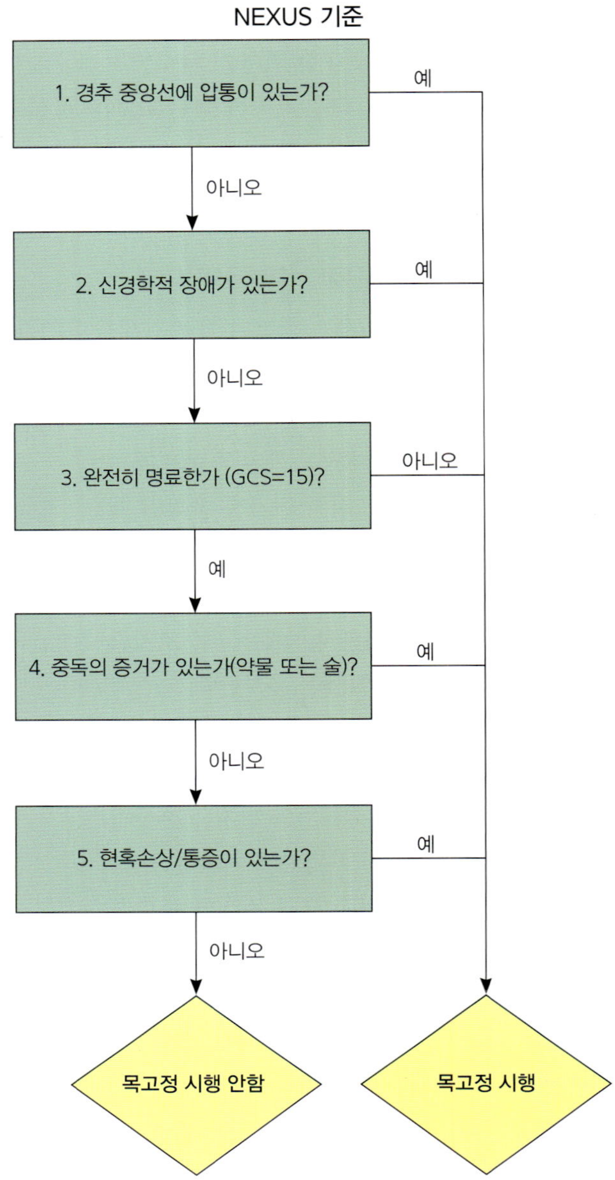

그림 6-49 척추 손상을 평가하기 위한 NEXUS 기준. 이 기준을 만족하는 환자는 척추 손상이 없을 확률이 높다(99.8%의 음성 예측도).

척추 보호 조치의 중단을 판단하기 위한 추가적인 기준은 환자의 연령이다. 연령대의 양극단에 있는 아동과 고령자의 경우, 척추 손상에 대한 증상과 징후를 신뢰할 수 없는 보고일 수 있다. 고령자가 척추 손상을 잘 보고하지 못하는 이유는 기존에 겪었던 질환 및 증상과 통증에 대한 감각의 저하로 인해 통증을 감지하고 보고하는 능력이 떨어졌기 때문이다. 또한 고령자는 제한된 손상기전으로부터 척추 손상을 입을 가능성이 더 높고, 노화와 퇴행성 질환으로 인해 척수와 척주 내부 간의 간격이 감소할 수 있다. 나이가 어린 환자는 통증으로 인해 소리내어 울고, 자신이 겪고 있는 척추 손상의 증상에 대해 자세히 설명하지 못할 수 있다. 척추 손상 확인 조치를 통해, 어떠한 상황에 고령자나 소아에게 척추 보호 조치를 중단해야 하는지를 결정한다.

환자에게서 척추 손상이 의심되거나 환자가 자신의 척추 손상에 대한 설명을 하는 능력이 떨어진다고 판단될 경우에는 척추 보호 조치를 한다.

척추 보호 조치를 지속할 경우, 양손 척추 고정을 유지하고, 목 손상에 대한 완전한 검사 후 적절한 크기로 조절된 목고정대를 착용시키고, 필요한 응급 처치를 취한다.

헬멧 착용 환자가 상당한 혹은 중증 머리 충격을 받은 경우, 목뼈 손상을 의심해보고 척추 보호 조치를 적용한다. 환자의 헬멧을 제거시킬 것인지의 여부도 고려한다. 헬멧 사용은 연조직 손상과 머리뼈 및 얼굴

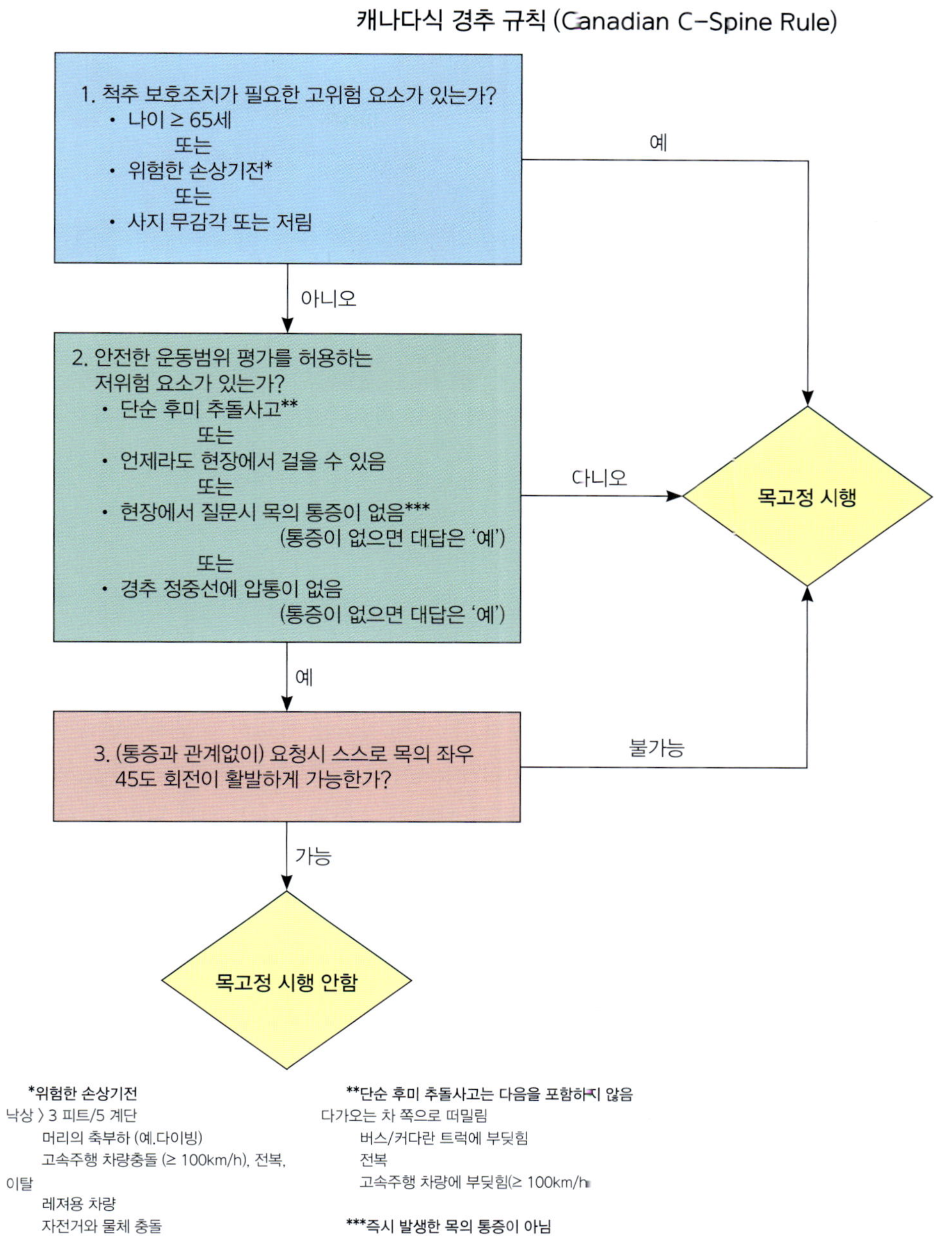

그림 6-50 척추손상 평가의 필요성을 결정하기 위한 캐나다식 경추 규츠(Canadian C-Spine Rule)은 손상기전을 고려하며, 현혹손상/통증을 고려하지 않는다.

골절의 발생률을 감소시킨다. 헬멧 사용은 외상에 의한 뇌손상 발생률을 매우 감소시키지만, 환자 외양에 외상 징후가 나타나지 않는다고 해서 경계를 늦춰서는 안된다. 뇌손상의 초기 징후에 대해 주의를 기울이고, 환자의 헬멧 착용 여부를 응급실 의료진에게 알린다. 환자를 병원 응급실로 이송할때 환자가 착용하던 헬멧을 가지고 가서 헬멧과 관련된 손상을 응급실 의사에게 설명한다.

기도(Airway)

다른 상황과 마찬가지로, 기도의 확보와 유지는 머리, 목 그리고 척추 손상환자에게 최우선 되어야 한다. 연구들은 병원전 환경에서 저산소증과 과탄산혈증은 이러한 손상을 가진 환자의 예후에 악영향을 미친다고 보고하고 있다. 하지만 연구들은 또한 병원전 기관내삽관은 신경학적 결과와 생존을 악화시킬 수도 있다고 보고하고 있다. 따라서 응급구조사는 기도와 환기에 주의를 기울이는 것이 필수적이다. 환자의 글라스고우 혼수 척도가 8점 이하인 경우, 기도기의 사용 적응증이 될 수 있다(그림 6-51). 기관내삽관이 표준 처치이지만 성문외기도기 사용이 증가하고 있다. 진정제와 신경근육 차단제의 사용은 머리 손상환자의 기관내삽관을 용이하게 해준다. 그럼에도 불구하고, 기계환기와 기도유지는 여전히 신경 손상환자 처치의 초석이다.

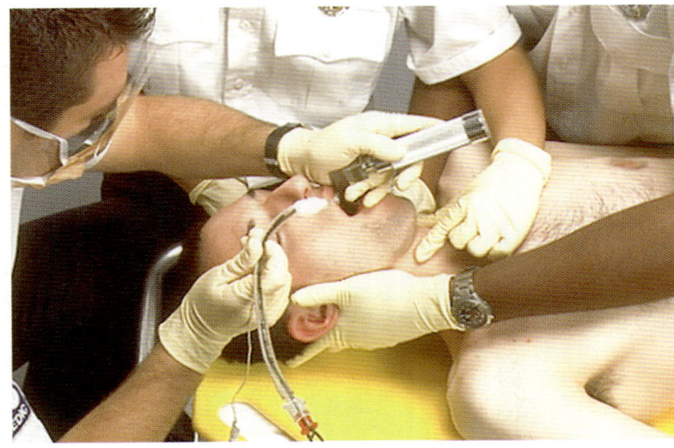

그림 6-51 얼굴 손상 환자의 경우, 해부학적 표지자가 변형되고 혈액이 기도에 유입되고, 머리의 중립 자세를 유지해야만 하기 때문에 입기관삽관이 어렵다.

빠른 연속 삽관

머리손상 환자는 스스로 기도를 관리할 수 없고 구토 증세에 시달리는 경우가 많다. 환자가 무반응인 경우, 성문외기도기이나 기도내삽관이 적응증이 된다. 환자가 기도를 보호하지 못하지만 완전 무반응 상태가 아닌 경우, 빠른 연속 삽관(rapid sequence intubation, RSI) 조치를 통해 기도 삽관을 해야 할 수 있다. 빠른 연속 삽관은 개구 장애(trismus)로 인해 기도의 상태가 우려되거나 부종의 위험 및 시간이 경과함에 따라 기도 폐쇄의 위험이 있는 환자에게 필요할 수 있다. 병원 전 의료 환경에서의 머리 손상 환자 관리에 있어 빠른 연속 삽관을 사용하는 것은 여전히 논란이 있다. 일부 연구에 따르면 병원 전 의료 조치로서의 빠른 연속 삽관은 일반적인 기도 관리와 비교했을 때 비교적 개선된 결과를 가져온다고 한다. 반면 응급구조사가 이 방법을 자주 시행하지 않거나 호기말이산화탄소분압 측정기를 통해 과환기 증상을 제대로 관리하지 않을 경우 빠른 연속 삽관의 효과가 의심된다는 연구도 있다. 빈번하게 머리 외상 환자를 치료하거나, 해당 조치를 실시하는 응급구조사의 수가 적어 능숙한 처치를 유지할 수 있는 환경에서 빠른 연속 삽관은 최대한 효과를 발휘한다. 병원 전 의료 환경에서 빠른 연속 삽관을 사용하는 것은 지역 의료 지침과 의료지도를 따른다.

호흡(Breathing)

정상 수준의 환기를 유지하는 것은 중증 외상성 뇌손상 환자에게 필수적이다. 이것은 단순히 환기 상태의 감시만 필요로 할 수도 있다. 어떤 경우에는 기계 환기를 필요로 할 수도 있고, 이때는 과탄산혈증을 피하는 것이 필수적이다. 또한 저산소증을 피하는 것이 중요하다. 이 때문에 신경학적 손상을 동반한 모든 환자는 맥박산소포화도 측정기와 연속파형 호기말이산화탄소측정기를 이용한 감시가 필요하다. 이 지표는 환기 제공의 가이드 역할을 한다. 분당 호흡량은 호흡수와 일회환기량에 의해 결정됨을 기억하자. 호흡수는 병원전 환경에서 쉽게 측정이 가능하다. 하지만, 기계환기기가 환자에게 연결되어 있지 않다면, 일회호흡량은 추정할 수밖에 없다.

환기는 처치와 이송과정에서 감시되어야 한다. 환자가 뇌탈출의 징후를 보이기 시작하면, 과환기를 고려한다 (지역 의료지침을 허용시). 과환기는 뇌탈출의 징후와 증상이 있을 경우에만 사용되어야 한다.

순환(Circulation)

외상환자에게 허용적 저혈압(permissive hypotension)의 사용은 이제 병원전 외상처치의 표준이다. 이것의 목적은 혈압을 정상 수준까지 회복시키지 않으면서, 영향받은 장기로의 혈류를 유지하는 것이다. 증가된 혈압은 출혈을 악화시킨다. 그러나 혈압이 너무 낮다면 주요 장기로의 관류가 적절하지 못할 것이다.

외상성 뇌손상의 경우, 이 지침은 뇌로의 적절한 관류를 유지하기 위해서 변형되어야 한다. 앞서 기술한 것처럼, 뇌의 관류는 평균 동맥압, 뇌압과 관련이 있다. 적절한 뇌관류를 위해 필요한 혈액의 양을 결정하는 것은 뇌관류압이다. 외상에 의해 뇌압이 증가하면, 뇌관류를 적절하게 유지하기 위해 평균 동맥압이 증가한다. 따라서 허용적 저혈압은 이 경우 변형이 필요하다. 외상성 뇌손상 환자에서는 뇌관류압이 유지되는 선까지 혈압을 올리는 것이 중요하다. 현장에서는 아마 어려울 수 있지만, 활력징후, 글라스고우 혼수척도, 기타 지표들의 연속적 평가가 도움이 될 것이다. 일단 환자가 외상센터에 도착하면, 뇌압을 정확하게 측정하기 위해 뇌압 감시를 할 것이다. 이는 병원 의료진이 치료에 대한 환자의 반응을 측정하는데 도움을 준다.

혈압 유지

뇌 및 척수 손상 환자의 적절한 순환 유지는 환자 예후에 중요하다. 뇌는 산소화된 혈액의 지속적인 공급에 대한 의존성이 매우 높다. 저혈량증과 관련된 저혈압은 뇌로의 산소 공급을 감소시킨다. 이는 뇌로의 순환과 대사산물을 제거하는 혈액의 능력을 모두 감퇴시킨다. 뇌 조직에 약간의 손상을 이미 겪은 머리 손상 환자의 경우, 뇌조직은 특히 산소 결핍에 민감하기 때문에, 추가적인 순환 감소는 치명적인 결과를 초래할 수 있다. 뇌압 상승이 있을 경우, 저혈량증과 저혈압은 더욱 심각한 문제이다. 이는 뇌혈류를 더욱 제한하고, 신체의 자동 조절 기전은 이미 발생한 저혈압에 보상 작용을 하지 못한다.

환자의 기타 손상이 해당 조치를 권장하지 않는다 하여도 뇌압 상승이 의심되는 환자는 수액소생술을 시행한다. 예를 들어, 흉부 관통상 환자는 최대 혈압이 80mmHg 이하로 떨어지기 전까지는 적극적 수액술을 받지 말아야 한다. 하지만 이 환자가 뇌압 상승을 동반한 중증 머리 손상을 입은 경우, 혈압이 감소할 때까지 기다리는 것은 치명적인 결과를 초래할 수 있다. 그렇기 때문에 급속 수액 투여와 기타 쇼크 치료를 제공하면서 최대 혈압을 90mmHg 이상으로 유지한다.

뇌손상이 의심되고 가늘고 빠른 맥박, 모세혈관 재충혈속도의 둔화, 의식 수준의 감퇴, 불안 증세, 흥분 증세 등 쇼크 보상 징후를 보이는 중증 환자의 경우 수액 소생술을 제공한다. 굵은 카테터를 삽입하고 생리식염수를 외상환자용 수액튜브의 속도조절기를 모두 열어놓고 빠른 속도로 투여한다. 빠른 속도로 등장액 500ml 볼루스를 연이어 투여하고, 수축기 혈압을 90mmHg으로 설정하여 혈압을 조절한다. 소아(6~12년), 유아(2~5년), 영아(생후 12개월 이하)의 경우, 최대 혈압을 각각 80, 75, 65mmHg으로 유지하고 연령대에 맞게 조절한 수액을 투여한다. 일정 시간 동안의 저혈압과 저산소증은 뇌손상 환자에게 부정적인 결과를 초래할 수 있다.

중증 뇌손상의 경우, 혈압 상승이 일어날 수 있다. 이러한 혈압 상승은 뇌압 상승에 대한 반사 작용이자 뇌관류 유지를 시도하는 신체의 작용이다. 뇌손상이 우려되는 환자의 경우, 머리가 30도 올리는 것 이외에는 고혈압을 치료하지 않는다.

약물

머리, 목, 척추 손상 환자의 처치에 있어 약물의 역할은 제한적이다. 하지만, 일부 약물은 흔히 사용된다. 이러한 약물에는 산소와 (이것보다는 덜하지만) 국소 마취 스프레이가 있다. 중추신경계 손상환자에게 도

내용 요약

- ➤ 뇌손상과 혈압
- ➤ 뇌손상 의심 환자의 경우, 적극적 수액 소생술을 통해 혈압을 최소 90mmHg을 유지한다.

움이 되는 다른 약물로는 삼투성 이뇨제(만니톨), 신경근육 차단제(석시닐콜린, 아트라쿠리움, 베큐로니움), 진정제(디아제팜, 로라제팜, 미다졸람, 케타민), 진통제, 기타 등이 있다.

진정제

디아제팜 디아제팜(Valium)은 항불안 및 근육 이완 효과가 있는 벤조디아제핀이다. 병원 전 의료 환경에서 디아제팜은 효과적인 삽관 조치를 위한 사전 약물로 투여된다. 디아제팜은 또한 항경련 효능이 있다. 디아제팜은 정맥 주사 투여 후 거의 즉시 효능이 시작되어 15분만에 최고 효능을 보는 약효가 빠른 약이다. 약효 지속 시간은 15~60분이다.
디아제팜(로라제팜, 미다졸람)의 효능은 플루마제닐로 역전시킬 수 있다.

로라제팜 로라제팜(Ativan)은 벤조디아제핀 중 가장 효능이 좋은 약제이지만 디아제팜에 비해 진정 효과의 반감기가 짧다. 역설적이게도 항경련 효과의 지속 시간은 더 길다. 이 점을 제외하고 로라제팜은 디아제팜과 효능이 흡사하다.

진통제(진정효과가 있는)

모르핀 모르핀(Duramorph, Astramorph)은 마약성 알칼로이드로 진통, 안정, 항불안 효능이 있다. 모르핀은 머리 손상의 증상 및 징후를 은폐시키거나, 가벼운 뇌압 상승을 유발할 수 있다. 또한 모르핀은 정맥 용적량의 증대를 통해 저혈량증 환자의 혈압을 감소시키면서 심장의 전부하를 감소시킨다. 주요 부작용은 저혈압, 호흡 감소, 경우에 따라 현기증 및 구토 증세가 있다.

펜타닐 펜타닐은 모르핀과 화학 성분이 다른 마약성 진통제로 즉각적이고 효과적인 통증 완화 효능이 있다. 펜타닐의 효능은 모르핀보다 더욱 빨리 시작하고 강하기 때문에 더욱 적은 양을 사용해야 한다. 펜타닐은 모르핀에 비해 저혈압을 덜 빈번하게 유발하기 때문에 외상을 위한 이상적인 약물이다.

날록손(Narcan)은 마약성 길항제로 마약의 영향을 역전시킬 수 있고 모르핀이나 펜타닐을 사용할 때 항상 구비하고 있어야 한다. 날록손은 모르핀보다 반감기가 짧아 반복투여가 필요할 수 있다.

케타민 케타민은 투여량에 따른 반응의 예측이 쉬운 진통제 및 진정제이다. 케타민은 다른 약물과는 달리 저혈압을 유발하지 않는다. 하지만 케타민은 고혈압과 빈맥을 유발할 수 있다. 케타민은 두부 손상환자, 특히 고혈압을 가진 두부 손상환자에서 조심스럽게 사용해야 한다. 케타민은 여러 장점들이 있어, 최근 EMS에서 사용 빈도가 증가하고 있다.

기타 약물

만니톨 만니톨은 삼투성 이뇨제로 사이질 공간으로부터 수분을 끌어와 심혈관계로 유입시킨다. 수분은 염분과 함께 콩팥에 의해 제거된다. 머리 손상의 경우, 만니톨은 대뇌의 체액을 끌어오면서 뇌부종과 뇌압을 감소시킬 수 있다. 만니톨은 뇌탈출의 징후가 동반되는 중증 머리 손상의 경우 종종 사용된다. 하지만 콩팥 기능이 약화된 환자의 경우, 만니톨은 고혈압을 유발할 수 있기 때문에 사용에 유의해야한다. 이미 저혈압 증세(수축기 혈압이 90이하)를 겪고 있는 환자에게는 혈압이 더욱 감소할 수 있기 때문에 만니톨을 사용하지 않는다.

덱스트로스 일반적으로 심한 저혈당증은 머리 손상 환자에게 특히 위험하다. 무반응 상태의 머리 손상 환자의 경우 (특히 만성적 알콜 중독이나 당뇨병의 병력이 있는 경우) 혈당 수치를 확인해야한다. 저혈당증이 발견되는 경우, 포도당 25mg과 티아민 100mg을 투여한다. 고혈당증의 방지를 위해 머리 손상 환자에게 소량의 덱스트로스를 투여할 필요가 있다. 지역 의료지침과 의료지도를 통해, 머리 손상 환자를 위한 덱스트로스 투여를 판단한다.

약물과 척수 손상

과거에는 척수 손상으로 인한 염증에는 스테로이드가 사용되었다. 최근 연구에 따르면, 스테로이드의 효능을 그렇게 높지 않은 것으로 확인되고, 다량의 스테로이드 투여에는 상당한 부작용이 따를 수 있다고 한다. 그렇기 때문에 척수 손상에 대한 스테로이드의 사용은 더 이상 권장되지 않는다.

지역 의료지침과 의료지도를 통해 척수 손상 치료 및 관련 약지의 사용에 대한 자문을 구한다.

약물과 신경성 쇼크

교감신경 조절 기능의 상실은 병변 부위 이하의 혈관 확장과 신체의 심박수 증가 능력의 상실로 이어진다. 확장된 혈관계는 상대적 저혈량증과 혈압 저하를 야기한다. 이는 교감신경 자극이 없이 상대적 저혈량증의 발생과 함께 정상적 심박수 혹은 느린 심박수로 인해 더욱 상태가 악화될 수 있다.

저혈량증은 수액 투여 후, 도파민, 노르에피네프린, 페닐에프린과 같은 혈관 수축제의 신중한 사용을 통해 치료한다. 심박수의 감소는 부교감신경 자극을 감소시키는 아트로핀으로 치료된다.

의심되는 신경성 쇼크로 인한 저혈량증의 초기 치료는 수액 투여이다(그림 6-52). 외상환자를 위한 정맥 투여 세트, 바늘 구멍이 큰 정맥 카테터, 1,000mL 생리 식염수 한 팩을 준비한다. 수액 250~500mL를 급속히 투여하고, 혈압 및 심박수를 지켜보고, 폐의 청진을 통해 폐부종의 징후(거품소리)를 살펴본다. 환자가 증가하는 혈압, 심박수 저하, 관류상태 개선 징후를 보일 경우, 2차 수액 투여를 고려하거나 환자의 상태를 감시하고, 환자의 증상 및 징후가 악화되면 2차 수액을 투여한다. 한 두 차례의 수액 투여에도 불구하고 환자의 상태가 개선되지 않을 경우, 현행 의료 지침에 따른 혈관 수축제 투여를 고려한다.

약물과 폭력 혹은 발작 환자

중증 척수 손상 혹은 뇌손상이 의심되는 환자의 경우, 술이나 약에 취해있거나 비협조적이거나 폭력적인 경우가 많다. 일부의 경우, 환자가 척추 고정 조치를 격렬히 저항하거나, 추가적인 움직임은 척추를 위험하게 할 수 있기 때문에 불안 증세를 완화시키기 위해 안정제의 사용이 권장된다. 이러한 환자의 움직임은 척추 고정 조치를 방해하고 추가적인 손상을 초래할 수 있다. 환자의 진정을 위해 벤조디아제핀(디아제팜, 미다졸람 등)의 사용을 고려한다. 지역 의료 지침과 의료지도사의 감독 아래 안정제를 환자에게 투여한다.

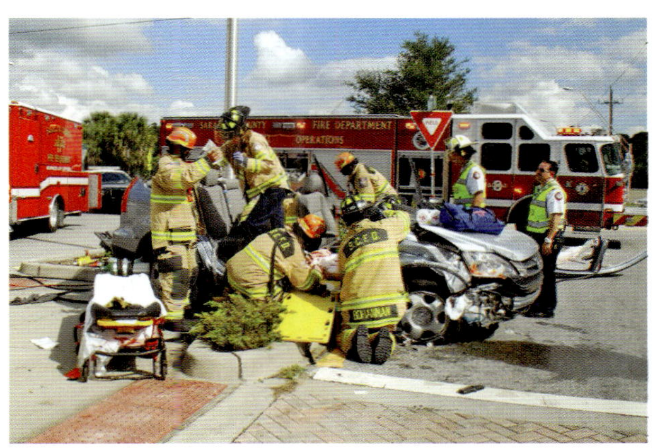

그림 6-52 신경성 쇼크 환자의 경우, 적극적 수액 소생술이 필요할 수 있다(© *Ed Effron*).

환자 이송시 고려사항

중증 머리 손상 환자를 병원으로 이송할 때는 특별히 고려해야 하는 사항이 있다. 정지 신호를 무시하고 싸이렌을 울리며 고속으로 질주하는 등 환자를 자극하는 요소는 환자의 불안감을 높이고, 뇌압 상승이나 발작을 유발할 수 있다. 이를 입증할 확정적인 증거는 없지만, 불필요하게 빠른 운전은 지양하고 경광등이나 싸이렌의 사용을 최소화한다.

머리 손상 환자의 헬기 이송에 대해서는 신중하게 고려한다. 헬기 수송으로 이송 시간을 현저하게 단축시킬 수 있지만, 머리 손상 환자는 (특히 이러한 유형의 수송에 수반되는 소음이나 진동과 같은 물리적 자극에 의한) 발작 증세에 취약하다는 점을 기억한다. 항공 교통 수단을 사용하는 도중 발생하는 발작은 매우 위험한 상황을 초래한다. 항공을 통한 환자 이송을 선택한 경우, 환자가 (손발을 포함한 모든 부위가) 긴 척추 고정판에 단단히 고정되었고 기관내 삽관을 통해 기도가 보호받고 있는지를 확인한다.

심리적 지지

치료와 이송 도중 환자를 위로하고 심리적으로 안정을 취하게 보조할 수 있는 사람이 있다면 함께 있을 것을 요청한다. 환자가 자신이 처한 환경에 대한 기억을 지속적으로 상기시켜보도록 한다. 머리 손상 환자는 발생한 사고의 이전과 직후의 일에 대해 기억을 잘 못하고 단기적 기억 장애를 겪을 수 있다는 점을 기억한다. 환자에게 정보를 제공하는 것은 환자의 불안을 감소시키는데 도움이 된다.

머리 손상 환자는 높은 수준의 혼란, 심리적 고통, 경우에 따라 폭력성을 보인다. 개인적인 행동으로 간과해서는 안된다. 응급구조사로서 전문가적인 태도를 보이고 환자 평가, 처치, 이송 과정을 진행하는 동안 심리적 지지를 한다.

요약

머리, 얼굴, 목, 척추는 중추신경계의 핵심 요소, 기도, 소화관, 주요 감각 장기 등 매우 특수하고 중요한 구조를 수용하고 있다. 이러한 부위에 발생하는 중증 외상은 수용하고 있는 주요 구조에 손상을 입힐 수 있기 때문에 특별한 평가와 치료가 필요하다. 현장 평가시 문제가 되는 손상기전과 기전에 의해 의심되는 손상 부위를 찾는다. 환자가 의식이 완전히 명료하고 술이나 약에 중독되지 않았으며, 주의를 분산시키는 다른 손상이 없고, 소아 혹은 고령자가 아니면서 척수 손상 징후가 없는 경우를 제외하고, 손상기전에 의해 척추 손상이 의심될 경우, 척추 고정 조치를 취한다. 현장에서 처음 본 환자의 전반적인 상태와 의식 수준 및 지남력에 대한 평가는 조기에 실시한다. 기도의 상태가 양호하고 흡인 손상이나 물리적인 요소에 의해 막히지 않도록 한다. 적정 수준의 산소 포화도에 조절된 고농도 산소를 제공하고, (필요할 경우) 과산소증이나 저산소증을 피할 수 있게 적절한 환기 조치를 취한다. 환기 조치는 호기말이산화탄소분압 측정기의 수치를 기준으로 한다. 뇌출혈이나 중증 병변의 가능성이 있는 환자는 신속히 병원으로 이송한다.
중추신경계, 기도, 호흡의 보호 조치가 완료되면, 골격 골절, 경미한 출혈, 개방성 손상을 다룬다. 척추 손상이 의심되는 환자의 안전한 이동을 위해 완전 고정 조치를 실시한다. 처치를 제공하는 동안 정서적 지지와 정보를 제공한다.

현장 출동 후 결과 분석

자살을 시도한 한 젊은 여성이 전측방 목에 깊은 열상을 입은 현장에 응급구조사가 출동한다. 손상은 깊고 날숨시 거품이 존재하는 중증 출혈이 발생하고 있다. 환자는 목에 가득찬 혈액으로 가르륵 거리며 콜록거린다.

1. 손상을 입었을 확률이 가장 높은 부위는 어디인가?

2. 어떠한 처치를 제공할 것인가?

3. 손상과 관련한 치명적 위험 요소는 무엇인가?

이 책 뒷부분에 제시된 해설을 참고한다.

복습 문제

1. 꼭지돌기 위에 발생한 귓바퀴뒤얼룩출혈은 ___이라 불린다.
   ① 배틀 징후(Battle's sign)
   ② 너구리눈(raccoon eye)
   ③ 고블릿 징후(Goblet's sign)
   ④ 눈확뼈막얼룩출혈(periorbital ecchymosis)

2. 눈주위와 꼭지돌기의 얼룩출혈이 있다면 손상유형은?
   ① 긴장성기흉 ② 뇌바닥 골절
   ③ 복부 손상 ④ 임박한 쇼크

3. 전안방 출혈을 수반하는 시력을 저하시키는 손상은 ___이라 한다.
   ① 얼룩출혈 ② 눈꺼풀경련
   ③ 홍반 ④ 전방출혈

4. 중증 손상을 입은 환자는 목과 혈관의 개방성 손상을 보인다. 응급구조사는많은 출혈과 ___의 위험성을 고려해야 한다.
   ① 폐부종 ② 긴장성공기가슴증
   ③ 공기색전증 ④ 피하기종

5. 검은색 커튼이 드리워진 것처럼 시야의 일부분이 보이지 않는 손상 유형은?
   ① 전방출혈
   ② 급성 망막 동맥 폐쇄증
   ③ 망막 박리
   ④ 각막 찰과상

6. 맥박의 둔화, 최대 혈압의 증가, 불규칙적인 호흡인 뇌압 상승의 전형적인 징후는 ___라 불린다.
   ① 체인-스토크스 호흡(Cheyne-Stokes respiration)
   ② 쿠싱 3징후(Cushing's triad)
   ③ 커니히징후(Kernig's sign)
   ④ 바빈스키 징후(Babinski's sign)

7. 머리뼈의 상부를 덮고 있는 결합조직층을 모상(머리덮개) ___이라 한다.
   ① 두개골막 ② 골막
   ③ 건막 ④ 하건막

8. 발꿈치로 떨어지는 낙상으로 축부하 손상이 가장 자주 발생하는 부위는 ___사이이다.
   ① 12번 가슴뼈와 2번 허리뼈
   ② 1번 목뼈와 7번 목뼈
   ③ 5번 목뼈와 4번 가슴뼈
   ④ 3번 허리뼈와 5번 허리뼈

9. 머리와 얼굴에 손상을 입은 환자에서, 어떤 생명을 위협하는 상태를 평가하고 감시해야 하는가?
   ① 호흡 정지 ② 기도 폐쇄
   ③ 뇌졸중 ④ 비가역성 쇼크

10. 척추사이원판의 주요 기능 중 틀린 설명은 ___이다.
    ① 골격 마모의 제한
    ② 충격 흡수
    ③ 주변 척추의 움직임에 대한 수용
    ④ 흡기 시 가로막의 상향

11. 척추에서 주로 하중을 버티는 부위는 ___이다.
    ① 척추경(pedicle) ② 추궁판(laminae)
    ③ 척추체(vertebral body) ④ 척추관(spinal canal)

12. 다음 중 목고정대에 대한 옳은 설명은 무엇인가?
    ① 완전 목뼈 고정을 위한 부속 장비이다.
    ② 축부하를 강화하고 신전/굴곡을 방지한다.
    ③ 목뼈 가슴뼈, 허리뼈를 고정한다.
    ④ 양손 고정을 사용하기 전에 축부하를 방지한다.

13. 다음 중 갈비뼈와 접합하고 근육 접합부의 기능을 수행하는 것은 무엇인가?
    ① 가시돌기(spinous process)
    ② 척추뿌리(vertebral pedicle)
    ③ 추간판(intervertebra disc)
    ④ 반관절면(demifacets)

14. 글라스고우 혼수 척도 점수가 ___ 미만인 환자는 즉시 전문기도유지가 필요하다.
    ① 9점 ② 10점
    ③ 12점 ④ 14점

15. 외상 사건 이후의 일을 기억하지 못하는 증상은 ___이라 한다.
① 전향성 기억상실증
② 역행성 기억상실증
③ 일시적 기억상실증
④ 병적 기억상실증

16. 외상 평가 시 환자의 흉곽 하부 테두리 이하에서 감각 기능이 상실된 것을 발견한다. 이는 몇 번째 척추 사이의 척추 손상을 의미하는가?
① C−1과 C−3
② T−4와 T−10
③ C−3과 T−4
④ T−10과 S−1

17. 다음의 활력 징후 중 어떤 것이 가장 척수 손상을 잘 나타내는가?
① 저혈압, 느린맥, 얕은 호흡
② 고혈압, 느린맥, 얕은 호흡
③ 저혈압, 빠른맥, 깊은 호흡
④ 고혈압, 빠른맥, 깊은 호흡

18. 수막은 세 가지 층인 연질막, 경질막, ___으로 구성된다.
① 소뇌천막 ② 대뇌낫
③ 볼기뼈(관골) ④ 거미막

19. 연축과 뇌압상승을 유발할수 있는 약물은?
① Succinylcholine ② Solumedrol
③ Mannitol ④ Rocuronium

20. 의식과 고도의 정신 기능 조절을 담당하는, 뇌에서 가장 큰 부위는 ___이다.
① 뇌줄기 ② 대뇌
③ 소뇌 ④ 시상하부

21. 뇌탈출의 징후가 없는 머리 손상 환자의 경우, 호기말 이산화탄소 수치를 ___사이로 유지한 채로 환기량을 조절한다.
① 20~25 ② 25~30 ③ 30~35 ④ 35~40

22. 호흡수, 깊이, 리듬은 ___에 의해 조절된다.
① 다리뇌
② 소뇌
③ 건막 중추(aponeurotica center)
④ 뇌줄기

23. 항콜린제 아트로핀의 사용이 가장 알맞은 환자는?
① 조기 척수 쇼크 환자
② 상부 척수 손상환자
③ 하부 척수 손상환자
④ 자율신경 과다반사증후군 환자

24. 척수 손상 의심 환자를 위한 처치의 제 1 목표는 ___이다.
① 추가적인 마비의 방지를 위한 약물 투여
② 척추 고정과는 상관없이 목고정대 착용
③ 도구를 이용한 고정 후 손을 이용한 척추 고정
④ 환자의 일직선상의 중립적 자세 유지

25. 지속 발기는 ___으로/로 정의된다.
① 성기의 지속적인 발기
② 비강에서의 분명한 배출
③ 이형협심증
④ 호흡마비

26. 피부분절의 가장 정확한 정의는 ___이다.
① 신체의 특정 부위에 신경을 분포시키는 척추신경
② 장기 및 장기계에 신경을 분포시키는 척추신경
③ 손상부위를 정확히 확인하는 척추신경
④ 신체 조직 및 근육에 신경을 분포시키는 척추신경

27. 다음의 설명 중 척수 손상의 증상 및 징후가 아닌 것은 무엇인가?
① 지속 발기
② 고혈압
③ 방광 조절 기능의 상실
④ 이완성 마비

28. 다음 중 척수 쇼크를 가장 잘 설명하는 것은 무엇인가?
① 손상부위 상부에 영향을 미치는 척수 손상
② 혈관 외 유출을 통해 신체에 영향을 미치는 척수 손상
③ 손상부위 상하부에 영향을 미치는 척수 손상
④ 손상부위 하부에 영향을 미치는 척수 손상

29. 중추신경계는 ___으로/로 구성된다.
① 뇌와 목뼈 ② 뇌와 척수
③ 오직 척수 ④ 뇌와 수막

30. 나무에서 떨어진뒤 비정상적 운동 반응 소견을 보이는 환자로 팔을 사용하지는 못하지만 걸을 수 있다. 이러한 소견은 어떤 손상에서 특징적으로 관찰되는가?
① 후방 척수 증후군 ② 측면 척수 증후군
③ 중심 척수 증후군 ④ 전방 척수 증후군

이 책 뒷부분에 제시된 해답을 참고한다.

참고문헌

1. Trafton, P. G. "Spinal Cord Injuries." Surg Clin North Am 62(1) (Feb 1982): 61–72.]
2. Rasouli, M. R., et al. "Preventing Motor Vehicle Crashes Related Spine Injuries in Children." World J Pediatr 7(4) (Nov 2011): 311–317.
3. Dula, D. J. "The Ring Sign: Is It a Reliable Indicator for Cerebral Spinal Fluid?" Ann Emerg Med 22(4)(Apr 1993): 718–720.
4. Ray, A. M. "Halo Sign Is Neither Sensitive nor Specific for Cerebrospinal Fluid Leak." Ann Emerg Med 53(2) (Feb 2009): 288.
5. Davis, D. P., et al. "The Relationship between Out-of-Hospital Airway Management and Outcome among Trauma Patients with a Glasgow Coma Scale Score of 8 or Less." Prehosp Emerg Care 15(2) (Apr–Jun 2011): 184–192.
6. Dumont, T. M., et al. "Inappropriate Prehospital Ventilation in Severe Traumatic Brain Injury Increases In-Hospital Mortality." J Neurotrauma 27(7)(Jul 2010): 1233–1241.
7. Caulfield, E. V., et al. "Prehospital Hypocapnia and Poor Outcome after Severe Traumatic Brain Injury." J Trauma 66(6) (Jun 2009): 1577–1582.
8. Warner, K. J., J. Cuschieri, M. K. Copass, G. J. Jurkovich, and E. M. Bulger. "The Impact of Prehospital Ventilation on Outcome after Severe Traumatic Brain Injury." J Trauma 62(6) (Jun 2007): 1330–1336.
9. Davis, D. P., J. V. Dunford, M. Ochs, K. Park, and D. B. Hoyt. "The Use of Quantitative End-Tidal Capnography to Avoid Inadvertent Severe Hyperventilation in Patients with Head Injury after Paramedic Rapid Sequence Intubation." J Trauma 56(4) (Apr 2004): 808–814.
10. Bledsoe, BE, Casey M, Feldman J, Johnson L, Diel S, Forred W, Gorman C. Glasgow Coma Scale Scoring is often inaccurate. Prehosp Disaster Med 2015;30:1-8.
11. Shahin, H., S. P. Gopinath, and C. S. Robertson. "Influence of Alcohol on Early Glasgow Coma Scale in Head-Injured Patients." J Trauma 69(5) (Nov 2010): 1176–1181.
12. Benger, J. and J. Blackham. "Why Do We Put Cervical Collars on Conscious Trauma Patients?" Scand J Trauma Resusc Emerg Med 17(2012): 44.
13. Farrington, J. D. "Extrication of Victims—Surgical Principles." J Trauma 8 (1968): 493–512.
14. Hauswald, M. "A Re-Conceptualisation of Acute Spinal Care. Emerg Med J 30 (9)(2013):720-723.
15. Ay, D., C. Aktas, S. Yesilyurt, S. Sarikaya, et al. "Respiratory Effects of Spinal Immobilization Devices on Pulmonary Function in Healthy Volunteer Individuals." Turkish J Trauma Emerg Surg 17 (2011): 103–107.
16. Goutcher, C. M. and V. Lochhead. "Reduction in Mouth Opening with Semi-Rigid Cervical Collars." Br J Anaesth 95 (2005): 344–348.
17. Davies, G., C. Deakin, and A. Wilson. "The Effect of a Rigid Collar on Intracranial Pressure." Injury 27 (1996): 647–649.
18. Stone, M. B., C. M. Tubridy, and R. Curran. "The Effect of Rigid Cervical Collars on Internal Jugular Vein Dimensions." Acad Emerg Med 17 (2010): 100–102.
19. Ben-Galim, P., N. Dreiangel, K. L. Mattox, C. A. Reitman, et al. "Extrication Collars Can Result in Abnormal Separation Between Vertebrae in the Presence of a Dissociative Injury." J Trauma 69 (2010):447-450.
20. Perry, S. D., B. McLellan, W. E. McIlroy, B. E. Maki, et al. "The Efficacy of Head Immobilization Techniques during Simulated Vehicle Motion." Spine (Phila Pa 1976) 24 (1999): 1839–1844.
21. Engsberg, J. R., J. W. Standeven, T. L. Shurtleff, J. L. Eggars, et al. "Cervical Spine Motion during Extrication." J Emerg Med 44 (2013): 122–127.
22. Miller, C. P., J. E. Bible, K. A. Jegede, P. G. Whang, and J. N. Grauer. "Soft and Rigid Collars Provide Similar Restriction in Cervical Range of Motion during Fifteen Activities of Daily Living." Spine (Phila Pa 1976) 35 (2010): 1271–1278.

추가문헌

American College of Surgeons, Committee on Trauma. Advanced Trauma Life Support Course: Student Manual. 9th ed. Chicago: American College of Surgeons, 2012.

Bledsoe, B. E., and D. Clayden. Prehospital Emergency Pharmacology. 7th ed. Upper Saddle River, NJ: Pearson/Prentice Hall, 2011.

Bledsoe, B. E., B. J. Colbert, and J. E. Ankney. Essentials of A & P for Emergency Care. Upper Saddle River, NJ: Pearson/Prentice Hall, 2010.

Ivatury, R. R. and G. C. Cayten, eds. Textbook of Penetrating Trauma. Media, PA: Williams & Wilkins, 1996.

Martini, F. Fundamentals of Anatomy and Physiology. 10th ed. San Francisco: Pearson, 2014.

Marx, J., R. Hockberger, and R. Walls. Emergency Medicine: Concepts and Clinical Practice. 8th ed. St. Louis: Mosby, 2013.

National Association of EMTs. Prehospital Trauma Life Support. 8th ed. Burlington: Jones & Bartlett Learning, 2014.

Tintinelli, J. E., ed. Emergency Medicine: A Comprehensive Study Guide. 7th ed. New York: McGraw-Hill, 2012.

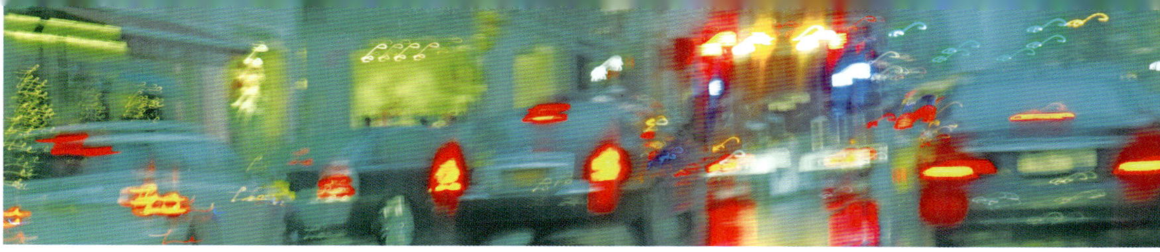

Chapter 7
흉부 외상
Thoracic Trauma

Bryan E. Bledsoe, DO, FACEP, FAAEM, EMT-P
Robert S. Porter, MA, EMT-P

단원 표준

외상(흉부 외상)

학습 역량

환자 평가 결과에 역학 및 병리학 원칙을 접목하여 현장에서 본 환자 추정 진단과 이를 통해 중증 손상환자에 대한 종합적 처치 계획을 세운다.

학습 목표

최종 목표

흉부 외상 환자의 평가와 처치를 할 수 있다.

수행 목표

최종 목표를 달성하기 위해 다음 사항은 필수적이다.

1. 핵심 키워드를 정의할 수 있다.
2. 흉부외상의 역학을 할 수 있다.
3. 흉부와 흉부 안에 존재하는 구조물들에 대한 해부 및 생리를 설명할 수 있다.
4. 흉부 외상을 유발할 수 있는 무딘손상과 관통상의 기전을 구별할 수 있다.
5. 병원전 환경에서 볼 수 있는 폐손상과 흉벽 손상 등을 목록화하여 설명할 수 있다.
6. 흉부외상으로 인해 이차적으로 발생할 수 있는 주요 심혈관 손상을 설명할 수 있다.
7. 흉벽 손상과 다양한 손상이 있는 환자를 위한 평가 절차와 단계를 설명할 수 있다.
8. 다양한 상황을 감안하여 흉부외상 환자의 처치법을 논의한다.

핵심 키워드

동맥류(aneurysm)
무기폐(atelectasis)
심장 진탕(commotio cordis)
전기 교대맥(electrical alternans)
심장바깥막(epicardium)
동요가슴(flail chest)
대혈관(great vessels)
혈액공기가슴증(hemopneumothorax)
객혈(hemoptysis)
혈액가슴증(hemothorax)
동맥관인대(ligamentum arteriosum)
심근(myocardium)
심장눌림증(pericardial tamponade)
심장막(pericardium)
공기가슴증(pneumothorax)
전흉부(precordium)
폐문(pulmonary hilum)
교대맥(pulsus alternans)
모순맥박(pulsus paradoxus)
횡문근융해(rhabdomyolysis)
긴장성 공기가슴증(tension pneumothorax)
기관기관지분지(tracheobronchial tree)
복장뼈칼돌기관절(xiphisternal joint)

사례 연구

101 구급차는 도시외곽의 한 주점에서 발생한 총기사고 현장으로 출동한다. 환자는 절도를 시도하던 중 총상을 입은 것으로 추정된다. 구급차로 현장에 도착한 응급구조사 빅토리아와 크리스티안은 신속하게 현장평가를 시작하고 현장이 안전함을 확인한다. 현장에 있던 경찰은 절도범을 체포하였고, 사고 현장에 모여드는 군중들을 통제하고 있었다.

응급구조사는 주점의 문 바로 안쪽에 한 남성이 바닥에 누워있는 것을 발견한다. 주점 주인의 증언에 따르면, 바로 이 남성이 현금인출기에서 현금을 훔치려 했기 때문에 주점 주인이 근거리에서 38구경 권총을 발사했다고 한다. 일차 평가를 한 결과, 환자는 혼란스러워하며 저항할 수 없을 만큼 약해져 있었고 환자의 피부는 창백하고 잿빛이다. 그 남성환자는 자신의 이름이 콘라드이며 34세라고 하는데 말을 할 때 호흡으로 인해 말이 끊어지지는 않으며, 의식이 있고 정상적인 지남력을 보인다. 기관은 중앙에 있고 목정맥이 편평하고 호흡시 약간 힘들어 한다. 빅토리아는 환자에게 4곳의 손상부위가 있으며 그 손상부위에서의 공기유출은 없고 경미한 출혈이 있음을 발견한다. 손상부위는 왼쪽의 중앙 빗장뼈선 바로 밑, 복장뼈 상부의 왼쪽, 복장뼈 하부의 오른쪽, 그리고 우측 중앙 빗장뼈선상의 유두 부근(5번째 갈비사이)이다. 호흡은 약하고 빠르고 흉부상승은 대칭적이나 우측 흉부의 호흡음이 다소 감소해 있다. 환자평가 진행 중 의식상태가 저하되기 시작한다. 요골맥박은 촉진으로 확인 되지 않고 목동맥은 약하고 가늘게 촉지된다. 흉추와 요추의 신경 손상을 방지하기 위해 긴척추고정판에 옮기기 위해 환자를 굴릴 때 사출구 상처(exit wounds)는 발견되지 않았다. 목동맥 맥박은 촉지되므로 혈압은 60~80mmHg인 것으로 추정된다. 산소포화도는 88~92%로 불규칙하다.

100% 산소를 투여한 후 콘라드의 혈색이 다소 개선되었으며 신속히 구급차로 옮기고 양측 팔꿈치 전주와(antecubital fossa)에 큰 구경의 정맥로를 확보한다. 크리스티안은 사우스사이드 병원으로 환자를 이송하면서, 수액 500ml를 볼루스(bolus)로 투여한다. 빅토리아가 수액투여 후 활력징후를 재확인했는데 맥박은 약하고 빠르게 뛰는 상태가 유지되며 촉진에 의한 혈압은 72mmHg이다. 환자는 말을 걸어도 웅얼거리기만 한다. 크리스티안은 응급상황임을 알리고, 외상 전문팀의 출동을 요청한다.

일차 평가시 발견된 생명에 대한 위험요소를 처치하는 빅토리아는 신속히 환자의 흉부를 재평가하고, 환자가 호흡시 힘들어하고 흉부상승이 더 이상 대칭적이지 않음을 확인한다. 환자의 우측 흉부가 더 과도하게 팽창되면서 좌측보다 호흡음은 감소한다. 환자의 안색은 더욱 회색빛으로 변해가고 목동맥 맥박은 더 이상 확인되지 않는다. 목정맥 팽대가 심해지고 환자의 기도는 다소 좌측으로 편위 되어있다. 긴장성 공기가슴증(긴장성 기흉, tension pneumothorax)을 의심하는 크리스티안은 빅토리아에게 환자의 우측 흉부에 감압처치를 할 것을 요청한다. 빅토리아가 중앙 빗장뼈선상의 두번째 갈비사이의 우측공간에 3인치 길이의 14게이지 정맥 카테터를 삽입하자 공기가 급작스럽게 유출된다. 이후 환자의 안색과 흉부의 움직임이 호전되고 호흡곤란이 완화된다. 재평가 결과, 구급차가 병원에 도착할 때쯤 환자의 가늘고 약한 목동맥 맥박이 돌아온 것을 확인한다.

환자의 처치를 담당할 응급의학 의사와 외상팀은 준비된 적혈구 팩으로 수혈을 시작하고, 삽관 후, 혈액공기가슴증 처치를 위해 흉부 양쪽에 흉관을 삽입한다. 손상에 대한 일련의 X레이 검사를 통해, 좌측 어깨뼈, 흉추의 우측, 복부의 우사분역, 상복부 중앙선 부위에서 각각 탄환 한 발씩을 발견한다. 또한 FAST 초음파 검사를 통해 복부 출혈을 확인한다. 신속히 수술실로 이송된 환자는 개복술을 받고, 간과 일부 복부 대동맥에 열상이 있는 것이 확인된다. 손상은 모두 회복이 되고 환자는 생존한다.

흉부 외상의 개요

흉강(가슴안, thoracic cavity)은 심장, 대혈관, 식도, **기관기관지분지**(tracheobronchial tree), 폐 등 많은 필수 조직을 포함하고 있다. 이러한 구조물들의 손상은 생명을 위협할 수 있으며, 안전벨트를 매지 않은 운전자의 약 45~50%가 흉부에 무딘손상을 입은 것으로 추정된다. 차량충돌 사고 사망자의 약 25%는 흉부외상으로 인해서이다(미국에서는 연간 약 8,000명). 이러한 사망의 주요 원인은 대부분은 심장 혹은 대혈관의 파열로 인한 이차적인 것이다. 흉부의 무딘손상으로 발생하는 장기별 손상의 분포가 표 7-1에 제시되어 있다. 또한 흉강내 손상, 복부손상으로 생명을 위협받는 경우도 흉부외상 환자에서 일반적으로 발생하며 이는 심각한 **동반질환**(comorbidity)을 일으킬 수도 있다.

표 7-1 | 흉부 무딘손상에서 장기손상의 분포

장기/구조물	백분율(%)
흉벽(Chest wall)	70
폐(Lung)	21
심장(Heart)	7
가로막(Diaphragm)	7
식도(Esophagus)	7
대동맥(Aorta)	4.8
기관기관지(Tracheobronchial)	0.8

최근 도시지역에서 폭력적 범죄와 연관된 관통상이 증가해왔다(그림 7-1). 흉부 관통상에서 장기 손상의 분포는 표 7-2에 제시되어 있다. 과거에 범죄에 사용되는 무기는 주로 값싸고 쉽게 판매되는(saturday night special) 보통 단일 구경 권총에서, 최근에는 탄환량이 늘어난 탄창을 지닌 반자동 권총이나 고속 반자동 소총이 흔하게 사용되고 있다. 이로 인해 고에너지 무기에 의한 다발성 흉부 외상 환자가 증가하고 있다. 다발성 손상의 경우, 중요 조직들이 타격을 받을 가능성이 증가하고 사망률도 훨씬 더 높다. 흉부 관통상에 대한 다양한 전문적 처치는 최근 군사적 충돌을 겪으며 발전되어서 흉부 관통상의 사망률도 2차 세계대전에서는 8~40%에서, 오늘날 3~18%로 감소되었다.

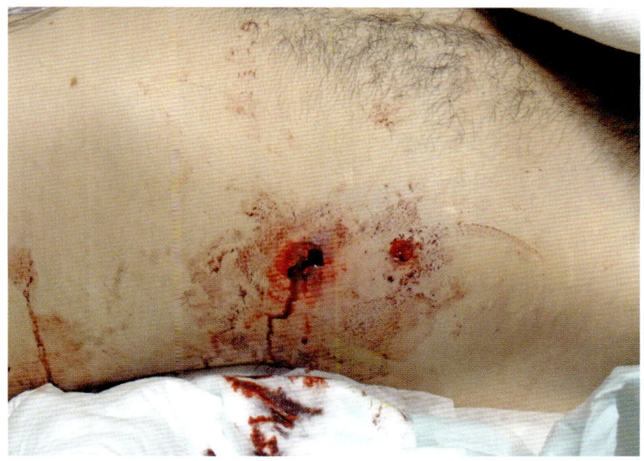

그림 7-1 흉부 관통상의 예(© *Dr. Bryan E. Bledsoe*)

표 7-2 | 흉부 관통상에서 장기 손상의 분포

흉강(Thoracic cavity)	백분율(%)
흉벽(Chest wall)	100
폐(Lung)	60-90
심장(Heart)	40
가로막(Diaphragm)	30
복강(Abdominal cavity)	**백분율(%)**
간(Liver)	20
위(Stomach)	8
작은창자(Small intestine)	7
큰창자(Colon)	6
콩팥(Kidney)	5

이 장에서는 흉부손상(관통상과 무딘손상)이 논의될 것이다. 이러한 손상기전은 단순한 손상 분류 유형을 넘어 병원전 처치를 위해 임상적으로 중요한 의미를 지닌다. 일부 손상은 흉부 외상의 특정한 유형에만 연관이 있다. 예를 들어, 심장눌림증은 관통상에 의한 흉부 외상에 의해, 심장파열은 거의 대부분 무딘손상에 의해 유발된다. 손상

기전의 고려, 손상의 병리에 대한 이해, 환자의 증상과 징후에 대한 파악을 통해 응급구조사는 치명적일 수 있는 흉부 외상을 더욱 효과적으로 예측, 발견, 처치할 수 있다.

흉부의 해부학적 구조와 생리

흉강은 공기의 유입 및 유출과 신진대사를 위한 산소-이산화탄소 교환이 이루어지는 공간이다. 흉부는 흉부 골격, 가로막, 근육계로 구성된다. 또한 심장, 주요 혈관, 기관, 기관지, 폐, 신체 기능을 위한 필수적인 다른 주요 조직이 위치하며 마지막으로 흉부역학(환기)은 일련의 뇌중추들, 폐 혈관의 센서 등에 의해 조절된다.

흉부의 골격

흉곽을 형성하는 흉부골격은 12쌍의 C자형 갈비뼈로 구성된다. 이러한 갈비뼈는 뒤쪽에서 흉추와 함께 맞물리고, 전하방으로 뻗어있다(그림 7-2). 상부의 7쌍의 갈비뼈는 연골로 이루어진 말단부위가 복장뼈와 접합되어 있다. 8번~10번 갈비뼈는 각 전방 말단 부위에서 복장뼈의 하방 가장자리에서 7번 갈비뼈와 간접적으로 연골성 접합이 이루어진다. 뜬갈비뼈(부유늑골, floating ribs)라 불리는 11번과 12번 갈비뼈는 전방에 접합 부위가 없다. 흉부전방의 골격조직을 형성하는 복장뼈는 복장뼈자루, 복장뼈몸통, 칼돌기 등 3부분으로 구분된다. 복장뼈의 전방 부위인 복장뼈자루는 빗장뼈와 1번 갈비뼈의 내측 말단부위이다. 루이스각(angle of Louis)이라고 불리는 복장뼈각은 복장뼈자루와 복장뼈몸통의 접합부위이고, 피부를 촉진해 보면 볼록 튀어나온 작은 언덕처럼 느껴진다. 이렇게 돌출된 부위는 2번 갈비뼈의 접합 부위이자 해부학적 표시점으로 2번째 갈비사이(늑간)를 찾는데 큰 도움이 된다. 이 지점(루이스 각)은 긴장성 공기가슴증의 처치시 주사바늘을 통한 흉부감압 위치를 찾는데 매우 중요하다. 복장뼈의 가장 하부에 위치한 칼돌기는 하부갈비뼈의 늑연골 바로 밑에 있는 복장뼈몸통과 만난다(**복장뼈칼돌기관절, xiphisternal joint**).

흉부는 복장뼈 측면 위치에 대한 설명을 위해 가상의 선으로 구분된다. 이러한 선에는 빗장뼈 중간선, 앞겨드랑선, 중간겨드랑선, 뒷겨드랑선, 안쪽어깨뼈선이다. 갈비뼈선과 함께 이러한 가상선은 손상의 설명, 기저조직의 위치, 처치절차 시행에 필요한 위치를 파악하는 위한 표시점의 역할을 한다. 각 갈비뼈 사이의 공간인 갈비사이(늑간)는 바로 위쪽에 위치한 갈비뼈의 번호를 부여한다. 예를 들어, 앞 겨드랑선은 겨드랑이의 앞쪽선에서부터 가슴벽을 따라 아래쪽으로 연장되는 선이다.

일반적으로 앞겨드랑선과 5번째 갈비사이(늑간)가 교차되는 지점은 공기가슴증 또는 혈액가슴증의 처치시 흉관 튜브를 삽입하는 위치이다. 이 지점은 병원전 처치 환경에서 바늘감압술 처치 부위로 자주 사용되지는 않는데, 그 이유는 환자의 팔에 가려져 잘 보이지 않거나 환자 고정을 위한

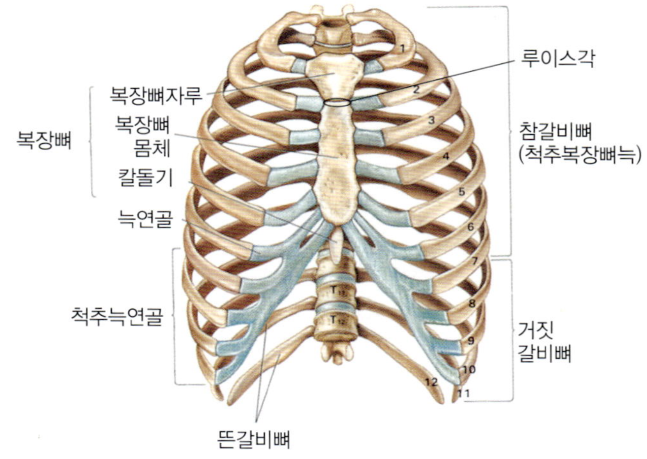

그림 7-2 흉부의 골격 구조

장비나 스트랩, 담요 등을 적용할 경우 방해가 될 수도 있기 때문이다.

흉부 상부에 위치한 흉곽 입구는 흉곽의 직경이나 출구에 비해 상당히 좁은 편이고, 입구의 크기는 1번 갈비뼈의 굽이(만곡, curvature)에 의해 결정된다. 흉곽 입구(thoracic inlet)는 후방의 1번 흉추에서 시작하여 전방의 복장뼈까지 접합되어 있다. 흉곽 출구(thoracic outlet)는 전방의 12번 흉추와 측면의 12번 갈비뼈의 굽이를 따라 형성되고, 전후방으로 갈비뼈 가장자리를 따라 복장뼈칼돌기관절까지 연장된다.

가로막

돔(반구형 지붕)처럼 생긴 근막인 가로막은 복강과 흉강을 구분한다. 흉곽에 붙어있는 가로막의 중앙 및 상부 가장자리는 최대 날숨 시 전방의 경우 4번째 갈비사이 그리고 후방의 경우 6번째 갈비사이까지 올라갈 수 있다. 가로막이 이렇게 올라감으로 인해, 흉부 중앙 및 하부의 관통상은 가로막을 뚫고 복강까지 들어갈 수 있다. 대동맥, 식도, 아래대정맥은 가로막 내의 각기 다른 출구를 통해 다른 곳으로 연결된다. 가로막은 호흡을 위한 주요 근육으로, 들숨 시 수축하면서 흉강 밑 부분을 아래쪽으로 밀고, 날숨 시 이완하면서 위쪽으로 올라간다.

연관된 근육계

흉벽의 구조는 어깨근육, 빗장뼈, 위팔뼈 등을 포함하고 있는데 이는 흉부의 중요 구조물들을 보호해준다. 빗장뼈는 어깨뼈의 어깨돌기 측면과 연결되어 있고 어깨뼈는 1번과 6번 갈비뼈의 측후면을 덮고 있으며 견갑대에 포함되어 위팔뼈와 연결되어 있다. 갈비사이근이라 불리며 갈비뼈 사이에 위치하는 가슴벽(흉벽) 근육은 가로막과 목빗근과 함께 호흡을 위한 주요 근육이다. 목빗근은 상부 갈비뼈와 복장뼈를 들어올리고, 복장뼈와 함께 9번 갈비뼈의 전방 접합부를 들어올린다. 갈비사이근은 수축을 통해 갈비뼈를 더욱 들어 올려 흉부의 전후방 공간을 확장시킨다. 동시에 흉부의 바닥 역할을 하는 가로막은 수축하고 납작해져 흉강 용적을 더욱 크게 한다. 흉강 용적이 커지면서, 흉강내압이 대기압보다 낮아진다. 이에 기관과 기관지를 통해 허파꽈리로 공기가 유입되면서, 폐가 공기로 가득 차는데 이는 압력이 같아질 때까지 계속된다.

탄력성 높은 근육의 이완으로 인해 가로막은 다시 흉강으로 올라가고, 갈비뼈와 복장뼈가 하방으로 움직이며, 갈비뼈가 전후방에 걸쳐 서로 가깝게 움직인다. 이로 인해 흉강 용적이 감소하고 흉강내압이 증가한다. 흉강내압이 대기압보다 높아지면 폐 내부에 있던 공기가 밖으로 유출된다. 그렇기 때문에 휴식상태의 날숨은 탄력성 높은 폐의 수축으로 인해 발생하는 수동적인 활동이다. 이렇게 흉부 용적량의 변화에 따른 공기의 유출입을 풀무작용(bellows effect, 폐작용)이라고 부른다.

또한 흉곽 내부의 용적 및 압력의 변화는 혈액을 전신 순환계로 보내어 심장으로 돌아오게 하는데 큰 역할을 한다. 날숨 시 흉강내압의 증가는 심장과 흉부로부터 혈액을 밀어내는 반면, 들숨 시 흉강내압의 감소는 정맥 혈액을 흉부와 심장으로 끌어온다. 흉곽내압의 변화는 혈압과 맥박의 강도에도 영향을 준다. 일반적으로 최대혈압과 맥박강도는 들숨 시 다소 감소하고 날숨 시 증가한다.

가로막이 일차적인 호흡근육이지만 갈비사이근 또한 호흡의 깊이와 호흡량을 증가시키는 중요한 근육이다. 산소 소모와 이산화탄소 생산은 외상이나 감염으로 인한 스트레스가 있거나 운동을 하는 동안 증가되어 호흡계통은 호흡수와 깊이, 호흡노력을 증가시킨다. 이러한 증가된 요구를 수용하기 위해 호흡계통에 더 큰 변화가 요구되며 부속 호흡근육들이 동원된다. 부속 호흡근육들은 들숨 시 목 주변의 목빗근과 목갈비근, 강한 날숨 시 사용되는 복부 근육 등이다. 마름근(rhomboid muscles)은 들숨 시 흉부를 위쪽으로 들어 올리도록 돕기 위해 어깨뼈를 외회전시키거나 들어올린다. 기침반사는 기도를 깨끗이 하고 폐포를 확장시키는데 중요한데, 이는 흉벽의 측면과 후면을 따라 주행하는 넓은등근(latissimus dorsi)과 흉곽을 강하게 수축하도록 하는 척추세움근(erector spine muscle)에 의존한다.

기관, 기관지와 폐

흉강에는 기관기관지분지와 폐가 있다. 기관기관지분지는 기관이 점점 좁아지며 나뉘어지는 부분으로 기관에서 시작되며 폐포(허파꽈리)까지 이어진다. 기관은 흉곽 입구로 들어와서 흉부 중앙 상부에 위치한 기관 분기부(carina)에서 좌우측 주기관지로 나뉜다. 양쪽 모두 3cm 가량 뻗어있는 주 기관지는 **폐문(pulmonary hilum)**을 통해 각 폐로 향한다. 폐문은 또한 허파 동맥이 들어오고 허파 정맥이 나가는 곳으로 흉곽 내에서 폐가 고정된 유일한 지점이다. 기관지는 허파꽈리까지 미치는 세기관지로 분화된다. 폐는 (폐 조직 및 기능의 기본 단위를 구성하는) "포도"모양으로 생긴 수백만 개의 허파꽈리를 포함하고 있다.

두 개의 폐는 각각 흉강의 한 쪽 부분을 차지하고 있으며, 각각은 엽으로 분리된다. 우폐는 3개의 엽(위엽, 중간엽, 아래엽)으로 구성되는 반면, 좌폐는 2개의 위엽, 아래엽으로 구성된다. 좌측 위엽에는 심장이 놓여있는 심장절흔(cardiac notch, 심장패임)이 있다. 좌측 위엽의 하부(혀돌기, lingula)는 심장의 측면 경계를 따라 놓여있고, 우폐의 중엽과 형태가 일치한다.

폐는 장쪽가슴막(visceral pleura, 장측늑막)이라는 얇고 부드러운 막에 의해 덮여있다. 폐문 위에 접혀있는 장쪽 가슴막은 흉강 내부에 있는 벽쪽가슴막(parietal pleura, 벽측늑막)을 따라 놓여있다. 가슴막의 이러한 2개의 층 사이에 형성된 공간에는 소량의 장액이 포함되어 있다. 장액은 가슴막을 미끈거리게 하고, 들숨과 날숨 시 폐가 가슴막 쪽으로 원활히 이동할 수 있게 하는 윤활제 기능을 한다. 또한 가슴막의 이러한 2개의 층과 장액은 (폐로 하여금 수축과 팽창을 통해 흉강 용적량을 변화시키게 하는) 폐와 흉곽 사이에 밀봉막을 형성한다. 만약 밀봉막이 없어서 공기가 자유롭게 유입된다면, 폐허탈과 공기가슴증이 발생한다.

종격동

종격동은 양측면의 폐, 하방의 가로막, 상방의 흉곽 입구(thorcic inlet)를 경계로 만들어지는 흉강 내부의 중심공간이다(그림 7-3). 종격 내부에 위치한 심장은 종격 공간의 대부분을 차지한다. **대혈관(great vessels)**, 기관, 식도는 흉곽 입구를 통해 종격동으로 들어온다. 식도가 흉곽 출구(thoracic outlet)에서 가로막을 통해(식도 구멍) 나가기 전에는 식도 앞쪽에 대동맥이 있다. 흉곽 및 복부 장기의 부교감 신경을 활성화시키는 미주신경은 흉곽 입구를 통해 들어가서 종격동을 가로지르며 후두, 식도, 기관, 기관지, 심장의 상심실 조직으로 신경 줄기를 뻗고, 복부 내장을 활성화시키기 위해 가로막에서 식도 구멍을 통해 빠져나간다. 3, 4, 5번째 경추신경에서 시작되는 가로막신경은 또한 흉곽입구를 통해 들어가 흉부를 가로질러 가로막에 신경을 분포시킨다.

림프계의 한 부분인 가슴림프관(thoracic duct, 흉관)은 가로막의 대동맥 구멍을 통해 흉강출구로 들어가 흉강을 가로지르면서 올라간다. 가슴림프관은 5번째 흉추높이인 종격동 후면에서 대동맥의 우측면으로 중심선에서 꺾여지며, 좌측 빗장뼈 위쪽으로 계속 올라가다 좌측 속목동맥 안쪽 공간으로 들어가기 위해 우하방으로 굽어진다. 가슴림프관은 머리의 우측면과 목과 흉부의 우측면, 우측 상지 등 대부분 신체의 림프액을 운반한다.

심장

심장은 종격동 내에 위치해 있으며, 대동맥의 반월성 판막(이첨판) 바로 위에 대동맥으로부터 나오는 심

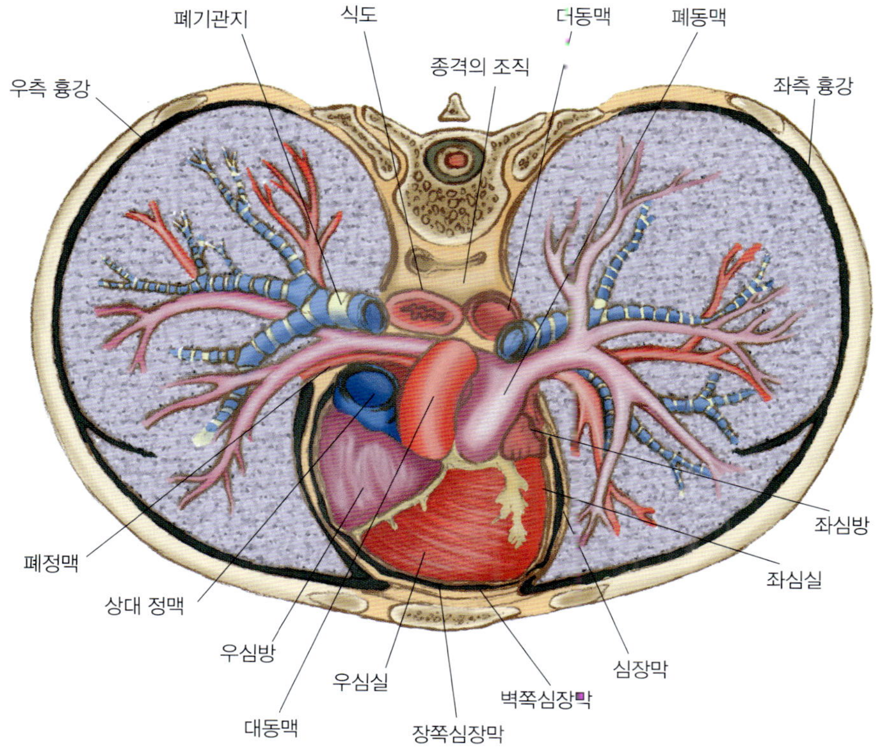

그림 7-3 종격동과 흉부의 구조

장동맥(관상동맥)에 의해 혈액을 공급받는다. 심장동맥은 심장의 이완기에 혈액으로 차게 되며, 후부하(말초혈관저항)의 변화는 심장동맥의 관류압을 결정하는데 중요한 역할을 한다. 빈맥은 또한 심장동맥의 혈류량을 제한하는데, 이는 과도한 심박동수는 심실이 충만되는 시간(이완기)과 심장동액이 충만되는 시간을 줄어들게 한다. 심장근육 안쪽의 심내막 혈관들은 심근의 수축에 의해 압박되며, 이는 더욱 심장동맥의 혈류량을 제한하고 이러한 혈관들에 죽상경화증이 있을 경우 심장동맥의 혈류량을 더 제한하게 된다. 심외막의 혈류는 심근의 수축에 영향을 받지 않는데, 이는 심외막의 혈관은 심장의 표면에 분포되어 있어 **심근** 수축에 압박되지 않기 때문이다. 심장의 안쪽에 있는 심근 조직은 그러므로 허혈에 더 영향을 쉽게 받게 된다.

심장막(pericardium)은 심장을 둘러싸고 있는 막으로서 폐의 가슴막과 유사하다. 심장의 표면을 덮고 있는 심장막은 **심장바깥막**(epicardium) 또는 장쪽심장막이라고 한다. 그것은 벽쪽 심장막을 형성하기 위해 뒤로 접혀지기 전까지 대혈관의 기시부까지 확장되어 있다. 이러한 접혀진 형태의 벽쪽 심장막은 심막강의 바깥쪽 부분으로, 심장을 싸고 있다. 가슴막처럼 장막심장막(serous pericardium)으로 구성된 이 2개의 층은 심막강(pericardial space)으로 불리는 잠재적인 공간을 형성한다. 심장막안에는 볏짚색의 체액이 소량(35~50ml까지) 존재한다. 심장막액은 장쪽과 벽쪽 심장막 사이를 미끈거리게 하고, 심장 수축시 심장이 폐 쪽으로 쉽게 이동할 수 있도록 하는 윤활제 역할을 한다. 장막성 심장막의 바깥에는 장막성 심장막과는 다르게 심장의 팽창에 저항하는 견고한 섬유질 주머니인 섬유성 심장막이 있다. 대혈관 기저에서 시작된 섬유성 심장막은 심장과 장막성 심장막을 감싸고 가로막의 중앙 힘줄에 연결된다. 이러한 심장막 구조는 심장을 종격동에 고정시키고 대혈관이 뒤틀리는 것을 방지한다. 심장막 공간이 혈액으로 빠르게 채워질 경우, 섬유성 심장막은 심장의 이완기 동안 심장의 수동적 충만에 저항하면서 심박출량을 감소시킨다(심장눌림증).

대혈관

종격동에 위치한 대혈관은 심장으로 들어가고 나오는 큰 동맥과 정맥들로 대동맥, 위대정맥, 아래대정맥, 폐동맥, 폐정맥이 있다. 이렇게 크기가 큰 혈관구조에 발생하는 손상은 조기에 발견되어 처치되지 않을 경우엔 대량 출혈과 사망을 초래할 수 있다. 흉강내에 세 군데 지점에서 고정된 대동맥은 관통상 뿐만이 아니라 급감속이나 과도한 힘에 의한 무딘손상에도 취약하다. 대동맥은 대동맥이 심장에서 시작되는 부위인 대동맥고리(annulus), 허파 동맥의 분기점 부근에 있는 **동맥관인대(ligamentum arteriosum)**, 가로막을 통해 복부로 이어지는 대동맥 구멍(aortic hiatus)에 고정되어 있다.

대동맥에서 파생되는 기타 주요혈관은 빗장밑동맥, 빗장밑정맥, 목정맥, 온목동맥, 팔머리동맥(오른쪽목동맥과 오른쪽빗장밑동맥을 구분하는 대동맥활의 첫번째분지) 등이다. 속유방동맥은 가슴막의 전방표면과 갈비연골 접합부의 후방을 따라 놓여진 빗장밑동맥의 하방 분지이다. 속유방동맥은 종종 관상동맥우회술을 할 때 사용된다. 갈비사이동맥(빗장밑동맥에서 파생되는 두개의 최초 분지를 제외하고)은 갈비사이신경과 함께 하부 갈비뼈 경계를 따라 놓여진 가슴대동맥의 분지이다. 마지막으로, 우측에 한 개, 좌측에 두 개가 있는 기관지동맥은 비호흡성 폐실질 조직에 영양분을 공급하는 가슴대동맥의 분지이다.

식도

기관의 뒤쪽에 위치한 식도는 기도와 함께 흉곽 입구를 통해 흉부로 들어오는 부드러운 근육성 관이다. 식도는 종격동을 따라서 뻗다가 가로막의 식도 구멍으로 빠져나간다. 식도는 뒤쪽 기관벽에 매우 근접해 있으며 입인두부터 위까지 음식물의 이동 통로이다. 연동운동을 통해 위까지 음식물을 이동시키는데, 구토를 하는 경우는 연동운동이 반대로 작용하여 사람들은 식도와 입을 거쳐 토하게 된다.

흉부 외상의 병태 생리

흉부 외상은 손상기전에 따라 무딘손상과 관통상의 두가지 유형으로 분류된다. 이러한 손상기전과 흉부장기에 대한 손상기전의 영향을 고려하는 것은 중요하다.

흉부의 무딘손상

운동 에너지의 힘이 조직으로 전달되면서 유발된 손상이다. 이러한 손상은 구체적 손상기전에 의해 폭발(blast), 압좌(crush, compression), 감속(deceleration)으로 세분된다.

폭발손상은 폭발의 진원에서 바깥쪽으로 이동하는 압력파를 형성하는 폭발성 화학 반응에 의해 유발된다. 이러한 압력파는 강력한 압력으로 조직손상을 유발하고 압력파가 지나고 나면 급속한 감압 현상이 발생하면서 속이 비고 공기로 채워진 장기에 특히 큰 손상이 발생할 수 있다.

압좌 손상은 신체가 물체의 단단한 표면 사이에 끼어서 압력을 받는 경우 발생한다. 압좌 손상은 흉벽, 가로막, 심장, 기관기관지분지의 직접적 손상 혹은 파열(붕괴)로 이어질 수 있다. 환자가 압좌 손상을 유발한 두 물체 사이에 계속 끼어있을 경우, 환자의 호흡 및 정맥 환류가 상당히 제한되어 **외상성 질식(Traumatic asphyixa)**이 발생할 수 있다. 압좌 손상은 또한 장기 및 연조직 관류를 손상시키면서, 장기의 허혈과 세포의 산성화를 유발할 수 있다. 상당히 시간이 지연된 압좌 손상은 근섬유가 붕괴되고 손상된 근육파편이 순환계로 배출되는 **횡문근융해(rhabdomyolysis)**를 야기할 수도 있다. 특히 미오글로빈과 같은 근육파편 중 일부는 콩팥에 매우 유해할 수 있다.

감속손상은 전방 차량충돌시 운전자의 흉부가 운전대에 부딪히는 것과 같이 이동하던 신체가 고정된 물체에 충돌할 때 발생한다(그림 7-4). 흉벽이 충돌로 인해 직접적인 무딘손상을 받는 동안, 흉부 장기는 계속해서 움직인다. 신체 내부의 장기와 조직은 흉강 내부 표면에 충돌하고, 전방의 구조와 충돌이 잇따르면서 압박될 수 있다. 동맥관 인대에 의해 대동맥이 고정되어 있듯이, 장기나 구조물들에 고정점이 있다면 고정점에 반하는 장기들의 움직이는 힘(전단력, shear force)은 혈관의 외상성 파열로 이어질 수 있다. 이러한 갑작스런 감속과 전단력은 심근, 대혈관, 폐, 기관, 기관지의 파열을 야기할 수 있다. 후두개(glottis)가 닫힌 상태의 급작스런 흉부의 압박은 폐포나 기관-기관지의 파열, 종이봉지증후군이라 불리는 현상인 공기가슴증(기흉, pneumothorax)도 야기할 수 있다.

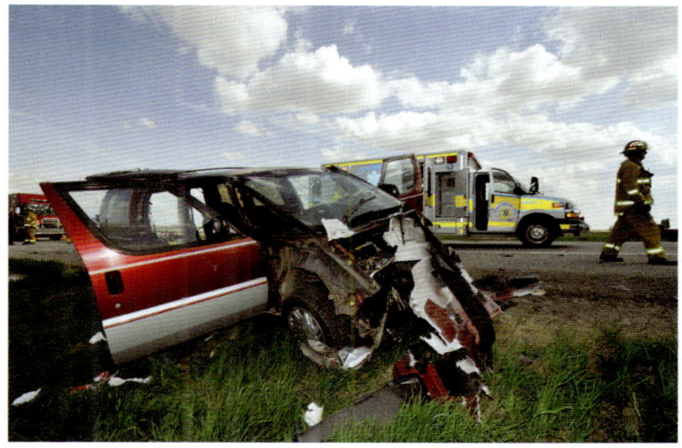

그림 7-4 차량 전방 충돌은 흉부에 무딘손상을 유발하는 경우가 많다(© *Kevin Link/Science Source*).

환자의 나이와 건강상태는 무딘손상을 유발하는 정도와 중증도에 영향을 미칠 수 있다. 아동이나 유아의 경우는 흉부에 연골이 많기 때문에 갈비뼈 골절이 자주 발생하지 않지만, 중요장기로 외상성 에너지가 비교적 쉽게 전달된다. 이로 인해 심각한 흉벽 손상은 덜하지만, 중증 내부 손상의 발생률이 훨씬 더 높다. 노인 환자는 흉부의 무딘손상에 매우 다르게 반응한다. 골격의 석회화와 쇠약화로 인해 아동에 비해 갈비뼈 골절이 더욱 빈번하게 발생한다. 갈비뼈 골절의 발생빈도가 높기 때문에 상대적으로 갈비뼈 밑에 있는 장기들이 다소 보호받는 부분은 있지만, 노인 환자의 특성상 기존에 앓고 있던 질환과 환기 예비력(respiratory reserves)과 심장 예비력(cardiac reserves)의 점차적인 감퇴로 인해 중증 흉부 외상에 따른 장애와 사망률이 높다.

관통상

흉부 관통상은 물체가 흉부를 관통하여 발생하며 이때 전달된 힘에 인해 직접적, 또는 간접적 손상이 발생한다. 관통 물체가 직접적인 외상을 입히거나, 전이된 힘에 의한 2차적 손상이 유발될 수 있다. 흉부 관통상은 세 가지 유형(저에너지손상, 고에너지손상, 산탄총에 의한 총상)으로 분류된다.

저에너지 손상은 화살, 칼, 작은 권총 등 비교적 느린 속도로 움직이는 물체에 의해 생긴다(그림 7-5). 저에너지 손상은 접촉면에 손상을 입히고, 체내에 발생하는 일시적인 공동은 매우 제한적이다. 저에너지 손상으로 유발되는 손상은 미사일이나 물체가 지나 간 직접 경로와 연관이 있다.

고에너지 손상은 고속 탄환이 사용되는 군사용 소총이나 사냥용 소총과 근거리에서 발사된 고성능 권총에 의해 발생한다. 이러한 무기가 발사하는 탄환의 운동 에너지는 매우 높다. 발사체가 조직을 통과하면서 충격파, 압박과 신전과 같은 조직의 움직임, 공동화(cavitation) 현상이라 하는 비어있는 큰 공간을 일시적으로 생성한다. 고에너지 손상은 발사체의 궤도에 수직방향에 있는 조직에 광범위한 손상을 입힌다. 이러한 손상은 신체조직에 충돌하면서 작은 버섯모양으로 팽창하는 탄환의 속성에 의해(탄환의 전방 종단면이 확대되고 공동화가 커지면서) 더욱 악화된다. 또한 탄환이 긴 축을 중심으로 불안정하게 회전하는 속성도 공동화는 심해지지만, 관통의 정도는 감소한다.

산탄총에 의한 총상은 희생자와 총기 사이의 거리에 따라 분류된다. 작은 게이지의(총열은 긴 사이즈)

산탄총과 탄환(shot)의 크기가 더 큰 경우는 무기의 유효사거리, 관통력과 조직손상의 가능성이 더 커진다. I형 손상(type I injury)은 발포된 총구로부터 7미터 이상의 거리에서 맞았을 때 발생하는 손상으로, 여러 개의 작은 산탄(pellet)들은 보통 피부와 피하 조직을 관통하지만 깊은 근막을 관통하여 체강내 관통상을 유발하는 경우는 드물다. 이러한 규칙에서 예외가 되는 경우는 오리나 사슴 사냥용으로 쓰이는 벅샷(buckshot)이라 알려진 것으로, 탄환의 사이즈가 큰 경우이다. $2\frac{3}{4}$인치(탄환의 길이), 12게이지(1파운드의 납으로 납구슬 12개를 만들었을 때, 그 납구슬의 직경으로 게이지 숫자가 적을수록 파괴력이 큼) 구경의 산탄총은 nine 00 buckshot(더블 오 벅샷, 탄환 안에 8.4mm 크기의 산탄이 9개 들어 있는 제품) 탄환을 사용하는데, 이는 산탄 각각이 32구경 권총에서 발사되는 것과 탄도학적으로 비슷하다.

II형 손상(type II injury)은 3~7미터의 거리에서 발생한 손상이다. 작은 산탄들이 심부 건막을 뚫고 종종 내부 장기에 손상을 입힐 수 있다. III형 손상(type III injury)은 3미터 이내의 거리에서 발생한 손상으로 종종 광범위한 조직 손상과 생명을 위협하는 손상을 유발할 수 있다.

흉부 관통상은 손상을 입은 신체구조와 연관이 있는 경우가 많다. 폐조직은 고에너지 발사체에 의한 충격을 받았을 때 저항과 탄력성이 매우 높다. 공기로 가득 차 있고 스펀지와 같은 속성이 있는 허파꽈리는 공동화 에너지를 흡수하면서, 일시적 공동화 부위의 크기와 압박 및 신전에 의한 손상의 정도를 감소시킨다. 대혈관과 심장(혈액으로 가득 차 있다면)은 아주 다르게 반응한다. 체액은 운동에너지를 매우 잘 전달하기 때문에 심장파열이나 혈관파열이 발생할 수 있다. 반면 천천히 움직이는 발사체였거나 심장이 이완기일 때는 단순 관통상만 발생할 수도 있다. 탄환

(a)

(b)

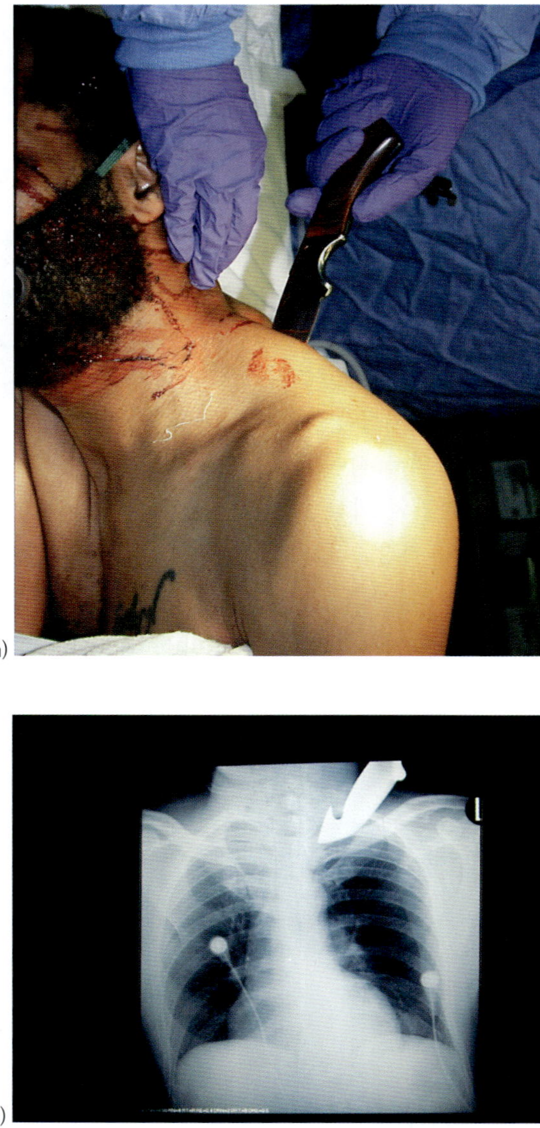

그림 7-5 (a) 흉부에 칼이 꽂힌 관통상 (b) 상처가 깊은 관통상을 보여주는 X레이 사진(*Both: © Edward T. Dickinson, MD*)

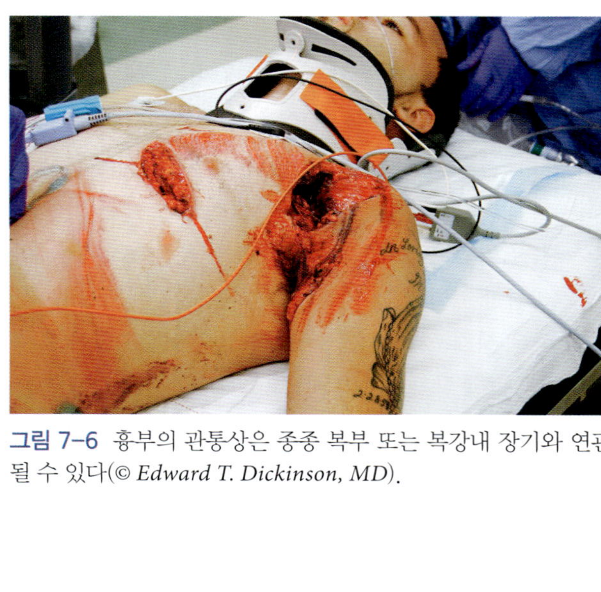

그림 7-6 흉부의 관통상은 종종 복부 또는 복강내 장기와 연관될 수 있다(*© Edward T. Dickinson, MD*).

은 직선인 궤도로 움직이는 경향이 있지만, 흉부를 싸고 있는 골격 구조에 의해 쉽게 굴절될 수 있다. 또한 골격 구조에 부딪힌 탄환은 파편화되어 에너지 교환율과 손상의 중증도를 증가시킨다. 흉부 관통상은 공기가슴증을 자주 유발하고, 발사체나 흉기의 궤도에 따라 양측성이 될 수도 있다. 표 7-3은 흉부 관통상으로 흔하게 발생되는 손상이다. 복강내 손상 및 가로막 손상도 종종 흉부 관통상과 연계되어 발생할 수 있다(그림 7-6).

표 7-3 | 흉부 관통상과 연관된 손상

폐쇄성 공기가슴증
(흡인성 흉부 상처를 포함한) 개방성 공기가슴증
긴장성 공기가슴증
종격동 기종(종격동 공기증)
혈액가슴증
혈액공기가슴증
대혈관을 포함한 혈관구조의 열상
기관기관지분지의 열상
식도 열상
심장의 관통상
심장눌림증
척수 손상
가로막 관통상/열상/파열
장기 손상을 동반한 복강내 관통상

흉벽 손상

흉벽 손상(chest wall injury)은 흉부의 무딘손상에서 가장 흔하게 발생하는 유형이다. 앞서 설명한 대로 폐의 공기 유출입을 위해 필요한 압력을 형성하기 위해서는 흉벽이 손상없이 자유롭게 움직여야 한다(풀무 효과). 흉벽 손상은 이러한 움직임에 장애를 초래하고 불완전한 호흡을 유발할 수 있다. 폐쇄성 흉벽 손상은 타박상, 갈비뼈 골절, 복장뼈 골절 및 탈구, 동요가슴을 포함한다. 개방성 흉벽 손상은 거의 대부분 관통상에 의해 유발되고, 호흡에 필요한 흉강내압의 변화를 파괴함과 더불어 깊숙한 신체 구조의 손상과 연관이 있는 경우가 많다.

흉벽 타박상

흉벽 타박상(chest wall contusion)은 흉부의 무딘손상 중 가장 빈번하게 발생하는 유형이다. 이로 인해 흉곽을 덮고 있는 연조직이 손상되고, 호흡을 할 때 통증이 발생한다. 다른 부위의 타박상과 마찬가지로, 흉벽 타박상은 초기에 홍반으로 나타났다가 이후에는 반상출혈로 변한다. 변색은 손상을 일으킨 물체의 윤곽을 그릴 수도 있으며 갈비뼈와 해를 입힌 물체 사이의 연조직에 갈비뼈의 윤곽을 나타낼 수도 있고, 두 가지 모두 합쳐진 모습을 나타내기도 한다. 흉벽 타박상의 가장 두드러진 증상은 (깊은 호흡으로 악화되고, 흉부팽창을 감소시킬 수 있는) 통증이다. 타박상의 부위에는 압통이 생길 것이고, 통증 때문에 감소된 흉벽의 움직임을 볼 수 있을 것이다. 청진을 하면 제한된 흉부 팽창으로 감소된 공기의 움직임으로 인해 제한된 호흡음이 확인될 수도 있다.

흉벽 타박상의 통증과 제한된 심호흡은 저환기로 이어질 수 있다. 나이가 어리고 건강한 사람의 경우 폐예비력이 크기 때문에 저환기는 잘 나타나지 않고 생명에 심각한 위험 요소가 되지 않는다. 하지만 노인 환자의 경우, 종종 기존 질환을 앓고 있고 폐용적이 작기 때문에 흉벽 타박상을 잘 견뎌내지 못하며 일부 환자의 경우는 저산소증이 생길 수도 있다. 소아 환자는 골절에 잘 견디고 쉽게 외상성 충격을 전달하는 유연한 갈비뼈를 가지고 있다. 이로 인해 흉벽 타박상과 갈비뼈골절 손상없이 내부손상이 발생할 수 있다.

내용 요약

➤ 흉벽 손상의 증상/징후
- 흉부 무딘손상 또는 관통상
- 홍반
- 반상출혈
- 호흡곤란
- 호흡시 통증
- 제한된 호흡음
- 저환기
- 골마찰음(염발음)
- 흉벽의 기이성 움직임

갈비뼈 골절

갈비뼈 골절(늑골 골절, rib fracture)은 흉부의 중증 무딘손상에서 50% 이상의 경우로 발견된다. 갈비뼈 골절은 충격점이나 흉부에 충돌하는 물체의 경계를 따라 발생하기 쉽다(그림 7-7). 또한 골절은 손상 부위에서 멀리 떨어진 곳에서 발생할 수도 있다. 약간의 유연성이 있는 흉곽은 속인 빈 실린더와 같은 형태를 하고 있다. 무딘손상의 압박력에 의해서 흉부는 변형되고 갈비뼈는 구부러지면서 가장 약한 부위인 후각(뒷겨드랑선을 따라 위치)에서 부러지기도 한다.

4~8번 갈비뼈는 다른 신체 구조에 의해 가장 보호를 덜 받고, 양 골단이 척추와 복장뼈에 단단히 고정되어있기 때문에 골절이 가장 자주 발생한다. 1~3번 갈비뼈는 어깨관절, 어깨뼈, 상흉부의 두꺼운 근육의 보호를 받고 있기 때문에, 골절이 발생하는 데에는 매우 강한 힘이 소요된다. 1~3번 갈비뼈의 골절은 (특히 다발성 골절인 경우) 기관기관지분지 손상, 대동맥 파열, 기타 혈관 손상 등 흉부 내부의 중증 손상의 원인이 될 수 있다. 9~12번 갈비뼈는 복장뼈에 접합된 정도가 비교적 낮기 때문에 잘 움직이며, 이로 인해 골절 발생률이 더 낮다. 하지만 이러한 갈비뼈는 외상성 충격에너지를 내부 장기로 더욱 쉽게 전달하기 때문에, 골절 없이 복부 내부의 손상을 더 많이 유발할 수 있다. 9~12번 갈비뼈의 골절은 자주 중증 외상이나 지라 혹은 간 손상과 연관된다.

갈비뼈 골절의 발생률과 중증도는 연령에 따라 달라진다. 소아환자는 잘 휘어지는 연골성 갈비뼈를 가지고 있다. 이러한 갈비뼈는 골절에 저항하면서 외상성 충격을 기저의 흉부 및 복부 구조물로 전달한다. 그렇기 때문에 소아환자는 갈비뼈 골절의 발생률이 감소하지만 기저의 내부장기 손상 발생률은 증가한다. 반면 노인 환자는 갈비뼈가 석회화되어 유연성이 떨어지기 때문에, 쉽게 골절을 당한다. 더구나 만성 폐쇄성 폐질환과 같은 질환을 가진 사람도 많아서 호흡 예비량이 적고 갈비뼈 골절에 따른 영향을 더 심하게 만든다. 만약 젊은 성인에서 다발성 갈비뼈 골절이 생겼다면, 그 환자는 중증 손상과 관련이 있으며, 심한 통증, 고정(splinting, 부목 고정하듯 움직이지 않게 붙잡고 있기), 저환기, 불충분한 기침 등의 증상으로 이어질 것이다. 또한 확연한 내부 장기 손상과도 연관될 것이다. 갈비뼈 골절과 연관된 사망률은 골절

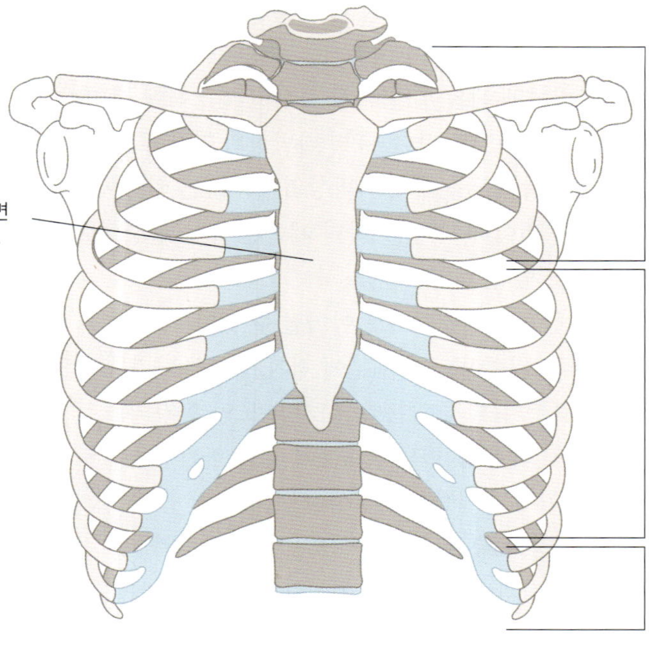

그림 7-7 갈비뼈 골절

의 수, 극단의 나이(고령 또는 신생아), 그리고 연관된 만성 호흡기 또는 순환기 질환(특히 노인 손상 환자의 경우) 등에서 증가한다.

갈비뼈 골절은 기저의 흉벽 타박상과 연관이 있고 흉벽 타박상의 증상과 징후를 보일 수 있다. 골절 부위에서도 흉벽이 움직이거나 직접 촉진을 해보면 골단이 서로 부딪치면서 골마찰음(염발음)이 날 수도 있다. 갈비뼈 골절로 인한 통증은 흉벽 타박상보다 더욱 심하고, 호흡 운동에도 제한을 준다. 갈비뼈 골절 환자가 심호흡을 할 경우 수반되는 통증은 **무기폐**(atelectasis)에 대한 신체의 생리적 반응인 하품반사(sigh reflex)를 제한할 수 있다. 무기폐 증상이 있을 경우 소아환자는 날숨 시 그렁거림(grunt)을 낼 수도 있다. 폐쇄된 성문을 통해 날숨의 일부만이 들리는 그렁거림은 호기말양압(PEEP)을 증가시키고 무기폐 증상을 제한하는데 기여를 한다. 감소된 흉벽의 움직임은 저산소증, 저환기, 골절 부위의 근육경련으로 이어질 수 있다.

저환기는 무기폐로 불리는 폐포의 진행성 허탈을 초래할 수 있다. 폐허탈이 생기면 가스 교환을 할 수 있는 폐 표면적이 줄어들게 되고 저산소증에 빠진다. 무기폐가 발생한 구획은 손상으로 인해 혈액이나 조직액으로 가득 찰 수 있고, 폐렴과 같은 2차 감염의 온상이 될 수 있다. 폐렴은 비록 응급상황에서 발생되지는 않지만 흉부 무딘손상 환자 사망률의 큰 원인이 된다. 또한 골절된 갈비뼈의 거친 표면이 움직이면서 기저의 구조에 열상을 일으키면서, 중증 내부 손상이 발생할 수도 있다. 갈비사이 동맥(늑간동맥) 열상은 혈액가슴증을 유발할 수 있고, 갈비사이신경(늑간신경) 손상은 손상을 입은 갈비사이근, 피부, 연조직 구조에 무감각이나 쇠약감과 같은 국소적 신경 이상을 유발할 수 있다. 하부 갈비뼈 골절 및 전위는 우측의 간 혹은 좌측의 지라를 손상시킬 수 있다.

복장뼈 골절 및 탈구

복장뼈 골절 및 탈구는 보통 흉부 앞쪽의 무딘손상과 연관이 있다. 복장뼈 골절은 갈비뼈와 쇄골로 보호를 받고 있기 때문에 오직 강도 높은 충격으로만 발생한다. 가장 흔하게 발생하는 손상기전으로는 직접적인 타격, 고정된 물체로 떨어지는 낙상, 차량충돌 시 운전대나 더쉬보드에 복장뼈를 부딪히는 무딘 충격이 있다. 전반적으로 중증 흉부 외상 환자 중 복장뼈 골절 발생률은 대략 5~8%이다. 그러나 복장뼈 골절로 인한 사망률은 25~45%나 되며, 최근 조사에 따르면 이로 인한 사망률이 상당히 감소하는 추세이다. 복장뼈 골절로 인한 사망은 거의 대부분 심장의 무딘손상, 심장파열, 심장눌림증, 폐타박상과 같은 기저손상에 의해 유발된다. 만약 주변 갈비뼈나 늑연골 관절이 손상될 경우, 복장뼈 손상은 동요가슴(flail chest)을 발생시킬 수 도 있다. 복장뼈 골절은 겉으로 두드러지는 변형과 경우에 따라 흉벽 움직임이나 촉진에 따른 골마찰음을 유발할 수 있다.

복장빗장관절(흉쇄관절, sternoclavicular joint) 부위의 탈구는 상당한 충격이 작용하지 않는 한 자주 발생하지 않는다. 복장빗장관절 탈구는 측면 차량충돌이나 어깨가 땅에 먼저 떨어지는 낙상과 같은 흉부 전방의 무딘손상이나 측면 압박 기전에 의해 발생할 수 있다. 빗장뼈의 탈구는 복장뼈로부터 두 가지 방향인 전방과 후방으로 발생한다. 전방탈구의 경우 복장뼈자루 앞쿠분에 눈에 띄는 변형을 유발하고, 후방탈구의 경우 빗장뼈가 복장뼈 뒤로 이탈되며 복장뼈 측면에 빈 공간이 발생한다. 어깨가 확연하게 전내측(anteriorly medially)으로 전위되었다 하더라도, 그 변형을 감지하기 힘들다. 후방 빗장뼈탈구는 기저의 대혈관에 압박 혹은 열상을 유발하거나 기관과 식도를 압박하거나 손상시킬 수 있다. 기관 압박으로 인해 협착음(strider)과 목소리의 변화가 발생할 수 있다.

동요가슴

동요가슴(연가양 흉부, 도리깨가슴, flail chest)은 호흡의 압력 변화에 따른 움직임과는 무관하게 자유롭게 움직이는 흉부의 한 부분을 말한다. 동요가슴은 두 군데 이상 골절된 갈비뼈가 3개 이상 인접하여 있는 경우 발생한다(그림 7-8). 동요가슴은 타박상과 같은 기저의 중증 폐손상과 연관이 있는 경우가 많고, 호흡 노력이 증가하는 반면 호흡량이 감소하기 때문에 가장 중증도가 높은 흉벽 손상 중 하나이다. 연령, 두부 손상, 쇼크, 기타 연관된 손상이 동반되는 경우 중증 흉부 외상으로 인한 사망률을 20~40%가량 증가시킨다. 동요가슴의 가장 일반적인 손상기전은 낙상, 차량충돌사고, 산업재해, 폭행이다.

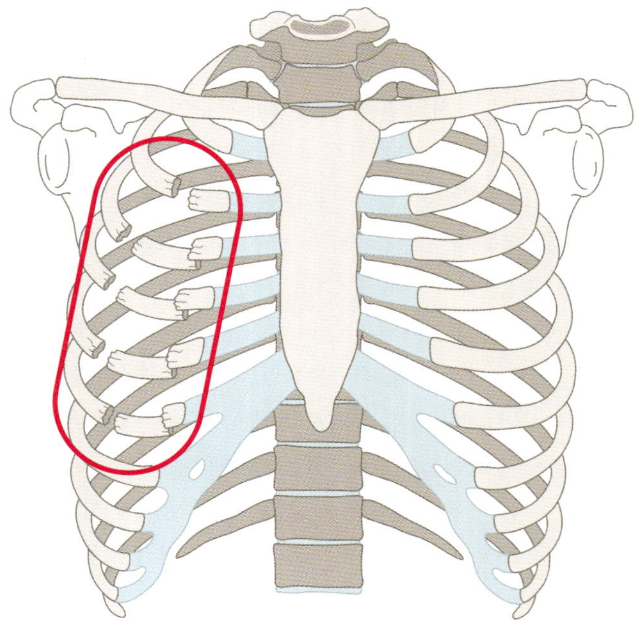

그림 7-8 동요가슴은 두 군데 이상에서 골절된 갈비뼈가 3개 이상 인접해 있을 때 발생한다.

이러한 부상에 의해 유발된 동요분절(flail segment)은 정상적이지 않으며, 날숨 시 증가하는 흉강내압으로 인해 동요가슴 분절은 바깥쪽으로 움직이는 반면 나머지 흉부는 안쪽으로 움직인다(모순운동). 이로 인해 정상적인 허파꽈리로부터 동요가슴 분절 아래에 있는 허파꽈리로 산소가 이동한다. 그 결과 1회 호흡량의 증가, 환기와 연관된 호흡노력의 증대, 손상부위로의 종격 이동이 발생한다. 들숨 시 호흡근육이 흉벽을 바깥쪽으로 이동시키고 가로막이 밑으로 내려가면서 흉강내압이 감소한다. 흉강내압 감소로 인해 동요가슴 분절은 내측으로 이동하고 주변 흉벽은 외측으로 밀려난다. 내측으로 움직이는 동요가슴 분절 아래의 폐 조직은 내측으로 이동하면서, 흉부로 유입되는 공기의 양이 감소되고 종격이 손상부위로 부터 멀리 이탈된다. 정리를 해보면, 손상으로 인해 형성된 흉벽 분절은 흉부의 정상적인 호흡 노력과는 반대로 움직이고, 기도를 통해 공기유입량을 감소시키며, 종격이 호흡에 따라 손상 부위로부터 이탈을 하게 한다(그림 7-9). 동요가슴의 경우, 환자가 더 힘을 들여 호흡을 해도 들어오는 공기의 양은 줄어들고, 갈비뼈 골절에 의한 통증이 흉벽 긴장을 유발하기 때문에 호흡량이 감소한다.

2군데 이상의 갈비뼈 골절이 3개 이상 발생하는 동요가슴을 유발하기 위해서는 막대한 에너지가 소요되기 때문에, 동요가슴은 중증 내부손상과 연관되는 경우가 많다. 다른 흉부와 반대 방향인 동요가슴 분절의 움직임은 주변 조직을 손상시킨다. 매 호흡시 골절 부위가 서로 맞물리면서 추가적인 근육 및 연조직 손상과 통증을 유발한다. 크기가 작은 동요가슴 분절은 관련된 갈비사이근의 경련으로 저절로 고정되므로 간과될 수 있다. 하지만 시간이 지남에 따라 이러한 갈비사이근에 추가적인 손상과 피로가 발생하며, 동요가슴 분절의 기이성 움직임이 더욱 분명해진

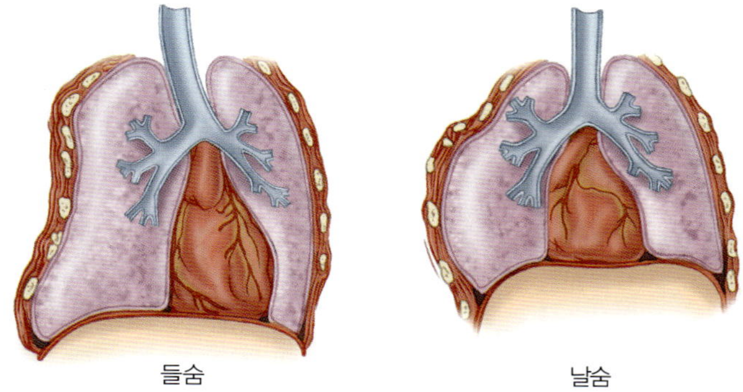

그림 7-9 동요가슴으로 인한 흉벽의 모순운동

다. 동요가슴 환자에 대한 양압환기 처치는 기이성 흉벽 움직임을 야기하는 압력을 반전시키고, 1회 호흡량을 회복시키며, 흉벽 움직임에 따른 통증을 완화시킨다. 이는 양압 환기로 인해 흉벽과 동요가슴 분절 모두가 바깥쪽으로 밀려나면서 발생하는 처치 효과이다. 이에 수동적 날숨에 의해 동요가슴 분절과 나머지 흉부가 다시 함께 내측으로 움직인다. 하지만 양압 환기는 기저손상과 함께 공기가슴증을 유발할 수 있다. 양압환기가 대정맥을 통해 보통 정상적인 들숨 시 흉부 내 음압에 의해 개선되는 정맥 환류를 제한할 수 있다는 점도 기억할 필요가 있다. 혈역학적 상태의 변화에 대한 지속적인 감시가 필요하다.

폐손상

폐손상은 폐조직의 손상 그리고/또는 폐를 흉강내부에 고정하는 체계를 붕괴시키는 손상으로 단순 공기가슴증, 개방성 공기가슴증, 긴장성 공기가슴증, 혈액가슴증, 폐타박상 등이 해당된다.

단순 공기가슴증

단순 공기가슴증(**단순 기흉**, simple pnemothorax, **폐쇄성 공기가슴증**, closed pneumothorax이라고도 함)은 폐조직이 손상되고 가슴막공간으로 공기가 유입될 때 발생한다(그림 7-10). 단순 공기가슴증은 무딘손상 또는 관통상에 의해 유발될 수 있으며, 단순 공기가슴증은 공기가 상처를 통해 들어가지 않고 손상된 기도를 통해 유입된다. 단순 공기가슴증에서는 흉강내압이 정상적인 날숨압을 초과하지 않고, 종격이동이 발생하지 않는다. 가슴막공간에 더 많은 공기가 축적 되면서 폐가 허탈(무기폐)되고 폐허탈 후에 혈액에서 산소나 이산화탄소 교환은 없다. 무기폐가 악화되면서 환기/관류의 불균형 현상이 더욱 두드러지고, 혈중 산소수준이 감소(저산소혈증)하는 반면 혈중 이산화탄소가 증가(산증)한다. 이러한 증상은 특히 다른 관련손상이나 쇼크가 동반될 경우 치명적인 결과를 초래할 수 있다.

앞서 언급한 바와 같이 단순 공기가슴증은 관통상과 무딘손상(둔상) 기전으로 생길 수 있다. 무딘손상으로 갈비뼈 골절이 발생했을 때 폐를 직접 찔러 공기가슴증을 유발할 수 있다. 또 다른 무딘손상 기전의 경우, (폐가 최대한 확장되고 성문이 닫힌 상태에서 흉부가 운전대에 충돌했을 경우) 흉강내압이 급상승하여 허파꽈리가 파열될 수 있다. 이는 공기로 가득 찬 종이백을 갑자기 양손으로 누르는 것과 유사한 상황이다. 중증 흉부 외상 중 공기가슴증 발생률은 10~30%이고, 장애 발생률은 무기폐 및 환기/관류의 불일치의 정도에 따라 달라진다. 관통상은 종종 단순 공기가슴증과 연관되기도 하고 외부의 공기가 상처를 통해 흉막강 안으로 들어가는 개방성 공기가슴증과 연관되기도 한다.

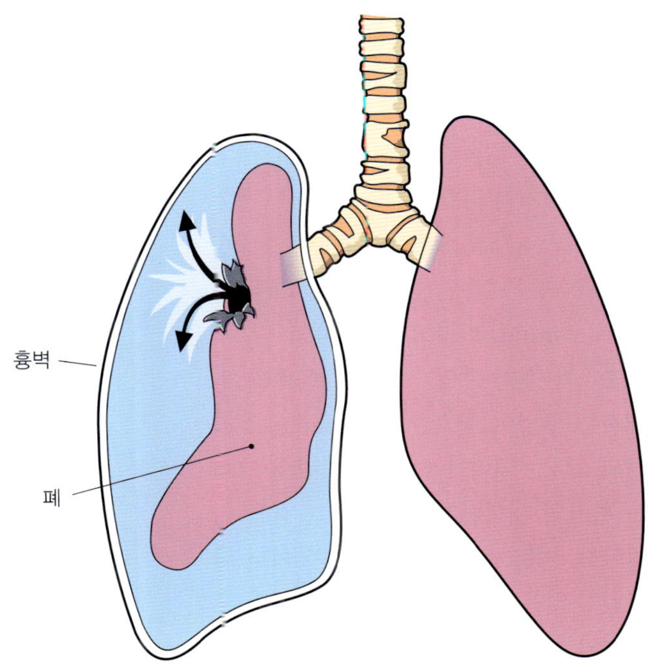

그림 7-10 단순(폐쇄성) 공기가슴증

단순 공기가슴증은 호흡의 효율을 떨어뜨리고 저산소증으로 이어질 수 있다. 저산소증과 혈중 이산화탄소 수준의 증가로 인해 숨뇌는 호흡수를 증가(빈호흡)

내용 요약

➤ 공기가슴증의 증상과 징후
- 흉부 외상
- 들숨 시 흉부 통증
- 흉부의 과팽창
- 손상된 부위의 호흡음 감소

시키고 호흡량을 증가시키게 된다. 만약 공기가슴증이 작을 경우는 별다른 증상과 징후가 나타나지 않을 수 있다. 더 규모가 큰 공기가슴증은 경미한 호흡 장애를 야기할 수 있고, 완전한 폐허탈은 중증 호흡 장애 및 저산소증을 유발할 수 있다. 단순 공기가슴증의 증상 및 징후와 중증도는 기존 질환의 정도에 따라 증가한다. 공기가슴증으로 인해 가슴막에 자극이 오면서 호흡 시 국소적 흉부 통증이 발생할 수 있다. 이러한 병리로 인해 흉부가 과팽창하고 폐손상 부위에서의 호흡음이 감소할 수(보통 폐첨부 및 하부의 극단에서 먼저 감소) 있다. 폐의 15% 이하의 작은 공기가슴증은 의학적으로 발견하기가 어렵고, 별다른 처치 없이 보조적 조치만을 필요로 한다. 흔히 작은 공기가슴증은 스스로 막히고 가슴막강의 공기는 재흡수 된다. 크기가 좀 더 큰 공기가슴증은 증상이 겉으로 잘 드러나는 편이고 응급실에서 고농도 산소요법, 흉관 삽관과 같은 더욱 적극적인 처치를 필요로 한다.

개방성 공기가슴증

개방성 공기가슴증(개방성 기흉, open pneumothorax)은 주로 고속탄환이 뚫고 나와(주로 사출구 상처) 심각한 흉벽 손상을 일으키게 되는 전투 상황에서 발생하는 것이 보통이었다. 그러나 최근 민간에서도 고속 탄환 무기의 사용이 널리 증가하면서, 개방성 공기가슴증의 발생률이 높아지고 있는 추세이다. 개방성 공기가슴증의 또 다른 원인은 범위가 큰 흉벽 손상을 동반하는 근거리 산탄총 발포이다. 이 경우 흉벽 손상으로 인해 대기와 늑막공간 사이에 공기가 자유로이 드나드는 통로가 발생한다(그림 7-11). 들숨 시 흉부가 바깥쪽으로 이동하고 가로막이 아래로 내려가면서 손상부위로 공기가 유입된다. 이에 흉강내압이 감소하고 공기가 손상 부위를 통해 흉강으로 유입된다. 유입된 공기에 폐조직이 밀려나고 폐가 허탈되면서 큰 기능적 사강이 만들어진다. 손상받지 않은 쪽(intact side: 건측)의 들숨 노력은 종격동을 그 쪽으로 끌어당기게 하고 손상받은 쪽으로부터(injury side) 멀어지게 한다. 이로 인해 손상을 입지 않은 폐가 최대한 팽창되는 것을 방해한다. 날숨 시 흉벽의 수축과 가로막의 상승으로 인해 흉강내압이 증가하고, 공기가 손상 부위를 통해 외부로 유출된다. 이렇게 공기가 흉부를 드나들면서 "빨아들이는"소리가 발생하기 때문에, 개방성 공기가슴증은 "흡인성 흉부손상(sucking chest wound)"이라고도 불린다.

공기가 흉벽 구멍을 통해 이동하기 위해서는 구멍이 최소한 기관(trachea) 직경의 2/3는 되어야 하는데, 기관의 크기는 환자의 새끼손가락 정도라는 점을 기억하라. 이는 손상부위의 크기가 아닌 막혀있지 않은 흉벽 구멍의 크기를 말한다. 구멍이 너무 크지 않다면 흉벽의 두께와 탄성으로 인해 손상 부위가 닫히는 경우

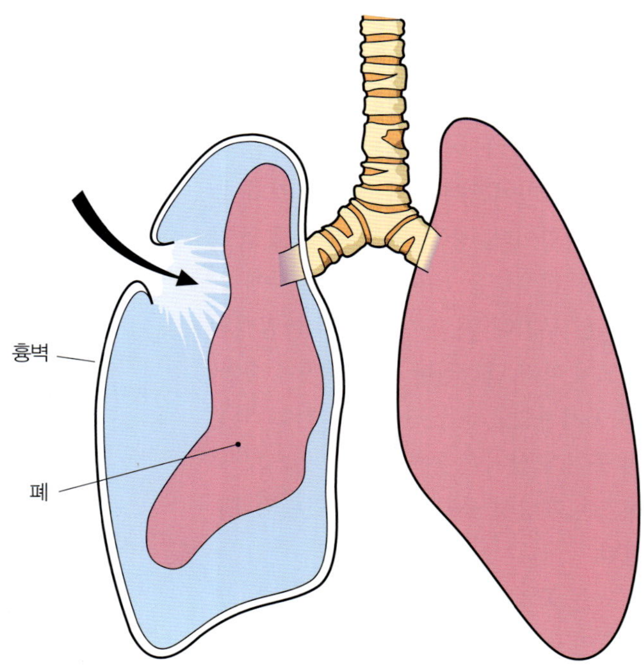

그림 7-11 개방성 공기가슴증(sucking chest wound, 흡인성 흉부손상)

가 많다. 소총의 경우 드물게 발생하지만, 고속 탄환을 사용하는 소총에 의한 손상의 경우 공기가슴증의 구멍이 닫히지 않을 수 있다. 이로 인해 공기가 자유롭게 드나들게 되고 개방성 공기가슴증이 발생할 수 있다.

개방성 공기가슴증은 대형 개방성 흉부 손상과 특유의 공기 움직임 및 소리로 확인할 수 있다. 또 다른 증상의 경우, 손상 부위로의 공기 유출입과 손상에 동반되는 출혈로 인해 흉벽 구멍 주위에 거품이 낀 혈액이 발생할 수 있다. 개방성 공기가슴증 환자는 호흡곤란의 악화를 보이며 일부 환자는 출혈에 의한 저혈량증을 보일 수 있다. 흉부에 손상이 없으면 호흡노력을 통해 심장으로 정맥환류가 이루어지게 되는데 개방성 공기가슴증 환자에서는 들숨시 흉강내압의 감소가 적어서 정맥환류가 제한되므로 환자의 상태는 점차 나빠지게 된다.

내용 요약

➤ 개방성 공기가슴증의 증상과 징후
- 흉부 관통상
- 흡인성 흉부 손상
- 손상 부위에 거품이 섞인 혈액
- 호흡곤란
- 저혈량증

긴장성 공기가슴증

긴장성 공기가슴증(tension pneumothorax)은 대기압보다 높은 흉강내압을 생성하고 유지하는 개방성 혹은 단순 공기가슴증이다. 긴장성 공기가슴증은 외상으로 인한 손상에 의해서 또는 흉부 외상이 있거나 호흡수에 영향을 미치는 선천적 결함을 지닌 환자에게 양압환기를 할 때 유발될 수 있다. 또한 긴장성 공기가슴증은 개방성 공기가슴증이 닫힌 상태에서 내부 손상이나 결함이 내압을 높이는 판막처럼 작용할 경우 발생할 수 있다.

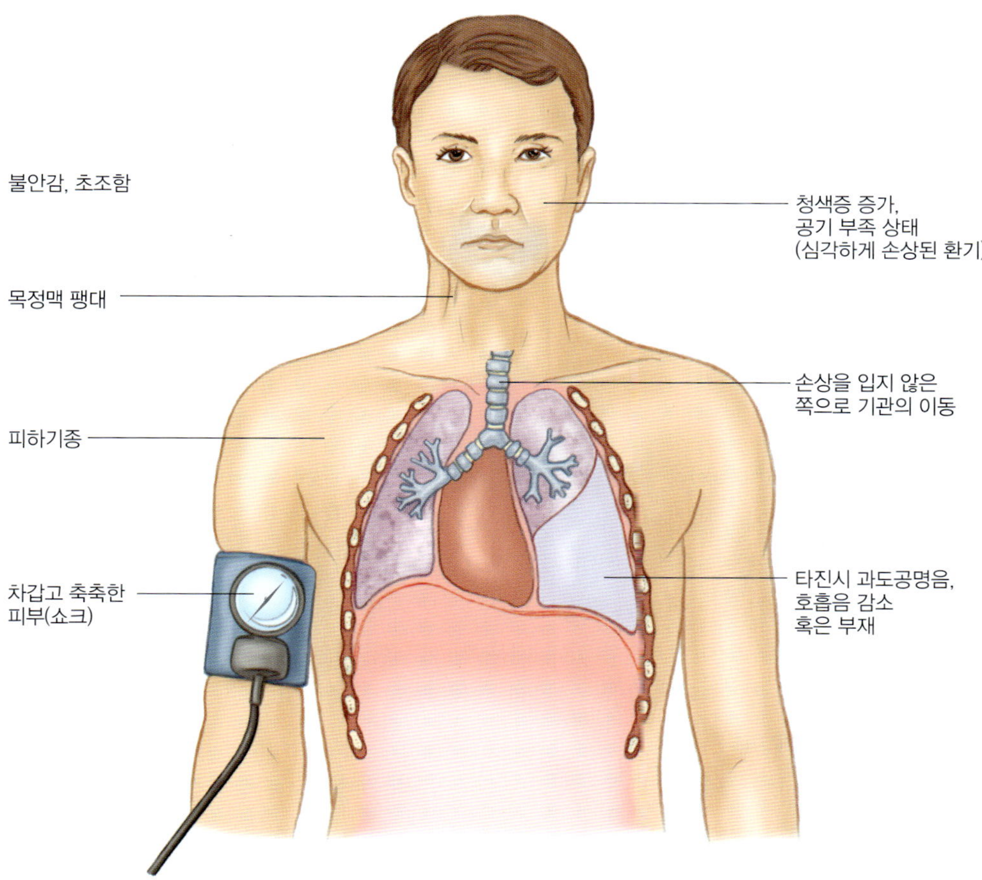

그림 7-12 긴장성 공기가슴증의 신체적 소견

내용 요약

► 긴장성 공기가슴증의 증상과 징후
- 흉부 외상
- 심각한 호흡곤란
- 환기/관류 불균형
- 저산소증
- 손상된 흉부의 과팽창
- 손상된 흉부의 과다공명음
- 호흡음 감소 및 부재
- 청색증
- 발한
- 의식 상태의 변화
- 목정맥 팽대
- 저혈압
- 저혈량증

긴장성 공기가슴증은 손상기전이 외부의 상처 때문이든, 내부 손상으로 인해서든 일방향 밸브를 형성하기 때문에 발생한다. 들숨 시 공기는 (늑막 공간의 압력은 대기압보다 낮기 때문에) 결함 부위를 통해 늑막 공간으로 유입된다. 날숨 시 흉강내 늑막압이 상승하면서 결함 부위가 닫히고 공기의 유출이 불가능해진다. 매 호흡마다 늑막 공간의 공기양과 압력이 증가한다. 각각의 호흡마다 가슴막내의 공기량이 증가하고 압력도 증가하게 된다. 증가한 가슴막안 내압은 동측의 폐를 허탈하게하고 갈비사이와 복장뼈 상부를 부풀어 오르게 하고 종격동을 밀게 된다. 압력이 증가하면서 반대쪽 폐와 대정맥을 눌러 정맥 환류량을 감소시키며 정맥압을 증가시켜 목정맥을 확장시키고(JVD, 목정맥 팽대), 맥압(pulse pressure)을 감소시킨다. 압력 증가로 종격 구조가 밀려나면서 기관편위가 나타날 수도 있다. 이는 매우 나중에 드물게 발견되는 증상인데 소아는 성인에 비해 종격이 더 잘 움직이므로 나이가 어린 환자에서 더 흔하게 발견된다. 무기폐는 초기 폐 허탈부위와 같은 쪽에서 나타나며, 종격의 이동은 폐의 압력이 발생한 지점의 반대쪽에서 발생한다. 이러한 기전은 환기/관류의 불균형을 초래하고, 저산소혈증 악화, 전신성 저산소증으로 이어진다.

긴장성 공기가슴증은 개방성 혹은 단순 공기가슴증으로 시작한다(그림 7-12). 가슴막강 내압이 증가하면서, 호흡 장애, 환기/관류 불균형, 저산소증이 진행되기 시작한다. 같은 쪽의 흉부는 과팽창하며 호흡음이 빈약하거나 들리지 않고 타진시 과도공명음이 들린다. 흉강내 압력 증가로 인해 갈비사이 조직이 외측으로 불거져 나올 수도 있다. 반대편 흉부의 타진음은 다소 둔탁해지고 긴장성 공기가슴증의 상태가 악화되면서 호흡음이 점진적으로 약해진다. 중증 저산소증은 청색증, 발한, 의식 상태의 변화를 초래할 수 있고, 흉강내압의 증가는 정맥 환류의 감소, 목정맥 팽대, 저혈압을 야기할 수 있다. 만약 이러한 증상이 조기에 발견되지 못하거나 적절한 처치가 이루어지지 못할 경우 환자는 사망할 수도 있다. 긴장성 공기가슴증에 대한 가장 확실한 임상적 증거는 공기가슴증과 이에 연관된 혈역학적 장애이다.

심각하고 점진적이며 즉각적으로 생명을 위협하는 긴장성 공기가슴증은 흉벽에 바늘을 삽입하여 긴장성 공기가슴증을 개방성 공기가슴증으로 전환시켜 흉강내압을 감소시키는 처치를 할 수 있다. 카테터가 막히지 않으면 흉강내압이 감소하고 정맥 환류가 회복되며 환자는 적정 수준의 환기를 유지할 수 있다.

혈액가슴증

혈액가슴증(혈흉, hemothorax)은 내출혈로 인해 가슴막강에 혈액이 고이는 증상이다. 혈액가슴증은 증상이 매우 경미하여 현장에서 발견되지 않을 수도 있으며 중증 대혈관 손상을 동반하여 환자 상태를 급격히 악화시킬 수도 있다. 중증 출혈은 완전히 폐를 쪼그라들게 하고 1,500mL가 넘는 혈액을 순식간에 고이게 할 수 있다. 사망률은 75% 이상이며 현장에서 2/3정도 사망한다. 혈액가슴증은 최대 3,000mL의 혈액(혹은 전체 혈량의 절반)을 고이게 할 수 있기 때문에 주로 혈액 손실이 문제가 된다. 그러나 흉곽으로 유실된 혈액은 이미 손상으로 고통받고 있는 환자의 1회 호흡량을 줄이고 호흡 효율성을 감소시키면서 급속도로 쇼크 상태에 빠지게 한다.

혈액가슴증은 종종 갈비뼈 골절과 관련이 있고 무딘손상 혹은 관통상 손상기전에 의해 유발된다. 혈액가슴증은 공기가슴증과 수반되는 경우가 많고(**혈액공기가슴증, hemopneumothorax**), 관통상이 있는 경우 25% 정도 발생한다. 늑막공간으로 출혈을 일으키는 가장 흔한 원인은 대부분 폐의 열상이며 갈비사이 동맥, 폐동맥, 대혈관, 속유방동맥의 열상에 의해 발생할 수 있다. 갈비사이 동맥은 분당 50mL의 속도

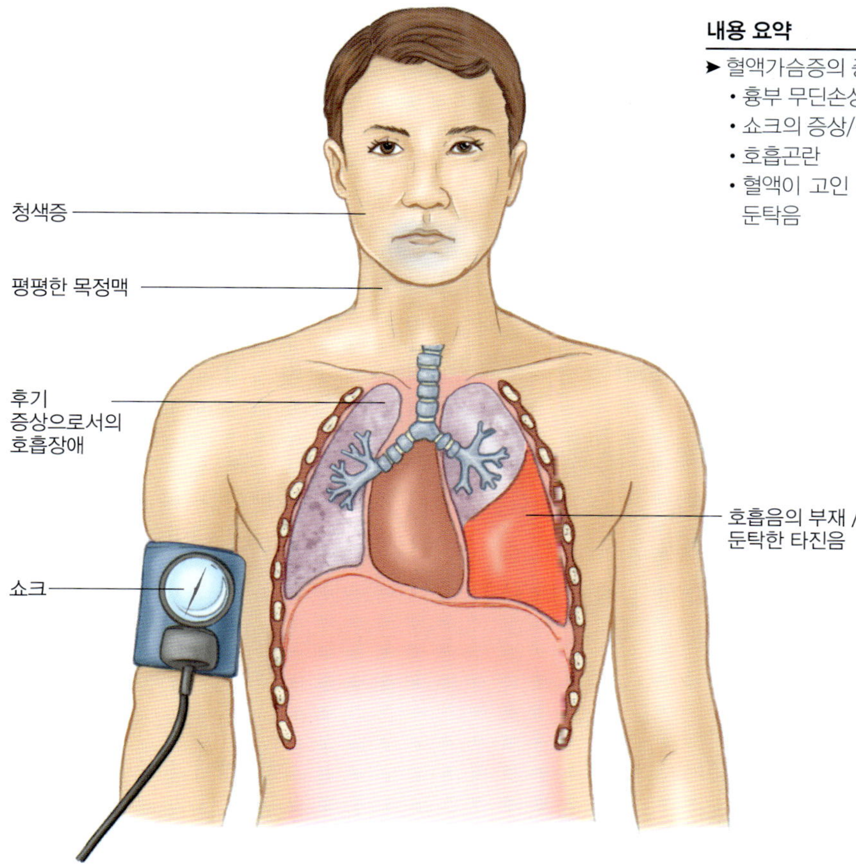

내용 요약

➤ 혈액가슴증의 증상/징후
- 흉부 무딘손상 혹은 관통상
- 쇼크의 증상/징후
- 호흡곤란
- 혈액이 고인 부위의 타진시 둔탁음

그림 7-13 대량 혈액가슴증의 신체적 소견

로 혈액을 손실할 수 있다. 들숨 시 흉강내압은 대기압보다 낮기 때문에 흉부 출혈은 다른 부위 출혈보다 더욱 빠르다. 흉부로 손실된 혈액은 저혈량증의 원인이 되고 폐조직을 이탈시킨다. 출혈량이 상당할 경우, 저혈량증, 쇼크, 저산소증, 호흡 장애 및 호흡부전이 야기될 수 있다.

혈액가슴증 환자는 개방성 혹은 단순 공기가슴증과 관련된 무딘손상이나 관통상으로 인해 발생한다. 환자들은 쇼크와 호흡부전과 관련된 증상과 징후들을 보일 수 있다(그림 7-13). 혈액은 환자가 앉아있는 경우 하흉부에 그리고 누워있는 경우 흉부 뒤쪽에 고인다. 직접적으로 액체로 채워진 부위를 제외하고 폐에서는 정상적인 호흡음과 타진음이 들린다. 혈액이 고인 부위에서는 타진시 둔탁음이 들리고 호흡음은 약하고 멀게 청진된다.

폐타박상

폐타박상(폐좌상, Pulmonary contusion)은 단순히 폐 연조직의 타박상 혹은 멍(좌상)이다. 폐타박상은 흉부의 심각한 무딘손상 환자 중 30~75%에서 나타나며 이는 종종 갈비뼈 골절과 관련이 있는 경우가 많다. 폐타박상은 아주 제한된, 미미한, 그리고 인지할 수 없는 손상에서부터 치명적이고 광범위한 손상까지 다양하다. 중증 흉부 외상 환자 중 폐타박상으로 인한 사망률은 대략 14~20%에 이른다.

에너지를 폐조직으로 전달하고 폐타박상을 유발하는 구체적 손상기전은 크게 두 가지가 있다. 바로 감속 혹은 고속 탄환이나 폭발에 의한 압력파이다. 우선 감속손상은 움직이는 물체가 고정된 물체에 충돌 했을 때 발생한다. 가장 흔하게 발생하는 감속 손상기전은 차량충돌시 흉벽이 운전대에 부딪히는 것이다. 흉

내용 요약

➤ 폐타박상의 증상/징후
- 흉부 무딘손상 혹은 관통상
- 호흡곤란의 악화
- 저산소증
- 수포음 증가
- 호흡음 감소
- 객혈
- 쇼크의 증상과 징후

벽이 운전대에 부딪혀 멈추지만 폐는 계속 앞으로 이동하면서 허파꽈리 조직에 압력을 가하고 늘어나게 되거나 허파꽈리 조직을 비교적 고정이 된 기관기관지분지로부터 찢어지게 한다. 그 결과 허파꽈리/모세혈관막이 손상되고 이에 미세 출혈과 부종이 발생한다.

두번째 기전인 고속 탄환 혹은 폭발의 압력파는 폐조직에 급격하게 압력을 가하고 늘어나게 한다. 폐조직은 섬세한 혈관막에 의해 둘러싸여 있고 공기로 채워져 있어 압력파의 경로는 기체(허파꽈리)/액체(모세혈관) 표면에서 부분적으로 반사된다. 이로 인해 혈관막에 걸쳐 불꽃 무늬의 작은 손상부위가 발생하면서 미세출혈 및 부종이 발생한다(스폴딩 효과, Spalding effect). 폐타박상이 저속 흉부 관통상으로 인해 생기거나 폐조직 및 구조의 열상으로 발생하는 경우는 드물다.

폐타박상과 관련된 허파꽈리 조직으로의 미세출혈은 광범위할 수 있고, 드물지만 1,000~1,500mL의 혈액 손실을 유발할 수 있다. 폐조직으로의 출혈은 조직을 자극하고 염증 과정이 시작되며 간질 공간으로의 체액이동을 유발한다. 허파꽈리/모세혈관막에서의 체액 축적(폐부종)은 점진적으로 범위가 확대되고 특히 산소를 포함한 호흡가스가 확산되는 속도를 감소시킨다. 이는 폐조직을 단단하게 하고, 폐 순응도를 감소시키며 손상된 조직의 안팎으로 공기를 이동시키는데 필요한 노력을 증가시킨다.

허파꽈리벽이 두꺼워지는 것은 호흡의 효율을 감소시키고 저산소혈증을 초래하며, 단단해지는 것은 호흡하는데 더 많은 에너지를 소모하게 만든다. 이러한 폐부종의 진행은 또한 혈액이 폐모세혈관망으로 이동하는데 필요한 압력을 증가시키게 된다. 이렇게 증가된 압력은 폐혈관계의 압력을 증가시키게 되고 오른쪽 심장에 과부하를 일으키게 된다(폐고혈압). 이와 더불어 이러한 효과는 폐허탈, 저혈량증, 환기/관류 불균형, 저산소증, 저혈압, 호흡부전과 쇼크 상태에 이르게 할 수 있다. 물론 폐타박상만 생길 수도 있겠지만, 대개 흉벽 손상을 비롯한 다른 손상을 동반하게 된다.

폐타박상 환자는 흉부 무딘손상/관통상과 관련된 손상기전과 증거를 보인다. 갈비뼈 골절시의 통증처럼 연관된 손상이 증상과 징후를 즉각적으로 보일 수도 있지만, 폐타박상의 증상과 징후는 드러나는데 까지는 상당한 시간이 소요된다. 환자는 호흡곤란이 더 심해짐을 호소하고 호흡을 더욱 힘들어하고 진행성 저산소증의 증상을 보이며, 산소포화도도 점점 떨어진다. 흉부에 대한 조심스러운 청진을 통해 거품소리(수포음, crackle)의 증가와 호흡음 감소를 발견할 수도 있다. 중증 폐타박상은 객혈과 쇼크의 증상과 징후를 유발할 수 있다.

심혈관 손상

심혈관 손상은 흉부 외상환자의 사망률과 관련이 있다. 심혈관 손상에는 심근의 무딘손상, 심장눌림증, 심근 동맥류 혹은 파열, 대동맥류 또는 대동맥 파열, 기타 혈관손상이 있다.

심장의 무딘손상(Blunt Cardiac Injury)

심장의 무딘손상(blunt cardiac injury)은 높은 사망률을 보이며, 중증의 전방흉부 무딘손상과 함께 자주 발생한다. 이 경우 흉부가 물체에 의해 충격을 받거나 물체에 부딪히는 손상기전이 작용한다. 흉부에서 비교적 움직이기 쉬운 심장은 전방흉벽에 부딪히고 충격을 받은 흉부가 굴곡하면서 복장뼈와 흉추 사이에서 압박을 받는다. 그 결과로 우심방/심실에 타박상이 발생할 가능성이 가장 높다(그림 7-14).

심장타박상(cardiac contusion)은 기타 근육조직의 타박상과 유사하다. 심장타박상에 의해 근육세포와 미세 순환이 손상되면서 근육 섬유가 찢기고 파괴되고, 출혈과 부종이 발생한다. 이뿐만 아니라 심장수축력과 심박출량도 감소할 수 있다. 심근의 자율성과 전도성으로 인해 타박상은 심장 전도체계 장애를 일으킬 수 있다. 손상의 중증도가 높은 경우 혈종, 심장눌림증, 괴사, 심장의 자극, 이소성 박동, 각차단이나 부정맥과 같은 전도 체계의 결함 등이 발생할 수 있다. 손상이 매우 광범위 할 경우 조직 괴사, 심실 순응도(compliance)의 감소, 울혈성 심부전, 심장성 쇼크, 심근의 동맥류, 급성/지연성 심근파열 등이 발생할 수 있다. 관상동맥질환으로 발생된 심근경색증과는 달리 무딘 심장질환의 세포손상은 회복 시 상흔이 적게 남고, 관상동맥질환이 수반되지 않은 상태시 제한적인 손상 진행을 보인다.

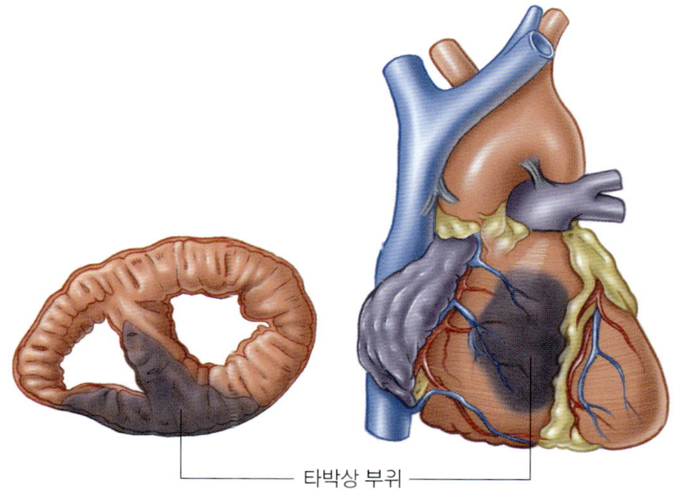

그림 7-14 심장의 무딘손상은 복장뼈에 부딪쳐서 우심실/우심방에 대부분 영향을 준다.

심장에 무딘손상을 입은 환자는 이러한 손상에 대한 상당한 병력을 가지고 있고, 대부분의 경우 전흉부가 가장 손상을 많이 받는다. 환자는 흉부통증 또는 심근경색증과 거의 유사한 복장뼈 후방의 통증을 호소하고, 전방 갈비뼈나 복장뼈 골절과 같은 연관된 흉부 손상을 입을 수도 있다. 심장 감시(cardiac monitoring)에서는 동성빈맥(sinus tachycardia)이 가장 흔하다(이는 투쟁-도피반응, 통증, 저혈량증, 저산소증에 의해 야기된 것일 수도 있다). 심장의 무딘손상과 연관된 기타 부정맥에는 심방조동, 심방세동, 심방/심실 조기수축, 빠른 부정맥, 느린 부정맥, 각차단, T파 역위, ST분절 상승 등이 있다. 심장막 마찰음(pericardial friction rub)과 심잡음(murmur)은 **전흉부(precordium)**에서 청진될 수 있지만, 손상이 발생된 지 수주가 지나고 나서야 증상으로 드러날 가능성이 더 크고 염증성 심장막삼출(inflammatory pericardial effusion)과 연관이 있다.

심장 진탕(Commotio Cordis) **심장 진탕**(commotio cordis)은 직접적 흉부 타격에 의해 심실세동이 유발되는 손상으로 드물게 발생한다. 흉부에 야구공을 맞는 것처럼 타격의 강도가 낮은 경우가 많다. 비록 심장 진탕의 발생률이 매우 낮지만, 젊은 운동 선수 사이에서는 급사의 두번째 흔한 원인이 되고 있다. 심장진탕의 과거자료를 보면, 약 95%가 남성에게 발생했으며 백인에서 약 87%가 나타났다. 평균 발생 연령은 14세이고, 전체 연령대는 생후 3개월에서 52세까지 이른다. 이 중 15% 정도는 성공적으로 소생되었다. 생존율이 이렇게 낮은 이유는 심장 진탕의 증상이 CPR이나 제세등이 시행되어야 하는 손상 발생 초기 단계에 발견되지 않거나 오진이 되기 때문이다. 심장 진탕의 처치법은 심실세동의 처치와 비슷하고, CRP과 즉각적 제세동이 필수적이다.

내용 요약

- 심장의 무딘손상의 증상과 징후
  - 흉부의 무딘손상
  - 흉벽의 멍자국
  - 빠른 심박수(불규칙적일 수 있음)
  - 휴식으로 완화되지 않는 심한 통증(산소 공급으로 완화될 수 있음)

심장눌림증

심장눌림증(심낭압전, pericardial tamponade)은 심낭에 혈액(이나 기타 체액)이 고여 심장이 혈액으로 채워지는 것이 제한받는 것을 말한다. 전체 중증 흉부 외상 환자에서 심장눌림증이 차지하는 비중은 2%도 되지 않는다. 칼에 찔리거나 저에너지 무기 등 저속에 의한 손상이 가장 흔한

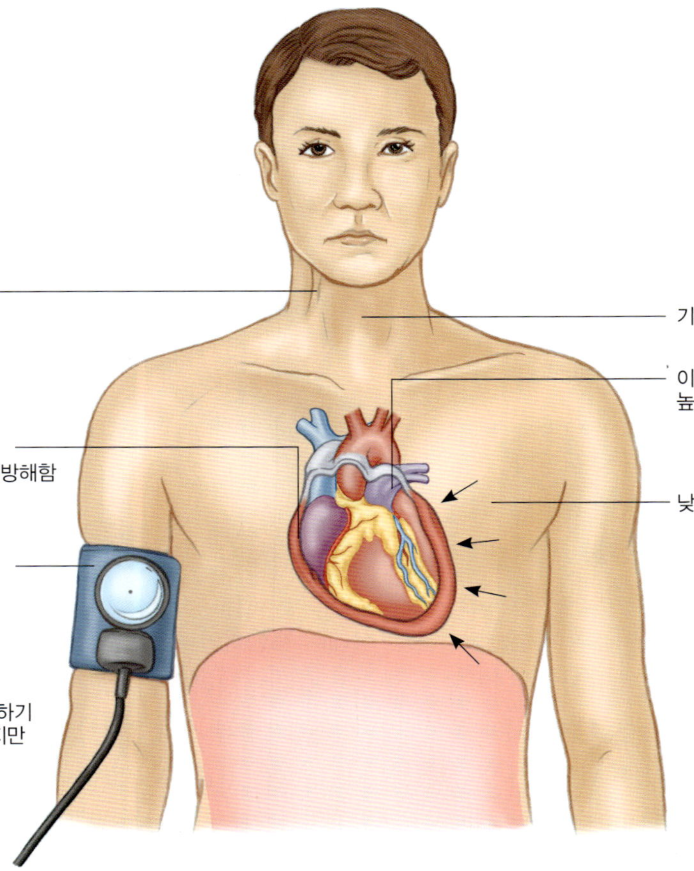

그림 7-15 심장눌림증의 신체적 소견

손상기전이며 대개 사망률이 높다. 심장에 고속에 의한 총기손상을 입으면 심각한 조직 파괴를 일으켜 거의 사망하게 된다. 심장눌림증은 심장 동맥이 찢어지거나 어떤 물체가 심근을 관통하여 혈액이 심낭으로 빠져나와 고인다(그림 7-15).

심장막(심낭)은 섬유질이기 때문에 늘어나지 않으며, 축적되는 혈액은 심장에 압박을 가하기 시작한다. 적은 압력이라도 처음에는 충만압이 가장 낮은 우심실부터 심장 충만이 어렵게 된다. 이는 심장으로의 정맥환류를 제한하며, 정맥압을 증가시키고, 경정맥 팽대의 원인이 된다. 우심실의 박출량 감소는 폐동맥과 좌심으로 정맥환류 혈량을 제한한다. 심장눌림증은 심박출량의 감소와 전신성 저혈압을 유발한다. 심장막 혈액에 의한 압력은 또한 관상동맥으로 들어가는 심근으로 향하는 혈류를 제한한다. 그 결과 심근허혈과 심근경색증이 발생할 수 있다. 완전한 심장눌림증을 야기하는 압력을 발생시키기 위해서는 150~300mL의 혈액이 필요하고, 20mL 가량의 혈액을 제거하는 것만으로도 상당한 완화 효과를 기대할 수 있다. 심장눌림증의 진행은 심장막(심낭)에 고이는 혈류 속도에 달려 있다. 심장눌림증은 자상(stab wound)에 의해 급속도로 진행되어 구급차가 현장에 도착하기도 전에 환자를 사망에 이르게 할 수도 있고, 장시간에 걸쳐 점진적으로 진행될 수도 있다.

내용 요약

➤ 심장눌림증의 증상과 징후
- 호흡곤란과 청색증
- 목정맥 팽대
- 약하고 가는 맥박
- 혈압 감소
- 쇼크
- 좁아지는 맥압

비록 무딘손상도 심장눌림증의 원인이 될 수 있지만 심장눌림증 환자는 전/후흉부에 주로 관통상을 입었을 가능성이 크다. 발사체와 칼의 궤도는 예측하기 어렵지만, (특히 해당 증상이 흉부 중앙 하부에 나타날 경우) 흉부/상복부 관통상이 있을 경우 항상 심장눌림증의 가능성을 고려한다(그림 7-16). 심장눌림증은 맥박의 강도 및 맥압 감소와 목정맥 팽대를 유발한다. 환자는 불안감, 빈맥 및 발한을 보이며, 피부가 잿빛을 띤다. 두부, 경부, 상지에서 청색증이 발생할 수도 있다. 심음이 낮고 멀리서 들릴 수 있다. Beck의 세 가지 징후(목정맥 팽대, 심음 감소, 저혈압)는 심장눌림증을 가리키는 단서이지만, 진행 초기에 발견되지 않을 수 있다. 심장눌림증의 또 다른 단서인 **쿠스마울 징후**(kussmaul's sign)인 들숨 시 목정맥 팽대(JVD)가 나타난다. 환자가 흡기시, 감소된 흉강내압은 정맥환류를 증가시키지만 심낭에 액체가 고여 압박된 심장(심장눌림증)은 증가된 정맥환류의 혈액을 받아들일 수 없다. 심장눌림증의 기타 증상에는 모순맥박과 전기적 교대맥박이 있다. **모순맥박**(pulsus paradoxus)은 환자가 정상 호흡주기 동안 들숨 시 수축기 혈압이 10mmHg 이상 저하되는 증상이다. 일반적으로 수축기 혈압은 각 들숨 시 약간 감소한다. 모순맥박은 심장눌림증으로 심낭내 압력이 증가하여 심박출량이 감소하기 때문에 발생한다. 수축기 혈압이 모순맥박에 따라 달라지기 때문에, 강하고 약한 맥박이 번갈아 가며 발생하는 **교대맥**(pulsus alternans)이 나타날 수 있다. 교대맥은 급성 심장눌림증에서만 드물게 발견될 수 있으며 매 심장 주기마다 P, QRS, T파의 진폭이 감소한다. 심한 심장눌림증의 경우, 심전도는 무맥성 전기활동(pulseless electrical activity, PEA)으로 나타난다.

(a)

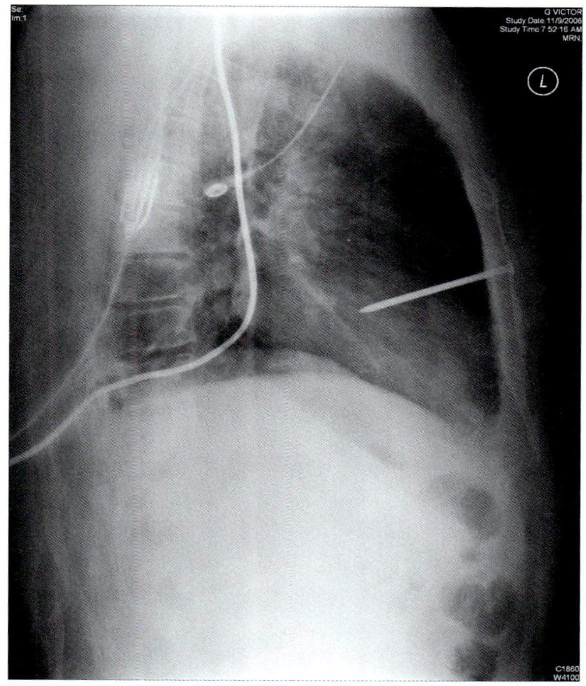

(b)

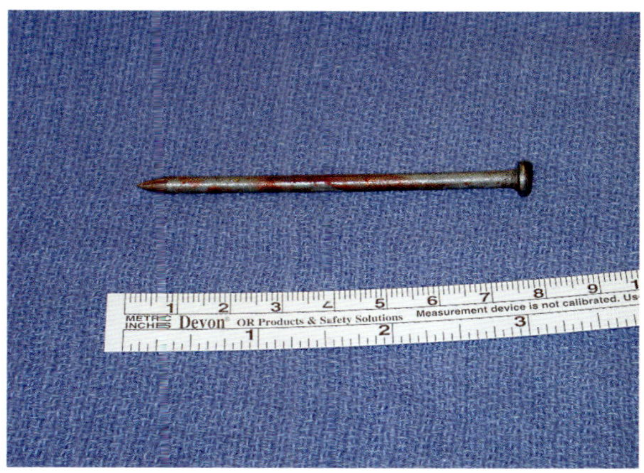

그림 7-16 못에 의한 심장의 관통상 (a) 흉부 측면의 X레이 사진 (b) 외과 수술로 제거한 못의 사진(*Both: © Edward T. Dickinson, MD*)

심근 동맥류 또는 심근 파열

심근 **동맥류**(aneurysm)나 파열은 거의 차량충돌과 같은 흉부의 무딘손상에 의해서 발생한다. 심근 동맥류나 파열은 CPR처럼 힘이 크지 않은 무딘 충격의 경우에도 발생하는 것으로 알려져있다. 이러한 상태는 심실 및 심방, 심방사이막, 심실사이막이 영향을 받거나 판막이나 판막 지지구조가 포함될 수 있다. 심장의 심방 및 심실 혹은 구조가 포함되는 경우가 30%이다. 심근 동맥류와 지연성 심장파열은 심근 경색, 치료된 관통상이나 심근 좌상에 의한 괴사에 이어 이차적으로 발생한다. 일반적으로 괴사는 염증성 세포에 의해 손상된 세포를 대치하는 손상 발생 2주 후에 형성되며 이는 심근조직을 약화시키고 심실벽의 동맥류 및 파열로 이어질 수 있다. 또한 심근파열은 고속 탄환 총상에 의해 발생할 수도 있다.

심근파열을 입은 환자는 흉부에 중증 무딘손상/관통상이나 중증 갈비뼈/복장뼈 골절이 있는 경우가 많다. 구체적인 증상은 실제 병리에 따라 달라질 수 있다. 만약 파열된 심근이 심낭에 있다면, 환자는 심장눌림증의 증상과 징후를 보일 수 있다. 만약 파열된 판막에만 영향을 미칠 경우, 환자는 우심 혹은 좌심부전을 보일 수 있다. 심근 동맥류가 있을 경우, 심근파열은 지연될 수 있다. 파열이 되는 경우 환자의 활력징후나 심장눌림증의 증상과 징후가 갑자기 사라질 수도 있으며 종종 사망으로 이어진다.

외상성 대동맥 박리 및 파열

외상성 대동맥 박리 및 파열(Traumatic Dissection or Rupture of the Aorta)은 무딘손상 혹은 관통상에 의해 유발되며 매우 치명적인 증상이다. 주로 무딘손상에 의해 유발되는 대동맥 손상은 사망률이 85~95%에 달하고, 전체 흉부 외상 사망의 15%를 차지한다. 대동맥 박리 및 파열은 보통 대부분 측면 충돌인 고속 차량충돌 사고와 관련이 많고, 일부의 경우 낙차가 큰 낙상이 원인으로 작용하기도 한다. 심근파열과는 다르게 대동맥 박리 및 파열 환자 중 20%에 달하는 환자가 초기 손상과 동맥류를 극복하고 생존한다. 초기 생존자 중 30% 가량은 적절한 처치를 받지 못하는 경우 6시간 내에 사망하고, 사망률은 24시간 내에 50%, 첫 1주일이 지나면 70%에 달한다. 현장에 도착한 응급구조사에 의해 손상 가능성을 진단받고 신속한 구출, 고정, 외상센터로 이송된 환자는 초기 충격을 견디고 생존한 일부 환자에 불과하다.

대동맥은 압력이 높고 크기가 큰 혈관으로 좌심실에서 방출된 혈액을 전신 순환계로 공급한다. 대동맥은 흉강을 지나면서 세 군데에 고정되기 때문에, 중증 흉부 감속손상 발생시 전단력을 받는다. 3개의 고정점은 대동맥이 심장과 만나는 대동맥 판륜(aortic annulus)과 동맥관 인대와 만나는 대동맥 협부(isthmus) 그리고 대동맥이 흉강을 빠져 나가는 가로막 부위이다(표 7-4). 외상성 대동맥박리는 상행 대동맥에는 드물게, 하행 대동맥에는 가장 자주 발생한다. 중증 감속이 발생할 경우, 전단력에 의해 동맥층이 (특히 혈관 내막이 근육층인 중간막으로부터) 분리된다.

이는 혈액의 유입을 허용하고, 큰 압력에 의해 대동맥의 막이 박리되면서 가성 내강(false lumen)이 형성된다. 외과적 처치가 없을 경우 가성 내강은 파열되기 쉽다.

대동맥 파열 환자는 즉각적인 외과적 처치를 제공받지 못할 경우 중증 저혈압을 보이고, 모든 활력징후를 상실하고, 사망에 이르게 된다. 대동맥 박리는 비록 박리 부위가 언제든지 파열될 수는 있지만, 대동맥 파열보다 더욱 느리게 진행된다. 환자는 낙차가 큰 낙상이나 중증 차량충돌 혹은 감속사고가 있었을 것이다. 특히 측면충돌은 대동맥류의 큰 위험 요소로 작용한다. 환자는 등까지 번지는 찢어지는 듯한 흉부 통증을 호소할 수 있다. 환자는 좌상지와 우상지에서 잰 혈압에 차이가 생길 수 있고(맥박 결손, pulse deficit) 하지에서는 맥박이 약하게 촉지될 수 있다. 동맥관인대 부근 동맥에 있는 교감신경 섬유가 신전되면 고혈압이 발생할 수도 있고, 혈액유출과 저혈량증으로 인해 저혈압에 빠질 수도 있다. 청진을 통해 심장에서 나간 혈액이 손상된 혈관벽을 통과하면서 거친 혈류(와류)로 인해 생기는 거친 수축기 잡음(harsh systolic murmur)을 확인할 수도 있다.

기타 혈관 손상

폐동맥과 대정맥은 흉부 외상시 손상을 유발할 수 있는 또 다른 흉부 혈관이다. 폐동맥과 대정맥의 손상과 이에 수반되는 출혈은 상당한 혈액가슴증을 유발하고, 경우에 따라 저혈압과 호

표 7-4 | 외상성 대동맥 파열의 발생률과 해부학적 위치

위치	발생률
대동맥 판륜	9%
대동맥 협부	85%
가로막	3%
기타	3%

흡 부전으로 이어질 수 있다. 또한 혈액은 종격으로 유입되어 대혈관, 식도, 심장을 압박할 수 있다. 관통상은 폐동맥과 대정맥 손상의 주요 원인으로 작용한다. 폐동맥 혹은 대정맥 손상 환자는 흉부 관통상이 있거나 흉부 중앙에 손상이 동반된 경부손상을 입었을 것이다. 이러한 손상은 저혈량증과 쇼크의 증상과 징후를 보이고, 혈액가슴증이나 종격 혈종 그리고 연관된 증상과 징후를 나타낸다.

기타 흉부 손상

기타 흉부손상들은 가로막 파열, 식도 파열, 기관기관지 파열, 외상성 질식 등이 있다.

외상성 가로막 파열 및 천공

외상성 가로막 파열 및 천공은 고에너지의 흉복부 무딘손상/관통상에 의해 발생할 수 있고, 손상 발생률은 다발성 외상환자 중 1~6%로 추산된다. 하흉부에 관통상을 입은 환자에서 일반적으로 발생하며 손상이 복부 장기나 조직을 포함하여 발생할 확률은 30~40%이다. 가로막은 날숨 시 전방에서 유두 높이인 제4번째 갈비사이와 후방에서 6번째 갈비사이로 상향 이동한다는 것을 기억하라. 이 높이 또는 그보다 아래쪽에서 생기는 관통상도 가로막 천공으로 이어질 수 있다. 가로막 천공 및 탈장은 간이 우측 가로막을 보호하는 경향이 있으므로 좌측 방향에서 가장 자주 발생한다. 또한 손상이 크지 않은 이상, 찢어진 가로막을 통한 간의 탈장은 거의 일어나지 않는다.

만약 외상성 가로막 파열이 발생하게 되면, 복부 장기들은 가로막의 결손부를 통해 흉강으로 탈장되고, 이때 잘룩창자(colon)의 감돈(strangulation) 또는 괴사, 동측 폐의 제한, 그리고 종격동의 이동도 일으킨다. 이탈된 복강 장기가 폐와 종격구조를 압박하면서 발생하는 종격 전위는 (긴장성 공기가슴증의 경우와 마찬가지로 거의 흡사한 기전을 통해) 복강 장기를 반대쪽으로 이동시킨다.

가로막 파열은 긴장성 공기가슴증과 유사한 증상과 징후인 호흡곤란, 저산소증, 저혈압, 목정맥 팽대를 보인다. 환자는 복부 무딘손상이나 하흉부/상복부 관통상을 입었을 수도 있으며 복부는 속이 텅 비어있고, 흉부의 한 쪽(주로 왼쪽)에서 장음이 들릴 수 있다. 탈장이 광범위할 경우 환자는 저혈압과 저산소증이 있을 수도 있다. 탈장은 다른 손상에 의해 가려지는 경우가 종종 있지만, 환자는 상복부 통증을 호소할 수도 있다. 만약 가로막 파열이 미미하다면, 탈장도 발생하지 않을 수 있다. 중증 파열의 경우라도 탈장이 발생하지 않을 수 있고, 수개월에서 수년 동안 지연될 수 있다. 중증 탈장 없이는 가로막 파열을 발견하기 힘들 수 있다.

외상성 식도 파열

외상성 식도 파열(traumatic esophageal rupture)은 드물게 발생하는 흉부 무딘손상의 합병증이다. 흉부 관통상 전체에서 식도 파열이 차지하는 비중은 0.4% 정도이다. 식도는 흉부의 중심에 위치하기 때문에, 식도손상은 다른 종격동 손상과 함께 발생하는 것이 보통이다. 식도파열은 격렬한 구토, 암, 해부학적 이상, 위 역류 등 내과적 문제로 인해 유발될 수도 있다. 식도파열로 인한 사망률은 증상을 조기 발견하는 경우라 해도 30% 이상이며 조기 발견하지 못하는 경우 사망률이 더욱 높아진다. 식도파열로 인한 사망률은 식도를 통과하거나 구토가 역류하면서 종격에 진입한 물질에 따라 달라진다. 식도파열은 심각한 감염이나 화학적 자극 혹은 중증 종격구조 손상으로 이어진다. 또한 양압환기 도중 공기가 식도 파열을 통해 종격에 유입될 수 있다. 식도파열을 입은 외상환자는 흉부중앙에 깊은 관통상을 입었을 확률이 높고, 삼키는 것이 힘들고 고통스러우며, 호흡시 흉부 통증이 발생하고, 등의 가운데로 통증이 확대될 수도 있다. 또한 환자는 목 아래쪽 주변에 피하기종(피부밑공기증)을 보일 수도 있다.

기관기관지 손상

기관기관지 손상(tracheobronchial injury)은 비교적 드물게 발생하는 흉부 손상으로 중증 흉부 외상 환자 중 3% 이하를 차지한다. 기관기관지 손상은 무딘/관통성 손상기전으로부터 유발되고, 사망률이 높다(식도파열과 유사). 식도파열과는 대조적으로 손상 당일 주로 사망하는데 50%의 환자가 손상 후 한 시간 전후에 사망한다. 이 손상은 기관기관지분지의 모든 곳에서 발생하지만, 기관 분기부(carina)의 2.5 cm 이내에서 가장 자주 유발된다.

기관 혹은 주기관지에 손상을 입은 환자는 청색증, 객혈, 일부의 경우 대형 피하 기종 등이 일반적인 증상이며 또한 환자는 호흡곤란을 동반한 공기가슴증과 일부의 경우 긴장성 공기가슴증을 경험할 수도 있다. 간헐적인 양압환기는 가슴막이나 종격으로 공기가 유입되면서 상태를 악화시킨다.

외상성 질식

외상성 질식(traumatic asphyxia)은 큰 압력이 흉부에 가해졌을 때 발생한다. 외상성 질식은 심한 압력이 흉부에 가해지면서 오른쪽 심장에서 혈액이 상대정맥, 상지의 정맥으로 역류하면서 일어난다(외상성 질식은 호흡의 문제가 아니라 혈관의 문제이다). 외상성 질식은 두부와 경부의 정맥 및 모세혈관에 충혈을 일으키면서, 해당 부위의 피부가 적색, 자주색, 혹은 청색으로 변하게 된다. 혈액의 역류는 두부와 경부의 미세순환을 손상시키면서 점상출혈(피부 아래의 작은 출혈, 그림 7-17a), 결막하 출혈(안구의 흰자위에 발생하는 출혈, 그림 7-17b), 눌린 지점 위에 혈액의 정체를 유발한다. 혈액의 역류는 뇌의 순환을 손상시키면서 정맥혈관이 탄력적이지 않은 고령 환자에게 수많은 작은 뇌졸중을 유발한다. 혈류의 제한이 계속될 경우, 혈액에 독소와 산성 물질이 축적된다. 압력이 해제되어 중앙 순환계로 순환이 일어날 경우 이러한 독소는 치명적인 영향을 미친다. 흉부 압박이 계속될 경우, 정맥환류가 제한되고, 호흡이 정지되거나 심각하게 제한된다. 그 결과 저혈압, 저산소증, 쇼크가 발생하고, 환자가 급속도로 사망에 이를 수 있다.

환자 구출은 압력의 해제와 함께 손상 지점의 급속 출혈을 야기할 수 있다. 압력 해제는 환자의 상태를 급속히 악화시키고 내출혈로 인한 사망을 초래할 수 있다. 외상성 질식 환자는 구출이 될 때까지 지속적으로 심한 흉부압박으로 고통을 받으며, 압박으로 유발된 혈류 제한 및 역류는 정도가 상당하고 두부 및 경부 변색을 일으킨다. 환자 얼굴이 부어 오르고(다혈증, plethora), 안구 팽창이 일어나며, 여러 곳에서 결막하 출혈이 발생한다. 환자는 압박과 연관된 중증 호흡 장애와 중증 흉부 충격과 연관된 손상을 입을 수 있다. 압박이 해제되면 환자는 저혈량증, 저혈압, 쇼크, 호흡 문제의 징후를 보일 수 있다.

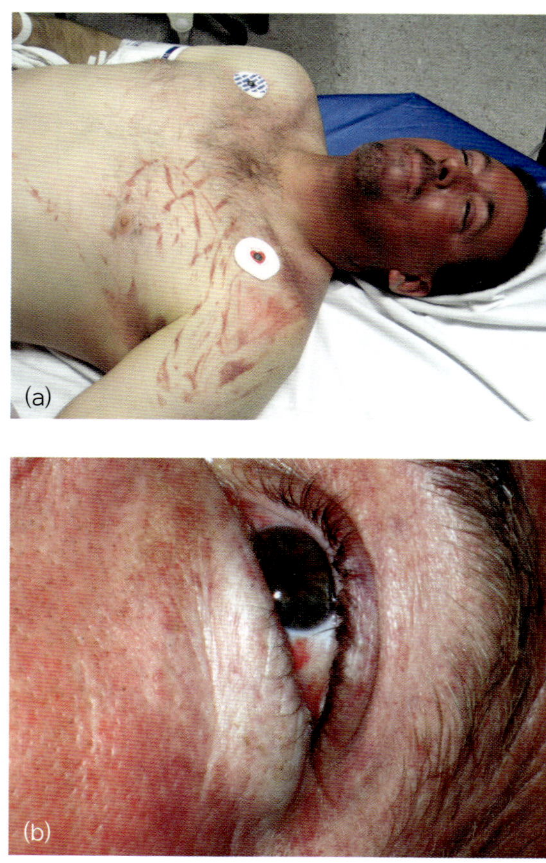

그림 7-17 (a) 외상성 질식 (b) 외상성 질식과 연관된 결막하출혈(*Both: © Dr. Bryan E. Bledsoe*)

간단히 알아보는 병태생리학

흉부 외상의 영향 파악하기

흉강은 크게 세 부분인 심장 부위, 폐부위, 종격으로 구성된다. 심장 부위에는 심장과 대혈관의 뿌리가 있다. 폐부위는 폐, 기도, 폐혈관이 있다. 종격에는 식도, 미주신경, 흉관(thoracic duct), 기타 필수 구조가 있다. 흉강은 호흡 및 심장 기능에 주로 관여한다. 따라서, 흉부 손상의 경우, 호흡 기능이나 심장 기능 혹은 두 기능에 변화가 일어나는 것을 가장 먼저 확인할 수 있다. 공기가슴증의 경우, 초반에 호흡수가 미약하게 증가 하다가, 증상이 진행되면서 호흡 노력이 증대되고, 결국 산소화 부진의 증상과 징후가 나타난다. 이러한 증상이 적절한 처치없이 진행된다면, 심혈관 손상이 잇따른다. 심혈관 손상은 흉강내압의 증가나 폐실질 조직 내부의 출혈로 인한 불완전한 심실 충만에 의해 발생한다.

이와 비슷하게, 심장 관통상은 심혈관 붕괴로 이어질 수 있다. 칼로 찔리는 것과 같은 저에너지 손상의 경우, 심낭에 혈액이 가득 차면서 심실 충만이 불완전해질 수 있다(심장눌림증). 이는 심박수의 초기 증가, (심실 충만의 제한에 따른) 맥압이 좁아짐, 목정맥 팽대 등의 증상으로 나타난다. 심장의 효율성이 감퇴되면서, 폐혈관 울혈이 발생하고 산소화 부족이 초래된다. 총상과 같이 심장을 관통하는 고에너지 손상의 경우, (심지어 최상의 응급의료 체계나 외상센터에서도) 사망이 발생하는 것이 보통이다. 흉부 손상이 의심되는 환자를 다룰 경우, 손상의 징후를 위해 호흡계 및 순환계를 살펴본다. 이러한 검사는 환자 손상이 가진 속성을 이해하는데 좋은 길잡이가 된다.

흉부 손상 환자의 평가

심각한 흉부 손상기전을 알고 환자를 적절하게 평가하는 것은 손상을 예방하고 정확한 처치를 하는데 필수적이다. 흉부 손상 환자의 평가는 표준 병원전 평가 과정을 따르지만, 현장 평가, 일차 평가, 특히 빠른 외상평가시 흉부 손상에 대한 특수 고려사항이 있다. 또한 재평가도 중증 흉부 손상의 진행 과정의 추이를 기록하는 데에 필수적이다.

현장 평가

다른 손상의 치료와 마찬가지로 흉부 손상을 현장에서 처치할 때는 최소한 장갑을 끼는 등 표준주의 지침(standard precaution)을 지켜야 한다. 기도를 처치할 때는 안면 보호대(face shield)를 적용하고, 그리고 중증 흉부 관통상을 다룰 때는 튀는 체액에 묻지 않게 가운의 착용을 고려한다. 폭력이 의심될 경우, 폭력 가해자로부터의 보호 등 현장 안전을 확보한다. 손상기전을 면밀히 분석하고 (심장, 대혈관, 기관, 식도가 있는) 중앙 흉부에서 관통상의 경로가 발생하였는지 유무를 판단한다. 총상의 경우, 총의 유형과 구경, 총구와 환자 사이의 거리, 발사체의 경로를 파악한다. 무딘손상의 충격이 가해진 방향을 찾는 것은 손상을 입은 장기를 찾는 것과 연관되어 있다. 전방충격은 폐조직을 파열시킬 수 있고 폐와 심장의 타박상을 유발한다. 측면충돌이나 낙차가 큰 곳에서 한 발로 착지하는 낙상은 심장이 측면으로 전위되면서 대동맥의 인대 접합 부위를 압박하기 때문에 대동맥 파열을 유발할 수 있다.

일차 평가

일차 평가시, 환자의 의식 상태, 척추 손상의 가능성, 기도/호흡/순환 상태를 확인한다. 생명을 위협하는 상태가 있다면 언제든 개입하여 처치하고, 일차평가 동안 중증 흉부 손상의 증상과 징후를 확인해야 한다. 호흡곤란, 비대칭적이거나 기이성 호흡, 과대 호흡, 제한된 흉부 움직임, 흉부의 과팽창 또는 움푹 들어가 보이는 듯한 복부 등의 상태에 특히 유의한다. 청색증이나 잿빛을 띠는 저산소증을 암시하는 환자의 피부색에 유의한다. 목정맥 팽대, 갈비뼈 혹은 복장뼈 상부의 뒤당김(견축), 호흡보조근의 사용 여부를 확인한다. 또한 피부 아래를 채운 공기(피하기종)에 의해 경부 및 안면부 형태의 변화가 있었는지를 살펴본다.

환기가 적절한지 확인하며 충분한 산소포화도를 유지하기 위해 필요한 경우 보충산소를 투여한다. 또한 필요하다면 양압환기를 제공한다. 흉부 손상은 폐조직을 약화시킬 수 있으며 환자에게 공기가슴증이나 긴장성 공기가슴증이 유발될 수도 있음을 기억한다. 양압환기는 치료의 부작용으로 이러한 증상을 유발할 수 있다. 내출혈을 의심해보고, 저혈량증, 저혈압, 쇼크에 대비하여 주사 바늘의 구경이 큰 정맥 카테터와 최소 1개의 정맥로를 통해 비제한적 수액 잠금장치를 적용할 준비를 한다. 심장을 포함하여 전흉부 무딘 손상(둔상) 또는 관통상에서는 심전도 전극을 붙이고 부정맥이 생기는지 주의깊게 감시한다. 맥박산소측정기를 부착하고 호흡 상태의 평가를 위해 산소포화도를 확인한다. 연속 파형 호기말이산화탄소분압 측정기 또한 환기 및 관류의 조기 혹은 미세한 변화를 발견하는데 유용하다. 중증 흉부 손상이나 저환기 및 저혈량성 보상의 신체적 징후를 알리는 기전이 있을 경우, 흉부에 집중된 빠른 외상 평가를 실시하고, 외상센터로 환자를 신속히 이송할 준비를 한다.

이차/빠른 외상 평가

빠른 외상 평가시, 손상 부위를 유심히 관찰하고, 물어보고, 촉진 및 청진을 통해 환자의 흉부를 상세히 검사한다.

관찰

충격의 증거를 확인하기 위해 환자의 흉부를 관찰한다. 손상의 결과로 나타나는 홍반, 특히 갈비뼈의 테두리를 따라 혹은 흉부에 부딪힌 물체의 굴곡을 따라 발생하는 홍반을 살펴본다. 관통상을 주의 깊게 살펴보고 물체가 관통된 각도와 깊이를 확인한다. 또한 출구를 찾아본다. 측면 흉부 손상은 폐를 손상시키기 쉽고, 중앙 흉부를 통해 형성된 에너지 경로는 심장, 대혈관, 기관, 식도를 손상시킬 수 있다.

종격구조의 손상은 또한 중증 출혈, 저혈량증, 쇼크를 유발할 수 있다. 갈비사이 혹은 복장뼈 상부의 뒤당김(견축)이나 목정맥 팽대를 살펴본다. 일반적으로 목정맥 팽대는 누워있는 정상 혈압 환자에게서 나타나고, 환자가 자세를 바꿔 앉아있고 정맥압이 증가할 경우 더욱 팽대되거나 팽대 상태가 지속될 수 있다. 일반적으로 저혈량성 흉부 외상 환자의 경우 목정맥이 평평하다.

호흡 시 흉부의 움직임을 주의 깊게 살펴본다. 들숨과 함께 흉부는 상승하고 복부가 하강하고, 날숨 시 원위치로 돌아오는 것이 정상이다. 흉부 양쪽이나 한쪽만의 제한된 움직임이 있을 경우 문제가 있을 수 있다. 동요가슴을 의심하게 하는 흉부의 기이성 움직임을 확인한다. 손상 초기의 근육경련으로 인해 흉부의 기이성 움직임이 제한될 수 있지만, 계속된 호흡으로 인해 주변 연부조직의 손상과 갈비사이근의 피로를 더욱 악화시킬 수 있다. 이로 인해 기이성 움직임은 더욱 분명하게 진행되고 호흡 장애가 악화될 수 있다. 갈비뼈 골절, 복장뼈 골절 및 탈구, 피하기종으로 나타날 수 있는 어떤 변형과 흉부 한 쪽의 과팽창을 확인한다. 매 호흡시 효과적으로 이동하는 공기 양을 평가하고, 분당 호흡량이 6리터 이상인지를 확인한다. 6리터에 못 미칠 경우, 백밸브 마스크로 부드럽게 환기 보조를 할 것을 고려한다. 맥박산소측정기를 관찰하여 산소포화도를 평가하고, 산소포화도가 감소하기 시작할 경우, 보충산소를 투여할 뿐만 아니라 더욱 적극적인 기도 및 호흡보조를 고려한다.

개방성 상처에서 개방성 공기가슴증을 나타내는 공기의 유출입이 발생하는지를 확인한다. 환자의 피부색을 전반적으로 살펴본다. 피부색이 탁하고 잿빛이거나 청색일 경우, 호흡 장애를 의심한다. 환자의 두부와 경부가 부어 오르고 적색, 암적색, 혹은 청색을 띤다면, 외상성 질식을 의심한다.

질문

환자에게 통증, 움직임에 따른 통증, 호흡에 따른 통증, 호흡곤란이 있는지 질문을 한다. 짓누르는 혹은 찢어지는 듯한 통증이 있거나 혹은 다르게 느껴지는지를 물어본다. 통증의 정확한 위치, 중증도, 방사통에 대해 환자가 설명하게 한다. 다른 감각 상태에 대해서도 질문을 하고, 환자의 의식 상태와 지남력을 면밀히 살펴본다. 환자의 모든 병력을 확보하고 COPD나 천식과 같이 호흡에 영향을 주는 심각한 질환이나 증상이 있었는지를 확인한다.

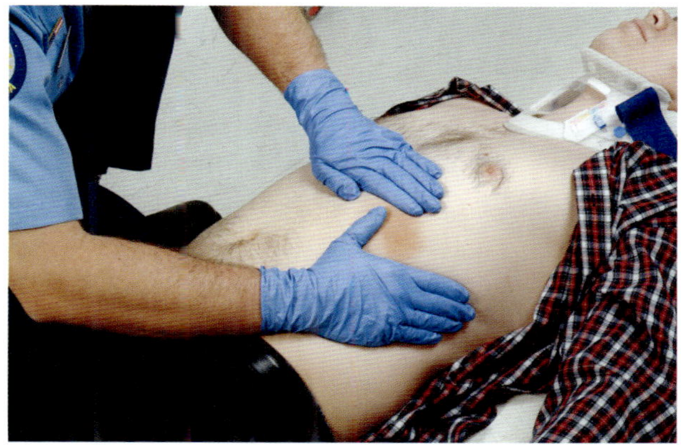

그림 7-18 손상이 의심되는 환자의 흉부를 조심스럽게 촉진한다.

촉진

흉부 전체에 대한 조심스러운 촉진을 통해 손상 징후를 찾아본다(그림 7-18). 종창, 변형, 골마찰음, 수포음을 확인한다. 흉부를 양손 사이에서 내측으로 압박을 가한다. 복장뼈 중앙에 아래쪽 방향으로 압력을 가한다. 이러한 압력은 갈비뼈를 굽히고 흉곽을 따라 골절 부위에 통증을 이끌어낸다. 반드시 흉부 손상의 손상징후가 없을 때만 압력을 적용한다. 갈비뼈 혹은 복장뼈 골절이 의심될 경우, 적절한 처치를 제공하되 손상을 악화시키지 않도록 유의한다. 하흉부에 손을 얹어서, 들숨 시 흉부에 의해 양손이 들리고 날숨 시 아래로 내려가는지를 확인한다(그림 7-19). 이 움직임은 부드럽고 균일하게 진행되어야 한다. 그렇지 않을 경우, 움직임이 비대칭적인지를 확인한다. 움직임이 적절한 경우, 환자가 심호흡을 하게 한 뒤 불편 사항이나 통증이 없는지를 물어본다.

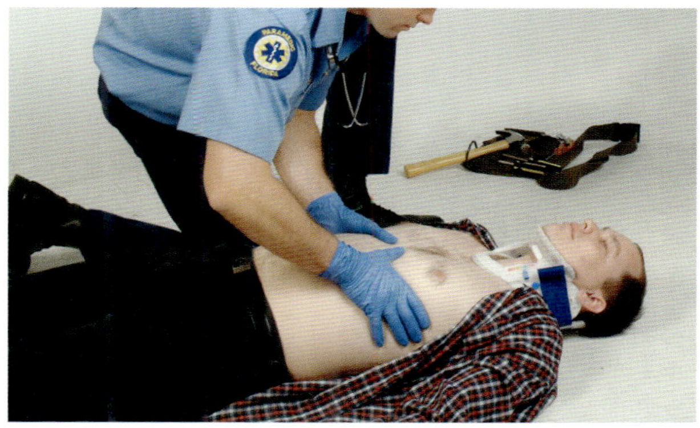

그림 7-19 하흉부에 올린 양손이 호흡에 따라 위 아래로 움직이는지를 확인한다.

청진

폐의 앞, 뒤로 모든 영역을 청진한다(그림 7-20). 날숨과 들숨의 공기 움직임을 들어보고, 흉부 타박상이나 울혈성 심부전으로 인한 부종을 암시하는 수포음, 저환기를 나타내는 호흡음 감소를 살펴본다. 양쪽 폐와 각 폐엽을 비교한다. 멀어지는 심음이나 감소하는 호흡음에 유의한다.

타진

흉부를 타진하고 반응을 확인한다(그림 7-21). 검사를 하는 부위의 타진음이 정상적인지, 과도공명음이 들리는지 혹은 탁음인지를 확인한다. 탁음은 혈액이나 기타 체액의 축적을 나타내고, 과도공명음은 긴장성 공기가슴증 같은 공기압을 의미한다.

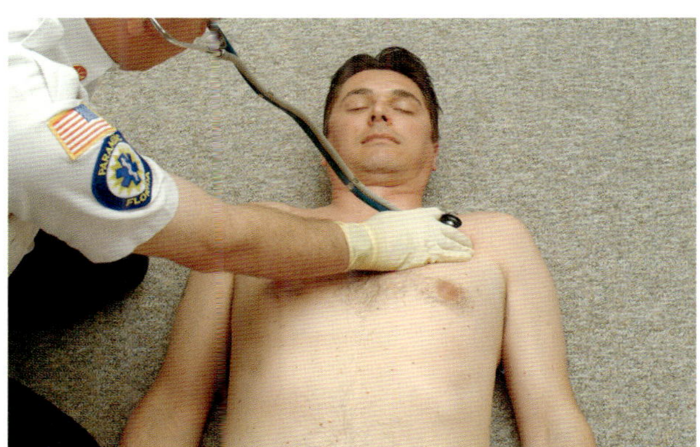

그림 7-20 앞, 뒤를 포함한 모든 폐엽을 청진한다.

빠른 외상평가로부터 나온 소견들은 손상

이나 다발성 손상을 암시할 수 있다. 어떤 증상과 징후의 원인을 찾고 의심하며 더 악화되는지 확인한다. 이는 흉벽 손상이나 내부 손상의 어떤 징후일 수도 있다. 앞서 언급했듯이 무딘손상과 관통상은 전형적으로 손상 유형이 다르게 나타난다.

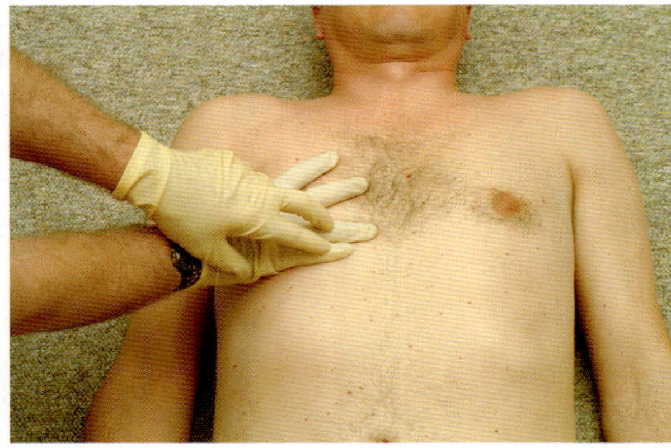

그림 7-21 모든 폐엽을 타진하고 탁음이나 과도공명음을 확인한다.

무딘손상 평가

무딘손상의 평가에서 타박상을 나타내는, 흉벽의 경미한 변색이 있을 수 있다 타박상은 보통 한 부분이나 부위에 통증을 유발할 수도 있으며 호흡을 다소 제한한다. 충격 에너지가 증가하면, 타박상과 함께 4~8번 갈비뼈의 골절을 유발할 수도 있고 기저손상을 일으킬 가능성이 크다. 상부 갈비뼈나 9~12번 갈비뼈가 골절될 경우, 매우 심각한 기저손상을 의심할 수 있다. 복장뼈 골절을 일으키는 데는 많은 에너지가 소요되며 내부 장기손상 발생률이 높다. 갈비뼈골절은 골절 부위에 통증을 유발하고 심호흡이나 혹은 빠른외상 평가시 환자의 흉부를 촉진했을 때 골마찰음(뼈비빔소리)이 난다. 이러한 통증은 호흡시 흉부 움직임의 폭을 더욱 제한할 수 있다. 외상을 유발하는 에너지가 증가하면 더 많은 갈비뼈가 골절되고 동요가슴이 발생할 수 있다. 동요가슴의 기이성 운동은 초기에는 근육의 지지에 의해 제한되지만, 충돌 이후 시간이 경과되면서 더욱 증상이 두드러지고 호흡 장애가 악화될 수 있다.

흉부 무딘손상의 경우, 내부 장기손상을 의심케하는 추가적 증상과 징후를 예측하고 평가해야 한다. 폐 손상의 특별한 증상으로 호흡곤란이 심해지며, 저산소증 징후, 호흡 보조근의 사용, 갈비사이/복장뼈 상부의 뒤당김이 있다. 청진을 통해 폐타박상과 공기가슴증을 구분할 수 있다. 폐 타박상은 점진적으로 증가하는 수포음을 보이는 반면, 공기가슴증은 같은 쪽에서 감소하는 호흡음을 보인다. 또한 공기가슴증의 경우, 손상을 입은 부위가 과팽창하고 타진시 과도공명음을 확인할 수도 있다. 공기가슴증이 긴장성 공기가슴증으로 진행될 경우, 진행성 호흡곤란 및 저산소증, 혈역학적 장애, 호흡 보조근의 사용, 목정맥의 팽대, 반대쪽 방향으로의 기관 편위(후기 증상), 그리고 타진시 손상측 흉부의 과도공명음을 알아채야 할 것이다. 피하 기종이 생길 수 있는데, 이는 특히 폐의 손상이 갈비뼈 골절에 의해 생겼을 때 벽측 흉막에 손상을 주어 생기게 된다.

혈액가슴증은 손상으로 혈액손실이 있기 때문에 흉부 무딘손상에 연관된 저혈량증 징후가 발견될 경우, 혈액가슴증을 의심한다. 혈액가슴증의 크기가 상당히 클 경우, 호흡곤란이 야기되고, 폐 부위에서 타진시 둔탁음이 나타나게 된다.

종격의 무딘손상은 심장, 대혈관, 기관에 영향을 미칠 수 있다. 심장손상은 심근경색과 유사한 흉부 통증을 보일 수 있고, 중증도가 심각할 경우, 심부전이나 심장성 쇼크 징후와 함께 발생할 수 있다. 심전도 검사를 통해 빈맥, 서맥, PVC를 확인할 수 있고, 중증 심근좌상의 경우 ST 분절이 상승할 수 있다. 심장파열은 갑작스러운 사망을 초래하고, 심장눌림증은 흉부 무딘손상에서는 드물게 발생한다. 대혈관 손상(박리)은 측면충돌이나 낙차가 큰 낙상이 주된 원인으로, 찢어지는 듯한 흉부 통증과 사지의 맥박 결손을 유발할 수 있다. 박리부위가 파열될 경우, 저혈량증, 저혈압, 쇼크 등이 급속히 진행되며 사망에 이르게 된다. 기관기관지 손상은 빠르게 진행되는 종격동기종이나 공기가슴증을 유발하며 경우에 따라 피하기종, 객혈, 호흡곤란, 저산소증을 유발한다. 양압환기는 이러한 증상과 징후를 악화시킬 수도 있다. 외상성 질식은 목정맥 팽대, 두부 및 경부 변색, 중증 호흡곤란, 경우에 따라 저혈량증, 쇼크 징후를 보인다.

관통상 평가

관통상은 손상에 따라 다른 증상이나 징후를 보인다. 흉부 손상 부위에서 거품이 섞인 혈액이나 호흡시 공기교환의 소리가 나는지를 확인한다(개방성 공기가슴증). 이러한 징후가 나타나려면 고속 탄환이 뚫고 나온 상처나 근거리 산탄총 발포의 경우와 같이 손상 부위가 상당히 커야 한다는 점을 기억한다. 관통상은 일반적으로 증상과 징후를 동반한 단순 공기가슴증을 유발한다. 또한 관통상은 흉부의 과팽창, 목정맥 팽대, 손상부위로 부터 반대쪽으로 기관 편위, 호흡음 소실 및 감소, 타진상 과도공명음, 심한 호흡곤란과 저혈압 등을 나타내는 긴장성 공기가슴증을 의심할 수 있다. 긴장성 공기가슴증은 관통된 상처를 통한 공기 유출과 상처 주위에 피하기종(피부밑공기증)이 생길 수 있다. 혈액가슴증도 관통상에서 동반되는데 상당량의 혈액이 고이는 경우 호흡음의 감소 및 부재, 타진상 둔탁음이 들린다. 또한 저혈량증이나 쇼크의 원인이 될 수도 있다.

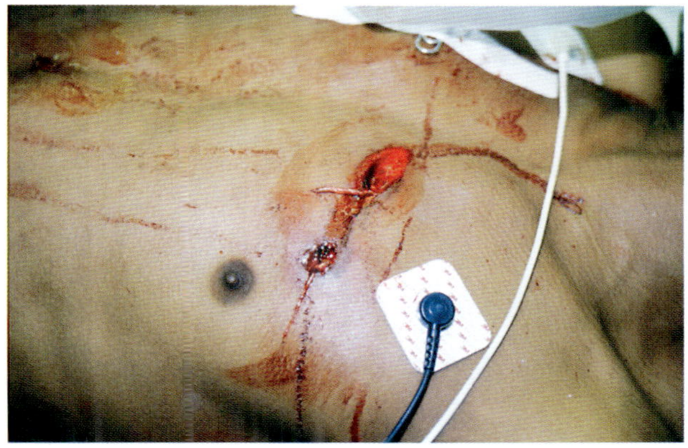

그림 7-22 흉부의 총상(© *Edward T. Dickinson, MD*)

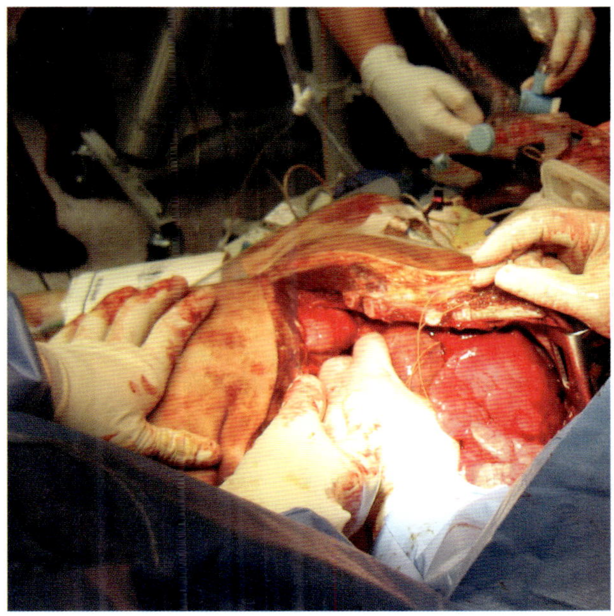

그림 7-23 흉부의 자상(stab wound)(© *Michael Casey, MD*)

심장의 관통상은 심장눌림증을 유발하는데, 이는 벡의 3징후(Beck's Triad)인 목정맥 팽대, 심음 감소, 저혈압이 나타난다. 들숨 시 맥박의 감소 혹은 10mmHg 이상의 혈압 감소를 의미하는 모순맥박이 있을 수 있고, 심장눌림증과 연관이 있는 쿠스마울 징후라 불리는 정맥압의 기이성 증가로 인해 들숨 시 목정맥 팽만이 발생할 수 있다. 모순맥박과 목정맥 팽만은 모두 심장눌림증의 단서이다. 또한 심장눌림증의 경우, 심음이 감소하고, 맥박이 약해지며, 환자는 저혈압과 쇼크가 발생한다(그림 7-22). 심장의 관통상은 심근 파열과 즉사로 이어질 수도 있다(그림 7-23). 이러한 환자들은 혈량이 종격동으로 손실도 면서 활력 징후가 급속히 나빠진다.

재평가

재평가는 일차 평가 요소를 반복하고, 기존 평가에서 측정된 활력 징후와 손상 징후를 다시 평가하는 작업이다. 재평가는 흉부 외상 환자에게 상당히 중요하다. 흉부에 심한 충격이나 관통상이 있을 경우, 호흡의 깊이 및 속도와 호흡의 대칭성을 관찰한다. 청진을 통해 양 쪽 폐부위가 균일하게 움직이는지와 수포음이 들리는지를 확인하고, 원위부 맥박, 산소 포화도, 환기상태, 피부색, 진행성 저혈량증의 징후가 되는 혈압을 살펴본다(그림 7-24). 재평가 동안 증상과 징후의 변화가 있었을 경우, 근본 원인을 밝혀내어 진행성 흉부 손상을 배제 혹은 처치한다. 긴장성 공기가슴증, 심장눌림증, 광범위하게 진행되는 타박상, 혈액가슴증과 연관된 저혈량증에 특히 유의한다. 이 중 하나라도 의심이 될 경우, 적절한 처치 절차를 시행한다.

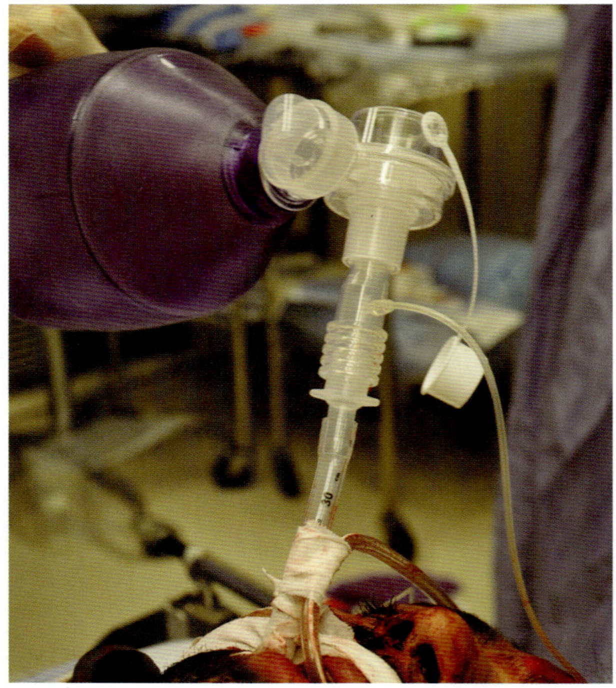

그림 7-24 맥박산소측정기와 호기말이산화탄소분압측정기를 통해서 환자의 산소화 및 환기 상태를 지속적으로 파악할 수 있다(© *Edward T. Dickinson, MD*).

흉부 외상 환자의 처치

중증 흉부 외상 환자에 대한 일반적인 처치의 핵심은 적절한 산소화와 호흡량 및 호흡수를 유지하는 것이다. 필요하다면 SpO_2를 근거로 보충 산소를 투여한다. 기도가 막히지 않게 유지하고, 의식상태가 악화되면 기관내삽관을 고려한다. 흉부 외상은 시간의 경과에 따라 상태가 악화되기 때문에, 처치 초기에 삽관술을 고려한다. 빠른연속기관삽관은 폭력적인 환자에게 필요한 조치가 될 수 있다. 또한 기관삽관은 동요가슴 혹은 폐타박상 환자에게 더 수월하게 환기를 제공할 수 있다.

분당 호흡량을 면밀히 측정하고, 분당 호흡량이 6,000mL 이하로 떨어질 경우 환기보조를 고려한다. 호흡이 분당 10~12회이지만 심한 호흡곤란을 겪고 있는 의식이 있는 환자는 백밸브마스크를 환자의 호흡속도에 맞추도록 노력한다. 맥박산소측정기, 의식수준, 피부색을 유심히 관찰한다. 또한 호기말이산화탄소분압 측정기에 대한 관찰을 통해 생리적으로 적절한 호기말 이산화탄소 수치를 유지시킨다. 백밸브마스크 환기는 중증 갈비뼈 골절과 동요가슴 환자에게 큰 도움이 되는 처치이다. 양압은 흉벽을 외측으로 이동시키고 골절 부위의 움직임을 감소시키면서 동요가슴 분절이 흉부와 함께 움직이게 한다. 또한 양압은 폐타박상으로 인해 호흡 노력이 증가함에 따라 피로해진 환자에게 큰 도움이 된다. 이 경우, 양압환기(positive pressure ventilation)에 의한 양압은 체액을 혈관계로 돌려보내면서 부종을 완화시킨다. 하지만 양압환기는 대기압보다 낮았던 기존의 수준에서 더 높은 수준으로 호흡 역학을 전환시켜 기관기관지 손상, 공기가슴증, 긴장성 공기가슴증과 같은 호흡질환을 악화시킬 수도 있다는 점을 기억한다. 또한 양압환기는 심장으로 향하는 정맥 환류를 악화시킨다.

흉부 손상에 수반된 심장과 대혈관의 손상을 예측하고, 환자의 심혈관계를 보조할 준비를 한다. 환자에게 심각한 흉부 외상의 손상기전이 있을 경우, 최소 하나의 구경이 큰 정맥로를 확보하고, 저혈량증 및 보상징후가 있을 경우 두 곳에 정맥로를 확보한다. 환자의 수축기 혈압이 80mmHg 이하로 떨어질 경우 250~500mL를 볼루스로 급속 투여할 준비를 한다.

흉부 외상 환자의 경우, 정맥 수액요법에 신중을 기해야 한다. 과도한 수액투여는 출혈량을 늘리고 응고인자를 희석시켜 지혈을 지연시키고 오히려 출혈을 증가시킨다. 또한 추가적인 수액의 투여는 폐타박상에 의한 부종을 증가시키고, 부종 형성의 속도와 정도가 더욱 증가한다. 흉부 외상 환자에게 수액을 투여할 때는 점진적으로 투여량을 높여야 하고, 폐 전체를 유심히 청진하고, 수포음이 들리거나 호흡곤란이 악화될 경우 수액투여를 느리게 하거나 중지한다. 저혈압 수액소생술(hypotensive resuscitation)에서는 수축기 혈압을 80mmHg 또는 그 이하로 유지할 수 있도록 볼루스르 투여 할 수액의 양을 세밀하게 조절할 것을 요구한다.

갈비뼈 골절, 가슴뼈빗장뼈관절 탈구, 동요가슴, 개방성 공기가슴증, 긴장성 공기가슴증, 혈액가슴증, 심장 무딘손상, 심장눌림증, 대동맥 박리, 기관기관지 손상, 외상성 질식과 같은 흉부 손상에 대한 구체적 처치는 다음과 같다.

갈비뼈골절

독립적이든 기타 호흡기계 손상과 연계되었든, 갈비뼈골절은 호흡 노력을 상당히 제한하고 통증을 유발하여 저환기를 야기한다. 이 경우, 환자의 호흡 운동을 개선시키고, 환자가 더 편해지도록 진통제 투여를 고려할 수 있다. 환자가 복부 혹은 두부 손상이 수반되지 않고 혈역학적으로 안정된 상태인지와 정상적인 의식수준과 지남력이 있는지 확인한다. 이전 "근골격계 외상"의 장에서 설명된 바와 같이 황산 모르핀, 펜타닐, 메페리딘의 투여를 고려한다. 아산화질소(nitrous oxide)는 공기가슴증이나 긴장성 공기가슴증 부위에 가스가 유입되어 상태를 악화시킬 수 있기 때문에 흉부 외상에서의 사용은 금기이다.

복장빗장관절 탈구

복장빗장관절 탈구만 단독으로 발생했을 경우, 보통 지지요법관으로 충분하다. 하지만 혈역학적 불안정성은 외상센터로의 빠른 이송과 이송 중 적극적 소생처치를 필요로 하는 손상이 있다는 것을 의미한다. 만약 후방 복장빗장관절 탈구가 의심되고 환자가 초기 기도처치와 SpO_2에 따라 결정된 보충 산소 공급에도 완화되지 않는 심각한 호흡곤란이 있다면, 즉각적인 이송이 필요하다. 어깨뼈 사이에 모래주머니를 둔 채 환자를 앙와위로 눕히는게 도움이 될 수도 있다. 모래주머니는 환자의 어깨를 뒤로 끌어당기고 빗장뼈머리를 기도로부터 측면으로 멀리 움직이는데 도움이 된다. 이러한 조치는 척추 손상의 위험이 있기 때문에 다발성 외상환자에게는 적용하지 않는다. 충격을 감소할 수 있도록 현장에서 편리하게 쓸 수 있는 또 다른 방법은 환자를 똑바로 눕히고 복장뼈 근처의 빗장뼈를 움켜잡아, 빗장뼈를 위로 그리고 측면으로 당기면서 복장뼈와 직각이 되게 한다. 이렇게 빗장뼈를 앞으로 당기면 빗장뼈가 기도를 침범(함입)하게 되는 것을 완화한다.

동요가슴

척추 고정이 필요하지 않은 상황인 경우, 동요가슴 환자를 손상된 쪽으로 눕힌다. 척추 손상이 의심되는 경우, 크고 두꺼운 붕대를 통해 동요가슴 분절을 고정시킨다. 보충적 산소를 필요한 만큼 공급하고, 맥박산소 측정기를 통해 산소포화도를, 그리고 심전도 감시장치를 통해 심장 활동을 확인한다. 만약 심한 호흡곤란을 호소하고, 기저의 폐손상 증상이 나타나거나 호흡부전의 증상과 징후를 보인다면 이러한 치료로는 충분하지 않다. 기관내삽관과 고농도 산소로 양압환기를 고려한다. 양압환기는 내부적으로 동요가슴 분절을 고정하고, 무기폐 부위를 팽창시키며, 기저의 폐타박상 부위를 치료한다. 가능하다면 호기말이산화탄소분압 측정기를 관찰한다. 모래 주머니로 동요가슴 분절을 지지하는 것은 흉부 움직임을 감소시키고 저환기, 무기폐, 저산소혈증을 악화시키기 때문에 권장하지 않는다 이러한 손상은 연관된 합병증과 손상이 생명을 위협할 수 있으므로 외상센터로 신속한 이송이 요구된다.

개방성 공기가슴증

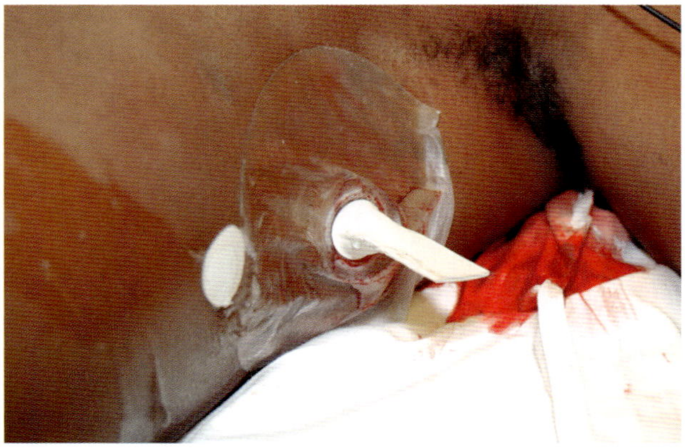

그림 7-25 애셔맨 체스트 실(Asherman chest seal)이 적용된 환자(© *Edward T. Dickinson, MD*)

개방성 공기가슴증 환자에게 보충적 산소를 공급하고 산소포화도 및 호흡 노력을 관찰한다. 만약 관통상이 있을 경우, 멸균된 폐쇄 드레싱(소독된 플라스틱 랩)으로 덮고 세 곳에 테이핑 처리를 하거나, 애셔맨 체스트 실(Asherman chest seal)과 같은 시판용 일방향 밸브 드레싱으로 덮는다(그림 7-25). 이러한 처치는 개방성 공기가슴증을 폐쇄성 공기가슴증으로 전환하고, 공기의 흡인을 차단하며, 밸브처럼 생긴 드레싱을 통해 흉강 내압의 형성(긴장성 공기가슴증)을 완화시킨다. 만약 호흡곤란이 어느정도 완화되지만 여전히 계속될 경우, 양압환기를 제공하고 필요하다면 삽관을 실시한다. 간헐적 양압환기(IPPV)를 할 경우 긴장성 공기가슴증이 발생할 위험이 있기 때문에, 환자상태를 주의깊게 관찰한다. 만약 드레싱 처치를 한 후 환자에게 점진적인 호흡곤란, 저환기 및 저산소혈증이 나타나며, 손상된 부위에서 호흡음 감소, 목정맥 팽대 등이 나타날 경우, 폐쇄드레싱을 떼어낸다. 공기가 빠져나가는 소리가 들리고 환자의 호흡이 개선되면, 다시 손상 부위를 폐쇄 드레싱으로 덮고, 호흡 상태를 유심히 관찰한다. 또 다시 호흡 장애가 일어나면, 다시 드레싱을 제거한다. 드레싱 제거에도 불구하고 증상 및 징후가 증가하고 상태가 개선되지 않을 경우, 긴장성 공기가슴증을 의심하고 바늘감압 처치를 통해 치료한다.

긴장성 공기가슴증

폐부위에 대한 청진을 통해 호흡음 감소를, 타진을 통해 과다공명음을, 중증 호흡곤란, 흉부 과팽창, 목정맥 팽대를 관찰하여 긴장성 공기가슴증 발병 여부를 판단한다. 처치의 성공은 증상의 조기 발견과 늑막에 대한 감압 조치에 달려있다. 손상을 입은 부위에 대한 감압 조치를 준비하면서, 환자의 기도가 손상되지 않았고 정상적인 호흡 노력이 보일 경우 필요하다면 보충산소를 공급한다. 늑막 공간에 대한 감압 처치(늑막 감압술)는 환자가 심한 호흡곤란과 긴장성 공기가슴증의 분명한 증상과 징후를 보일 경우에만 적용한다.

환자가 기도를 유지할 수 없고 고압산소의 공급에도 불구하고 지속적으로 저산소혈증이 있을 경우, 백 밸브 마스크로 환기와 보충산소를 제공하고 삽관을 실시한다. 호흡음이 감소하고 과팽창된 흉부의 빗장뼈 중간선을 따라 2번째 갈비사이에, 3인치 이상 길고, 바늘 구경이 큰(14게이지 이상) 카테터를 삽입하여 흉강 천자를 시행한다(그림 7-26).

이는 바로 누운 자세의 환자에서는 흉부 안의 공기가 흉부 앞쪽으로 이동할 것이기 때문에 누워있는 환자의 늑막 공간 감압 처치를 위한 이상적 바늘 위치이며 바늘 위치는 루이스각을 찾아 그 옆의 늑막 공간을 촉진으로 확인하여 쉽게 찾을 수 있다. 이후 흉부에 삽입된 카테터를 후방으로 밀어 넣는다. 누워있는 환자의 기준에서는 카테터가 바닥 방향으로 진입된다. 카테터가 갈비뼈 바로 위를 지나게 하여 흉강에 진입하도록 한다. 갈비사이의 동맥, 정맥, 신경은 갈비뼈 바로 아래로 지나가며, 바늘이 너무 높게 삽입되면 손상을 입을 수 있다. 늑막 공간에 카테터가 진입한 경우, "펍"하는 소리와 함께 공기가 빠지는 소리를 듣게 된다. 흉부 안으로 카테터를 밀어 넣으면서 바늘은 빼도록 한다.

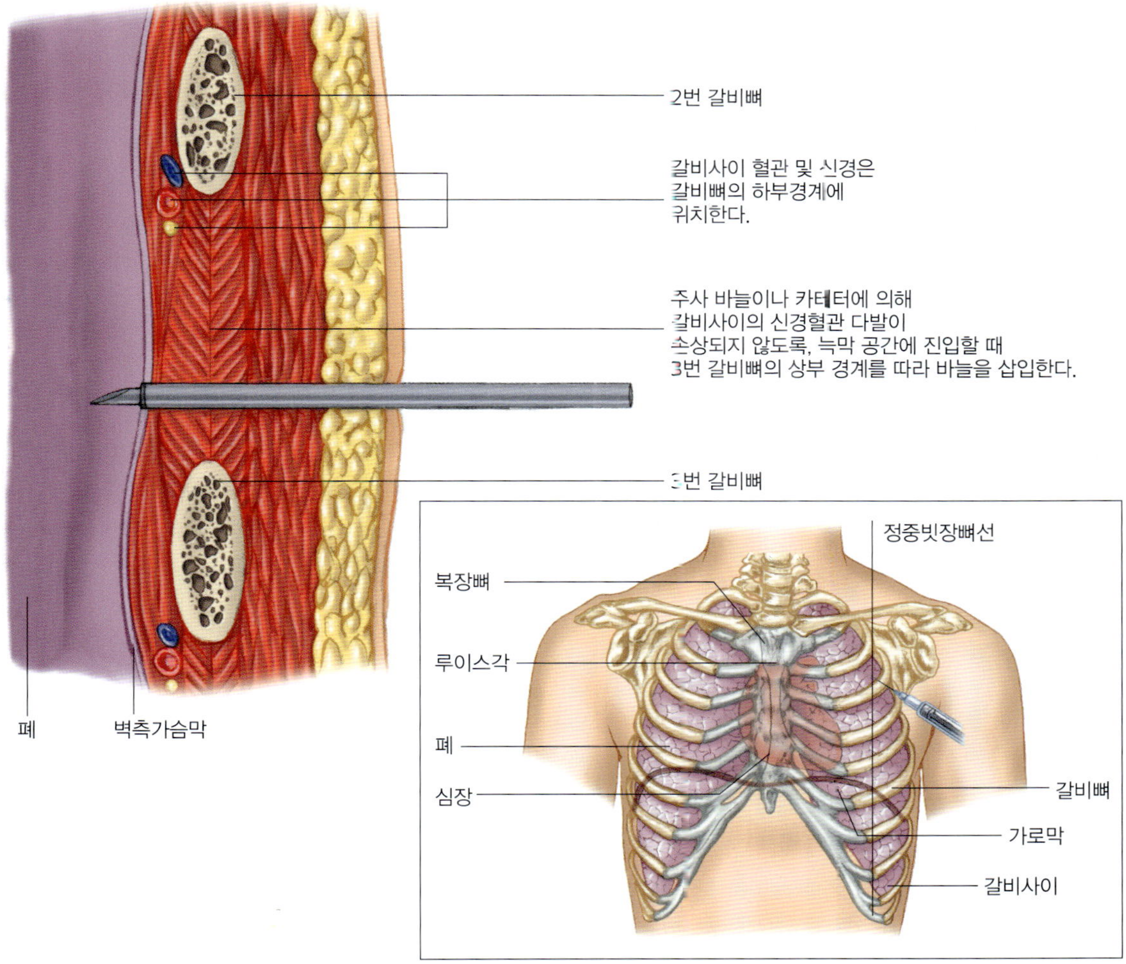

그림 7-26 긴장성 공기가슴증의 바늘감압술 처치

환자에게 증상이 계속 남아있는 경우, 두번째 혹은 세번째 카테터를 중앙 액와선을 따라 3번째 혹은 4번째 갈비사이에 삽입하고 적절한 감압 조치를 한다. 테이핑 처리를 통해 카테터를 고정하고 카테터가 막히거나 뒤틀리지 않도록 한다. 카테터의 구멍을 열어두는 것은 긴장성 공기가슴증을 단순 공기가슴증으로 전환시키고 환자를 안정시킨다. 환자의 호흡과 호흡음을 지속적으로 살피면서 긴장성 공기가슴증이 재발하지 않는지를 확인한다. 관련 증상과 징후가 재발할 경우, 다시 흉부 감압처치를 한다. 초기에 사용된 카테터는 막히거나 구부러지는 경우가 많기 때문에 새로운 카테터로 대체할 필요가 있다.

보통 결정적 처치인 흉관 삽입을 위해 환자를 외상센터로 긴급 이송한다. 혈역학적으로 환자가 안정적일 경우, 정맥주사를 통한 정질용액의 투여는 피한다. 기저의 폐타박상은 과도한 수액요법으로 인해 부종으로 이어질 수도 있으며 흉부감압 처치 후에도 환자가 심한 저혈압 상태(수축기혈압 < 80mmHg)가 지속되고, 호흡이 비효율적일 경우, 내출혈의 가능성과 수액 소생술이 필요함을 고려한다. 만약 호흡 상태가 즉시 개선되지 않을 경우, 반대편에 공기가슴증이나 심장눌림증이 있는지 평가한다.

혈액가슴증

혈액가슴증이 의심되는 환자에게는 필요한 경우 산소와 환기를 보조한다. 바늘 구경이 큰 정맥 카테터 2개를 준비하여 250~500mL를 볼루스로 주입하며 이후 수액주입은 보존적으로 유지한다. 수축기 혈압은

80mmHg로 유지하고, 손상 전 수준으로 돌아가지 않게 한다. 수액 투여시 혈관 용적량이 증가하여 부종과 울혈성 폐타박상의 크기와 밀도가 증가할 수 있기 때문에 호흡음에 주의를 기울인다. 또한 내출혈의 압력, 속도, 양이 증가할 수도 있다. 폐타박상이 광범위하게 발생하고 고농도 산소투여에도 적절한 산소화가 이루어지지 않는 경우, 양압 환기의 적응증이 되며 손상을 악화시킬 수 있는 부종을 제한할 수 있다. 호기말양압환기(PEEP)와 지속기도양압(CPAP)은 혈액가슴증 환자에게 큰 도움이 된다. 흉강내압의 증가는 허탈된 허파꽈리를 확대하고, 출혈을 느리게 하며 부종액을 순환계로 돌려보내고, 산소분압을 증가시키는 효과가 있다.

심장 무딘손상

심각한 전방충돌 사고의 경우, 심장의 무딘손상을 의심하고 만약, SpO_2를 근거로 저산소증이 있다면 보충적 산소를 공급한다. 심전도를 확인하고 부정맥과 전도성 결함을 살펴본다. 항부정맥제(amiodarone 같은)가 필요한 경우 정맥로를 확보하고, 환자의 상태를 살펴보면서 대혈관 손상 여부를 확인한다. 전문심장소생술에 권장된 약물치료를 실시한다("심장학"장 참고). 추가적인 평가와 지속적인 관찰을 위해 환자를 외상센터로 신속히 이송한다.

심장눌림증

흉부 중앙에 관통상을 입은 환자라면 심장눌림증을 강력하게 의심한다. 병원전 단계에서는 산소화와 정맥 환류를 증가시키기 위해 필요하다면 산소 공급과 정맥을 통해 수액을 공급한다. 결정적 치료는 심낭천자술을 통해 심낭내의 체액을 일부 제거하는 것이다. 이러한 처치는 현장에서는 거의 허용되지 않기 때문에 환자를 병원 응급실로 신속히 이송해야 한다. 증상을 완화시킬 수 있는 비교적 간단한 처치는 응급의학의사에 의해 적절히 취해질 수 있다는 점을 기억한다. 응급의학의가 있는 응급실이 외상센터보다 가까운 경우, 단독성 심장눌림증을 입은 환자에게는 최선의 이송지이다. 심낭천자술이 적용되고 나면, 환자를 가장 가까운 외상센터로 이송한다.

대동맥 박리

대동맥 박리가 있는 환자의 처치는 외상센터로의 안정적인 신속한 이송이다. 환자의 구출, 평가, 처치, 고정, 이송 도중 흔들림이 발생하면, 파열 및 급속하게 치명적 수준의 출혈이 발생할 위험이 커진다. 환자 이송 도중 정맥으로 수액을 투여하되 보존적 수액 요법을 실시한다. 경미한 저혈압은 손상 부위에 대해 보호적일 수 있으므로 수액량 조절을 통해 수축기 혈압을 80mmHg로 유지한다. 활력 징후의 즉각적인 악화는 박리된 부분이 파열되는 경우를 의심할 수 있으며 급속 수액 투여와 심혈관 소생술을 적용한다. 불안은 심박출량과 혈압에 영향을 주게 되어 대동맥 박리 부분의 파열을 유발할 수 있다. 매우 신중한 처치와 이송 과정에서 환자의 안정을 최우선으로 한다.

기관기관지 손상

기관기관지 손상이 의심되는 환자는 만약 저산소증이 있을 경우 보충산소를 공급하고, 기도의 혈액 및 분비물을 제거한다. 기도확보와 적절한 산소화가 불가능할 경우, 기도삽관과 양압 환기를 제공한다. 양압 환기로 발생할 수 있는 합병증인 긴장성 공기가슴증의 발병 여부에 유의하고, 이에 대한 처치는 앞서 설명한 부분을 참고한다. 환자가 구출되고 안정이 되는대로 신속하게 이송한다. 신속한 이송이 중요한 이유는 기관기관지 손상 환자가 급속도로 상태가 악화되고 응급으로 외과적 수술이 필요할 수 있기 때문이다.

외상성 질식

외상성 질식 환자의 경우 산소공급과 기도와 호흡보조를 한다. 환자가 갇혀있거나 구출된 이후에 적정 수준의 환기를 유지하기 위해 백밸브마스크를 통한 양압환기가 필요할 수도 있다.

흉부 감압과 함께 빠르게 저혈량증이 발생하는 것에 대비하여 정질액의 급속 투여를 위해 바늘 구경이 큰 정맥로 2개를 확보한다. 부정맥의 단서를 찾기 위해 심전도를 확인한다. 압박을 가하는 힘이 제거되면 외상성 질식의 직접적 효과가 동시에 해결 되지만 중증의 내출혈이 시작될 수 있다. 갇혀있던 환자가 구출될 경우 환자가 여러가지 손상을 입고 있을 수 있기 때문에 즉각적인 이송을 할 수 있도록 대비한다.

환자가 오랜시간 동안 갇혀있는 경우, 중탄산염나트륨의 투여를 고려한다. 장시간 정체된 혈류와 저산소성 세포 환경은 대사성 산증을 야기할 수도 있기 때문이다. 압좌 손상으로 짓눌린 사지의 경우와 마찬가지로 짓누르는 압박이 해제되면서 산성화된 혈액이 중앙 순환계로 환류된다. 갇혀있던 시간이 20분 이상일 경우, 흉부감압 전 혹은 후에 중탄산염나트륨을 Kg당 1mEq르 투여하는 것을 고려한다. 이러한 처치는 '연조직 외상'을 참고한다.

요약

무딘손상/관통상에 의한 흉부 외상은 환자의 생명에 위협 요소로 작용할 가능성이 크다. 사실 외상으로 인한 전체 사망의 25%는 흉부 외상에 따른 것이다. 환자 평가시 다른 의학적 검사 결과와 함께 손상기전을 파악하는 것은 서로 다른 손상의 유형을 구분해내는데 큰 도움이 된다. 환자의 평가는 의학적 처치의 유형과 신속 구출 및 이송의 필요성을 결정하는데 도움을 준다. 적시에 적용하는 적극적인 기도 관리, 산소화, 환기, 수액 소생술은 환자의 생사를 결정한다. 또한 흉부 감압술이나 동요가슴 분절 고정과 같은 특정 의학적 처치는 흉부 외상에 따른 사망률과 장애율에 큰 영향을 미친다. 흉부 손상과 관련된 병리학적 과정에 대한 깊은 이해와 적절한 평가 및 처치법은 환자에게 최선의 결과를 가져온다.

현장 출동 후 결과 분석

구급차 101은 차량충돌 사고가 발생한 주간 고속도로(각 주를 잇는 고속도로)로 호출된다. 밤 근무를 마치고 귀가를 하던 운전사는 연식이 오래된 픽업 트럭을 몰다가 졸음 운전을 하여 교량에 충돌한다. 현장평가 결과, 고속도로 순찰대가 경광등을 적절하게 배치해 두었고, 교통통제를 통해 현장의 안전을 확보한 상태이다. 트럭에 접근한 응급구조사는 20세의 남성 환자가 운전석에 정신을 잃고 앉아있는 것을 발견한다. 응급구조사에 따르면 운전사는 안전 벨트를 미착용 한 상태였고 에어백이 작동되지 않았다. 운전대는 약간 위로 비틀어지고 계기판 쪽으로 구부러져 있다. 앞 유리창은 거미줄처럼 균열이 나 있다.

일차 평가를 통해 환자는 무의식 상태이고, 중심부위 청색증, 가스 교환의 부진, 촉진으로 확인한 결과 말초(요골) 맥박의 부재를 확인한다. 중립적 일직선 자세를 유지하여 신속 구출된 환자는 경추 주의지침을 지키며 척추 고정판에 고정되고, 하악 견인법을 통해 기도를 열어 구인두 기도유지기가 삽입되어 BVM을 통한 호흡보조와 함께 보충산소가 제공된다. 환자의 피부색, 가스교환, 의식수준, 말초맥박은 거의 개선되지 않았다. 기도는 중앙에 위치해 있지만 목정맥 팽대가 발견된다. 환자의 의복을 잘라 노출하면서, 흉벽 좌전방 측면에서 피하기종이 촉진된다. 환자가 숨을 들이 쉴 때, 흉벽의 앞쪽 한 부분이 내측으로 움직이는 것이 보인다.

1. 손상기전과 환자에 대해 파악한 정보를 고려했을 때, 어떠한 병태 생리를 통해 환자의 흉부 외상을 설명할 수 있는가?

2. 처치를 담당한 응급구조사로서 환자를 안정화시킨 후한 다음 조치는 므엇인가?

3. 좌측 흉부의 호흡음이 소실되고 복부 검진 결과는 정상일 경우 어떠한 응급 처치가 권장되는가?

이 책 뒷부분에 제시된 해설을 참고한다.

복습 문제

1. 칼돌기와 복장뼈 사이의 접합 부위는 ___이다.
   ① 복장뼈병 ② 흉관
   ③ 갈비뼈 하연 ④ 복장뼈칼돌기 관절

2. 미식 축구 경기에서 17세 남성이 태클을 당해 땅바닥에 넘어진다. 환자는 "뼈가 부러지는"소리를 들었다고 하지만, 손상 발생 후 초기의 상태는 안정적으로 보인다. 팀 감독은 응급구조사를 호출한다. 응급구조사가 도착할 때쯤, 환자는 "기분이 이상하다"라고 하고 호흡곤란이 있다. 일차 평가시 맥박이 빠르고 약하게 뛰고 혈압이 낮게 측정된다. 환자의 외양으로 볼 때 쇼크를 보이고 있는 것으로 판단된다. 의심되는 증상은 갈비뼈골절과 ___일 수 있다.
   ① 외상성 질식 ② 심장눌림증
   ③ 긴장성 공기가슴증 ④ 외상성 대동맥파열

3. 심한 흉벽 타박상에 이차적으로 올 수 있으며, 가장 자주 발견되는 증상과 징후는 어느 것인가?
   ① 통증 ② 저환기
   ③ 구역질(오심) ④ 보조근의 사용

4. 흉부에 자상을 입은 환자를 위해 손상 부위를 폐쇄성 드레싱으로 덮기로 판단한다. 이 경우 드레싱을 어떻게 고정해야 하는가?
   ① 양면으로 고정
   ② 사면을 고정
   ③ 삼면으로 고정
   ④ 손상 부위를 느슨하게 덮도록 고정

5. 상당한 감속으로 인해 환자가 흉부 외상을 입었다. 환자의 상지에서는 요골 맥박 및 상완 맥박이 촉지되지 않으며 중증 저혈압이 발생한다. 환자는 의식을 잃기 전에 흉부에 찢어지는듯 한 통증을 느꼈다고 말한다. 환자는 ___이(가) 있을 가능성이 가장 높다.
   ① 중증 갈비뼈골절
   ② 심장눌림증
   ③ 폐타박상
   ④ 외상성 대동맥 박리

6. 환자가 차량충돌 사고를 당한 경우 외상성 대동맥 박리나 대동맥 파열과 가장 관련이 깊은 충돌 유형은 무엇인가?
   ① 측면 충돌 ② 전방 충돌
   ③ 전복 사고 ④ 회전 충돌

7. 외상성 질식을 유발할 확률이 가장 높은 손상기전은 ___이다.
   ① 저에너지 무딘손상
   ② 저속 관통상
   ③ 고속 관통상
   ④ 압력이 작용하는 관통상

8. 당신은 동료와 함께 차량충돌 사고 현장으로 호출된다. 현장에 도착하여 보니 한 차량이 정차해 있는 다른 차량을 충돌한 것을 볼 수 있다. 30세의 여성 환자는 호흡곤란을 호소하고 있으며, 당신은 양쪽 폐의 호흡음이 모두 감소한 것을 확인한다. 환자에 따르면 충돌 직전에 사고를 예감하고 숨을 참았다고 한다. 당신은 "종이백 증후군"을 의심한다. 이러한 기전을 야기할 수 있는 손상의 유형은 무엇인가?
   ① 공기가슴증 ② 동요가슴
   ③ 지라 파열 ④ 가로막 파열

9. 별다른 기저 손상이 의심되지 않는 동요가슴 환자를 위한 최선의 병원전 처치법은 ___의 효과적인 사용이다.
   ① 흉관 삽입
   ② 양압 환기
   ③ 바늘 감압법
   ④ 손상 부위 쪽에 올려 놓은 모래 주머니

10. 흉벽 외상 환자가 숨을 쉬기 힘들어하며 흉벽의 움직임이 균등하지 않고, 한 쪽 측면에 호흡음이 없으며 과도공명음이 있다. 이 환자에게 중요한 처치는 무엇인가?
    ① 바늘 구경이 큰 정맥로 확보
    ② 산소 공급
    ③ 흉부의 적절한 위치에서의 감압술
    ④ 완전한 척추 고정 실시

이 책 뒷부분에 제시된 해답을 참고한다.

참고문헌

1. De Lorenzo, R. A. "Oxygen Therapy and COPD: Prehospital Dilemma Explored." Journal of Emergency Medical Services (JEMS) 19(7) (1994): 38–50.
2. Kidler, E., et al. "The Effect of Prehospital Time Related Variables in the Mortality following Severe Thoracic Trauma." Injury (May 2011).
3. Leigh-Smith, S. and G. Davies. "Tension Pneumothorax: Eyes May Be More Diagnostic than Ears." Emerg Med J 20 (2003): 495–496.
4. Leigh-Smith, S. and T. Harris. "Tension Pneumothorax—Time for a Re-Think?" Emerg Med J 22 (2005): 8–16.
5. Stevens, R. L., et al. "Needle Thoracostomy for Tension Pneumothorax: Failure Predicted by Chest Tomography." Prehosp Emerg Care 13(1) (Jan–Mar 2009): 14–17.
6. Ball, C. G., et al. "Thoracic Needle Decompression for Tension Pneumothorax: Clinical Correlation with Catheter Length." Can J Surg 53(3) (Jun 2010): 184–188.
7. Eckstein, M. and D. Suyehara. "Needle Thoracostomy in the Prehospital Setting." Prehosp Emerg Care 2(2) (Apr–Jun 1988): 132–135.
8. Holcomb, J. B., J. G. McManus, S. T. Kerr, and A. E. Pusateri. "Needle versus Tube Thoracostomy in a Swine Model of Tension Pneumothorax." Prehosp Emerg Care 13(1) (Jan–Mar 2009): 18–27.

추가문헌

American College of Surgeons, Committee on Trauma. Advanced Trauma Life Support Course: Student Manual. 9th ed. Chicago: American College of Surgeons, 2012.

Bickley, L. Bates' Guide to Physical Examination and History Taking. 11th ed. Philadelphia: Wolters-Kluwer, 2012.

Bledsoe, B. E., and D. Clayden. Prehospital Emergency Pharmacology. 7th ed. Upper Saddle River, NJ: Pearson/Prentice Hall, 2012.

Bledsoe, B. E., B. J. Colbert, and J. E. Ankney. Essentials of A & P for Emergency Care. Upper Saddle River, NJ: Pearson/Prentice Hall, 2010.

Campbell, John E. International Trauma Life Support for Prehospital Care Providers. 8th ed. Upper Saddle River, NJ: Pearson/Prentice Hall, 2016.

Clemente, C. D. Anatomy: A Regional Atlas of the Human Body. 5th ed. Baltimore: Lippincott, Williams & Wilkins, 2006.

Hall-Craggs, E. C. B. Anatomy as a Basis for Clinical Medicine. 3rd ed. Baltimore: Lippincott, Williams & Wilkins, 1995.

Martini, Frederic. Fundamentals of Anatomy and Physiology. 10th ed. San Francisco: Pearson, 2014.

Marx, J., R. Hockberger, and R. Walls. Emergency Medicine: Concepts and Clinical Practice. 8th ed. St. Louis: Mosby, 2013.

National Association of EMTs. Prehospital Trauma Life Support. 8th ed. Burlington: Jones & Bartlett Learning, 2014.

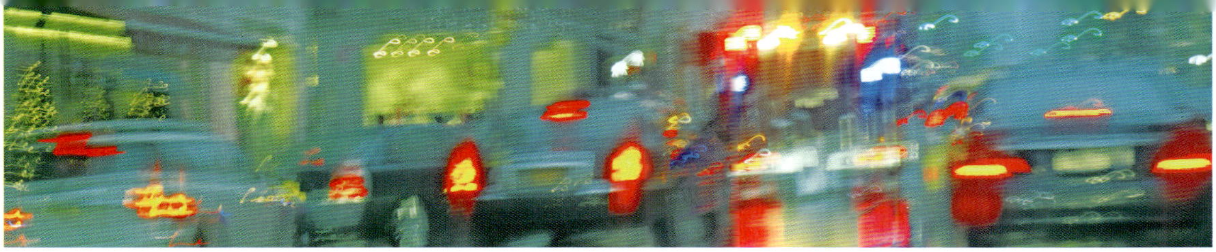

Chapter 8
복부 및 골반 외상
Abdominal and Pelvic Trauma

Bryan E. Bledsoe, DO, FACEP, FAAEM, EMT-P
Robert S. Porter, MA, EMT-P

단원 표준

외상(복부 및 비뇨생식기 외상)

학습 역량

환자 평가 결과에 역학 및 병리학 원칙을 접목하여 현장에서 본 환자 추정 진단과 이를 통해 중증 손상환자에 대한 종합적 처치 계획을 세운다.

학습 목표

최종 목표

복부 외상 환자의 평가와 치료를 할 수 있다.

수행 목표

최종 목표를 달성하기 위해 다음 사항은 필수적이다.

1. 핵심 키워드를 숙지한다.
2. 복부와 골반 외상의 역학과 경향을 논의한다
3. 복강과 복강 내용물의 해부학적 구조와 생리를 설명한다.
4. 복부와 골반외상을 유발하는 무딘손상과 관통상의 손상기전을 명확히 안다
5. 복부내 속빈 장기, 실질 장기, 혈관 손상유형 등의 복부 손상의 병태 생리를 설명한다.
6. 복부와 골반에 손상을 입은 환자를 위한 필수적인 평가 절차와 단계를 명확히 안다.
7. 다양한 상황을 고려하여 복부와 골반 손상 환자에 대한 처치 계획을 수립한다.

핵심 키워드

태반조기박리(abruptio placentae)
소화관(digestive tract)
내장적출(evisceration)
복부강직(guarding)
토혈(hematemesis)
혈변(hematochezia)
혈뇨(hematuria)
장간막(mesentery)
골반 공간(pelvic space)
복막 공간(peritoneal space)
복막(peritoneum)
복막염(peritonitis)
반동압통(rebound tenderness)
후복막 공간(retroperitoneal space)
앙와위 저혈압증후군(supine hypotensive syndrome)

사례 연구

토요일 새벽 응급구조사 제니스와 동료 더그는 총기 사고에 대한 호출을 받는다. 아파트 단지에 도착한 제니스와 더그는 현장에서 경찰 차량을 발견한다. 경찰에 따르면 현재 환자의 부인은 체포된 상태이고 경찰의 보호를 받으면서 이동하는 도중, 복도에서 중년의 남성이 벽에 기대어 앉아있는 것을 발견한다. 환자는 피에 젖은 수건으로 배를 누르고 있다.

제니스는 자신을 1급 응급구조사라 소개하고 일차평가를 시작한다. 43세 환자 마티는 가정 폭력으로 다투던 중 아내에 의해 총상을 입었다. 환자는 "그녀가 9구경 소총을 나에게 겨누고 근거리에서 한 발을 쐈다"라고 말한다. 제니스는 환자가 지혈용으로 쓰던 수건을 들어보라고 하고, (배꼽 왼편의) 좌측 상부 사분역에서 한 개의 사입구를 발견한다. 사입구에서 소량의 혈액이 흘러나온다. 환자의 등을 살펴본 결과 사출구는 없는 것으로 확인된다. 더그는 활력징후를 평가하여 환자의 혈압이 110/86mmHg, 맥박은 규칙적으로 강하게 뛰며 분당 90회, 호흡수는 22회임을 확인한다. 환자의 심전도는 정상 동리듬이며 산소포화도는 99%이다. 환자의 의식수준은 명료하고 시간, 장소, 사람에 대한 지남력 또한 정상 수준이다. 환자는 사입구 부위에서 날카로운 통증이 느껴지고 손상 주변은 "불에 타는 듯"한 느낌이 난다고 말한다.

산소포화도 수치가 높아서 제니스는 산소를 투여하지 않는다. 제니스와 더그는 신속히 환자를 들것에 눕히고 구급차에 싣는다.

제니스가 병원으로 환자 이송 준비를 하는 동안, 더그는 가장 가까운 외상센터에 방금 차량충돌 사고로 중증 손상을 입은 환자가 입원했다고 전해들은 소식을 전한다. 제니스와 더그는 더 멀리 떨어진 2급 외상센터로 이송지를 바꾼다.

가는 도중에 큰 직경의 카테터로 정맥로를 확보하고 1,000mL 생리식염수 한 팩을 정맥이 막히지 않을 정도의 속도(KVO)로 맞춘다. 이송 중에 제니스는 환자에게 자신의 증상과 원하는 사항을 말해보라고 한다. 제니스의 재평가를 통해, 혈압이 112/94mmHg, 강하게 뛰는 맥박은 86회, 이제 다소 얕은 호흡은 24회이다. 산소포화도는 여전히 99%이고 심전도는 정상 동리듬을 보인다. 더 이상 사입구에서 혈액이 나오지 않고, 추가적인 검사에도 사출구는 발견되지 않는다. 제니스는 환자의 흉부와 복부를 청진한다. 도로를 달리는 차의 소음으로 인해 청진소리가 제한받기는 하지만, 명료한 호흡음이 들리고 잡음이 들리지 않았다.

응급실에 도착할 때 제니스는 최종적인 활력징후를 측정한다. 환자의 맥박은 88, 혈압은 112/96mmHg, 호흡은 22로 다소 얕다. 제니스는 재평가 결과와 처치 내용을 외상팀에게 신속히 보고한다. 응급실에서 환자는 혈액을 수혈받고, 수술실에서 탐색적 개복술을 받을 준비가 되었다. 환자의 위는 관통이 되었고, 지라는 찢겨 있으며, 복부에 400mL 이상의 혈액이 차 있었다. 수술은 성공적이었고 환자는 빠르게 회복중이다.

복부 및 골반 외상의 개요

복강은 체강 중에서 가장 큰 공간으로 많은 필수 장기를 포함하고 있지만, 대부분의 체강과는 달리 골격 구조에 의한 보호를 제대로 받지 못한다. 복부에 무딘손상/관통상은 모두 이러한 필수 장기를 손상시키고, 복강으로 대량의 혈액이 손실될 수 있다. 하지만 복부는 골격 구조가 별로 없으므로 복부 손상은 다른 부위와 같이 극적인 형태로 나타나지 않는다. 변형, 종창, 변색과 같은 손상 징후는 나타나는 데까지 상당한 시간이 소요되고, 병원전 의료환경에서는 자주 발견되지 않는다. 그렇기 때문에 복부와 골반에 외상을 입은 환자의 경우, 복부 손상의 예측과 신중한 복부 평가가 매우 중요하다.

지난 세기 동안 다양한 복부 손상의 사망률과 이환율은 외과적 집중치료 기술의 발달과 진단적 영상 기술의 발달로 감소되어져 왔다. 손상에서 수술까지의 시간 감소는 또한 사망률과 이환율의 감소에 영향을 미쳐왔고, EMS시스템은 빠른 외과적 중재의 필요성을 인식했다.

복부 손상의 중증도와 무딘손상으로 인한 사망은 고속도로 설계와 차량 디자인의 개선과 안전 벨트 착용 및 에어백의 사용으로 인해 감소하는 추세이다. 반면 총기 및 다른 무기의 사용과 화력이 증가하고, 사회적 폭력(분쟁) 등이 증가되면서 관통상의 사망률과 장애율은 증가하고 있다. 차량충돌 사고에 있어 관통상은 첫번째 사망 원인으로 부상하고 있다. 특히 복부 외상의 경우, 관통상이 주 원인으로 작용하고 있다.

표 8-1 | 복부와 골반의 관통상에 주로 영향을 받는 장기들

장기	퍼센트(%)
총상(Gunshot wound)	
작은창자(Small intestine)	50
큰창자(Colon)	40
간(Liver)	30
복부의 혈관 구조물(Abdominal vascular structures)	25
자상(Stab wound)	
간(Liver)	40
작은창자(Small intestine)	30
가로막(Diaphragm)	20
큰창자(Colon)	15

대부분의 복부 및 골반의 무딘손상은 차량충돌 사고로 인해서 발생하며 대략 50~75%로 추정된다. 이러한 복부 및 골반의 무딘손상과 관련된 세가지 기전은 다음과 같다.

- 감속(deceleration): 빠른 감속은 내부 장기를 부딪힌 감속 지점 쪽으로 이동하게 하고 잠재적으로 전단손상과 장기파열을 일으킨다.
- 압좌(crushing): 감속과 함께 복부 장기들은 복벽 안쪽에 짓눌리게 된다. 압좌 손상에서는 실질장기(간, 지라, 콩팥 등)들이 영향 받기 쉽다.
- 압박(compression): 복부와 골반의 내용물들의 외부적 압박은 장기 파열, 특히 속빈장기(장, 방광 등)들의 파열을 일으킨다.

총상으로 인한 복부와 골반의 관통상은 보통 복부와 골반 장기(골반내 장기들이 골반골에 의해 잘 보호됨에도 불구하고)에 주로 영향을 준다. 표 8-1은 복부와 골반 관통상에 주로 영향을 받는 장기에 대해 기술되어 있다.

다른 외상 유형과 마찬가지로 복부 손상을 방지하는 것이 사망률과 이환율을 낮추는 최선의 방법이다. 앞서 설명한 것처럼 고속도로 설계 및 차량 디자인의 개선과 가정 및 일터에서의 안전 행동 생활화는 복부 손상의 발생률과 중증도 모두를 감소시키는데 중요한 기여를 하고 있다.

하지만 안전 행동에 있어서 여전히 개선의 여지가 남아있다. 예를 들어, 여전히 안전벨트 미착용 인구가 많다. 안전벨트 미착용은 2차적으로 운전대, 대시보드, 차량 내부 표면과의 충돌 혹은 그러한 차량 밖으로 튕겨나가는 사고로 이어진다. 측면 충돌용 에어백은 이러한 손상기전으로 자주 발생하는 골반골절과 복부 내부손상의 발생률을 낮추는데 큰 역할을 한다.

또 하나의 우려 사항은 무릎벨트의 사용법이다. 벨트를 복부 위로 너무 올려서 착용할 경우, 감속 사고시 복강내 장기와 요추에 직접적인 충격이 전달될 수 있다. 심각한 압박은 중증 복부 손상을 유발할 수 있다. 적절한 위치(엉덩뼈능선위)에 벨트를 착용할 경우, 강한 감속력을 골반과 다른 골격 구조로 전달하면서, 복강내 장기와 척추를 손상으로부터 보호할 수 있다. 좌석 벨트의 바른 착용은 아동에서 특히 중요하다. 너무 낮게 착용한 벨트는 넙다리뼈를 조이면서, 충돌 발생시 골반 부근의 넙다리뼈를 골절시킬 수 있다.

복부의 해부학적 구조와 생리

복강은 위쪽으로 가로막, 아래쪽으로 골반, 뒤쪽으로 척추, 하부 갈비뼈, 등근육(큰허리근, 척추 주위근), 옆쪽으로 옆구리 근육, 앞쪽으로 복부 근육으로 경계 지어진다(그림 8-1). 복강은 크게 세 부분인, **복막 공간**(peritoneal space), **후복막 공간**(retroperitoneal space), **골반 공간**(pelvic space)으로 구성된다. 복강의 해부학적 구분점은 중앙의 배꼽, 칼끝 돌기, 엉덩뼈능선, 치골 돌출부가 있다.

복부는 배꼽에서 교차하는 수직선과 수평선에 의해 4개의 하위 구역으로 나뉘면서, 좌우상하의 사분역을 형성한다. 우측 상복부 사분역은 담낭, 우측 콩팥, 간의 대부분, 작은창자의 일부, 상행잘록창자 및 횡행잘록창자의 상당부분, 이자의 일부를 포함한다. 좌측 상복부 사분역은 위, 지라, 좌측 콩팥, 이자의 대부분, 간/작은창자/횡행잘록창자/하행잘록창자의 일부를 포함한다. 우측 하복부 사분역은 충수돌기, 방광/작은창자/상행잘록창자/곧창자/여성의 경우 우측 난소부분을 포함한다. 좌측 하복부 사분역은 구불창자와 방광/작은창자/하행잘록창자/곧창자/여성의 경우 좌측 난소부분을 포함한다.

소화관

소화관(digestive tract)은 25피트 길이의 속이 텅 빈 근육관으로 소화와 배설을 담당한다(그림 8-2). 소화관의 복부 구성 요소는 위, 작은창자(샘창자, 빈창자, 돌창자), 큰창자(혹은 잘록창자), 곧창자, 항문이 있다. 이러한 구조들은 간이 차지하고 있는 공간을 제외한 복강의 전방과 측면을 가득 채운다.

보조 장기들

간은 혈액의 해독, 담즙의 생산, 신체 대사를 위한 중요한 인자들과 글리코겐을 저장하는 복부 내 가장 큰 장기이다. 또한 간은 삼투성 체액 조절을 돕고, 응고 과정에 사용되는 단백질을 생성한다.

쓸개주머니(담낭)는 간의 뒤편과 아래에 위치한 작은 속빈장기이다. 쓸개주머니는 간으로부터 쓸개즙을 받아 지방 음식의 소화에 사용될 때까지 저장을 한다. 쓸개주머니는 수축을 하면서 쓸개즙을 쓸개관을 통

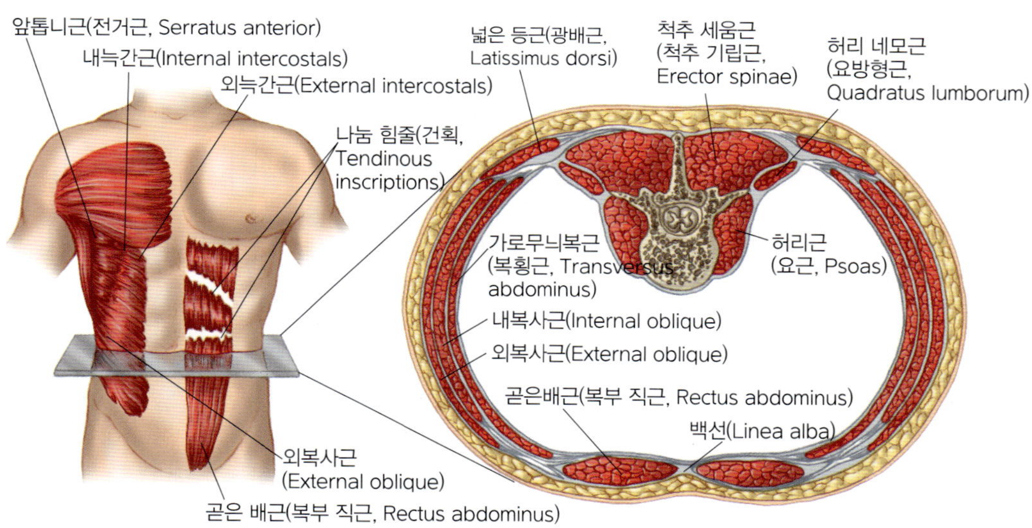

a. 상체의 전방 모습으로 표면/심부의 복사근과 직근을 보여준다.

b. 복부의 윤곽 절단면

그림 8-1 복강의 장기를 보호하는 근육

소화계

소화계의 장기

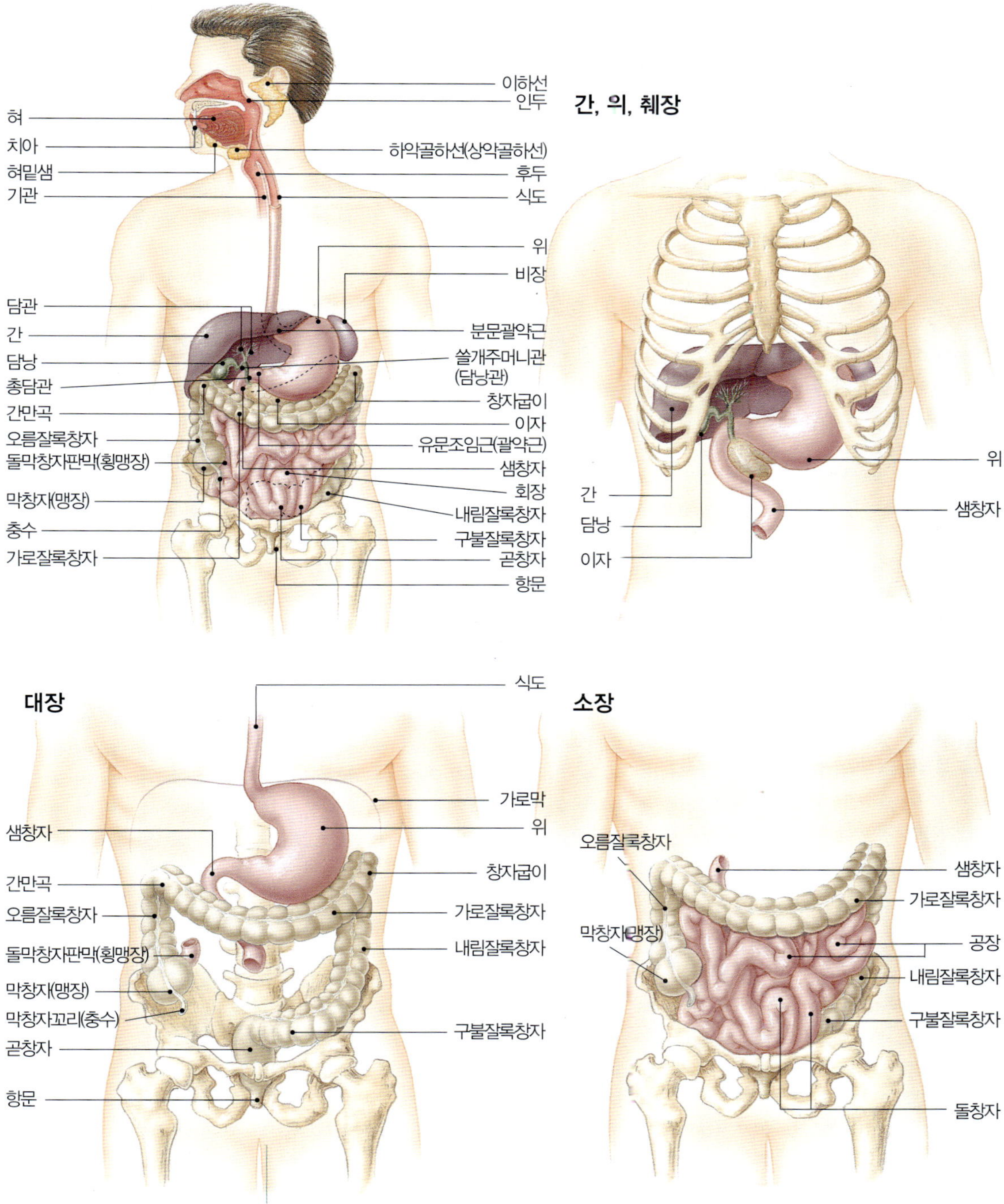

그림 8-2 소화관과 보조 장기

해 샘창자로 전달한다. 쓸개즙은 소화과정에서 분해되지 못한 지방을 유화시킨다.

또 다른 소화 보조장기는 이자이다. 이자는 글루카곤과 인슐린 생성을 담당한다. 이자는 또한 강력한 소화 효소를 생성한다. 소화 효소는 샘창자에 진입하기 전에 담관과 연결되는 이자관을 지난다. 간과 마찬가지로 이자는 속빈 장기이지만 장액막으로 덮인 섬세하고 취약한 속성을 지닌다. 이자는 좌측 상복부(LUQ)의 아래쪽 중앙에서 우측 상복부(RUQ)의 중앙까지 놓여있다.

지라

지라는 소화 보조장기는 아니지만 면역계의 일부이다. 혈관성 장기인 지라는 손바닥 정도의 크기이고, 위의 뒤편과 콩팥의 측면인 좌측 상복부(LUQ)에 위치한다. 지라는 중요한 면역기능을 수행하고 대량의 혈액을 저장한다. 비록 지라가 흉곽, 척추, 측/후면 근육에 의해 견고하게 보호를 받지만, 무딘손상 특히, 좌측 옆구리에 영향을 주는 충격에 의해 손상될 수 있다.

비뇨기관

비뇨기관은 콩팥(혹은 부신), 요관, 방광, 요도로 구성된다(그림 8-3). 좌/우측상복부의 구역에 위치한 콩팥은 등의 근육, 흉추 및 요추, 측면 근육에 의해 보호받는다. 콩팥은 복부 대동맥으로부터 풍부한 혈액을 공급 받으며 혈류에 있는 노폐물을 추출하여 소변으로 제거한다. 콩팥은 또한 수분과 나트륨을 정체시키거나 분비하여 체내의 염분/수분 균형을 조절(삼투압 조절)하는 중요한 기능을 하며 신체의 산성도(pH)를 조절하고 혈압을 유지하는 기능을 한다.

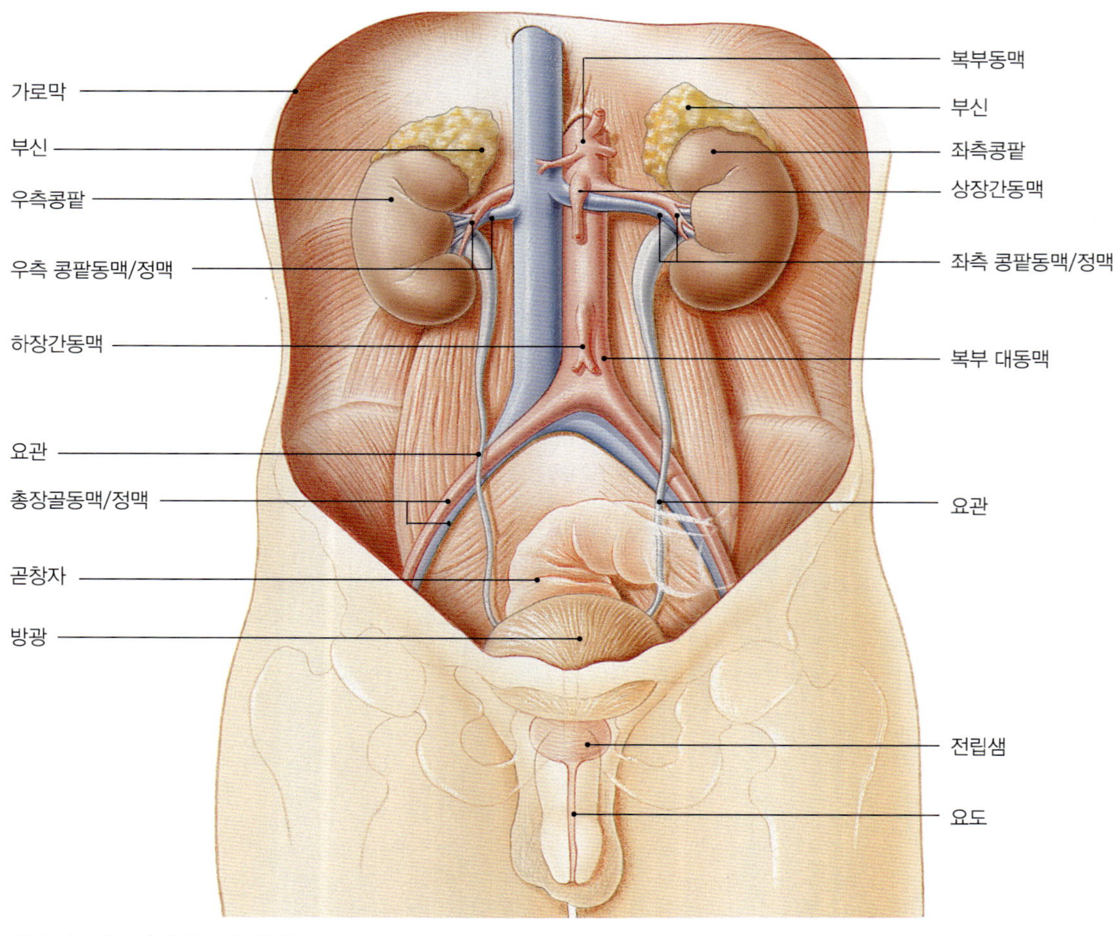

그림 8-3 비뇨기계의 주요 구성요소

생식기

여성의 생식기는 골반 안쪽에 위치하며, 난소, 나팔관, 자궁, 질로 구성된다.

남성의 생식기는 외부로 돌출되어 치골의 앞에 있으며 고환, 음낭, 음경을 포함한다(그림 8-4).

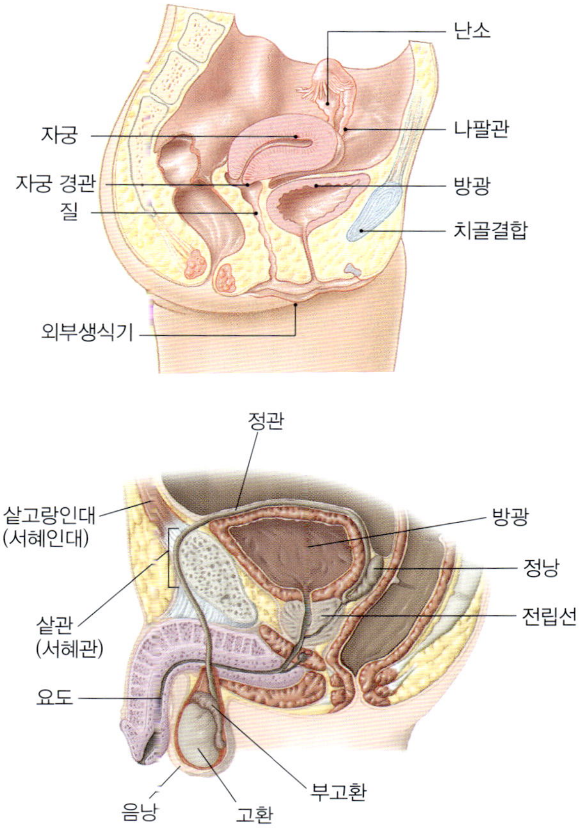

그림 8-4 여성과 남성의 생식기

임신 상태의 자궁

임신은 여성의 해부학적 복강 구조에 큰 영향을 끼친다(그림 8-5). 임신부터 출산까지의 과정 동안, 자궁과 자궁 속 내용물은 급속도로 성장하고, 초반 임신 3개월 동안 잘 보호가 된다. 두번째 3개월 동안(임신 후 12~24주)은 진행성 자궁 확대로 인해 커지는 자궁이 골반에서 상승하여 자궁의 상부 테두리가 배꼽 위까지 올라오면서 대부분의 복강 내용물이 위로 밀려난다. 임신 32주차부터 출산까지 자궁은 하부 갈비뼈 테두리까지 복강을 채운다. 커지는 자궁으로 인해 복강내압이 증가하고 가로막이 위로 밀려난다. 이렇게 장기가 밀려나면서 임신에 의한 생리적 변화에 따라 일회 호흡량이 더 필요한 상황에서 오히려 허파용적은 감소한다.

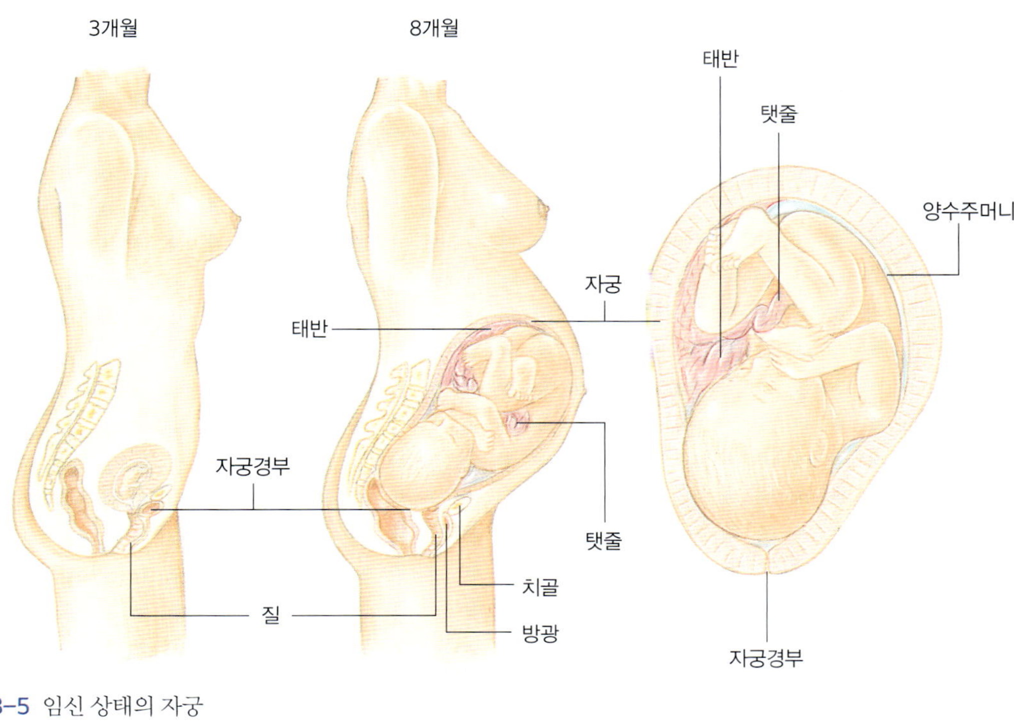

그림 8-5 임신 상태의 자궁

또한 임신은 순환혈액량이 약 45% 증가하면서 산모의 생리에 영향을 미친다. 임신의 마지막 3개월에 이르면, 심박수가 분당 15회 정도, 심박출량이 최대 40% 증가한다. 또한 적혈구의 증가없이 혈량이 증가하면서 그 결과 발생하는 빈혈은 쇼크 상태에 빠진 산모에게 적극적 수액 소생술을 할 때 기억해야 하는 중요한 고려사항이다. 임신의 마지막 3개월 동안, 크기와 무게가 비대해진 자궁이 대정맥을 압박하면서 심장으로의 정맥 환류를 감소시키고, 누워있는 환자에게 일시적 저혈압(**앙와위 저혈압증후군, supine hypotensive syndrome**)을 유발할 수 있다. 앙와위 저혈압증후군은 자세 교정으로 쉽게 해결이 되는 증상이다. 결국 산모가 어떤 외상을 입었을 경우, 특히 복부와 관련된 외상을 입었을 경우는 산모와 자라고 있는 태아 모두의 생명을 보호해야 한다는 것을 기억하라.

혈관 구조

복강 내용물은 척추의 좌측을 따라 놓인 복부 대동맥을 통해 혈액을 공급받는다. 복부 대동맥은 여러 장기와 장으로 이어지는 혈관 가지로 세분화된다(그림 8-6). 복부 대동맥은 엉치뼈 윗부분에서 두 개의 큰

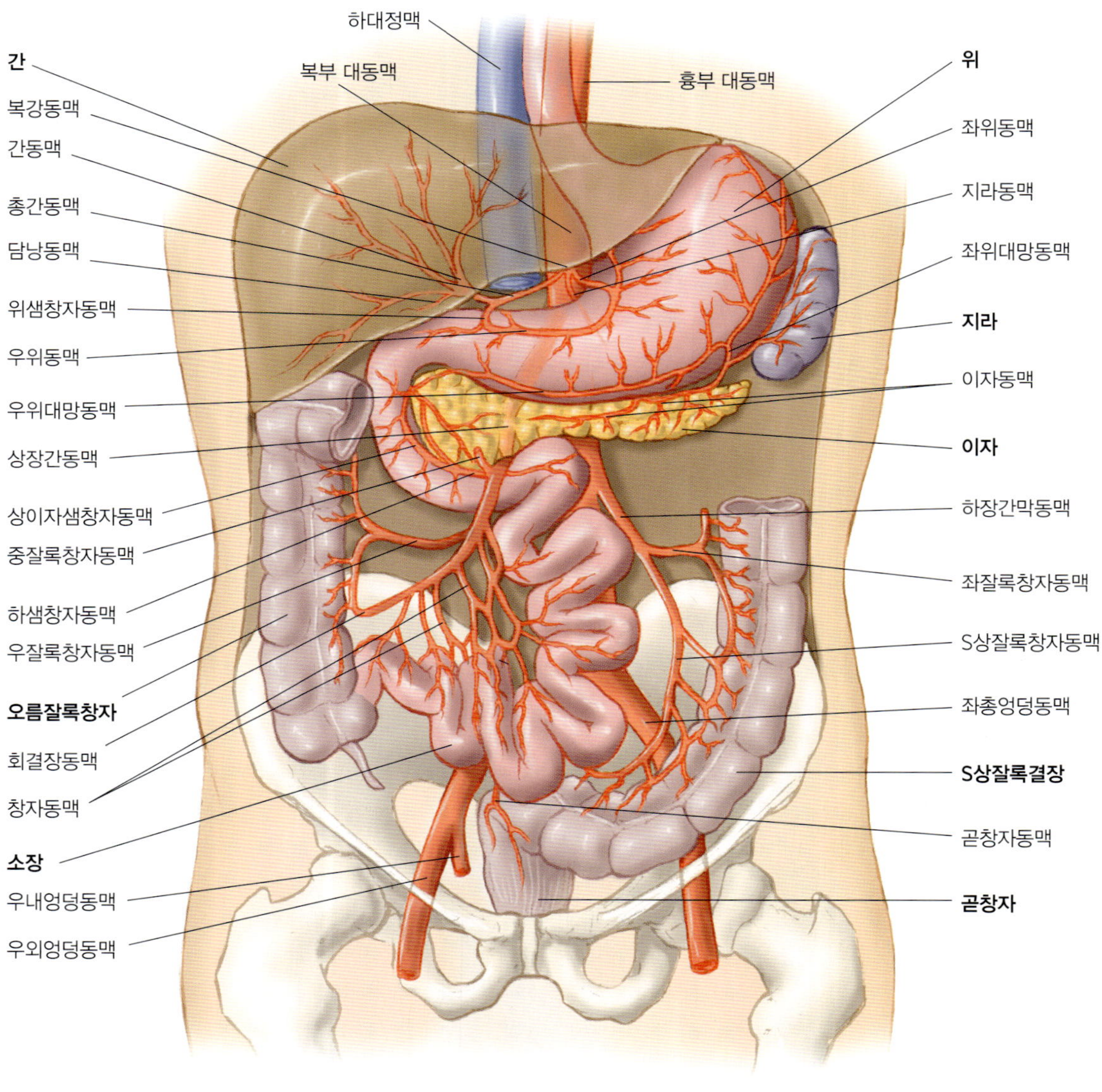

그림 8-6 복부 대동맥

엉덩뼈동맥으로 나뉜다. 엉덩뼈동맥은 골반을 가로질러 통과하면서, 넙다리동맥이 된다. 골반에 견고하게 접합된 이러한 동맥은 골반골절이나 탈구가 발생할 경우 파열될 수 있다. 척추의 우측을 따라 놓인 하대정맥은 하지와 복부로부터 모인 정맥혈을 심장으로 환류시킨다. 또한 복부에는 특수 순환계인 문맥계가 있다. 문맥계는 정맥혈과 창자에 흡수된 액체 및 영양분을 수집하고 간으로 전달한다. 간은 전달받은 액체를 해독하고, 과잉 영양분을 저장하며, 부족한 영양분을 보충하고, 혈액-영양분-액체 혼합물을 심장 바로 밑에 있는 하대정맥으로 전달한다. 이들 혼합물은 하대정맥에서 정맥혈과 섞이고 심장을 지나 전신으로 공급된다.

복막

많은 복부장기는 장액막인 **복막(peritoneum)**으로 덮여 있다(그림 8-7). 복막 조직은 폐의 늑막과 형태와 기능이 유사하다. 벽쪽 복막은 복강의 전/측면 내측을 덮는 반면 장쪽 복막은 각 장기를 덮는다. 복막층 사이에 있는 소량의 액체는 소화시 장이 자유롭게 움직이게 한다. 소화관은 장간막에 의해 지지를 받는다. 장간막(mesentery)은 혈관, 림프 혈관, 신경, 지방 조직을 수용하는 이중 복막 주름으로 후방 복벽에 장을 매단다. 장간막의 추가적인 주름인 그물막(omentum)은 전방 복강을 덮고, 단열 및 보호를 한다. 그물막(omentum)의 두께는 체지방의 크기와 비율에 따라 다양하다. 비만 환자의 경우 그물막은 상당히 두껍고, 마르고 근육질인 환자의 경우 매우 얇다. 콩팥, 지라, 샘창자, 이자, 방광, 상행/하행잘록창자의 후방부분, 곧창자를 제외한 일부 복부 구조물들은 복막에 의해 덮여있다. 대부분의 복부내 혈관 구조는 후복막강에 위치한다. 외상의 경우, 후복막 공간으로의 출혈이나 체액 방출보다 복막 공간의 혈액에 의한 복막자극(복막염)이 더욱 분명한 증상 징후를 나타내기 때문에 장기와 복막간의 관계를 파악하는 것은 중요하다.

복강은 역동적인 공간이다. 매 호흡시 가로막이 위 아래로 움직이면서 복부의 내용물이 이리 저리 움직인다. 깊은 호기시, 가로막 중앙이 전방 4번째 늑간(유두가 위치한)과 후방의 7번 째 늑간(어깨뼈의 하부 끝 자락인)까지 올라간다. 가로막의 가장자리는 흉곽의 경계에 접합된다. 최대한 힘 있게 숨을 들이마시는

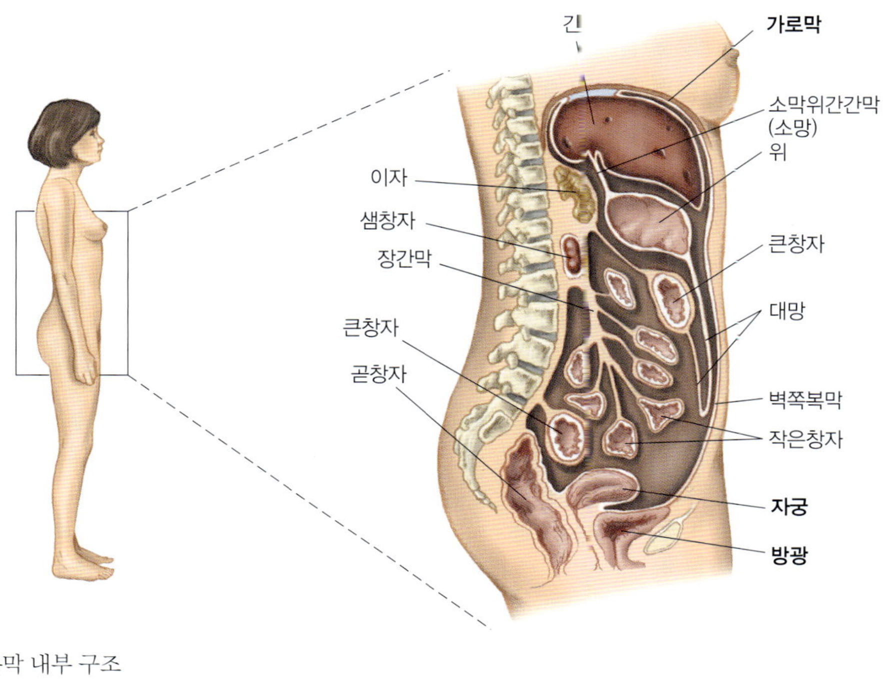

그림 8-7 복막 내부 구조

경우, 가로막은 하방으로 최대 3인치(9cm) 가량 내려간다. 가로막의 이러한 움직임으로 인해 매 호흡마다 복강 내용물이 위 아래로 움직인다. 또한 속빈 장기에 담긴 내용물의 양도 천차만별이다. 가령 방광이 비어있는 경우와 가득 찬 경우(500mL) 혹은 위가 비어있는 경우(0mL)와 가득 찬 경우(1.5L)는 차이가 크다. 복강 후방에 달려있는 소화관은 음식을 소화하는 과정에서 일부 움직임이 허용된다. 이러한 역동적 움직임은 복부 무딘손상/관통상을 예측할 때 중요한 고려사항이 된다.

복부 및 골반 외상의 병태 생리

손상기전

머리뼈, 척추, 흉부와 같은 신체 부위와는 달리 복강은 골격 구조가 아닌 근육으로 덮혀 있다. 이로 인해 복강 내부 장기 및 구조에 더욱 강한 외상성 충격 에너지가 전달된다. 동시에 물리적인 충격 에너지 전달의 징후는 제한적이다.

관통상

관통상은 관통성 물체와 접촉한 조직에 직접적으로 에너지를 전달하거나(그림 8-8), 권총, 산탄총, 소총과 같은 고속 탄환 무기의 경우처럼 탄환의 궤도에서 약간 떨어진 곳으로도 에너지와 손상을 전달한다. 탄환에 의한 손상과정은 발사체가 신체 조직에 접촉한 후 영향받은 조직을 늘어나게 하거나 눌러서 손상을 유발한다. 관통을 하는 탄환과 함께 먼지와 오염물이 체내에 들어가면서 손상 부위에 감염과 회복이 지연되는 등 손상이 더욱 악화된다. 관통상에 의한 조직 파열은 조절되지 않는 출혈, 장기 손상, 속빈 장기의 내용물의 유출, 복막의 염증을 유발할 수 있다. 특히 소총 등 고화력의 무기나 근거리에서의 산탄총에 의한 복부 총상은 막대한 충격 에너지를 전달하고, 자상(stab wound)보다 장애율과 사망률이 10배는 더 높다. 관통상이 복부 손상을 유발할 경우, 간은 40%, 작은창자는 25%, 큰창자는 10%의 확률로 손상을 입는다. 그 다음 지라, 콩팥, 이자의 순으로 총상으로 인한 손상을 입는다.

관통상의 특수 유형은 산탄총 손상이다. 산탄총은 발사시 여러 개의 구슬 같은 작은 탄환(pellet)들이 발사된다. 산탄(shot)의 공기역학적 특성과 여러 개의 탄환(pellet)들이 급속히 퍼지며 발사되므로 탄환이 총구에서 멀리 떨어질수록 충격 에너지가 급감한다. 일반적으로 3야드 이하 근거리에서의 산탄총 발포는 매우 치명적이다. 3~7야드의 거리에서 산탄총에 의한 관통상은 중증도가 높지만 생존율 또한 높은 편이다. 산탄총으로부터 7야드 이상 멀어지면, 관통의 깊이와 수반되는 손상의 정도가 급격히 감소한다. 이러한 산탄총의 영향은 게이지 크기(산탄총의 구경-게이지가 작을수록 손상이 커짐)와 산탄(shot)의 크기에 따라 달라진다('손상기전'장 참고).

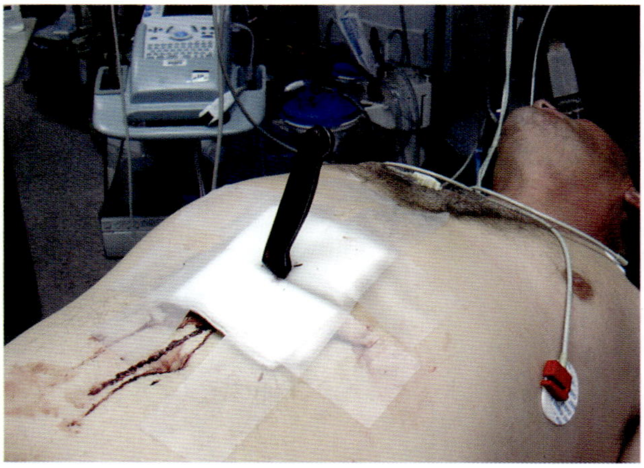

그림 8-8 상복부 자상(stab wound)(© *Michael Casey, MD*)

무딘손상

복부 무딘손상은 손상의 징후가 가장 적게 겉으로 드러나는 유형으로 세 가지 기전 감속, 압박, 전단을 통해 손상을 일으킨다(그림 8-9). 충돌시 복부에 감속(또는 가속)이 발생하면서, 복부의 내용물이 서로 부딪히는 연쇄 반응이 일어난다. 복부 내용물은 충격을 가해오는 물체와 뒤쪽에 있는 장기 사이에 갇힌 채 감속과 압박에 의해 손상을 입는다. 복강의 전체 내용물은 전방에서 가해지는 충격과 척추 사이에서 압박을 받는다. 또한 장기의 한 부분이 외상의 힘이나 인대 혹은 혈관 접합부에 의해 고정된 상태에서 장기의 다른 부분이 자유롭게 움직일 때는 전단력이 작용한다. 복부 무딘손상은 40%의 지라 손상과 20%의 간 손상의 원인이며, 창자와 콩팥은 그 다음으로 자주 손상을 입는 부위이다.

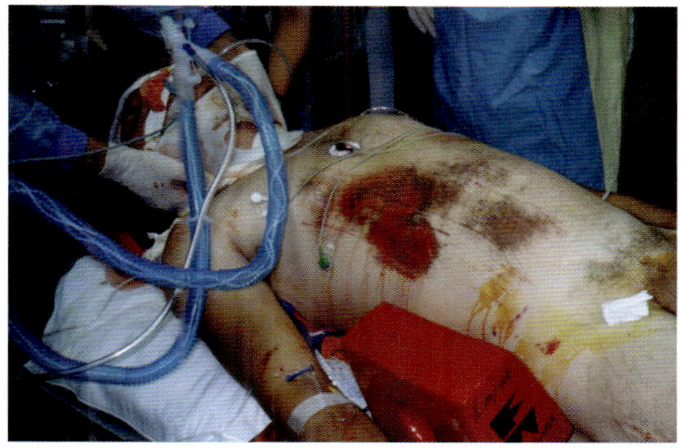

그림 8-9 상복누 타박상(© *Edward T. Dickinson, MD*)

손상기전에 대한 주의깊은 평가는 복부내에 손상을 추정하는데 있어 중요하다. 안전벨트로 인한 잠재적 손상이나 충돌시 차량 구조물에 의한 복부 충격, 떨어지면서 지견이나 어떤 물체에 부딪히거나 폭행으로 충격이 가해지는 등의 직접적인 손상에 특별히 주의를 기울인다.

타박상의 조기 징후는 손상 부위에 명확한 반상출혈로 인한 변색이 아니라 약간의 홍조(홍반)로 나타날 수 있음을 기억한다. 따라서 손상기전 분석이 중요하며 복부내 손상의 의심지표를 높게 하면서 손상의 증상 및 징후를 찾기 위해 복부를 주의깊게 검사한다. 복벽, 속빈장기, 실질장기, 혈관 구조물, 장간막과 복막 등은 외상에 모두 다르게 반응한다.

복벽 손상

복부 장기 등 복부 구조물들에 발생하는 모든 손상은 우선 복벽과 연관되어 발생한다. 복부의 피부와 근육은 다른 내부 장기보다 손상에 저항력이 높기 때문에, 복부 내부 구조물에 중증 손상을 초래하는 무딘손상에 의해서도 손상되지 않거나 손상을 적게 당한다. 설령 손상을 입을 경우에도, 복부의 피부와 기저 근육은 초기 한 시간 정도 홍반만을 보일뿐이다. 눈에 띄는 반상출혈과 종창이 발생하는 데는 여러 시간이 소요된다. 관통상은 근육과 피부의 긴장으로 손상 구멍이 닫히기 때문에 평가하기가 쉽지 않다. 탄환 및 칼에 의한 손상은 실제보다 덜 치명적으로 보이고 손상 부위가 작아 보일 수 있다.

복부 관통상으로 인해 복부장기가 손상 구멍 밖으로 튀어나오는 경우가 있다. **내장적출(evisceration)**이라 불리는 이러한 손상 유형은 전방 복벽을 통해 주로 발생하고 보통 크기가 크고, 깊은 열상과 연관이 있다(그림 8-10). 큰창자도 관련될 수 있지만, 그물막(omentum)과 작은창자가 가장 자주 내장적출이 발생하는 부위이다. 장이 돌출된 경우 순환 장애가 발생하고, 연관된 장이 막히거나 연약한 복강 내 조직이 건조되어 위험하다. 하지만 적출된 복부 내장을 밀어 넣으

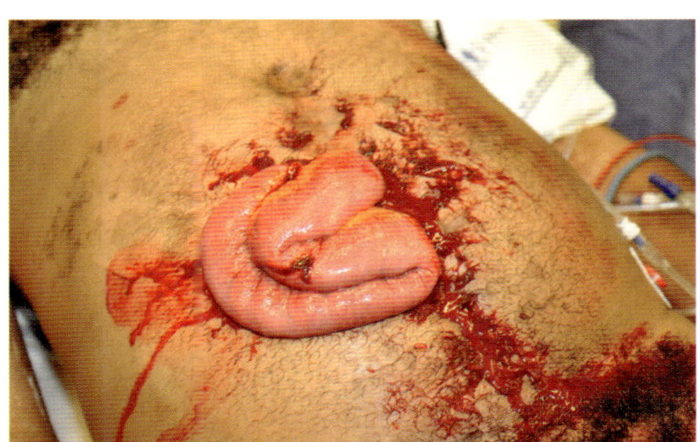

그림 8-10 복부 열상(© *Edward T. Dickinson, MD*)

면, 복강 내로 세균이 침투할 수 있다. 만약 장이 찢어졌을 경우 찢어진 장을 밀어 넣으면 장의 내용물이 복강 내로 유입될 위험이 있다.

흉부, 둔부, 옆구리, 등쪽의 관통상 또한 복부를 통과하여 내장 손상을 야기할 수 있다. 복부장기는 흉부까지 뻗어있고, 깊은 호기시 앞으로는 유두선까지 뒤로는 어깨뼈의 끝자락까지 달한다. 하흉부 손상은 가로막 열상과 위, 간, 지라, 담낭의 손상을 유발할 수 있다. 옆구리, 등쪽, 둔부의 두꺼운 근육은 관통상을 매우 잘 견뎌낸다. 하지만 이러한 부위의 깊은 손상은 복강 내로 파고들어 주변 장기를 손상시킬 수 있다.

또한 가로막의 파열도 복강 내용물에 영향을 줄 수 있다. 가로막 파열은 하흉부 혹은 상복부에 관통상이 발생하면서 동반될 수 있다. 가로막 파열은 호흡에 대한 가로막 기능을 상당히 감퇴시킬 뿐만 아니라 복부 내용물들(위, 간, 작은창자의 일부)을 흉강으로 이탈시킨다. 이는 호흡시 이용할 만 한 흉강 용적을 감소시키고 이탈된 내장에 대한 혈액 공급에 장애를 유발한다. 가로막 파열이 작을 경우, 복부장기를 흉부로 이탈시키지 않고 호흡에도 별다른 영향을 주지 않는다. 반면 큰 파열은 흉강으로의 복부 탈장과 호흡 장애 모두를 유발한다.

속빈 장기 손상

위, 작은창자, 큰창자, 곧창자, 방광, 담낭, 임신 상태의 자궁과 같은 특히 속이 가득차거나 크기가 확대된 경우 둔상을 유발한 힘에 의한 압박으로 인해 파열될 수 있다. 또한 이러한 속빈 장기는 관통상에 의해 구조가 무너지면서 파열될 수 있다. 작은창자는 전복부근육과 그물막의 전방 하측에 위치하기 때문에 관통상을 가장 자주 입는 속빈 장기이다. 속빈 장기의 손상은, 출혈과 후복막 혹은 골반 공간으로의 내용물 유출을 유발한다. 실제적으로 유해한 세균이 있는 빈창자, 돌창자, 잘록창자, 곧창자가 파열될 경우, 유해한 내용물이 복강으로 유입되어 중증 지연성 감염을 유발할 수 있다. 다른 속빈 장기는 복막의 화학적 자극을 유발하는 내용물을 방출할 수 있다. 방광에서는 소변, 담낭에서는 담즙, 위와 샘창자에서는 산성인 소화물이 다량 포함된 미즙이 방출된다. 속빈 장기의 손상은 대변에 선명한 혈액(**혈변, hematochezia**), 구토물에 혈액(**토혈, hematemesis**), 소변에 혈액(**혈뇨, hematuria**)이 섞여 나올 수 있다.

실질 장기 손상

지라, 간, 이자, 콩팥과 같은 실질 장기는 무딘손상과 관통상 모두에 취약하다. 이러한 장기는 밀도가 높아 타박상이 잘 생기며, 장기 손상은 경미한 출혈부터 파열까지 될 수 있다. 만약, 실질 장기의 낭(capsule)이 파열되지 않았다면, 출혈은 제한적이다. 하지만 장기의 낭이 관통상이나 무딘손상 기전에 의해 파열될 경우, 통제되지 않는 출혈이 발생할 수 있다.

특히 지라는 하부 갈비뼈, 등과 옆구리 근육, 척추에 의해 잘 보호 된다. 지라는 심한 복부 압박, 좌측 옆구리 무딘손상, 관통상에 의해 손상될 수 있다. 지라는 손상이 될 경우, 다량의 혈액이 손실되어 쇼크를 유발할 수 있다. 출혈은 때때로 누워있는 환자에서, 가로막쪽으로 고이게 될 것이며 왼쪽 어깨 부위로 연관통을 유발한다(케르징후, Kehr's sign). 상복부 중앙에 있는 이자는 지라보다 덜 연약하고, 복강 중앙 심부에 위치하여 무딘손상으로부터 상당한 보호를 받는다. 관통상은 이자에 열상을 일으키고 혈액 및 소화효소가 복강으로 들어가게 만들 수 있다. 이러한 이자 효소로 인해 이자 조직과 주변 조직에 소화 작용이 일어나 중증 내부 손상이 발생할 수 있다. 이자 손상은 충격력과 척주 사이에 이자가 압박되기 때문에 이자 충격과 척주 사이에서 이자를 압박하는 상복부의 심한 무딘손상으로 유발되는 경우도 있으며 이는 차량충돌 사고시 환자가 자동차 운전대나 오토바이의 핸들에 부딪힐 때 발생할 수 있다. 이 경우 환자는 등쪽으로 퍼지는 상복부 통증을 자주 호소한다. 콩팥은 후복막강에 위치하여 양쪽 모두 잘 보호되고 있다. 이자보다 손상에 대한 저항력이 크며 실질적인 장막성의 피막을 가지고 있다. 콩팥동맥은 대동맥에 강하게 붙어있다. 콩팥은 등이나 옆구리 손상에 의해 가장 자주 손상을 입는다. 콩팥손상은 등이나 옆구리의 통증과 혈뇨를 유발할 수 있다.

간은 복부에서 가장 큰 장기이며 견고한 장쪽 복막으로 덮여 있다. 간은 지라와 이자보다 더 견고하고, 흉곽의 하부 경계 안에서 다소 보호를 받는다. 이 부위에 외상을 입으면 간이 손상될 수 있다. 간은 간원삭에 의해 전방으로의 움직임이 제한된다. 급감속이 발생한 경우, 간원삭으로 간의 하중이 실리면서 전단 손상, 열상, 출혈이 야기된다. 간 손상은 우측 하흉부 경계를 따라 압통을 유발하고, 가로막 쪽으로 피가 고이면서 오른쪽 윗 어깨에 통증을 유발하기도 한다. 간은 매우 혈액이 풍부한 장기로 손상시 중증 내출혈을 야기할 수 있고, 병원에서 다량의 수액 투여를 통한 수액소생술을 필요로 할 수 있다.

혈관 구조 손상

복부의 동맥과 정맥은 손상에 취약하고 중증 증상을 동반하기 쉽다. 복부 대동맥과 주요 혈관 가지(위/아래장간막/지라/간/콩팥/생식샘/엉덩뼈동맥)는 직접적인 둔상 혹은 관통상에 의해 손상되거나, 차량충돌과 같은 사건에 의해 복부장기가 감속하고, 장기의 혈관 접합부가 당겨지면서 손상이 발생할 수 있다. 관통상으로 매우 크기가 큰 복부 혈관이 손상 받는 경우는 거의 없지만, 대동맥이나 기타 주요 동맥이 손상되는 경우 내출혈이 발생해 심각해질 수 있다. 대정맥과 대정맥의 혈관 가지 및 간문맥계는 대정맥의 제한된 근육이 동맥 혈관처럼 내강을 닫지 못하기 때문에 손상될 수 있으며 중증 출혈을 유발할 수도 있다. 대부분의 혈관 손상은 관통상과 연관이 있다(97%).

복막 공간, 후복막 공간, 그리고 골반 공간 내의 혈관손상은 몇 가지 이유로 심각할 수 있다. 이 공간들은 확장이 용이(expandable)하고 신체의 다른 근육조직내에 혈관 손상이 발생했을 때와 같이 지속되는 출혈을 효과적으로 압박하지 않는다. 이러한 압박 없이는 실혈 속도나 그 양이 줄어들지 않는다. 이 공간들은 또한 큰 동맥과 정맥들로부터 혈액 공급을 받는 장기들을 포함하고 있다. 복부의 역동적인 특성과 해부학적 크기는 실혈의 정도를 가늠할 만한 증상들이 나타나기 전에 다량의 피가 고일 수 있다는 것을 의미한다.

장간막/장 손상

장간막은 장에 붙어 있으며 순환, 신경자극 전달을 제공한다. 충돌시 장간막이 늘어나면서 타박상이 발생할 수 있다. 이러한 타박상은 트레이츠 인대에 의해 작은창자에 고정된 샘창자와 빈창자 접합부와 같이 비교적 덜 움직이는 지점이나, 작은창자가 회맹부에서 큰창자와 연결되는 부위에서 가장 자주 발생한다. 장간막이 연관된 손상은 창자에 혈액을 공급하는 혈관의 손상과 결과적으로 허혈, 괴사, 파열로 이어질 수 있다. 장간막 손상은 복막층이 출혈을 덮기 때문에 과다 출혈을 유발하지 않는다. 감속이나 압박은 장 전체를 찢기게 하거나 파열시킨다. 관통상의 경우, 비록 중앙 전방에 위치한 작은창자, 즉 빈창자와 돌창자가 찢어지는 손상이 가장 흔하게 발생하지만 길게 놓인 창자의 어느 부위에서나 손상이 발생할 수 있다. 이렇게 찢어진 장 속의 내용물(소화액과 공기)이 복막 공간으로 침투할 수 있지만, 이러한 증상 징후는 시간이 지연되고 나서야 나타나는 경우가 많다. 빈창자는 복부 깊숙히 위치해 있기 때문에 손상을 거의 입지 않는다. 복부 측면의 관통상은 큰창자(우측의 오름잘록창자와 좌측의 내림잘록창자) 손상을 일으킬 수 있다.

복막 손상

복막은 복강 전방의 매우 연약하고 민감한 막이다. 복막의 염증인 **복막염**(peritonitis)은 주로 두 가지 기전인 세균성 감염과 화학적 감염에 의해 유발된다. 세균성 복막염은 장이 찢어지거나 개방성 손상이 발생한 뒤 복막 공간으로 침투한 세균에 의해 유발되는 경우가 많다. 감염이 발생할 정도로 많은 세균이 증식하는 데에는 12~24시간이 소요되기 때문에, 세균성 복막염은 병원전 의료 상황에서 나타나는 경우가 드물다. 화학적 복막염은 소화 효소, 위나 샘창자의 산성액, 소변의 부식성 때문에 세균성 복막염보다 더욱 빠르게 발생한다. 이러한 물질은 복막을 급속도로 자극하고 염증 반응을 일으킨다. 혈액은 제한된 복막염을 유발하기 때문에, 복막강으로의 출혈에 의해 복막염이 야기될 확률은 낮다.

복막염은 특징적인 증상과 징후를 나타내는 점진적인 과정이다. 처음은 다친 곳의 미약한 압통을 호소하는 것으로 시작한다. 시간이 지나감에 따라 염증 부위가 퍼져나가며, 따라서 압통 부위도 넓어져 간다. 타진을 하거나 깊은 촉진을 하던 손가락을 갑자기 뗄 때 복부의 뒤틀림이 발생하면 **반동압통(rebound tenderness)**이 일어난다. 반동압통은 병력에 있어서 중요한 징후이지만, 고통스럽고 촉진에 의한 정보 외의 것을 제공하지 않는다. 현대 의학에서 반동압통을 유도하는 조치는 더 이상 권장되지 않는다. 염증을 입은 복막 조직의 움직임에 의한 통증에 의해 심지어 의식을 잃은 환자라도 전방 복근이 수축한다. 이를 **근성방위(guarding)**라 한다. 복부 평가시 외상에 의한 국소적 근육 손상이 국소적 혹은 부분적 복부근육 압통 및 경련을 유발할 수 있다는 점을 기억한다. 이는 복막염과 증상이 비슷하다. 신체적 손상으로 인한 압통이나 옆구리 통증은 복막염의 징후와 함께 나타날 수도 있다.

골반 손상

골반골절은 잠재적으로 심각한 골격손상과 치명적인 중증 출혈, 골반 공간의 장기에 잠재적 손상을 유발할 수 있다. 요관, 방광, 요도, 여성 생식기, 전립선, 곧창자, 항문과 같은 이러한 장기는 강도 높은 운동에너지, 압좌 기전, 이탈된 뼈 조각에 의해 손상될 수 있다. 골반골절은 또한 임신 상태의 자궁에 심각한 손상을 유발할 수 있다. 골반 출혈 및 골절에 대한 자세한 설명은 '근골격 외상'파트를 참고한다. 외상과 성폭행은 여성의 신체 내부에, 그리고 남성의 신체 외부에 위치한 생식기 구조를 손상시킬 수 있다. 여성의 외부 생식기의 직접적 외상이나 질 속으로 삽입된 물체에 의한 손상은 그 부위의 연조직을 손상시킬 수 있다. 이러한 연조직은 매우 민감하고 혈액이 풍부하기 때문에, 손상이 발생할 경우 매우 고통스럽고 다량의 출혈을 일으킬 수 있다. 남성의 성기도 마찬가지로 외부에 위치하기 때문에 더 손상을 입기 쉽다.

임신 중 손상

외상은 임신한 여성의 첫번째 사망 원인이다. 복부 관통상은 전체 모성 사망의 36%를 차지한다. 임신 여성의 복부총상은 40~70%의 태아 사망률을 나타낸다. 무딘손상의 경우, 차량충돌 사고가 산모 및 태아 사망률과 이환율의 최대 원인으로 작용한다. 올바른 안전벨트 착용은 산모와 태아의 손상을 현저하게 감소시키지만, 잘못된 벨트 착용은 자궁 파열과 자궁벽으로부터 태반 박리의 발생률을 높인다. 중증 차량충돌 시 안전벨트를 착용하지 않은 산모의 경우, 태아 사망률이 4배 이상 증가한다.

임신에 따른 생리적 변화는 산모와 산모의 복부장기를 보호한다. 자궁의 크기가 커지면서, 산모의 복부장기는 대부분 복강의 윗부분으로 이동한다(그림 8-11). 이렇게 이동한 장기는 상복부에 무딘손상이나 관통상이 발생하지 않는 한 보호를 받는다. 상복부 타박상이나 관통상이 발생할 경우, 여러 장기가 연관된 손상으로 사망률과 이환율이 증가할 수 있다. 임신 후반부에 산모의 중앙 하복부에 직접적인 관통상이 일어날 경우, 중증 손상에도 불구하고 산모를 살릴 수도 있다. 그러나 손상의 결과로 자궁이 손상되고 태아의 생명이 위험해질 수 있다.

임신 후반부 여성은 구토나 질식의 또 다른 위험이 있다. 자궁의 크기가 늘어나면서 복강내압이 증가하

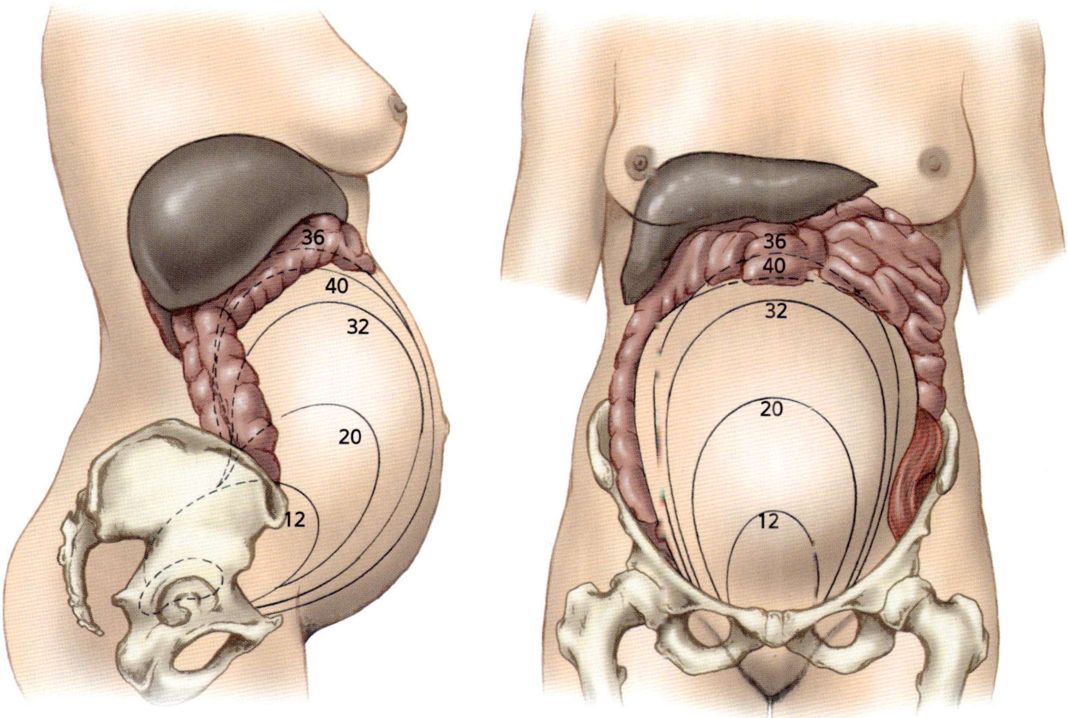

그림 8-11 임신 중 자궁 크기의 변화. 수치는 임신 주수를 가리킴.

고, 반면에 임신 호르몬은 위 내용물의 역류를 막는 들문괄약근(분문괄약근, cardiac sphincter: 위 내용물의 역류 방지에 관여하는 막)을 이완시킨다. 임신 초기에 방광은 의쪽으로 이동하여 손상에 더욱 취약해지고, 손상을 입을 경우 다량의 출혈이 발생한다.

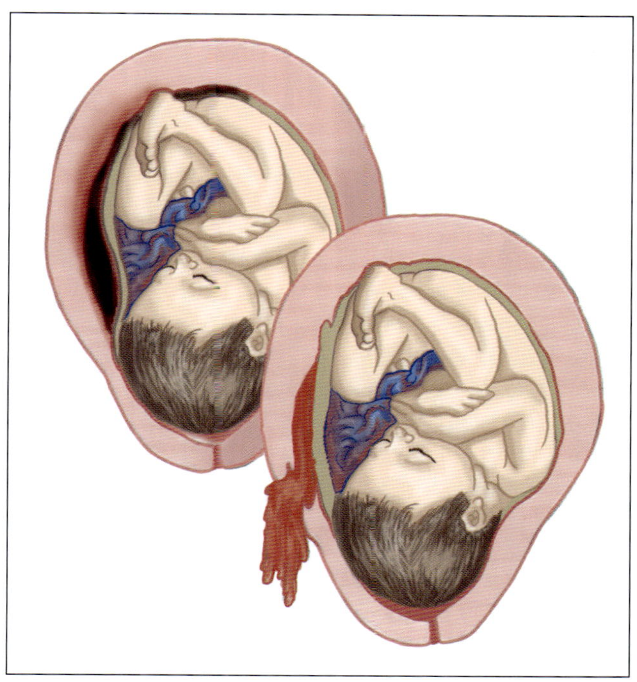

그림 8-12 자궁의 무딘손상은 태반조기박리(좌측)나 자궁파열(우측)을 유발할 수 있다.

임신 여성의 외상 상황에서는 자궁과 태아의 크기 및 무게의 증가가 환자에게 미치는 영향을 반드시 고려해야 한다. 임신 후반기에 환자가 앙와위로 누울 경우 자궁은 하대정맥을 압박하고 심장으로의 정맥 환류를 감소시킬 수 있다. 이는 손상을 입지 않은 환자에게 저혈압을 유발하고, 출혈이 있는 환자에게는 심각한 결과를 초래할 수 있다. 크고 무거워진 자궁이 하대정맥을 압박하여 초래되는 복강내압의 증가는 골반 부위와 하지의 정맥압을 증가시킨다. 이러한 압력은 혈관의 울혈을 유발하고 골반골절이나 하지 손상의 정맥 출혈 속도를 증가시킨다.

임신 여성의 혈액량의 증가(최대 45%)는 저혈량증으로부터 모체를 보호한다.

그러나 모체의 혈량 증가가 태아를 보호하지는 못한다. 모체의 저혈압은 초기단계에서는 태반으로의 혈류량을 감소시키기 때문이다. 실제로 임신 여성에게 30~35%의 혈액소실이 있기 전까지 모체의 혈압이나 심박수의 변화는 나타나지 않는다. 이 시기 동안 태반 순환의 감소로 태아의 성장이 저해될 수 있다. 그러므로 저혈압의 가능성이 있는 임신 여성의 경우, 조기에 적극적인 소생술을 취하는 것이 대단히 중요하다.

임신 여성의 경우, 두꺼운 근육인 자궁이 자라나고 있는 태아와 양수를 보호한다. 자궁은 견고하기 때문에 태아에 대한 외상의 충격을 고르게 분산시키면서 손상 발생률을 감소시킨다. 심각한 무딘손상은 자궁 파열을 유발할 수 있고, 관통상은 자궁을 찢거나 관통할 수 있다. 모체에 심한 출혈이 발생하거나 태아를 위한 혈액 공급에 차질이 빚어지면, 모체와 태아 모두의 생명이 위험해질 수 있다. 복부내로 양수가 터지는 것도 큰 우려 사항 중 하나이다. 임신 기간이 길어질수록 자궁 및 태아 손상의 위험은 높아지며, 임신의 마지막 3개월 동안 위험도가 가장 높다. 외상으로 인한 자궁 파열은 매우 드물게 일어나는 합병증이지만, 중증 무딘손상, 골반골절, 매우 드물지만 자상이나 산탄총에 의한 총상에 의해서도 발생할 수 있다.

자궁의 무딘손상은 태반이 자궁벽에서 떨어져 나가게 할 수도 있다. 이는 자궁은 매우 탄력성이 높은데 반해 태반은 탄력적이지 못하기 때문이다. **태반조기박리**(abruptio placentae)라고 불리는 이 증상은 박리가 모체와 태아의 출혈을 허용하여 태아와 모체의 생명에 위험을 초래할 수 있다(그림 8-12). 태반조기박리는 출혈이 자궁 내에서 일어나지만 질출혈도 나타날 수도 있으며 무딘손상으로 인해 조산을 할 수도 있다.

소아 복부 외상

복부 손상의 또 다른 특수 환자 유형은 소아이다. 소아의 복부근육은 미약하고, 전방/후방 직경이 작다. 흉곽은 연골로 유연성이 높기 때문에 외상에 의한 충격은 아래의 장기로 전달될 가능성이 높다. 이러한 속성으로 인해 특히 간, 지라, 콩팥 부위에서 소아 복부 외상의 발생률과 중증도가 높아진다. 소아는 또한 출혈에 대한 보상이 잘되어 혈량의 절반이 손실되기 전까지는 증상 징후가 나타나지 않을 수 있다. 소아는 별다른 통증이나 눈에 띄는 팽만없이 복부로의 대량 출혈이 발생할 수 있기 때문에 소아 복부 외상은 특별히 중요하다.

법적 고려사항

소아 복부 외상

중증 외상은 주로 외과적 질환이고, 병원전 처치는 적극적 의료 개입과 인근 외상센터로 빨리 이송하는 것이 보통이다. 하지만 최근 연구에 따르면, 적극적 처치와 이송의 속도가 항상 이상적인 결과를 가져오는 것은 아니다. 성인 환자와 비교했을 때 혈역학적으로 안정적인 소아 복부 타박상 환자의 경우, 현대 의학에서는 곧바로 외과적 처치를 취하지 않고 좀 더 신중한 의료 접근법을 택하는 경우가 많다.

소아환자의 경우, 복부에서 가장 손상을 자주 입는 부위가 간과 지라이다. 경험상 간이나 지라 손상과 연관된 출혈은 스스로 조절되는 것이 보통이다. 또한 지라절제술은 치명적일 수 있는 중증 감염의 위험을 내포한다.

소아 타박상 환자의 혈압과 맥박이 비교적 정상적이거나 정맥 수액 투여나 제한된 수혈을 통해 안정화될 수 있다면, CT 스캔이나 초음파 검사를 통해 환자의 평가 및 관찰을 실시한다. 단, 의식수준의 변화가 있거나, 상태가 불안정하거나 외과적 개입이 필요한 경우는 예외로 한다.

흥미롭게도 성인 타박상 환자에게도 같은 의료적 접근법이 연구되고 있다. 연구에 따르면 대부분의 성인 타박상 환자는 응급 외과적 처치를 필요로 하는 경우가 드물며 관찰이나, 출혈이 있는 동맥에 대한 선택적 색전술과 같은 최소한의 치료기술을 통한 치료가 최선의 관리이다. 이러한 요인들은 외상체계의 변화에 큰 시사점을 준다.

분명한 점은 의학적 연구를 통해 손상처치 및 관리 과정이 재평가되고, 최선의 환자 결과를 위해 현재의 처치법이 수정 및 개선되고 있다는 것이다.

복부 또는 골반 외상 환자의 평가

복부 외상 환자의 평가는 외과적 처치가 결정적 치료이기 때문에 중증 복부 손상의 징후가 있을 경우 신속한 환자평가와 고정 및 이송이 중요하다. 외상의 유형에 상관없이 이러한 평가는 현장 평가, 일차 평가, 빠른/초점 외상 평가, 재평가를 통한 정보에 기반하여 진행한다.

현장 평가

응급구조사, 동료, 목격자, 환자에게 현장이 안전한지를 확인한다. 환자에게 접근할 때는 항상 표준주의 지침에 유의한다. 손상기전을 파악하고 의심지수를 설정한 뒤 환자의 평가, 치료, 이송에 미칠 수 있는 환경적 영향을 평가한다. 사고 감독과 함께 환자의 수, 추가적인 응급의료 지원, 경찰 및 소방대원 및 기타 지원의 필요성을 파악한다.

복부 손상 환자의 경우, 현장 평가에서 손상기전의 분석이 매우 중요한 요소이다. 하지만 증상 징후는 대부분 제한적이거나 구체적이지 않기 때문에 개별 복부 손상에 대한 의심지수를 확보하는 것도 매우 중요하다. 사실 중증 복부 외상 환자의 30% 이상은 구체적인 증상 징후가 드러나지 않는다. 또한 덜 치명적이지만 더욱 고통스러운 다른 손상으로 인해 복부 손상의 증상 징후가 가려질 수도 있다. 나타난 증상 징후조차도 시간이 지남에 따라 흐릿해지고 복막염의 진행도 불투명해진다. 이 뿐만 아니라 술이나 약물, 두부 손상, 쇼크와 같은 영향이 작용할 수 있기 때문에 자신의 증상에 대한 환자의 설명도 신뢰하기 어렵다. 이러한 이유로 인해 세밀하게 설정된 의심지수는 발견하기 힘들 수도 있는 손상을 정확하게 관리할 수 있게 한다. 환자가 타박상을 입은 경우, 충격의 강도와 방향, 충격이 전달된 신체 부위를 확인한다. 일차 평가와 빠른 외상 평가시 해당 부위를 관찰하고, 가장 높은 의심지수를 적용한다. 손상이 의심되는 장기와 이러한 손상으로 인해 나중에 나타날 수 있는 손상에 대한 목록을 작성한다. 중증 타박상이나 깊은 관통상의 경우, 조절되지 않은 내출혈을 의심해 본다.

차량충돌 사고 환자의 경우, 안전벨트를 착용했는지와 제대로 착용이 되었는지를 확인한다(그림 8-13). 잘못된 안전벨트의 착용(엉덩뼈능선 위로 올라가는)은 복부 및 요추 압력손상의 발생률을 높일 수 있다. 좌석 벨트 미착용은 복부 손상을 포함한 모든 유형의 외상의 발생률 및 중증도를 증가시킨다. 차량 내부에서 휘어진 운전대, 공기가 빠져 수축된 에어백, 운전자 공간 내부로 구부러진 구조물 등의 단서가 있는지를 확인한다. 에어백의 작동은 복부 손상의 발생률을 감소할 수 있지만, 여전히 중증손상이 발생할 수 있다. 전방충돌로 인한 압박을 가장 자주 받는 복부의 경우, 간과 콩팥의 손상과 위나 방광과 같은 확장되어 있는 속빈 장기의 파열이 발생할 수 있다. 우측 충돌은 자주 간, 콩팥, 상행잘록창자, 골반 손상을 유발한다. 특히 차량이 환자의 신체 중간부위를 부딪힐 경우, 보행자(특히 아동 보행자)는 하부 복부 손상을 입을 수 있다. 충돌의 속도와 환자가 튕겨난 거리를 확인하는 것은 중요하다. 오토바이나 자전거 운전자의 경우 골반과 하복부에 핸들이 걸린 채 상체가 앞으로 튕겨나가기 때문에 복부 손상을 입을 수 있다. 폭

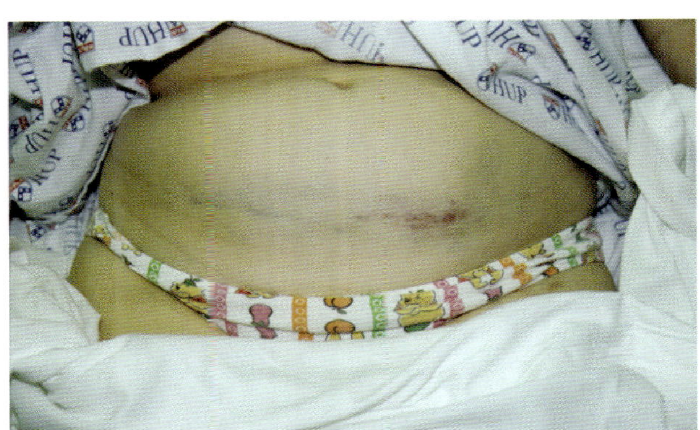

그림 8-13 손상기전을 통해 손상의 징후가 있을 곳. 가령, 안전벨트에 의한 압박으로 발생하는 타박상을 파악한다(© *Edward T. Dickinson, MD*).

행이나 단독 충돌의 경우 좌측 옆구리 충격과 지라 혹은 콩팥 손상과 간 혹은 콩팥 손상을 유발하는 우측 충격을 살펴본다. 상복부에 충격이 있는 경우, 간, 위, 지라, 이자 손상을 의심하고, 중간 또는 하복부에 대한 충격은 작은창자, 콩팥, 방광의 손상을 유발할 수 있다는 점을 기억한다.

관통상 환자의 경우, 손상기전을 확인한다. 손상기전이 칼, 화살, 혹은 신체에 박힌 물체일 경우 추정되는 관통 각도와 깊이를 확인한다(그림 8-14). 단 신체에 박힌 물체는 움직이거나 제거하지 않는다.

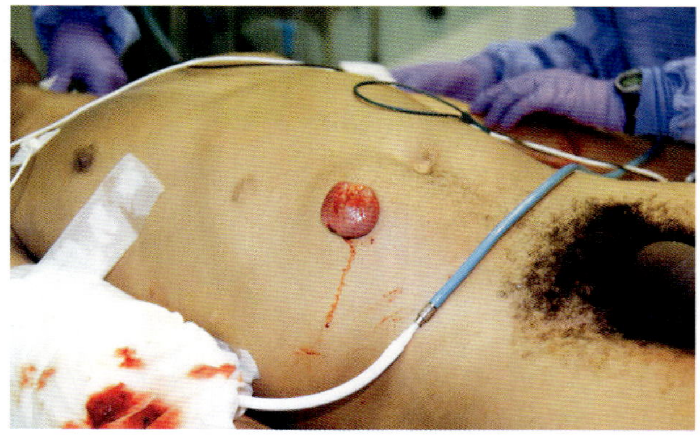

그림 8-14 관통상 기전의 분석을 통해 추정되는 관통각도와 상처의 깊이에 대한 파악을 시도한다(© *Edward T. Dickinson, MD*).

총상의 경우 무기가 권총인지, 산탄총인지, 소총인지 확인한다. 가능하다면 총기의 구경과, 총과 환자간의 거리, 발포된 탄환의 수, 발포 각도 또한 파악한다. 환자의 의복을 벗겨 조심스럽게 상처를 살피면서 사출구나 부가적인 징후를 확인하기 위해 옆구리와 엉덩이 등을 잘 살펴본다. 현장에서 혈액 손실량을 추정하여 응급의학과 전문의에게 보고한다.

총상으로 인한 상처는 평가가 쉽지 않다. 손상된 부위가 상처의 외형과 잘 연관되지 않을 수도 있다. 이는 총알의 운동 에너지(속도와 질량)와 총알이 조직 안으로 또는 조직을 관통해 들어가는 에너지 교환 속성과 관련이 있다.

저속의 탄환은 탄환의 실제 경로에만 주로 손상을 유발하지만. 그러나 이러한 발사체들은 옷이나 뼈, 때에 따라서는 연조직 등과 부딪혀 쉽게 굴절되기도 한다. 또한 옷 조각이나 다른 부스러기들이 체내로 들어갈 수도 있으나 신체를 관통하는 경우는 드물다.

고속무기(소총)로 인한 상처는 단지 분쟁 및 전쟁상황 에서나 볼 수 있었으나 요즘은 민간 외상센터에서 유사한 상처와 내부 손상들을 볼 수도 있다. 이러한 발사체들은 공동화로 인해 탄환의 직접적 경로뿐 아니라 이를 넘어서 손상을 유발한다. 손상 또한 상처 안으로 파편이나 부스러기들을 끌어 당기는데 이는 손상된 조직 또는 순환이 안 되어 약화된 조직은 세균이 잘 성장할 수 있는 매개체를 형성하도록 한다. 손상과정은 탄환이 뼈에 부딪혀 뼈를 부러지게 하며 뼈 조각이 인접한 조직 안으로 날아 들어가게 되면서 이차적인 발사체 역할을 하기도 한다. 고속 탄환은 조각나며 여러 경로로 잠재적인 손상을 전달할 수도 있다.

심각한 무딘손상이나 관통상의 경우, 지속적이며 심각한 내부출혈을 의심한다. 저관류의 증상에 대해 특히 주의를 기울이는데 초기증상 및 징후가 나타나면 쇼크에 대한 처치를 즉시 시작한다. 이러한 증상 징후에는 의식수준의 변화, 불안 및 초조의 증가, 갈증, 맥박수의 증가, 맥압감소와 모세혈관 재충혈 시간의 지연 등이 포함된다.

응급구조사가 현장에서 확보한 정보는 응급실 의사에게는 매우 가치있는 정보이다. 하지만 응급구조사가 수집한 정보를 신속 정확히 기록하고, 병원에 도착하는 시점에 제대로 보고하지 않으면 해당 정보는 무용지물이 된다. 현장 정보의 기록 및 보고는 최선의 병원전/병원 치료를 위해 필수적이다.

일차 평가

일차 평가를 시작할 때는 환자의 의식수준 및 지남력과 술과 약물, 두부 손상 및 쇼크의 단서를 신중하게 기록한다. 이러한 요소는 복부 외상 환자가 자신의 증상 징후를 설명하는 능력을 저하시킨다. 의식수준과 지남력이 저하될 경우, 복부 손상에 대한 의심지수를 높이고 더욱 주의깊은 일차 평가 및 빠른 외상 평가를 실시해야 한다. 누워있던 환자를 앉히거나 세우면, 현기증이나 가벼운 두통을 호소할 수 있는데 환자가 움직이지 않도록 해야 한다. 물론 응급구조사가 도착하기 전에 스스로 움직였을 수도 있다. 이러한 증상 징후가 발견되면, 복부 외상으로 인한 저혈량증을 의심한다. 초기 평가 결과로 환자의 의식수준 및 지남력의 변화를 확인한다.

기도, 호흡, 순환을 평가할 때는 저혈량증의 모든 증상 징후를 확인한다. 특히 해당 증상 징후가 응급처치 초기에 발생하거나 기존의 혹은 예상되는 손상에 비해 지나치게 심각한 수준으로 나타나는지에 유의한다. 가늘어지는 호흡, 맥압의 감소, 빠른 맥박수, 느린 모세혈관 재충혈 시간, 갈증과 같은 증상을 기록한다. 혈액으로 인한 가로막 염증이나 복막염에 의해 흉부의 제한된 움직임이 발생할 수 있다. 가늘어진 호흡은 가로막 파열로 인해 복부 내용물이 흉부로 밀려 올라가면서 발생할 수 있다. 복부 외상 환자는 구토 증세를 보일 수 있기 때문에 기도 보호를 위한 대비를 한다.

이차 평가/빠른 외상 평가

일반적인 빠른 외상 평가를 실시하되 복부 손상에 대한 의심지수가 높은 경우 복부에 대한 특별한 주의를 기울인다. 복부를 유심히 살펴보면서 손상기전을 통해 의심되는 손상이나 일차 평가시 발견된 증상 징후에 대한 단서를 찾는다. 타박상이 의심되는 경우 복부 표면에 전반적으로 미약한 홍반이나 표면 연부조직 손상과 연관된 경미한 찰과상이 있는지를 확인한다. 항상 외상성 충격이 복부의 표면을 통해 내부손상이 유발된다는 점을 기억한다. 복부 손상의 징후로 볼 수 있는 환자의 자세도 눈여겨 본다. 복부 통증을 호소하는 환자는 복부근육을 이완시키기 위해 태아와 같은 자세를 취하는 경우가 많다. 또한 복부 외상 환자가 매우 조용하고 증상에 대해 아무런 말을 하지 않는 경우도 있다. 환자의 전방 복부 표면 그리고 측부를 신속히 검사한다(그림 8-15). 이후 조심스럽고 가볍게 환자의 몸을 돌려서 배부 검사를 하여 손상의 징후, 홍반, 반상출혈, 좌상, 열상이나 신체에 박힌 물체 등의 개방성 손상을 확인한다. 측부의 변색은 그레이-터너 징후, 배꼽 주위의 변색은 쿨렌 징후라 불린다. 이러한 징후는 나타나기까지 상당한 시간이 소요된다. 복부에 검고 푸른 변색 부위가 발견될 경우, 외상초기의 복부 손상을 의심한다.

복부의 전반적인 형태와 팽만된 부위가 있는지를 확인한다. 샅고랑에서 손상 및 출혈의 징후를 살펴본다. 바지나 청바지를 착용한 경우, 출혈이 겉으로 드러나지 않을 수 있다. 이 경우 바지를 자르거나 제거하여 손상이 의심되는 부위를 검사한다. 복강은 많은 양의 혈액(약 1.5L)이 고일때까지 복부팽만이 잘 나타나지 않을 수 있다. 비만 환자의 경우, 복강이 눈에 띄게 팽창하기 전부터 이미 대량 혈량 손실이 있을 수 있다. 또한 복막 출혈이나 후복막 출혈의 증상 징후도 잘 나타나지 않는다.

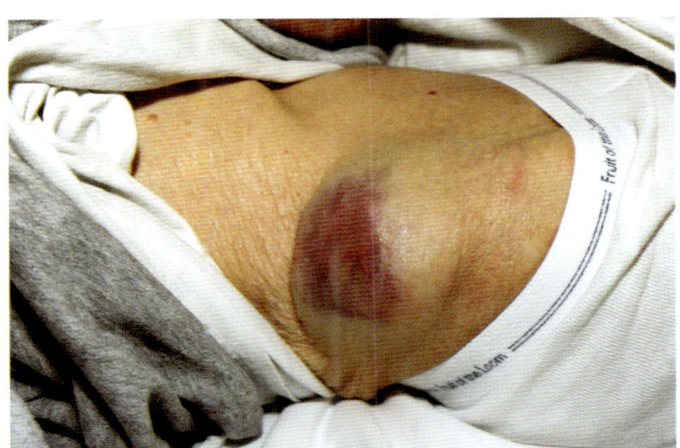

그림 8-15 손상의 징후를 위해 복부와 측부를 검사한다(© *Dr. Bryan E. Bledsoe*).

손상의 징후나 불안정성을 확인하기 위해 골반을 시진하고 촉진한다. 엉덩뼈능선의 뒤편 그리고 내측을 가볍게 눌러보고 두덩결합을 아래로 눌러본다. 염발음이나 불안정성이 있을 경우, 골반골절과 하복부 장기손상 및 중증 내출혈을 의심한다. 이미 골반 손상이 의심된다면, 눌러보는 촉진을 하지 말고 환자를 구급차에 싣고 병원으로 이송하는 과정 동안 환자의 신체가 흔들리지 않도록 한다. 골절 부위에 대한 손가락 검사는 출혈을 유발하거나 지혈된 곳의 출혈을 다시 유발하거나 출혈을 증가시킬 수 있다.

각 복부 사분역에서 통증이나 불편함이 느껴지는지 환자에게 물어보고, 손상이 의심되거나 환자가 통증이나 불편함을 호소한 분역을 제외한 각 복부 사분역을 촉진해 본다. 혹시나 손상된 복부 사분역을 먼저 촉진하는 경우 촉진으로 통증을 유발하여, 나머지 촉진 과정 동안 환자의 복부근육이 긴장하거나 일시적으로 수축할 수도 있다. 촉진을 통해 근육의 경련이나 복부 경직을 확인한다. 촉진을 한 복부가 매우 딱딱할 경우, 특히 손상 발생 후 얼마 되지 않은 시점일 경우 이자, 샘창자, 위의 손상을 의심한다. 환자 평가 및 처치 과정에서 환자의 신체를 움직일 때 통증이 발생하는지를 확인한다. 복부에서 이상 맥박이 뛰는지를 확인한다. 젊고 건강한 운동 선수의 경우 맥박이 강하게 뛰는 편이지만, 대부분의 환자는 복부에서 눈에 띄고 손으로 느껴질만큼의 강한 맥박을 보이지 않는다. 비정상적 맥박은 동맥손상을 의미한다. 흉부 혹은 골반 손상, 특히 하부 갈비뼈 골절이나 골반환이 불안전한 경우는 복부 손상을 암시할 수 있다. 청진은 복부 손상 평가시 도움이 되지 않을 수 있다. 장음을 듣는데는 상당한 시간이 소요되지만 장음의 유무가 손상을 파악하기 위해 필요하지 않다.

복부 관통상 환자의 평가시, 사입구를 확인하고 사입구의 형태, 크기, 깊이를 파악한다. 손상 부위에서 화약 가루가 발견되거나, 피하 기종의 기포음이 들릴 수도 있다. 감염 여부를 확인하고 중증 출혈의 징후를 찾아본다. 이후 환자의 신체에서 사출구를 확인한다. 사출구는 그 속성상 "터져나온 듯한"형태로 발생하고 보통 사입구보다 크기가 크고 손상이 심하다. 사출구는 내부 손상의 특성과 정도를 반영한다. 사입구와 사출구의 수를 세어보고 서로 쌍을 이루는지를 확인하며, 혹시 짝이 맞지 않을 경우는 체내에 탄환이 박혀있는 것을 의심한다. 탄환으로 인한 손상은 치명상을 야기할 수 있지만 눈으로 확인하기에 너무 작은 경우도 있다. 사입구와 사출구를 환자 처치 보고서에 기록하는 것은 권장되지 않는다. 사입구와 사출구의 구분이 쉽지 않고, 손상 부위에 대한 잘못된 설명은 심각한 법적인 책임으로 이어질 수 있기 때문이다. "사입"/"사출"이라는 표기없이 총상 부위를 보고서에 기록한다.

초음파 검사는 최근 병원전 의료 환경에서 도입되고 있는 측정 도구로, 복부로 전달되는 초당 수백만번 진동하는 작고 빠른 압력파인 고주파를 만든다. 초음파는 밀도에 따라 장기, 조직, 체액에 다르게 반사되어 접촉된 부위의 단면도를 만든다. 초음파 검사는 레이더와 비슷한 방식으로 이미지를 출력하는데, 출력된 이미지로 복부 외상으로 인한 혈복증을 확인할 수 있다. 재평가를 하여 복강내의 혈량이 증가하는지 혹은 안정적인 수준인지를 확인할 수 있다. 병원전 처치에서 초음파 검사의 사용은 여전히 새로운 개념이며 계속 변화하고 있지만, 초음파의 순기능을 잘 알고 있는 것은 중요하다. 초음파 검사는 환자 정보관리에 중요한 역할을 할 것이다. 복부 타박상 환자에서 복막강에서 액체가 보이는 경우, 출혈의 가능성이 높기 때문에 외상센터로의 이송이 필요할 수 있다. 반면, 산탄총 손상과 같은 관통상의 경우, 외상센터로의 이송이 필수적이고 초음파 검사가 병원전 환자 관리에 별다른 영향을 미치지 않는다. 그렇기 때문에 초음파 검사를 통해 복부 관통상에 대한 이미지를 확보하는 것은 우선적인 처치는 아니다. 물체나 탄환이 급속도로 신체에 박히는 손상은 탄환의 경로가 틀어질 수도 있다는 점을 기억한다. 탄환은 사지를 통과하여 신체 내부로 이동할 수 있기 때문에 복부관통상 환자는 근위부 사지의 탄환 손상도 확인해 본다. 또한 흉부 관통상을 일으키는 탄환은 굴절하여 복부를 관통하거나 반대로 복부를 관통한 탄환이 굴절 후 흉부를 관통할 수 있다는 점을 기억한다

빠른 외상 평가를 실시할 경우, 환자에게 현재 느껴지는 통증의 속성과 특히 복부의 감각 상태나 증상에 대해 물어본다. 심각한 손상이 있는 경우에는 통증이 더 심한 다른 곳으로 감각이 분산되어 환자는 통증이나 손상을 제한적으로 느낄 수 있다. 환자가 호소하는 곳의 복통을 평가하는 것은 주관적이며 통증에 대한

그들의 반응은 다양하다. 환자가 겪는 통증의 정확한 정도를 파악하기 위해, 추가적 평가를 통해 환자의 반응을 확인할 필요가 있다. 남성의 경우, 후복막의 통증은 고환 부위로 전달될 수 있다. 복부 손상에 의한 많은 양의 출혈은 저혈량증을 초래하여, 갈증을 나타낼 수 있다. 증상에 대한 설명을 환자의 말 그대로 기록하고 환자에 대한 평가 결과가 병원전 처치 보고서에 기록되어 담당 외과의에게 보고되도록 한다.

내용 요약

- 복부 손상 환자의 관리
  - 환자를 적절한 자세로 유지
  - 산소화 및 환기의 조절
  - 외출혈의 조절
  - 수액소생술에 대한 준비
  - 신체에 박힌 물체의 고정
- 심각한 손상기전이 발견되었을 때는 환자가 쇼크의 증상 징후를 보이지 않는 경우라도 미리 대비하여 조치를 취한다.

환자병력 평가시, 가장 최근에 먹은 음식물을 특별히 확인한다. 방광, 창자, 위는 속이 가득차거나 팽만되었을 때 훨씬 파열되기 쉽다. 가장 최근에 음식이나 마실 것을 섭취하였는지, 얼마나 많은 양을 섭취하였는지를 환자에게 물어본다. 음식물 및 섭취량을 환자가 받은 충격의 유형과 관련지어 본다. 기준이 되는 활력징후를 수집하여 빠른 외상 평가를 마무리한다. 빠른 외상 평가가 끝나면 이송의 우선 순위를 재평가한다. 이러한 평가에서 복부 손상의 가능성도 반영되어야 한다. 타박상이나 관통상에 따른 중증 내출혈은 분명한 증상 징후가 없이 발생하는 경우가 많다는 점을 기억한다. 상체의 중증 타박상 혹은 관통상에 대한 병력이 있는 환자는 외상센터로 신속히 이송되어야 하는 환자이다. 복부 외상 환자의 응급처치는 복부 외상의 심각성을 과소평가하기 보다는 오히려 현장에서 너무 더 많은 처치를 제공하려는 것과 조기이송의 측면에서 항상 잘못을 범한다.

임산부 환자 평가의 특수 고려사항

환자가 임산부 여성인 경우, 복부의 상태와 손상의 가능성에 특별히 유의한다. 임신의 마지막 3개월 동안 모체는 혈량이 최대 45%까지 증가하므로 저혈량증의 정상적 증상 징후가 나타나기 전에 이미 30% 이상의 혈액손실이 있을 수 있다는 점을 기억한다. 쇼크의 조기 증상을 확인한다. 환자를 좌측으로 눕게 해서, 자궁이 대정맥을 압박하지 않도록 주의한다. 만약 척추 손상이 의심된다면, 환자를 척추 고정판에 고정시키고 들것에 실은 뒤 전체 고정판과 환자를 좌측으로 15도 기울여준다. 모체가 저혈압이나 저관류의 증상을 보이기 전부터 태아는 저관류에 빠질 수 있다는 점을 기억하면서 임산부의 활력징후를 주의 깊게 평가한다.

임신 후반기의 복부 손상은 일부 중증 자궁손상을 유발할 수 있고, 조심스러운 평가가 필요하다. 정상적인 자궁은 촉진시 단단하고 둥그렇게 느끼진다. 임신 초기 12주가 지난 자궁은 엉덩뼈능선 바로 위에서 촉진되고, 32주차 즈음에는 복강 위로 커지면서 갈비뼈 경계에 도달한다. 손상된 자궁에 대한 촉진은 (자궁좌상의 흔한 증상인) 압통과 근육 수축을 유발할 수 있다. 이러한 수축 작용은 종종 스스로 사라지는 경우가 많다. 그러나 어떠한 압통, 통증, 수축 작용이라도 태반조기박리를 의심해 보아야 한다. 모체는 자궁 수축이 촉진되면서 근육 경련을 호소할 수 있고, 일부의 경우 질출혈이 있을 수 있다. 태아와 모체의 심각한 위험을 의미하는 태반조기박리야말로 빠른 이송을 요하는 응급 상황이다.

자궁 촉진을 통해 자궁의 비대칭성이 나타나면 자궁 파열의 증상일 수 있다. 자궁 파열은 자궁 수축과 함께 발생할 수 있지만, 자궁저는 촉진이 불가능하고 자궁 수축과 함께 복부가 단단해지지 않는다.

외상에 의해 손상을 입은 임신여성을 이송중이라는 사실을 응급실에 도착하기 훨씬 전에 보고한다. 이를 통해 응급실 의료진은 모체와 태아의 상태를 관찰하는데 필요한 대비를 할 수 있다.

재평가

재평가는 복부 손상 환자를 위한 지속적 처치 과정의 중요한 부분이다. 재평가를 하는 동안 응급구조사는 진행성 복부 손상이나 지속적 출혈의 징후를 찾아본다. 복부 손상이 확실히 의심되는 환자의 경우, 매 5분마다 재평가를 실시한다. 복막염이 점진적으로 진행됨에 따라 환자의 증상이 더욱 심해지거나 다른 손상의 통증을 완화시키고 처치하는 동안 복부 손상의 증상 징후가 더욱 분명해지는 경우가 많다. 진행중인 출혈의 징후도 더 진전되며, 치료가 잘 이루어지기 전에는 사라지지 않을 것이다.

복부 손상의 가능성이 있는 환자의 재평가를 할 때는 숨겨진 출혈의 징후에 주의를 기울인다. 혈압, 맥박수, 모세혈관 재충혈 시간, 산소포화도, 환자의 피부, 의식수준 및 지남력을 확인한다. 맥압(수축기 혈압과 이완기 혈압의 차이)이 감소하는 것은 쇼크의 보상을 의미할 수 있다. 특히 맥박 강도가 감소하면서 맥박수 증가와 모세혈관 재충혈 시간의 지연은 저혈량증의 보상을 의미할 수 있다. 또한 피부가 차고, 축축하고, 청색 혹은 잿빛을 보이거나 산소포화도 수치가 비정상인지를 확인한다. 의식수준이나 (더욱 감지가 어렵지만) 지남력의 저하는 두뇌의 저관류를 의미할 수 있다. 이러한 모든 증상은 쇼크에 대한 신체의 보상수준이 높아지고 있다는 것을 의미한다.

다른 신체 부위에서 지속적인 혈액 손실을 확인할 수 없다면 내출혈과 지속적인 복부 출혈을 의심한다. 감지가 어려운 변화들이 점진적으로 악화되는 쇼크의 유일한 징후일수도 있다. 복부 출혈로 인한 지속적 혈액 손실의 또 다른 징후는 수액요법으로 증상이 개선되지 않는 것이다. 수액 소생술에 대한 환자의 반응을 확인한다. 모든 외출혈이 조절되었음에도 환자의 활력징후가 유지되는데 많은 양의 수액이 필요하다면 지속적 내출혈을 의심한다.

복부 외상 환자의 관리

복부 손상 환자 관리의 주 목적은 응급실로의 신속한 환자 이송이다. 병원전 처치의 핵심은 신속한 환자 고정 및 이송과 필요한 양 만큼의 수액요법이다. 복부 손상 환자를 위한 구체적인 처치 절차는 환자의 자세 조정, 일반적 쇼크 처치, 수액요법, 개방성 손상과 내장 적출 등 구체적 손상의 처치를 포함한다.

복부 통증이 있는 환자가 척추 손상으로 인해 자세 조정이 어렵다면 편안함을 느끼는 자세를 취해 준다. 복부근육의 이완을 위해 환자의 무릎은 굽힌다. 가능하다면 무릎을 구부리고, 복부근육을 이완하고, 기도로부터 토물을 제거하기 위해 환자를 좌측으로 눕힌다.

적절한 환기 상태를 유지하고, 환자의 산소포화도가 96% 이하인 경우 복부 손상 환자를 위한 고농도 산소를 조기에 투여한다. 복막염이나 가로막염으로 인한 통증은 호흡운동을 감소시키면서 초기 쇼크의 악화를 초래한다. 직접 압박이나 붕대를 감아 외출혈을 조절한다.

경미한 출혈은 환자 이송 도중에 조절이 될 수 있다. 심각한 손상기전이 발견되고, 쇼크의 증상 징후가 나타나지 않는 경우라도 미리 대비하여 조치를 취한다. 쇼크의 징후가 나타나고 수축기 혈압이 80mmHg 이하로 저하될 경우, 수액을 투여할 준비를 한다. 맥박과 혈압을 확인한다. 맥박이 느려지지 않고 맥압이 안정되지 않을 경우, 추가 수액 투여를 고려한다. 정맥주입로 확보를 위해 환자의 이송을 지연시키지 않는다. 필요한 경우 병원으로 환자를 이송하는 구급차에서 정맥로를 확보한다. 병원전 수액 투여량은 일반적으로 3,000mL으로 제한한다. 수액 투여량의 조절을 통해 수축기 혈압을 80mmHg로 유지하고, 현장에서의 환자 처치 및 이송시 정해진 수액 투여량을 초과하지 않는다.

모든 중증 외상환자의 경우와 마찬가지로, 복부 손상 환자와의 지속적인 대화를 통해 불안감을 완화하고 정서적 지원을 제공한다. 또한 통증이나 손상의 속성 및 강도에 대한 환자의 설명에 변동 사항이 없는지를 확인한다. 특히 수액요법을 시행할 때는 환자의 저체온증에 유의한다. 여러 개의 담요를 준비하고,

절차 8-1 내장 적출의 관리

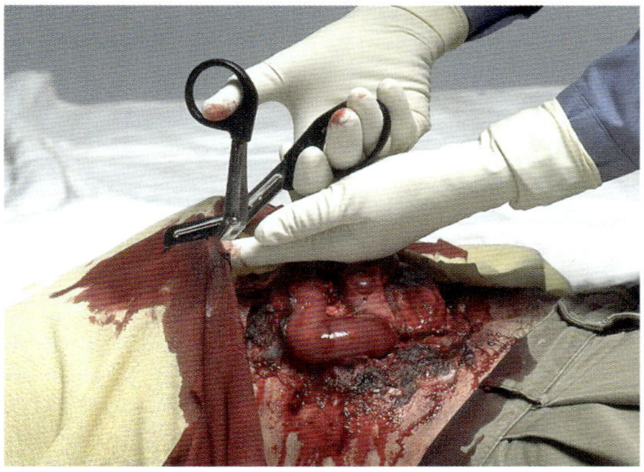

8-1a 복부 손상 부위의 옷을 제거한다.

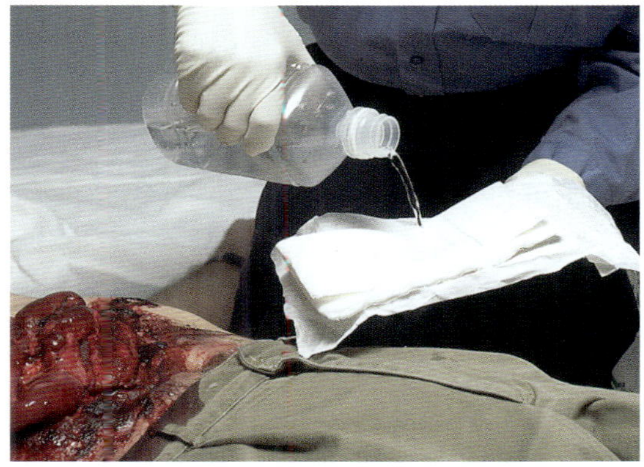

8-1b 손상 부위를 멸균 식염수로 적신 소독된 드레싱으로 덮는다.

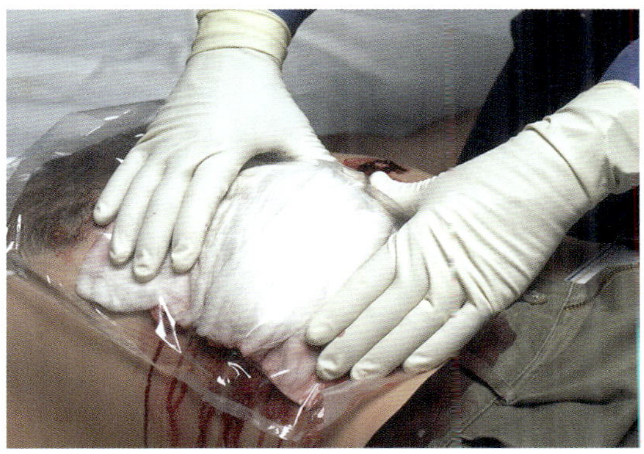

8-1c 축축한 드레싱이 건조되지 않도록 멸균 폐쇄드레싱으로 덮는다.

환자가 있는 공간을 따뜻하게 유지하며, 추위를 호소하는 환자의 말에 집중하고, 가능하다면 따뜻한 수액을 주입한다. 소아환자의 경우 신체의 용적에 비해 체표면적이 매우 크고 주변 환경에 의한 열손실이 매우 빠르기 때문에 저체온증을 특별히 고려한다.

노출된 복부 장기들은 멸균 식염수로 적신 드레싱으로 덮는다(절차 8-1). 손상 부위를 최대한 청결하게 하되 적출된 장기를 다시 집어 넣지 않는다. 드레싱의 습도가 유지되며 청결하게 유지될 수 있도록 플라스틱 랩 같은 멸균 폐쇄 드레싱 재료로 젖은 드레싱을 덮어준다. 환자의 이송이 길어지는 경우, 드레싱의 상태를 살피고 필요하다면 드레싱을 다시 식염수로 촉촉하게 적셔준다.

특별한 주의가 필요한 또 다른 손상 유형은 물체가 신체에 박히는 손상이다. 신체에 박힌 물체가 움직이거나 제거되지 않도록 유의한다. 물체가 움직일 경우, 추가적인 손상이 발생하고, 응고 기전의 장애가 유발되며, 출혈이 지속된다. 물체를 제거할 경우, 혈관에서 물체가 빠져나오면서 지혈이 어려운 내출혈이 발생할 수 있다. 신체에 박힌 물체 주변을 두꺼운 외상 치료용 드레싱으로 덮고, 부드러운 접착식 롤러 붕대로 감아 단단하게 고정한다. 출혈이 있으나 경미할 경우, 박혀있는 물체 주변에 직접 압박을 가한다. 환자를 이송하기에 박혀있는 물체가 너무 길거나 움직이지 않는 다른 물체에 고정된 경우, 해당 물체를 절단한다. 톱, 커터, 토치를 사용하되 진동, 흔들림, 열이 환자에게 전달되지 않도록 각별한 주의를 기울인다. 복강과 흉강 둘 다 포함될 수 있는 관통상을 주의 깊게 관찰하고 치료한다. 손상 부위가 크고 가로막이나 흉강을 관통한 경우, 손상부위에 세 곳을 테이핑한 폐쇄 드레싱을 하여 긴장성 공기가슴증에 의한 공기를 배출하도록 한다. 호흡 노력과 호흡량에 특별히 유의한다.

임산부 환자의 관리

임신은 신체·생리적 변화를 유발하기 때문에 임산부 환자에 대한 특수 관리가 필요하다. 가능하면 임신 후반기의 환자를 좌측으로 눕힌다. 환자가 척추 고정판에 놓인 경우, 고정판을 좌측으로 15도 기울여 같은 효과를 유도한다. 이러한 자세는 대정맥이 자궁의 하중에 의해 눌리지 않고, 심장으로 향하는 혈액 환류량의 감소와 저혈압의 유발을 방지할 수 있다. 또한 이러한 자세는 기도 처치를 용이하게 한다. 치료 초기에 필요한만큼 산소를 투여한다. 복강내압의 증가로 인해 숨 쉬는 것이 더욱 버거워지고 태아가 유독 저산소증에 취약하기 때문에 산모의 호흡 예비량이 감소한다. 필요한 경우, 치료 초기에 간헐적 양압 환기를 제공하며 또한 적극적 기도 관리를 고려한다. 산모는 구토와 흡인에 취약하다. 산모의 의식수준이 현저히 감소할 경우, 빠른 연속 삽관술을 고려한다.

임신의 마지막 3개월 동안 증가되는 혈액량은 저혈량증의 증상 징후가 드러나기도 전에 상당한 양의 혈액 손실이 가능하기 때문에 내출혈에 대해서는 높은 의심지수를 유지한다. 태아는 모체가 출혈에 의한 증상을 보이기 훨씬 전부터 혈액 손실의 위험에 노출될 수 있다. 조기에 수액요법을 적용하되, 임신으로 인한 빈혈은 적극적 수액요법으로 적혈구 농도를 더 희석시켜 비효과적인 순환을 더욱 악화시킬 수 있다는 점을 기억한다.

요약

복부 둔상 혹은 관통상은 중증 장기 손상과 치명적인 출혈을 유발할 수 있다. 손상 징후는 제한적이며 구체적이지 않고, 복부 병리의 중증도를 제대로 반영하지 않는다. 그렇기 때문에 손상기전과 이에 영향 받는 복부 부위를 주의 깊게 확인하는 것이 대단히 중요하다. 이러한 정보는 응급실에 반드시 보고되어 응급실 직원이 손상기전에 대해 응급구조사가 제공하는 정보의 중요성을 인지해야 한다. 중증 복부 손상의 처치는 외상센터로의 빠른 이송이다. 대부분의 중증 복부 손상은 중증 내출혈이나 장기 손상을 유발한다. 또한 중증 복부 손상 환자를 위한 결정적 치료는 외과적 처치이다. 환자는 즉각적 외과적 처치가 가능한 의료 시설, 즉 외상센터로 이송되어야 한다. 병원전 복부 손상 환자 처치는 기도 및 호흡에 대한 보조와 쇼크 방지이다.

복부 손상을 입은 임산부 환자의 경우, 혈관 용적이 증가하고 태아가 위험에 노출되기 전까지는 쇼크 징후가 나타나지 않기 때문에 각별한 주의가 필요하다. 외상센터로 빠른 이송을 준비하면서 환자를 면밀히 검사한다. 저관류 징후가 조금이라도 나타날 경우, 수액 소생술을 적용한다.

현장 출동 후 결과 분석

응급구조사는 보행자 교통 사고 현장에 도착한다. 환자는 12세의 여자로, 바닥에 옆으로 누워있다. 환자는 명료한 의식수준을 보이지만 자신이 어디에 있고 무슨 일이 있었는지에 대해 혼란스러워한다. (해당 부위에는 명확한 손상이 발견되지는 않지만) 환자는 우측 어깨의 통증을 호소한다. 신체 검진 결과, 경미한 복부강직이 있고 반동 압통이 나타나지 않으면서 흉곽 경계 바로 아래의 좌측 상복부에서 압통이 발견된다.

1. 손상을 입었을 확률이 가장 높은 부위는 어디인가?

2. 어떠한 처치를 제공할 것인가?

3. 손상과 관련한 치명적인 위험 요소는 무엇인가?

이 책 뒷부분에 제시된 해설을 참고한다.

복습 문제

1. 좌측부의 외상 병력이 있는 환자가 같은 부위에서 통증을 호소하고 있다. 다음 중 어떠한 부위의 손상이 의심되는가?
   ① 간　② 심장
   ③ 지라　④ 담낭

2. 쓸개즙과 관련된 아래 설명 중 틀린 것은 무엇인가?
   ① 쓸개즙은 쓸개관에서 분비된다
   ② 쓸개즙은 지방질 음식물에 반응하여 위장관계로 분비된다.
   ③ 쓸개즙은 지방의 소화를 돕는다.
   ④ 쓸개즙은 쓸개주머니(담낭)에 의해 생성된다.

3. 다음 중 콩팥의 기능 중 하나가 아닌 것은 어느 것인가?
   ① 산성도(pH) 조절　② 혈액의 여과
   ③ 염분/수분 균형 조절　④ 지방의 유화

4. 복부의 관통상에서 가장 자주 손상이 일어나는 장기는 어느 것인가?
   ① 간　② 지라
   ③ 콩팥　④ 작은창자

5. 손상 부위에서 장기가 밖으로 튀어나오는 것을 ___이라 한다.
   ① 혈관 외 유출　② 내장 적출
   ③ 반상출혈　④ 방혈

6. 이자의 기능 중 하나는 ___이다.
   ① 사용된 적혈구의 파괴
   ② 새로운 적혈구의 생성
   ③ 글루카곤의 분비
   ④ 새로운 백혈구의 생성

7. 임산부 사망의 가장 일반적인 원인은 무엇인가?
   ① 고혈압　② 임신중독증(toxemia)
   ③ 외상　④ 패혈증

8. 충수돌기와 방광, 작은창자, 상행잘록창자와, , 여성의 생식기 등은 ___에 위치한다.
   ① 좌측 하복부 사분역　② 우측 상복부 사분역
   ③ 우측 하복부 사분역　④ 좌측 상복부 사분역

9. 지라는 복강내에 위치해 있지만 우선적으로 무슨 계통에 속하는 장기인가?
   ① 소화계통　② 호흡계통
   ③ 심혈관계통　④ 면역계통

10. 저혈압 가능성이 있는 임산부 환자의 경우, 조기에 수액요법을 제공하는 것이 대단히 중요하다. 이는 산모의 혈압이나 심박수에 두드러진 변화가 나타나기 전까지 산모에게 ___%의 혈액 손실이 발생할 수 있기 때문이다.
    ① 10~15　② 20~25
    ③ 30~35　④ 40~45

이 책 뒷부분에 제시된 해답을 참고한다.

참고문헌

1. Eachempati, S. R., et al. "Factors Associated with Mortality in Patients with Penetrating Abdominal Vascular Injury." J Surg Res 108(2) (Dec 2002): 222–228.
2. Collopy, K. T. and G. Friese. "Abdominal Trauma: A Review of Prehospital Assessment and Management of Blunt and Penetrating Abdominal Trauma." EMS Mag 39(3) (Mar 2010): 62–66, 68–69.
3. Mulholland, S. A., et al. "Prehospital Prediction of the Severity of Blunt Anatomic Injury." J Trauma 64(3) (Mar 2008): 754–760.
4. Heegaard, W., et al. "Prehospital Ultrasound by Paramedics: Results of Field Trial." Acad Emerg Med 17(6) (Jun 2010): 624–630.
5. Hoyer, H. X., et al. "Prehospital Ultrasound in Emergency Medicine: Incidence, Feasibility, Indications and Diagnoses." Eur J Emerg Med 17(5) (Oct 2010): 254–259.
6. Snaith, B., M. Hardy, and A. Walker. "Emergency Ultrasound in the Prehospital Setting: The Impact of Environment on Examination Outcomes." Emerg Med J 28(12) (Dec 2011): 1063–1065.
7. Spaite, D. W., et al. "The Impact of Injury Severity and Prehospital Procedures on Scene Time in Victims of Major Trauma." Ann Emerg Med 20(12) (Dec 1991): 1299–1305.
8. Yaghoubian, A., R. J. Lewis, B. Putnam, and C. Virgilio. "Reanalysis of Prehospital Intravenous Fluid Administration in Patients with Penetrating Truncal Injury and Field Hypotension." Am Surg 73(10) (2007): 1027–1030.

추가문헌

American College of Surgeons, Committee on Trauma. Advanced Trauma Life Support Course: Student Manual. 9th ed. Chicago: American College of Surgeons, 2012.

Bickley, L. Bates' Guide to Physical Examination and History Taking. 11th ed. Philadelphia: Wolters-Kluwer, 2012.

Bledsoe, B. E. and D. Clayden. Prehospital Emergency Pharmacology. 7th ed. Upper Saddle River, NJ: Pearson/Prentice Hall, 2011.

Bledsoe, B. E., B. J. Colbert, and J. E. Ankney. Essentials of A & P for Emergency Care. Upper Saddle River, NJ: Pearson/Prentice Hall, 2010.

Campbell, John E. International Trauma Life Support for Prehospital Care Providers. 8th ed. Upper Saddle River, NJ: Pearson/Prentice Hall, 2016.

Ivatury, R. R. and G. C. Cayten, eds. Textbook of Penetrating Trauma. Media, PA: Williams & Wilkins, 1996.

Martini, F. Fundamentals of Anatomy and Physiology. 10th ed. San Francisco: Pearson, 2014.

Marx, J., R. Hockberger, and R. Walls. Emergency Medicine: Concepts and Clinical Practice. 8th ed. St. Louis: Mosby, 2013.

National Association of EMTs. Prehospital Trauma Life Support. 8th ed. Burlington, VT: Jones & Bartlett Learning, 2014.

Rosen, P. and R. Barkin, eds. Emergency Medicine: Concepts and Clinical Practice. 7th ed. St. Louis: Mosby, 2009.

Tintinelli, J. E., ed. Emergency Medicine: A Comprehensive Study Guide. 7th ed. New York: McGraw-Hill, 2012.

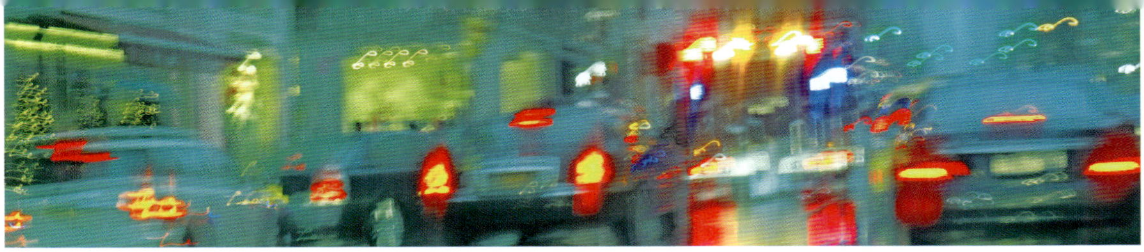

Chapter 9
근골격 외상
Orthopedic Trauma

Bryan E. Bledsoe, DO, FACEP, FAAEM, EMT-P
Robert S. Porter, MA, EMT-P

단원 표준

외상(근골격 외상)

학습 역량

환자 평가 결과에 역학 및 병리학 원칙을 접목하여 현장에서 본 환자 추정 진단과 이를 통해 중증 손상환자에 대한 종합적 처치 계획을 세운다.

학습 목표

최종 목표

근골격 손상 환자의 평가와 처치를 할 수 있다.

수행 목표

최종 목표를 달성하기 위해 다음 사항은 필수적이다.

1. 핵심 키워드를 숙지한다.
2. 근골격 손상의 기초역학을 설명한다.
3. 근골격 손상방지에 대한 고려사항을 설명한다.
4. 근골격계의 해부학적 구조와 생리를 설명한다.
5. 근육, 관절, 뼈에 발생한 손상에 대한 병태 생리를 설명한다.
6. 소아, 노인, 스포츠 관련 근골격 손상에 대한 특수 고려사항을 설명한다.
7. 주어지는 다양한 상황에서 근골격계 손상의 평가 방법을 설명한다
8. 부목장비의 적용과 유형을 설명한다.
9. 골반, 넙다리뼈(대퇴골), 무릎, 정강뼈(경골)/종아리뼈(비골), 발목, 발가락, 어깨, 빗장뼈, 위팔뼈, 팔꿈치, 노뼈(요골)/자뼈(척골) 손목, 손가락의 손상유형에 따른 처치를 확인하고 설명한다.
10. 주어진 다양한 사례에서 근골격 손상 환자에 대한 적절한 병원전 처치를 확인하고 설명한다.

핵심 키워드

벌림(외전)(abduction)
모음(내전)(adduction)
반관절(amphiarthroses)
관절면(articular surface)
윤활낭(bursa)
가골(callus)
해면형(cancellous)
연골(cartilage)
휘돌림(원회전)(circumduction)
폐쇄성 골절(closed fracture)
분쇄 골절(comminuted fracture)
경련(cramping)
혈류차단(맥관절제)(devascularization)
뼈몸통(골간)(diaphysis)
가동 관절(diarthroses)

탈구(dislocation)
뼈끝 골절(골단골절)(epiphyseal fracture)
성장판(epiphyseal plate)
뼈끝(골단)(epiphysis)
근속(fascicle)
피로(fatigue)
피로 골절(fatigue fracture)
생나무골절(약목 골절)(greenstick fracture)
가는선 골절(미세 골절)(hairline fracture)
하버스관(haversian canals)
끼임 골절(감입 골절)(impacted fracture)
닿는곳(insertion)
관절(joint)
관절낭(joint capsule)
인대(ligaments)
복사뼈(malleolus)
뼈속질공간(골수강)(medullary canal)
뼈몸통끝(골간단)(metaphysis)
빗금골절(사골절)(oblique fracture)
개방성 골절(open fracture)
대립(opposition)
기시, 이는곳(origin)
뼈모세포(조골세포)(osteoblast)
뼈파괴세포(파골 세포)(osteoclast)
골세포(osteocyte)
골다공증(뼈엉성증)(osteoporosis)
감각 이상(paresthesia)
관통관(perforating canals)
뼈막(골막)(periosteum)
적골수(red bone marrow)
정복(reduction)
회전(rotation)
연축(spasm)
나선 골절(spiral fracture)
염좌(삠)(sprain)
긴장(strain)
불완전탈구(아탈구)(subluxation)
부동 결합(synarthroses)
윤활액(synovial fluid)
윤활 관절(synovial joint)
힘줄(tendons)
근육긴장(tone)
가로 골절(횡골절)(transverse fracture)
황색 골수(yellow bone marrow)

사례 연구

상황실은 구급차 201의 1급 응급구조사 마크와 스테파니에게 계단에서 낙상을 한 환자가 발생한 노인복지센터로 출동을 명령한다. 현장에 도착하자 1급 응급구조사는 바닥에 누워있는 환자를 발견한다. 노인복지센터 원장의 설명에 따르면 91세의 여성인 메리 허먼은 구내 식당으로 가는 길에 발을 헛디뎌 세 네 계단 정도를 굴렀다고 한다. 현장 안전에는 별다른 문제가 없고 소독 장갑을 착용한 마크와 스테파니는 일차 평가를 시작한다. 허먼은 정상적인 지남력과 명료한 의식 상태를 보였고, 우측 허벅지와 하부 등쪽에 중간정도의 통증을 호소했다. 비록 환자의 손상기전, 나이, 주의 분산 손상을 고려할 때 척추 고정이 필요하지만 환자는 별다른 경부 통증이나 척추 증상을 호소하지 않는다. 일차 평가에서는 별다른 심각한 손상이 확인되지 않고 환자는 안정된 환자(S)로 분류된다.

환자에 대한 신체 검진, 기존 병력과 초점 외상 평가에 대한 주호소 질문은 환자의 개별 손상에 집중된다. 낙상 전이나 평가를 받는 지금도 환자는 현기증이나 구역질 및 기타 다른 증상을 호소하지 않는다. 환자는 땅에 머리를 부딪치거나 다른 손상에 대한 증상은 없다고 말한다. 환자와 관리팀은 별다른 알레르기 증상이 없고 복용하는 약물은 매일 비타민이나 아스피린이라고 말한다. 초점 신체 검진을 통한 우측 하지의 평가 결과, 우측 허벅지의 통증과 압통, 염발음, 발의 외회전, 고관절의 불안정성이 확인된다. 신속히 환자의 맥박 상태와 운동 및 감각 기능을 살펴본 응급구조사 스테파니는 촉진을 통해 후경골 맥박이 쉽게 확인되고 모세혈관재충혈 시간은 2초 미만으로 활발하고, 발의 굴곡과 신전의 힘은 적절하고, 촉각 기능이 정상임을 확인한다. 반대편 사지에서도 같은 결과가 확인된다.

활력 징후는 혈압 120/90mmHg, 맥박은 분당 90회로 강하고 규칙적이며, 호흡은 분당 22회로 정상적인 깊이를 보인다. 선임 응급구조사인 마크는 손을 이용한 척추 고정을 실시한다. 산소포화도가 97%로 측정되자 마크와 스테파니는 산소 공급을 잠시 멈춘다. 심전도는 분당 90회의 정상 동성리듬을 보인다.

이후 마크와 스테파니는 환자를 정형외과형 들것에 통해 척추고정판에 고정한다. 이들 응급구조사들은 환자의 다리 사이에 포개어 넣은 담요를 넣고, 머리는 고정판에서 살짝 띄워 고정하고, 들것과 몸의 공간에 패드를 넣고 단단하지만 조심스럽게 환자를 고정판에 고정시킨다. 응급구조사는 경추를 고정하고 경추보호대를 적용한 뒤 척추고정판에 머리고정을 실시한다. 환자를 구급차에 싣고 난 뒤 응급구조사는 정맥로를 확보하여 생리 식염수를 주사 바늘이 막히지 않을 속도(TKO)로 투여한다. 별다른 문제없이 환자는 응급실로 신속히 이송된다. 응급실에서의 X레이 검사 결과, 고관절골절이 확인된다. 환자는 고령이기 때문에 며칠간의 입원과 몇 개월간의 재활 기간을 거치게 될 것이다.

서론

근골격계 손상은 전체 손상 중 연조직 손상 다음으로 빈번하게 발생한다. 일반적으로 근골격계 손상은 직접 또는 간접적인 둔상의 운동 에너지에 의해 발생한다. 또한 골격손상 혹은 근육 손상은 관통상 기전에 의해 발생하는 경우도 있다. 매년 수백 명에 달하는 미국인이 스포츠 손상, 차량 충돌 사고, 낙상, 폭력 행위 등 다양한 이유에 의해 근골격계 손상을 입는다. 이러한 사고는 뼈, 연골, 인대, 근육, 힘줄에 다양한 손상을 유발할 수 있다.

상지 손상은 고통스럽고 회복이 쉽지 않을 수 있지만, 치명상을 야기하는 경우는 드물다. 하지만 일반적으로 하지 손상에는 더욱 큰 강도의 힘이 작용하고 더욱 심각한 2차 출혈이 수반되기 때문에, 사지나 생명에 더 큰 위험이 될 수 있다. 또한 근골격계 손상을 초래 할 정도의 힘이 척추, 내부 장기, 신경, 혈관에 작용하여 전신에 걸쳐 심각한 문제가 발생할 수 있다. 다발성 손상 환자의 대부분(최대 80%)은 중증 근골격계 손상을 경험한다.

근골격계 손상은 응급구조사가 만나는 외상 중 가장 흔하다. 염좌와 긴장이 손상 중 가장 흔하다. 골절과 탈구는 덜 빈번하지만 심각할 수 있다. 많은 골절이 골다공증에 기인할 수 있다. 병리적 골절은 남성(30%)보다는 여성(66%)에서 좀 더 빈번하다.

예방 전략

근골격계 손상에 대처하는 가장 이상적인 방법은 손상의 발생을 미리 차단하는 손상예방이다. 근골격계 손상의 예방은 차량 및 고속도로의 현대식 설계, 안전벨트와 같은 억제대의 사용과 안전 운전의 실천을 포함한다. 자동차 충돌은 근골격계 손상의 가장 큰 원인이다. 차량 안전의 개선은 차량 충돌 사고와 관련 손상의 중증도를 완화시키는데 큰 역할을 했다. 미국국립산업안전보건청(NIOSH)이 개발하고 미국연방직업안전보건국(OSHA)이 실행하는 직무안전표준은 직업 관련 손상을 줄이는데 큰 기여를 해왔다. 직무안전표준은 적절한 보호구의 착용, 발판 설치, 추락 보호장치 등을 도함한다.

스포츠 활동은 근육, 관절, 긴뼈(장골)에 주로 영향을 주는 여러 중증 손상을 일으킨다. 보호구의 착용, 장비 설계의 개선, 선수의 신체적 상태의 개선으로 인해 스포츠 손상이 줄어들 수 있지만, 접촉 스포츠의 경우 이러한 요소가 오히려 중증 손상의 원인으로 작용할 수 있다. 가정에서의 사고나 낙상 또한 근골격계 손상의 원인이 되는 경우가 많다. 적절한 실내화착용, 안전한 난간 설계, 사다리의 적절한 사용과 같은 효과적인 안전 조치를 통해 가정내의 낙상(추락)과 손상 사고를 줄일 수 있다.

근골격계 손상의 경우, 신체 조직에 강력한 힘이 작용하여 발생한다. 이러한 힘은 신체의 움직임을 담당하는 조직을 파열시키고 골격 및 근육외에 조직과 전신에 손상을 주어 항상성(homeostasis)을 위협할 수 있다. 근골격계 손상과 관련한 응급 상황에 적절히 대처하기 위해 응급구조사는 응급처치의 지식과 술기를 유지, 강화해야 한다. 뿐만 아니라 근골격계 구조와 기능에 대한 깊은 이해, 손상 진행과정에 대한 지식, 손상의 평가와 처치 절차에 대한 철저한 이해가 필요하다.

해부학적 구조와 생리

근골격계는 신체의 지지와 운동을 담당하는 생물화학적 운동 조직에 의해 작동하는 지렛대와 버팀대로 복잡하게 구성된다. 근골격계는 골격계와 근육계로 크게 나뉜다. 골격은 신체의 기본 뼈대를 이루는 구조이고 근육은 뼈대, 장기 및 기타 신체 구성요소로 운동 에너지를 공급하는 기능을 한다. 이러한 하부 구조는 체온의 생성, 필수 염류(salts)와 에너지원의 저장, 산소 공급과 질병과 싸우는 대부분의 혈구를 생성한다. 근골격계 시스템의 해부학과 생리학은 동반되는 해부학과 생리학 교재에서 논의된다. 이 책에 재검토 내용이 자세히 나와 있다.

골격 조직 및 구조

골격은 신체의 다양한 기능을 수행하고 일정한 한계에서 회복이 가능하게 하는 구조로 만들어진다. 골격은 세포, 염분, 단백질 섬유, 기타 특수 성분으로 구성된 복잡한 생체 시스템이다. 골격의 5가지 기능은 다음과 같다.

- 신체 형태 형성
- 중요 장기의 보호
- 중력에도 불구하고 효율적인 움직임을 허용
- 신진대사를 위해 염류이나 기타 물질을 저장
- 산소를 운반하는 적혈구의 생성

골격은 살아있는 생체 구조이다. 골격 세포는 단백질 섬유와 저장 염류의 바탕질(matrix)속에 산다. 골격 세포는 신체의 구조와 골격 역학을 계속적으로 변화시킨다. 골격의 총질량 중 20%(나트륨, 단백질 섬유, 골세포)는 매년 재형성 과정에 의해 대체된다.

뼈 구조

일반적인 뼈 구조는 나란히 정렬된 수많은 원통형 뼈로 구성된다. 미세한 혈관이 뼈의 **하버시안 관**(haversian canals)이라 불리는 작은 관을 통해 지나간다. 이러한 혈관은 콜라겐(아교) 섬유에 저장된 염류 층에 의해 싸여있다. 이러한 틀에 갇혀있는 **뼈세포**(osteocytes)는 아교질, 칼슘, 인산염, 탄산염, 탄산염과 다른 염류 결정체를 유지한다. **뼈모세포**(osteoblasts)와 **뼈파괴세포**(osteoclasts)와 같은 기타 뼈세포는 이러한 염류를 필요에 따라 형성하거나 용해시킨다. 뼈모세포는 성장기나 뼈 복구 주기동안 충격을 받은 부위에서 새로운 뼈를 생성한다. 뼈파괴 세포는 관절이나 신체를 지탱하는 압력을 받지 않는 뼈를 용해시키고 전해질 균형을 위해 더 많은 염류가 필요할 경우에 뼈를 용해시킨다. 골세포, 뼈모 세포, 뼈파괴 세포는 신체를 지지하고 움직이는데 움직이고 효율적인 구조를 유지하게 한다.

내용 요약

➤ 골격의 기능
- 신체 구조의 형성
- 필수 장기의 보호
- 효율적인 움직임을 허용
- 신진대사를 위해 염류나 기타 물질을 저장
- 적혈구의 생성

지속적인 혈액 공급을 통해 뼈조직으로 산소와 영양분이 전달되고, 뼈조직으로부터 이산화탄소와 노폐물이 제거된다. 혈관은 **관통관**(perforating canals)을 통해 뼈몸통(골간)으로 유입과 유출을 하고, 뼈몸통과 뼈끝(골단)의 골수에 위치한 골조직과 구조에 혈액을 배분한다. 다른 신체 조직처럼 혈액 공급이 감소 혹은 정지할 경우, 골조직은 허혈에 빠지고 결국 죽는다. 뼈는 일정 시간 동안은 퇴행성 증상을 보이지 않는데 특히 병원전 처치를 하는 동안은 더 퇴행성 증상을 나타내지 않는다. 그러나 **혈류**

차단(맥관절제)(devascularization)의 장기적 영향은 뼈의 본래의 모습이 상실되고 뼈가 중량이나 힘을 버티지 못하는 결과를 초래할 수 있다.

위팔뼈(humerus)나 넙다리뼈(femur)과 같은 긴뼈(장골)는 몸 구조요소로서 뼈 조직의 구성을 잘 보여준다(그림 9-1). 긴뼈의 주요 부위와 조직은 뼈몸통(골간, diaphysis), 뼈끝(골단, epiphysis), 뼈몸통끝(골간단, meatphysis), 뼈속질공간(골수강, medullary), 뼈막(골막, periostium), 관절연골(articular cartilage)을 포함한다.

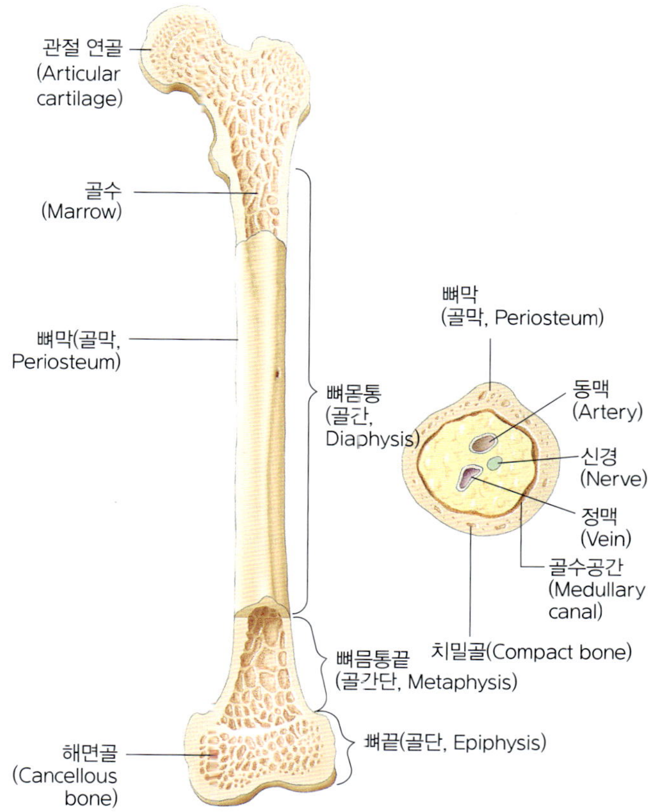

그림 9-1 긴뼈(장골)의 해부학적 내부 구조

뼈몸통(골간)

뼈몸통(diaphysis)은 긴뼈(장골)의 중간 부분 또는 뼈대이다. 뼈몸통은 매우 조밀하고 비교적 얇은 치밀골으로 구성된다. 원통구조로 되어 있어, 뼈몸통은 비교적 가벼우며 체중을 효율적으로 지탱한다. 뼈몸통의 구조상 큰 힘을 잘 지탱할 수 있지만 측면에서 힘이 작용하면 뼈몸통은 쉽게 부서질 수 있다.

뼈끝(골단)

긴뼈의 끝부분에서 뼈의 구조는 바뀐다. 뼈의 직경이 현저히 커지고 뼈몸통에 있는 얇고 단단한 치밀골은 골격섬유와 가닥으로 된 망상조직으로 변한다. 이러한 망상조직은 충격과 체중의 압력을 넓은 표면에 걸쳐 분산시킨다. 넓어진 관절의 뼈 끝부분은 **뼈끝(골단, epiphysis)**이라 한다. 뼈끝 내부의 조직의 단면은 단단한 뼈로 만들어진 스펀지처럼 생겼기 때문에 **해면골**(cancellous bone)이라고 한다. 이러한 섬유의 망상조직을 덮고 있는 것은 관절면에 맞닿아있는 면을 지탱하는 매우 얇은 층으로 덮여있는 **치밀골**(articular surface)이다.

뼈몸통끝(골간단)

뼈몸통끝(metaphysis)은 뼈끝과 뼈몸통 사이에 위치한 중간 부분이다. 뼈몸통끝은 치밀골 속 뼈몸통의 텅빈 관이 뼈끝 해면골의 벌집 형태인 뼈섬유 부분으로 변화하는 부분이 있다. 이 곳에 **뼈끝연골**(epiphyseal plate) 또는 성장판(growth plate)이 위치한다. 아동기에는 성장판에 연골이 형성되면서 판의 크기가 커진다. 뼈몸통의 끝 부분에 있는 뼈모 세포는 새로운 골조직 형성을 위해 성장판 연골의 아교질 망내에 염류를 축적한다. 이러한 성장의 과정 동안, 성장판은 다른 뼈나 관련 관절들노다 취

내용 요약

➤ 관절의 유형
- 섬유 결합–불가능한 움직임
- 연합관절–매우 제한적인 움직임
- 운동 관절(활액 관절)–비교적 자유로운 움직임
- 단축성
- 이축성
- 삼축성

약하다. 그렇기 때문에 소아 환자가 성장판골절을 자주 겪는다. 성장판 손상이 발생할 경우, 손상된 사지와 손상을 입지 않는 사지 간의 성장의 차이가 발생하거나 골절의 부정유합(malunion)이 유발될 수 있다.

뼈속질공간(골수강)

속이 비어있는 뼈몸통과 뼈끝의 해면골내에 형성된 공간을 **뼈속질공간(골수강, medullary canal)**이라고 한다. 중앙 뼈속질공간은 반액체 형태로 지방을 저장하는 **황골수(yellow bone marrow)**로 가득 차있다. 지방은 몸이 신속하고 쉽게 사용할 수 있는 에너지원이다. 크기가 더 큰 긴뼈, 골반, 흉골의 해면골은 **적골수(red bone marrow)**로 가득찬다. 적골수는 적혈구와 기타 혈구를 생성한다.

뼈막(골막)

견고한 섬유막인 **뼈막(골막, periosteum)**은 뼈몸통의 외부를 덮는다. 뼈막은 광범위한 혈관과 신경이 분포되어 뼈가 골절되고 뼈 회복 단계가 시작될 때 통증을 전달한다. 혈관과 신경은 작은 관통관을 지나 뼈막과 치밀골을 통과한다. 힘줄(건)은 뼈막의 아교질 섬유와 뼈의 기질(matrix) 속 아교 섬유와 혼합되어 강력한 연결 부위를 형성한다.

연골

결합 조직층인 **연골(cartilage)**은 기저의 골격 부위에 넓게 퍼져있는 아교질층으로 뼈끝의 상당 부분을 덮는다. 연골은 매끄럽고 질기며 탄력적인 물질로 뼈 사이에서 관절면의 기능을 한다. 연골은 매우 미끄럽고 다소 압축성이 있다. 연골은 거의 마찰이 없이 자유로운 관절의 움직임을 허용하고, 걷는 것과 같은 활동과 관련된 충격의 일부를 흡수한다.

뼈의 분류

뼈는 형태에 따라 분류된다. 앞서 설명된 넙다리뼈(대퇴골, femur), 노뼈(요골), 정강뼈(경골, tibia), 종아리뼈(비골, fibula), 손, 발, 지골과 같은 뼈는 모두 긴뼈(장골)인 반면, 손목과 발목의 뼈인 손목뼈(수근골)과 발목뼈는 짧은뼈(단골)로 구분된다. 머리뼈, 가슴뼈, 갈비뼈, 축관절, 골반은 평편골로 분류된다. 또 다른 유형의 뼈는 건 조직 안에서 자라나는 종자뼈(sesamoid bone)이다. 종자골의 한 예로 무릎뼈를 들 수 있다.

관절 구조

뼈는 비교적 섬세한 구조인 **관절(joint)**에 의해 움직이고 결합된다. 움직임이 허락되는 정도에 따라 관절은 기본적으로 세 가지로 분류된다.

섬유관절(synarthroses)은 두개골 봉합이나 치아와 턱뼈 사이를 있는 설상봉합(gomphosis)과 같이 전혀 움직이지 않는 관절을 의미한다. 움직임이 매우 제한된 관절인 **연합관절(amphiarthroses)**은 척추사이 관절, 엉치뼈와 골반의 엉덩뼈 사이에 위치한 반관절을 포함한다. **운동 관절** 혹은 **활액 관절**(diarthroses, synovial joints)은 비교적 움직임이 자유로운 관절이고, 팔꿈치관절, 무릎관절, 측관절, 고관절 등을 포함한다.

운동 관절은 가능한 움직임에 따라 3개 유형으로 분류된다(그림 9-2).

- *단축성 관절(Monaxial joints)*: 단일평면으로 굽혀지는 움직임을 허용하는 경첩 관절은 무릎관절, 팔꿈치관절, 손가락 관절을 포함한다.
  제 1경추와 중쇠뼈 사이에 위치한 중쇠 관절(pivot joint)은 머리의 180도 회전을 허용한다.
- *이축성 관절(Biaxial joints)*: 융기와 미끄럼 관절은 두 방향의 움직임을 허용한다. 이 관절은 손목의 손

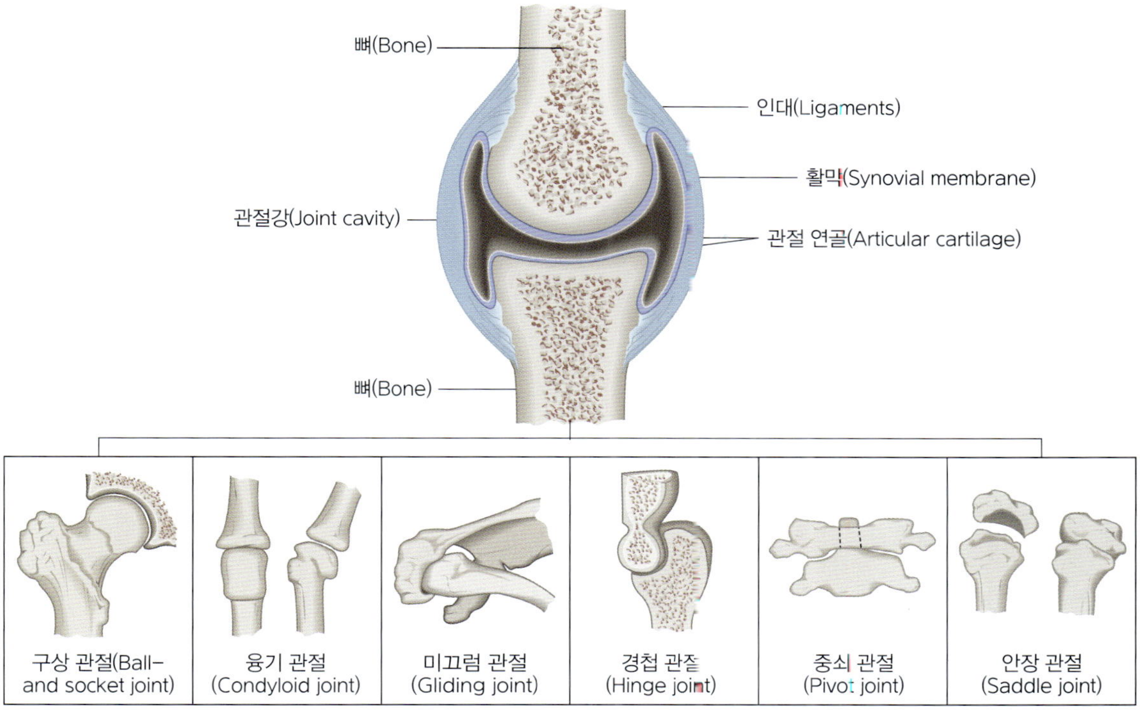

그림 9-2 활막 관절의 유형

목뼈(수근골) 관절과 빗장뼈와 흉골 사이에 위치한 관절을 포함한다.
타원 관절(융기 관절)은 손목과 중수골 사이에서처럼 두 평면 방향으로 미끄러지는 움직임을 허용한다.
안장 관절은 서로 직각인 두 평면에서 운동을 허용한다. 엄지의 기저에 있는 관절을 안장 관절의 예로 볼 수 있다.

- *삼축성 관절(Triaxial joints)*: 절구 관절은 원뿔내에서 180도 회전하는 움직임과 사지의 회전을 허용하고 고관절과 어깨관절을 포함한다.

이러한 관절은 여러 유형의 운동을 허용한다. 신전과 굴곡은 구부리는 움직임을 통해 관절 간의 각도를 증가 혹은 감소시키는 것이다. **모음(내전, adduction)** 운동은 신체 부위가 중간선을 향해 안으로 움직이는 것이고, **벌림(외전, abduction)** 운동은 신체 부위가 중앙선으로부터 밖으로 움직이는 것이며, **회전(rotation)**은 뼈나 관절의 축을 중심으로 도는 것이고, **휘돌림(원회전,** circumduction)은 원형으로 회전하는 것을 의미한다.

인대

인대(ligaments)는 뼈를 관절에 연합시키는 결합 조직이다(그림 9-3). 신축성이 있는 인대는 관절의 움직임을 허용하고 뼈의 끝부분이 제 위치에 단단히 있도록 한다. 인대의 끝부분은 뼈의 관절 끝부분에 부착해있다. 인대는 여러 사선 방향으로 관절을 가로지르며 관절 부위를 감싼다. 이러한 견고하면서도 신축성 있는 구조로 인해 인대는 허용된 범위 내의 움직임을 가능하게 한다.

관절낭

관절을 둘러싸고 있는 인대는 윤활낭(synovial) 혹은 **관절낭(joint capsule)**을 형성한다(그림 9-4). 이 낭

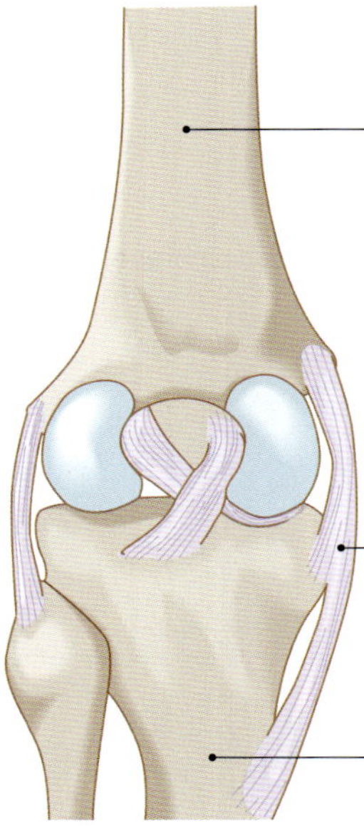

그림 9-3 인대는 뼈를 관절에 고정시킨다.

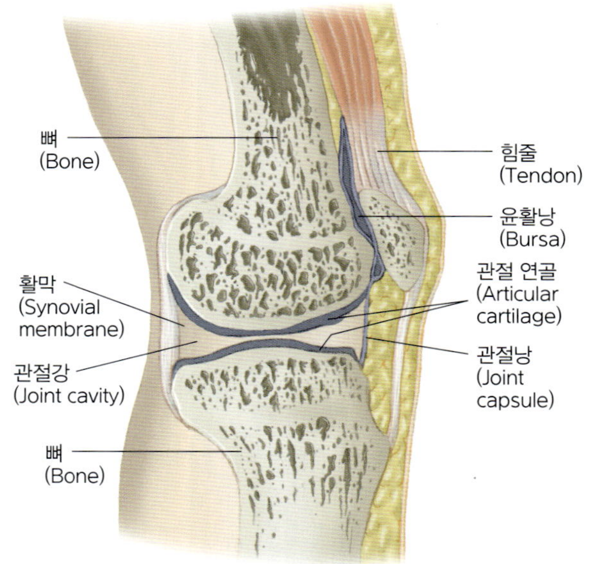

그림 9-4 관절 구조

에는 관절 부위를 부드럽게 하는 소량의 **윤활액**(synovial fluid)이 있다. 점성이 높고 기름처럼 미끈거리는 윤활액은 마찰을 감소시킴으로써 관절의 움직임을 돕는다. 윤활액에 의해 두 조각의 얼음이 서로 미끄러질 때 생기는 마찰의 1/5 수준으로 줄인다. 윤활액으로 가득 찬 작은 주머니인 **윤활낭**(bursa)은 팔꿈치관절 및 무릎관절을 포함한 기타 관절에서 힘줄과 인대 혹은 연골 사이의 마찰 감소와 충격을 흡수한다. 관절이 압박을 받거나 움직이면 윤활액은 연골로 흘러 들어가거나 나온다. 연골이 마치 스펀지처럼 눌리게 되면 윤활액이 짜지게 되고, 압박이 해소되면 윤활액을 빨아들인다. 이런 윤활액의 흐름은 관절연골에 산소, 영양소, 노폐물을 순환시킨다.

기본적으로 관절낭은 매우 손상받기 쉽고 무균 상태로 되어 있다. 관절낭이 외부로 노출되고 개방성손상에 의해 감염 물질이 침투될 경우, 관절의 기능이 저하될 수 있다. 관절의 연골은 스스로 복구되는 능력이 없다. 관절 손상으로 인해 연골이 파열될 경우, 복구를 위해 수술적 처치가 필요할 수 있다. 관절 주변의 개방성 손상에 의해 관절낭이 손상되는 것을 미리 염두에 두고, 응급실에서 관절낭 손상에 대한 평가가 반드시 이루어져야 한다.

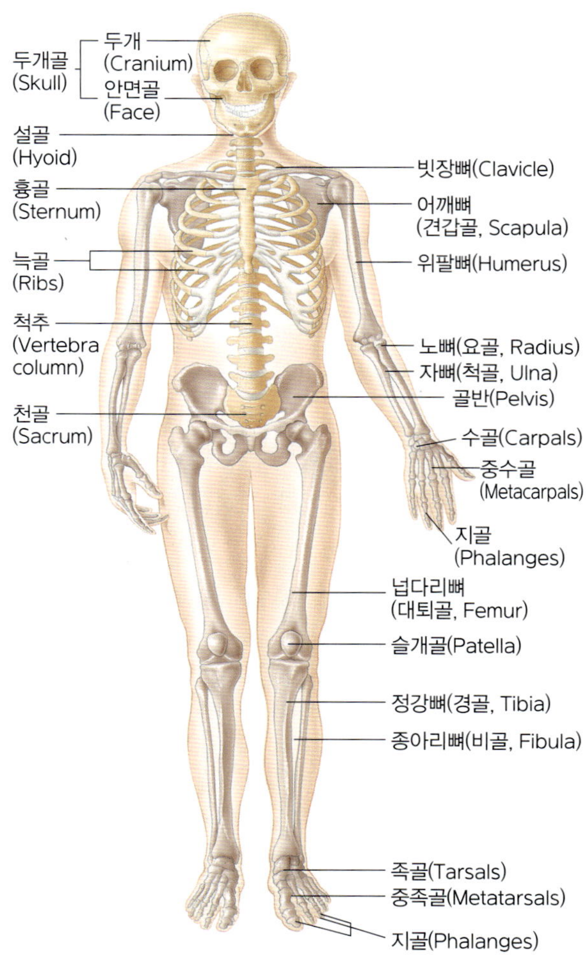

그림 9-5 골격 구조

골격 조직

인체는 약 206개의 뼈로 구성된다(그림 9-5). 이러한 뼈는 크게 두 가지인 축 골격과 부속 골격을 형성한다.

축 골격(axial skeleton)은 두부, 흉부, 척추의 뼈로 구성된다. 이러한 뼈는 신체의 축이 되고, 중추신경계를 보호하며 호흡을 위한 역동적 구조인 흉곽을 구성한다. 축 골격은 '흉부 손상'과 '머리, 얼굴, 목, 척추 외상'에서 더 자세히 설명하도록 한다.

부속 골격(appendicular skeleton)은 상지와 하지 뼈와 견갑대와 엉치뼈(척주의 부분)를 제외한 양측골반을 포함한 뼈로 구성된다. 이러한 뼈는 사지 구조를 제공하고, 주요 관절의 움직임을 허용한다. 사지의 긴뼈들은 형태와 구조가 비슷하다. 상지와 하지는 축 골격에 붙어 있고, 지지하는 일부 뼈들과 관절로 연결되어 있다. 사지 모두의 근위부에는 한 개의 긴뼈가 있고 원위부에는 쌍을 이룬 두개의 뼈로 구성된다. 신체의 말단에 있는 손과 발은 서로 다른 기능과 목적을 가진 많은 뼈로 구성된다.

상지

각 상지는 어깨뼈(shoulder), 위팔(arm), 앞팔(forearm), 손으로 구성된다(그림 9-6). 어깨는 빗장뼈(clavicle)와 어깨뼈(견갑골, scapula)로 이루어져 흉곽의 뒤쪽 윗부분에 위치한다. 어깨뼈(scapula)는 등의 윗부분 근육들 속에 묻혀 있는 삼각형 뼈이다. 어깨뼈는 평평한 판에 불규칙적인 돌기가 있는 형태이다. 오구돌기(coracoids, 부리돌기)와 봉우리(견봉, acromion)는 근육이 부착하기 위한 돌기이다. 견관절

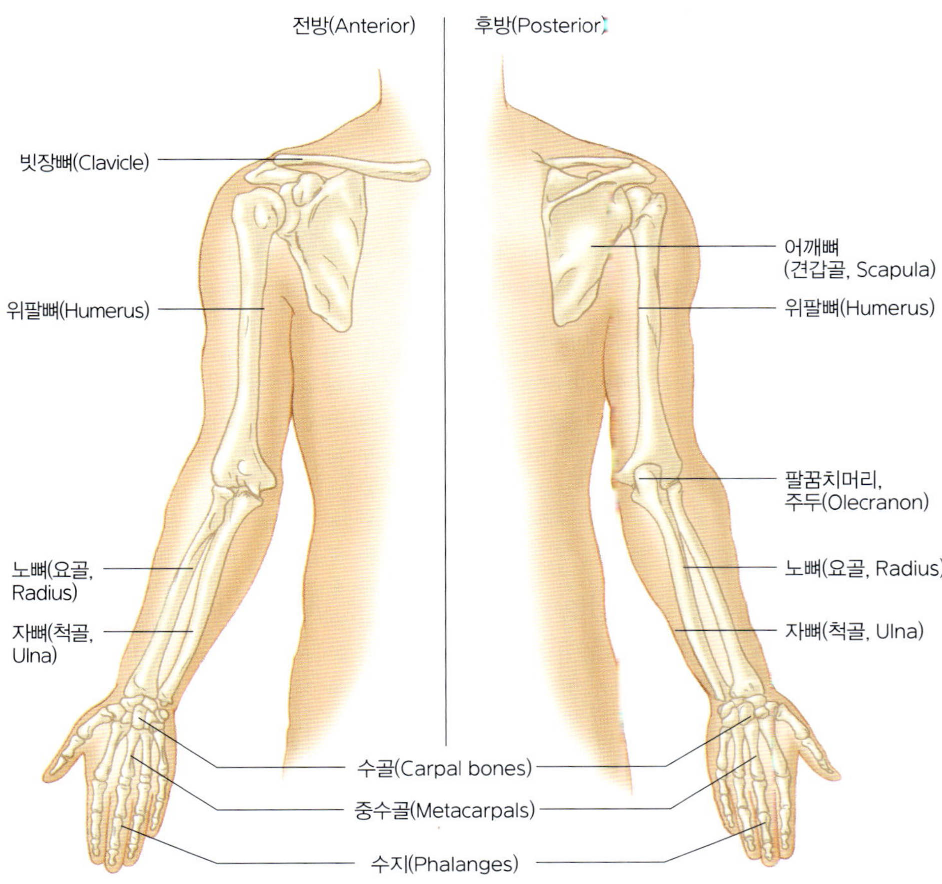

그림 9-6 상지

돌기는 위팔뼈의 머리 부분에 맞는 오목한 관절 부위인 관절 오목을 형성한다. 견갑대는 후방 흉부에서 자유롭게 움직이면서 넓은 범위의 견관절 움직임을 허용한다. 위쪽 등의 근육은 어깨뼈에 직접 가해진 심한 외상을 제외한 거의 모든 외상으로부터 어깨뼈가 골절되는 것을 효과적으로 보호한다.

빗장뼈(clavicle)는 어깨뼈의 견봉 돌기 및 흉골병(manubrium)과 연결된다. 어깨뼈처럼 보호를 받지 못하는 빗장뼈는 신체에서 가장 흔하게 골절을 입는 부위이다. 빗장뼈는 흉골로부터 일정한 거리로 어깨뼈와 어깨관절을 유지시킨다. 빗장뼈는 어깨가 아래 위로 움직임을 허용하지만 전후 움직임을 다소 제한한다. 어깨관절은 신체에서 가장 움직임이 자유로운 부위이다. 어깨관절로 인해 위팔뼈는 60도 회전, 팔은 180도 휘돌게 하는 운동(circumduction)을 한다.(사지의 운동 범위와 관련된 자세한 내용은 '이차 평가'에서 설명된다.)

보통 팔(humerus)이라고 부르는 상지 근위부는 하나의 뼈로 되어 있다. 위팔뼈의 둥근 골두 (혹은 외과 골두)는 어깨뼈(견갑골)의 관절오목과 관절을 이룬다. 골두는 위팔뼈(humerus)의 뼈몸통(골간)과 관절낭의 말단 기능을 하는 해부경(anatomic neck)과 연결된다. 위팔뼈에 있는 대, 소조면(거친면, greater and lesser tuberosities)은 힘줄(건)이 부착하는 장소를 제공하며 상완골(humerus)의 윗부분을 형성한다. 이들 대, 소조면과 해부경과 외과 골두는 외과경으로 이어져 위팔뼈 뼈몸통(골간)으로 연결된다. 원위부로 갈수록 위팔뼈 뼈몸통(골간)은 점점 넓어져 외측과와 내측과로 확대되고, 주관절(팔꿈치)의 노뼈(요골)와 자뼈(척골)과 관절을 이룬다.

노뼈(radius)와 자뼈(ulna)는 전완부를 이룬다. 노뼈는 전완의 엄지 방향(측면)에 있는 반면 자뼈는 약지 방향(내측)에 있다. 노뼈와 자뼈는 위팔뼈(humerus)와 함께 또는 노뼈와 자뼈가 함께 움직인다. 이 같은 이축성 관절은 원위부 전완의 손바닥이 아래로(pronation) 혹은 위로(supination) 보이도록 움직이는 회전을 허용한다. 이러한 관절 움직임은 팔꿈치관절이 접히는 동작도 가능하게 한다. 자뼈의 근위부 끝은 팔꿈치머리(olecranon)라고 불리는 팔꿈치의 돌기를 형성한다.

노뼈와 자뼈는 손목의 손목뼈(수근골, carpal bone)와 관절을 형성한다. 두 개의 열을 이루는 8개의 손목뼈는 손목의 힘과 움직임을 가능하게 한다. 근위부쪽 열은 주상골, 월상골, 삼각골, 두상골로 구성되고, 원위부쪽 열은 대능형골, 소능형골, 유두골, 유구골로 구성된다. 원위부 손목뼈는 길고 가는 중수골(metacarpals)과 연결된다. 손목뼈는 안장 관절, 활주 관절, 타원 관절과 함께 높은 유연성을 보인다.

중수골은 손가락에 있는 수지골(phalanges)과 관절을 형성한다. 4개의 손가락은 각각 3개의 (근위(proximal)/중간(middle phalanx)/원위(distal phalanx)) 수지골로 구성된다. 엄지는 2개의 (근위/윈부) 수지골로만 구성된다. 중수골과 수지골의 경첩 관절과 안장 관절 그리고 타원 관절로 인해서 손과 손가락의 미세한 움직임과 운동 조절이 가능하다.

하지

각 하지는 상지와 구조가 유사하고 골반(pelvic), 대퇴부, 종아리(leg), 발(foot)로 구성된다(그림 9-7). 하지가 몸에 붙는 골반(pelvis)은 튼튼한 골격구조이다. 골반은 2개의 무명골(innominates)이라는 대칭 구조가 뒤로 엉치뼈와 관절을 이루어 골반을 구성된다. 각각의 무명골은 하나의 넓고 평평한 뼈인 엉덩뼈(장골, ilium)과 불규칙적으로 생긴 궁둥뼈(좌골, ischium)과 두덩뼈(치골, pubis)가 붙어 형성된다. 골반구조의 랜드마크는 엉덩뼈능선(iliac crest)(허리띠가 매어지는 신체 옆쪽)과 궁둥뼈결절(ischial tuberosities)(앉을 때 닿는 뼈대)이다. 두덩뼈 결합부의 앞면이 붙은 무명골과 엉치뼈는 골반환(pelvic ring)을 형성한다. 골반환은 매우 견고하기 때문에 하지를 움직이고 지탱하는 기반이 되고 복부의 바닥 골격을 형성한다. 두덩뼈는 샅고랑 바닥을 형성하는 골격 구조이고, 두 개의 무명골 사이의 앞쪽 관절인 두덩뼈 결합에 의해 양 쪽으로 분리된다. 무명골의 세 부분이 융합하는 부위는 골반 외측면에서 우묵하게 들어간 관골구(acetabulum)를 형성한다. 관골구의 우묵한 부위는 넙다리뼈머리(대퇴골두)의 표면과 관절을 이룬다.

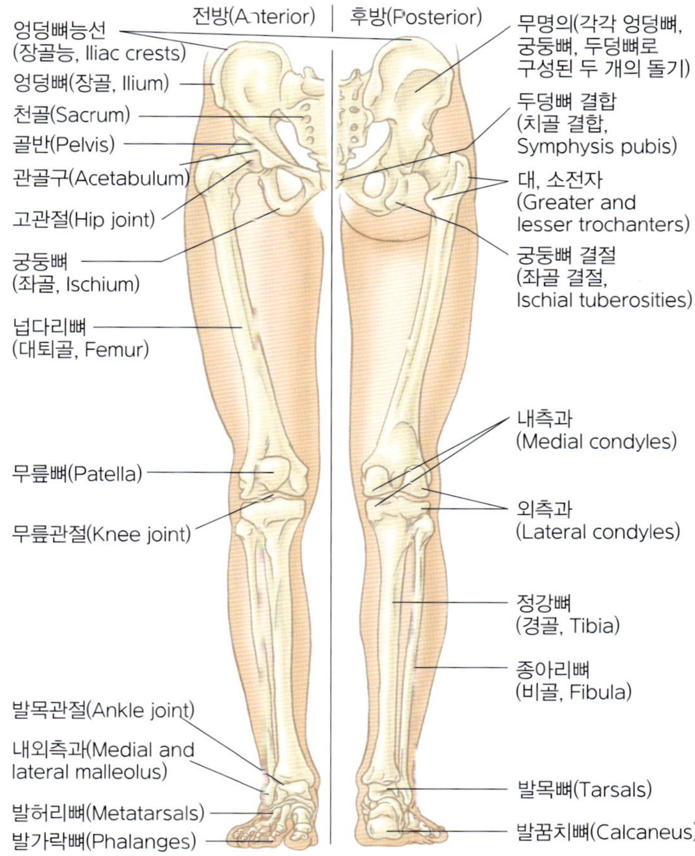

그림 9–7 하지

넙다리뼈(대퇴골, femur)는 신체에서 가장 크고 견고한 뼈이다. 보행과 같은 일반적인 스트레스의 경우, 넙다리뼈는 제곱 인치 당 최대 1,200 파운드의 압력을 견뎌낸다. 위팔뼈처럼 넙다리뼈는 곧게 뻗은 긴뼈는 아니다. 넙다리뼈머리가 관골구와 만나는 넙다리뼈의 근위부 말단에서 넙다리뼈는 거의 50도 회전이 가능하다. 넙다리뼈머리는 확대된 넙다리뼈몸통(대퇴골간)의 상부로, 거의 직각으로 좁은 골간인 외과목(surgical neck)에 의해 지지된다. 이러한 구조로 인해 넙다리뼈관절(대퇴골관절)은 움직임 폭이 넓고 넙다리뼈은 강력한 힘을 보인다. 넓어진 넙다리뼈 상부 말단에 위치한 대전자와 소전자는 힘줄(건)이 부착하는 부위이다. 긴 넙다리뼈몸통은 점점 넓어져 외측과와 내측과를 형성하면서 정강뼈(경골)와 만나 고관절을 이룬다. 슬개골 또는 무릎뼈는 대퇴 사두건(네갈래 힘줄) 내부에서 자유롭게 움직이며 무릎관절 바로 위에 위치한다.

정강뼈(tibia)는 넙다리뼈와 관절을 이루는 유일한 원위부뼈이다. 정강뼈는 무릎 관절 바로 아래에서 더 작고 훨씬 더 섬세한 뼈인 종아리뼈(비골, fibula)와 짝을 이룬다. 이런 구조 때문에 정강뼈가 하지를 지지하는 대부분의 체중을 받는다. 종아리뼈의 유일한 기능은 걸을 때 발을 딛거나 움직임을 조절하는 것이다. 이 두뼈는 섬유질 골간막으로 결합되고 서로 관절을 이루어 발이 45도 정도 회전하는 것을 가능하게 한다.

종아리뼈(비골, fibula)과 정강뼈는 거골(talus)과 종골(발꿈치뼈, cacaneus)이 만나면서 발목(ankle)을 형성한다. 정강뼈는 (족관절의 내부 돌기인) **내측과(medial malleous)**를, 종아리뼈는 **외측과(lateral malleous)**를 형성한다. 발꿈치의 골격을 형성하는 발꿈치뼈는 발의 가장 큰 뼈이다. 거골은 발꿈치뼈와 발목뼈(tarsals)과 연결이 된다. 발목뼈는 발허리뼈(metatarsals)와 연결되면서 발의 아치를 형성한다. 발에는 가로 세로로 두 개의 아치가 있고, 이러한 구조로 인해 온 몸을 지탱하는 스트레스가 분산된다. 발가락뼈(phalanges)와 연결되는 발허리뼈는 손과 손목의 뼈와 비슷한 구조로 관절을 형성한다. 엄지 발가락은 두 개의 발가락뼈(원위부/근위부)로 구성되고 나머지 발가락은 세 개의 발가락뼈를 가지고 있다.

뼈의 형성 및 노화

다른 신체 조직과 마찬가지로 골격은 태아 발달기와 출생 이후에 변화한다. 배아시기에는 골격은 느슨한 연골성 조직으로 형성되기 시작한다. 출생 이전의 골격 구조는 주로 연골성이고 골화된 부분은 거의 없다. 이는 영유아가 유연한 신체를 가지고 있어 체중을 버텨내지 못하는 이유이다. 뼈몸통(골간)을 따라 골화가 나타나기 시작하고 뼈끝(골단)까지 확대된다. 또한 뼈끝 내부와 바깥 방향으로 골화가 진행되어 관절면이 형성된다. 시간이 지나면서 성장판까지의 골격이 모두 형성되고 뼈끝이 완성된다. 성장판은 계속해서 연골을 생성하여 뼈몸통과 뼈끝이 여기서 자라난다. 청소년이 최대 키에 도달하고 골격 성장의 최종기에 접어들면, 성장판이 가늘어지고 뼈처럼 변하면서 연골의 생성이 멈춘다.

유연하고 연골인 뼈가 단단하고 완전히 골화된 뼈로 변하는 것은 골격의 형성과 노화와 연관된다. 아동의 골격은 유연하다가 성인기 초기에 접어들기 전까지는 최고 수준의 강도를 보이지 않는다. 골격의 성숙도는 개별 골격마다 차이가 있지만, 거의 모든 성숙도는 18~20세에 이르면 완성된다.

약 40세 정도에서 골격을 유지하는 신체의 능력이 감퇴되기 시작한다. 신체는 더 이상 아교질 바탕을 재생성하지 못하고 염류 크리스털의 축척도 이전보다 감소한다(골감소증). 이러한 변화의 영향은 매우 느리게 나타난다. 이는 골격 강도가 서서히 감소하고, 뼈가 깨지기 쉬우며, 키의 점진적인 감소와 척추 측만 증세를 포함한다. 특히 요추나 넙다리뼈의 외과경과 같이 스트레스를 많이 받는 부위의 골절 발생률 또한 증가한다. 골다공증은 골격 비중이 감소하여 골격 강도와 기능이 감소되는 증상을 야기한다. 골다공증은 노인 환자의 골절 발생률을 높이고, 회복력를 감퇴시키며, 재골절 발생률을 높인다.

노화에 따른 골격계의 변화는 다른 몸의 체계에도 영향을 준다. 예를 들어, 늑연골 관절과 갈비뼈의 연골이 탄력과 유연성이 떨어져, 호흡이 더 얕아지고 더 많은 에너지를 필요로 한다. 또한 추간판이 수분과 유연성을 잃으면서 탈출 발생률이 높아지고 더 좁아져, 체구를 작게 만들고 경직되게 한다.

근육조직과 구조

근육계는 600개가 넘는 근육군으로 구성된다(그림 9-8a와 9-8b). 응급의료체계를 요청하는 많은 수가 근육계 손상과 연관이 있다. 근육계 손상은 근육이나 결합조직에 간접적으로 가해지는 지나치게 강한 힘이나 직접 손상에 의해 둔상 혹은 관통상에 의해 초래된다.

골격근은 피부와 피하 지방의 보호층의 바로 밑에 위치한다. 골격근은 활동 시 산소 요구량이 많기 때문에 많은 혈관이 분포하고 있다. 각 근육 세포층이 모여 근육섬유가 되고, 근육섬유가 모여 **근육다발**(fascicle)이 되며, 여러 근육 다발은 위팔세갈래근(triceps)과 같은 근육체를 형성한다. 근육체는 종단면 1 제곱인치당 약 50 파운드의 힘을 가지고 있다.

골격근은 최소 두 지점에서 뼈에 부착된다. 이러한 부착 지점은 수축에 따라 뼈가 어떻게 움직이는가에 따라 **이는곳**(origin)혹은 **닿는곳**(insertion)이 될 수 있다. 근육이 수축할 때 움직이지 않는 부착 지점은 이는곳이고, 움직이는 부착 지점은 닿는곳이라 한다.

근육은 관절의 양쪽에서 짝을 이룬다. 근육이 늘어나지는 않지만 능동적인 수축을 하기 때문에 이러한 구조는 매우 중요하다. 한 근육이 수축을 통해 사지를 한 방향으로 움직일 때 반대편의 (이완된) 근육은 늘어난다. **대립 상태**(opposition)라고 불리는 이러한 구조는 사지의 신전과 굴곡을 허용한다.

여러 다른 이는곳과 닿는곳이 있는 관절에 부착된 여러 근육이 있는 인체는 여러 다양한 움직임을 할 수 있다. 예를 들어, 어깨에

표 9-1 | 근육 강도 등급

등급	설명
5	피로감 없이 최대 저항에 대한 능동적인 움직임
4	약간의 저항과 중력에 대한 능동적인 움직임
3	중력에 대한 능동적인 움직임
2	감소된 중력에 대한 능동적인 움직임
1	아무런 움직임도 없고 근육의 수축이 촉진으로 거의 느껴지지 않음
0	촉진이나 관찰을 통해 근육의 수축이 확인되지 않음

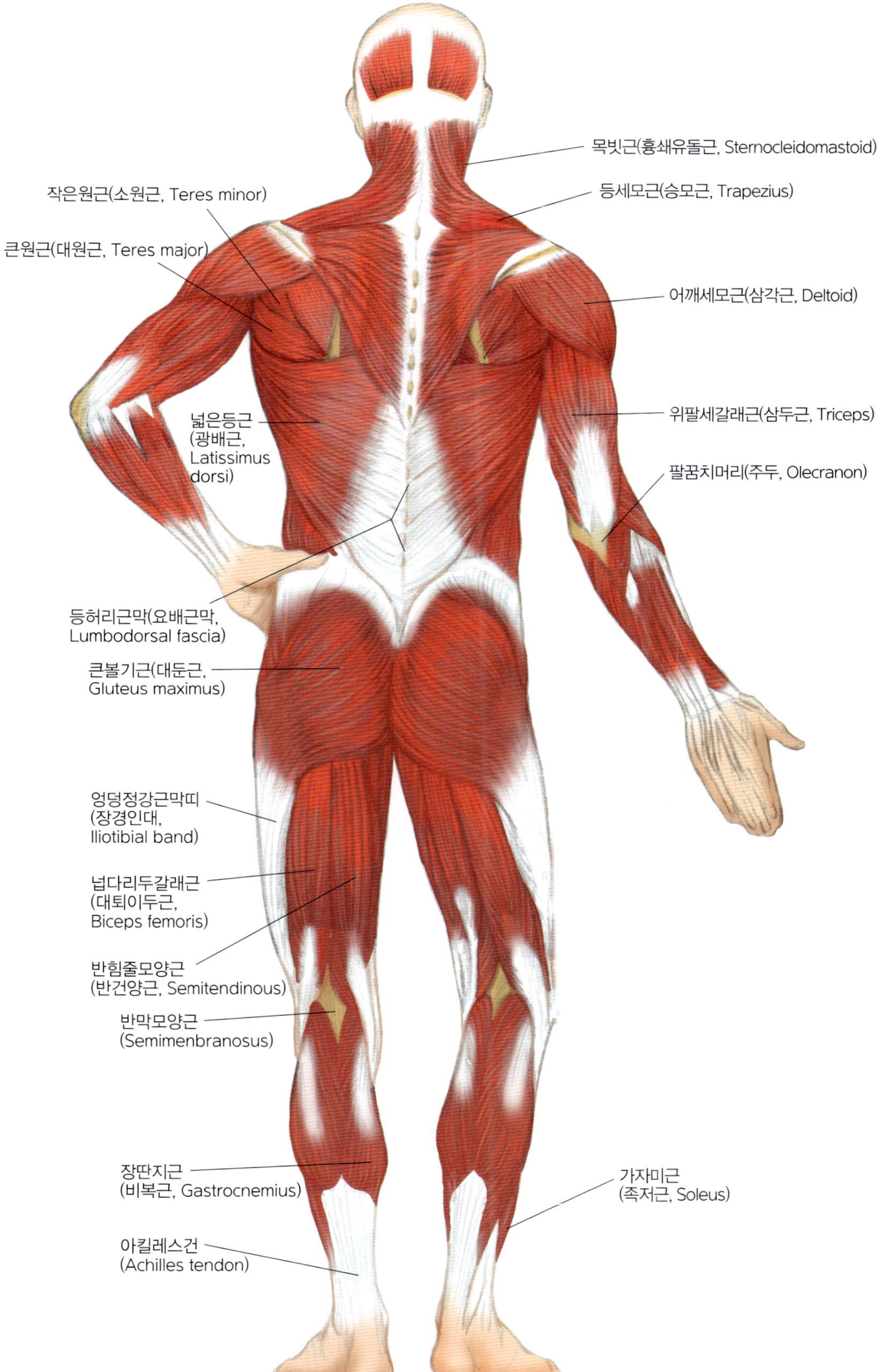
목빗근(흉쇄유돌근, Sternocleidomastoid)
작은원근(소원근, Teres minor)
등세모근(승모근, Trapezius)
큰원근(대원근, Teres major)
어깨세모근(삼각근, Deltoid)
넓은등근
(광배근,
Latissimus
dorsi)
위팔세갈래근(삼두근, Triceps)
팔꿈치머리(주두, Olecranon)
등허리근막(요배근막,
Lumbodorsal fascia)
큰볼기근(대둔근,
Gluteus maximus)
엉덩정강근막띠
(장경인대,
Iliotibial band)
넙다리두갈래근
(대퇴이두근,
Biceps femoris)
반힘줄모양근
(반건양근, Semitendinous)
반막모양근
(Semimenbranosus)
장딴지근
(비복근, Gastrocnemius)
가자미근
(족저근, Soleus)
아킬레스건
(Achilles tendon)

그림 9–8a 근육계(후면)

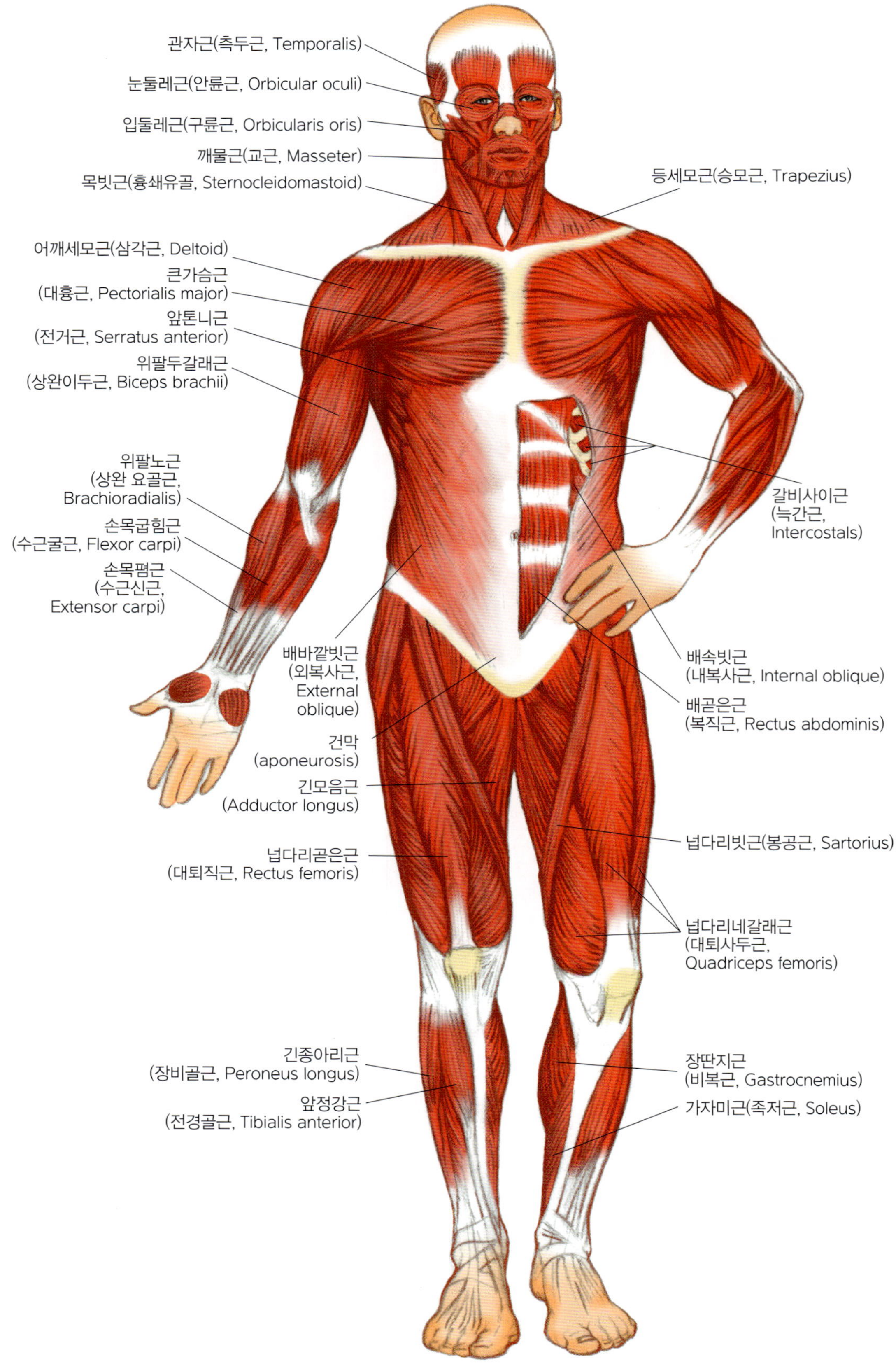
관자근(측두근, Temporalis)
눈둘레근(안륜근, Orbicular oculi)
입둘레근(구륜근, Orbicularis oris)
깨물근(교근, Masseter)
목빗근(흉쇄유골, Sternocleidomastoid)
등세모근(승모근, Trapezius)
어깨세모근(삼각근, Deltoid)
큰가슴근
(대흉근, Pectorialis major)
앞톱니근
(전거근, Serratus anterior)
위팔두갈래근
(상완이두근, Biceps brachii)
위팔노근
(상완 요골근,
Brachioradialis)
손목굽힘근
(수근굴근, Flexor carpi)
손목폄근
(수근신근,
Extensor carpi)
갈비사이근
(늑간근,
Intercostals)
배바깥빗근
(외복사근,
External
oblique)
건막
(aponeurosis)
긴모음근
(Adductor longus)
넙다리곧은근
(대퇴직근, Rectus femoris)
배속빗근
(내복사근, Internal oblique)
배곧은근
(복직근, Rectus abdominis)
넙다리빗근(봉공근, Sartorius)
넙다리네갈래근
(대퇴사두근,
Quadriceps femoris)
긴종아리근
(장비골근, Peroneus longus)
앞정강근
(전경골근, Tibialis anterior)
장딴지근
(비복근, Gastrocnemius)
가자미근(족저근, Soleus)

그림 9-8b 근육계(후면)

서 위팔뼈는 여러 유형과 다양한 범위의 운동을 할 수 있다. 위팔뼈의 움직임에는 사지를 바깥 방향으로 떨어지는 벌림(외전) 운동(abduction), 신체 안쪽 방향으로 붙이는 모음(내전) 운동(adduction), 위팔뼈를 60도 정도 돌리는 회전 운동(rotation), 팔 전체를 180도 원을 따라 돌리는 휘돌림 운동(circumduction)이 있다.

힘줄(건, tendon)은 근육을 뼈의 닿는곳(일부의 경우 이는곳)에 부착시키는 특수 결합 조직으로 된 띠이다(그림 9-9). 섬유질 띠인 힘줄(건)은 매우 견고하고 늘어나지 않는다. 힘줄(건)은 근육에서 힘줄(건)로 바뀌어 근골격계 연결이라 불리며 근육 말단에서 시작된다. 힘줄(건)은 매우 견고하기 때문에 경우에 따라 찢어지기보다는 뼈의 일부를 분리시킨다. 아킬레스 건은 힘줄의 견고함을 잘 보여준다. 아킬레스건은 발목의 복사뼈 뒤편을 만지면 확인할 수 있다. 아킬레스 건은 발가락으로 서서 전신을 들어 올릴 수 있게 하는 근육으로 조절되는 힘줄이다.

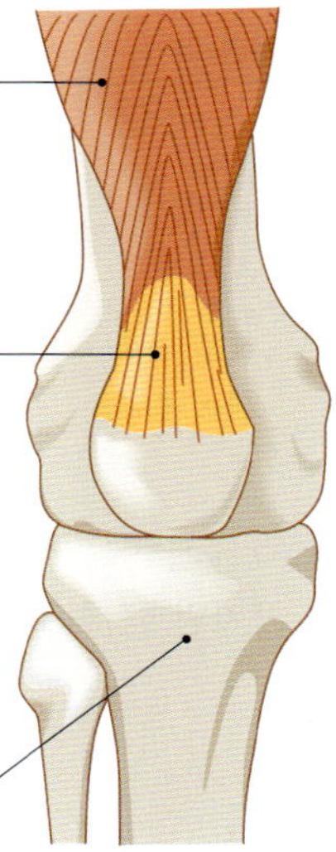

그림 9-9 힘줄(건)은 근육을 뼈에 연결시키는 결합 조직다발이다.

전완은 근육과 힘줄 간의 섬세한 관계를 잘 보여주는 부위이다. 손가락의 굴곡을 담당하는 근육이 수축하면 전완의 등쪽 근육이 당기는 느낌이 든다. 손가락을 신전과 굴곡시키면, 원위부 전완과 손목의 힘줄(건)이 움직이는 것을 보거나 만져볼 수 있다. 전완을 가로지르는 깊고 횡방향 열상이 그 밑에 있는 결합조직에 야기되는 손상과 원위부 골격 구조를 조절하는 근육과 연결 조직에 미치는 손상을 이해할 수 있다. 힘줄(건)은 연관된 근육이 수축할 때 일어나는 기능에 따라 분류한다. 굴근, 모음근(내전근), 벌림근(외전근)이 이에 해당한다.

근육조직은 신체의 움직임뿐만 아니라 열에너지 생성을 담당한다. 산소와 단당류의 화학반응이 운동 에너지를 생성한다. 이러한 화학 반응의 부산물로 열, 수분, 이산화탄소가 발생한다. 근육 움직임에 의해 생성되는 에너지의 절반 이상은 체온유지를 돕는 열이다. 이에 신체는 복사, 대류, 혹은 증발 과정 속에서 과잉 열을 방출시킨다. 신체는 근육조직이 필요로 하는 산소와 영양소의 요구를 지속적으로 충족시키고, 열을 포함한 근육조직의 부산물을 제거해야 한다.

근육은 다소 수축된 **긴장(tone)** 상태로 있다. 심지어 신체가 휴식 상태에 있더라도 중추신경계는 일부 제한적인 신경 자극을 보내어 섬유 다발의 수축을 야기한다. 이러한 자극으로 인해 근육은 견고해지고 근육의 움직임이 필요할 때 즉각적으로 수축할 준비가 된다. 근육긴장은 체력이 단련된 운동 선수의 경우 확연하게 나타나고, 말초 운동신경이 손상된 사람의 경우 전혀 나타나지 않는다(근육긴장도의 이완[flaccid muscle tone]). 근육의 강도는 0~5로 등급이 매겨진다(표 9-1).

골격근의 병태 생리

근골격계의 손상 과정은 복잡하기 때문에 비활성 상태인 신체 구성요소의 손상보다 더 큰 손상을 유발할 수 있다. 골격은 살아있기 때문에 지속적인 산소 공급을 필요르 함을 기억해야한다. 뼈는 주요 신경과 혈관 주위 근육조직 내에 있다. 관절 부위는 넓은 범위의 움직임을 허용하는 인대, 연골, 윤활액으로 복잡하게 구성된다. 마지막으로, 근육은 근육조직, 근육다발과 근육의 모임으로 힘줄(건)을 통해 골격에 연결되고 골격의 움직임을 유도한다. 상당한 힘이 사지에 가해질 때마다 이러한 결합조직, 골격, 혈관, 신경, 근

내용 요약

- ➤ 근육 손상의 유형
  - 좌상
  - 구획증후군
  - 관통상
  - 근육 피로
  - 근육경련
  - 근육연축

육조직이 합쳐진 복잡한 구조는 위험에 빠질 수 있다. 가해지는 힘이 충분히 강할 경우, 근육, 관절, 골격손상이 발생할 수 있다.

근육 손상

근육 손상은 직접적인 무딘손상 혹은 관통상, 과도한 운동, 운동을 하는 도중의 산소 공급과 연관된 문제에 의해 유발될 수 있다. 이러한 손상은 좌상(contusion), 구획증후군, 관통상, 피로, 근육의 경련(carmping)과 연축(spasm) 및 긴장(strain) 등을 포함한다. 일반적으로 근육 손상으로 저혈량증과 쇼크는 잘 일어나지 않지만 큰 혈종을 수반하는 중증 좌상이나 넓은 범위에 걸친 출혈을 유발하는 관통상의 경우는 예외로 한다.

좌상

중증 손상으로 인해 무딘 힘과 손상 부위 아래의 골격 구조 사이에서 근육이 눌려지는 경우가 많다. 이로 인해 근육 세포와 혈액을 공급하는 혈관이 모두 손상을 입을 수 있다. 작은 혈관이 파열되어 혈액이 사이질(간질) 공간으로 유입되어 통증, 홍반, 반상출혈을 유발할 수 있다. 사이질 공간에 유입된 혈액과 근육세포의 손상은 신체의 염증 반응을 활성화한다. 모세혈관상(capillary beds)에 울혈이 일어나고, 사이질 공간으로 체액이 유입되면서 조직 부종으로 이어진다. 또는 손상으로 조직층의 아래 혹은 내부에 피가 고여 혈종(hematoma)이 발생할 수 있다. 허벅지, 엉덩이, 종아리 또는 팔과 같이 크기가 큰 근육에서는 다량의 혈액이 고이면서 심한 저혈량증을 악화시킨다. 큰 혈종과 중증 근육 부종은 특히 손상을 입은 반대편 사지보다 손상된 사지의 직경을 더 증가시킨다. 그러나 근육 손상과 혈액의 축적 징후는 피부에 가려 숨겨지거나 병원전 응급 평가 및 처치를 하고 난 한참 뒤에 드러날 수 있다.

구획증후군

특히 하지와 전완과 같은 사지의 근육구조는 구획증후군이라 불리는 손상을 유발하기 쉽다. 사지의 근육체는 견고하고 탄력적이지 않은 구획의 근막안에 위치한다. 손상시 구획 안의 연조직 국소 부종이 발생한다. 근막 안의 부종증가로 인해 구획 내압이 증가하고, 근육과 신경조직으로의 모세혈관 혈류가 감소한다.

모세혈관 혈류의 감소로 인해 히스타민이 배출될 수 있고, 이에 모세혈관 투과성이 증가하고 부종이 악화되며 내압이 더 증가된다. 압력이 계속 증가하면 조직으로의 혈류는 현저히 감소한다. 하지만 모세혈관 혈류를 정지시키는데 필요한 내압은 원위부 사지로 향하는 동맥 혈류를 정지시키는데 필요한 압력보다 훨씬 낮다. 환자는 여전히 원위부 맥박, 모세혈관 재충혈, 원위부 사지로의 정맥 환류와 같은 기능을 유지한다. 팔, 대퇴부, 손 손상도 보고되고 있지만 구획증후군은 하지에서 가장 흔하게 유발된다.

구획증후군 환자는 겉으로 보기보다 심각한 수준의 깊고 타는 듯한 작열통을 가장 흔히 호소한다. 환자의 자세를 바꾸어도 통증은 완화되지 않는다. 응급구조사가 환자의 사지를 움직이면서 사지의 근육을 당겼을 때 통증이 증가하는 것(수동 신전)은 구획증후군의 관련 징후이다. 또한 환자는 손상을 입은 사지를 구부릴 때 통증을 호소할 수 있다. 환자가 신경 압박 및 손상으로 인해 원위부 감각증가나 저림을 호소할 수 있지만 원위부 맥박과 모세혈관 재충혈은 정상일 수 있다.

관통상

깊은 열상은 피부와 피하 조직을 관통하여 그 밑의 근육과 힘줄(건)에 손상을 입힐 수 있다. 근육의 많은 부위를 포함하거나 또는 힘줄(건)을 손상시키거나 절단시키는 손상은 원위부 사지의 힘이나 근육 조절 기능을 감퇴시킬 수 있다. 힘줄(건)이나 근육이 절단되면, 반대 근육의 수축으로 인해 사지가 움직이지만 손상된 근육이나 힘줄(건)이 중립 자세로 돌아오지는 못한다. 이런 손상은 손상된 힘줄(건)이나 근육을 찾아 재접합시키기 위해 수술이 필요하다. 또한 이러한 손상은 감염성 물질를 유입시키고, 근육조직이 손상되고, 근육의 혈액 공급량에 영향을 미칠 수 있다. 이로 인해 유발되는 감염이나 허혈 혹은 감염과 허혈의 동시 발생은 추가적인 조직 손상을 유발하고 회복을 지연시킬 수 있다.

피로(Fatigue)

근육**피로**(fatigue)는 근육의 활동량이 한계치에 도달했을 때 발생한다. 운동은 근육의 산소와 비축된 에너지를 사용하여 대사 부산물의 축척을, 특히 산성화를 유발한다. 세포 환경은 저산소성, 산성화, 독성화, 에너지의 고갈의 형태로 나타난다. 수축이 가능한 근육섬유의 수가 점점 더 감소한다. 근유의 강도가 감소되고 추가적인 운동은 통증을 유발한다. 충분한 순환을 통해 산소가 재공급되고 근육 세포가 에너지원을 재충전하기 전까지 근육섬유와 근육은 약화된 상태를 유지한다.

근육경련(Muscle Cramping)

근육**경련**(cramping)은 손상이라기보다는 고통스러운 근육조직 연축으로 봐야 한다. 근육 통증은 사용될 수 있는 산소와 에너지원이 운동에 의해 다 소비되고 순환계에 의해 신진대사의 노폐물이 제거되지 못할 때 발생한다. 통증은 격렬한 운동 직후나 도중 혹은 사지가 일정 시간 동안 일반적이지 않은 불편한 자세로 계속 있었을 때(순환의 흐름이 막히면서) 발생하기 시작한다. 근육경련은 지속적인 근육의 수축(연축)으로 나타난다. 사지의 자세를 바꾸고 마사지를 하는 것은 순환을 회복하고 통증을 완화시키는데 도움이 된다. 휴식과 충분한 순환을 통해 신진대사가 균형을 되찾으면, 근육경련의 통증은 가라앉는 것이 보통이다. 또한 근육경련으로 인한 통증은 저칼슘혈증이나 젖산 축적과 같은 전해질 불균형에 의해 유발될 수 있다.

근육연축(Muscle Spasm)

근육**연축**(spasm)의 경우, 근육이 간헐적인(간대성 경련) 혹은 지속적인 수축(긴장성 경련)을 하게 된다. 근육연축 부위는 골절로 인한 변형으로 보일만큼 견고하기 때문에 평가의 어려움이 있을 수 있다. 근육경련과 마찬가지로 충분한 휴식을 취하고 나면 근육연축은 별 문제없이 회복이 된다.

근육긴장(Strain)

근육**긴장**(strain)은 근육섬유가 버틸 수 있는 한계를 넘는 힘에 의해 늘어났을 때 발생한다. 이에 근육섬유가 늘어나고 파열되면서 근육을 더 사용하면 심해지는 통증을 유발한다. 손상은 무거운 것을 들거나 빨리 달릴 때처럼 근육이 극도의 스트레스를 받거나 피로로 인해 제한된 수의 근육섬유가 수축될 때 발생할 수 있다. 근육긴장이 있을 경우, 심각한 내출혈이나 부종 혹은 변색이 없이 근육섬유가 손상된다. 일반적으로 손상 부위는 촉진 시 통증을 호소하고, 통증으로 손상된 근육을 사용하지 못한다.

관절 손상

관절 손상은 염좌(sprain), 불완전탈구(아탈구, subluxation), 탈구(dislocation)를 포함한다. 이러한 손상의 자세한 병리에 대한 설명은 다음과 같다.

내용 요약

➤ 관절 손상의 유형
- 염좌
- 불완전탈구(아탈구)
- 탈구

염좌

염좌(sprain)는 하나의 인대 혹은 여러 개의 인대와 같은 관절낭(joint capsule)의 결합 조직이 파열되는 손상이다. 이 손상은 손상 부위에 급성 통증이 발생하고 염증(inflamation)과 부종(swelling)이 발생한다. 시간의 경과에 따라 반상출혈성 변색(ecchymotic discoloration)이 발생하지만, 병원전 처치과정에서는 그러한 증상을 흔히 볼 수 없다. 인대의 파열은 관절을 약화시킨다. 심각한 염좌가 발생하였지만 관절을 지속적으로 사용할 경우 관절 기능이 완전히 상실될 수 있다. 경미한 관절 파열은 간단한 보행과 같이 하중이 약하게 실리는 경우에는 회복이 빠르다. 염좌는 중증도에 따라 다음과 같이 분류한다.

- *1도 염좌*: 경미하고 불완전한 파열. 인대의 통증과 부종은 최소이고 관절은 안정적인 상태이다.
- *2도 염좌*: 심하지만 불완전한 파열. 부종과 통증이 중간 수준에서 중증 수준까지 다양하다. 관절은 손상되지 않았지만 불안정한 상태이다.
- *3도 염좌*: 완전한 인대 파열. 극심한 통증과 경련으로 인해 3도 염좌는 골절로 보일 수 있다. 관절이 불안정한 상태이다.

불완전탈구(아탈구)

불완전탈구(아탈구, subluxation)는 관절낭 안에 있는 뼈끝의 일부가 제위치에서 이탈하는 손상을 의미한다. 불완전탈구는 스트레스를 받은 관절이 분리되면서 인대가 늘어나 발생한다. 불완전탈구는 관절의 안정성을 더욱 떨어뜨린다는 점에서 염좌와 구분된다. 불완전탈구 손상을 입은 관절 부위는 고통스럽고 바로 부어오르며, 운동범위가 제한되며, 관절이 불안정한 상태가 된다. 정상적인 운동 범위를 벗어나는 과굴곡(hyperflexion), 과신전(hyperextension), 외측 회전(lateral rotation), 또는 축을 따라 주어지는 힘이 불완전탈구를 유발하는 주요 원인이다.

탈구

탈구(dislocation)는 정상관절에서 뼈끝이 완전히 이탈되는 손상을 의미한다(그림 9-10). 관절은 눈에 띄게 변형이 되어 비정상적인 자세로 고정된다. 탈구부위는 고통스럽고 부어오르며 움직일 수가 없다. 탈구 손상은 혈관과 신경을 조이고 누르거나, 찢어지게 할 수 있는 위험을 수반한다. 탈구는 강한 힘으로 인해 관절의 정상적인 운동 범위를 넘었을 때 발생한다. 탈구는 그 속성상 심

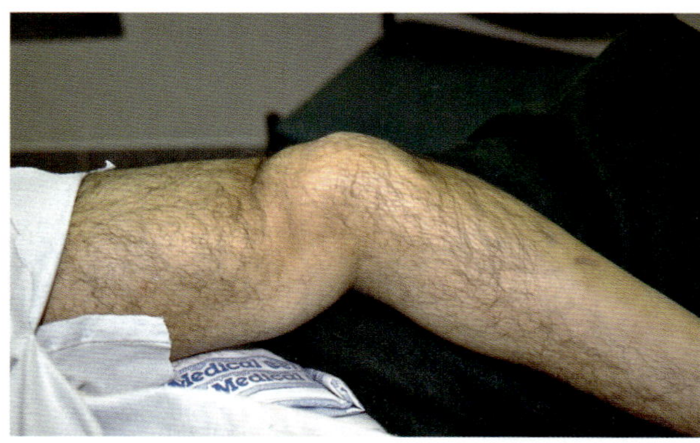

(a)

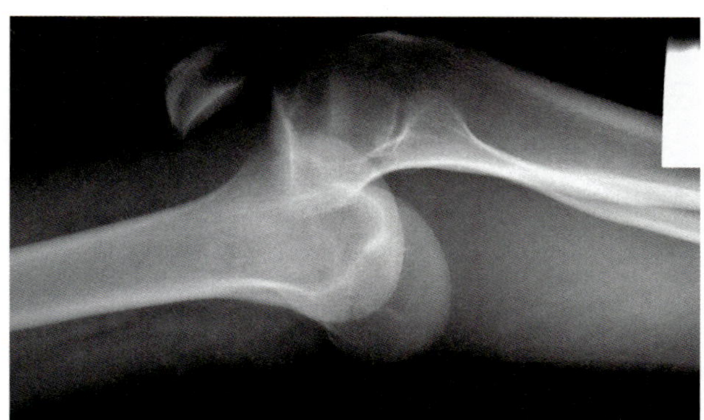

(b)

그림 9-10 무릎탈구 (a) 무릎관절 탈구 (b) 무릎관절 탈구의 X선 영상(*Both: © Edward T.Dickinson, MD*)

각한 인대 손상을 수반하고 관절낭과 관절연골 손상을 유발할 수 있다.

뼈 손상

골절은 결과적으로 뼈의 연속성을 파괴시키는 과정을 의미한다. 뼈의 골절은 과도한 축의 힘이나 외측의 힘으로 인해 뼈의 장력이 한계를 초과하였을 때 발생한다.

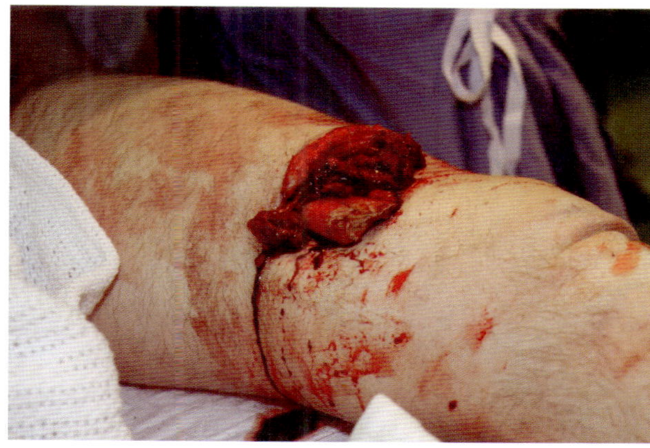

그림 9-11 개방성 골절(© *Edward T. Dickinson, MD*)

골절은 직접 손상에 의해 발생할 수 있다. 환자의 넙다리뼈(대퇴골)가 차량 범퍼에 치이거나, 고강도 소총 탄환이 환자의 대퇴부를 관통하여 넙다리뼈까지 손상하는 경우가 이러한 예로 볼 수 있다. 또한 간접 손상에 의해 골절이 발생할 수 있다. 자전거를 타다 핸들 위로 넘어 떨어진 환자가 순간적으로 뻗은 팔로 땅바닥을 짚게 되는 추락사고를 하나의 예로 들 수 있다. 이 경우, 충격에너지가 손, 손목, 전완, 상완, 어깨, 빗장뼈의 순서로 전달된다. 전달되는 힘은 빗장뼈를 골절시키고, 혈관과 가슴 상부 또는 어깨까지 내부손상을 유발할 수 있다. 이러한 이유 때문에, 항상 손상기전에 대한 면밀한 분석을 통해 운동 에너지가 전달되어 충격 지점에서 먼 부위에 손상을 입혔을 가능성을 파악한다. 다발성 손상사고의 80%는 중증 근골격 손상을 수반한다는 점을 기억해야 한다.

운동 에너지가 뼈로 전달되어 뼈가 골절되면서, 아교질, 골세포, 염류결정, 혈관, 신경, 골수공간, 또한 뼈막(골막)과 골내막(골수공간의 내막)이 손상된다. 뼈끝이 전이되면, 주변의 근육, 힘줄(건), 인대, 신경, 정맥, 동맥에 추가적인 손상이 발생할 수 있다. 이는 사지 구조의 심각한 위협으로 이어진다.

혈관 손상은 그 사지로 가는 혈류를 제한하여 모세혈관재충혈 시간의 지연, 맥박 강도와 사지 온도의 감소, 변색, **감각 이상**(paresthesia, 바늘로 찌르는 듯한)을 유발할 수 있다. 신경 손상은 원위부 감각 이상, 무감각증, 불완전마비, 근육 조절 기능이 상실되는 마비 증세(감각소실)로 이어질 수 있다. 근육 혹은 힘줄(건) 손상은 사지를 움직이는 환자의 능력을 제한할 수 있다. 근육조직이 심각하게 손상되었으나 근막이 단단히 유지된다면, 구획증후군이 발생할 수 있다.

뼈가 심하게 어긋나지 않고 골절을 일으킨 힘이 만약 피부를 관통하지 않았다면 **폐쇄성 골절**(closed fracture)이라고 한다. 날카로운 뼈끝이 피부를 뚫는다면 **개방성 골절**(open fracture)이라고 한다(그림 9-11). 또한 개방성 골절은 탄환과 같은 물체가 사지를 통과하면서 골절을 일으킬 때도 발생한다. 개방성 골절은 감염을 유발한다. 이러한 감염은 뼈의 회복 능력을 심각하게 떨어뜨린다. 정강뼈(경골)처럼 뼈가 피부 바로 밑에 있는 경우, 뼈가 조금만 어긋나도 개방성 골절이 생길 수 있다. 골절 부위 위나 주위의 피부에서 개방성 손상이 발생하였는지 확인한다. 놀랍게도 일부 골절의 경우 상태가 비교적 안정적이다(그림 9-12). 전체 구조를 손상시키지 않는 작은 균열이 골격에 생기는 손상을 **가는선 골절(미세 골절**, hairline fracture)이라고 한다. 뼈를 약화시키는 가는선 골절은 통증은 있지만, 여전히 뼈가 제 위치에 있으면서 어느 정도의 강도를 유지한다. **끼임 골절(감입 골절**, impacted

내용 요약

➤ 염좌의 유형
- 1도 염좌–관절낭의 경미하고 불완전한 파열. 인대의 통증과 부종은 최소이고 관절은 안정적인 상태
- 2도 염좌–좀 더 심각하지만 불완전한 파열. 부종과 통증이 중간 수준에서 중증 수준까지 다양하다. 관절은 손상되지 않았지만 불안정한 상태
- 3도 염좌–완전한 인대파열. 극심한 통증과 경련. 관절 불안정

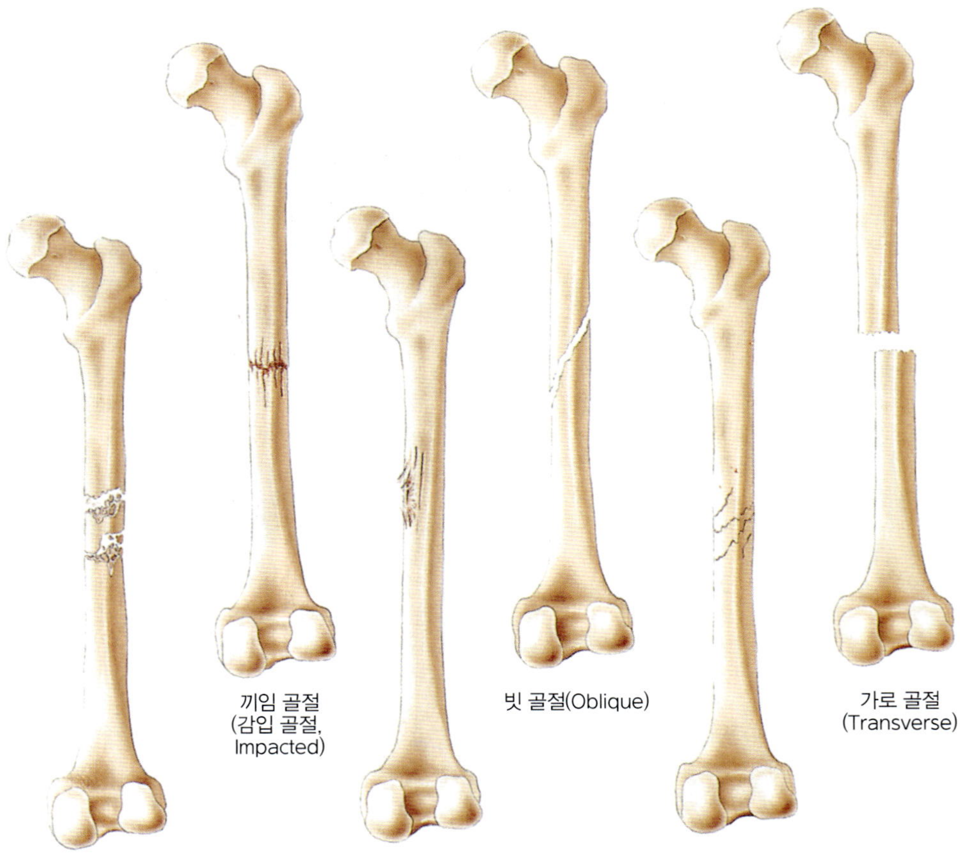

그림 9-12 골절의 유형

fracture)은 비교적 안정적 상태를 보이는 골절의 또 다른 유형이다. 손상의 압박기전으로 인해 충격을 받은 뼈가 압축되지만 일렬을 유지할 수 있다. 가는선 골절에서처럼, 끼임 골절은 여전히 제 위치를 유지하고 어느 정도의 강도도 유지한다. 가는선 골절과 끼임 골절의 경우, 추가적인 움직임이나 스트레스가 나머지 뼈를 골절시키고 뼈끝을 전위시켜 손상을 악화시키고 회복 기간을 지연시킬 수 있다.

오직 엑스선을 통해서만 물리적 특징이 발견되는 일부 골절 유형이 있다. 예를 들어, **가로 골절**(trans-verse)은 90도로 완전히 수직으로 가해진 힘에 의해 뼈가 부러지는 손상이다. 일반적으로 가로 골절은 굴곡력에 의해 유발된 고에너지 손상으로 유발된다. 사선 방향으로 일어난 골절은 **빗금(oblique) 골절**이라 한다. 뼈가 여러 조각의 작은 파편으로 쪼개지는 **분쇄(comminuted) 골절**은 으깸 손상이나 고속 탄환에 의한 총상에 의해 유발되는 경우가 많다. 일반적으로 분쇄 골절은 상당한 에너지 교환을 보이고 종종 광범위한 연조직 손상과 연관된다. 뒤틀리는 움직임에 의해 발생하는 **나선(spiral) 골절**은 뼈몸통(골간)에 돌아가면서 생기는 곡선의 균열을 야기할 수 있다. 나선 골절은 성인이 아동의 팔을 무리하게 끌어당기거나 비틀거나 중장비에 성인의 팔이 말려들어 갈 경우 발생할 수 있다.

내용 요약

➤ 골절의 유형
- 폐쇄성 골절
- 개방성 골절
- 가는선 골절(미세 골절)
- 끼임 골절(감입 골절)
- 가로 골절
- 빗금 골절
- 분쇄 골절
- 나선 골절
- 피로 골절
- 생나무골절(약목 골절)
- 뼈끝 골절(골단 골절)

피로(fatigue) 골절은 장기간 반복적인 스트레스에 의해 유발된다. 강도 높은 힘의 일회적 충격이 아니라 보통 수준의 힘이라도 반복적으로 가해질 경우, 일반적으로 뼈의 강도가 약해지고 골절이 일어나게 된다. 피로 골절의 대부분은 뛰거나 걷는 등 강도 높은 유산소 운동으로 인해 하지에서 발생한다. "행군 골절"이라 불리는 발허리뼈 피로 골절이 피로 골절의 한 예로 볼 수 있다.

지방색전증은 심각한 합병증이지만 매우 드물게 발생한다. 뼈의 손상은 주변의 혈관과 골수공간을 손상시킬 수 있다. 이러한 손상은 반액체 형태로 저장된 지방을 손상 부위로 방출하여, 정맥계로 유입되고 색전이 되어 심장으로 향한다. 심장은 지방을 폐순환으로 보내 폐에 머무르게 한다(폐색전). 일반적으로 지방색전증은 중증 손상, 압좌(crush) 손상, 넙다리뼈와 같은 크기가 큰 긴뼈의 손상 후 조작에 의해 유발된다("호흡기학"에서 폐색전증 환자의 증상과 징후 및 처치에 대한 자세한 내용 참고).

소아환자의 고려사항

생리학적으로 영아와 소아의 뼈는 성인에 비해 연골이 훨씬 더 많은 비중을 차지한다. 또한 뼈끝연골로부터 뼈 성장이 계속된다. 때문에 소아 환자는 성인과는 다른 유형의 골절을 입는 경우가 많다.

소아 환자의 골격이 지닌 유연한 속성으로 인해 부분 골절 유형인 **생나무 골절(약목 골절, greenstick fracture)**이 발생한다. 마치 심하게 구부러진 어린 잔가지처럼 생나무 골절(약목 골절)은 긴뼈(장골)의 한 부분만 손상시킨다. 골절 부위에는 뼈막(골막)과 골조직이 손상되고 손상을 입지 않은 부분에서는 뼈막과 골조직이 손상되지 않았기 때문에, 생나무 골절(약목 골절) 시 긴뼈의 한쪽은 각이 지고 다른 쪽은 골절되지 않은 상태로 유지된다. 골격 회복과정 동안 골절 부위는 정상 부위보다 뼈가 빠르게 성장한다. 그 결과 회복되면서 뼈가 더 각이 지고 휘게 된다. 뼈의 효과적인 회복을 위해 외과의가 손상된 뼈 자체를 완전히 부러뜨리는 경우도 있다. 소아 환자의 불완전한 골절의 또 다른 유형인 뒤틀림 또는 팽창 골절(buckle 또는 torus fracture)은 소아 환자 골격의 증가된 연골과 유연성에 의해 골격이 한쪽 방향으로 휘는 손상이다. 뒤틀림골절은 회복 속도가 매우 빠르다.

소아의 뼈는 뼈끝연골에서 자라는데 이곳은 긴뼈의 취약부위이다. 소아 손상에서 이곳은 **뼈끝(epiphyseal fracture) 골절**(골단 골절)이라고 불리는 긴뼈 손상이 자주 일어나는 부위이다. 성장판의 손상은 골격 성장의 감퇴 혹은 정지로 이어질 수 있고 근위부 정강뼈(경골)에 가장 흔하게 발생한다.

소아의 경우 골절의 회복과 재형성은 매우 왕성하게 진행된다. 일반적으로 소아의 신진대사량 증가와 정상적인 골조직 대체가 진행되면, 성인에 비해 골절 부위를 더욱 빠른 속도로 안정화시킨다. 자연적 치유 과정 중에 손상 부위가 다른 부위보다 빠르게 자라게 된다. 그 결과 회복되면서 뼈가 더 각이 지면서 휘게 된다.

소아 골절은 살터-해리스(Salter-Harris) 분류체계에 의해 분류된다. 확실한 진단은 구급차에 없는 엑스레이나 기타 진단장비를 통해 실시되지만 이러한 체계에 대한 논의는 성장판골절의 여러 유형을 이해하는데 큰 도움이 된다. 성장판골절의 분류는 성장판, 주위뼈, 관절의 손상 정도에 의해 결정된다. 제 1 유

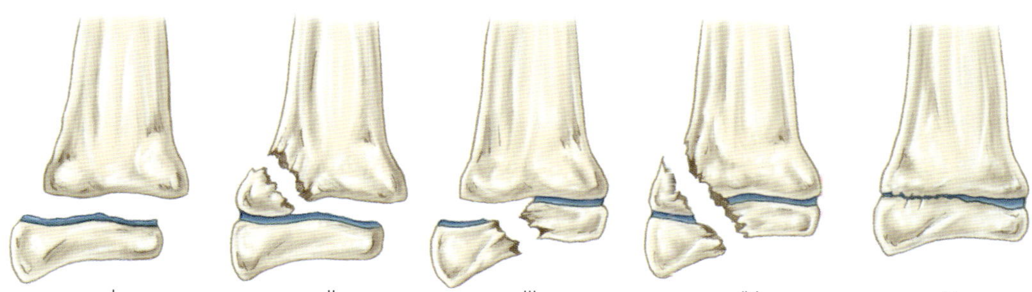

그림 9-13 살터-해리스 체계 성장판 손상분류. 분류숫자가 클수록 영구적 성장판 변형이 가능하다.

형 골절은 골격의 윗부분이나 관절 조직의 아랫부분을 손상 없이 성장판을 가로지르는 골절이다. 제 2 유형 골절은 성장판과 사지의 뼈(골간) 손상을 야기한다. 제 3 유형 골절은 성장판과 그 아래의 관절 구조(골단)을 손상시킨다. 제 4 유형 골절은 성장판을 가로질러 지나며 그 아래의 관절 구조(골단)을 손상시킨다. 마지막으로 제 5 유형 골절은 관절 전체 부위를 손상시키는 압좌 손상 유형이다. 일반적으로 살터-해리스 분류에 의한 골절의 손상이 클수록, 회복이 더 어려워 오래 걸린다(그림 9-13).

노인환자의 고려사항

노화 과정은 근골격계에서 일부 변화를 초래한다. 골격량과 콜라겐 구조의 점진적 감소는 약 40세부터 시작되고, 이로 인해 골격의 탄력이 줄어들고 더욱 쉽게 부서지고 골절이 잘 발생한다. 뼈 손상의 회복 속도도 더욱 느려진다. 노화 단계에 접어든 성인의 근육 강도와 운동조화가 감소하여 골격손상의 가능성이 더욱 높아진다. 요추 및 대퇴부(넙다리뼈, femur) 경부골절은 종종 별다른 손상 없이도 스트레스에 의해 발생한다.

뼈엉성증(골다공증, osteoporosis)은 골격 재형성의 부진에서 오는 또다른 노화의 문제이다. 골다공증은 주로 칼슘과 같은 무기물 손실에 의한 골조직 감퇴가 가속화되는 것이다. 골다공증은 남성보다는 여성이 많고, 폐경기가 지나면 더욱 증세가 심각해진다. 골다공증은 뼈조직의 퇴화, 척추 측만증, 골절 발생빈도의 증가로 이어진다. 골다공증보다는 덜 심각하고 더 흔한 골밀도 상태인 골감소증은 (일반적으로 40세 이후) 노화에 따른 뼈 질량과 강도가 감소하는 자연적인 상태이다.

병적 골절

병적 골절은 뼈의 성장 혹은 유지에 영향을 미치는 병리로부터 발생한다. 이러한 문제는 뼈, 뼈막(골막)이나 관절연골의 종양이나 뼈 파괴와 골다공증을 증대시키는 물질을 분비하는 질병에 의해 야기될 수 있다. 특히 고령 환자에게는 질병이나 감염도 뼈조직에 유사한 영향을 주고 골절을 유발할 수 있다. 또한 방사선 치료는 뼈세포를 죽여 국소적으로 뼈를 퇴화시키고, 뼈를 약화시키며, 골절을 유발할 수 있다. 병적 골절은 잘 회복되지 않는다. 암에 대한 병력이 있는 환자나 젊은 연령이나 건강하거나 혹은 골다공증이 없는 고령의 환자에서 저에너지에 의해 골절이 발생한 경우, 병적 골절을 의심한다.

근골격 손상에 대한 일반적 고려사항

골격 구조와 근육을 함께 검사할 경우, 손상의 잠재적 영향을 더욱 정확하게 예측할 수 있다. 긴뼈는 뼈몸통(골간)에서 가장 작고 뼈끝(골단) 부위 혹은 관절에서 가장 크다. 그러나 골격근의 배열 때문에 외부에서 보이는 사지의 둘레는 뼈몸통 주위가 가장 크다. 이러한 해부학적 구조의 관계는 신경 및 혈관손상 여부를 확인할 때 중요하다.

관절 주변의 연조직이 제한적이기 때문에 관절의 골절, 탈구, 또는 그 보다 중증도가 더 낮은 불완전탈구(아탈구), 염좌는 직접적인 골격손상 이상으로 중증 증상을 유발할 수 있다. 부종, 변형, 탈구는 원위부로 향하는 신경과 혈관의 공급을 방해할 수 있다. 관절 주변에서 발생하는 골절은 혈관이나 신경을 압박하거나 절단할 가능성이 더 크다. 뼈몸통(골간) 골절의 경우, 골절 부위의 조작이나 심한 변형으로 인해 골격을 따라 놓인 혈관과 신경을 위협할 수도 있지만 신경 혈관 손상의 발생빈도는 더 낮다.

뼈끝에 혈액을 공급하는 혈관이 뼈몸통을 통해 긴뼈로 들어가기 때문에, 관절 주위는 더 많은 위협을 받을 수 있다. 뼈끝 가까이 발생한 골절의 경우, 혈액 공급장애로 매우 심각한 결과를 초래할 수 있다. 원위부 뼈 조직은 불충분한 순환으로 인해 죽고, 관절과 관절기능을 파괴시킬 수도 있다.

손상이 발생하면 사지의 안정성은 떨어진다. 추가적인 움직임은 통증 증가, 연조직의 손상, 신경 및 혈관의 손상을 유발할 수 있다. 경미한 조작으로 내부손상을 야기할 수 있다. 예를 들어, 넙다리뼈가 부러지면 뼈끝이 빗자루 손잡이 크기 정도이다. 환자의 구조, 부목 및 이송 시, 이러한 뼈끝이 연조직 내에서 이리 저리 움직인다면 골절 발생 초기 보다 더욱 심각한 손상이 발생할 수 있다. 손상 부위의 조작은 뼈조각이나 지방색전을 정맥계로 유입하여 폐색전증을 일으킬 수 있다.

긴뼈 골절과 연관된 또 다른 합병증은 통증에 의해 유발된 근육연축이다. 긴뼈 골절의 경우, 통증은 주변 근육을 수축하게 한다. 이러한 근수축력은 부러진 뼈끝이 골절 부위를 서로 겹치게 만든다. 넙다리뼈의 경우, 이로 인해 빗자루 손잡이 크기의 뼈끝 두 개가 대퇴근을 파고들면서 더욱 심한 통증, 경련, 손상으로 이어지는 악순환이 발생한다.

뼈 회복 주기

뼈 회복 주기는 거의 완전한 치유를 가져오는 복잡한 과정이다. 손상으로 인해 뼈가 골절이 발생할 경우, 뼈막(골막), 국소혈관, 연조직, 골내막이 파열된다. 손상 부위에 혈액이 채워지고 응고된다. 응고물은 아교질(collagen)과 섞여 골절 혈종(fracture hematoma)을 형성한다. 이러한 혈종은 추가적인 출혈을 막고 비교적 미약한 골절 부위의 고정을 가능하게 한다. 연골을 형성하는 특수 세포는 파열된 뼈끝(골단)에서 골절 혈종으로 이동하고 골절 부위를 강화시킨다. 연골은 골절 부위를 안정화시키는 견고한 덩어리를 형성한다. 이러한 기본적인 골격의 안정화를 가골(callus)이라고 한다. 골격 형성 세포인 뼈모 세포는 가골로 이동하고 단백질 섬유내에 칼슘을 축적하기 시작한다. 이는 해면골을 형성하고 골절 부위의 안정화를 더욱 강화한다. 가골은 더욱 견고해지고 가골이 고정하는 뼈보다 더욱 크기가 커진다. 결국 (대략 4개월 안에) 가골은 고정하고 있는 원래 골격과 비슷한 강도를 가지게 된다(그림 9-14).

시간이 지남에 따라 골격 재형성이 진행된다. 뼈모 세포는 골격의 스트레스 선을 따라 칼슘을 축적하는 반면, 뼈 파괴세포는 스트레스가 적은 부위부터 칼슘을 제거한다. 그 결과로 원래 뼈와 비슷한 새 뼈를 생성하는 점진적인 뼈의 재형성 과정이 진행된다. 골절 발생시 환자의 나이가 어리고 뼈끝이 잘 정렬되는 경우, 손상의 발생 흔적이 거의 없을 수 있다.

뼈끝이 어긋나 있거나 제대로 회복이 되기도 전에 골절 부위에 스트레스, 감염, 움직임이 있을 경우, 정상 상태로 회복되지 못하고 환자에게 장애를 남길 수 있다. 흡연, 감염, 당뇨, 양호하지 않은 건강상태, 비스테로이드성 소염제와 면역 억제제의 복용과 같은 요소는 회복과정의 지연을 초래할 수 있다. 일부에서 기존의 상태가 골격 회복을 지연시켜 부러진 뼈끝이 다시 연결되지 않을 수 있다.

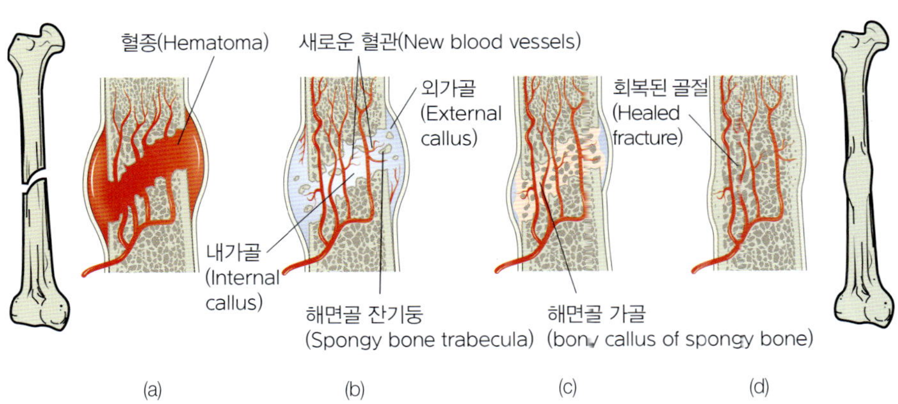

그림 9-14 뼈의 치유과정. 전완골절 시 뼈의 회복주기

근골격 손상 평가

근골격 외상환자에서 골절, 탈구 또는 근육 손상이 생명을 위협하거나 쇼크의 진행에 심각한 영향을 미치는 경우는 드물다. 대부분의 경우, 단순한 골절, 탈구, 근육이나 결합 조직에 손상이 있는 환자는 현장에서 초점 외상 평가(focused trauma assessment)와 처치를 한다.

하지만 심한 근골격 손상은 다른 부위에 심각한 손상을 입은 환자에게 흔하다. 앞에서 언급했듯이 에너지는 충돌지점에서 골격계를 따라 내장으로 전달된다. 따라서 골격손상을 발견하면, 항상 손상을 일으킨 힘의 정도에 대한 단서와 그 힘이 내부손상을 유발 했을 가능성을 찾아본다.

다른 외상환자와 마찬가지로, 평가는 현장평가, 일차 평가, 빠른 외상 평가 또는 초점 외상 평가, 적절하다면 정밀 신체 검진과 연속적인 재평가로 진행된다. 일반적으로 빠른 또는 초점 외상 평가 동안에, 그리고 정밀 신체 검진 동안 근골격 손상에 집중된다.

현장 평가(Scene Size-Up)

어떤 현장이든 접근하기 전에 현장 안전을 확보하고 적절한 개인보호장비 착용을 잊지 않는다. 장갑은 개방성 근골격 상처를 처치할 때 필수적이지만, 보통 이러한 상처 자체만으로 보호 안경, 마스크, 또는 가운까지 필요하지는 않다.(유일한 예외는 심한 동맥 출혈일 것이다.) 손상기전을 분석하여 이러한 손상의 성격과 중증도를 예측한다. 무엇이 어떻게 일어났는지 파악하기 위해 환자, 환자의 가족 그리고 목격자와 이야기를 나눠 손상기전 분석을 정확히 한다. 주위 환경의 고려사항들이 평가, 치료, 그리고 이송에 미칠 모든 영향을 파악한다. 마지막으로 현장의 안전을 확보하고, 환자에게 접근하며, 필요한 경우 환자를 구출하기 위한 모든 자원을 확보한다.

일차 평가(Primary Assessment)

외상환자의 평가는 환자의 의식상태와 ABCs의 평가로 시작하는 것이 중요하다. 일차 평가(Primary assessment) 중에 척추손상의 가능성과 척추손상 예방조치를 위한 필요성을 파악한다. 심각한 근골격 손상이 있다는 것은 역학적 에너지가 척추손상을 일으키기에 충분하다는 것을 의미하기 때문에, 이런 손상에는 항상 척추손상 예방조치를 한다. 또한 심한 골절은 주의를 분산시키고, 척추손상의 증상을 숨길 수 있음을 기억한다. 일차 평가를 진행하면서 반드시 생명을 위협하는 손상을 먼저 처치하고 이차 평가(Secondary assessment)로 진행한다. 절대로 근골격 손상의 흉측한 모습 때문에 주의를 빼앗겨, 생명을 위협하는 손상을 찾고 처치하는 것을 잊어서는 안 된다.

근골격 손상 환자는 4종류로 분류한다:

- 생명과 사지를 위협하는 손상이 있는 환자
- 생명을 위협하는 손상과 가벼운 근골격 손상이 있는 환자
- 생명을 위협하는 손상은 없지만 사지를 위협하는 심각한 근골격 손상이 있는 환자
- 생명을 위협하는 손상이 없는 경미한 단순 근골격 손상이 있는 환자

생명과 사지를 위협하는 손상 환자들에게는 빠른 외상 평가(rapid trauma assessment)를 시행한다. 생명은 지장이 없으나 심한 근골격 손상 환자는 일차 평가 중 찾아낸 정보와 손상기전에 따라 빠른 외상 평가 또는 초점 외상 평가(focused trauma assessment)를 시행한다. 경미한 단순 근골격 손상 환자는 초점 외상 평가를 시행하지만, 더욱 심한 손상의 징후와 증상은 없는지 그리고 빠른 외상 평가와 외상센터로 빠

른 환자 이송이 필요하지는 않은 지에 대해 주의를 기울여야 한다.

이차 평가(Secondary Assessment)

이차 평가는 빠른 외상 평가와 초점 외상 평가를 포함한다.

빠른 외상 평가(Rapid Trauma Assessment)

빠른 외상 평가(rapid trauma assessment)는 심각한 손상을 의심하게 하는 증상, 징후와 손상기전이 있는 환자에게 시행한다. 근골격 손상만으로는 생명을 위협하는 출혈이 생기지 않지만 심각한 다발성 외상환자의 80%가 연관된 근골격 손상이 있다는 것을 꼭 기억해야 한다. 심각한 근골격 손상의 증거가 있다면 심각한 내부손상을 계속해서 의심한다.

내용 요약

- ▶ 근골격 손상 환자의 분류
  - 생명과 사지를 위협하는 손상
  - 생명을 위협하는 손상과 가벼운 근골격 손상
  - 생명을 위협하는 손상은 없지만 사지를 위협하는 심각한 근골격 손상
  - 생명을 위협하는 손상이 없는 경미한 단순 근골격 손상

빠른 외상 평가는 세밀하게 순서대로, 머리, 목, 가슴과 배 그리고 골반까지 진행하면서 시행한다. 골반골절은 2리터 이상의 출혈을 일으킬 수 있기 때문에 이 골절의 가능성을 주의 깊게 본다. 만약 골반골절의 징후가 없다면, 골반환의 안정을 확인하기 위해 엉덩뼈능선에서 아래쪽 그리고 안쪽으로 힘을 줘 눌러보고, 다음엔 두덩결합에서 아래로 부드럽게 누른다. 만약 누르는 드중 불안정이나 뼈마찰음 또는 통증이 유발된다면 골반골절을 의심한다. 뼈마찰음은 뼈끝이 서로 비벼져서 생기는 삐걱거리는 느낌이다. 만약 뼈마찰음이 느껴진다면 뼈 손상이 있는 것으로 생각하고, 뼈마찰음을 다시 확인하려는 시도는 하지 않아야 하며, 골절된 뼈끝과 주변 조직 손상이 될 수 있기 때문이다. 또한 이것은 상당히 환자에게 고통스럽다. 이러한 환자는 이송 중 수액소생술을 제공하면서 신속한 이송을 해야 하는 대상으로 간주한다.

허벅지(thigh)를 평가하면서, 조직부종이나 넙다리뼈 골절의 징후를 찾는다. 넙다리뼈골절은 각각 1,500mL 정도나 되는 출혈을 유발할 수 있다. 출혈의 증거가 허벅지의 조직과 근육 사이에 숨겨질 수 있기 때문에 양쪽 허벅지를 비교해서 부기를 판단한다. 골반이나 양측 넙다리뼈골절의 증거를 찾으면 골반과 하지를 고정하기 위해 골반지지대(pelvic sling)나 고정대(pelvic binder), 척추고정판을 고려한다. 환자에서 출혈을 보상하는 징후를 감시하고 빠른 이송과 수액소생술을 고려한다.

사지의 골절과 근육 손상 그 자체는 쇼크의 원인이 되거나 되지 않을 수 있으나, 저혈량증을 일으키는 데는 크게 기여할 수 있다. 이런 손상의 영향을 생각해서, 신속하게 이송할 것인지 현장 처치를 할 것인지 결정한다. 또한 골절과 탈구는 혈관과 신경을 끼게 하거나 손상을 입혀 사지의 기능을 위협한다. 빠르게 사지의 상태를 파악하고 원위부 맥박, 모세혈관재충혈, 온도, 근육긴장도, 의식이 있으면 운동 및 감각기능을 확인한다.

신체검진과 동시에 환자의 병력과 기본 활력징후, 글라스고우 혼수척도 점수(신체검진과 동시에)를 모아 빠른 외상 평가를 마친다. 만약 빠른 외상 평가에서 생명과 사지의 심각한 위협이 발견되면, 환자를 가장 가까운 적절한 기관으로 빨리 이송한다.

초점 외상 평가(Focused Trauma Assessment)

초점 외상 평가는 일차 평가(primary assessment) 중에 손상기전 또는 환자의 증상과 징후로 찾았거나 의심되었던 손상으로 관심을 돌리는 것이다. 이 평가의 과정은 생명을 위협하는 손상이 없는 환자에게 시행하며 국소적 손상에 대한 평가와 처치를 한다.

초점 외상 평가는 손상이 의심되는 사지마다 골절, 탈구, 또는 다른 근골격 손상의 증상과 징후를 세밀하게 관찰하고 물어 보는 것으로 시작한다(그림 9-15). 꼭 끼는 장신구와 옷을 제거하거나 조심스럽게 잘라서 사지를 노출시키고 눈으로 본다. 이 과정에서 손상 가능성이 있는 부위의 도수 조작은 피하도록 한

다. 손상부위를 중앙, 옆쪽, 앞쪽, 뒤쪽을 세밀하게 관찰하여 변형(각이 지거나 부기), 변색(사고 후 몇 분 후에 나타날 가능성은 없지만), 그리고 그 밑에 손상을 시사하는 연부조직 상처의 단서를 찾는다. 반대편 사지와 비교해서 사지의 모든 이상한 자세, 비대칭 또는 길이의 차이가 있다면 근골격 손상을 의심할 수 있다. 힘줄 손상은 근육이 손상부위로부터 떨어져 수축하고, 긴뼈의 한 쪽 끝에 근육 덩어리를 형성할 수 있다는 것을 기억한다. 개방상처는 관련된 골절이나 탈구와 연결 됐을 가능성을 생각한다. 오염되거나 뼈가 튀어나온 징후를 관찰한다. 환자에게 움직일 때 통증, 촉진시의 통증, 불편함, 또는 이상한 느낌이나 감각에 대해 물어본다. 또한 허약, 마비, 감각 이상, 무감각에 대해서도 물어본다. 사지를 평가하는데 주의해야 할 핵심요소를 기억하는 방법으로 "6 P's"를 기억하는 것이 도움이 된다.:

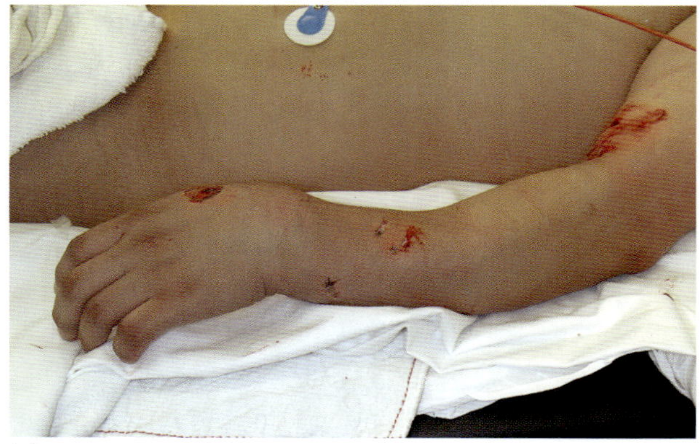

(a)

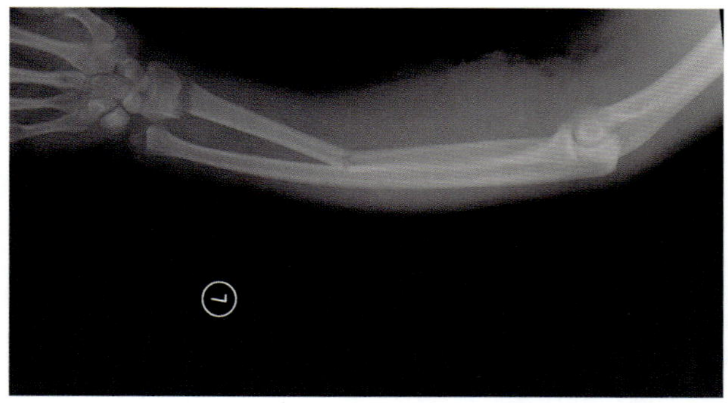

(b)

그림 9–15 (a) 골절 시 나타나는 변형 (b) 골절의 X-ray 사진 *(Both: © Edward T. Dickenson, MD)*

- *통증(pain)*: 촉진하거나(압통) 움직일 때 호소한다.
- *창백(pallor)*: 피부가 창백하거나 상기되고, 모세혈관 재충혈이 지연된다.
- *마비(paralysis)*: 사지를 못 움직이거나 움직이는데 장애가 있다.
- *감각 이상(paresthesia)*: 영향을 받은 사지에 감각이 둔해지거나 따끔거림을 호소한다.
- *압력(pressure)*: 사지에 긴장감을 호소한다.
- *맥박(pulse)*: 약하거나 원위부 사지에 없다.

이외에 촉진 시 사지가 차가운 변온증(poikilothermia)도 있다.

뚜렷한 손상을 발견하지 못하면, 하지의 불안정, 변형(부기나 굴곡), 마찰음, 이상 운동(관절이 없는 곳에서 관절 같은 움직임), 근육긴장(정상, 이완 또는 경련), 또는 비정상적으로 따뜻하거나 차가운가를 촉진한다. 촉진을 통해 신체의 앞과 뒤, 그리고 안쪽과 바깥쪽을 본다. 평가는 조심스럽게, 그렇지만 완벽하게 한다. 이상한 것은 모두 기록한다. 발을 검사할 때 원위부의 순환을 주의 깊게 검사한다. 맥박의 유무와 강도를 확인하고 양측을 비교한다. 피부의 습기와 온기를 검사한다. 손상되지 않은 사지와 비교해 모세혈관 재충혈이 지연된다면 순환 장애를 의심한다. 피부에 홍반, 반상출혈 또는 다른 이상색조(창백, 핏기 없음 또는 청색증)를 찾아보고 변색을 관찰한다. 이런 이상이 시작하는 위치를 파악하고 사지의 손상 가능성과 관련이 있는지 기록한다.

내용 요약

- ➤ 사지 손상 평가를 위한 6가지 P
  - 통증(Pain)
  - 창백한 피부(Pallor)
  - 마비(Paralysis)
  - 감각 이상(Paresthesia)
  - 압력(Pressure)
  - 맥박(Pulses)
- ➤ 이 외에 촉진 시 사지가 차가운 변온증(poikilothermia)도 있음.

의식과 반응이 있는 환자는 손상 원위부에 감각과 근력을 측정한다(그림 9-16). 붕대가위의 뭉뚝한 부분이나 비슷한 물건으로 발바닥을 건드리거나 가볍게 긁어 촉각을 확인하다. 환자에게 느낌을 설명하라고 한다. 사지의 손상이 없다면, 환자에게 힘을 주어 발바닥으로 검사자의 손바닥을 밀어보라고 한다(발바닥쪽굽힘, plantar flexion). 그런 다음 힘을 주어 발가락을 위로 당겨 보도록 한다(발등굽힘, dorsiflexion). 한쪽이나 양쪽이 약하게 느껴지거나 환자가 통증을 호소하면 병원전 처치기록에 남기고 원인을 찾는다. 비정상적 감각과 손가락, 발가락을 꿈틀거릴 수 있는 능력을 확인한다. 사지에 손상이 없다면 환자에게 정상관절운동범위 안에서 움직여보도록 하며 징후나 정상움직임에 제한이 있다면 기록한다.

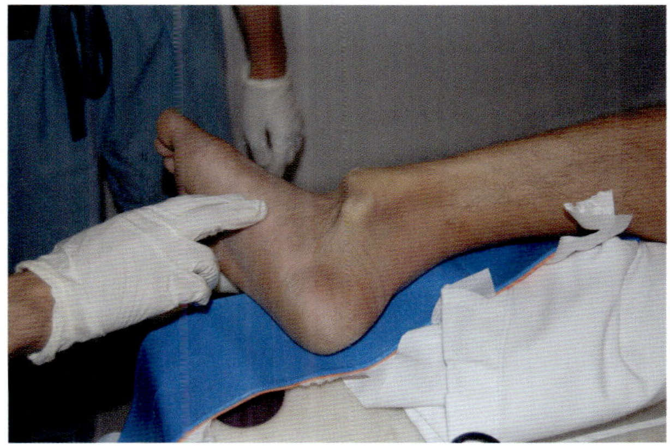

그림 9-16 손상 원위부의 감각상태와 근력의 평가(© *Edward T. Dickinson, MD*).

상지의 손상 가능성도 하지의 평가와 유사한 방법으로 평가한다. 앞서 설명한 것처럼 사지를 노출시키고 관찰하면서 질문을 하고 만져본다. 환자의 손등을 사용하여 촉각반응을 검사한다. 검사자의 두 손가락을 움켜쥐게 해서 환자의 근력을 측정한다. 상지 양쪽의 힘과 감각을 비교하여, 차이를 확인하고, 원인을 찾는다. 상지는 혈압 측정에 사용하기 전에 평가하여 손상이 없다는 것을 확인한다.

평가에서 손상이 있다고 생각되면, 골절이나 탈구가 있는 것처럼 처치한다. 이러한 손상에 대한 유일한 확진 방법은 방사선 검사이다. 부목을 대는 것은 골절과 탈구뿐 아니라 긴장, 염좌, 아탈구를 추가손상으로부터 보호한다. 연부조직 또는 근육 손상을 골절처럼 처치하는 것은 환자에게 단지 약간의 불편함을 더해 주는 것뿐이다. 그러나 손상을 제대로 고정하지 않으면, 연부, 골격, 결합, 혈관 또는 신경 조직의 추가 손상과 영구 손상을 초래할 수 있다.

가능하다면 정확한 손상조직 부위를 찾고, 관절이나 긴뼈 몸통부가 관련되는지를 파악한다. 환자 처치기록에 남기고 인계받는 의사에게도 설명할 수 있도록 한다. 부목기구(예, 손목 골절을 위한 패드를 댄 판자 부목)들은 환부를 가려서 의사가 손상을 파악하기가 힘들게 한다. 손상에 대한 자세한 기록은 손상 부위를 살피기 위해 부목을 제거하는 것을 늦출 수 있다.

사지 근골격 손상의 합병증 중 하나는 구획증후군(compartment syndrome)이다. 이러한 상태는 근육 근막 내에 출혈이나 부종이 생겨 발생한다. 압력이 올라가면서 모세혈관과 신경을 압박하여, 국소 조직에 허혈과 괴사를 일으키고, 일부 원위부 감각의 소실을 가져온다. 초기에는 근막 안에 형성된 압력이 동맥 혈류를 제한하지 않을 수 있기 때문에, 맥박 소실이나 모세혈관 재충혈의 지연은 구획증후군에서 늦게 나타나는 소견일수 있다. 감각 이상이, 특히 내측 손가락이나 발가락의 사이 갈퀴막(web) 공간에 있는 환자, 손상 부위에 단단한 덩이가 생겼거나 피부의 긴장이 증가한 사지 손상 환자, 손상의 정도에 비해 과도한 통증이 있거나 사지를 움직일 때(수동적 신전, passive stretching) 증가하는 통증이 있으면 구획증후군을 의심해야 한다. 또 의식이 없는 환자에게 사지가 부었으면 구획증후군을 의심한다. 구획증후군은 전완이나 하지에서 가장 잘 발생한다. 구획증후군은 발생하는데 많은 시간이 소요되고, 병원 전 환경

내용 요약

➤ 구획증후군(compartment syndrome)의 조기 지표
- 사지의 긴장감
- 원위부 감각의 소실 (특히 손가락이나 발가락 사이 갈퀴막 공간)
- 통증 호소
- 손상기전이 암시하는 것보다 심한 상태
- 사지의 수동적 신전(passive stretching)시 통증
- 맥박 소실(후기 징후)

내용 요약

➤ 근골격 손상 치료의 기본
- 개방성손상의 보호
- 적절한 사지 정렬
- 손상 부위의 고정
- 신경혈관 기능에 대한 감시

에서는 인지하지 못할 수 있다. 이는 환자가 근골격 손상으로 응급실을 방문한지 한참 시간이 지나거나, 석고 고정 상태이거나, 뱀에 물려 독이 주입된 경우(envenomation) 발견될 수 있다.

신체검사 중에 환자에게 손상의 증상에 대해 묻는다. 구두 조사를 세밀하고 완전하게 한다. 통증이나 압통 또는 장애의 성격과 위치를 파악한다. 환자의 골절이나 탈구 사고의 상황 설명도 도움이 된다. 환자는 뼈가 "뚝" 부러지거나 관절이 "튀어"나오는 것을 느꼈다고 말한다. 뼈가 골절되어 낙상이 발생한 것인지, 낙상으로 인해 골절이 발생한 것인지를 분명히 한다. 손상으로 어느 정도의 통증과 불편함을 느끼는 가를 평가한다(0~10등급). 예를 들면, 노인 환자에게 넙다리뼈골절이 있어도 통증은 많이 호소하지 않는 것은 보통 퇴행성질환과 이차 골절과 연관이 있기 때문이다. 이럴 경우에는, 견인 부목이나 쇼크 처치보다는 환자의 안위에 중점을 두는 처치 방법이 추천된다. 또한 환자의 알레르기, 복용 약물, 과거 병력, 마지막 식사 시간과 사고에 이르기까지의 일들을 확인한다.

평가를 통해 발견한 것과 현장 평가 중에 생각한 손상의 의심지표를 비교한다. 만약 의심했던 것보다 덜 심한 손상만 발견했다면 간과한 손상이 없는지 환자의 재평가를 고려한다. 만약 더 중요한 손상을 발견했다면 다른 부위에 더욱 심각한 손상이 있을 수 있으므로 초점에 맞춘 검사를 확대한다.

초점 외상 평가를 마무리 하면서, 발견한 모든 손상을 확인하고, 우선순위를 결정하여, 이들에 대한 처치 순서를 정한다. 각 손상이 출혈과 쇼크를 유발할 수 있는 정도를 확인한다. 그리고 환자이송의 우선순위를 결정한다. 이러는 동안 잠시 환자에게 무슨 문제가 있는지를 정리하여, 환자 처치의 효율성을 높이고, 현장시간을 단축시키며, 환자가 올바른 처치를 적절한 시간에 받을 수 있게 할 단계별 처치를 계획한다.

정밀 신체 검진(Detailed Physical Exam)

생명위협 가능성을 배제하거나 처치하고, 심각한 문제들에 집중하고, 의심되는 손상을 평가한다. 정밀 신체검진은 무의식 또는 의식이 저하된 환자에게 시행할 필요가 있으며 몇몇 상황에서 현장에서 또는 이송 중에 하게 될 수 있다. 정밀 신체 검진은 손상기전 분석, 환자의 주 호소, 그리고 지금까지의 평가를 통해 의심되지 않았던 추가적인 손상의 징후와 증상을 찾는 과정이다. 머리끝에서 발끝까지 검사로 시행하며, 특히 전에 보지 않았던 곳을 살핀다. 내부 또는 외부 손상, 출혈의 증상과 징후에 주의한다. 빠른 외상 평가(rapid trauma assessment)와 초점 병력과 신체 검진 중에 사용한 같은 평가 방법을 정밀 신체 검진 중에 근골격 손상을 평가하는데 사용한다.

재평가(Reassessment)

재평가(reassessment)는 환자의 활력징후와 의식수준, 환자에게 영향을 미치는 주 외상의 징후와 증상에 대한 연속적인 평가에 초점을 둔다. 근골격 손상 환자는 원위부 감각, 운동 기능, 모세혈관 재충혈, 그리고 맥박을 감시한다. 환자에게 근골격 손상의 느낌에 대해 물어보고, 모든 반응의 변화에 주의한다. 시간이 지나면서 공감적인 반응의 효과가 약해지면, 환자는 더 심하고 구체적인 증상을 나타낸다. 환자는 주 호소에 가려져 간과되었던, 다른 손상, 중등과 심한 통증과 불편을 호소하기 시작할 수 있다. 이 경우, 환자가 호소하는 부위에 대해 초점 외상 평가를 시행하고, 추가손상이 발견되고 평가되면 우선순위를 수정한다.

스포츠손상 시 고려사항

응급구조사로 돌보게 되는 많은 근골격 손상이 스포츠 활동과 연관된다. 미식축구, 농구, 축구, 야구, 인라인 스케이팅, 스키, 스노보드, 자전거, 레슬링, 하이킹, 암벽등반 같은 활동들은 참가자의 손상으로 이어질 때가 많다. 스포츠 손상 현장으로 출동 시 과도한 신전이나 굴곡 손상(또는 정상관절운동범위를 벗어난 사지 움직임을 포함한 손상기전), 또는 피로형 손상 등 손상기전을 평가하고 큰 역학적 힘이 관련되었는가를 판단한다. 선수들의 손상은 어깨, 팔꿈치, 손목, 무릎과 발목 같이 흔히 주요 관절에 영향을 준다. 심한 인대 손상은 추후 사지의 기능뿐 아니라 선수 생활까지 제한할 수 있기 때문에, 이런 부위의 손상은 환자에게 큰 문제다. 그래서 어떤 스포츠 손상도 심할 것 같으면 응급의학과 의사가 보는 것이 필수적이다. 선수, 동료, 코치와 트레이너들의 경쟁적 속성은 다친 선수를 경기에 계속 뛰게 하기 위해서 손상을 경시할 수 있다. 그러나 다친 선수를 계속 뛰게 하면 손상 부위에 스트레스를 더하여 손상을 악화 및 영구적 손상을 가져올 수 있다.

근골격 손상 처치

근골격 손상의 처치는 일반적으로 외상환자 처치에서 우선순위가 높지 않다. 보통 일차 평가(기도, 호흡과 순환의 안정)와 빠른 외상 평가가 끝나기 전에는 이루어지지 않는다. 심각한 외상환자가 생명에 위협을 받지 않도록 치료에 집중하는 동시에, 환자를 한 단위(축 방향 정렬)로 움직이고 환자이송을 위해 긴 척추고정판을 사용하여 환자를 이송하여 심각한 근골격 손상에 대해 어느 정도의 보호를 제공한다('머리, 얼굴, 척추 외상' 참고). 이런 방법들은 근골격 손상, 출혈 증가, 쇼크 악화에 대한 위험을 감소시키는데 도움이 된다. 그러나 근골격 손상의 흉측한 모습 때문에 주의를 빼앗겨 외상환자의 우선 처치 순위를 벗어나서는 안 된다.

골반과 넙다리뼈골절은 저혈량과 쇼크를 초래한다. 이런 손상들은 환자 처치에 높은 우선순위가 주어져야 한다. 다른 근골격 손상 중 우선처치를 해야 하는 것은 원위부 순환이나 감각이 소실된 손상(관절 손상이 가장 흔함)들과 구획증후군(대부분 다리 또는 전완 손상)을 일으키는 원인과 같이 사지를 위협하는 경우이다. 우선순위는 부러진 뼈의 상대적 크기나 손상부위와 손상을 일으키는데 필요한 에너지의 크기에 따라 결정되며, 처치는 우선순위를 결정하고, 부목을 대고 이송을 한다.

근골격 손상 관리에 대한 일반 원칙

근골격 손상 처치의 목적은 환자처치 및 이송 시 추가손상을 줄이고 환자의 불편을 줄이는 것이다. 이런 목표를 달성하기 위해서는 개방성 상처와 연부조직을 보호하고, 사지를 바르게 정렬하고, 손상된 사지를 고정하고, 원위부의 신경혈관 기능을 감시한다. 구조나 이송이 지연될 것으로 예상되는 환자에게 처치는, 때론 손상부위를 조작하여 원위 순환과 감각을 회복하는 것을 포함할 수도 있으나 단순히 정상 해부학적 자세로 되돌리는 것일 수도 있다. 대부분의 경우, 근골격 손상처치는 부목을 적용하는 것을 포함한다.

항상 무엇을 하려하는지, 왜 하는지, 그리고 환자에게 어떤 영향을 줄 것인지를 설명한다. 정렬하고 부목을 대면 처음에는 통증이 심해질 가능성이 크지만, 이내 통증이 호전한다. 환자에게 이것을 미리 주지시키면 도우려는 의도와 처치능력에 대한 신뢰를 얻을 수 있다.

개방성 상처의 보호

만약 골절이나 탈구 주위에 개방성 상처가 있다면, 골절이나 탈구를 개방성으로 생각한다. 상처를 자세히 관찰하고 근육, 힘줄(건), 인대나 혈관 손상의 징후를 확인하여 처치기록에 남기고 상처를 응급실에서 설명할 준비를 한다. 상처를 멸균 드레싱으로 덮고 붕대나 부목으로 고정한다. 흔히, 사지를 정렬하려거나, 부목을 대는 과정, 또는 견인부목을 대면서 튀어나온 뼈가 상처 안으로 들어간다. 이것은 제대로 시행된 처치의 예상된 결과지만 응급의학과 의사에게 반드시 알린다.

사지 정렬

올바른 사지 정렬은 환자를 편안하게 하고, 사지의 추가손상을 방지하고, 정맥의 배액을 촉진시키는데 필수적이다. 사지를 정상적인 해부학적 자세-기능적 자세로-부목을 대는 것이 골절과 탈구에 이롭지만, 사지의 올바른 정렬은 골절과 탈구에 따라 다르다.

사지 정렬은 넙다리뼈(대퇴골, femur), 정강이뼈(경골)/종아리뼈(비골), 위팔뼈(상완골, humerus)나 요/척골의 골간 골절에 적합하다. 정렬상태는 공기부목, 패드를 댄 경성부목, 진공이나 견인 부목을 사용하여 유지한다. 골절의 올바른 정렬은 순환을 개선하고 주위 조직의 추가손상 가능성을 줄인다. 골절 부위가 짧아져 연부조직에 묻혀있기 때문에 정렬이 안 된 각진 자세에 있는 사지 골절은 고정하기가 매우 힘들다. 사지 정렬은 아주 조심스럽게 시행해 골절 주위 조직에 손상이 생기지 않게 한다. 이 과정 중에, 근위 사지는 그대로 있고 원위 사지를 조심스럽게 축 방향으로 견인하여 정렬하는 위치로 옮긴다. 움직임에 대한 저항이 느껴지거나 환자가 통증이 심해진다고 하면 정렬을 중단한다.

일반적으로 탈구와 관절에서 8cm 내의 골절의 정렬은 시도하지 않는다. 이런 손상 부위의 조작은 원위 순환의 장애가 있을 때만 시도한다. 이런 경우에는 다른 사람이 원위 맥박을 촉지하면서 관절을 움직여 본다. 맥박이 회복되면 또는 저항이 느껴지거나 환자가 통증이 심해지는 것을 호소하면, 조작을 중단하고 손상된 사지를 있는 그대로 부목을 댄다. 순환의 소실은 앞으로 사지의 기능을 위협하기 때문에 환자를 신속하게 이송한다.

이송 지연이나 환자가 갇혀서 사지가 긴 시간 동안 탈구되어 있을 것이 예측되면 탈구 교정을 고려한다. 힘을 주어 계속 사지를 당기면, 탈구된 부분들이 서로 떨어지면서 관절이 정상 위치로 움직인다. 뼈끝이 "뚝"하면서 제자리로 돌아가면, 원위 맥박이 있는지 확인하고 사지를 기능적 자세로 고정한다.

손상 사지의 바른 자세는 원위부 순환과 감각을 유지하고 환자의 편안함을 증진시킨다. 변형과 과도한 굴곡, 신전은 연부조직에 압력을 가하고 신경과 혈관을 압박할 수 있다. 이런 자세는 또한 주위의 근육을 피로하게 하고 손상과 연관된 통증을 증가시킨다. 사지의 손상이 없는 관절을 기능적 자세라고 하는 굴곡과 신전의 중간 정도 위치로 놓아 손상 주위의 관절인대, 근육과 힘줄(건)이 받는 스트레스를 최소화한다. 가능하면 사지를 항상 기능자세로 놓는다(그림 9-17). 그러나 일부 손상과 근골격 손상에 흔히 쓰는 일부 부목장비는 이런 위치에 두는 것이 불가능 할 수도 있다.

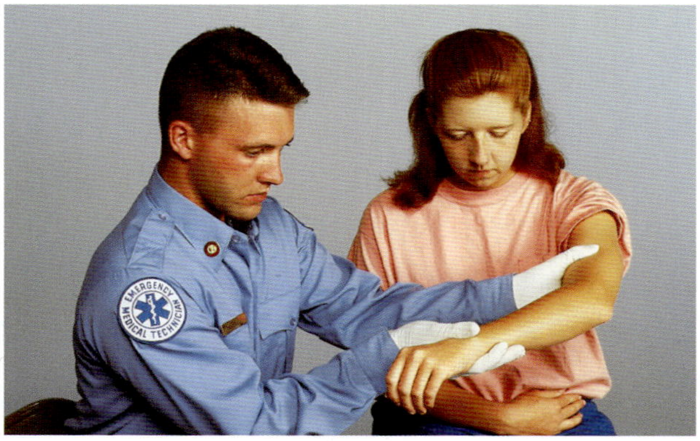

그림 9-17 저항이 있거나, 통증이 심해지거나, 손상 부위가 관절에서 8cm 이내에 발생한 경우가 아니면, 사지를 조심스럽게 기능자세로 둔다.

가능하면 손상된 사지를 올린다. 올리면

근골격 손상과 관련된 부종과 정맥배출을 돕게 된다.

손상 부위의 고정

근골격 손상을 고정하는 목적은 손상 이후 근육긴장, 염좌, 아탈구, 탈구나 골절 후 움직임에 의한 추가 손상을 방지하는 것이다. 손상 부위의 고정은 부러진 뼈 끝에 의해 연부조직, 혈관, 신경에 추가적인 열상을 막고 혈전의 형성 및 내출혈의 조절이 방해 받는 것을 막는다. 탈구의 경우 고정은, 신경과 혈관을 가두거나 압박하고 이미 손상된 인대, 근육, 힘줄에 추가적인 스트레스를 가할 수 있는, 관절의 탈구된 골단이 움직이는 것을 방지한다. 또한 근육긴장, 염좌 그리고 아탈구의 고정은 인대, 근육, 힘줄에 가해지는 스트레스를 감소시키며 추가 손상으로부터 보호한다. 특히 환자 치료나 이송 시 사지가 움직일 수 있는 경우, 근골격계 손상의 고정은 통증을 감소시키는데 효과적이다. 일반적으로 근골격계 고정은 부목장비를 사용해서 할 수 있다.

대부분의 긴뼈들은 사지의 근육에 싸여 깊은 곳에 있기 때문에 직접 고정하기는 매우 어렵다. 그래서 골절이 긴뼈의 관절이든 골간이든 상관없이 손상의 위쪽관절과 아래쪽관절을 고정한다. 이렇게 하면 손상 부위에, 예를 들어, 손목을 돌릴 때 팔꿈치에서 노뼈가 자뼈에 대해 회전(뒤침/엎침, supination/pronation)하는 것 같은 움직임이 일체 전달되지 않게 할 수 있다.

사지에 부목고정을 확실히 하기 위해 사지의 둘레를 붕대로 둘러야 하는 경우가 종종 발생한다. 원위부에서 근위부로 부목 장비와 함께 붕대로 감아올린다. 이것은 붕대의 압력이 혈액을 중심순환으로 돌려보내고 사지 원위에 남아있지 않게 한다. 이 방법은 정맥 배출과 회복을 돕는다. 감을 때는 단단히 감지만, 손가락 하나 정도는 그 아래로 쉽게 넣을 여유가 있어야 한다.

신경혈관 기능의 확인

모든 근골격 손상에 부목을 대기 전, 부목을 대는 중 그리고 부목을 댄 후에 손상 원위부의 순환, 운동 기능과 감각의 상태를 확인하는 것은 필수이다. 부목을 대기 전 확인하는 것은 기본 상태를 확인하고 초기 손상이 순환 장애를 일으키는지 혹은 일으키지 않는 지를 확인할 수 있다. 부목을 대는 과정에서 신경혈관 확인은 부주의한 사지움직임이나 주위의 압력이 원위 순환에 장애를 일으키지 않음을 확인할 수 있다. 부목을 댄 후의 확인은 손상 부위의 계속되는 부종과 부목장비 사이에서 생기는 압박을 확인한다. 부목을 댈 때마다 항상 평가 내용을 명확하게 확인하고 기록한다.

맥박산소포화도 측정기는 부목을 대는 동안 원위부 맥박을 감시하는데 사용할 수 있다. 판독을 위해 측정기를 손가락이나 발가락에 낀다. 그리고 변화가 있는지 맥박산소포화도를 관찰한다. 이것은 원위 순환의 장애(측정값에 필요한 맥박이 소실)를 의미하므로 원위부 맥박, 피부온도와 모세혈관 재충혈의 재평가가 필요하다.

국소적 냉각과 부드러운 압박

근골격계 손상의 일반적 처치 원칙으로써 손상 부위에 국소적 냉각 처치와 부드러운 압박 조치를 취한다. 사지 구조 손상은 종종 국소적 조직 염증과 부종을 유발하며 이는 통증과 종창을 유발하고 사지 주변(특히 관절 주변)의 조직 내압을 증대시키는 결과로 이어질 수 있다. 이러한 부종은 손상 부위로의 순환을 감소시킨다. 즉각적인 국소 냉각 처치는 국소적 통증, 염증, 부종을 완화시킨다. 수건으로 감싼 얼음팩으로 국소 냉각처치를 하며, 추가적인 손상을 피하기 위해 피부나 손상 부위에 얼음팩이나 차가운 것을 직접 닿게 하지 않는다. 부목 적용을 위해 붕대를 감으면 부드러운 압력이 가해지고 역시 부종과 통증 완화에 도움이 될 수 있다. 하지만 압력이 원위부 순환에 영향을 주지 않게 한다. 원위부 순환, 운동기능과 감각이 정상 수준을 유지할 수 있도록 상태를 자주 확인한다.

부목 장비

근골격 손상 처치의 필수적 부분은 추가손상 없이 사지를 고정하고 환자를 이송하는 장비의 사용이다. 부목이라고 불리는 이 장비들은, 손상된 사지의 움직임을 줄이거나 없앨 수 있게 디자인 되었다. 근골격 손상과 관련된 흔한 골절과 탈구의 고정을 돕는 부목에는 여러 형태가 있다. 이들은 경성, 형성(formable), 진공, 연성, 견인, 이외 다른 부목들도 포함한다.

경성부목

경성부목은, 이름대로 손상된 사지를 위한 견고한 보조 장비다. 이들은 플라스틱, 금속, 합성 물질, 목재나 골판지로 만든다. 경성부목은 손상부위를 고정하는데 아주 효과적이지만 환자의 불편감을 줄이기 위해서는 적당한 패딩이 필요하다. 이런 패딩은 부목에 붙어 있기도 하지만 간단히 두꺼운 드레싱을 부목에 대고 부드럽게 붕대를 감아도 된다. 여러 종류의 상용 경성부목이 병원전 처치에 사용되고 있다. 이들은 대부분 평평하고 단단한 장비로 폭이 8cm 가량이고 길이가 40~122cm 정도이다. 골판지 부목은 얇게 펴지는 속성을 가져 저장이 용이하고, 접어서 사용하면 견고한 부목이 되며, 일회용이며 가격이 저렴하기 때문에 대중적이다(그림 9-18). 경성부목의 특별한 형태로 미리 형태가 만들어진 부목(preformed splint: 성형부목)이 있다. 이것은 찍어낸 금속이거나 미리 형성된 플라스틱이나 유리 섬유로된 장비로 사지의 굴곡에 맞춰서 만들어진 부목이다. 이러한 부목은 발목, 전완, 손을 고정할 때 주로 사용된다.

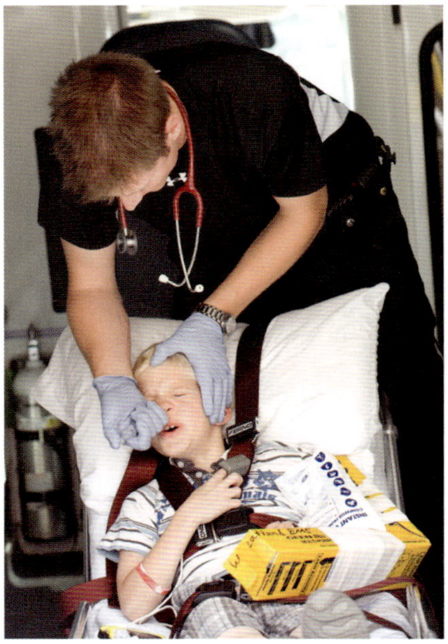

그림 9-18 골판지 부목은 많은 인기를 얻고 있다(사진 속 응급구조사는 팔을 부목 고정한 환자의 비강 내로 펜타닐을 투약하고 있다)(© *Kevin Link*).

형성부목(Formable Splints)

경성부목의 또 다른 유형은 형성 또는 가변적인 부목이다. 부목은 사지의 각을 따라 쉽게 형태를 조정할 수 있는 재질로 만들어졌다. 신체 굴곡에 맞춰진 부목을 사지에 대고 둘레를 붕대로 감는다. 형성부목은 연성 철사를 결합한 사다리 부목과, 얇은 알루미늄이나 쉽게 모양이 만들어지는 금속으로 된 금속 시트 부목을 포함한다. 알루미늄으로 된 SAM®(structural aluminum malleable) 부목은 패드를 댄 판형부목으로 사지의 형태에 맞게 모양을 쉽게 조절 할 수 있다.

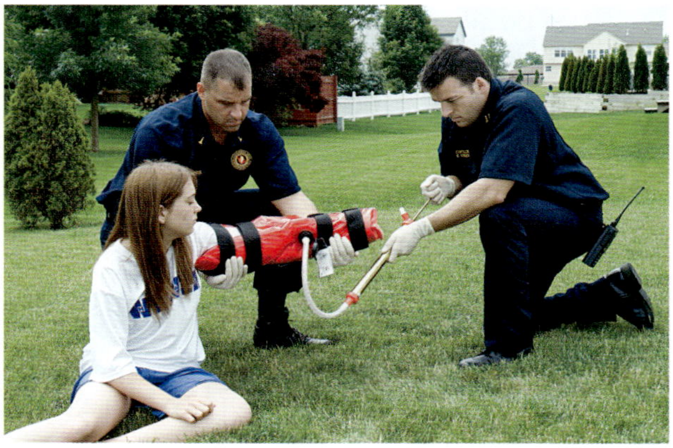

그림 9-19 진공 부목이 딱딱해질 때까지 공기를 빼낸다. 부목 적용 후 맥박과 운동 및 감각 기능을 재평가한다.

진공부목

이 장비는 작은 플라스틱 입자가 가득찬 에어백이다. 진공 부목을 사지의 형태에 맞게 조절한 뒤 손상된 사지 주변에 고정시킨다. 장비에서 공기를 빼면, 작은 조각들이 서로 뭉쳐, 사지에 단단하게 고정된 형태를 형성하게 된다(그림 9-19). 부목은 공기를 빼는 과정에서 조금 수축하지만, 사지를 단단하고 편안하게 그 위치에 고정시킨다.

연성부목

연성부목은 패드나 가벼운 공기압력을 이용하여 손상된 사지를 고정한다. 연성부목은 공기부목, 골반지지대(pelvic sling)나 고정대(pelvic binder), 그리고 베개부목 등 여러 종류가 있다.

과거보다는 사용빈도가 줄었지만, 일부 응급의료시스템에서는 공기부목을 계속 사용하고 있다. 공기부목은 부목내 공기가 채워지고 사지를 압박하면서 손상부위를 고정한다. 공기부목은 형태가 만들어지는 원통형이라서 사지를 정렬된 위치로 고정한다. 공기부목은 고관절이나 어깨관절의 움직임을 막을 수 없고 따라서 근위부 사지 관절을 고정할 수 없기 때문에, 무릎과 팔굽치 이상의 긴뼈 골절에는 사용하지 않는다. 공기부목은 압력이 가해지기 때문에 외부와 내부 출혈을 막는데 도움이 된다. 이 장비들은 원위 사지의 평가를 제한할 수 있지만, 투명하기 때문에 관찰은 가능하다.

공기부목은 온도나 대기압의 변화가 있다면 잘 감시해야 한다. 헬리콥터가 상승 할 때처럼 주위의 온도가 올라가거나 압력이 떨어지면, 부목 내압이 올라간다. 반대로, 온도가 떨어지거나 헬리콥터가 하강하면 부목 내압은 떨어진다. 환자를 치료하는 동안 공기부목의 압력이 오르내리지 않도록 감시한다.

베개부목은 발목과 발 손상을 위한 편안하고 효과적인 부목이다. 간단하게 발을 베개 위에 놓고 겉의 천으로 발과 베개를 싼다. 겉 천을 손상부위 주위로 핀을 사용하여 고정하거나 붕대로 감는다. 이 부목은 부드럽고 동일한 압력을 주어 원위부 사지를 효과적으로 고정한다. 부피가 큰 담요 한두 장을 사용하여 단단하게 감는 것으로도 효과적인 고정을 할 수 있다.

견인부목

견인부목은 제 1차 세계대전 때 개발이 되어 제 2차 세계대전에 널리 사용 되었다. 이 부목은 탄환 상처, 폭발 손상과 다른 손상들로 야기된 넙다리뼈골절로 인한 사강률과 사지 절단을 극적으로 줄였다. 하

간단히 알아보는 병태생리학

견인부목: 과거와 현재 그리고 미래

견인부목: 과거, 현재와 미래 J.D.(Deke) Farrington이 "참호속의 주검(Death in the Ditch)"이라는 팸플릿을 펴내고 오늘날에 응급의료시스템에 이르게 되기까지 견인 부목은 병원전 응급처치의 대들보였다. 견인부목은 1800년대에 개발이 되어 제 1차 세계대전의 참호 전투에서 그 진가를 발휘했다. 구식 반원형 부목은 오늘날 거의 모든 구급차에서 찾아 볼 수 있는 "Hare"와 "Sager"형의 부목으로 발전했다. 그리고 10년 이상 EMS에서 일한 사람은 고통으로 몸부림치던 환자에게 부목을 적용하여 일부 제한적인 불편함을 제외하고는 별다른 통증을 보이지 않게 되는 경우를 많이 보았을 것이다. 하지만 견인부목이 현대 응급의료체계의 표준 치료법이 될 만한 가치가 있는가?

견인부목은 넙다리뼈(대퇴골)에 국한된 골절에만 제한적으로 적용된다. 엉덩이 또는 무릎 근처의 골절에서, 견인은 신경이나 혈관 손상의 위험을 가지고 있고, 마찬가지로 골반 골절이나 하지의 심각한 손상에는 부목이 금기이다. 그리고 소요되는 시간과 금기가 되는 손상들의 가능성 때문에 다발성 외상에서도 금기이다. 최근 연구에서 견인 부목을 필요로 하는 손상의 빈도는 10,000명의 병원전 환자에서 5명 정도였다. 같은 연구에서 견인부목을 필요로 하는 환자 중에 40%가 부목을 안했고, 같은 수(2명)의 환자가 금기가 있는데 부목을 했다.

과거, 현재와 미래 병원전 처치 술기를 조사하면서, 견인부목의 사용빈도와 비용, 교육시간 대비 이득을 비교하고 올바른 사용을 보증하기 위해서 평가해야 한다. 응급구조사로서, 현재 병원전 처치의 대들보라도 최대한 많은 환자들의 이익을 위해서 버리는 것이 필요할 수도 있다는 것을 알고 있어야 한다.

지만 오늘날 중간-몸통부위에 국한된 넙다리뼈골절은 비교적 드물고, 따라서 견인부목의 필요성도 줄어들었다.

견인부목은 손상된 사지를 몸통으로부터 당기는 틀이다. 골절된 넙다리뼈에 부목을 적용하며, 뼈가 아주 큰 근육들로 둘러싸여 있기 때문에 흔히, 골절의 통증이 근육경련을 유발하고 뼈끝이 서로 겹치게 하여 원래 손상을 악화시키며 통증과 근육경련을 증가시킨다. 견인부목이 뼈가 겹치는 것을 막아 환자의 통증을 줄이고 근육경련을 완화시키는데 도움을 줄 수 있다.

기본적으로 양극(bipolar) 장비와 단극(unipolar) 장비, 두 종류의 견인부목이 있다. 양극 견인부목(Fernotrac™, Hare®, Reel™)은 골반의 궁둥뼈 결절에 걸치는 반원이 있다. 원위 톱니바퀴가 발을 끄는 장비에 연결되어 골반으로부터 발을 당긴다. 이 틀은 사지를 들어서 지탱하기 때문에 손상된 사지의 발은 공중에 떠 있게 된다. 이 구조는 환자가 움직이는 동안 사지의 움직임을 막는데 도움을 주고, 지지대에 의해 사지가 올라가서 정맥배출을 돕는다. 릴 부목(Reel Splint)는 양극틀 장비의 변형된 한 형태이다. 이 장비는 하지(그림 9-20a와 9-20b)와 상지(그림 9-20c)에 적용될 수 있다. 릴(Reel) 부목은 양극틀 장비의 디자인을 가지고 있으나, 무릎관절에서 틀이 접어질 수 있다는 추가적인 특징을 가지고 있다. 릴 부목은 무릎 탈구 시에도 적용할 수 있고, 넙다리뼈골절 시 더 편안한 사지 정렬이 가능하다.

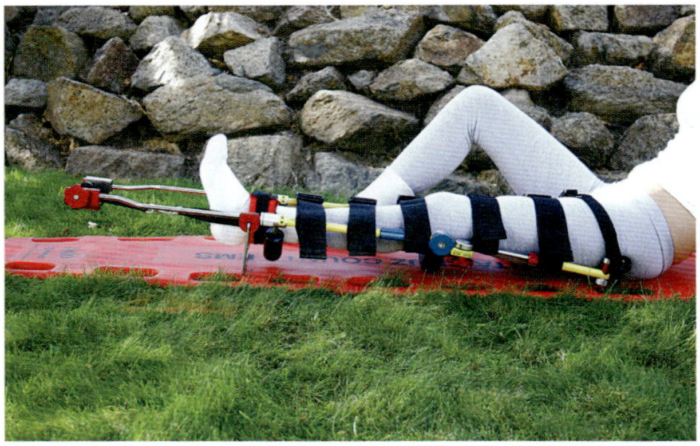

그림 9-20a 릴(Reel) 부목은 양극 견인부목의 특징을 가지고 있다(© *Reel Research and Development*).

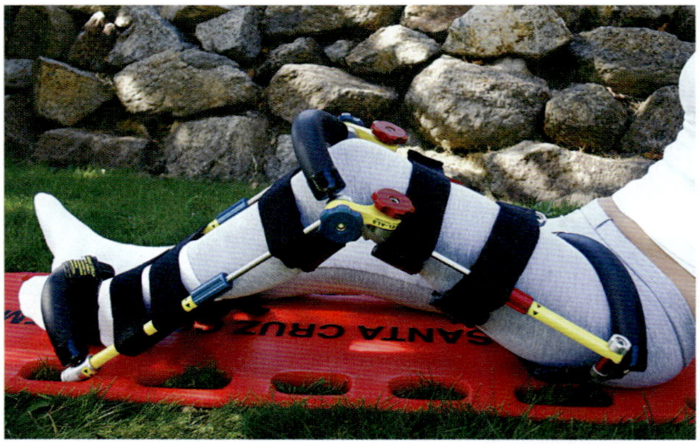

그림 9-20b 릴(Reel) 부목은 무릎관절에서 접힐 수 있다(© *Reel Research and Development*).

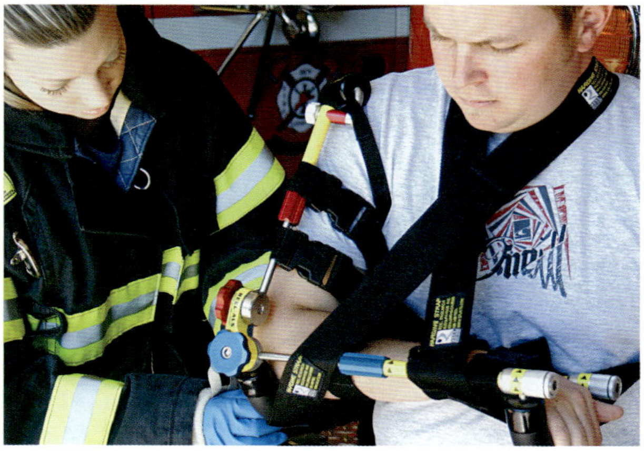

그림 9-20c 소아용 릴(Reel) 부목은 성인의 팔을 부목고정하는데 사용될 수 있다(© *Reel Research and Development*).

단극 견인부목인 사거(Sager)부목은 늘릴 수 있는 하나의 축을 사용하여, 발을 끄는 장비를 두덩뼈(치골, pubic bone)로 부터 압력을 주어 당긴다. 단극 부목은 사지를 올리거나 안정시키지 않기 때문에 환자를 움직일 때마다 더 주의를 관찰해야 한다.

기타 부목 도구

삼각건과 찍찍이끈(Velcro straps)은 경성부목의 효과를 향상시킬 수 있다. 손상부위의 안정을 돕기 위해 하지를 고정하기 위해 사용될 수 있다. 하지를 서로 고정하여 환자가 근골격 손상 부위를 조절하는데 도움을 주거나 팔걸이와 붕대(cuff and collar sling and swathe)로 부목을 댄 상지를 가슴에 고정하는데 사용될 수 있다. 위팔뼈(상완골, humerus) 골절은 어깨부분이 크고 많이 움직이는 부분이라서 고정하기 어렵다. 팔걸이(sling)를 목과 손목에 감아 팔꿈치를 일정한 각도로 고정하고, 감는 붕대(swathe)로 팔을 몸에 고정하여 어깨의 움직임을 제한할 수 있다. 팔꿈치가 접혀지는 부분에 엄지손가락을 넣어두면, 환자가 상지의 모든 움직임을 쉽게 줄일 수 있고 부목을 대는 과정을 도울 수 있다.

일부 심각한 다발성 외상환자에서는, 다른 손상들 때문에 각각의 골절과 탈구에 부목을 대는 것을 어렵게 한다. 이런 경우는 사지를 몸에 삼각건이나 붕대를 이용하여 부목하고 환자를 긴 척추고정판에 고정한다. 간단하게 몸과 사지를 판에 묶어 환자를 하나의 단위로 이송한다. 이것이 확실한 부목 방법은 아니지만 근골격 손상에 합리적으로 보호하는 방법이다. 시간과 환자의 처치 순위상 여유가 있는 경우, 환자 이송시 더 확실한 부목고정을 한다.

골절 처치

관절 부근(일반적으로 8cm 이내)에서 발생한 골절은 혈관, 신경, 관절낭 손상의 가능성이 높다. 이러한 손상의 추후 합병증을 예방하기 위해 관절에서 가까운 근골격계 손상은 관절 손상으로 처치한다. 병원전 처치 목적으로, 골절은 관절에서 8cm 이상 떨어진 골간손상으로 정의한다. 이런 정의는 관절 주위 손상에 혈관과 신경이 높은 빈도로 연관되며, 자세와 고정에 다른 접근 방법이 필요하기 때문에 꼭 필요하다. 순환이나 신경손상이 없다면 발견된 자세 그대로 고정한다.

골절처치의 시작은 원위부 맥박, 감각과 운동기능의 확인이다. 그리고 부목 적용을 위해 사지를 정렬한다. 빠르게 손상 아래 부분의 순환 및 운동과 감각 기능을 재확인한다. 신경혈관 결손을 발견되면 사지가 정렬되었더라도 문제를 해결하기 위해 조심스럽게 다시 위치를 잡는다. 사지가 각이 졌다면 다시 정렬을 시행한다. 대부분의 부목 장비는 정렬된 사지를 고정하게 디자인되었고, 정렬만이 손상 원위의 원활한 신경혈관 기능을 보장하는 가장 좋은 기회를 제공한다.

각진 상태의 손상된 사지를 일렬로 정렬하기 위해서, 손으로 직접 부드럽게 원위부로 견인한다. 또한 뼈 끝이 피부에 가깝고 폐쇄성 골절이 개방성 골절로 전환 될 위험이 있는 경우에도 사지의 정렬을 고려한다. 보조 응급구조사가 근위부 사지를 발견한 위치대로 고정한다. 사지의 원위부를 꼭 잡고 사지의 축을 따라 견인하여 조심스럽게 각진 자세에서 정렬된 자세로 바꾼다. 만약 움직임에 대한 저항이 느껴지거나 환자의 불편함이 커지면, 정렬시도를 멈추고 사지를 있는 대로 고정한다. 정렬을 마치면 원위부 신경혈관 기능을 재확인한다. 만약 원위부 신경과 혈관 기능이 적절하다면 부목을 댄다. 만약 기능이 적절하지 않다면 다른 처치자가 맥박을 감시하는 동안 사지를 조금씩 움직여 본다. 만약 한번의 조심스러운 조작의 시도로 맥박이 회복되지 않으면, 부목을 대고 신속하게 이송한다.

적당한 부목을 선택하고 골절부위와 인접 관절들을 모두 고정이 되도록 사지를 부목에 고정한다. 사지를 잡고 있는 처치자가 부목을 댈 때 조심스럽게 견인을 해서 사지를 안정시키게 한다(그리고 원위부 맥박도 감시한다). 적절히 부목을 적용하면, 부목장비는 이 견인력을 유지하여 사지를 더욱 안정시키고 환자를 더 편하게 한다. 사지를 몸(상지의 경우)이나 반대편 사지(하지의 경우)에 묶어 환자가 사지를 움직이지 않도록 한다.

관절 처치

관절 처치도 원위부 신경혈관 기능에 대한 평가로 시작한다. 만약 맥박, 감각과 운동 기능이 적절하면,

관절을 있는 그대로 고정한다. 사다리 부목, 진공부목 또는 다른 변형이 가능한 부목을 사용하여 사지의 각에 맞춰 모형을 만들거나 패드를 댄 경성부목에 교차 감기로 관절을 그대로 고정한다. 부목이 손상 관절과 손상의 위 관절과 아래 관절을 모두 고정해야 한다. 그렇지 않으면 사지를 몸에 꼭 묶어 이 관절들을 고정한다.

만약 관절 손상 아래로 순환이나 운동이나 감각기능이 소실되면 관절처치로 위에서 언급한 것처럼 사지를 움직여 기능을 회복할 것을 고려한다.

관절 **정복**(reduction) 시, 뼈를 정상 해부학적 위치로 돌려보내는 동안 관절면을 보호한다. 정복 후에 세밀하게 원위부 순환, 감각과 운동기능을 평가한다. 만약 수분 내에 정복이 성공하지 못하면 사지에 부목을 그대로 대고 신속하게 이송한다. 정복이 성공하면 사지를 기능적 자세로 부목을 대고 이송한다.

근육과 결합조직 처치

근골격계 연부조직 손상은 특별한 처치가 필요하다. 이런 손상들은 대부분 생명을 위협하지 않지만 매우 통증이 심하다. 깊은 타박상과 특히 큰 혈종은 출혈과 저혈량을 유발할 수 있다. 일단 심각한 손상을 입었다면 근육과 결합조직을 평가하고 처치한다.

근육, 힘줄, 인대 손상을 처치하기 위해서 손상 주위를 고정한다. 이렇게 하면 연관된 내부 출혈과 통증을 줄일 수 있다. 부드럽게 붕대를 감으면(손가락을 붕대 아래로 넣을 수 있을 정도) 출혈, 부종과 통증을 더 줄여주지만 원위 순환을 반드시 감시하여 신경혈관 소실의 징후가 있으면 붕대를 더 풀어주어야 한다. 국소적 냉각처치는 부종과 환자의 불편을 줄일 수 있다. 차가운 것이나 얼음팩을 드레싱이나 수건에 감을 때 너무 과도한 냉각과 그로 인한 손상이 발생하지 않도록 주의한다. 48시간 후에는 상처를 따뜻하게 하여 순환과 회복을 증진시킬 수 있다, 가능하면, 사지를 기능적 자세로 하고 사지를 올려 좋은 정맥 환류를 확보하고, 부종을 제한하고, 환자의 불편을 줄인다. 순환 및 감각이나 운동 기능이 처치로 인해 손상되지 않았는지 원위부 신경혈관 기능을 감시한다.

구체적 골절을 위한 처치

골반(Pelvis)

골반골절은 엉덩뼈능선(iliac crest) 또는 골반환(pelvic ring)을 포함된다. 엉덩뼈능선 골절은 심각한 외상을 반영하지만, 골반환 골절처럼 심각하지 않다. 엉덩뼈능선 골절은 흔히 단순 환자고정으로 처치할 수 있는 국소적이고 안정된 손상이다. 또한 골반은 두덩결합(치골결합, pubic symphysis) 혹은 엉치엉덩관절(sacroiliac joint)에서 단일성 골절이 가능하다. 골반환 골절은 고충격에너지로 발생하고, 사망률이 높으며, 치명적이고 치료의 우선순위가 높은 손상으로 간주한다.

골반골절은 크게 4가지 유형으로 분류된다. 첫 번째 유형은 골반환(pelvic ring)을 포함하지 않은 골절로 찢김골절(avulsion fracture)과 두덩뼈(pubis), 엉치뼈(sacrum), 꼬리뼈(coccyx), 좌골(ischium), 엉덩뼈날개(iliac wing)의 골절을 포함한다. 두 번째 유형은 골반환(pelvic ring)에 발생하는 단일성 파열로 골반의 안정성을 유지하며, 한쪽 골반환 골절과 두덩결합(pubic symphysis) 및 엉치엉덩관절(sacroiliac joint)의 골절을 포함한다. 세 번째 유형은 고에너지로 인한 다발성 골반환 골절(저혈량증)이다. 네번째 유형은 절구(acetabulum)를 손상 시키는 골절이다.

골반환 모양은 큰힘이 작용하면, 파열시 보통 두 곳에 골절이 발생한다. 골반환 골절이 일어나기 위해서는 상당한 운동 에너지가 필요하고, 다른 곳의 골절들과 내부손상을 일으킬 가능성이 크다. 이 부위의 정맥들은 판막이 없고 근육조직이 적기 때문에 혈관이 찢길 경우 혈액이 역류할 수 있다. 그래서 골반환 골절은 골반강과 후복막강으로 유입되는 중증 출혈로 이어질 수 있다. 혈액 소실의 양은 2리터를 쉽게 초과할 수 있다. 이러한 손상은 한쪽 또는 양쪽 하지로 향하는 순환에 장애를 유발할 수 있다. 또한 골반 골절은 고관절탈구와 방광, 여성 생식기관, 요도, 남자의 전립선, 그리고 소화관의 말단(항문과 곧창자)의 손상과 연관되기도 한다.

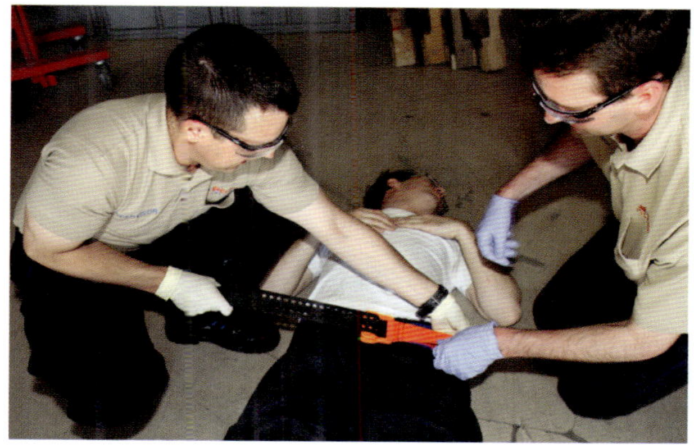

그림 9-21a SAM® 골반 끈(© *Dr. Bryan E. Bledsoe*).

골반 손상 처치의 목적은 골반골절을 안정시키고, 환자를 혈역학적으로 지지하고, 외상센터로 신속하게 이송하는 것이다. 심한 실혈이 발생할 수도 있고 골반환의 고정이 어렵기 때문에 골반골절에 골반지지대(pelvic sling)나 고정대(pelvic binder)의 적용이 추천된다(그림 9-21a). 골반지지대나 고정대는 넓은 밴드로 상용화된 제품을 사용하거나 시트를 이용해 만들 수 있다(그림 9-21b). 골반지지대는 가로 길이 25cm 정도가 되도록 시트를 접어 만들고 조심스럽게 환자 밑으로 넘기거나, 척추고정판 위에 두고 환자를 이동시킨다. 골반 지지용 밴드의 위쪽 끝부분이 엉덩뼈능선 아래까지 위치하도록 골반을 감싸야 한다. 상용제품이나 시트로 골반을 견고하게 고정하되 지나친 압력이 가해지지 않도록 유의한다. 환자의 하지 사이에 접혀진 담요를 넣고 하지를 함께 묶는다. 환자의 안위를 위해서 필요하다면 무릎 밑에 배게를 넣는다.

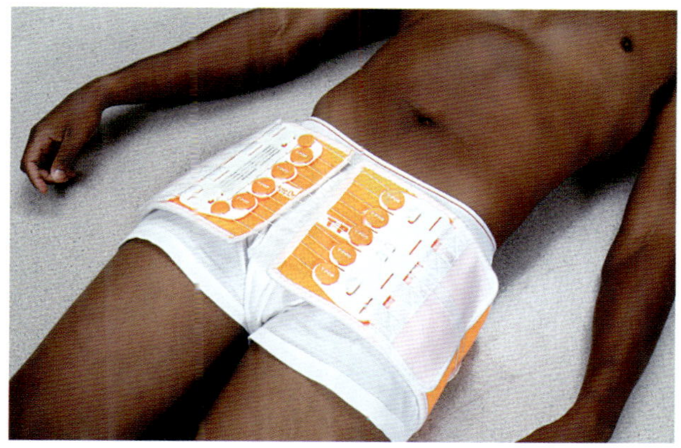

그림 9-21b T-POD® 골반 부목시스템

환자가 저혈압 상태인 경우, 직경이 큰 카테터로 정맥로를 확보하고 1,000ml의 생리 식염수를 연결한다. 외상용 튜브셋을 준비하고, 수축기 혈압을 최소 80mmHg으로 유지하는데 필요한 수액을 대량으로(fluid boluses) 투여한다. 골반골절환자는 빠른 이송이 필요할 수 있다는 것을 항상 고려한다.

넙다리뼈(대퇴골, Femur)

넙다리뼈골절은 아주 강하고 격렬한 힘으로 생기는 외상성이거나, 퇴행성질환으로 생기는 비외상성일 수 있다(그림 9-22). 질환으로 인한 골절 환자는 비교적 나이가 많고, 퇴행성질환의 병력, 뚜렷하지 않고 제한된 외상의 병력과 중간정도의 불편함을 호소한다. 이런 환자들은 사지 길이의 단축, 외회전, 제한적인 변형을 보이는 경우가 많고, 처치는 발견한 상태 그대로 고정을 하고, 안전하게 이송하는 것이다. 일반적으로 환자를 긴 척추고정판에 올려놓고 환자의 편안을 위해 베거와 담요로 패딩을 함으로서 효과적으로 고정할 수 있다. 통증이 뼈 끝이 겹치게 하는 경련을 일으키지 않기 때문에 견인부목을 사용할 필요는 없다.

외상성 넙다리뼈골절이 있는 환자는 보통 극도로 불편해 하고 심한 통증을 호소하는 경우가 많다. 이러한 경우에 견인 부목은 양 뼈끝의 고정, 근육 경련과 통증을 완화시킨다. 견인부목은 혈역학적으로 안정된 단순넙다리골절에 최선의 방법이다. 그러나 견인부목은 심각한 골반, 무릎, 정강뼈(경골, tibia) 또는 발 손상이 동반 시 금기이다.

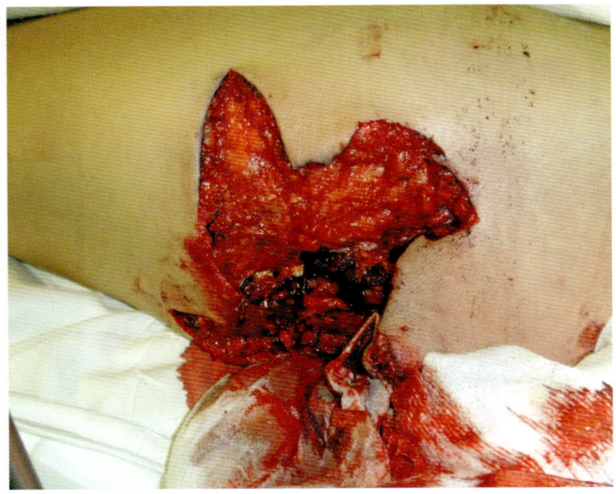

그림 9-22 개방성 넙다리뼈골절(© *Dr. Bryan E. Bledsoe*).

근위부 골절(외과목과 돌기사이 골절)은 특히 노인에게서 흔하다. 고관절 손상, 전달된 힘 또는 나이의 퇴행 효과 때문에 자주 생긴다. 고관절골절(엉덩관절 골절)과 연관되는 이러한 근위부 넙다리뼈골절에는 견인부목을 적용해서는 안 된다. 이와는 대조적으로 중간-몸통 골절은 종종 고에너지를 수반하는 측면 외상에 의해 유발되고, 심각한 출혈을 동반하기도 한다. 관절융기(condylar)골절 또는 위관절융기(epicondylar)골절 같은 넙다리뼈 원위부 손상은 심할 수 있고, 혈관, 신경, 결합 조직에 영향을 줄 수 있다. 넙다리뼈골절을 유발하는 충격에너지는 고관절을 탈구시키고 다른 부위에 중증 내부손상을 야기하기에 충분하다. 고관절 손상이나 골반 손상이 없는 넙다리뼈 중간-몸통 골절의 경우, 견인부목이 가장 효과적이다.

고관절골절 같은 근위부 넙다리뼈골절과 고관절 전방탈구를 구분하는 것이 어려울 수도 있다. 일반적으로 넙다리뼈골절에서 발은 외측으로 돌아가고 손상된 사지는 다른 쪽에 비교해 짧아져 있다. 이런 차이는 매우 적어서 환자의 다리가 일렬로 놓여 있지 않으면 모를 수도 있다. 전방탈구도 넙다리뼈골절과 비슷한 소견을 보이지만 넙다리뼈머리가 샅고랑으로 튀어나와 있다. 두 경우 모두 탈구로 처치한다. 견인부목은 관절(엉덩이나 무릎) 손상이 의심되면 사용하지 않는다.

단순 넙다리뼈 몸통골절이 의심되면, 사지를 정렬하고, 순환과 감각 및 운동기능을 확인하고 견인부목을 적용한다. (만약 손으로 견인하여 넙다리뼈를 정렬할 경우, 부목이 적용될 때까지 견인력을 유지하고 이후에도 지속한다.) 골반에 위치하여 손상을 입지 않은 사지의 길이에 맞게 부목 길이를 조절하고, 샅고랑부위 끈으로 고정을 한다. 양극성 부목을 사용시 발목 연결부(ankle hitch)를 적용하고, 부드러운 견인력을 가하면서 원위부 사지를 상향시켜 부목의 원형고리를 궁둥뼈결절(ischial tuberosity)에 닿게 한다. 단극성 부목시에는 두덩뼈(pubis)에 대한 T자형 지지대를 설치하고 발목 연결부(ankle hitch)를 간단히 연결한다. 상당한 견인력을 적용하면서, 매듭과 부목에 의해 족부와 사지가 해부학적 위치에 고정될 수 있도록 한다. 끈으로 사지를 부목에 고정시키고 환자를 조심스럽게 긴 척추고정판으로 옮긴 뒤, 부목을 긴 척추고정판에 고정한다. 이송을 위해 환자와 사지를 단단히 고정한다.

환자의 반응을 견인 적용의 기준으로 삼는다. 견인을 시작하고 견인력을 높이면서 환자에게 다리의 느낌을 물어본다. 다리가 고정되고 환자의 불편함이 줄어들면 견인의 적용을 중단한다. 견인부목으로 뼈 끝이 겹치는 것이 일직선으로 되면, 환자의 통증도 줄어든다는 것을 기억한다. 이는 근육경련의 강도를 감소시키고 사지를 원래 길이로 회복시킨다. 이것은 차례로 부목에 의해 제공된 견인력을 감소시키면, 뼈끝 들이 더 이상 잘 고정되지 않는다는 것을 의미한다. 처치하는 동안 견인력이 감소하지 않도록 견인의 정도를 자주 확인한다. 만약 환자가 통증이 심해진다고 하면 통증이 줄어들 때까지 점차 더 견인할 것을 고려한다.

환자의 다른 손상이나 빠른 이송의 필요성으로 견인부목 사용이 어려우면, 넙다리뼈골절 환자의 고정과 이송을 위해 긴 척추고정판을 사용할 것을 고려한다. 패드를 댄 긴 경성부목을 내측에 하나, 외측에 하나를 사용하여 신속하게 손상된 사지를 고정하고, 손상되지 않은 사지에 묶는다. 정형외과적 들것이나 다른 장비나 이동 방법으로 환자를 긴 척추고정판으로 옮기고 단단하게 묶는다.

정강뼈(경골, Tibia)/종아리뼈(비골, Fibula)

긴뼈인 정강뼈(경골, tibia)와 종아리뼈(비골, fibula) 골절은 따로 또는 같이 생길 수 있다. 정강뼈는 가장 많이 부러지는 다리뼈이고 직접적인 힘, 압좌(crush) 손상이나 비틀리는 힘에 의해 부러질 수 있다. 정강뼈골절은 개방성상처일 가능성이 크다. 종아리뼈골절은 무릎과 발목의 손상과 연관이 있는 경우가 많다(그림 9-23). 정강뼈가 부러지고 종아리뼈가 그대로라면, 하지가 꺾이지 않아도 무게를 지탱하지는 못한다. 종아리뼈만 부러지면, 다리는 비교적 안정적이다. 두 뼈 중 어떤 뼈의 손상이 생겨도 구획증후군이 생길 수 있다. 교통사고나 운동 중 충돌로 입은 직접 손상이 흔히 정강뼈와 종아리뼈 손상을 일으킨다.

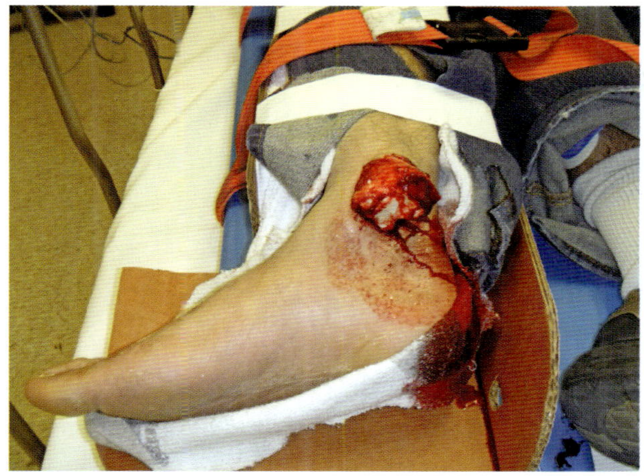

그림 9-23 자동차 사고로 인한 개방성 발목 탈구(© *Dr. Bryan E. Bledsoe*).

손상된 하지를 정렬하고, 순환과 감각 및 운동기능을 평가하고, 그리고 하지를 조심스럽게 견인하여 고정한다. 발과 무릎을 모두 감싸는 전체 다리 공기부목, 진공 부목, 또는 외측이나 내측 패드를 댄 경성부목으로 효과적인 고정을 할 수 있다. 다리 전체를 포함하고 고정을 유지할 수 있을 정도로 단단하다면, 골판지 부목도 사용할 수 있다. 손상된 다리에 부목을 댄 후에 손상되지 않은 다리에 묶는다. 이렇게 하는 것이 통제되지 않은 움직임에 대한 보호를 제공하고 환자가 하지에 대한 일부 통제를 유지하게 되어 안심을 줄 수 있다.

빗장뼈(쇄골, Clavicle)

쇄골은 인체에서 가장 흔히 부러지는 뼈이다. 이 골절은 보통 상지에는 경증의 골격손상 정도만 주는 힘이 전달된 결과로 생긴다. 그러나 쇄골은 폐의 윗부분과 상지와 머리로 가는 혈관들 근처에 위치한다. 쇄골 골절 환자는 통증과 어깨의 앞쪽 전위와 쇄골을 따라 만져지는 변형이 생긴다. 고정은 상지를 팔걸이와 붕대(sling and swathe)로 가슴쪽으로 묶는 방식으로 부목을 적용한다. 환자의 상태를 면밀히 살피면서 내출혈이나 호흡 장애의 증상에 유의한다.

또한 쇄골은 강력한 힘과 함께 탈구가 될 수 있다. 복장빗장관절(흉쇄관절, sternoclavicular joint)의 탈구는 8자 붕대를 이용하여 어깨를 부드럽게 뒤로 당기면서 고정할 수 있다. 봉우리빗장관절(견봉쇄골관절, acromioclavicular joint) 탈구는 팔걸이와 붕대로 가장 효과적으로 고정할 수 있다.

위팔뼈(상완골, Humerus)

부러진 위팔뼈(상완골, humerus)를 근위부에서 고정하기는 매우 힘들다. 위팔뼈의 근위부는 어깨 근육 속에 파묻혀 있고, 어깨관절은 흉곽 위에서 아주 잘 움직인다. 겨드랑동맥은 겨드랑을 통해 나와서 혈관에 손상을 주지 않고 견인을 하기는 매우 힘들다. 그러므로 이 골절을 가장 효과적으로 고정하는 방법은 팔걸이와 붕대를 사용하여 구부린 상지를 가슴에 고정하거나, 펴서 고정을 시킨 상지를 몸에 묶는 것이다.

골절된 위팔뼈 고정에는 팔걸이와 붕대가 선호되는 방법이다. 패드를 땐 짧은 경성부목을 팔 바깥쪽에 대고, 붕대의 압력을 분산시키고 팔을 더 효과적으로 고정시킨다. 전완은 삼각건으로 팔꿈치는 빼고 손목 부위만 팔걸이를 한다. 이것은 앉아 있은 환자에게 중력에 의한 견인을 허용하고, 부주의로 팔을 굽힐 수 있는 팔걸이에 의한 압력을 막아준다. 그리고 여러 개의 삼각건으로 상완과 전완을 가슴에 고정한다. 만약 환자가 의식이 있다면, 안 다친 팔의 엄지를 팔꿈치의 주름 안에 넣게 하여 다친 팔의 움직임을 조절하도록 한다. 이것은 환자에게 팔의 조절력을 주고, 팔의 움직임을 줄이고, 편안함을 증대시킨다.

또한 펴진 팔에는 패드를 댄 긴 경성부목을 대어 고정할 수 있다. 부목을 상지의 안쪽에 대고 겨드랑에 압력을 주지 않게 한다. 이러한 압력은 팔로 가는 겨드랑동맥의 혈류를 차단하고 환자에게 불편을 초래할 수 있다. 부목을 팔에 단단히 묶는데 원위부에서 근위부 끝까지 감는다. 이후 부목을 누운 환자의 몸에 고정하고, 환자를 옮겨 긴 척추고정판에 고정한다.

노뼈(요골, Radius)/자뼈(척골, Ulnar)

전완은 어디에서나 부러질 수 있고 노뼈, 자뼈 또는 둘 다 부러질 수 있다. 가장 일반적으로 골절은 노뼈의 말단에서, 손목의 바로 위에서 발생하며 뼈끝을 손바닥방향으로 이동시킨다. 이것을 꼴레씨 골절(Colles' fracture)이라고 하며, 손목이 비정상적인 각도로 구부러져 온다. 이 손상의 다른 이름은 포크 같은 모양과 원위가 창백해지기 때문에 '은 포크 변형'이라고 한다. 다른 관절 골절과 마찬가지로 주요 우려 사항은 원위부 순환과 신경이다. 신경혈관 손상을 발견하면, 이 부위에서 움직임은 추가손상의 원인이 되기 때문에 약간만 수정하여 신경과 순환기능을 회복시킨다.

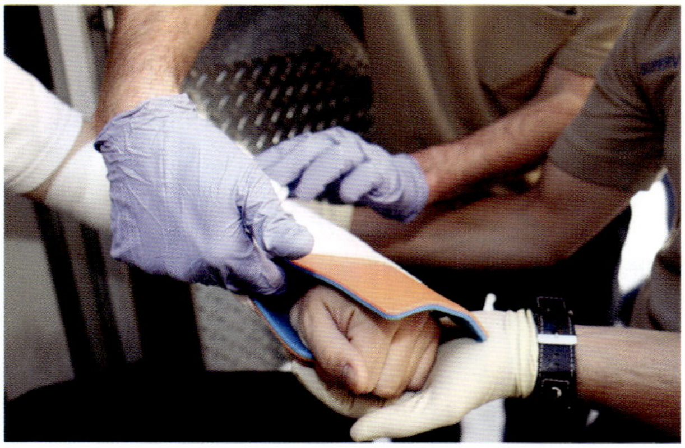

그림 9-24 유연한 각설탕 집게 형태 부목(sugar tong splint)으로 전완골절을 효과적으로 부목고정할 수 있다(© *Dr. Bryan E. Bledsoe*).

전완골절은 패드를 댄 짧은 경성부목을 전완과 손에 대어 고정한다. 손은 마치 큰 공을 잡고 있는 것 같은 자세를 유지할 수 있게 손바닥에 큰 다발의 드레싱을 두어 기능자세로 고정한다. 적어도 한 손가락은 노출시켜 모세혈관 재충전을 확인 할 수 있게 한다. 가슴을 가로 지르게 팔꿈치를 굽히고 팔걸이와 붕대로 팔을 고정한다. 이를 통해 팔을 상대적으로 높게 올리고 앉아있거나 누워있는 환자의 정맥순환을 개선할 수 있다.

공기부목이나 패드 댄 긴 경성부목을 몸의 측면에 단단히 묶으면, 전완골절을 적절히 고정할 수 있다(그림 9-24). 이런 장비를 사용할 때 손을 기능적 자세로 하여야 환자의 불편을 줄일 수 있다.

구체적 관절 손상의 처치

엉덩이관절(고관절, Hip)

엉덩이관절은 앞과 뒤, 두 방향으로 탈구된다. 전방탈구는 발이 바깥으로 돌아가고 넙다리뼈머리가 샅고랑에서 만져진다(그림 9-25). 후방탈구가 가장 흔하며 무릎은 구부리고 발은 안으로 돌아간 상태로 온다. 탈구된 넙다리뼈머리는 엉덩이 근육 사이에 묻히며, 좌골 신경을 건드릴 수 있다. 좌골신경 손상으로 인해 무릎관절을 굽히지 못하고 발과 다리의 후측면부의 감각이 약해질 수 있다.

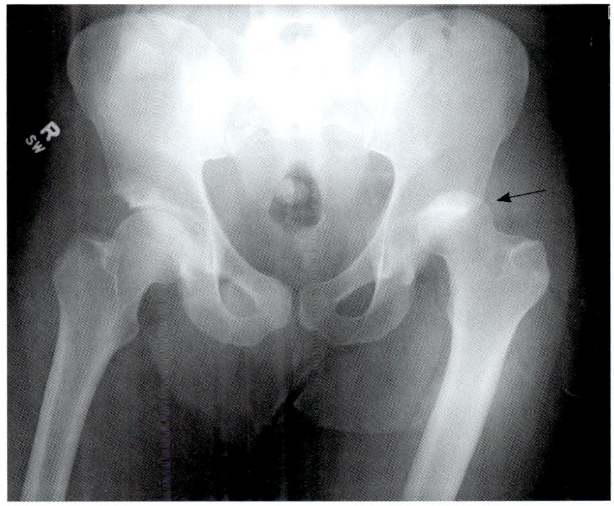

그림 9-25 고관절 전방탈구(환자의 왼쪽이 독자 기준으로 오른쪽임)(© *Dr. Bryan E. Bledsoe*)

양쪽 탈구 모두 환자를 긴 척추고정판에 고정하고 베개로 패드를 대서 환자의 자세를 유지하고 편안하게 한다. 만약 원위부 순환 및 감각이나 운동기능 장애가 심하면, 후방탈구는 한 번 정도 정복을 고려해본다.(지역 프로토콜과 의료지도를 받아 정복 시도의 기준을 확인한다). 그러나 엉덩이 탈구와 관련하여 골반골절과 같은 다른 심각한 손상이 있다면 교정을 시도하지 않는다.

후방탈구의 교정을 위해서는 한 사람이 엉덩뼈능선을 잡고 아래로 압력을 가하여 골반이 긴 척추고정판이나 다른 단단한 평면에 고정되게 한다. 엉덩이와 무릎을 모두 90도로 구부리고 넙다리뼈의 축을 따라 천천히 힘을 주어 견인을 한다. 조심스럽게 넙다리뼈를 바깥쪽으로 회전시킨다. 근육이 이완하려면 시간이 걸리지만, 이완되면 넙다리뼈머리가 "뚝"하는 소리와 함께 제자리로 돌아온다. 만약 들어가는 것을 느꼈거나 환자가 아픈 것이 없어졌다고 하며 다리를 쉽게 쭉 피면, 정복이 성공했을 가능성이 크다. 구부리거나(90도 이하)이나 엉덩이와 다리를 완전히 뻗고 편안하게 누운 자세로 고정한다. 감각, 운동 기능과 순환을 재검사한다. 만약 넙다리뼈머리가 몇 분 동안의 정복 시도에도 비구로 들어가지 않는다면, 환자를 발견한 대로 고정하고 신속하게 이송한다. 엉덩이관절은 견고하기 때문에 전방 또는 후방탈구를 정복 시도 시에는 종종 진정제 투여나 여러명의 힘센 구조자가 필요하다. 정복시도를 하기 전에는 해당 지역의 프로토콜과 의료지도 자문을 구한다.

무릎(슬관절, Knee)

무릎 손상은 넙다리뼈(대퇴골, femur), 정강뼈(경골, tibia), 또는 두 뼈 모두의 골절을 포함할 수 있다. 또한 무릎뼈(슬개골) 탈구, 또는 무릎 탈구를 포함한다. 무릎은 네가지의 주요 인대(전방십자, 후방십자, 내측측부, 외측측부)로 고정되어 있다. 무릎은 매우 큰 관절이고 큰 체중을 지탱하고 있기 때문에 부상이 심각하여 환자 앞으로가 걸을 능력에 위협이 된다. 무릎 손상에 대한 또 다른 우려는 이 부분을 가로 지르는 주요 혈관, 특히 무릎 관절 동맥에 발생할 수 있는 손상이다. 이 동맥은 다른 관절의 혈관보다 이동성이 적기 때문에 상해를 입히고 말초 혈관이 손상될 수 있다.

무릎관절 골절과 무릎뼈 탈구는 원위부 순환과 감각 및 운동기능의 장애가 발생하지 않는 한 발견한 그대로 고정한다. 만약 다리가 구부러져 있다면, 2개의 중간 크기 경성부목으로, 하나는 안쪽과 하나는 바깥쪽에 고정한다. 붕대로 부목과 사지를 교차로 감아 다리를 그 자세대로 고정한다. 다리의 각도에 따라 앞과 뒤에 댈 수 있는 사다리부목이나 형성부목을 사용할 수 있다. 진공부목이 효과적이다. 만약 다리가 펴져있다면, 간단하게 패드를 댄 2개의 경성부목이나 공기부목을 댄다.

무릎뼈 탈구가 무릎관절 탈구보다 많고, 보통 무릎뼈가 바깥쪽으로 전위되고, 무릎이 굽혀진 자세를 만든다. 손상된 무릎은 크게 변형된 것 같이 보인다.

무릎의 전방탈구는 펴진 다리가 (원위부에서 근위부로 움직여서) 무릎에서 들고 있는 모양이고 후방탈구는 무릎에서 떨어지는 모양이다(무릎뼈 탈구가 아닌 것을 확인한다). 만약 신경혈관 손상이 있다면, 다른 사람에게 넙다리뼈를 고정하게 한다. 그리고 다리를 발목 바로 위 종아리 근육을 잡고, 우선 정강뼈의 축을 따라 힘을 주어 견인을 하고 나서 넙다리뼈와 정렬이 되게 다리를 당긴다. 후방탈구는 세 번째 사람이 넙다리뼈의 원위부에 아랫방향으로 압력을 주고 정강뼈의 근위부에는 위쪽 방향으로 압력을 주어 교정을 돕는다. 모든 탈구처럼, 성공은 뼈끝이 제자리로 "똑"하고 돌아가는 느낌, 환자가 극적으로 통증이 줄어들었다고 하는 것과 무릎에서 좀 더 자유로운 다리의 움직임으로 판단 할 수 있다. 무릎 탈구가 정복되면 관절을 기능자세로 고정하고 환자를 이송한다. 만약 몇 분간의 견인으로 탈구를 교정하지 못하면, 다리를 발견된 그대로 고정하고 신속하게 이송한다. 만약 확실한 치료까지 시간이 2시간을 넘을 것 같으면 원위 순환과 신경 기능이 좋아도 무릎 탈구의 정복을 시도한다.

발목(족관절, Ankle)

발목손상은, 복사(malleolar) 골절, 탈구 또는 둘 다 때문에 원위 하지에 변형을 일으킨다. 염좌도 고려해야 하는 손상이지만 하지가 해부학적으로 유지된다. 염좌 또는 이탈되지 않은 골절은 공기부목(발을 포함)이나 다리의 양쪽에 긴 경성부목을 대고, 패드를 충분히 댄뒤, 단단히 묶어 고정한다. 발목 변형이 있다면 베개부목을 사용할 수도 있다. 국소 냉각으로 고통을 덜어주고 부종을 줄인다.

발목탈구는 전방과 후방 또는 측면, 세 방향 어디로든 생길 수 있다. 전방탈구는 짧아져 보이는 발등굽힘(dorsiflexion, 위로 향함) 발을 보이다. 후방탈구는 발바닥쪽굽힘(plantar lexion, 아래로 향함)한 발이 길어져 보인다. 외측탈구가 가장 흔하고 발이 발목에 비해 바깥쪽으로 돌아가 있다. 만약 원위부 신경혈관손상이 있으면 정복이 필요하므로 한 사람이 종아리를 잡고, 자세를 유지하면서 견인하는 반대로 잡아당긴다. 그리고 한 손으로 발뒤꿈치와 다른 손으로 발허리궁을 잡는다. 원위로 견인하여 뼈끝을 풀어내고 재위치시키면서 관절연골도 보호한다. 전방탈구는 발목에서 발을 뒤쪽으로 움직인다. 외측탈구는 발을 안쪽으로 회전시킨다. 후방탈구는 발뒤꿈치를 앞으로 당기고, 발을 앞으로 당기고 나서 놓는다. 관절은 "똑"하면서 정상 자세로 돌아가고, 통증은 줄고, 관절의 움직임은 증가한다. 국소 냉각을 하고 다리를 고정한다. 몇 분 동안의 조작으로 관절교정이 안되면, 관절을 발견된 대로 고정하고 신속하게 이송한다.

발(족부, Foot)

발의 손상은 발뒤꿈치뼈, 발허리뼈와 발가락뼈의 탈구와 골절을 포함한다. 발꿈치뼈의 손상은 일반적으로 낙상으로 생기고 심한 통증과 부종이 생긴다. 발허리뼈와 발가락뼈의 손상은 관통이나 둔한 손상 또는 발가락을 채여서 생긴다. 행군 골절(march fracture)이라고 불리는 발허리뼈의 피로 골절은 비교적 흔하게 발생하는 손상이다. 이런 손상은 비록 무게를 지탱할 수 없지만 상당히 안정적이다. 발과 발목손상이 의심되면, 양쪽 발 손상과 요추 손상도 의심해야 한다.

발 손상도 발목손상과 같은 방법으로 고정한다. 베개부목, 진공부목, 사다리부목이나 공기부목(발을 포함)을 사용한다. 가능하면 발의 일부를 노출시켜 원위부 모세혈관 재충혈 또는 적어도 피부 온도와 색을 감시 할 수 있게 한다.

어깨(견관절, Shoulder)

어깨의 골절은 가장 흔히 근위 위팔뼈(상완골, humerus), 외측 어깨뼈와 원위 쇄골을 포함한다. 탈구는 위팔뼈골두의 앞, 뒤와 아래로의 전위를 포함한다. 전방탈구는 위팔뼈골두를 앞으로 이탈시켜, 어깨가 '움푹 꺼지거나(hollow)'이나 '각이 진 것' 같이 보이게 하고, 환자가 팔을 중간겨드랑선 앞에서 가슴 가까이 붙잡고 있다. 후방탈구는 팔을 안쪽으로 회전시키고, 환자가 팔꿈치와 전완을 가슴에서 떼서 잡고 있다. 하방탈구는 위팔뼈골두가 아래로 이탈된다.

어깨탈구도, 손상부 이하로 맥박 및 감각 또는 운동 기능 소실이 없는 한, 다른 모든 관절 손상과 같이, 발견한 대로 고정한다. 전후방탈구는 팔걸이와 붕대로 고정하는데, 필요하면 베개를 팔과 전완 아래에 둔다. 하방탈구는 (상지가 머리 위로 고정된) 부목을 댈 때 독창성을 필요로 한다. 쭉 뻗은 팔을 발견한 상태 그대로 고정시켜야 한다. 삼각건을 사용하여 패드를 댄 긴 부목을 몸통, 상지대, 팔과 전완을 묶어서 머리 위로 팔을 고정한다. 환자를 조심스럽게 긴 척추고정판으로 옮기고 부목과 환자를 척추고정판에 묶는다.

전후방 어깨 탈구의 정복은 띠를 환자의 가슴을 가로 질러, 다친 어깨 아래(겨드랑)와 등 뒤로 두른다. 다른 처치자는 띠를 사용하여 가슴을 가로질러 위쪽으로 역 견인을 할 준비를 한다. 그리고 환자의 팔꿈치를 구부리고, 몸에서 어느 정도 떨어지게 하고(외전), 위팔뼈를 따라 힘을 주어 견인한다. 조금씩 위팔뼈를 내측과 외측으로 회전하는 것이 정복을 쉽게 할 수 있다. 하방탈구의 정복은 다른 처치자가 흉부를 잡고 있는 동안 환자의 팔꿈치 관절을 굽한다. 위팔뼈축을 따라 견인력을 증가시키면서, 팔을 가볍게 외회전시킨다. 수분 내에 관절이 정복되지 않으면, 있는 그대로 고정을 하고 환자를 이송한다. 정복이 성공하면, 상지를 정상 해부학적 자세로 팔걸이와 붕대로 고정한다.

팔꿈치(주관절, Elbow)

팔꿈치 손상은 특히 소아에서 신경과 혈관 손상이 동반되는 빈도가 높다(그림 9-26). 무릎과 마찬가지로 팔꿈치를 지나가는 혈관도 그 자리에 단단히 결속되어 있다. 그러므로 골절이나 탈구시 상완동맥과 정중, 척골과 요골신경을 손상시킬 가능성이 크다. 원위부 신경혈관 기능을 평가하고, 소실이 있으면 관절을 아주 조심스럽게 최소로 움직여 원위순환을 회복시킨다. 그리고 팔꿈치를 한 개의 패드를 댄 경성부목으로 고정하면서, 필요한 만큼 끈을 교차로 감거나, 사다리 부목을 구부려 상지의 각에 모양을 맞춰 사용한다. 손목은 팔꿈치보다 조금 상승시켜서 팔을 가슴에 팔걸이와 붕대를 사용하여 묶는다. 이 자세는 정맥 배출을 증가시키고 손상과 관련된 부종과 통증을 줄여준다.

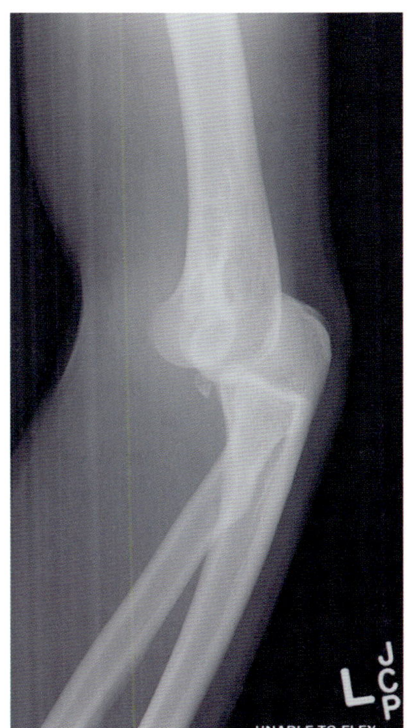

그림 9-26 팔꿈치 탈구
(© *Dr. Bryan E. Bledsoe*)

손목(수관절, Wrist)/손(수부, Hand)

손과 손목의 골절은 흔히 직접적인 손상으로 생긴다. 이들은 눈에 띄는 변형을 보이면서, 환자가 심한 통증을 호소한다. 이런 손상은 환자에게 심각한 걱정거리다. 손과 손목뼈는 작아서 모든 골절이 관절과 가깝다. 이런 손상을 처치할 때는 혈관과 신경 손상의 가능성 때문에 주의해야 한다.

전완, 손목, 손이나 손가락의 근골격 손상은 패드를 댄 경성부목, 진공부목이나 공기부목을 사용하여 효과적으로 고정할 수 있다. 기능자세를 유지하기 위해 감은 붕대, 드레싱 다발, 또는 비슷한 물건을 환자의 손에 쥐게 한다. 그리고 팔을 패드를 댄 판형부목에 묶거나 공기부목을 부풀린다. 팔의 원위 일부를 노출시켜 관류와 감각이 적절한지 감시한다. 손목을 팔꿈치보다 위로 두어 정맥 배출을 돕고 원위부 부종을 감소시킨다.

손과 손목 손상은 특히 운동 선수와 소아에게 매우 흔하다. 앞서 설명한대로 손목 골절의 한 종류인 꼴레씨 골절(Colles' fracture)은 '은 포크' 모양을 갖는다. 다행히, 이런 손상은 심각하지 않고 병원전에서 비교적 쉽게 처치할 수 있다.

손가락(Finger)/발가락(Toe)

외력은 손가락뼈(지골)를 관절에서 이탈시켜서 변형과 통증을 유발할 수있다. 탈구는 보통 손가락뼈 사이에서나 근위지골과 중수골 사이에서 생기고 이탈되는 뼈를 앞이나 뒤로 움직이게 한다. (절단은 근골격계를 심하게 손상시키는 다발성 외상이다. 이에 대해서는 '연조직 외상'에서 더 깊이 있게 다룬다)

손가락골절은 설압자나 손상된 손가락의 윤곽에 따라 모양을 만들 수 있게 디자인된 작은 형성부목을 사용하여 고정한다. 손상된 손가락은 옆 손가락과 함께 테이프를 감아(buddy taping) 추가적인 움직임을 제한할 수 있다. 그리고 나서 손은 기능자세를 취하고 고정한다.

손가락탈구는 보통 근위 관절(그리고 간혹 원위 관절)에서 손가락이 뒤쪽으로 전위되어 생긴다. 정복이 요구되면 원위 손가락을 잡고 원위로 견인한다. 그리고 근위를 움직여 손가락을 정상 해부학 자세로 되돌린다. 손가락이 "똑" 자리로 들어가는 것을 느낄 수 있고, 다른 손에 안 다친 손가락과 비교해보면서 정상 정렬을 되찾는다. 손가락은 살짝 구부리고(10에서 15도) 손은 기능자세로 부목 고정한다.

발가락골절 및 탈구는 손가락 손상과 같은 방법으로 처치한다. 크기가 작고 장기적 문제를 유발할 가능성이 낮기 때문에 발가락 손상은 치료 우선순위가 낮고 다른 중증 손상을 다루고 난 뒤에 평가와 치료를 한다. 대부분의 경우 옆의 안 다친 발가락과 같이 테이프를 감는 것(buddy taping)과 느슨한 신발이 대부분의 발가락 골절 및 탈구의 효과적인 부목이 된다.

연부조직과 결합조직 손상

힘줄(건), 인대, 근육 손상은 거의 생명을 위협하지 않는다. 하지만 광범위한 근육 타박상과 혈종은 저혈량증을 유발할 수 있고, 인대나 힘줄(건) 손상은 향후의 사지의 기능을 위협할 수 있다. 특히 높은 단계의 염좌 환자의 사지에 추가적인 스트레스가 가해지지 않도록 유의한다. 약해진 인대가 완전히 기능을 잃고, 탈구나 완전한 관절 불안정을 가져올 수 있다. 힘줄(건), 인대, 근육 손상들을 탈구와 같이 처치하고 인접 관절도 고정한다. 주위를 돌려 감은 부목 내에서 조직이 부어 혈관과 신경을 누를 수 있기 때문에 원위부 신경혈관 기능을 감시한다. 근육손상을 위한 처치는 손상 부위를 고정하고, 꼭 맞는 드레싱으로 부드럽게 압박을 하고 부종과 통증을 억제하기 위해 얼음팩이나 차가운 것을 드레싱 또는 수건으로 싸서 국소냉각을 한다. 특히 종아리와 전완에서 구획증후군의 징후를 주의 깊게 살핀다.

내용 요약

- 근육긴장, 염좌, 연부조직 손상을 위한 RICE 치료 절차
  - 사지의 휴식(Rest)
  - 최초 48시간의 냉찜질(Ice)
  - 탄력 붕대를 통한 압박(Compress)
  - 사지의 거상(Elevate)
  - 손상 부위의 고정
  - 신경혈관 기능에 대한 감시

근육, 힘줄(건)과 인대를 손상시키는 개방성 상처는 심각하며 장애를 가져올 수 있다. 상처에서 결합조직 손상의 징후를 세밀하게 살핀다. 관절 주위의 깊은 개방성손상은 특히 주의해야 한다. 이런 상처는 힘줄(건)과 인대의 파열 가능성이 크고, 향후 관절과 관절을 조절하는 근육내지 손상 부위의 근위 또는 원위에 위치한 관절의 움직임을 조절하는 근육의 사용에 영향을 미칠 수 있다. 손상 부위 이하의 순환 및 감각과 운동기능을 세밀하게 평가한다.

근육과 힘줄(건)의 손상은 사지를 굽히고 펴는 능력을 제한한다. 반대

근육들은 사지를 움직이지만, 손상된 근육은 정상 위치로 돌아오지 못한다. 사지손상에서 사지의 이상한 자세, 특히 환자가 사지를 중립자세로 되돌리지 못하면 주의한다. 통증이나 장애의 징후가 있으면 사지를 고정한다.

약물

근골격 손상 환자에게 통증을 완화시키고 탈구의 교정을 위한 전처치 약물로서 약제가 자주 투여된다. 이러한 약물에는 디아제팜, 모르핀, 펜타닐 등이 있다. 펜타닐은 소아의 경우 비강으로 투여될 수 있다.

소아의 근골격 손상

소아는 어른에 비해 활동 수준이 다르고 조정능력의 발달이 불완전하기 때문에 근골격 손상의 위험이 크다. 이들에게 영향을 주는 특수한 손상들은 약목골절과 뼈끝연골골절(골단골절)이 있다.

약목골절의 불완전한 성질은 어린 소아에게 안정된 골절이지단 사지는 각이 지게 된다. 손상된 사지는 아프고 무게를 지탱할 수 없다. 이런 경우, 사지의 정렬을 시도하지 말아야 하며 올바른 회복을 위해서 정형외과 전문의가 완전한 골절로 만들 수도 있다는 것을 이해해야 한다.

뼈끝연골골절은 소아의 성장판을 파손시켜 골격 성장에 장애를 준다. 이 손상은 뼈끝판이 골격 구조상 취약한 부분이기 때문에, 관절 가까운 부위의 골절시 동반되기 쉽다. 이런 골절은 어른과 똑같이 처치하지만, 이것이 사지를 위협하는 손상이라는 것을 염두에 둔다.

소아환자의 근골격 손상의 경우, 아동학대 여부 또한 평가한다. 설명된 손상기전과 일치하지 않거나 회복의 여러 단계에 있는 다발성 손상을 살펴본다. 지역법과 의료지침에 의거하여 의심되는 요소는 모두 보고한다.

운동 선수의 근골격 손상

운동 선수, 특히 접촉성 스포츠인 미식축구, 축구, 농구와 레슬링 선수일 경우 일반인보다 근골격 손상의 빈도가 높다. 관절 손상–흔히 심한 무릎과 발목 염좌–이 출동의 주요 원인이다. 이런 손상이 특히 중요한 것은 그래도 신체적 조건이 좋은 선수에게 생겼다는 것과 큰 역학적 힘의 결과이기 때문이다. 이런 운동선수를 처치할 때는, 이런 손상으로 남을 수 있는 장애에 대해 특히 신경을 써야 하고, 환자를 현장에 두기보다는 이송조치를 한다.

해당 지역의 트레이너를 알고 있는 것은 현장처치를 부드럽고 효과적으로 운영하는데 도움이 된다. 응급구조사가 의료지도를 받듯이 트레이너들도 그 지역의 의사의 관리를 받는다. 응급구조사가 현장에 오면 다친 선수는 응급의료체계의 환자로 분류되고 응급의료체계의 의료지도와 지침에 따라 처치된다는 것을 트레이너가 이해하는 것이 중요하다. 또한 응급구조사는 응급의료체계의 대표자로서 환자의 처치와 이송결정에 대한 책임을 갖는다. 트레이너에게 이러한 사항을 이해시키는 것은 부상을 입은 선수의 처치에 대한 마찰을 피할 수 있다.

트레이너는 RICE라는 약자를 이용해서 염좌, 근육긴장과 연부조직 손상에 대한 치료를 기억한다. RICE는 사지를 쉬게 하고(Rest), 첫 48시간 동안 얼음(Ice)을 대고, 탄력붕대로 감고(Compression), 정맥 배출을 위해 상승시킴(Elevation)의 약자이다. 이것은 염좌와 근육긴장의 표준 응급처치와 같다(그러나 탄력붕대를 감는 것은 사지를 강화하여 더 운동할 수 있게 하기 위한 것이고 병원전 처치로는 추천되지 않는다).

환자의 치료 거부 및 진료 의뢰

단순한 염좌나 근육긴장으로 중요한 손상기전도 없고, 다른 징후와 증상 및 불편 사항이 없는 환자를 만날 수 있다. 환자가 도움을 거절할 수도 있고 현장 처치와 의학적 추적 관찰을 위한 진료 의뢰(referral)를 거절할 수도 있다. 고정과 방사선 검사의 필요성을 평가하고 환자가 응급실에서 신속한 처치를 받아야 하는지 아니면 주치의를 찾아가도 되는지를 결정한다. 주치의에게 진료의뢰를 하거나 환자의 치료거부시에는 반드시 의료지도와 지역 프로토콜에 의거해야 한다.

골격근손상 환자를 위한 심리적 지지

손상의 종류와 관계없이, 환자는 생리적 지원뿐 아니라 심리적 지원도 필요하다. 흔히 모든 노력을 환자의 손상에만 집중하고, 사고 또는 환자에게 취해진 응급처치로 인한 정신적 충격에 대해서는 소홀히 한다. 환자들은 손상에 흔히 노출되는 것이 아니라는 것을 염두에 두어야 한다. 그들은 손상이 그들의 인생에 어떤 영향을 미칠지 모르고, 병원전, 응급실, 또는 병원에서 어떠한 처치를 받는지에 대한 지식이 부족하다. 응급구조사는 손상에 대한 환자의 감정적 반응에 커다란 영향을 줄 수 있다는 것도 염두에 두어야 한다. 진심으로 걱정하는 태도와 전문가적인 언행을 보이고, 자주 그리고 동정적인 자세로 대화를 나누면서 환자의 마음을 가라앉히고 안심시킨다. 단순한 작은 배려와 주의가 병원전 응급의료서비스를 받는 환자에게 긍정적인 기억을 남길 수 있다.

요약

뼈, 인대, 힘줄(건), 근육 손상이 환자의 생명을 위협하는 경우는 드물다. 하지만 골반과 심각한 또는 양측 넙다리뼈골절은 예외이며, 이것과 관련된 출혈은 저혈량 또는 쇼크를 일으키는데 크게 기여한다. 그리고 심각한 근골격 손상은 다른 목숨을 위협하는 손상의 가능성을 시사하며, 실제로 중증 다발성 외상의 약 80%에서 생긴다. 심각한 근골격 손상이 있다면 다른 심각한 내부 장기 손상에 대해 의심의 지수를 높여야 한다.

단순 근골격 손상의 처치는 일반적으로 일차 평가나 다른 여러 생명을 위협하는 손상들이 안정되고 난 후로 늦춘다. 처치의 목표는 개방된 상처를 보호하고, 손상 받은 사지를 제대로 위치시키며, 손상 부위를 고정하고, 원위부 신경혈관의 기능을 확인하기 위해 주의 깊게 감시를 하는 것이다.

골반과 양측 넙다리뼈골절은 골반지지대, 긴 척추고정판으로 고정한다. 골반지지대는 불안정한 골반을 고정한다. 다른 골절들은 조심스럽게 견인하여 사지를 일직선으로 맞춰주고 부목으로 고정하여 처치한다. 원위부 신경혈관 기능소실이 발견되면 사지를 조금씩 움직여 기능을 회복시키고 고정한다.

관절 손상은 원위부 순환과 감각 및 운동기능 손상의 위험이 더 크다. 이런 손상들은 원위부 신경혈관장애가 없는 한 발견된 상태대로 고정한다. 만약에 장애가 있다면 조심스럽게 조작을 하여 순환, 운동, 감각기능을 회복시켜 본다. 조작이 실패하고 이송도 지연되면, 지역 프로토콜에 따라 고관절, 무릎, 발목, 어깨 또는 손가락 탈구의 정복을 시도해본다.

결합과 근육조직의 손상 처치는 손상부위를 기능자세로 고정하는 것이다. 사지 원위부 맥박, 모세혈관 재충혈, 색, 온도, 감각, 운동기능을 사지를 움직이고 고정하기 전, 중, 후에 걸쳐 평가하고 그 후에도 지속적으로 감시한다. 국소적 냉각처치, 부목과 함께 부드러운 붕대처치, 근골격 손상의 통증을 완화하기 위한 약물 투여를 고려한다.

현장 출동 후 결과 분석

응급구조사와 파트너가 마당에서 넘어져 발목을 다친 환자를 위해 햄톤가 1616호로 출동한다. 응급의료상담원에 따르면 환자는 16세 남자이고 의식이 있고 명료하며, 숨을 쉬고 출혈은 없다고 한다. 옆에 있던 사람이 현장에서 응급

처치를 하고 있다.

현장에 도착해서 환자인 행크 톰린이 어머니 집 앞 마당 나무에 기대어 있는 것을 발견한다. 행크와 주변 목격자와 대화를 나누면서, 그가 오른쪽 발목에 통증, 부종과 변형을 호소하는 것을 발견했다. 행크는 개를 쫓아가다가 잔디에 발이 비틀리면서 바닥에 넘어졌다고 한다. 응급구조사는 아마 환자의 발목이 탈구되거나 부러졌을 것이라고 의심한다. 파트너가 계속해서 환자의 병력과 활력징후를 얻는 동안 응급구조사는 손상부위를 평가한다. 세번째 비번인 응급구조사도 현장에서 도움을 주고 있다.

1. 손상부위를 평가하면서 어떤 골절의 징후를 평가할 것인가?

2. 원위부 신경혈관 상태를 평가하면서 고려할 3가지 요소는 무엇인가?

3. 환자가 원위부 신경혈관 장애가 있어서 재정렬하려고 한다면 어떤 절차를 따라야 하는가?

4. 손상의 재정렬을 몇 번까지 시도할 수 있나?

5. 재정렬이 되면 어떻게 부목으로 고정할 것인가?

이 책 뒷부분에 제시된 해설을 참고한다.

복습 문제

1. 신체에서 골격은 구조적 형태를 이루고 있다. 다른 목적은 무엇인가?
① 필수 기관을 보호
② 움직이고 걷는 것
③ 대사에 필요한 염분과 기타 물질 저장
④ 위의 모두

2. 골격은 골격의 ___에 따라 분류된다.
① 크기 ② 형태
③ 무게 ④ 직경

3. 콜라겐 섬유에 축척된 염분 층에 의해 둘러 쌓인 미세혈관은 ___이라 불리는 작은 관을 통해 골격을 따라 세로로 놓여있다.
① 뼈세포 구멍 ② 뼈모세포 구멍
③ 관통관 ④ 하버스관

4. 관절에서 뼈를 서로 연결하는 결합 조직은 ___이다.
① 힘줄 ② 주머니 조직
③ 연골 ④ 인대

5. 이축성 관절은 두 개의 면을 통한 움직임을 허용한다. ___은 이축성 관절에 해당한다.
① 무릎 ② 손목
③ 엄지 기저 ④ 손가락

6. 골격계에서 연령과 연관된 변화는 40대부터 발생하기 시작한다. 이러한 변화에는 ___가 포함된다.
① 칼슘 정체
② 키의 성장
③ 골격조직 유지능력의 감소
④ 갈비연골관절 유연성의 증가

7. 골격근은 신체와 사지의 이동성과 관련된 수의 운동능력을 가능하게 한다. 이 근육들은 신경계의 어느 부분에 의해 조절되는가?
① 체성신경계 ② 자율신경계
③ 교감신경계 ④ 근골격신경계

8. 근육운동에 의해 생성된 에너지의 절반 이상은 ___이다.
① 열에너지 ② 화학에너지
③ 전기에너지 ④ 운동 에너지

9. 상당한 힘이 가해질 경우, 관절은 정상 운동 범위를 넘어서고, 뼈 끝이 원위치에서 빠져나와 완전한 탈구 상태가 된다. ___라고 불리는 이 손상은 ___와 같은 증상을 특징으로 한다.
① 빗금골절: 통증, 부종, (경우에 따라) 출혈
② 불완전탈구: 통증, 부종, 관절의 움직임 감소
③ 탈구: 관절의 불안정 없이 심한 통증과 경련
④ 불완전 탈구: 통증, 빠른 부종, 운동 범위 제한

10. 적색 골수는 긴뼈, 흉골, 골반이 있는 해면골 공간 내에 있다. 적색 골수의 기능은 ___이다.
① 오래되고 망가지기 쉬운 혈액 세포의 파괴 및 재활용
② 적혈구 및 다른 혈액 세포의 생성
③ 골격 형성을 위한 필수 염분 및 무기물의 저장
④ 즉시 사용 가능한 에너지 생성의 원천을 저장

11. ___염좌는 증상이 골절처럼 보일 수 있다.
① I ② II ③ III ④ IV

12. 뼈에 작은 균열이 생기면서 전체 골격구조를 손상시키지 않는 것을 ___골절이라고 한다.
① 개방성골절 ② 폐쇄성골절
③ 끼임(감입)골절 ④ 미세골절

13. 산업재해 후 골반에서 촉지되는 불안정성과 통증이 있는 환자에게 추천되는 부목의 형태는?
① 판형부목(Board splints)
② 골반지지대 또는 고정대(Pelvic sling or Binder)
③ 견인부목(Traction)
④ 진공부목(Vacuum)

14. 넙다리뼈골절은 ___mL만큼의 혈액 손실을 유발할 수 있다.
① 1,000 ② 1,500
③ 2,000 ④ 2,500

15. 환자는 오토바이 사고로 자전거에서 도로위로 떨어져 반대방향으로 주행하는 자동차에 충돌한다. 대퇴골, 골반, 다발성상지 골절이 의심된다. 처치는?
① 견인부목, 긴척추고정판, 외상센터 이송
② 긴척추고정판, 1개의 정맥로확보, 응급실 이송
③ 견인부목, 쇼크방지용 바지, 외상센터 이송
④ 긴척추고정판, 정맥로확보, 외상센터 이송

이 책 뒷부분에 제시된 해답을 참고한다.

참고문헌

1. Badhe, S., et al. "The 'Silent' Compartment Syndrome." Injury 40(2) (Feb 2009): 220–222.
2. Flynn, J. M., et al. "Acute Traumatic Compartment Syndrome of the Leg in Children: Diagnosis and Outcome." J Bone Joint Surg Am 93(10) (May 18 2011): 937–941.
3. Oprel, P. P., et al. "The Acute Compartment Syndrome of the Lower Leg: A Difficult Diagnosis?" Open Orthop J 4 (2010):115–119.
4. Melamed, E., et al. "Prehospital Care of Orthopedic Injuries." Prehosp Disaster Med 22(1) (Jan–Feb 2007): 22–25.
5. Wood, S. P., M. Varhas, and S. K. Wedel. "Femur Fracture Immobilization with Traction Splints in Multisystem Trauma Patients." Prehosp Emerg Care 7(2) (Apr–Jun 2003): 241–243.
6. Tan, E. C., S. F. van Stigt, and A. B. van Vugt. "Effect of a New Pelvic Stabilizer (T-POD®) on Reduction of Pelvic Volume and Haemodynamic Stability in Unstable Pelvic Fractures." Injury 41(12) (Dec 2010): 1239–1243.
7. Abarbanell, N. R. "Prehospital Midthigh Trauma and Traction Splint Use: Recommendations for Treatment Protocols." Amer J Emerg Med 19(2) (Mar 2001): 137–140.
8. Garrick, J. F., S. Kidane, J. E. Pointer, W. Sugiyama, C. Van Luen, and R. Clark. "Analysis of the Paramedic Administration of Fentanyl." J Opioid Manag 7(3) (May–June 2011): 229–234.
9. Kanowitz, A., T. M. Dunn, E. M. Kanowitz, et al. "Safety and Effectiveness of Fentanyl Administration for Prehospital Pain Management." PreHospital Emergency Care 10(1) (2006).

추가문헌

American College of Surgeons, Committee on Trauma. Advanced Trauma Life Support Course: Student Manual. 9th ed. Chicago: American College of Surgeons, 2012.

Bickley, L. Bates' Guide to Physical Examination and History Taking. 11th ed. Philadelphia: Wolters-Kluwer, 2012.

Bledsoe, B. E., and D. Clayden. Prehospital Emergency Pharmacology. 7th ed. Upper Saddle River, NJ: Pearson/Prentice Hall, 2011.

Bledsoe, B. E., B. J. Colbert, and J. E. Ankney. Essentials of A & P for Emergency Care. Upper Saddle River, NJ: Pearson/Prentice Hall, 2010.

Campbell, J. E. International Trauma Life Support for Prehospital Care Providers. 7th ed. Upper Saddle River, NJ: Pearson/Prentice Hall, 2016.

Jastremski, M. E., M. Dumas, and L. Penalver. Emergency Procedures. Philadelphia: W. B. Saunders, 1992.

Martini, F. Fundamentals of Anatomy and Physiology. 10th ed. San Francisco: Pearson, 2014.

Marx, J., R. Hockberger, and R. Walls. Emergency Medicine: Concepts and Clinical Practice. 8th ed. St. Louis: Mosby, 2013.

Tintinelli, J. E., ed. Emergency Medicine: A Comprehensive Study Guide. 7th ed. New York: McGraw-Hill, 2008.

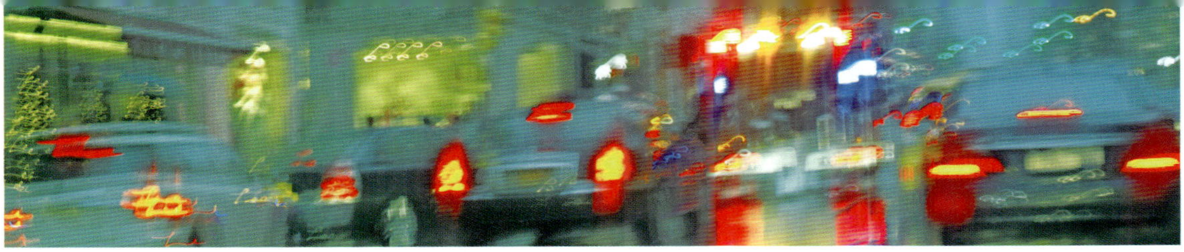

Chapter 10
환경 외상
Environmental Trauma

Bryan Bledsoe, DO, FACEP, FAAEM, EMT-P
Justin Sempsrott, MD

단원 표준
외상(환경 응급)

학습 역량
환자 평가 결과에 역학 및 병리학 원칙을 기본으로 중증 손상 환자에 대한 포괄적인 처치/이송 계획을 이행하기 위한 현장 상황을 구성한다.

학습 목표

최종 목표
환경 응급 상황에 연관된 환자를 평가 및 관리할 수 있다.

수행 목표
최종 수행 목표를 달성하기 위해서는 다음 사항들이 필수적이다.

1. 본 장에서 소개되는 핵심 키워드를 정의한다.
2. 환자를 환경응급 상황의 특정 위험에 노출시키는 요소를 발견한다.
3. 체온 조절을 방해할 수 있는 요인들을 포함해 체온 조절을 유지하도록 설계된 항상성 기전의 생리를 설명한다.
4. 열 관련 응급 상황의 병태 생리, 증상학, 병원 이송 전 관리를 설명한다.
5. 추위 관련 응급 상황의 병태 생리, 증상학, 병원 이송 전 관리를 설명한다.
6. 열 관련 및 추위 관련 질환의 예방이 도움이 될 수 있는 방안을 파악한다.
7. 익사 관련 응급 상황의 병태 생리, 증상학, 병원 이송 전 관리를 설명한다.
8. 잠수 관련 응급 상황에 관한 기체 법칙의 적용을 열거하고 논의한다.
9. 잠수 관련 응급 상황의 병태 생리, 증상학, 병원 이송 전 관리를 설명한다.
10. 잠수 관련 응급상황의 병원 이송 전 관리와 관련된 잠수사 비상 네트워크(Divers Alert Network) 및 고압챔버(hyperbaric chamber)의 역할을 논한다.
11. 고지대 관련 응급 상황의 병태 생리, 증상학, 병원 이송 전 관리를 설명한다.
12. 다양한 상황을 기반으로 일반적인 환경 관련 응급 상황에 대한 평가 및 관리를 설명한다.

핵심 키워드

절대 영도(absolute zero)
기후 순응(acclimatization)
동맥공기색전증(arterial gas embolism(AGE))
자율신경병증(autonomic neuropathy)
압력손상(barotrauma)
기초대사량(basal metabolic rate(BMR))
전도(conduction)
대류(convection)
심부체온(core temperature)

감압병(decompression sickness)
심부 동상(deep frostbite)
익사(drowning)
환경응급 상황(environmental emergency)
증발(evaporation)
운동대사율(exertional metabolic rate)
동상(frostbite)
열경련(heat cramps)
열피로(heat exhaustion)
열질환(heat-related illness)
열사병(heatstroke)
항상성(homeostasis)
고압산소챔버(hyperbaric oxygen chamber)
고체온증(hyperthermia)
시상하부(hypothalamus)
저체온증(hypothermia)
J파(J waves)
포유류잠수반사(mammalian diving reflex)
음성 피드백(negative feedback)
질소중독(nitrogen narcosis)
기종격(pneumomediastinum)
공기가슴증(pneumothorax)
폐과압(pulmonary overpressure)
발열(pyrexia)
발열 물질(pyrogens)
열복사(radiation)
재가압(recompression)
호흡(respiration)
스쿠바(scuba)
표면 동상(superficial frostbite)
계면활성제(surfactant)
열경사도(thermal gradient)
열생성(thermogenesis)
열분해(thermolysis)
체온 조절(thermoregulation)
참호족(trench foot)

사례 연구

오늘은 일요일이고, 응급구조사와 동료는 메딕 7의 일원이다. 악천후 때문에 SUV 차량으로 동료를 그에 집에서 태우고 썬더 베일 스테이션으로 함께 일하러 갔다. 1월의 추운 날씨를 이겨내기 위해 응급구조사는 한 잔의 핫쵸코를 마시며 하루의 일과를 기다리고 있었다. 갑자기 응급의료전화상담원에게 전화가 걸려 왔다. 1050 벤츄라 길가 나이트클럽 밀집 지역에 위치한 오피스 건물에서 "A급 상황"이 발생했다고 한다. 출근길에서 눈이 쌓인 바닥에 의식을 잃고 누워있는 환자를 발견하였다. 응급구조사와 동료는 즉시 출동한다. 현장에 도착한 응급구조사는 20세 가량의 남성이 꽁꽁 얼어붙은 채 바닥에 움츠리고 앉아 떨고 있는 것을 발견한다. 환자의 호흡은 얕고 불규칙적이다. 환자는 정신이 혼미한 상태이지만, 자신의 21번째 생일을 축하하기 위해 그 전날 밤부터 새벽까지 밖에서 시간을 보냈다고 설명한다. 환자는 자신이 몇 시간 전에 기절을 하고 이곳에 누운 것 같은데 확신은 못하겠다고 한다.

평가를 통해 환자가 서맥과 경미한 저혈압을 가지고 있는 것을 발견하였고, 심부체온은 30°C(86°F)이다. 대화를 나누던 중 환자는 떨림을 멈추더니 알아들을 수 없는 말을 하기 시작한다. 응급구조사와 동료는 환자를 구급차에 태우고, 차가운 옷을 벗겨 심전도 감시장비와 심부 체온 측정기를 부착하고, 두부, 경부, 흉부, 샅고랑에 뜨거운 물이 담긴 물병을 환자 몸에 대어 준다. 동료 응급구조사는 환자의 심부 체온이 29.4°C(85°F)까지 저하되는 것을 확인한다.

풋힐스 종합 병원으로 향하는 길에 구급차가 울퉁불퉁한 차도를 지나면서 상당히 흔들린다. 경보음이 울리면서 모니터에 심실세동이 나타난다. 2분이 지나도 활력 징후가 나타나지 않는다. 동료 응급구조사는 제세동기를 이용하여 200J로 전기 충격을 한 차례 시도하지만 실패한다. 응급구조사는 기관내삽관 처치를 하고 따뜻한 산소로 환기를 하고, 흉부 압박을 시작한다. 정맥 주사를 통해 아무런 약물을 투여하지 않았다.

응급실에서 능동적 처치를 통해 환자의 체온이 점점 높아진다. 심부 체온이 86°F (30°C) 이상이 되자 일반적인 저혈압 관련 의료 절차를 진행한다. 심실세동에서 활력 징후가 점차 회복되는 단계로 전환되고, 환자는 중환자실로 이송된다. 입원 절차를 통해 빠른 회복을 한 환자는 5일 뒤에 퇴원을 한다. 퇴원 전날에 응급구조사와 동료는 환자를 방문해 상태를 확인한다. 환자는 회복을 잘 하고 있지만 병원전 치료를 받거나 구급차로 이송된 기억은 나지 않는다고 한다. 하지만 환자는 한 가지는 분명히 말했다. 그는 다시는 술을 마시지 않기로 했다.

개요

환경은 생물체의 발달과 기능에 영향을 주는 주변의 모든 외부 요소로 정의된다. 인간은 생명 유지를 위해 환경에 의존하지만 동시에 환경의 극단적인 요소로부터 보호받아야 한다. 기온, 기상, 지형, 기압과 같은 요소가 신체에 영향을 미칠 경우, 신체가 보완할 수 있는 범위를 초과하는 경우 스트레스가 작용할 수 있다. 이러한 환경적 요소에 의해 야기 혹은 악화되는 의학적인 조건을 **환경응급**(environmental emergency)이라 한다.

환경응급은 열사병, 저체온증, 익사, 다이빙 손상, 압력손상, 고산병을 포함한다. 이러한 응급 상황은 특수 구조 자원을 필요로 하는 경우가 많다.

환경응급은 누구에게나 찾아올 수 있지만, 환경 질환에 취약하게 만드는 몇 가지 위험 요소가 있다. 이는 다음과 같다.

- 나이: 극단적인 환경을 견디지 못하는, 매우 어린 소아나 노인
- 불량한 건강 상태
- 피로도
- 기존의 질환
- 약물(처방약 혹은 일반 의약품)의 복용

환경응급의 위험을 평가할 때는 환경적 요소를 반드시 반영해야 한다. 특정 장소의 기상 상태는 시시각각으로 변할 수 있다. 하루 중 기온이 급변하는 장소는 매우 위협적일 수 있다. 예를 들어, 사막 지역은 기온이 낮에는 40.6°C(105°F)이었다가 저녁에는 영하 이하로 떨어지면서 미처 대비하지 못한 여행자를 어려운 상황을 만들 수 있다. 또 하나의 예로 치누쿠 바람(높새바람)이 불기 시작할 경우 알버타 남부의 기온은 급변할 수 있다. 다른 고려사항은 계절, 현지 기상 사정, 기압(고도가 높은 지역 혹은 수심이 깊은 곳), 지형과 같이 손상을 유발하거나 구조를 방해할 수 있는 요소이다.

응급구조사는 환경적 요소로 인한 응급 상황에 호출되는 경우가 많을 것이다. 현지의 주요 환경 상태를 잘 이해하는 것이 대단히 중요하다. 주변에 산이 많거나, 큰 동굴의 근처에 있거나, 유속이 빠른 물이 있거나, 다이빙을 하는 사람이 많은 리조트 시설이 많을 경우, 해당 지역의 환경이 유발할 수 있는 환경응급 상황이나 필요로 하는 특수 구조 자원에 대해 잘 알고 있어야 한다. 환경응급의 원인과 병태 생리 기전을 이해하는 것은 환경응급에 더욱 효과적으로 대응 및 관리할 수 있게 한다. 의료적 응급 상황을 유발하는 많은 환경적 요인이 있지만, 10장은 극단적인 기온, 익사, 다이빙 손상, 고산병을 중심으로 설명한다.

항상성

신체가 제대로 기능하기 위해서는 산소, 영양소 및 기타 필수사항을 얻기 위해 환경과 상호 작용해야할 뿐만 아니라 극단적인 외부 환경 요소에 의한 손상으로부터 피해야 한다. 신체 조건을 항상 같은 상태로 유지하는 과정을 **항상성**이라 한다. 다양한 신체 체계는 생명을 지키기 위해 심부 및 말초 체온, 산소 수준, 에너지 공급 상태를 유지한다. 다음 부분에서는 이러한 정상 수준을 유지하기 위하여 신체가 어떠한 시도를 하는지, 그리고 신체가 보상할 수 있는 범위를 벗어난 특정 환경에서 어떠한 일들이 발생하는지를 논의할 것이다.

내용 요약

▶ 체온 비교

섭씨 ℃	화씨 ℉
40.6°	105°
37.8°	100°
37°	98.6°
35°	95°
32°	89.6°
30°	86°
20°	68°

열/추위로 인한 질환의 병태 생리

발열/열손실 기전

신체는 두 가지 방식을 통해 열을 잃거나 얻는다. 발열과 열손실은 체내에서 혹은 외부 환경과의 접촉을 통해 일어난다.

신체는 온도 경사를 통해 주변 환경으로부터 열을 얻거나 주변 환경으로 열이 손실된다. **온도경사**(thermal gradient)는 신체와 주변 환경 간의 온도 차이를 의미한다. 주변 환경의 온도는 보통 체온과 차이가 난다. 주변 환경이 신체보다 더울 경우, 열은 환경에서 신체로 향한다. 반면 신체가 주변 환경보다 더울 경우, 신체에서 주변 환경으로 열이 향한다. 바람이나 상대 습도(공기 중 수증기의 비율)와 같은 기타 환경적 요인은 열손실과 발열에 영향을 미친다.

체내에서 열이 생성되는 기전과 주변 환경과의 접촉을 통한 열손실/발열 기전을 아래에 자세하게 설명한다.

발열

물리학에서 열은 분자의 운동에 의해 형성된다. 분자의 움직임이 빠를수록 생성되는 열의 온도가 높아진다. 분자의 움직임이 멈출 때, 물체는 **절대 영도**(absolute zero)로 떨어진다(−273°C or −459°F). 체내의 열량은 발열 혹은 열손실을 통해 지속적으로 변동한다. 환경을 통해 흡수되는 열과 더불어, 신체는 에너지를 생성하는 화학반응(대사)을 통해 열을 생성한다.

열을 만드는 것을 **열생성**(thermogenesis)이라 한다. 열생성이라 하는 이 과정은 몇 가지 유형으로 분류된다. 그중 하나는 운동에 의해 발생한 작업 유도 열생성이다. 신체의 근육은 따뜻한 근육이 차가운 근육보다 더 효과적으로 작용하기 때문에 열을 발생할 필요가 있다. 몸을 떠는 것은 근육 발열의 한 예로 볼 수 있다. 또 다른 유형인 체온 조절에 의한 열생성은 내분비계통에 의해 조절이 된다. 갑상선 호르몬이나 부신의 노르에피네프린 및 에피네프린과 같은 호르몬은 열생성을 늘리는 세포 대사율을 즉각적으로 증가시킬 수 있다. 마지막 유형인 대사에 의한 열생성은 음식물과 영양소의 처리 과정에서 유발된다. 음식의 섭취, 소화, 흡수, 대사 과정에서 부산물로 열이 발생한다.

열손실

열을 잃어버리는 것을 **열손실**(thermolysis)라 한다. 열은 항상 따뜻한 물질에서 차가운 물질로 이동한다. 신체에 의해 생성된 열은 지속적으로 주변 환경으로 손실된다. 이는 보통 신체가 주변 환경보다 따뜻하기 때문이다. 체온은 다음 기전을 통해 주변 환경으로 이동한다(그림 10-1).

- *전도*: 신체의 표면과 차가운 물체간의 직접 접촉이 있을 경우, 전도를 통해 체온이 손실된다. 열은 온도가 높은 물질에서 낮은 물질로 이동한다.
- *대류*: 신체를 지나는 기류로의 열손실을 의미한다. 하지만 열은 대류에 의해 이동되기 전에 공기로 먼저 전도되어야 한다.
- *복사*: 옷을 입지 않은 사람은 실온에서 체온의 60% 가량을 손실한다. 이러한 열손실은 적외선 형태로 발생한다. 절대 영도가 아닌 경우 모든 물체는 주변 환경으로 열을 복사시킨다.
- *증발*: 액체가 기화되는 현상이다. 증발성 열손실은 피부의 수분이나 땀이 증발할 때 발생한다. 또한 폐의 체액이 증발할 때는 막대한 양의 열손실이 발생한다. 하루에 600mL 가량의 수분이 피부와 폐를

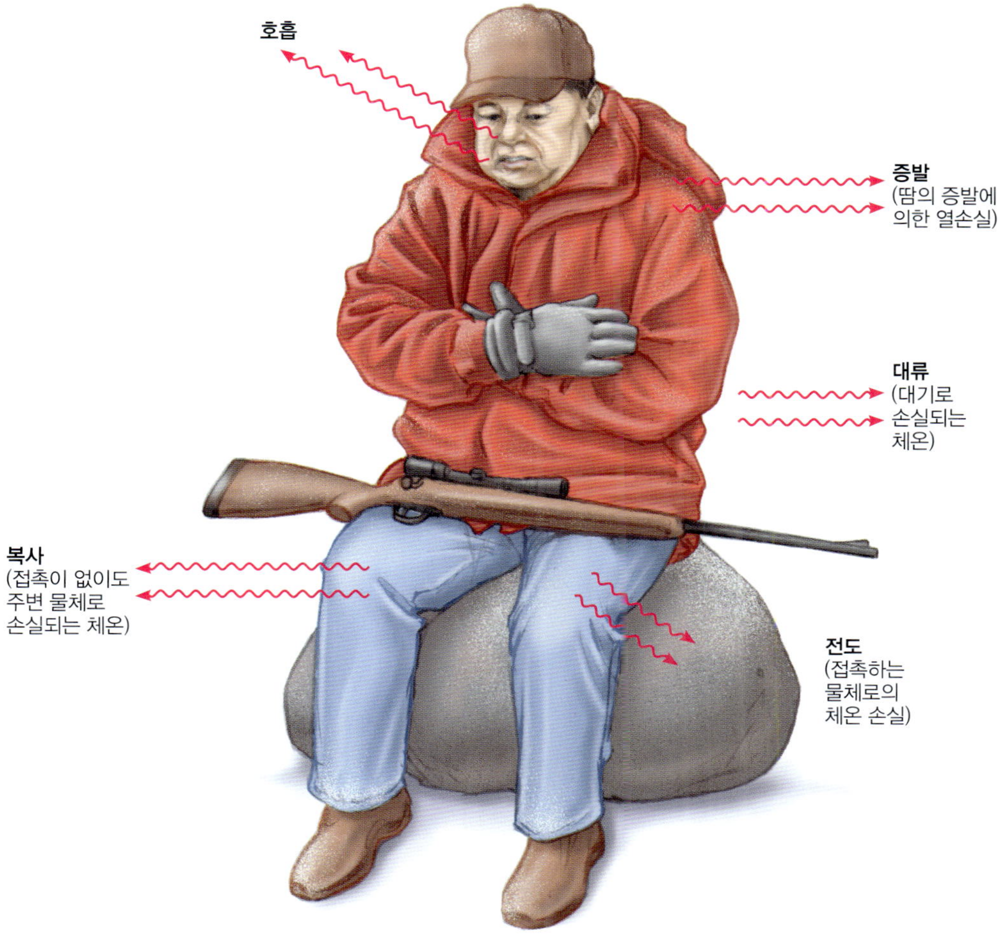

그림 10-1 신체의 열손실

통해 증발한다.

- *호흡*: 대류, 복사, 증발을 합친 기전이다. 호흡은 신체 열손실의 큰 부분을 차지한다. 폐에서 이동한 열은 대류와 복사를 통해 흡기된 공기로 향한다. 폐 속의 증발 작용은 흡기된 공기의 수분을 높인다. 이렇게 따뜻하고 습기가 높아진 공기가 날숨을 통해 밖으로 배출되면서 열손실이 발생한다.

체온 조절

체온 조절(thermoregulation)은 체온의 유지 혹은 조절을 의미한다. 깊숙히 위치한 신체 조직의 온도인 **심부 체온**은 정상 수치인 37°C(98.6°F)에서 크게 변하지 않는다. 옷을 입지 않은 사람은 12.8°C(55°F)에서 62.2°C (144°F) 사이의 외부 환경에 노출되어도 내부 체온을 비교적 일관적으로 유지한다. 이러한 온혈 동물의 특성은 항상성 대사라고 한다. 세포 내의 다양한 생화학 반응은 신체가 온도의 변동 폭이 좁은 환경에 노출되었을 때 가장 효율적이다.

말초 체온은 피부를 만지거나 구강 혹은 겨드랑이 부위를 통해 측정할 수 있다. 심부 체온은 고막 체온계나 항문 체온계를 통해 확인할 수 있다.

신체는 거의 신경계와 음성 되먹임 기전을 통해 열손실과 발열 간의 균형을 유지한다. 두뇌의 기저에 위치한 **시상하부**는 체온 조절을 담당한다. 온도 조절기와 같은 시상하부는 (신경 세포에 의해 생성된) 신경

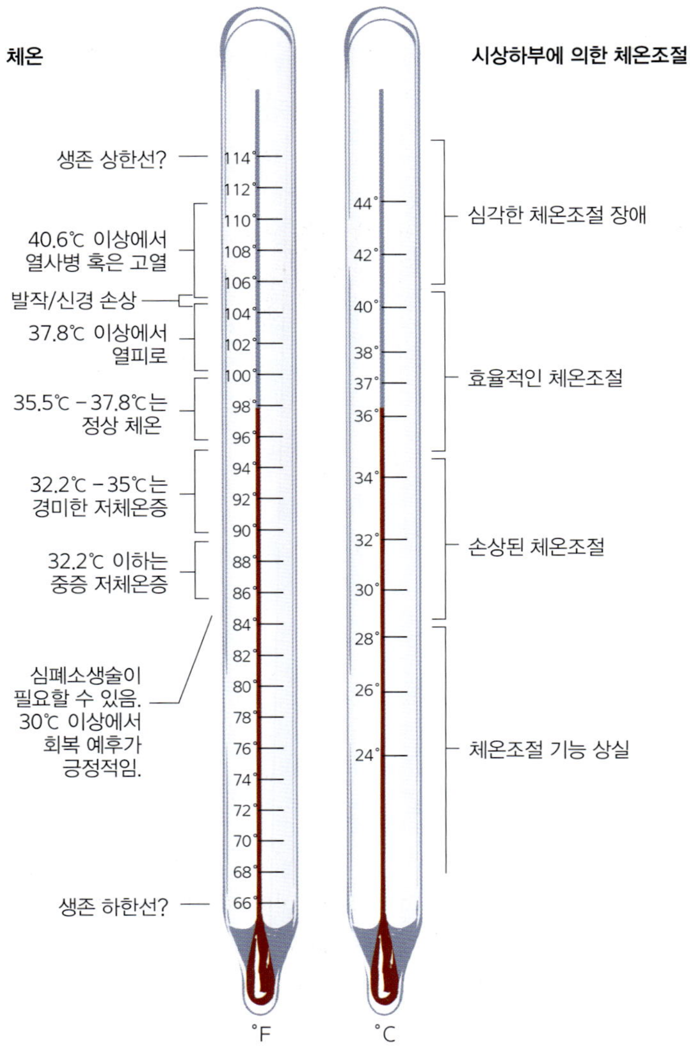

그림 10-2 시상하부에 의한 체온 조절

분비물을 통해 체온을 조절한다. 시상하부가 체온의 증가를 감지할 경우, 몸을 떠는 것과 같은 발열 기전을 해제한다. 반면 시상하부가 체온의 감소를 감지하는 경우, 발한과 같은 열손실 기전을 해제한다. 이러한 작용은 **음성 되먹임** 체계라는 과정을 수반한다. 시상하부의 열 조절 기능에 장애가 발생하는 경우, 비정상적으로 높은 (혹은 낮은) 체온이 발생할 수 있다. 온도가 극단적인 환경에서는 이러한 비정상적 체온은 사망을 초래할 수 있다(그림 10-2).

온도 수용체

시상하부가 체온 조절에 핵심적인 역할을 하는 것과 더불어 기타 신체 부위의 온도 수용체 또한 체온을 조절하는데 기여한다. 온도 수용체는 피부, 일부 점막(말초 온도 수용체), 신체 깊숙이 위치한 조직(중추 온도 수용체)에 있다. 피부에는 냉각 수용체와 온각 수용체가 있다. 전체적으로 냉각 수용체가 온각 수용체보다 수가 많기 때문에 말초 부위의 온도 감지는 주로 온각보다는 냉각에 대한 것이다. 심부 체온 수용체는 척수, 복부 장기, 대정맥에 위치한다. 심부 체온 수용체는 말초 온도보다는 심부 체온에 노출되고 온각보다는 냉각에 더욱 자주 반응한다. 말초/중추 온도 수용체는 모두 체온 저하를 방지한다.

대사량

기초대사율(basal metabolic rate: BMR)은 신체가 완전 휴식 상태일 때 발생하는 신진 대사이다. 기초대사량은 신체의 기초 기능(뇌기능, 순환, 세포 안정성)을 유지하기 위해 신체가 에너지를 소비하는 양을 의미한다. 신체가 수행하는 추가적인 활동은 기초대사량을 초과하는 에너지 소비를 요구하면서 더 많은 영양소의 대사 처리와 더 많은 칼로리 (발열의 단위) 방출을 수반한다. 추가적인 신체 활동에 대한 대사량을 **운동대사율**(exertional metabolic rate)이라 부른다.

내용 요약

- ➤ 열손실 기전
  - 발한
  - 혈관 확장
- ➤ 열보존 기전
  - 몸을 떠는 것
  - 혈관 축소

신체는 심장이나 두뇌와 같은 필수 구조가 위치한 심부 체온 유지를 위해 지속적으로 대사율을 유지한다. 또한 신체는 일부 혈관을 확장 및 수축하면서 혈액의 과잉된 열을 심부에서 피부에 가까운 말초 부위로 옮기면서 체온을 유지한다. 그러면 열이 피부를 통해 외부환경으로 발산된다.

반대로 주변 환경이 너무 추울 경우, 역류 열교환을 통해 따뜻한 열의 흐름은 피부 부근의 표면 정맥에서 심부의 정맥으로 이동하여 필수 장기를 따뜻하게 한다. 추위에 대한 또 다른 신체 반응은 몸을 떠는 활동을 통해 대사량을 늘리고 발열 작용을 하는 것이다.

이러한 다양한 기전은 심부 체온과 말초 체온 사이의 차이를 형성할 수 있다는 점을 기억하는 것이 중요하다. 심부 체온은 심부에 주요 장기가 위치하기 때문에 대단히 중요한 요소이다. 그렇기 때문에 열/추위와 관련한 응급 상황에서 (가령 곧창자를 통해서) 심부 체온을 확인하는 것이 중요하다. 일부 상황의 경우 구강이나 겨드랑이의 온도가 어느 정도의 도움이 될 수 있지만, 환경 질환 환자를 치료하기에는 불충분하다.

열장애(Heat Disorders)

신체의 정상적인 체온 조절기전에 장애가 발생할 경우, 고체온증이나 고열과 같은 다양한 열질환이 발생할 수 있다. **열과 관련된 질환들**(Heat-related illness)은 부적절한 열손실의 결과로 심부 체온이 상승한다.

고체온증

고체온증(hyperthermia)은 특히 심부 체온을 포함한 체온이 비정상적으로 높아지는 증상이다. 고체온증은 보통 신체가 보완할 수 없는 수준의 외부 환경으로의 열 유입에 의해 유발된다. 또한 고체온증은 체내의 과도한 열생성에 의해 야기될 수 있다. 고체온증은 또한 특정 약물의 사용 혹은 남용에 의해 촉발될 수 있다(악성 고체온증).

신체가 과도한 열을 제거하려는 과정에서 열분해의 징후가 나타난다. 이러한 징후는 신체의 두 가지 주요 열손실 기전인 (증발성 열손실로 이어지는) 발한과 (혈액이 말초 부위로 옮긴 열이 피부를 통해 증발되게 하는) 혈관 확장을 통해 일어난다.

- 발한(땀남)
- 피부 온도의 증가
- 피부가 붉어짐

열질환이 진행되는 과정에서 불충분한 열손실(체온 조절 기전의 보상 작용 실패)의 징후를 발견할 수 있다.

- 정신적 상태 변화

• 의식 상태 변화

고체온증은 경미한 열경련, 열피로, 치명적 열사병까지 중증도의 폭이 넓다.

선행 요인

나이, 건강 상태, 복용하는 약물은 고체온증의 선행 요인이 될 수 있다. 고체온증에 대한 취약성을 높이는 요소는 다음과 같다.

- *환자의 나이*: 소아 혹은 노인 환자는 온도의 변화에 대해 상대적으로 취약하고 체온 조절 기전이 청소년이나 성인에 비해 반응성이 떨어진다.
- *환자 상태*: 당뇨 환자는 **자율신경병증**으로 인해 고체온증에 더욱 취약하다. 이러한 증상은 자율 신경계의 장애를 유발하면서 체온 조절과 (열손실을 담당하는) 혈관 확장 및 발한 기능을 손상시킬 수 있다.
- *복용 약물*: 다양한 약물은 체온에 다음과 같은 영향을 준다.
  - **이뇨제**는 탈수의 원인이 되어 고체온증을 더욱 악화시킨다.
  - **베타 차단제**는 혈관 확장을 방해하고, 혈액 손실에 반응하는 심박수 증가 능력을 저하시키고, 체온 조절 장애를 일으킬 수 있다.
  - **항정신병약물**이나 페노티아진과 같은 항정신제와 **항히스타민제**는 체온 조절 중추를 방해한다.
- *기후 순응도 수준*: 기후 **순응도**(acclimatization)는 환경 변화에 적응하는 과정이다. 환경적 변화에 따라 신체 구조 및 기능의 역행성 변화는 항상성 유지에 기여한다.
  - *노출 기간*
  - *노출 강도*
  - *습도나 바람과 같은 환경적 요소*(그림 10-3)

미국해양대기관리처의 기상청

열지표

온도(°F)

상대 습도(%)	80	82	84	86	88	90	92	94	96	98	100	102	104	106	108	110
40	80	81	83	85	88	91	94	97	101	105	109	114	119	124	130	136
45	80	82	84	87	89	93	96	100	104	109	114	119	124	130	137	
50	81	83	85	88	91	95	99	103	108	113	118	124	131	137		
55	81	84	86	89	93	97	101	106	112	117	124	130	137			
60	82	84	88	91	95	100	105	110	116	123	129	137				
65	82	85	89	93	98	103	108	114	121	128	136					
70	83	86	90	95	100	105	112	119	126	134						
75	84	88	92	97	103	109	116	124	132							
80	84	89	94	100	106	113	121	129								
85	85	90	96	102	110	117	126	135								
90	86	91	98	105	113	122	131									
95	86	93	100	108	117	127										
100	87	95	103	112	121	132										

장기화된 노출이나 격렬한 활동에 따른 열질환 발생률

□ 주의 □ 극도의 주의 □ 위험 □ 극도의 위험

그림 10-3 열지표. 온도와 상대 습도를 반영하는 열지표는 환경 상태 및 (환경으로의) 노출 기간과 연관된 문제에 대한 정보를 제공한다.

예방 처치

열질환에 대한 예방책을 세우는 것은 이미 진행 중인 질환을 치료하는데 있어 이상적이다. 고체온증에 대한 예방책은 다음과 같다.

- 충분한 수분 섭취를 유지한다. 갈증은 탈수에 대한 정확한 지표가 아님을 기억해야 한다.
- 더위에 노출되는 경우 점진적 기후 순응에 충분한 시간적 여유를 둔다. 기후 순응은 염분 밀도가 낮은 발한 및 체액 양이 증가한다.
- 고온 환경 노출을 제한한다.

특수한 열장애

응급구조사는 불가피하게 열과 관련된 응급 상황(열경련, 열피로, 열사병)을 마주치게 된다. 열경련과 열피로는 탈수와 염분 및 기타 전해질 고갈로 인해 발생한다. 중증도가 높고 치명적 증상을 가진 열사병은 신체 체온 조절 기전이 실패하면서 발생한다. 열경련, 열피로, 열사병의 증상과 징후 및 응급 처치 절차는 다음 설명과 절차 10-1에 정리하였다.

열(근육)경련

열경련(heat cramps)은 고온의 환경에서 과도한 운동과 탈수에 의해 나타나는 근육 경련을 말한다. 발한은 염분이 피부로 이동하면서 발생한다. 수분은 염분을 따라가기 때문에 (증발 작용이 발생하는 경우) 수분이 피부 표면에 모이면서 피부 냉각 작용을 돕는다. 발한은 수분뿐만이 아니라 전해질 또한 손실시키기 때문에 골격근의 간헐적인 경련이 발생할 수 있다. 열경련은 고통스럽지만 진짜 열질환으로 분류되지는 않는다.

증상과 징후 열경련 환자는 손가락, 팔, 다리 및 복부 근육의 경련을 겪는다. 환자는 보통 의식이 명료하고 쇠약감을 느낀다. 현기증이나 기절이 일어날 수 있다. 활력 징후는 안정적이다. 체온은 정상 수준이거나 정상치보다 다소 높은 편이다. 피부는 축축하고 따뜻한 편이다

치료 열경련의 치료는 다음과 같다.

1. **환자를 주변 환경으로 대피시킨다.** 그늘진 곳이나 구급차 뒤칸과 같은 서늘한 환경으로 환자를 이동시킨다.

중증 열경련의 경우:

2. **물이나 전해질 스포츠 음료를 마시게 한다.** 체내에 잘 흡수되지 않고 위염, 궤양, 고나트륨혈증을 유발할 수 있는 소금 정제(Salt tablet)는 투여하지 않는다. 구강 투여가 불가능한 경우, 정맥 수액을 투여한다. 온단세트론(ondansetron)과 같은 항구토제는 구강을 통한 수액 투여를 도울 수 있다.
3. **교육하기** 냉찜질 및 수분제공 처치 없이 현재의 활동을 지속할 경우에 환자에게 열경련이 열피로나 열사병으로 악화될 수 있다는 것을 교육시킨다.

일부 응급 의료 체계에서는 고통스러운 근육 부위에 대한 마사지를 권장한다. 환자의 이마와 경련이 일어난 근육 부위에 물에 적신 수건을 올려놓는다.

열피로

경미한 열질환인 **열피로**(heat exhaustion)는 열에 대한 노출로 인한 급성 반응이고, 병원전 환자 중에서 가장 자주 볼 수 있는 유형이다. 더운 환경에서 작업을 하는 사람은 한 시간에 1~2L의 수분을 손실할

절차 10-1 열질환

증상	근육 경련	정신적 상태	호흡	맥박	혈압	체온	기타
열경련	O	명료	정상	정상	정상	정상	쇠약감, 현기증, 기절
열피로	가끔씩	의식을 잃을 것 같은 불안감	얕고 빠름	약함	정상	다소 상승	두통, 감각 이상, 설사
열사병	X	혼동, 지남력 장애, 의식 상실	깊고 빠름. 이후 둔화	빠르고 충만함. 이후 둔화	낮음	매우 높음	발작

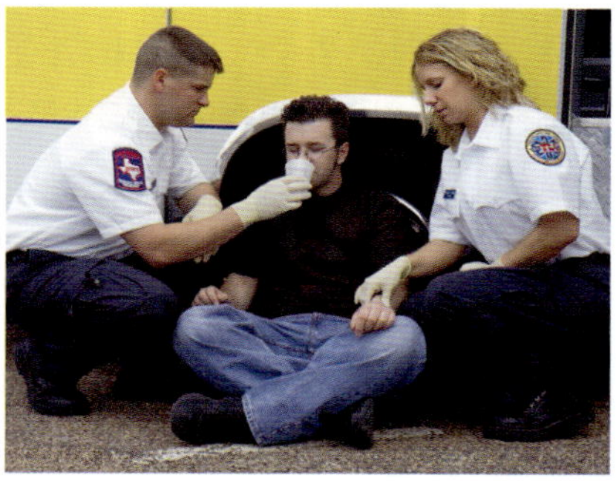

10-1a 열경련

열경련 응급 처치

- 더운 환경으로부터 서늘한 그늘 혹은 에어컨 냉방이 되는 곳으로 환자를 대피시킨다.
- 환자의 의식이 명료하고 삼킬 수 있을 경우 구강을 통해 수액을 투여하고, 그렇지 않을 경우 정맥 주사를 통해 생리식염수를 투여한다.

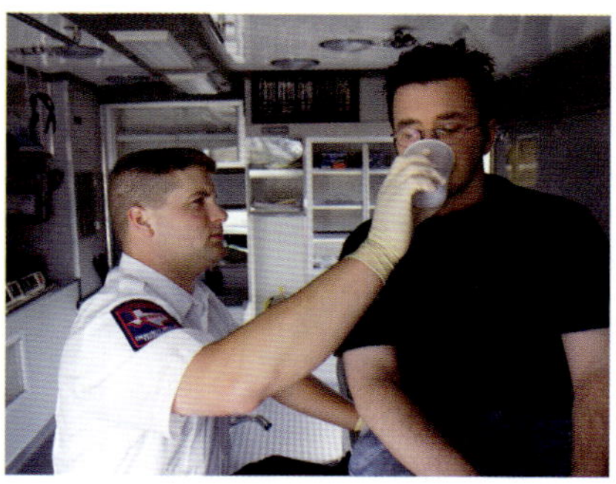

10-1b 열피로

열피로 응급 처치

- 더운 환경으로부터 서늘한 그늘 혹은 에어컨 냉방이 되는 곳으로 환자를 대피시킨다.
- 환자의 의식이 명료하고 삼킬 수 있을 경우 구강을 통해 수액을 투여하고, 그렇지 않을 경우 정맥 주사를 통해 생리식염수를 투여한다.
- 환자를 바로 누운 자세로 취해준다.
- 환자의 옷을 벗기고 선풍기로 열을 식힌다. 오한이나 떨림이 나타날 정도로 냉각시키지 않도록 주의한다.
- 쇼크가 의심될 경우 쇼크 치료를 한다. 너무 더울 정도로 환자를 담요로 덮지 않는다.

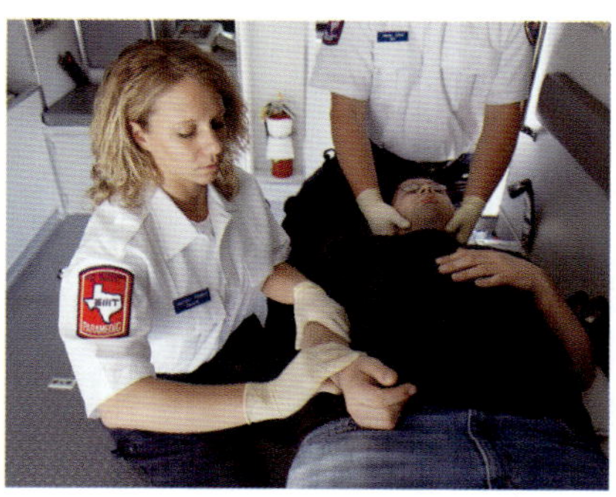

10-1c 열사병

열사병 응급 처치

- 더운 환경으로부터 서늘한 그늘 혹은 에어컨 냉방이 되는 곳으로 환자를 대피시킨다.
- 병원으로 이송하는 도중 능동적인 냉찜질을 한다. 환자의 옷을 벗기고 미지근한 물로 적신 천으로 환자를 덮는다. 체온을 39°C(102°F)로 낮춘다. 더 낮은 온도로 냉각시키는 것은 피한다.
- 저산소증 치료를 위해 산소를 투여한다.
- 환자의 의식 상태가 명료하고 삼킬 수 있는 경우, 구강을 통해 수액을 투여한다. 생리 식염수를 1~2회의 정맥 투여한다. 투여 초기에는 수액조절 밸브를 넓게 열어둔다.
- 심전도를 확인한다.
- 혈관 수축제나 항콜린제 사용을 금한다.
- 체온을 측정한다.

수 있다. 각 1L의 손실분에는 20~50mEq의 염분 양이 포함된다. 수분 및 염분의 손실은 일반적인 혈관 확장을 동반하여 순환하는 혈액량 감소, 정맥 저류, 심박출량 감소로 이어진다.

발한으로 인한 탈수 및 전해질 손실과 같은 증상이 나타나는 경우가 많다. 그러나 이러한 증상과 징후는 열피로에만 국한되지 않는다. 기타 원인에 의한 체액 및 염분 손실의 경우도 비슷한 증상과 징후를 보인다. 더운 환경에 노출되었던 병력은 정확한 평가를 얻는데 필요하다. 치료 없이 방치될 경우, 열피로는 열사병으로 악화될 수 있다.

내용 요약

- 열질환
  - 고체온증
  - 열경련
  - 열피로
  - 열사병
- 열사병은 심각한 환경응급 상황이다.

증상과 징후 증상과 징후는 체온의 증가(37.8°C 혹은 100°F 이상), 심한 발한으로 축축하고 서늘한 피부, 얕지만 빠른 호흡, 미약한 맥박 등이 있다. 설사나 근육 경련과 같은 급성 열손실 징후가 나타나는 경우도 있다. 환자는 쇠약감을 느끼고 (경우에 따라) 의식을 잃을 수 있다. 두통, 불안 증세, 감각 이상, 판단력 장애, 정신병 증세 등 중추신경계의 증상이 나타날 경우, 환자는 열사병 치료를 받아야 한다.

치료 열피로에 대한 병원전 관리는 즉각적인 냉찜질과 수액 요법이며 그 단계는 다음과 같다.

1. **환자를 더운 환경으로부터 대피시킨다.** 그늘진 곳이나 구급차 뒤칸과 같은 서늘한 환경으로 환자를 이동시킨다.
2. **환자를 바로 누운 자세로 취해준다.**
3. **물이나 전해질 스포츠 음료를 마시게 한다.** 체내에 잘 흡수되지 않고 위염, 궤양, 고나트륨혈증을 유발할 수 있는 소금 정제는 투여하지 않는다. 온단세트론과 같은 항구토제는 구강을 통한 수액 투여를 도울 수 있다. 구강 투여가 불가능할 경우, 생리식염수를 정맥 투여한다.
4. **환자 옷을 벗기고 선풍기로 열을 식힌다.** 환자 옷을 벗겨 몸이 떨지 않게 하면서 열을 식히게 한다. 선풍기로 열을 식히는 처치는 증발과 냉각 작용을 가속화한다. 환자가 떨지 않도록 주의한다. 환자가 몸을 떨기 시작할 경우, 선풍기를 멈추고 담요로 환자를 덮는다. 너무 더울 정도로 환자를 담요로 덮지 않는다.
5. **쇼크가 의심될 경우 쇼크 치료를 한다.**

증상은 수액 치료와 함께 무릎을 올리고 반듯이 누운 자세로 치료되어야 한다. 증상이 완화되지 않을 경우, 증상은 (급성 열사병을 유발할 수 있기 때문에 적극적으로 치료되어야하는) 심부 체온 증가에 의해 발생한 것일 수 있다. 현행 의료 지침에 의거하여 환자 이송을 결정한다. 열피로의 종류는 다양하다. 환자는 냉찜질 및 수액 치료에 빠르게 반응하여 추가적인 치료를 필요로 하지 않을 수도 있고, 적극적 치료에도 불구하고 열사병으로 상태가 악화될 수도 있다.

열사병

열사병(heat stroke)은 시상 하부의 체온 조절 기능이 상실되면서 보상되지 않는 고체온증이 유발되었을 때 발생하는 환경 응급이다. 열사병은 세포 죽음과 뇌, 간, 콩팥 손상을 야기할 수 있다. 열사병이 시작되는 특정 심부 체온은 따로 없다. 하지만 열사병은 최소 40.6°C(105°F) 이상의 체온, 중추 신경계 장애, 발한 정지 등을 특징으로 한다.

증상과 징후 땀샘의 파괴나 감각의 과부하가 일시적인 기능부전으로 발한이 정지된다. 하지만 환자의 피부는 건조하거나 방출된 지 한참 지나도 남아있는 땀에 젖어있을 수도 있다. 어떤 경우에도 피부가 뜨겁다.

환자는 다음과 같은 증상과 징후를 보일 수 있다.

- 발한 정지
- 건조하거나 축축한 뜨거운 피부
- 매우 높은 심부 체온
- 처음엔 얕고 빠르다가 이후에 둔화되는 깊은 호흡
- 빠르고 강한 맥박. 이후에 둔화됨
- 이완기 혈압이 낮거나 나타나지 않는 저혈압
- 혼동, 지남력 장애, 무의식 상태
- 두통, 불안 증세, 감각 이상, 판단력 장애, 정신병 증세와 같은 중추 신경계 증상
- 발작 가능성

전형적인 열사병은 체온 조절 기능 감퇴로 유발된 심부 체온 증가와 함께 만성 질환 환자에게 자주 나타난다. 이에 대한 선행 조건에는 환자의 나이와 당뇨 및 다른 의학적인 조건들이 있다. 전형적인 열사병의 경우, 피부가 붉어지고 건조하고 뜨거운 경우가 많다.

운동성 열사병은 과다한 열 스트레스로 인해 심부 체온이 증가된 건강한 사람에게서 흔히 볼 수 있다. 환자는 온도가 지나치게 높은 주변 환경에 오랫동안 노출되고 기후 순응도가 떨어진 상태에서 과격한 운동을 하는 경우이다. 이러한 유형의 열사병의 경우, 발한이 멈추고 피부가 뜨겁지만 기존의 발한으로 인한 땀이 여전히 피부에 남아있는 것을 확인할 수 있다.

운동으로 인해 열사병이 일어난 경우, 젖산 축적으로 인해 중증 대사성 산증이 발생할 수 있다. 근육 세포 손상, 신부전, 대사성 산증에 의해 배출된 칼륨에 의해 혈당 칼륨치가 지나치게 증가하는 고칼륨혈증도 발생할 수 있다.

치료 열사병에 대한 병원전 관리는 냉찜질과 수액 요법이며 그 단계는 다음과 같다.

1. **응급처치를 하여 환자를 더운 환경으로부터 대피시킨다.** 그늘진 곳이나 구급차 뒤칸과 같은 서늘한 환경으로 환자를 이동시킨다.
2. **신속하고 능동적인 냉찜질 처치를 한다.** 체온을 39°C(102°F) 이하로 떨어뜨린다. 39°C(102°F)를 목표 체온으로 설정하여 과도한 냉각을 피할 수 있다. 냉찜질 처치는 환자를 이송하는 도중에 취한다. 환자 옷을 벗기고 미지근한 물로 적신 천으로 환자를 덮는다.필요시 부채질과 가습요법(misting)을 사용할 수 있다. 지나치게 온도를 떨어뜨리는 것은 반사적인 저체온증의 원인이 될 수 있다. 그 결과 오한이 발생할 수 있고 심부 체온이 다시 상승할 수 있다. 미지근한 물을 사용하며, 얼음주머니나 찬물에 담그는 것은 말초 온도수용체에 영향을 주어 반사성 혈관 수축과 오한을 일으킬 수 있다.
3. **저산소증이 있는 경우 산소를 투여한다.** 호흡이 얕을 경우 백밸브 마스크를 통해 산소를 공급한다. 맥박 산소측정기를 사용한다.
4. **환자 의식이 명료하고 무언가를 삼킬 수 있을 경우 음료를 권장하고 수액 투여한다.**
   - 구강 투여: 환자가 구강 투여에 견딜 수 있으면 처음에 시도할 수 있다. 스포츠 음료가 권장된다. 온단세트론과 같은 항구토제는 오심과 구토 증세 치료에 사용된다.
   - 정맥 수액 투여: 생리 식염수를 1~2회의 정맥 투여한다. 투여 초기에는 수액조절 밸브를 넓게 열어

둔다(wide open).

5. **심전도 측정.** 심부정맥은 언제든 발생할 수 있다. ST 분절 하강, 가끔씩 발생하는 조기심실수축에 수반되는 비특이적 T파 변화, 심실상성 빈맥이 자주 나타난다.
6. **혈관 수축제와 항콜린제 사용을 금하다.** 혈관 수축제와 항콜린제는 발한을 억제하면서 열사병을 악화시킬 수 있다. 또한 주변 환경의 온도가 높거나 비교적 습드가 높을 경우, 혈관 수축제와 항콜린제는 대사항진을 유발할 수 있다.
7. **체온을 측정한다.** 기온이 극도로 높은 지역의 응급 의료 체계에서는 곧창자 체온계나 정밀한 전자 체온계 등 체온 측정 도구를 반드시 가지고 다녀야 한다. 수은 체온계는 41°C(106°F) 이상이나 35°C(95°F) 이하를 측정하지 못한다. 장시간의 이송 도중에 환자 상태의 변화를 봐야 하는 상황에서는 이러한 수은 체온계의 특성이 문제가 될 수 있다.

열장애에서 탈수의 역할

탈수는 혈관 확장과 열손실을 억제하기 때문에 열질환에 동반된다. 탈수는 기립성 저혈압(누워 있다가 일어설 때 발생하는 맥박 증가와 혈압 감소)과 열사병의 증상과 징후에 수반되는 다음과 같은 증상을 유발한다.

- 오심, 구토 증세, 복통
- 시력 장애
- 소변량 감소
- 피부 긴장도 저하
- 저혈량성 쇼크의 징후

이러한 증상과 징후가 나타날 경우, 환자에 대한 수분 재공급은 매우 중요하다. 환자 의식이 명료하고 오심을 겪지 않을 경우, 구강 투여를 할 수 있다. 만약 환자의 정신적 상태가 변화하거나 오심을 보일 경우, 정맥 주사 투여가 필요할 수 있다. 성인 환자에게 상당한 수준의 혹은 중증 탈수가 발생할 경우, 2~3L (경우에 따라 이 이상)의 수액을 정맥으로 투여해야 한다.

열(발열)

발열(pyrexia)은 정상적 수준 이상으로 체온이 증가하는 것이다. (개인별에 따라 정상체온은 37°C 혹은 98.6°F에서 1.2도 높거나 낮은 차이이다.) 병원체가 신체에 침투하여 감염을 통해 발열 인자의 생성이 촉발되면서 고열 증세가 시작된다.

발열원(pyrogens)은 바이러스나 세균 혹은 감염 및 염증에 반응해 체내에서 생성된 물질과 같이 고열을 유발하는 물질이다. 발열원은 시상하부의 온도 조절 수준을 더욱 높인다. 이에 대사량이 증가한다. 신체는 체온 상승을 통해 침투된 병원체가 살 수 없는 환경으로 만들면서 감염에 저항한다. 발열 인자의 생성이 멈추거나 병원체가 신체에 대한 공격을 멈추면 시상하부의 온도 조절 기능은 정상 수준을 돌아온다.

고열은 열사병과 구분하기가 힘든 경우가 많고, 열사병과 고열의 경우, 모두 신경 증상이 나타날 수 있다. 하지만 발열의 경우, 보통 감염이나 질환에 대한 병력이 존재한다. 열사병 환자의 경우, 보통 고온의 환경에서 운동을 하고 노출된 경험이 있지만, 발열은 반드시 그렇지는 않다. 일부의 경우, 열사병은 고온의 환경에서 운동을 하거나 노출된 적이 없음에도 불구하고 시상 하쿠의 기능 장애에 의해 유발될 수 있다. 확신을 할 수 없는 경우에는 열사병 치료를 제공한다.

내용 요약

➤ 추위와 관련된 질환
- 저체온증
- 동상
- 참호족

➤ 다시 얼어붙을 위험이 있는 경우 동상 부위를 녹이지 않는다. 동상 부위를 주무르거나 눈으로 문지르지 않는다.

고열은 비록 순기능도 없는 것은 아니지만 소아 환자에게 위협적이고 불편함을 초래할 수 있다. 환자가 불편함을 호소할 경우, 발열 처치를 제공해야 한다. 또한 소아 환자가 열성 경련의 병력이 있는 경우, 발열에 대한 치료를 제공한다. 소아 환자의 부모가 아이가 "추워"하기 때문에 여러 겹의 옷이나 담요로 아이를 덮는 경우가 많다. 이러한 담요나 옷을 벗기고 기저귀나 속옷만 착용한 채로 소아 환자를 주변 환경에 노출시켜야 한다. 이는 조절된 냉각 처치를 가능하게 한다.

젖은 스펀지로 몸을 닦거나 찬물에 담그는 것은 금지한다. 이로 인해 심부 체온이 급격히 저하되면서 몸을 떨기 때문이다. 몸이 떨리면서 심부 체온이 상승하면 상태가 악화될 수 있다. 효과적인 해열제가 되는 일부 약제가 있다. 아세트아미노펜(Tylenol)과 이부프로펜(Motrin)이 대표적이다. 많은 응급 의료 체계에서는 특히 소아 환자의 고열 치료를 위해 해열제가 사용된다. 액체형 아세트아미노펜은 쉽게 투여 할 수 있고 효과적이다. 아세트아미노펜은 또한 격렬한 구토를 하는 환자를 위해 좌약 형태로 시판된다. 이러한 해열제의 투여량은 환자의 체중에 비례한다.

- 아세트아미노펜: 15mg/kg(소아 환자), 650~1,000mg(성인 환자)
- 이부프로펜: 10mg/kg(소아 환자), 600~ 800mg(성인 환자)

약물 투여량은 부정확한 티스푼보다는 주사기를 통해 조절한다. 이송 시간이 긴 응급 의료 체계에서는 환자 안정과 열성 경련 방지를 위해 해열제를 사용한다.

한랭 장애

정상적 체온 조절 기능의 장애는 저체온증, 동상, 참호족과 같은 추위 관련 질환을 유발할 수 있다.

저체온증

저체온증(hypothermia)은 체온이 낮은 상태이다. 특히 심부체온이 낮은 경우이다. 심부 체온이 35°C(95°F) 이하로 떨어질 경우 저체온증으로 간주한다. 저체온증은 불충분한 열생성, 과도한 추위 스트레스, 혹은 두 요소의 혼합으로 야기될 수 있다. 최근 들어 심정지 환자에게 소생술 후 저체온 요법(induced therapeutic hypothermia: ITH)이 자주 활용되고 있다. 우연히 발생한 저체온증과 유도 저체온 요법을 구분해야 한다. 본 장에서는 우연한 저체온증을 집중적으로 설명하고자 한다.

열보존/손실의 기전

추위 노출은 정상 체온 유지를 위한 열보전 및 생산에 고안된 보상 기전이 시작된다. 예를 들어, ("닭살이 돋는 것"으로 알려진) 털세움 반응은 신체의 공기 유입을 막는다. 몸이 떨리는 것과 근육 긴장도의 증가로 인해 대사량이 증가한다. 심박출량 및 호흡수 증가와 함께 말초 혈관 수축이 일어난다. 이러한 기전이 신체 표면의 열손실을 충분히 보상하지 못하면 체온이 떨어진다. 체온이 감소하면서 대사량과 심박출량도 저하된다. 앞서 설명한대로 신체 열손실의 주요 기전은 전도, 대류, 복사, 증발, 호흡이다.

탈의(단열 감소, 복사 증대), 눈/비로 인해 옷이 젖는 것(전도 및 증발 증가), 신체 주변의 공기 움직임(대류 증가), 차가운 표면 접촉 혹은 찬물에 담그는 것(전도 증가)으로 인해 열손실이 증가될 수 있다.

선행 요인

저체온증의 위험을 높이는 몇 가지 요소가 있다. 추위 관련 손상이 발생할 경우, 이러한 선행 요인에 의해 손상의 심각성이 더욱 높아질 수 있다. 저체온증의 위험을 높이는 위험요소는 다음과 같다.

- ***환자의 나이***: 소아 혹은 노인 환자는 추운 환경을 잘 버티지 못하고 노출된 추위에 대한 발열 기전의 반응도가 비교적 낮다. 노인 환자는 다른 연령대에서 미약한 추위에도 저체온증을 겪을 수 있다.
- ***환자 상태***: 갑상선 기능 저하는 신진 대사를 저하시키면서 추위 스트레스에 대한 반응도를 감퇴시킬 수 있다. 영양 부족, 당뇨, 파킨슨병, 피로, 기타 다른 의학적 조건들은 추위에 대한 신체의 저항 능력을 감퇴시킬 수 있다.
- ***복용 약물***: 일부 약제는 효과적인 열생성 기전을 방해한다. 마약, 알코올, 페노티아진, 바비튜레이트, 항경련제, 항히스타민, 항알레르기 약제, 항정신성 약물, 진정제, 항우울제, (아스피린, 아세타미노펜, 비스테로이드성 소염제와 같은) 여러 진통제가 있다.
- ***장시간 또는 과도한 노출***: 추위에 대한 노출의 시간과 정도는 사망률과 장애율에 직접적인 연관이 있다(그림 10-4).
- ***기상 조건***: 높은 습도, 강풍, 비가 동반되는 경우 신체 표면의 열손실을 가속시키면서 신체에 대한 추위의 영향을 강화시킨다.

예방 처치

일부 예방 처치를 통해 추위 관련 손상으로 인한 이환율을 줄일 수 있다.

- 따뜻하게 옷을 입는다.
- 충분한 휴식을 통해 에너지를 재공급하는 열생성 기능을 극대화한다.

미국 기상청 풍냉 지표

바람 (mph) \ 온도 (ºF)	40	35	30	25	20	15	10	5	0	-5	-10	-15	-20	-25	-30	-35	-40	-45
Calm	40	35	30	25	20	15	10	5	0	-5	-10	-15	-20	-25	-30	-35	-40	-45
5	36	31	25	19	13	7	1	-5	-11	-16	-22	-28	-34	-40	-46	-52	-57	-63
10	34	27	21	15	9	3	-4	-10	-16	-22	-28	-35	-41	-47	-53	-59	-66	-72
15	32	25	19	13	6	0	-7	-13	-19	-26	-32	-39	-45	-51	-58	-64	-71	-77
20	30	24	17	11	4	-2	-9	-15	-22	-29	-35	-42	-48	-55	-61	-68	-74	-81
25	29	23	16	9	3	-4	-11	-17	-24	-31	-37	-44	-51	-58	-64	-71	-78	-84
30	28	22	15	8	1	-5	-12	-19	-26	-33	-39	-46	-53	-60	-67	-73	-80	-87
35	28	21	14	7	0	-7	-14	-21	-27	-34	-41	-48	-55	-62	-69	-76	-82	-89
40	27	20	13	6	-1	-8	-15	-22	-29	-36	-43	-50	-57	-64	-71	-78	-84	-91
45	26	19	12	5	-2	-9	-16	-23	-30	-37	-44	-51	-58	-65	-72	-79	-86	-93
50	26	19	12	4	-3	-10	-17	-24	-31	-38	-45	-52	-60	-67	-74	-81	-88	-95
55	25	18	11	4	-3	-11	-18	-25	-32	-39	-46	-54	-61	-68	-75	-82	-89	-97
60	25	17	10	3	-4	-11	-19	-26	-33	-40	-48	-55	-62	-69	-76	-84	-91	-98

동상 걸리는 시간: 30 minutes / 10 minutes / 5 minutes

$$풍냉 (ºF) = 35.74 + 0.6215T - 35.75(V^{0.16}) + 0.4275T(V^{0.16})$$

Where, T= Air Temperature (ºF) V= Wind Speed (mph) *Effective 11/01/01*

그림 10-4 풍냉지표. 풍냉지표는 추위의 영향을 평가하기 위해 온도와 바람의 정도를 반영한다.

- 규칙적인 식사를 통해 충분한 음식을 섭취하면서 대사량을 높인다.
- 추위 노출을 제한한다.

저체온증의 중증도

몇 가지 체계를 통해 저체온증을 분류할 수 있다. 2중 분류 체계에 의하면 저체온증은 경미한 저체온증과 중증 저체온증으로 구분된다.

- 경미한 저체온증: 저체온증 증상과 징후를 수반하는 32°C (90°F) 이상의 심부 체온
- 중증 저체온증: 저체온증 증상과 징후를 수반하는 32°C (90°F) 이하의 심부 체온

3중 분류 체계에 의하면 저체온증은 경미한/중등도의/심각한(중증) 저체온증으로 구분된다.

- 경미한 저체온증(Mild hypothermia): 저체온증 증상과 징후를 수반하는 32~35°C(90~95°F)의 심부 체온
  - 빈맥
  - 몸을 떠는 증상
  - 혈관 수축
  - 빈호흡
  - 피로
  - 판단력 장애
- 중등도의 저체온증(Moderate hypothermia): 저체온증 증상과 징후를 수반하는 28~32°C(82~90°F)의 심부 체온
  - 추위로 인한 부정맥(서맥, 오스본파)
  - 저혈압
  - 호흡 저하
  - 정신 상태의 변화
  - 몸이 떨리는 증상의 상실
- 심각한 저체온증(Severe hypothermia): 저체온증 증상과 징후를 수반하는 28°C(82°F) 이하의 심부 체온
  - 혼수상태
  - 무호흡
  - 심실 부정맥이나 무수축

초기에 일부 환자는 보상이 되는 저체온증을 보인다. 이 경우 저체온증의 증상과 징후가 열생성에 의해 일시적으로 유지되는 정상 심부 체온과 함께 나타난다. 간에 비축된 에너지와 근육 글리코겐이 소진되면서 심부 체온이 저하된다.

얼음이나 얼어붙은 강에 빠지는 사람의 경우 증상 시작이 급성일 수 있다. 추위에 대한 아급성 노출은 산악 등반가가 눈으로 덮인 추운 환경에 갇히는 것과 같은 상황에서 발생한다. 추위에 대한 만성적 노출은 노숙자가 도시 내부에서 거주지 없이 추위에 자주 오래 노출된 경우에 발생한다.

일부의 경우, 추위에 대한 노출이 저체온증의 주원인이지만, 다른 경우에는 저체온증이 내과적인 문제와 같은 다른 문제의 이차적으로 발생할 수 있다. 예를 들어, 갑상선 기능 저하는 신체의 열생성 기전을 감

표 10-1 | 저체온증의 중증도에 따른 주요 증상

C°	F°	증상
37.6	99.6	정상적 곧창자 온도
37	98.6	정상적 구강 온도
36	96.8	대사량의 증가
35	95	최대한 몸이 떨림 / 판단력 장애
34	93.2	기억 상실증 / 불명확한 언어
33	91.4	의식의 심각한 혼탁 / 무감각 / 협응력이 감퇴된 움직임
32	89.6	몸을 떠는 증상이 대부분 멈춤 / 동공 확대
31	87.8	혈압 측정이 더 이상 불가
30	86	심방세동 및 기타 부정맥의 진행 / 맥박 및 심박출량의 33% 감소
29	84.2	맥박, 호흡, 의식 상태의 진행성 감퇴
28	82.4	맥박 및 산소 소비량 50% 감소 / 호흡의 심각한 둔화 / 근육 경직도의 증대 / 의식 상태의 상실 / 심실세동의 고위험
27	80.6	반사 반응 및 수의성 운동의 상실 / 사망한 것처럼 보이는 환자
26	78.8	통증 자극에 무반응 및 무반사
25	77	뇌혈류의 66% 감소
24	75.2	뚜렷한 저혈압
22	71.6	심실세동의 위험 최대 수준
19	66.2	모양이 없는 편평한 뇌파
18	64.4	무수축
16	60.8	사고 노출시 보고된 성인의 생존 최저점
15.2	59.2	사고 노출시 보고된 소아의 생존 최저점
10	50	정상 수준의 8%인 산소 소비량
9	48.2	치료적 노출시 보고된 생존 최저점

퇴시킬 수 있다. 뇌종양이나 두부 외상은 시상 하부의 체온 조절 중추를 억제하면서 저체온증을 유발할 수 있다. 심근 경색, 당뇨, 저혈당증, 약물 복용, 영양 상태 불량, 패혈증, 노년기 등과 같은 요소는 (저체온증의 선행 요인이 되는) 대사성 질환과 순환성 질환을 유발할 수 있다. 저체온증이 예상되는 (하지만 추위에 노출된 경험이 없는) 환자는 평가를 통해 저체온증의 선행 요인을 발견해야 한다. 평가를 통해 환자의 의식 상태, 차가운 피부, 몸이 떨리는 증상을 살펴본다. 또한 곧창자 온도를 측정한다. 35°C (95°F) 이하인 곧창자 온도는 저체온증을 의미할 수 있다. 저체온증의 중증도에 따른 주요 증상은 표 10-1에 정리된다.

체온이 30°C(86°F)를 상회하는 환자는 예후가 좋은 편이다. 체온이 30°C(86°F) 이하로 떨어질 경우, 사망률이 급증한다. 의료 현장에서 사용되는 체온계는 대부분 35°C (95°F) 이하를 측정하지 못한다는 점을 기억한다. 기온이 낮고 추운 지역의 응급 의료 체계에서는 증상과 징후, 실질적인 심부체온의 관계의 신뢰성이 떨어질 수 있으므로 정상 이하의 체온을 측정할 수 있는 특수한 체온계를 보유해야 한다. 영하 온도를 측정할 수 있는 특수 체온계를 준비해야 한다.

저체온증의 평가 및 처치

증상과 징후

저체온증의 증상과 징후는 표 10-2에 정리한다. 심부 체온이 32°C 혹은 90°F 이상인 경미한 저체온증 환자는 보통 몸을 떠는 증상을 보인다. 환자는 무기력하고 다소 정신적 상태가 둔한 모습을 보일 수 있다. (하지만 환자의 의식이 명료한 경우도 있다.) 근육이 경직되고 협응력이 떨어지면서 환자가 비틀거리며 걸을 수 있다.

표 10-2 | 저체온증의 증상과 징후

경미한 저체온증	중증 저체온증
무기력증	몸을 떠는 증상이 사라짐
몸을 떠는 증상	부정맥, 무수축
협응력 저하	수의근 조절 기능의 상실
창백하고 축축하고 차가운 피부	저혈압
혈압, 심박수, 호흡수의 조기 상승	발견할 수 없는 맥박과 호흡

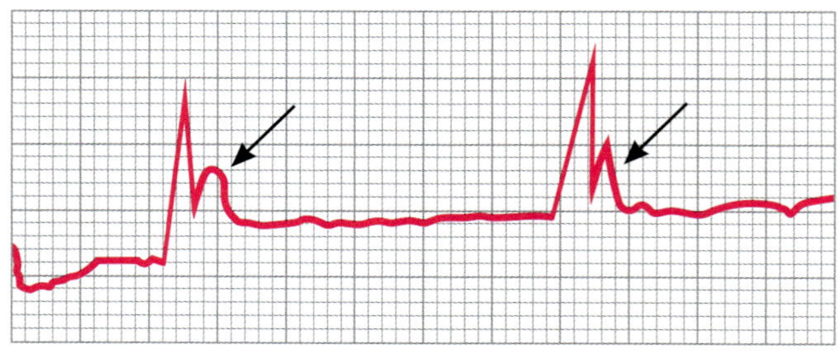

그림 10-5 ECG를 통해 저체온증 환자에서 볼 수 있는 QRS군 다음으로 나타나는 J파를 볼 수 있다.

심부 체온이 32°C 혹은 90°F 이하인 중증 저체온증 환자는 지남력을 잃고 혼란 증세를 겪을 수 있다. 환자 체온이 지속적으로 떨어지면서 정신이 혼미해지거나 완전 혼수상태에 빠질 수 있다. 몸을 떠는 증상은 보통 멈추지만 신체의 활동은 협응력이 떨어질 수 있다. 근육이 경직되고 뻣뻣할 수 있다. 저체온증 환자의 상태 확인을 위해 심전도 모니터를 지속적으로 지켜보는 것이 권장된다. 심전도기에는 QRS군과 연관된 오스본파라고도 불리는 질병 특유의 J파(J wave)가 자주 나타나지만, 환자 진단에 있어서 큰 도움이 되지 않는다(그림 10-5). 심실잔떨림(심실세동)은 저체온증에서 가장 자주 나타나는 부정맥이다. 하지만 신체의 열이 식으면서, 심근이 점점 자극을 받고 다양한 부정맥으로 진행될 수 있다. 중증 저체온증의 경우 서맥이 불가피하다.

심부 체온이 30°C(86°F) 이하로 저하되면서, 심실잔떨림(심실세동)이 불가피해진다. 중증 저체온증 환자는 매 1~2분마다 최소한 30초씩 맥박 및 호흡의 평가를 받아야 한다.

치료

저체온증 환자에 대한 치료법은 다음과 같다(그림 10-6)

1. **젖은 옷을 벗긴다.**
2. **추가적인 열손실이나 냉기로부터 보호한다.** 습기 차단제, 담요, 단열재 같은 물체로 **수동적 외부 가온법을 이용한다.**
3. **환자를 수평 자세로 눕힌다.**
4. 부정맥을 유발하지 않도록 **환자를 거칠게 다루지 않는다.**
5. **심부 체온을 측정한다.**
6. **심장 리듬을 측정한다.**

능동적 재가온 경미한 저체온증 환자는 능동적 외부 재가온 처치를 통해 다시 체온을 회복할 수 있다. 따

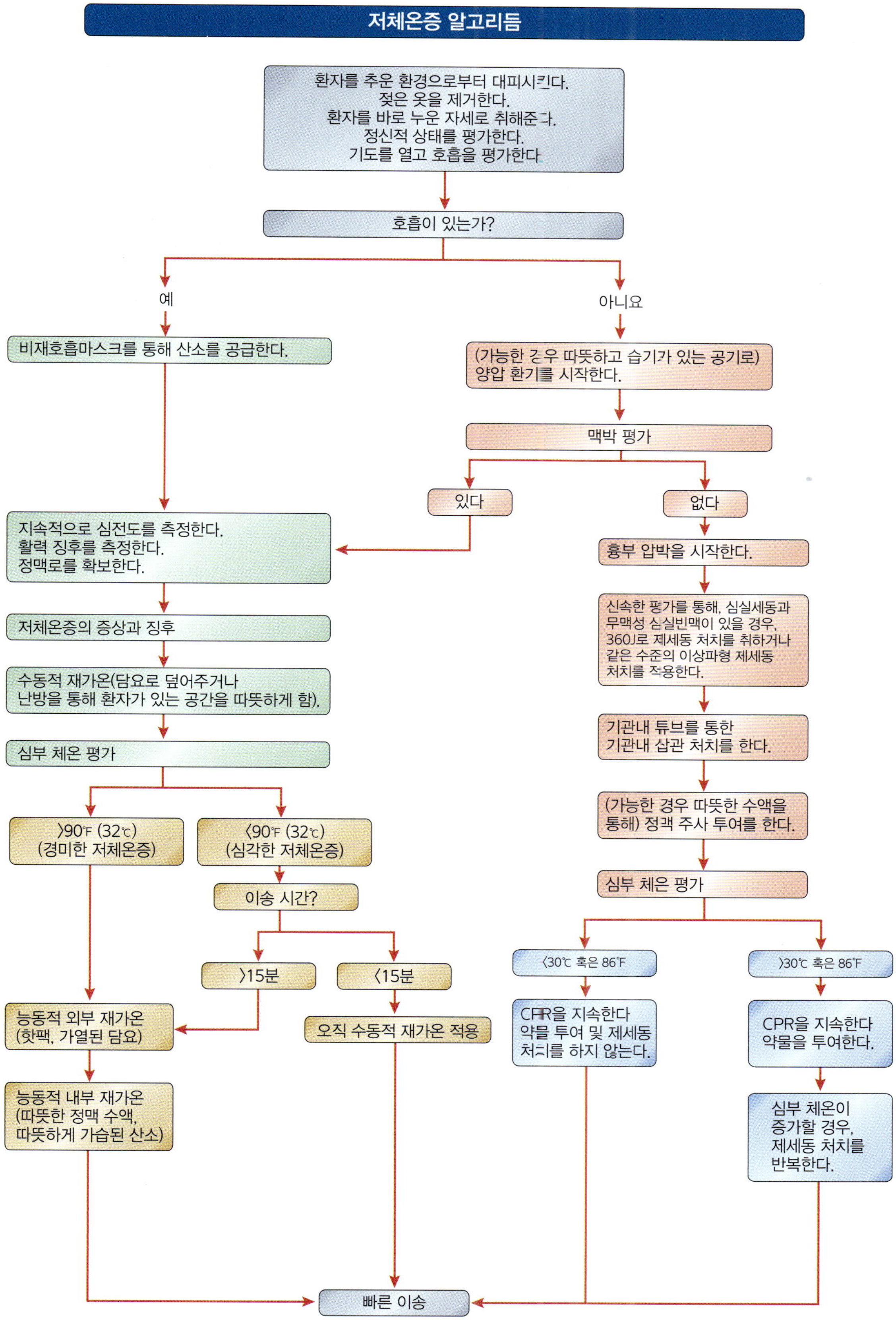

그림 10-6 저체온증 치료의 알고리듬

뜻한 담요나 팩을 신체 심부로 열전도율이 높은 목, 겨드랑이, 샅고랑 부위에 올려 놓는다. 따뜻한 팩이 피부에 직접 닿아 화상을 입지 않도록 유의한다. 정맥 수액 가온기는 수액을 35°C~38°C(95°F~100°F)까지 데울 수 있다. 가온기가 구비되지 않은 경우, 이미 데워진 수액을 사용한다. 히트 건(매우 뜨거운 공기를 불어넣는 전동공구)이나 불빛이 대안으로 사용될 수 있으나 거의 대부분 응급실에서 사용된다. 39°C~40°C(102°F~104°F) 사이의 따뜻한 물에 환자를 담그는 방법이 사용될 수 있지만, 재가온 쇼크가 발생할 수 있기 때문에 병원전 응급 의료 환경에서는 거의 적용하지 않는다.

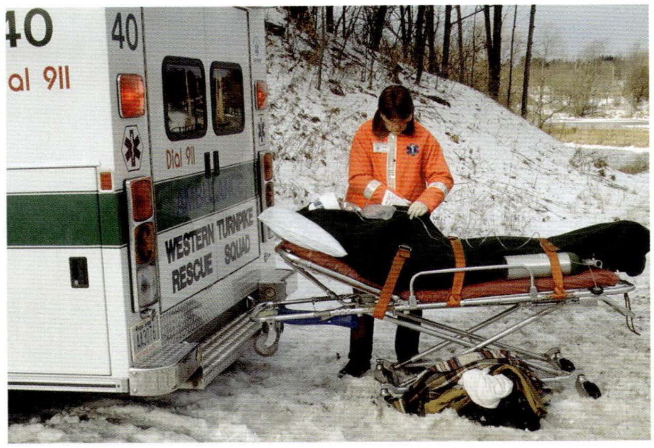

그림 10-7 저체온 환자는 심근의 과민 반응 때문에 조심스럽게 다루어야한다.

중증 저체온증 환자의 능동적 재가온 처치는 미리 정해진 의료 지침에 따라 병원에서 수행될 때 가장 효과적이다. 재가온 처치 도중 많은 환자가 심실세동에 의해 사망한다. 심실세동의 위험도는 저체온증의 중증도(심각성)와 지속 기간에 달려 있다. 저체온증 환자를 거칠게 다룰 경우, 심실세동이 발생할 수 있다(그림 10-7). 응급실까지 이송하는데 15분 이상이 소요되지 않는 한 병원전 의료 환경에서 능동적 재가온 처치를 하지 않는다.

이 경우, 능동적 내부 재가온법이 사용될 수 있다. (39°C~40°C 혹은 102°F~104°F으로) 데워진 습기 있는 산소 및 정맥 수액을 투여한다. 이는 추가적인 열손실을 방지하는데 매우 중요하지만, 전도되는 열의 양이 미약하기 때문에 재가온 효과가 제한적이다.

재가온 쇼크 따뜻한 담요로 덮는 처치는 저체온증 환자를 위한 안전하고 효과적인 재가온 처치이지만, 따뜻한 팩과 같이 지나친 열을 제공하는 것은 병원전 의료 환경에서 권장되지 않는다. 효과적으로 재가온시키기 위해서는 병원전 환경에서 사용 가능한 방법보다 일반적으로 더 많은 열이 필요하다. 또한 외부 열의 적용은 반사성 말초 혈관 확장을 야기하는 재가온 쇼크를 초래할 수 있다. 반사성 혈관 확장은 차가운 혈액 및 산성 물질을 사지에서 심부로 환류 시킬 수 있다. 이로 인해 모순적이게도 "이후에 저하되는(after drop)"심부 체온은 저체온증을 더욱 악화시킬 수 있다. 이는 특히 체액량 감소가 있을때 혈압 저하의 원인이 될 수 있다.

간단히 알아보는 병태생리학

재가온 처치에 대한 유의 사항

저체온증 환자의 재가온 처치는 소생술과 함께 병행되어야 하는 점을 기억해야 한다. 또한 재가온 처치는 능동적 내부 가온 처치(데워진 정맥 수액 및 따뜻하고 습기가 있는 산소의 공급)가 선행되었을 때 가장 효과적이다. 외부적 재가온 처치만으로 병원전 의료 환경에서 저체온증 환자의 체온을 다시 원래로 되돌리는 것은 불가능하다. 재가온 처치로 인해 환자의 피부가 따뜻해지는 동안 피부와 사지의 혈관이 확장된다. 이로 인해 피부와 사지의 차가운 혈액이 심부로 향하게 된다. 이뿐만 아니라 불량한 관류로 인해 피부와 사지에 축적될 수도 있는 젖산이나 요산과 같은 대사성 산성 물질이 심부 조직으로 흘러갈 수 있다. 사지로부터 차가운 피가 유입될 경우, 심부의 온도 감지기가 활성화되고 이에 시상하부가 신체의 온도를 높이게 된다. 이는 재가온 쇼크를 일으키고 환자의 상태가 더욱 악화될 수 있다.

따라서, 중증 저체온증 환자를 위해 능동적 내부 가온 처치를 제공할 수 없을 경우, 추가적인 열손실만을 방지하고 효과적인 재가온 처치가 가능한 의료 시설로 신속히 환자를 이송한다.

(이송 지연과 같이) 병원전 의료 환경에서 능동적 재가온 처치가 필요한 경우, 재가온 처치동안 따뜻하게 데워진 수액을 정맥 투여하는 것은 재가온 쇼크의 발생을 예방할 수 있다.

한랭 이뇨(Cold Diuresis) 체액량 고갈은 한랭 이뇨의 결과로 유발될 수 있다. 심부 혈관 수축은 혈량 및 혈압을 증대시키기 때문에, 콩팥은 과잉 체액을 제거하여 혈압을 떨어뜨리기 위해 이뇨를 유발한다. (생리식염수와 같은) 따뜻하게 데워진 혈량 확장제는 재가온 쇼크의 방지와 한랭 이뇨로 손실된 체액의 대체를 위해 사용된다.

의식이 있고 기도를 조절할 수 있는 환자는 당도가 높은 따뜻한 수액을 투여 받는다. 알코올과 카페인 성분은 피한다.

소생술

심부 체온이 30°C (86°F) 이하인 심정지 환자의 경우, 소생술과 관련하여 몇 가지 고려사항이 있다.

기본 소생술 기본 소생술 제공자는 비록 최소 심폐 노력의 감지를 위해 더 오랜 시간 동안 맥박 및 호흡을 측정해야하지만 심폐 소생술을 먼저 시작한다. 일반적인 흉부 압박과 따뜻하고 습기가 있는 산소를 통해 정상 수준의 환기율을 취한다. 자동제세동기(AED)가 구비되고 심실세동이 발견될 경우, 360J로 1회 쇼크(혹은 같은 수준의 이상파형 제세동 처치)를 적용한다. 체온이 30°C (86°F) 이상으로 재가온되기 전까지는 추가적인 쇼크 처치를 피한다. 3회의 제세동 처치 후에 심폐 소생술, 재가온, 빠른 이송을 실시한다.

전문 심장 소생술 구강기관내삽관이나 비강기관내삽관으로 심실세동의 위험이 증대되지 않기 때문에, 전문 심장소생술 제공자는 삽관 처치와 따뜻하고 습기 있는 산소를 통한 환기 처치를 제공할 수 있다. 약물 대사가 저하되기 때문에, 에피네프린이나 아미오다론과 같은 약제의 투여는 중증 저체온증 환자의 치료를 위해 반복적으로 사용할 경우 독성 수준으로 갈 수 있다. 환자가 재가온되고 관류가 정상적으로 재개될 경우, 독성화된 약물이 대량으로 중심 순환계와 특정 신체 조직으로 공급될 수 있다.

미국심장협회의 권고 사항에 따르면 환자가 초기 제세동 처치나 초기 약물 투여에 잘 반응하지 않을 경우, 심부 체온이 30°C (86°F)로 돌아오기 전까지는 추가적인 제세동 처치나 약물 투여를 피해야 한다. 이는 30°C (86°F) 이하의 심장을 전기적으로 제세동시키는 것이 불가능하기 때문이다. 능동적 심부 재가온법은 둔화된 심박수와 함께 심정지 혹은 무의식 상태를 겪고 있는 저체온증 환자를 위한 주요 치료법이다.

저체온증에 사용될 수 있는 치료법은 따뜻하고 습기가 있는 산소와 따뜻하게 데워진 수액(생리식염수)을 정맥 투여시 수분 과잉을 피하고 시간당 150~200ml의 속도로 투여하는 것이다. 부분 심장 우회술을 통한 체외 혈액 가온과 마찬가지로 일회 투여시 2L의 칼륨이 없는 따뜻한 수액을 통한 복막 세척법이 사용될 수도 있다. 이러한 치료법 중 일부는 병원 내에서만 실시되어야 한다.

이송

저체온증 환자는 심근에 자극을 줄 수 있기 때문에 조심스럽게 이송해야 하고, 환자는 평평하게 유지하거나 두부는 살짝 아래로 기울인 자세로 조정해야 한다는 점을 기억한다. 환자 치료를 맡게 될 병원과의 연락을 통해 재가온 처치에 대해 문의한다. 환자의 이송병원을 결정할 때는 심장 우회술을 통한 재가온 처치가 가능한지를 확인하다.

동상

동상(frostbite)은 환경적인 원인에 의해 신체 조직이 얼어붙는 증상이다(그림 10-8). 신체 조직이 얼어붙으면서 조직 내에 얼음 결정이 형성되고 수분이 세포외 공간으로 들어간다. 얼음 결정이 팽창하면서 세포의 파괴가 유발된다. 이러한 과정 동안 세포 내 전해질 농도가 증가하면서 세포 파괴가 악화된다. 얼음 결정 형성으로 혈관이 손상되면서 조직 종창과 원위부 영양소 공급의 흐름이 손실된다.

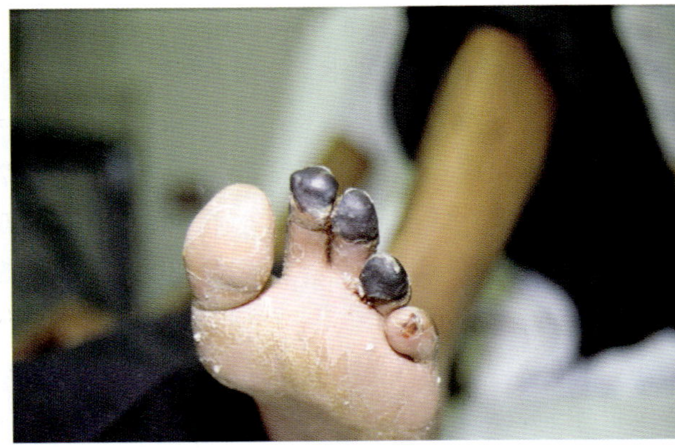

그림 10-8 동상(© *Edward T. Dickinson, MD*)

표면 동상과 심부 동상

일반적으로 동상은 표면 동상과 심부 동상, 두가지 유형이 있다. **표면 동상**(superficial frostbite)은 외피가 얼어붙는 증상으로 처음에는 손상 부위가 붉어지다가 창백해진다. 감각도 떨어진다. **심부 동상**(deep frostbite)은 진피와 피하 조직층까지 영향을 미친다. 피부가 창백하게 변하고 촉진시 딱딱하게 느껴진다. 심부 동상 부위에는 감각 상실이 발생한다.

동상은 추위에 노출되는 사지, 두부, 안면에서 주로 발생한다. 동상은 반드시 저체온증을 유발하는 정도는 아니지만 영하의 온도에서 발생한다. 많은 동상 환자가 저체온증도 겪는다. 동상은 개인에 따라 다양한 형태로 나타날 수 있다. 예를 들어, 초기에는 전혀 통증을 느끼지 않는 환자가 있는 반면에 심각한 통증을 호소하는 유형도 있다. 표면 동상의 경우 얼어붙은 부위 아래에서는 어느 정도의 피부 순응도가 느껴지지만, 심부 동상 부위는 딱딱하고 순응도가 매우 떨어진다.

치료

동상을 처치할 때는 다음과 같은 단계를 밟아야 한다.

- 다시 얼어붙을 위험이 있는 경우, 동상 부위를 녹이지 않는다.
- 동상 부위를 주무르거나 눈으로 문지르지 않는다. 동상 부위를 문지를 경우 조직 내의 얼음 결정이 이미 손상된 조직을 더욱 악화시킨다.
- 상처를 녹이기 전에 진통제를 투여한다.
- 침수법으로 재가온시키기 위해 병원으로 환자를 이송한다. 이송이 지연될 경우, 39~40°C(102~104°F)으로 데워진 물에 동상 부위를 담가 녹인다. 물의 온도가 급속히 감소하기 때문에 뜨거운 물을 추가적으로 부어야 한다.
- 녹인 부위를 소독하고 건조한 붕대로 가볍게 감싼다.
- 녹인 부위를 올리고 고정한다.
- 수포는 터뜨리거나 짜내지 않는다.
- 위험한 상황으로부터 걸어 나와야 할 경우, 동상이 걸린 다리를 재가온하지 않는다.

참호족

동상과 유사한 **참호족**(trench foot)은 동결 이상의 온도에서 걸린다는 차이점이 있다. 일반시민에서 찾아보기 힘들다. 참호족이라는 명칭은 1차 세계 대전 당시에 붙여졌다. 당시 병사가 참호 속에 서 있는 일이 많았는데 수일에 걸쳐 찬물에 의해 진행성 증상이 형성되었다. 증상은 동상과 비슷하고 통증이 있는 경우도 있다. 수포는 자연적인 재가온시 생길 수 있다.

치료

참호족의 치료를 위해서 증상의 조기 발견과 족부 가온, 건조, 통풍, 상향처치가 필수적이다. 물속에서 오랫동안 서 있는 것을 피하고, 젖은 양말은 자주 갈아 신고, 축축한 부츠나 양말을 벗은 채 잠을 자는 것과 같은 예방책은 매우 효과적이다.

익사

익사(drowning)란 신체가 어떤 액체 속에 잠긴 결과로 인해 발생하는 호흡 장애 과정으로 정의된다. 익사사고로 인해 발생하는 결과는 크게 세 가지이다.

- 치명적임(사망)
- 병적상태(의료적 문제있음)
- 병적상태 아님(문제없음)

2002년 이전까지는 익사에 대해 서로 다른 많은 정의와 용어가 사용되었다. 이로 인해 익사와 관련된 예방, 구조, 처치 시의 적절한 기술에 대해 많은 혼란이 있게 되었다. 2005년, 세계보건기구(WHO), 미국심장협회(AHA), 그 밖의 다른 기구 등에 의해 기존의 정의 대신 새로운 정의를 채택하게 되었다. 익수(near drowning), 건성익사(dry drowning), 습식익사(wet drowning) 등과 같은 용어는 더 이상 사용되지 않게 되었는데, 역사적인 관점에서 이러한 용어에 대하여 알아보자.

익수란 초기의 익사사고에서는 생존했지만, 나중에 생존했거나 사망한 사람을 지칭하는 용어로 막연하게 사용되었다. 또한 건성익사나 습식익사는 환자가 익사과정에서 후두경련을 겪었는지의 여부를 설명할 때 사용되었다. 그러나 현재 이러한 현상들은 임상적인 관계가 없는 것으로 밝혀지고 있다.

미국에서는 연간 4,500명의 익사사망자가 발생하는 것으로 추산되고 있다. 하지만 홍수나 허리케인과 같은 재해로 인한 익사사망은 자연재해 사망으로 집계되기 때문에, 실제 익사사망자 수를 정확하게 파악하기는 어려우며, 배에서 발생하는 익사사고는 선박사고로 분류된다. 또한, 미국에서 발생하는 익사사망시 두 명은 병적상태가 아니지만, 두 명은 어느 정도의 병적상태(보통 중증 신경손상)를 가지고 생존한다.

대체적으로 익사는 미국에서 사고성 사망의 세번째 원인이 되고 있다. 익사사고 중 약 40%는 5세 이하의 소아에게 발생하고, 해당 연령대에서 가장 첫번째 사망원인이 된다. 두번째로 익사사고가 자주 발생하는 연령대는 10대이며, 주로 여름휴가를 즐기러 나온 10대 사이에서 발생한다. 세번째로 익사사고가 자주 발생하는 연령대는 고령층으로, 주로 욕조에서 사고성 익사가 발생한다. 익사환자의 약 85%는 남성이고, 이 중 2/3는 수영을 할 줄 모른다. 이러한 익사사고는 특히 수영장과 같은 담수에서 발생하는데, 환자가 술에 취했거나 지켜보는 어른이 잠시 주의를 기울이지 못한 경우에 발생한다.

익사와 관련된 다른 응급상황도 많다는 점을 기억해야 한다. 만일 물속에 잠기게 되는 원인을 모를 경우, 외상의 가능성을 고려하여 이에 맞는 처치방안을 염두에 두어야 한다.

익사사고가 찬물에서 발생한 경우 저체온증이 유발되는 경우도 있다. 저체온증은 신체의 대사과정을 늦추게 되므로 산소를 덜 필요로 하게 된다. 만일 물의 온도가 빙점에 가까울 경우, 이는 저산소화 되어가는 장기 및 조직을 보호하는 효과가 있게 된다. 하지만 물이 단지 차갑기만 할 경우, 소생과정은 복잡해 질 수 있다.

익사의 병태 생리

응급구조사는 익사사고가 발생하는 과정을 이해할 필요가 있다. 물에 빠진 환자는 의식을 잃지 않았을 경우 맨 처음에는 안간힘을 다해 숨을 참으려 할 것이다. 강물에 빠진 10대나, 부유물을 놓치고 아무도 모르는 사이 빠져버린 3세 어린이와 같은 경우, 갑작스럽게 당황을 하게 되면서 물에서 빠져 나오려는 필사적인 노력을 한다. 이 과정에서 환자는 극심하게 공기를 마시려 하는데, 가끔씩 구강, 구인두, 위 등으로 물이 들어가게 된다. 물에 빠진 환자가 의식을 잃게 되면, 불수의적 반사작용에 의해 무호흡 상태가 된다. 이때는 포유류잠수반사에 의해 혈액이 심장과 뇌로 향하게 된다(10장 후반부에 더 자세히 설명).

그러므로 의식이 있든 없든 환자는 무호흡 상태에 빠져 산소를 섭취하지 못하게 된다. 무호흡상태가 되면, 동맥혈이산화탄소농도($PaCO_2$)는 50mmHg를 넘는 반면, 동맥혈산소농도(PaO2)는 50mmHg 이하로 떨어지게 된다. 저산소증으로 인한 자극 때문에 고탄산혈증의 진정효과는 무시되며, 이에 따라 결국 중추신경계의 자극으로 인해 환자는 숨을 헐떡거리게 된다. 무의식상태 이전에 마지막으로 허우적 거리는 과정에서 입이나 하인두로 물이 들어가므로, 이것 때문에 반사적인 후두경련을 일으키며, 그 결과에 따라 기관지경련을 가끔씩 일으키기도 한다(그림 10-9). 이러한 기전으로 인해 폐로 유입되는 물은 보통 30mL 이하가 된다.

폐로 물이 유입되는 것을 방지하는 후두경련은 저산소증을 악화시켜 결국 혼수상태를 유발하며, 산소결핍이 계속되면 혼수상태가 더 악화된다. 무반응 상태로 인해 물을 삼키는 동작을 반사적으로 계속하게 되면서, 위팽창을 초래하게 되고, 구토증세 및 흡인손상의 위험이 커지게 된다. 적절한 처치없이 방치될 경우 순식간에 저혈압, 서맥 등이 발생하며, 사망으로 이어질 수 있다. 후두경련 이전이나 후두이완 이후, 폐에 유입된 물은 호흡기 질환을 유발하기도 한다. 익사환자에 대한 효과적인 처치방법을 이해하는데 있어서는 핵심적인 몇 가지 기전이 있다. 첫째, 폐에 유입된 물은 허파꽈리의 가스교환을 방해하며, 둘째, 소량의 액체라도 계면활성제를 씻어내 버리기 때문에 무기폐 상태가 된다.

계면활성제(surfactant)는 허파꽈리를 개방상태로 만드는 허파꽈리 속의 물질이다. 익사사고 시 허파꽈리의 모세혈관이 손상을 입으면서 일부 허파꽈리 계면활성제가 손실된다. 혈장단백질이 다시 허파꽈리로 유입되면서 소기도에 액체가 축적되기 시작한다. 이로 인해 많은 부위에서 무기폐상태가 발생한다. 무기폐상태가 되면 단락(shunt)을 일으키게 되는데, 결국 산소화되지 않은 혈액이 손상을 입은 허파꽈리에서 혈류로 환류되는 상황이 발생한다. 다시 말해 혈액은 산소화가 되지 않은 채 폐를 통과하게 되는 것이다. 이로 인해 저산소증이 발생한다(그림 10-10).

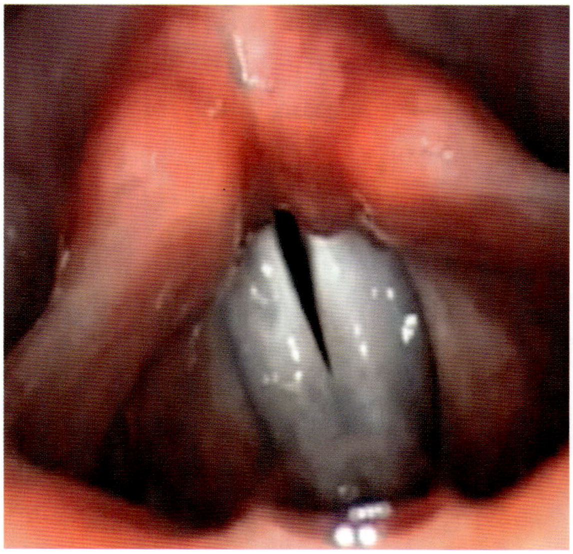

그림 10-9 익사에서 나타나는 후두경련(© *Dr. Bryan E. Bledsoe*)

익사로 인한 사망률 및 이환율은 일차적으로 산소결핍에 의한 뇌손상과 관계가 있는데, 이러한 뇌손상은 후두경련과 흡입된 물로 인한 기도폐쇄가 원인이 된다. 익사과정이 저지되고 사망으로까지 이어지지 않는 경우, 폐는 보통 회복력을 잃지 않고 원상태로 돌아온다. 환자의 상태는 뇌가 겪은 산소결핍의 정도에 따라 결정되기 때문에, 처치방법은 부족했던 산소를 회복시키는 방안으로 이루어져야 한다.

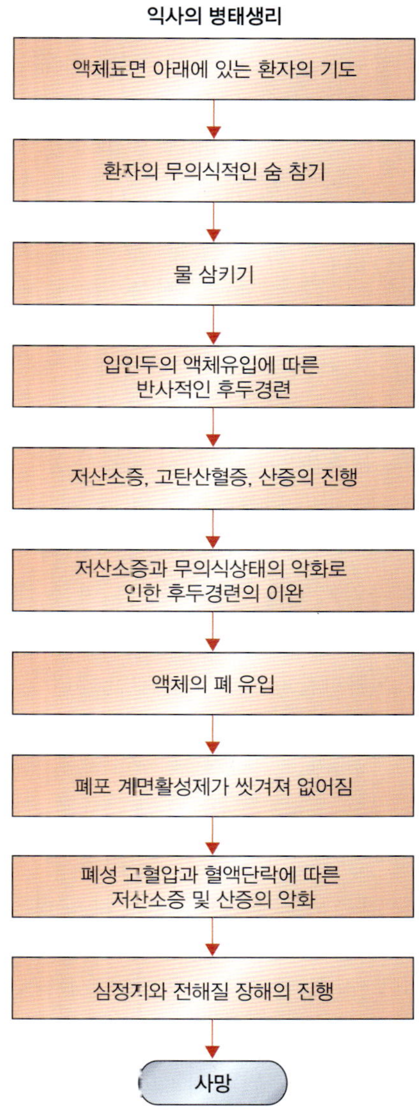

그림 10-10 익사의 병태 생리

담수익사 대 염수익사

1960년대에는 개에 대한 연구를 기초로 이루어졌는데, 흡인된 물의 유형에 따라 다양한 생리적 반응이 나타나는 것으로 알려져 왔다. 그때의 연구는 최대 22mL/kg에 달하는 막대한 양의 물을 사용했는데, 체중 84kg인 성인의 경우로는 1,850mL, 15kg인 소아의 경우로는 330mL와 비슷하다. 그러나 앞에서 설명한대로 실제 폐에 유입되는 물은 그렇게 많지 않으며(30mL 이하), 혈액 희석, 전해질이동, 대사성 이상 등의 증상은 유발되지 않는다. 모든 익사사고 환자에 대한 병원전 처치는 물의 종류에 상관없이 비슷하다.

생존에 영향을 미치는 요소

익사사고 및 생존율에는 여러 요인들이 작용을 한다. 여기에는 물의 청정도, 물에 빠져있는 시간, 환자의 나이 및 건강상태 등이 포함된다. 소아는 비교적 생존시간이 길고 소생 조치의 효과가 더욱 양호한 편이다. 익사사고 후 생존율에 있어 가장 중요한 요소는 현장 부근에 있는 사람에 의한 즉각적인 심폐소생술이다. 따라서 많은 기관에서는 수영장 운영자나 물가 주변의 사람들을 대상으로 심폐소생술 교육을 강조하고 있다.

차갑거나, 영하에 가까운 물 속에 오랫동안(30~60분) 빠졌음에도 불구하고 성인 또는 소아에 대한 소생조치가 성공한 사례가 많다. 만약 영하에 가까운(1°혹은 34°F 이하) 물에 빠진 경우, 포유류잠수반사작용(mammalian diving reflex)이라는 보호효과가 나타나게 된다. 영하에 가까운 물 속에서 발생한 익사사고의 경우, 산소없이 4~6분이 경과하면 뇌사가 일어 난다는 개념은 적용되지 않는다. 20°(68°F) 이하의 차가운 물에 빠져 심정지가 발생한 환자가 30분, 혹은 그 이상이 경과한 뒤에도 소생술에 의해 살아난 경우가 있다. 하지만 천천히 발생하는 저체온증은 포유류잠수반사작용이 유발되지 않기 때문에 상태가 더욱 악화될 수 있다. 불행하게도 병원전 의료 환경에서는 환자 결과에 대한 예측이 불가능하다. 따라서 물 속에 빠진 시간이 60분 이내인 환자는 모두 소생술을 취해야 하며, 침수시간이 60분 이상 경과된 환자는 보통 소생될 수 없다.

영하에 가까운 날씨의 익사사고시 생존율을 높이는 요소는 포유류잠수반사작용(mammalian diving reflex)이다. 사람이 차가운 물에 빠질 경우, 얼굴 안면이 물에 잠기게 되고, 호흡은 억제되며, 맥박은 서맥성으로 변하게 되면서 결국 저산소증을 극복하기 위한 조직의 혈관수축이 시작된다. 반면 뇌혈류와 심장

혈류는 유지되는데, 이에 산소는 생명유지를 위해 즉각적으로 필요한 부위로만 공급되며 해당 부위에서만 사용된다. 물이 더 차가울수록 더 많은 산소가 심장과 두뇌로 가게 된다. 응급의학에서는 "찬물에 빠져 익사사고를 당한 환자의 경우 따뜻한 상태로 죽었다고 하기 전까지는 죽은 것이 아니다"라는 말이 자주 쓰인다. 즉, 찬물에 빠진 사람은 마치 죽은 것처럼 보이지만, 심장과 뇌로 계속 산소가 공급되기 때문에 여전히 살아있을 수 있다.

익사사고의 처치방법

익사에서 중요한 것은 산소결핍에 의한 뇌손상이기 때문에 산소결핍을 해결할 수 있는 처치를 제공하면 된다. 예를 들어 관상동맥질환이 있는 성인이 갑작스러운 심근경색으로 인해 심실세동을 일으키며 무의식 상태가 된다고 가정해 보자. 환자의 건강상태는 양호하지 않지만 아직 산소의 순환기능이 상실되지 않았고, 흉부압박과 제세동조치에 반응하게 된다. 이제 익사사고 환자의 경우 즉, 건강한 소아나 청소년이 산소공급이나 환기가 잘 안 되는 경우를 생각해 보자. 산소화 혹은 환기작용이 잘 이루어지지 않을 경우 심장은 거의 모든 산소를 소모시킬 때까지 두뇌로 계속 혈액을 보내다가 심정지가 발생하게 된다. 이에 따라 환자의 혈액은 산소가 고갈되며, 노폐물인 이산화탄소와 대사성 산성물질로 가득 차게 된다. 저산소증 처치를 위해서는 다음과 같은 절차를 따른다.

- 환자를 물 밖으로 최대한 빨리 옮긴다. 이는 전문훈련을 받은 구조요원에 **의해서만** 실행되어야 한다.
- 가능하다면 환자가 물 속에 있을 때 환기조치를 실시한다. 수온이 21°(70°F) 이하일 경우, 구조사는 보호복을 착용해야 한다. 물이 흐르거나 얼음이 떠 있는 부빙지역인 경우 이러한 구조형태에 특수훈련을 받은 대원이 구조작업을 실시해야 한다.
- 환자의 자세. 익사사고의 경우 대부분의 소생조치는 경사진 해변, 강둑, 보트선착장 등에서 이루어진다. 반드시 환자를 수면과 수평으로 지면에 눕혀야 하는데, 이는 머리나 발에 혈액이 몰리지 않도록 하기 위함이다(그림 10-11).
- 100% 고농도의 산소를 투여한다.
- 기도 개방, 호흡, 맥박의 상태를 측정한다. 필요한 경우 심폐소생술과 제세동을 실시한다.
- 적절한 흡인과 기도보조기를 사용하여 기도를 유지한다.
- 구토와 후두경련을 미리 예상한다. 현행 의료지침에 따라, 구토에 대한 흡인조치, 양압환기, 하악견인, 후두경련을 위한 빠른연속삽관을 실시한다. 주의: 익사사고 환자는 입이나 코에서 심각한 거품이 발생하는 경우가 많다. 다량으로 분출되는 분비물을 제거해야 하지만, 거품제거를 위한 흡인보다는 산소공급 및 환기상태에 더욱 집중한다.
- 중증 손상기전이 의심되지 않는 한 경추고정은 불필요하다. 환자가 낙상이나 잠수손상을 입은 경우는 경부 또는 두부 손상을 의심한다. 환자를 물속에서 구출하기 전에 긴척추고정판에 위치시키고, 처치가 이루어지는 동안에는 경추를 고

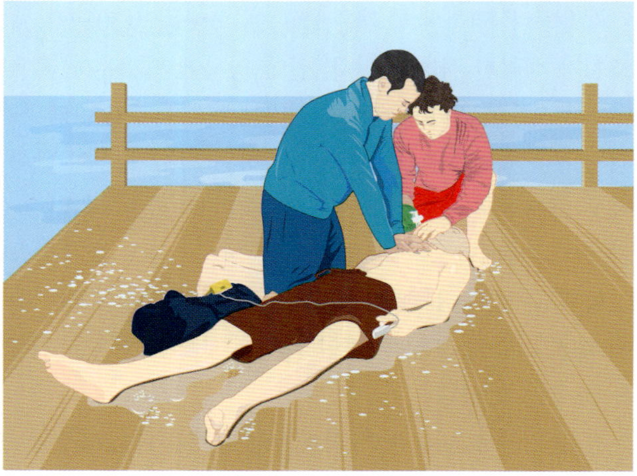

그림 10-11 익사사고 환자의 처치를 위한 적절한 자세. 수면과 평행하며, 처치현장의 경사면과 수직이 되도록 위치시킨다.

정시킨다.

- 환자의 체온손실을 보호한다. 환자를 차가운 바닥에 눕히지 않으며, 젖은 옷을 벗기고, 다른 대체물로 몸을 덮어 준다.
- 필요한 경우, 또한 이송 시간이 15분 이상 소요되는 경우 등은 호흡 재가온조치를 취한다.
- 젖산링거액이나 생리식염수를 시간당 75mL의 속도로 정맥주입한다. 필요한 경우 제세동을 실시한다.
- 환자가 정상체온일 경우, 전문소생술에 대한 의료지침을 따른다. 저체온증일 경우, 12장 초반부에 설명한 저체온증 의료지침을 따른다.
- 물에 빠진지 너무 오래 되었거나(저체온증을 보이지 않는한), 신체에 부패흔적이 보일 경우에는 소생조치를 취하지 않는다.

내용 요약

➤ 보일의 법칙
- 온도가 일정하게 유지되는 경우, 기체의 부피는 기체의 압력에 반비례한다.

➤ 돌턴의 법칙
- 혼합된 기체의 전체 압력은 각 기체의 부분 압력의 총합이다.

➤ 헨리의 법칙
- 액체의 부피 속에 용해된 기체의 양은 기체에 가해지는 압력에 비례한다.

특수 고려사항

흉부압박만을 통한 심폐소생술 앞에서 설명한대로, 익사사고는 저산소성 심정지를 유발하기 때문에 처치의 우선순위는 산소공급 및 환기조치이다. 익사사고의 소생 시 흉부압박만을 통한 심폐소생술은 의미가 없다.

기도관리 본질적으로 익사과정의 특성상 기본/전문 응급구조사가 환자의 기도를 관리하는 것은 어려운 일이다. 구토 및 후두경련과 더불어, 무기폐와 기관지경련으로 인해 폐의 순응도는 더 떨어지게 되며, 폐로 유입되는 공기에 대한 저항은 더 늘어나게 된다. 백밸브마스크, 성문외기도기삽입, 기관내삽관 등을 통해 환기를 하면서 호기말양압호흡의 증가 여부를 미리 예상해야 한다.

하임리히법 익사사고의 소생조치에 대한 기존의 논의에서는 복부밀어올리기 방법을 통해 기도에서 물을 빼 낼 수 있다고 하고 있다. 하지만 이 조치를 절대로 취해서는 안 된다. 복부밀어올리기 방법은 흡입손상의 위험을 증가시키면서 산소화와 환기를 지연시키기 때문이다.

성인호흡곤란증후군

호흡곤란증상(기침, 거품, 수포음 등)이 있는 모든 익사사고 환자는 병원으로 이송되어 추가적인 관찰을 해야 한다. 이는 관련 합병증이 24시간 이내에 나타나지 않기 때문이다.

*성인호흡곤란증후군*은 소생조치 후의 심각한 합병증 중 하나로 사망률이 높다. 익사사고로 인한 생리적 문제는 액체가 허파꽈리로 유입되면서 폐에 문제가 발생한다는 점이다. 이러한 액체는 조직에 심각한 감염을 초래하여 호흡기계의 부전을 유발하는 화학적인 요인이 된다. 또한 이러한 환자 중 일부는 폐실질질환, 허파꽈리 계면활성제의 손실, 흡인성폐렴, 공기가슴증 등의 문제를 일으키게 된다. 신부전, 저산소증, 고탄산혈증, 복합적인 대사성/호흡성 산증 등으로 인해 입원이 장기화되는 경우가 많다. 저산소증의 결과는 가끔씩 매우 심각하며, 입원 및 그 이상의 치료가 요구된다.

잠수 응급상황

스쿠버다이빙은 매우 인기있는 여가스포츠가 되고 있다. 다이빙을 하는 사람은 압력산소가 들어있는 휴대용산소통을 짊어지고 물에 들어가게 되는데, 잠수사고는 자주 일어나지는 않지만, 초보 잠수자의 경우 사고율은 높은 편이다. 스쿠버다이빙 응급상황은 지면, 수심 1m 또는 그 이하에서도 발생할 수 있다. 더욱 심각한 응급상황은 보통 잠수 이후 발생한다. 잠수손상의 효과적인 평가 및 처치를 위해서는 몇 가지 압력의 원칙을 이해할 필요가 있다.

기체에 대한 기압의 영향

물은 비압축성 액체이다. 담수의 밀도 또는 비중은 1입방피트 당 62.4파운드(62.4Ib/ft^3)이며, 염수는 1입방피트 당 64파운드(64Ib/ft^3)이다. 이러한 밀도는 특정구역에 작용하는 무게나 힘이라 할 수 있는 압력과 같다. 그렇기 때문에 담수 1입방피트(1ft^3)는 평방피트 당 62파운드(62.4Ib/ft^2)의 압력을 가지며, 이때 단위는 psi(pounds per square inch) 이다.

해수면에 위치한 우리들은 여러가지 기체가 혼합된 대기권에서 살고 있다. 이러한 기체에는 14.7psi의 압력(760mmHg)이 작용하며, 이 압력은 환경에 따라 달라진다. 예를 들어, 고도가 1마일 높아지면 기압은 17%가 감소되는데 약 12.2파운드가 된다.

기압이 잠수사고에 미치는 영향을 이해하기 위해 다음 세가지의 물리학적 법칙인 보일의 법칙, 돌턴의 법칙, 헨리의 법칙을 살펴보기로 하자.

보일의 법칙

보일의 법칙은 온도가 일정하게 유지되는 경우, 기체의 부피는 기체의 압력에 반비례한다고 정의한다. 압력을 높일수록 기체는 더욱 작은공간으로 압축된다. 예를 들어, 혼합된 기체의 압력을 두배로 늘리면 기체의 부피는 절반으로 줄어든다. 해수면의 기압은 14.7lb/in^2 혹은 760 mmHg으로, 1기압(또는 1 ata)이다. 2기압(2 ata)은 수심 10m에서의 압력, 3기압(3 ata)은 수심 20m에서 미치는 압력을 의미한다. 그러므로 1리터의 공기가 있다고 할 때, 수심 10m에서는 500mL의 공기로 압축되며, 수심 20m에서는 250mL의 공기로 압축된다.

돌턴의 법칙

돌턴의 법칙은 혼합된 기체의 전체압력은 각 기체의 부분압력의 총합이라고 정의한다. 우리가 마시는 공기는 질소(약 78%), 산소(약 21%), 아르곤, 헬륨, 기타 기체 및 이산화탄소(약 1%)로 구성된다. 해수면의 압력은 760mmHg이기 때문에, 각 구성기체의 압력을 계산하면 질소는 약 593mmHg, 산소는 약 160mmHg, 이산화탄소는 4mmHg 이하의 압력을 발휘하게 된다.

기압은 해수면 위의 고도 또는 수심의 깊이에 따라 변한다. 즉, 고도가 높을수록 기압은 감소하고 수심이 깊을수록 기압은 증가한다. 기체는 전체압력과는 상관없이 동일한 비율로 구성된다. 즉, 질소는 78%, 산소는 21%, 이산화탄소는 1% 이하로 구성된다는 의미이다.

헨리의 법칙

헨리의 법칙은 특정 액체에 용해된 기체의 양은 위에서 가해지는 기체의 압력에 비례한다고 정의한다. 해수면 아래로 내려갈 경우, 밑으로 누르는 기압이 증가하고, 공기를 구성하는 기체는 신체의 체액(주로 혈장)과 조직에 용해된다.

수심 밑으로 깊숙히 내려 갈 경우, 공기를 구성하는 두가지 주요 기체인 산소와 질소의 변화를 비교해 보자. 세포의 정상적인 대사로 인해 산소의 상당량이 소진되면서 소량의 산소만이 혈액과 조직에 용해된다. 반면 질소는 비활성 기체이기 때문에 신체에서는 사용되지 않는다. 그러므로 수심 깊이 내려갈수록 훨씬 많은 양의 질소가 혈액과 신체내 조직에 용해될 수 있다.

다시 해수면 위로 올라올 경우, 훨씬 낮은 압력을 받으면서 용해가 된 기체가 다시 혈액 및 조직 밖으로 배출되는데, 이때 고도상승 속도가 매우 빠르게 되면 거품이 형성된다. 이 과정을 더 쉽게 이해하기 위해 신체를 탄산가스가 용해되어 있는 탄산음료에 비유해 보자. 뚜껑에 의해 보존되는 음료 속의 탄산은 압력이 해제될 경우 "픽"하는 소리와 함께 거품을 내게 되며, 이 거품은 밖으로 흘러 나오게 된다.

다음은 기체와 압력의 현상이 잠수자에게 미치는 심각한 문제에 대해 논의해 보자.

잠수 응급상황의 병태 생리

앞에서 설명한대로 기체는 압력에 의해 잠수자의 혈액과 조직에 용해된다. 잠수자가 물밑 깊이 잠수할수록, 압력이 상승하면서 더욱 많은 기체가 혈액에 용해된다(헨리의 법칙). 보일의 법칙에 따르면 이러한 기체는 주변압력의 상승으로 인해 부피가 줄어든다. 잠수자가 속도를 조절하며 물 위로 오를때, 압력은 감소하는데, 이때 용해되었던 기체가 혈액과 조직에서 다시 나오게 되며, 호흡을 통해 점진적으로 빠져 나오게 된다.

하지만 수면으로의 상승속도가 너무 빠를 경우, 용해되었던 기체(대부분 질소)가 체액에서 빠져 나와 급속히 팽창하면서 혈액, 뇌, 척수, 피부, 내이, 근육, 관절 등에 거품을 형성한다. 이러한 조직에 질소거품이 발생한 경우, 거품은 쉽게 제거되지 않는다. 안전수칙을 무시하고 수면으로 너무 빨리 도달하려는 잠수자는 마치 탄산음료 병을 땄을 때와 같은 위험한 상황에 처하게 된다.

잠수손상의 분류

잠수손상은 압력손상, 폐과압손상, 동맥공기색전증, 감압성 질환, 추위, 공황상태, 또는 복합적 요인 등의 결과로 발생한다. 잠수손상은 다음 네 가지 중 하나를 통해 발생한다.

- 수면에서의 손상
- 하강시 손상
- 바닥에서의 손상
- 상승시 손상

수면에서의 손상

수면에서 발생하는 잠수손상에는 여러가지 요인이 작용한다. 잠수를 하다가 줄이나 해초에 몸이 꼬이면서 손상이 발생할 수 있다. 이 경우, 잠수자는 공황 상태에 빠지게 되고, 피로도가 증대되며, 심한 경우 익사할 수도 있다. 또한 차가운 수온 때문에 몸을 떨게 되며, 기절을 할 수도 있다. 이러한 손상방지를 위해 잠수자는 보통 잠수구역을 깃발로 표시한다. 해상법에서는 선박주가 깃발로 표시한 잠수구역에 접근하지 말아야 한다고 규정하고 있다.

하강시 손상

압력손상(barotrauma)은 압력의 변화로 인한 손상이다. 잠수시의 압력손상은 보통 '쥐어짜는 듯한 압착'으로 자주 불린다. 압력손상은 유스타키오관을 통해 비인두와 중이 사이의 압력균형을 유지하지 못할 때 발생하는데, 잠수자는 중이의 통증, 이명, 현기증, 청력손실 등을 겪게 된다. 이와 같은 압력불균형은 부비강에서도 발생하며, 중증 전두동이나 상악골의 안구아래부위 통증을 유발할 수도 있다.

바닥에서의 손상

잠수시 물 밑바닥에서 발생하는 응급상황은 '심연의 황홀감'이라고 하는 '혼미상태'인 **질소중독**(nitrogen narcosis)을 유발하는 경우가 많다. 질소중독은 고농도의 질소 혹은 다른 가스가 뇌기능에 미치는 악영향에 의해 발생한다. 이는 천식의 경우 고농도의 이산화탄소에 의해 정신상태가 변화되는 것과 비슷한 현상이다. 약에 취한 듯한 모습을 보이는 잠수자는 무모한 행동을 할 수 있는데, 산소부족과 관련된 응급상황은 이것뿐 만이 아니다. 공황상태의 잠수자는 더 많은 에너지를 소비하게 되고, 산소소비량과 이산화탄소의 방출량을 증대시키면서 몸 상태가 더욱 악화될 수 있다.

상승시 손상

압력손상에 의해 자주 발생하는 심각하고 치명적인 응급상황은 잠수 이후 수면으로 상승할 때 발생할 수 있다. 예를 들어, 잠수를 끝내고 수면으로 올라오려고 하는 사람은 내이와 비인두의 압력균형을 조절하지 못할 수 있다.

수심 10m 이상의 잠수시 **감압병**(decompression sickness)이라 불리는 감압성 질환을 예방하기 위해서는 어느 정도 시간적 여유를 두면서 상승해야 한다. 감압병은 수압을 받으며 수면으로 상승하는 도중 급격한 감압의 영향을 받는 환자에게서 발생한다. 감압병 환자는 특히 복부와 관절 부위에 발생하는 질소가 들어있는 거품의 팽창으로 인해 심각한 통증을 느끼게 된다.

잠수 후 수면으로 상승하던 중 발생하는 가장 중증도가 높은 압력손상은 **폐과압**(pulmonary overpressure)에 의한 폐손상이다. 이는 잠수를 깊이하거나 수심이 1m 이하인 곳에서도 발생한다. 폐과압 손상은 수면으로 상승하는 잠수자가 숨을 참으면서 발생한다. 잠수자는 상승을 하는 과정에서, 이미 압박을 받고 있는 폐속의 공기는 팽창하게 된다. 호기를 하지 않는 경우 허파꽈리파열이 발생한다. 허파꽈리가 파열되면 폐의 구조적인 손상과 함께, 경우에 따라 폐손상으로 인해 순환계에 유입되는 공기거품 혹은 **동맥공기색전증**(arterial gas embolism)이 유발된다. 또한 폐흉막을 통해 종격동, 심낭, 경부조직으로 공기가 유입되는 **세로칸기흉(기종격,** pneumomediastinum)이 발생하며, 파열된 허파꽈리가 흉막강으로 유입될 경우, **공기가슴증**(pneumothorax)이 발생한다. 또한 폐정맥이나 폐동맥을 파열시킨 공기가 좌심방을 통해 좌심실을 지나 전신성 순환계로 환류되면서 공기색전증이 발생할 수도 있다.

잠수손상의 일반적인 평가

잠수손상의 초기평가는 공기색전증과 감압병 등의 모든 증상을 고려한다. 잠수손상시 초기평가 및 처치는 문제점을 파악하는 것보다도 더 중요하다. 잠수손상에 있어서 가장 중요한 임무 중 하나는 잠수과정의 상황을 파악하는 것이다. 이때 고려해야 될 핵심사항은 다음과 같다.

- 증상 및 징후의 발생시간
- 사용된 호흡장비의 종류
- 환자에게 사용된 저체온증 방지용 의복의 종류
- 잠수의 속성
  - 잠수깊이

○ 잠수횟수

○ 잠수지속시간

- 잠수 이후 비행기에 의한 이동(객실의 압력상태)
- 잠수 이후 수면으로의 상승속도
- 급속한 상승에 의한 공황증세
- 잠수자의 경험(학생, 초보자, 전문가)
- 잠수의 적정 수심
- 과거 병력
- 기존의 손상
- 감압병의 병력
- 복용약물
- 음주여부

잠수시의 여러 정황을 신속히 평가하여 압력손상의 발생가능성을 판단할 수 있다.

내용 요약

➤ 압력손상
- 저체온증
- 폐과압
- 동맥공기색전증
- 세로칸기흉(기종격)
- 질소중독

압력손상

잠수손상의 경우, 압력손상은 대부분 외부환경과 체내 기체의 압력 불균형에 의해 발생한다. 다음은 잠수와 관련하여 가장 빈번히 발생하는 압력손상 질환이다.

감압병

감압병은 수압을 받고 있는 잠수자가 수면으로 상승할 때 급격한 압력의 저하를 겪으면서 발생한다. 감압병은 여러가지 일반적, 개인적인 요소가 작용한다(표 10-3). 감압병은 용해되었던 질소가 혈액과 조직으로부터 배출되면서, 여러 신체조직에 대한 압력 증가와 작은혈관으로의 순환이 차단되는 것이다. 감압병은 관절, 힘줄, 척수, 피부, 뇌, 내이 등에서 발생한다. 증상은 잠수자가 수심 10m 이상으로 잠수한 후 급속히 상승하거나, 또는 신체조직이 질소로 포화되기에 충분한 시간까지 잠수하고 있을 경우에 나타난다.

증상 및 징후 감압병은 보통 크게 2가지 유형으로 분류되는데, 자세한 증상 및 징후는 표 10-4에 정리되어 있다. 감압병의 주요 증상 및 징후는 관절 및 복부 통증, 피로, 감각 이상, 중추신경계 장애 등이 있으며, 가끔씩 발진이 나타난다(그림 10-12). 가장 흔히 발생하는 증상은 관절통증이며, 가장 우려가 되는 증상은 운동실조 또는 중추신경계 장애이다. 급속한 감압시 나타나는 질소거품은 혈액의 흐름을 방해하며, 국소적으로 허혈상태를 만들고, 결국 조직에 산소를 공급하지 않게 된다. 어떤 경우 이

표 10-3 | 감압병에 관여하는 요소

일반적 요소
찬물에서의 잠수
거친 수면에서의 잠수
격렬한 잠수
감압병 과거병력
오랜시간의 잠수
24m(80ft) 이상의 잠수
복귀시의 급속한 상승(공황상태, 초보자, 장비미숙)
잠수 전후, 근육통이 있을 정도의 심한 운동
잠수 이후 비행기 이동(24시간 이후 권장)
개인적 요소
나이-고령
비만
피로도(잠수 이전의 수면부족)
잠수 전후의 음주
과거병력

러한 문제 때문에 조직이 손상받게 된다.

처치 초기 처치시에는 산소공급이 필요하다. 감압병 환자는 보통 수면으로의 상승 후 12시간 내에 처치가 필요하다. 잠수 이후 최대 24시간이 경과할 때까지 처치를 하지 않는 환자도 있다. 잠수 이후 36시간 이후에 나타나는 징후 및 증상은 감압병과 관계가 없다고 가정할 수 있다.

감압병은 신속한 **재가압**(recompression) 처치가 필요하다. 이는 환자를 **고압산소실**(hyperbaric oxygen chamber)에 들어가게 하여 해결할 수 있다(그림 10-13). 대기압보다 더 높은 압력으로 환자에게 산소를 공급하면 체내의 질소를 재용해시킬 수 있는데, 점진적인 감압을 통해 질소를 거품없이 배출시킬 수 있다. 환자를 고압산소실로 이동시키기 전에는 반드시 가까운 응급실에서 환자를 즉시 안정화시키는 조치가 이루어져야 한다.

초기의 산소요법은 감압병의 증상을 현저하게 완화시킬 수 있다. 고압산소 처치를 받은 잠수자는 더욱 긍정적인 결과를 나타낸다. 많은 잠수 응급상황은 결정적 처치를 제공하기에는 상당히 먼 곳에서 발생하는데, 병원전 처치제공자는 고농도의 산소를 모두 소진할 때까지 환자에게 투여해야 하며, 저속의 유량으로는 투여하지 않는다. 다음은 감압병에 대한 병원전 처치 단계이다.

- 일차 평가
- 공기가슴증의 검사 및 처치
- 필요한 경우 심폐소생술의 적용
- 비재호흡마스크를 통한 100% 고농도산소 투여(공기가슴증이 없을 경우 지속양압환기를 고려). 무의식 상태의 잠수자는 삽관 실시
- 잠수자 전문기관인 잠수자보호센터(Divers Alert Network)에 연락한다.
- 환자를 반듯이 눕힌다.
- 과도한 열, 추위, 습기, 독성연기 등으로부터 환자를 보호한다.
- 의식이 명료한 환자는 과일쥬스나 스포츠 음료와 같은 알코올이 들어있지 않은 음료를 마시게 한다.
- 고압산소실로 이동하기 전에 가장 가까운 응급실에서 환자에 대한 안정화 조치를 한다. 무의식 상태나 중증손상 환자는 전해질용액을 정맥투여하며, 락테이트링거액이나 생리식염수를 투여할 수도 있

표 10-4 | 감압병의 증상 및 징후

Type	Signs and Symptoms

I	• 근골격 증상
	• 관절 통증("굽힐때")
	  • 근육통
	• 피부 증상
	  • 발진
	• 림프절 증상
	  • 부종 또는 림프절 통증

II	• 신경 증상
	  • 무감각
	  • 감각 이상
	  • 정신상태 변화
	• 내이증상(감압현기)
	  • 이명
	  • 청력 손실
	  • 현기증
	  • 운동실조
	  • 구역질/구토
	• 심폐계 증상 ("질식")
	  • 흉부통증(흡기시 악화됨)
	  • 기침
	  • 잦은 호흡
	  • 폐울혈
	  • 순환허탈

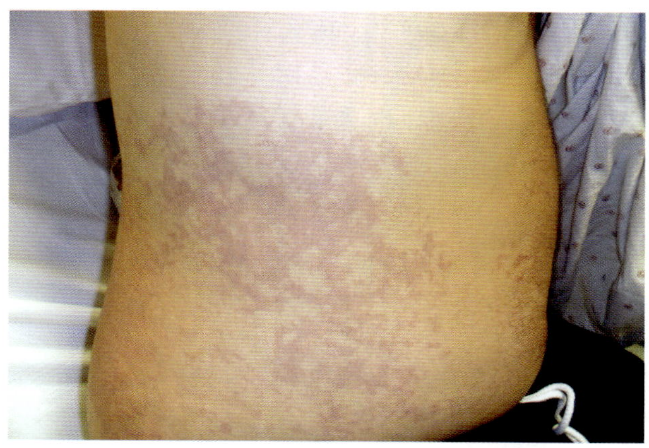

그림 10-12 발진은 가끔씩 감압병의 증상으로 나타난다(© *Dr.Bryan E. Bledsoe*).

다. 5% 포도당용액은 사용하지 않는다.

- 중추신경계 장애가 의심될 경우, 의료지침에 따라 덱사메타손, 헤파린, 디아제팜 등을 투여한다.
- 환자를 항공 이송할 경우, 환자는 저하된 기압에 노출되지 않도록 한다. 기내 압력은 수면의 기압과 비슷하게 유지되도록 하고, 가능한 가장 낮은 안전한 고도를 유지하며 이송을 한다.

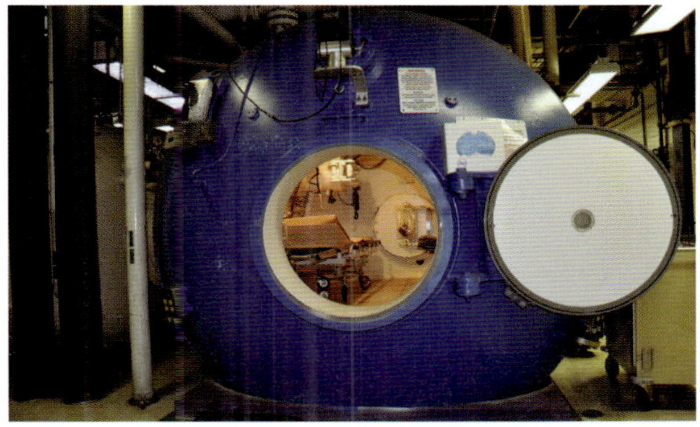

그림 10-13 고압산소실은 감압병 환자의 처치시 사용된다(© *Edward T. Dickinson, MD*).

환자의 잠수장비는 검사를 위해 환자와 함께 보낸다. 어려울 경우, 현장의 가까운 곳에서 검사하고, 가스눈석 준비를 한다.

폐과압 사고

잠수 후 급상승에 의한 폐의 과팽창은 여러 응급상황의 원인으로 발생하는데, 특히 수심 1.8m 이하의 얕은 지역에서는 더 자주 발생한다. 공기는 점액, 기관지경련, 숨참는 것 등에 의해 폐에 갇히게 되며, 수면으로 급상승을 하면서 주변의 압력은 급감하게 되고 이어서 폐에 갇혀있던 공기가 팽창하면서 폐포막은 파열된다. 폐포막 파열은 출혈을 일으키고, 산소 및 이산화탄소 공급량을 감소시키며, 모세혈관 및 폐포염증을 유발시킨다. 또한 폐에서 주변 조직으로 공기가 배출되면서 공기가슴증, 긴장성 공기가슴증, 피부밑 공기증(피하기종), 종격동 기흉(기종격) 등이 발생될 수 있다.

증상 및 징후 폐과압 증상을 겪는 잠수자는 복장뼈아래 부위에 통증을 호소한다. 검사시 호흡 장애와 호흡음 감소가 자주 나타난다.

처치 폐과압 손상의 처치는 여러가지 기전에 따른 공기가슴증을 처치하는 것과 동일하다. 휴식과 보조적인 산소의 공급이 중요하지만, 고압산소를 반드시 제공할 필요는 없다.

동맥공기색전증

앞에서 설명한대로 폐의 내부압력이 상승하면 허파꽈리(폐포) 파열이 발생할 수 있다. 이로 인해 공기가 큰 거품을 형성하면서 순환계로 유입될 수 있게 된다. 이러한 공기색전증(동맥성 공기 색전증)은 좌심방 및 좌심실을 통해 신체 여러부위로 이동하여 혈류장애를 일으키면서 허혈 및 경우에 따라, 경색을 유발할 수 있다.

증상 및 징후 공기색전증의 증상 및 징후는 수면으로 오른 후 2~10분 내에 발생한다. 혈액의 흐름이 차단되면 인체내 장기가 반응을 보여 날카롭고, 찢어지는 듯한 통증, 그외 다른 증상 등을 유발한다. 가장 일반적인 증상은 뇌졸중과 유사한 혼란증세, 현기증, 시각장애, 의식저하 등을 동반한다. 드물기는 하지만 신체의 한쪽이 마비되는 반신마비 뿐만 아니라, 심장 및 폐의 허탈증세를 보이기도 한다. 스쿠버장비를 착용하고 수면으로 올라오거나 수면으로 올라 온 후 신경장애를 노이는 모든 잠수자들은 공기색전증을 의심해야 한다. 사망이나 중증장애를 초래할 수도 있기 때문에 즉각적인 처치가 필요하다.

처치 공기색전증 관리는 다음과 같은 절차를 따른다.

- 일차 평가 수행
- 공기가슴증의 검사 및 처치
- 비재호흡마스크를 통해 100% 고농도산소를 투여한다(공기가슴증이 없을 경우, CPAP을 고려한다.)
- 다이버보호센터(DAN)에 연락한다.
- 환자를 반듯이 눕힌다.
- 수시로 활력징후를 관찰한다.
- 필요시 생리식염수를 투여한다.
- 의료지침이 있는 경우 코르티코스테로이드(corticosteroid)를 투여한다.
- 최대한 빨리 환자를 고압산소실로 이동시킨다. 항공이송을 하는 경우, 내부가 가압된 항공기를 이용하거나 낮은 고도로 이송하는 것이 매우 중요하다.

세로칸기흉(기종격)

앞에서 설명한대로 세로칸기흉(기종격)은 공기가 폐흉막을 지나 종격과 심낭에 유입되는 증상이다. 이는 잠수 후 수면으로 상승하는 도중에 폐과압 사고로 이어질 수 있다.

증상 및 징후 세로칸기흉(기종격)의 증상 및 징후는 복장뼈아래 통증, 불규칙적인 맥박, 비정상적인 심음, 혈압의 감소, 좁은 맥압, 목소리 변화 등이 있으며, 청색증의 징후를 보이는 경우도 있다.

처치 현장에서의 세로칸기흉(기종격) 처치는 다음을 포함한다.

- 비재호흡마스크를 통한 고압산소의 투여
- 공기가슴증의 검사 및 처치
- 잠수자보호센터(DAN) 연락
- 의료지침에 따른 젖산링거액 혹은 생리식염수 정맥투여
- 응급실 이송

세로칸기흉(기종격)의 처치는 단순한 관찰에서 급성증상의 완화를 위한 재가압 조치까지에 이른다. 폐과압 징후를 발견하기 위해 24시간 동안 환자의 상태를 관찰하며, 공기색전증이나 감압병이 발견되기 전까지는 재가압 조치를 취하지 않는다.

질소중독(Nitrogen Narcosis)

질소중독은 깊은 물속에 잠수하는 경우 발생하며, 잠수자가 밑바닥까지 잠수했을 때에 응급상황을 유발할 위험이 가장 높다. 분압이 상승하는 경우, 더 많은 질소가 혈류에 용해된다. 뇌를 포함한 체내에 질소 밀도가 더욱 높아지면서 환자는 마치 술이나 약물에 취한 듯한 반응을 보이고 무의식 상태에 빠진다. 수심 20~30m의 경우, 대부분의 잠수자는 이보다 더욱 분명한 증상을 겪게 된다. 수심 60m를 넘을 경우 손상 상태는 너무 심각하여 힘을 쓸 수가 없게 되며, 수심 90~100m에서는 의식을 잃게 된다. 질소중독의 가장 큰 문제점은 술이나 약물에 취한 사람처럼 의식의 명료함과 판단력을 잃어 버리는 것이다. 수심이 깊은 곳에서 판단력이 흐려질 경우, 사고 발생의 원인이 되며, 불필요한 위험을 수반하게 된다.

증상 및 징후 질소중독의 증상 및 징후로는 의식상태의 변화 및 판단력 저하가 있다.

처치 처치방법은 얕은 물로 돌아오기만 하면 되는데, 이는 수면으로 상승하면 자연적으로 해결된다. 수심이 깊은 곳에서 잠수를 할 때는 헬륨을 혼합한 산소를 사용하는데, 그 이유는 헬륨은 질소에 의한 마취 효과가 없기 때문이다.

기타 잠수손상

앞에서 설명한 손상보다는 다소 발생률이 낮은 스쿠버다이빙 손상이 있다. 예를 들어, 산소의 고분압에 오랫동안 노출되면서 발생하는 산소중독은 폐손상 또는 경련을 유발할 수 있다. 흥분이나 공황증세로 인한 과환기는 의식상태의 저하나 근육경련을 유발할 수 있다. 이로 인해 잠수자는 신체기능이 저하되면서 손상이 발생할 수 있으며, 호흡부족이나 스쿠버장비의 불량 때문에 과탄산혈증을 일으킬 수 있고, 이로 인해 무의식상태가 야기될 수도 있다. 산소탱크를 제대로 준비하지 않는다면 다른 기체의 유입으로 인해 오염될 수 있고, 이로 인해 저산소증, 약물성 혼수, 사고성손상 등의 위험이 늘어날 수 있다.

고압산소실

많은 잠수 응급상황시 고압산소 처치를 하지만, 가장 먼저 해야 할 일은 가까운 응급실에서 환자의 안정화 조치를 취하는 것이다. 재가압 처치는 환자가 병원에 이송되는 즉시 실시되지 않으며, 반드시 환자의 안정화 조치를 취한 다음에 고압산소실로 이동하게 되기 때문이다. 잠수와 관련된 환자이송시 특수 고려사항은 현지의 의료지침을 확인한다.

잠수자보호센터(Divers Alert Network: DAN)

스쿠버다이빙은 고유의 잠재적인 문제점을 지니고 있다. 스쿠버다이빙의 인기가 높아지는 가운데, 잠수 인파가 몰리는 지역의 응급구조사는 잠수손상의 발견 및 처치법에 대해 잘 인지하고 있어야 한다. (참고: 도움이 필요한 경우, 잠수자보호센터가 운영하는 비영리상담서비스와 듀크대학 메디컬센터와의 환자연계 서비스를 활용한다. 잠수자보호센터는 전세계지역에서 운영되기 때문에 잠수응급상황에 대한 모든 상담을 받을 수 있으며, 잠수응급상황에 있어서 독성물질관리센터 수준의 역할과 기능을 하고 있다고 볼 수 있다. 문의 및 상담은 무료이고 전문의가 24시간 상시대기하고 있으며, 세계 어디에서나 수신자부담통화가 가능하다. 최대한 빨리 문의를 할수록 효과가 좋다는 점을 기억하기 바란다. 잠수관련 응급상황 및 비응급상황시 연락처: 919-684-9111.)

고공병(High Altitude Illness)

잠수 및 고기압 손상과는 달리 고공병은 주변 기압의 감소로 발생한다. 기본적으로 고도가 높으면 산소는 적게 된다. 돌턴의 법칙에서 설명한 바와 같이 대기에서의 산소밀도는 21%로 항상 일정하다. 고도가 높을수록 대기압은 떨어지며, 산소분압 또한 전체 압력의 21% 이하로 감소하게 된다. 산소가 더욱 부족해지면 관련된 여러 질환이 진행되기 시작하며, 협심증, 울혈성심부전, 만성 폐쇄성폐질환, 고혈압과 같은 기존 증상등은 악화된다.

건강상태가 양호한 사람이라도 고지대를 급히 올라가게 되면 질환의 원인이 된다. 고공병은 누가 잘 걸리고 얼마나 심각할 지를 예측하기가 쉽지 않은데, 이에 유일한 지표는 저산소성 환기반응이다

내용 요약

- 고공병의 유형
  - 급성 고공병
  - 고지대 폐부종
  - 고지대 뇌부종

매년 수백만명의 등반가들이 고공병의 증상이 나타나는 시점인 2,400m 이상의 고도에서 자신을 노출시키고 있다. 참고로, 콜로라도 주의 덴버는 해수면보다 산소량이 17%나 감소된 해발 1,610m의 고지에 위치한다. 해발 2,438m에 위치한 아스펜은 산소량이 26% 감소하고, 에버레스트산 정상(8,848m)은 산소량이 66%나 저하된다. 고지대(1,470~3,450m)에서는 비록 신체 내부의 정상적인 산소공급체계에 장애가 발생하지는 않지만, 저산소성 환경 속에서 활동력은 떨어지게 된다. 고도를 급격히 오를 경우, 고공병은 2,400m 이상에서 발생하는 것이 일반적이다. 매우 고지대(3,450~5,400m)인 경우, 운동 혹은 수면시 극심한 저산소증을 유발한다. 이러한 고도를 오를 때는 기후적응을 위해 천천히 이동해야 한다. 5,400m 이상의 매우 높은 극단적 고도에서는 거의 모든 사람이 중증질환을 앓게 된다.

고공병의 증상 및 징후는 불안감, 식욕부진, 두통, 수면장애, 호흡 장애(운동시 증가) 등이 있다.

예방법

고공병 예방으로는 기후적응, 운동, 수면, 식이요법, 약물요법 등이 있다.

저속등반(Gradual Ascent)

고공병을 예방을 위해서는 어느 정도의 기후적응이 필요하다. 수일부터 수주에 걸쳐 천천히 고지대 오르는 방법은 고지대의 저산소 환경에 적응하는데 큰 도움이 된다. 산소의 급속저하로 인해 호흡이 가빠지고, 어지러우며, 혼란증세를 겪고 있는 사람은 신체기능이 상당히 잘 발휘될 수 있다. 왜냐하면 산소수준은 오랜시간 동안에 걸쳐 같은 수준으로 천천히 낮아지기 때문이다. 기후적응 과정은 다음과 같은 몇가지 기전을 통해 이루어진다.

- ***환기성 변화***: 저산소성 환기반응은 산소가 저하되면서 시작된다. 즉, 산소는 감소하고, 환기량은 증가하게 되는 것이다. 이러한 과환기는 이산화탄소를 감소시키지만, 이에 따라 콩팥에서는 체내에 있는 중탄산염을 더 제거하는 보상작용을 하게 된다. 신체는 정상적인 환기량과 이산화탄소량을 회복하는 기능을 갖추고 있는데, 이러한 회복과정은 해당 고도에서 4~7일 정도 소요된다.
- ***심혈관성 변화***: 고지대에서는 심박수가 증가하면서 더 많은 산소를 신체조직으로 공급한다. 또한 말초정맥이 수축하면서 중심혈량이 증가하게 된다. 이로 인해 혈량을 감지하는 중추수용체는 혈량을 감지하고, 이뇨작용을 유발하는데, 이러한 것은 혈액을 농축 시키는 원인이 된다. 폐순환은 저산소성 환경상태로 위축이 되는데, 이는 기존의 저혈압을 유발시키거나 악화시키고, 고지대 폐부종을 일으키게 된다.
- ***혈액성 변화***: 고지대에 오른지 2시간 내에 신체내에서는 산소를 운반하는 적혈구를 추가적으로 생성한다. 이러한 기전 때문에 언젠가는 저산소증과 관련된 연구에 많은 도움이 될 것이다. 이로 인해 운동경기 특히, 고지대에서도 금지약물검사 (도핑테스트)를 실시하는 계기가 되었다. 선수들은 고지대에서 경쟁을 시작하기 훨씬 전에 자신의 혈액을 기증한다. 이로 인해 선수들은 자신의 적혈구를 재생성할 시간을 벌게 되며, 시합 직전에 선수들은 기증했던 자신의 혈액을 수혈받는데, 이는 자신의 산소운반능력을 증가시키기 위한 방법으로 사용되었다. 하지만 대부분의 운동 선수들은 이러한 절차를 꺼려한다.

운동강도의 제한

고공병을 극복하는 가장 쉬운 방법은 운동강도를 제한하는 것이다. 몸이 필요로 하는 산소량을 제한하면 산소소모를 최소화 할 수 있다.

표 10-5 | 고공병의 정의(레이크 루이스와의 합의사항)

질환	기준
급성 고공병 (Acute mountain sickness, AMS)	고도가 높아짐에 따라, 두통을 호소하며, 다음 증상 중 최소 1개를 나타냄 • 위장 질환(식욕부진, 구역질, 구토) • 피로감 또는 쇠약감 • 현기증 또는 약간 어지러움 • 불면증
고지대 뇌부종 (High altitude cerebral edema, HACE)	말기단계 또는 중증고공병으로 간주될 수 있음 고도가 높아짐에 따라 다음 중 하나의 증상이 있음 • 고공병 환자에게서 정신상태의 변화 또는 운동실조를 보임 • 고공병 환자가 아니지만 정신상태의 변화와 운동실조를 보임
고지대 폐부종 (High altitude pulmonary edema, HAPE)	고도가 높아짐에 따라 # 최소 다음 2개 증상이 나타남: • 휴식시 호흡 장애 • 기침 • 운동량의 저하 • 가슴이 조이거나 또는 울혈 # 최소 다음 2개 징후를 보임: • 최소 한쪽 폐에서의 수포음 또는 천명음(쌕쌕거림-천식) • 중심성 청색증 • 빈호흡 • 빈맥

수면 고도(Sleeping Altitude)

수면은 높은고도 때문에 방해받는 경우가 많다. 저산소증은 비정상적인 호흡양상을 유발하고, 숙면을 취하지 못하게 되며, 밤중에 여러번 잠을 깨게 된다. 낮은지대로 내려가 수면을 취하는 것은 휴식상태를 개선시키고, 신체를 저산소증으로부터 회복하게 만든다. 하지만 이러한 것 때문에 고지적응은 어려울 수 있다.

고탄수화물 식이법

체내에서 포도당으로 전환되는 탄수화물은 빠르게 혈류로 유입되어 신속하게 에너지를 공급한다. 이러한 과정이 고지대에서의 기후적응에 도움이 된다는 이론에는 논란이 있다.

약물요법

고공병 진행을 억제시키거나 예방시키는 약물은 두 가지가 있다.

- ***아세타졸아마이드***: 이뇨제 효능이 있는 아세타졸아마이드(Diamox)는 중탄산염을 체외로 배출시키며, 기후적응에 많은 도움이 된다. 저산소성 환기반응은 순식간에 호전되는데, 알칼리혈증을 낮춤과 동시에 환기 및 산소공급 상태를 개선시킨다. 또한 고지대에서의 호흡양상이 해소되면서 갑작스런 산소저하 상태를 예방한다.
- ***니페디핀***: 고혈압 처치에 사용되는 니페디핀(Procardia, Adalat)은 혈관이 확대되는 효능이 있으며, 폐부종을 유발하는 폐압상승을 예방한다.

다른 약물은 현재 검증절차를 거치고 있다. 예를 들어, 페니토인(Dilantin)은 조직의 막을 안정화시키는 효능이 연구되고 있으며, 스테로이드는 자주 사용되고 있지만 그 효능성은 아직 많은 논란이 되고 있다.

고공병의 유형

사람이 고지대를 급하게 오를 경우 다양한 증상이 일어나는데, 피로감, 운동능력 감소, 두통, 수면장애, 호흡 장애 등의 증상을 호소할 수 있다. 발생할 수 있는 특별한 증상은 다음과 같다(표 10-5).

급성 고산병(Acute Mountain Sickness)

일반적으로 급성 고공병은 2,000m 이상의 고도를 급히 오를 때 기후적응을 하지 못한 사람에게 나타난다.

증상 및 징후 경미한 급성 고산병은 다음의 증상을 수반한다.

- 가벼운 현기증
- 숨이 가쁨
- 쇠약감
- 두통
- 오심 및 구토

이러한 증상은 고지대에 오른 후 6~24시간 이내에 발생한다. 계속 더 높이 올라갈 경우 추가적인 손상이 유발될 수 있다.

- 쇠약감(식사 및 옷입기에 도움필요)
- 중증 구토증세
- 소변량 감소
- 가쁜 호흡
- 의식상태 변화

경미한 고산병은 자신의 부주의에 기인하며, 더 높이 올라가지 않을 경우 대개 1~2일이 지나면 좋아진다.

처치 고산병의 처치는 고지대로의 이동중단, 저지대로의 이동 등이 있으며, 필요시 아세타졸아마이드(Diamox)나 온단세트론(Zofran)과 같은 항구토제 복용법이 있다. 환자를 해수면까지 내려가게 할 필요는 없는데, 보조산소요법을 통해 증상을 완화시킬 수는 있지만, 이는 중증도가 심할 경우에만 조치한다. 즉시 낮은 지대로 내려오는 것은 결정적인 처치방법이다. 중증 고공병의 경우, 고압산소의 투여가 필요하다.

고지대 폐부종(High-Altitude Pulmonary Edema)

고지대 폐부종은 고지대에서 혈류의 변화로 인한 폐압 상승 및 고혈압에 의하여 발생한다. 이 질환의 경우, 소아가 가장 취약하고, 여성에 비해 남성이 더욱 자주 발생한다.

증상 및 징후 초기 증상에는 마른기침, 경미한 숨가쁨, 수포음 등이 있다. 고지대 폐부종이 진행되면서 증상도 더욱 악화되는데, 호흡곤란 증세는 상당히 심각해지며, 청색증을 일으킬 수 있다. 기침을 하면 거품 섞인 가래가 나오기도 하며, 몸이 쇠약하면 혼수상태 및 사망으로까지 이어질 수 있다.

처치 초기단계에서, 고지대 폐부종은 저지대로 환자를 이동시키면서 산소를 공급하는 조치를 취하여 완전하고 손쉽게 완화시킬 수 있다. 그러므로 조기에 질환을 발견하고 적절한 처치를 하는 것이 매우 중요하다. 즉시 고도를 낮추기 어려울 경우 산소공급을 통해 증상을 완전히 완화시킬 수 있으며, 이렇게 되기까지는 36~72시간이라는 시간적 여유가 필요하다. 이러한 산소공급은 등산을 하는 사람들에게는 거의 효과가 없다. 이런 상황에서는 휴대용고압산소백이 매우 유용한데, 이 백에는 2psi의 산소를 넣을 수 있으며, 대략 1,500m를 내려오는 것과 같은 효과가 있다. 아세타졸아마이드는 고지대 폐부종의 증상 완화를 위해 사용된다. 모르핀, 니페디핀(Procardia), 퓨로세마이드(Lasix)와 같은 약제는 효능이 있는 것으로 알려져 있지만, 저혈압 및 탈수와 같은 부작용이 있기 때문에 사용시 유의해야 한다.

고지대 뇌부종

고지대 뇌부종의 정확한 원인은 아직 밝혀지지 않았다. 보통 고지대 뇌부종의 증상은 급성 고공병 또는 고지대 폐부종이 있는 환자에게서 진행성 신경감퇴의 형태로 나타나는데, 뇌조직 내부의 체액증가로 인해 뇌압상승이 유발된다.

증상 및 징후 고지대 뇌부종의 증상은 다음과 같다.

- 정신상태 변화
- 운동능력 실조(협응력 감퇴)
- 의식상태 저하
- 혼수상태

두통, 오심, 구토 증상은 자주 나타나지 않는다. 때때로 실제적이고 부분적인 신경학적 증상이 일어날 수 있다.

처치 모든 고지대 질환과 마찬가지로 결정적인 처치는 낮은 지대로 내려가는 것이다. 산소와 스테로이드는 회복개선에 도움이 된다. 포스포디에스테라 억제제 실데나필(Viagra)은 일부 제한된 환자에게 약간의 효능이 확인되었다. 대부분의 경우, 산소와 스테로이드(Dexamethasone) 및 고압가방(hyperbaric bag)의 사용은 적절한 조치이지만 이용할 수 없는 경우가 많다. 환자가 혼수상태에 빠질 경우, 해수면까지 내려 간 후에도 증상이 계속되지만 보통 완화되는데, 가끔 장애를 남기기도 한다.

요약

환경은 우리 인간들에게 생존과 번영을 위해 필요한 모든 것들을 제공해 주고 있다. 하지만 극단적인 환경요소 때문에 인체내 신진대사는 심각한 영향을 입을 수 있다. 인체는 이러한 환경적 위협에 대해 보상기전이 작동하지만, 위험수준이 보상작용을 압도하는 경우도 있다. 경우에 따라 열손실이나 발열 혹은 압력의 변화가 너무 지나치게 많거나 심할 경우, 이로 인해 관련질환이나 응급상황 즉, 비정상 심부체온, 감압병, 쇼크 등이 발생하며, 심지어는 사망으로까지 이어지게 된다.

일반적으로 환경, 여가, 노출성 응급상황 등에 대한 기본지식은 병원전 환경에 있어서 즉각적이고 효과적인 처치를 제공하는데 중요한 필요조건이다. 이러한 응급상황은 일상적으로 접하는 것이 아니기 때문에 관련지식을 기억하기는 쉽지 않을 것이다. 이를 해결하기 위해서는 이와 관련된 일반적인 원리를 기억하고, 문제를 발생시키는 환경적 요소를 제거하며, 환자 스스로 보상작용을 할 수 있도록 하고, 마지막으로, 결정적 처치를 제공할 병원을 선정하여 환자를 최대한 신속히 이송하는 것 등이 필요하다.

모든 경우, 자신의 안전을 돌봐야 한다는 사실을 기억해야 한다. 너무나 많은 응급구조사들이 적절한 훈련을 받지 않고 구조를 하던 도중 생명을 잃은 경우가 많이 있다. 환경응급 상황에서는 임무를 수행할 때 항상 신속한 행동이 필요하며, 반드시 지침을 지켜야 한다.

현장 출동 후 결과 분석

당신과 동료인 크리스티나는 콜로라도주 레이크 듀이스시의 마이크레이 종합병원에서 근무를 하고 있다. 당신은 지난 1년 간 해발 2,645m 지점의 아름다운 산악지대에 소재한 스키리조트에서의 근무를 매우 만족해 한다. 오늘 아침은 매우 바쁠 것으로 예상하는데, 봄방학이 시작되는 첫 날이기도 하며, 1주일 정도의 스키휴가를 즐기기 위해 매일 수백 명의 방문객들이 몰려오기 때문이기도 하다.

아침 10시가 지나자마자 안전순찰대로부터 연락을 받는다. 길로산에서 스키를 타다가 확인되지 않은 사고가 발생했다는 것이다. 즉시 당신과 크리스티나는 설상차를 타고 사고현장의 슬로프로 이동한다. 현장에 도착하자 25세의 남성이 눈밭에 누워있고 환자 주변은 구경하는 사람들로 몰려 있다. 스키안전요원은 사고가 난 비프 웨스턴은 스킨스쿠바 전문가라고 알려준다. 비프는 어제 난생 처음으로 스키를 타러 아내인 머피와 함께 이곳에 왔으며, 어제 저녁에는 수면제 한 알을 먹었지만 숙면을 취할 수 없었다고 한다. 오늘 아침 비프는 매우 피곤을 느끼며, 마른기침을 하면서 상태가 더욱 악화되었다. 비프가 두번째 스키를 탈 무렵 체력은 거의 고갈되는데, 스키안전요원은 그가 혼란증세 및 지남력이 떨어지고 있다고 생각한다. 그는 현재 숨이 가쁘며 쇠약증세 및 현기증을 보이고 있고, 기침을 하면 흰거품이 섞인 가래를 내뱉고 있다.

신체평가를 해보니 비프의 호흡은 매우 빠르다. 심장은 매우 빨리 뛰며, 입술이 파랗게 변하고, 흉부에서는 흡기시 거친 수포음이 난다. 당신과 크리스티나는 잠시 서로 눈을 마주치더니 즉시 조치를 취하기 시작한다.

1. 현재 어떤 종류의 질환을 다루고 있는가?

2. 문제의 질환을 야기한 요인은 무엇인가?

3. 환자의 증상을 위한 결정적 처치는 무엇인가?

4. 결정적 처치를 할 수 없다면, 다른 처치방안은 무엇인가?

이 책 뒷부분에 제시된 해설을 참고한다.

복습 문제

1. 운동으로 인한 열생성 유형은 ___이다.
① 대사성 ② 운동성
③ 식단성 ④ 열조절성

2. 신체는 증발 기전을 통해 하루에 ___mL의 수분을 상실한다.
① 200 ② 400
③ 600 ④ 800

3. 추위 관련 응급 환자에서 심부 온도 측정이 필요한 경우 ___에서 측정해야 한다.
① 귀 ② 구강
③ 곧창자 ④ 액와

4. 저체온증에 대한 취약성을 증대시키는 요소는 ___이다.
① 처방 약물 ② 환자 주변 온도
③ 환자의 건강상태 ④ 위 세 가지 모두

5. 열경련 환자의 처치는 다음 중 ___을(를) 제외한 모두를 포함한다.
① 정제염 투여
② 구강을 통한 식염수 투여
③ 서늘한 곳으로의 환자이동
④ 구강투여가 불가능한 경우 생리식염수 정맥투여

6. 심부체온이 ___ 이하로 떨어지는 경우는 저체온증으로 간주한다.
① 35.0°C (95°F)
② 35.6°C (96°F)
③ 36.1°C (97°F)
④ 36.7°C (98°F)

7. ____ 저체온증 환자에서는 정신 상태 변화, 오한 없음, 호흡 곤란이 있는 저혈압이 발견된다.
① 경증 ② 중등도
③ 중증 ④ 만성

8. 미국인의 사고 사망 중 세 번째로 많은 원인은 ___이다.
① 열사병 ② 독사 교상
③ 익사 ④ 저체온증

9. 익사 관련 응급 환자 및 익수 환자에서 그 기능이 중단되거나 크게 축소되어 탈산소화된 혈액의 동맥 혈류로의 환류라는 혈액단락을 발생시키는 생리 구조물은 ___이라 한다.
① 계면활성제
② 세기관지 연근육
③ 폐포큰포식세포
④ 혈당 수준

10. 증상을 보이는 익사사고 환자는 합병증이 _____동안 나타나지 않을 수도 있기 때문에, 계속적인 관찰을 위해 병원으로 이송해야 한다.
① 10분 ② 20분
③ 16시간 ④ 24시간

11. ___의 법칙은 온도가 일정할 때 기체의 부피는 기체에 가해지는 압력에 반비례한다고 정의한다.
① 헨리 ② 돌턴
③ 보일 ④ 스탈링

12. 잠수 손상 중 ______은 잠수자가 상승 중에 충분한 호기(날숨) 없이 급속하게 수면으로 상승하는 경우에 발생할 수도 있다.
① 질소중독 ② 질소 마취
③ 감압병 ④ 폐 과소압

13. 고공에 대해 순화되지 않았고 호흡 곤란이 발생했으며 기타 폐부종과 일치하는 소견이 있는 환자에서 발생할 수 있는 응급 상황은 ______이다.
① 급성 고공병 ② 고지대 뇌부종
③ 고지대 폐부종 ④ 동맥 기체 색전증

14. 기후에 순응하지 않은 상태로 산에서의 하이킹 후에 급성 고산병이 의심되는 환자를 간호할 때, 다음 중 치료 계획에 포함될 가능성이 가장 낮은 중재는 어떤 것인가?
① 다이아목스 ② 조프란
③ 저지대로 이동 ④ 프로벤틸

이 책 뒷부분에 제시된 해답을 참고한다.

참고문헌

1. Becker, J. A. and L. K. Stewart. "Heat-Related Illness." Am Fam Physician 83 (2011): 1325–1330.
2. Polderman, K. H. "Mechanisms of Action, Physiological Effects, and Complications of Hypothermia." Crit Care Med 37 (7Suppl) (2009): S186–S202.
3. Imray, C., A. Grieve, and S. Dhillon. "Cold Damage to the Extremities: Frostbite and Non-Freezing Injuries." Postgrad Med J 85 (2009): 481–488.
4. Idris, A. H., R. Berg, J. Bierens, et al. "Recommended Guidelines for Uniform Reporting of Data from Drowning: The 'Utstein Style.'" Circulation 108 (2003): 2565–2574.
5. Layon, A. J. and J. H. Modell. "Drowning: Update 2009." Anesthesiology 110 (2009): 1390–1401.
6. Modell, J. H., M. Gaub, F. Moya, B. Vestal, and H. Swarz. "Physiologic Effects of Near-Drowning with Chlorinated Freshwater, Distilled Water, and Isotonic Saline." Anesthesiology 27 (1966): 33–41.
7. Salahuddin, M., L. A. James, and E. Bass. "SCUBA Medicine: A First Responder's Guide to Diving Injuries." Curr Sports Med Rep 10 (2011): 134–139.
8. Vann, R. D., F. K. Butler, F. J. Mitchell, and R. E. Moon. "Decompression Illness." Lancet 377 (2011): 153–164.
9. Luks, A. M., S. E. McIntosh, C. K. Grissom, et al. "Wilderness Medical Society Consensus Guidelines for the Prevention and Treatment of Acute Altitude Illness." Wilderness Environ Med 21 (2010): 146–155.

추가문헌

Auerbach, P. S., ed. Wilderness Medicine. 6th ed. St. Louis: Mosby Year Book, 2012.

Bierens, J. L., ed. Drowning: Prevention, Rescue, Treatment. 2nd ed. New York: Springer, 2012.

Bledsoe, B. E. and D. E. Clayden. Prehospital Emergency Pharmacology. 7th ed. Upper Saddle River, NJ: Pearson/Prentice Hall, 2012.

Guyton, A. C., and J. E. Hall. Textbook of Medical Physiology. 13th ed. Philadelphia: Elsevier, 2015.

Sutton, J. R., G. Coates, and C. S. Houston, eds. "The Lake Louise Consensus on the Definition and Quantification of Altitude Illness." Hypoxia and Mountain Medicine. Burlington, VT: Queen City Printers, 1992.

Tintinalli, J. E., et al., eds. "Environmental Injuries," in Emergency Medicine: A Comprehensive Study Guide. 7th ed. New York: McGraw-Hill, 2011.

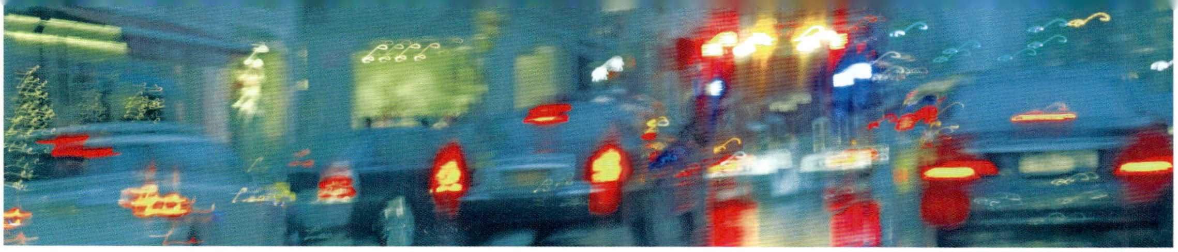

Chapter 11 외상의 특수 고려사항

Special Considerations in Trauma

Bryan E. Bledsoe, DO, FACEP, FAAEM, EMT-P
Robert S. Porter, MA, EMT-P

단원 표준

외상(외상 개괄-다발성 외상)

학습 역량

외상 관리, 손상 예방, 특수 환자 치료의 원칙을 전문적 의사 결정 과정에 접목시켜 외상으로 인한 사망률과 이환율의 완화에 영향을 미칠 수 있다.

학습 목표

최종 목표

기능적 외상 처치시스템의 운영 방식을 설명하고, 외상 처치시스템 안에서 응급구조사가 수행하는 역할과 책임에 대해 논의할 수 있어야 한다.

수행 목표

최종 목표를 달성하기 위해 다음 사항은 필수적이다.

1. 핵심 키워드를 숙지한다.
2. 외상성 사망률 및 이환율의 완화에 있어서 손상처치의 체계적 시스템이 갖는 중요성을 설명할 수 있다.
3. 적극적 응급의료서비스가 손상 방지 계획에 미칠 수 있는 영향에 대해서 설명할 수 있다.
4. 외상 환자와 관련하여 일차 평가 단계를 간략히 논의할 수 있다.
5. 외상 환자와 관련하여 이차 평가 단계를 간략히 논의할 수 있다.
6. 외상 환자와 관련하여 재평가 단계를 간략히 논의할 수 있다.
7. 외상 환자를 위한 점수체계를 이해하고 적용할 수 있다.
8. 다양한 외상 환자 시나리오 상황에서 손상의 징후와 증상을 구별할 수 있다.
9. 다양한 외상 환자 시나리오 상황에서 치료와 이송 결정을 포함하여 평가에 근거한 의사 결정을 논의할 수 있다.
10. 외상 환자에서 저체온증의 인지, 예방, 치료의 중요성을 논의할 수 있다.
11. 특수 환자군의 해부학, 생리학, 병태생리학, 평가, 치료의 차이를 설명할 수 있다.
12. 외상 환자와 관련하여 응급의료체계와 응급실 보건의료 관리자에 대한 응급구조사의 역할을 설명할 수 있다.
13. 외상 환자에서 항공 이송의 목표와 이용을 설명할 수 있다.

핵심 키워드

저관류(hypoperfusion)
저혈압(hypotension)
저체온증(hypothermia)
저혈량증(hypovolemia)

사례 연구

새벽 2시 30분, 지역의 응급의료통신관리자가 192번 고속도로 교통사고 현장에서 ALS 21을 호출한다. 출동 중에 ALS 21과 1급 응급구조사 알렉스 달버그는 사고에 관한 최신 보고를 듣는다. 온스타 응급의료전화상담원은 고속도로에서 심각한 전방 자동차 충돌이 발생했고, 사고시 에어백이 작동되었다고 보고하였다. 온스타 상담원과 차량 탑승자와는 교신이 되지 않는다. 지역의 응급의료전화상담원은 에머슨 지역 경찰, 소방대, 기본 인명 구조 구급대 출동을 보고하였다.

ALS 21이 현장에 도착하자 알렉스는 경찰과 소방대가 현장을 통제하고 주변 차량을 안전하게 우회시키고 있음을 확인하였다. 분리된 고속도로의 상행선에서 차량 두 대가 정면 충돌한 상황이었다. 승용차와 트럭의 전면부가 심각하게 손상되었고, 앞 유리는 깨져 떨어져 나갔으며, 에어백이 작동된 것으로 보인다. 에머슨 지역 소방대 구급차의 응급구조사는 트럭 운전자가 현재 명료한 의식수준을 보이며, 손상을 입지 않은 것으로 보인다고 보고하였다. 승용차 운전자는 의식을 잃은 것으로 보인다. 두 차량 운전자 모두 무릎 및 어깨에 안전벨트를 맨 상태였다.

승용차를 확인하는 알렉스는 운전자가 20대 초반의 여성이고 자신의 소갯말과 "괜찮으십니까?"라는 질문에 반응을 보이지 않는 것을 확인하였다. 그는 차량 반대편에서 구급차가 진입하도록 지시하고 척추 고정 조치를 실시하였다. 알렉스는 다른 응급구조사가 젖혀있던 환자의 머리와 목을 중립자세로 바로잡자 약하게 코고는 듯한 기도음이 사라지는 것을 확인하였다. 요골 동맥 맥박은 빠르고 강하나 손가락을 세게 쥐어보라는 말에는 반응하지 않았다. 모세혈관 재충혈 시간은 약 3초였다. 환자의 가슴 윗쪽에 손을 얹은 알렉스는 다소 빠른 속도로 상당하게 가슴부위 상승이 있음을 감지하였다. 차량 내부를 살펴보니 충돌시 핸들과 대시보드가 안으로 밀려들어오면서 환자가 좌석에 갇히게 된 것을 확인할 수 있었다. 알렉스는 반응이 없는 환자를 불안정한 환자로 분류하고, 소방대가 환자를 신속히 밖으로 구출해낼 것을 요청하였다.

구출 장비가 준비되는 동안 알렉스는 신속한 외상 환자 평가를 실시하였다. 펜라이트로 여성의 얼굴, 목, 왼쪽 눈을 비추자 에어백의 흔적으로 보여지는 먼지가 확인되었고, 얼굴 전면의 상태 및 평가 결과에는 별다른 특이 사항이 없었다. 환자의 안색은 다소 창백하였다. 좌측 동공은 서서히 빛에 반응하는 반면 우측 동공은 접근이 불가능하였다. 목은 대칭적이였고, 목정맥은 평평(flat)하였다. 가슴 윗부분을 촉진하는 응급구조사의 손가락 아래에서 바스락거리는 듯한 느낌이 들고, 신속히 청진을 하자 우측 가슴부위에서 매우 조용한 호흡음과 좌측 가슴부위에서 비교적 큰 호흡음이 확인되었다. 알렉스는 환자의 호흡수가 증가하여 분당 26회 정도로 측정되는 것을 확인하였다. 환자가 차 안에 갇힌 채 신속한 외상 환자 평가를 지속할 수 없다고 판단되었다.

구출 장비의 준비를 마친 에머슨 소방대는 환자를 꺼내기 시작하였다. 차량 루프를 제거하고 대시보드를 앞으로, 좌석을 뒤로 밀면서 환자를 구출하기까지 45초 가량이 걸렸다. 잇따르는 신속 구출(rapid extrication) 작업을 통해 환자에게 경추 보호대를 착용하고 준비된 들것에 실었다. 배를 신속히 검사한 결과, 환자는 임신 상태로 임신 2기 말 혹은 임신 3기 초반으로 보였다. 알렉스는 양쪽 다리가 뒤틀어져 있어서 양쪽 넙다리뼈 골절과 골반 골절을 의심하였다. 알렉스는 다른 응급구조사가 환자의 다리 사이에 부목을 대고 단단히 고정하는 동안 환자 평가를 계속하였다. 알렉스는 환자의 갈비뼈 부위를 안쪽으로 누르자 무언가 갈리는 소리(갈비뼈 골절 의심)가 들리고 왼쪽 가슴부위 전체에서 호흡음이 감소된 것을 확인하였다. 왼쪽 가슴부위를 타진해 본 결과 과다공명이 발생하였다.

혈압은 촉진법으로 66 정도, 맥박은 140회 이상이라고 응급구조사가 보고하였다. 산소포화도는 간헐적으로 측정한 결과, 약 84%, 맥박 146회 정도로 나타났다. 알렉스는 비재호흡마스크로 고농도 산소투여를 지시하였고 흉부감압술을 준비하였다. 흉부 감압으로 공기가 체외로 다소 배출된 것으로 보였고, 호흡수는 느려지면서 깊이는 깊어졌다. 알렉스는 환자를 신속히 구급차에 싣고 외상센터로 이송하는 도중 정맥으로 수액을 투여하려고 계획하였다.

구급차에서 알렉스는 척추 고정판은 15도 기울이고 우측부분을 올렸다. 알렉스는 정맥으로 생리식염수를 투여하였고, 비제한적인 3방향 밸브와 관(tube)을 삽입하는 조치를 시작하였다. 알렉스는 수액 500mL를 정맥내로 대량주입하였고, 활력 징후를 재측정하였다. 자동 혈압계는 72/46mmHg를 나타내고, 맥박수는 148회였다. 산소포화도는 92%이고 임신 상태인 환자는 알렉스가 엄지와 검지로 꼬집음에도 불구하고 통증 자극에 반응하지 않았다. 환자 호흡을 재평가한 알렉스는 양쪽 호흡음이 동일함을 확인하였다. 임신 상태와 손상기전으로 인해 알렉스는 질내 출혈을 의심하였고 실제로 소량의 출혈을 발견하였다.

응급의료센터에 도착하자마자 외상진료팀이 알렉스의 보고를 받고 환자에 대해 신속한 외상환자 평가가 실시되었다. 환자의 왼쪽 겨드랑이 중앙선과 5번째 갈비사이공간(늑간강)이 만나는 지점에 가슴관(chest tube)을 삽입하고, 머리, 목, 가슴, 배의 CT 스캔과 자궁 및 태아에 대한 초음파 검사가 진행되었다. 촬영 대기 중에 적혈구 한 팩을 수혈하였더니 혈압이 82/62mmHg로 상승하였고 맥박은 다소 느렸다 태아의 심박동은 청진이나 도플러에 의해 감지되지 않았다.

본부에 귀환한 지 얼마되지 않아 ALS 21은 외상센터로부터 전화를 받았다. 환자는 태반 조기박리로 응급의료센터 도착 30분 후에 유산했다는 소식을 전달받았다. 또한 환자는 뇌진탕으로 의식이 없는 심각한 상태이긴 하지만 차차 회복될 것이라고 하였다.

쇼크 외상 소생술 서론

1960년대 중반, 외상은 현대사회에서 심각성이 등한시 되는 질병이었다. 당시에 외상으로 연간 15만 명 이상이 사망하였고, 이보다 훨씬 많은 사람들이 외상 후유증에 의한 장애로 고생하였다. 외상 환자 치료를 위한 체계적인 관리시스템이 없다는 것을 알게 된 건강관리 책임자들은 오늘날 응급의료서비스체계의 모태가 될 만한 체계를 만들기 시작했다. 50년이 지난 현재의 응급의료서비스(EMS)체계는 고도로 발달된 시스템으로 발전했으나, 여전히 매년 19만3천명이 외상으로 목숨을 잃는다(그림 11-1). 이들 사망자의 대부분은 질병 말기로 삶을 마감하는 것이 아니라 젊고 활발한 사회 활동을 하는 청장년층이었다. 최근의 연구들은 병원 전 외상처치의 중심을 이루고 있던 기술들이 종종 환자의 예후에 도움을 주지 못하고, 때에 따라서는 오히려 사망률과 이환율을 높인다고 보고하고 있다.

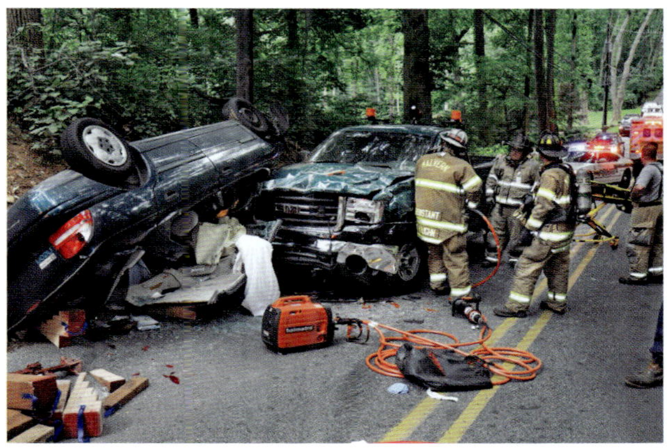

그림 11-1 자동차 충돌은 미국의 외상 사망률의 약 30%를 차지한다(© *Edward T. Dickinson, MD*).

병원 전 응급처치 분야의 전문가는 조심스럽고 진지하게 행동해야 하며 환자들에게 최선의 서비스를 제공해야 한다. 병원 전 응급처치의 장래를 확실히 하기 위해서는 여러 가지 필요한 일들을 해야 하며 환자에게 자신의 삶을 위한 최상의 서비스를 제공받고 있다는 확신을 주어야 한다. 또한 사회에서 사고예방을 유지하고 개선하는데 앞장서야 할 것이다. 병원 전 응급처치는 최신의 시술이어야 하고, 이들 처치를 받은 환자들에게 도움이 된다는 사실을 인식시켜 줄 필요가 있다. 마지막으로 환자 및 사회공동체를 위하여 유능한 건강관리체계의 일원으로 기능을 다해야 한다. 이러한 목적을 달성하기 위해서 제 11장은 사고예방, 외상환자의 평가, 쇼크/다발성 외상 소생술, 특수 환자(소아, 임산부, 비만 환자, 고령환자, 인지 장애자 등)의 처치, 의료인들과의 의사소통, 항공의료서비스 및 외상에 관한 연구 등을 살펴본다.

손상예방

외상 환자의 치료에 이용되고 있는 모든 처치 과정과 전문적인 의료 중재들 중 어느 것도 이환율이나 사망률을 줄이는데 예방보다 더 효과적인 것은 없다. 응급의료서비스에 종사하고 있는 우리들은 화재서비스로부터 많은 것을 배울 수 있다. 화재서비스는 연기 및 일산화탄소 감지기 사용의 확대, 더욱더 정밀한 화재코드와 조사항목 기준을 도입하고, 대중들, 특히 어린이들에게 화재의 위험성과 화재발생시 생명을 보존하는 방법을 교육시켜 화재의 빈도와 사망률을 크게 줄이고 있다. 이러한 화재서비스의 노력은 손상에 의한 사망과 장애를 감소시키기 위한 프로그램을 만드는데 매우 유용한 모델이 되고 있다.

만약 응급의료서비스가 병원 전 응급처치에서 주도적인 역할을 하기 위해서는 사고예방 대책을 세우고 지속적으로 강조해야 한다. 손상체계 및 병원 전 처치제공자가 공동으로 개발한 사고예방 프로그램인 "사고로는 만나지 맙시다(Let's Not Meet by Accident)"는 사고예방 프로그램의 좋은 예가 되고 있다. 이 프로그램은 고등학생들에게 응급의료체계를 알리고 사고의 위험성을 일깨워 주는 것을 목표로 하고 있다. 손상을 일으키는 사회적 행동들을 대중들에게 알리는 일부 시민단체도 결성되었다. 예를 들어 '음주운전에 반대하는 어머니들의 모임(MADD)'은 고속도로의 자동차사고 사망자수가 음주나 약물복용 후의 운전

건강한 가정

손상 예방

많은 비의도적 손상과 사망은 가정과 주변 환경과 관련 있다. 가정 내에서 해마다 11,000명 이상이 낙상, 화재, 익사, 중독을 포함하여 예방가능한 비도의적 손상으로 사망한다고 추정된다.

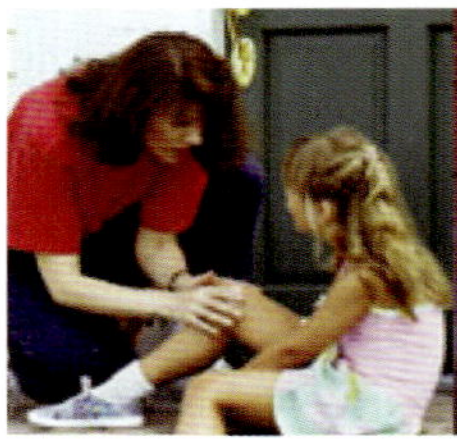

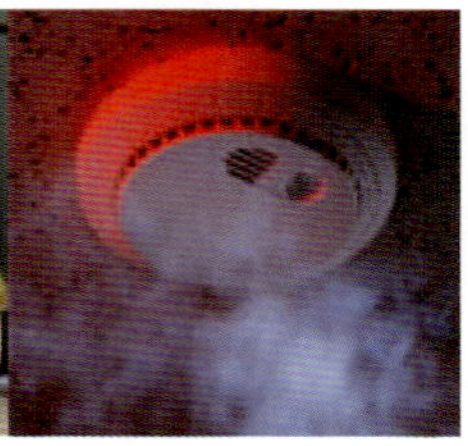

건강과 안전에 대한 주의사항

- 노인과 어린이의 낙상예방.
  - 욕조나 샤워실 벽에 손잡이를 설치한다.
  - 욕조나 샤워실에 미끄럼 방지 매트를 사용한다.
  - 계단에 레일을 설치한다.
  - 조명을 밝게 한다.
  - 계단 수리를 잘 한다.
  - 계단의 물건을 치운다.
  - 어린이가 있는 가정에 안전문을 설치한다.

- 화재 관련 사망과 손상을 예방한다.
  - 타기 쉬운 물체를 난로에서 멀리 둔다.
  - 화재에 대비하여 침실에 두 개의 비상구를 확인한다.
  - 화재대피 계획을 적용한다.
  - 지하실을 포함한 모든 층에 연기 감지기를 설치하고, 1년에 한번 배터리를 교체한다.

- 익사예방
  - 욕조의 어린이들을 주의한다.
  - 물에서 수영하거나 노는 어린이들을 항상 주의 깊게 관찰한다.
  - 수영장 안전 수칙과 수영을 어린이들에게 가르친다.

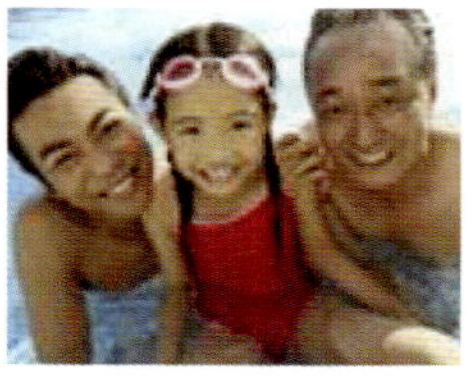

그림 11-2 응급 의료 체계 가정내 손상 방지 조사

과 연관이 있다는 사실을 알려서 관심을 끌기 시작하였다. 응급의료체계는 병원 전 처치제공자들이 사회에서 책임을 완수하기 위하여 위와 같은 프로그램을 만드는데 적극적인 참여를 권장해야 한다.

응급의료체계가 후원하고 화재서비스를 모델로 한 새로운 예방 프로그램으로 가구방문조사가 있다(그림 11-2). 출산과 같은 중요한 일이 발생하면 지역의 응급의료요원은 자발적으로 가구방문조사를 실시한다. 조사원들은 발생 가능한 잠재적 위험성들을 조사해서 가족들에게 알리고 가정의 안전을 증진시킬 수 있는 방안들을 제시한다. 예를 들어, 조사원들은 소아들이 화상을 입지 않도록 온수 탱크의 온도를 측정하고 (그리고 필요한 경우 온도를 낮출 것을 권장하고), 소아용 침대를 조사해서 목졸림(strangulation)과 기타 손상들을 예방할 수 있을 정도로 스레이트 연결고리들이 조밀한지를 알아보고, 유아용 자동차 시트가 잘 맞는지 규격을 살피고 적절한 사용법을 교육한다. 또한 목욕탕 출구에서 전기가 접지되어 있는지, 전기 과부하가 걸려 있는지, 깔개 밑에 전기코드가 지나가고 있는지, 기타 전기 연결이 잘못되었는지 등을 조사한다. 조사원은 추락 위험성이 있는 곳에 레일을 설치하고 계단이나 현관, 기타 디딤판을 다시 시공할 것을 제안할 수 있다. 가정 내 연기 감지기와 일산화탄소 감지기의 배터리 충전 상태와 효과적인 작동 여부를 확인한다. 조사를 수행하고 있는 동안 응급의료요원은 오토바이, 스케이트보드, 인라인스케이트, 자전거 등을 탈 때 헬멧이나 기타 보호장비를 착용해야 한다는 것과 응급상황이 발생하였을 때 경찰서, 소방서, 의료기관들을 이용하는 방법을 가족들에게 교육시킨다. 이러한 프로그램을 널리 이용하여 가정내 손상을 줄여 손상이나 사망을 현저하게 줄일 수 있고, 또한 응급상황이 일어나기 전에 가족들을 응급의료팀에게 소개하여 응급의료체계에 대한 좋은 이미지를 심는데 도움이 될 수 있다.

최근 미국의 산업안전보건청(OSHA)을 비롯한 여러 정부기구들이 결성되어 작업장 내에서 안전에 대한 표준을 강화하고 있다. 이러한 노력들은 작업장이 상당히 안전하다는 것을 확신시키고 안전훈련의 시행과 작업환경에 맞는 보호장비의 착용을 확실하게 할 수 있다. 미국의 교통부는 고속도로의 환경과 자동차의 디자인, 검사 및 점검을 더 좋게 하여 교통안전을 꾸준하게 개선하고 있다. 이러한 교통부의 프로그램은 고속도로를 더욱더 안전하게 하고 사고발생시 생존 가능성을 더 향상시키고 있다. 다른 정부기관 및 준정부기관에서는 어린이 장난감이나 전자기구, 기타 소모품들과 같은 여러 제품들의 안전성을 모니터링하고 있다.

안전교육 프로그램에서 명심해야 할 사항은 손상이 젊은 남성 집단에 미치는 영향이다. 11~35세 사이의 남성이 전체 인구의 20% 이하이지만 전체 심한 손상의 27%, 손상에 의한 사망의 30% 이상을 차지하고 있다(그림 11-3). 이는 위험을 감수하는 젊은 남성들의 특징과 운전할 때 안전벨트 및 헬멧을 착용하지 않거나 음주운전을 하는 등 안전을 무시하는 태도와 연관이 있다. 이들 집단에서 이러한 행동들을 변화시키는 일은 손상이나 손상에 의한 사망 및 장애의 빈도에 많은 변화를 줄 것이다. 응급의료서비스의 도움을 받는 젊은 남성들의 수가 상당부분 증가하고 있기 때문에, 우리 모두가 이러한 문제를 이슈화 및 공론화하고 주변 사람들에게 이상적인 안전 수칙을 설명해주어야 한다.

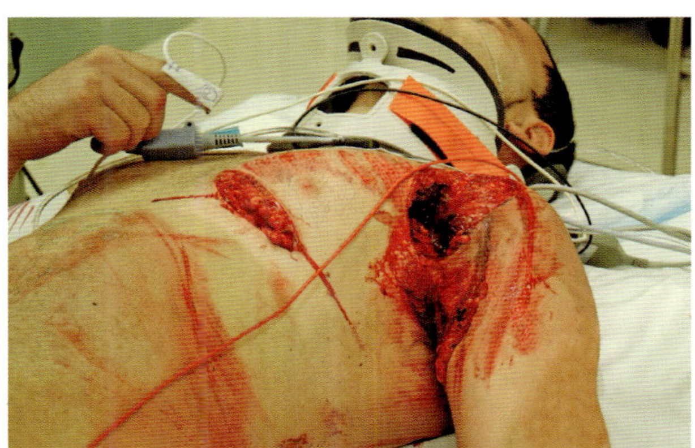

그림 11-3 젊은 남성은 다른 연령에 비해 사망률과 이환율이 높다(© *Edward T. Dickinson, MD*).

외상 평가(Trauma Assessment)

외상 환자 평가에서 환자이송과 처치 및 우선순위의 결정이 중요하다. 10장까지는 특정 신체 부위 및 장기의 손상을 설명하면서 해당 부위와 장기에 어떻게 평가 요소를 적용하는지를 살펴보았다. 11장에서는 심한 손상을 접할 때 포괄적으로 평가할 수 있는 방법을 다루고자 한다.

외상 평가를 할 때 현장 평가, 일차 평가, 이차 평가(빠른/초점 평가), 지속적인 이송 중 평가를 시행한다. 그러나 평가는 응급의료통신관리자의 정보를 검토하면서 시작한다.

응급의료통신관리자의 정보

응급의료통신관리자의 정보는 여러분들이 평가해야 할 중요한 내용들을 제공해준다. 호출한 이유와 손상기전(낙상, 총상, 자동차 사고), 손상의 특성(다리 골절, 두부 손상, 심각한 찢김(열상)) 등을 자세히 알려주고, 처치 준비와 현장접근 방법을 생각할 수 있게 한다. 경우에 따라서는 경찰이 안전을 확보할 때까지 현장이 너무나 위험하여 접근할 수 없다는 사실도 알려준다. 이러한 경우에는 경찰이 안전을 확보할 때까지 현장에서 거리를 두고 대기한다. 한편 독성 가스의 유출이나 늘어진 전깃줄과 같은 위험성이 있는 경우에는 현장이 안전하도록 특수팀들을 요구한다.

정보를 이용하여 손상을 예측하고 처치를 준비할 수 있다. 현장에서 신속하게 대처하기 위하여 사용할 장비를 어디에 놓을 것인가를 결정해야 한다. 놓을 위치가 안전하다면 장비를 즉시 사용할 수 있도록 들것 위에 진열한다. (최초 반응자나 행인에게 구급차에 가서 장비를 찾아 환자에게 가져오게 하기 보다는 사용한 장비를 구급차로 가져가게 하는 것이 더 쉽다.) 장비를 찾아서 작동이 잘 되고 있는지 사용해 본다. 만약 심한 손상이 예상된다면 나중에 사용할 수 있도록 구급차에 정맥주사용 백과 주입세트를 갖춘다. 그러면 수액 투여 장비를 갖추는데 걸리는 시간을 절약할 수 있다. 마지막으로 평가와 처치를 점검하고, 필요하면 응급상황에 기꺼이 대처할 수 있도록 프로토콜을 점검한다. 이러한 과정을 통하여 신속하게 행동하고, 짧은 시간 안에 최선의 처치를 제공할 수 있다.

현장 평가

현장평가는 몇 가지 중요한 사항들을 시행해야 하는데(그림 11-4) 먼저 손상기전을 확인하고, 격리가 필요한 현장의 위험성을 알아보고, 환자수를 파악하면서 위치를 확인하고, 필요하다면 추가적인 자원을 요구하고, 환자 평가 및 처치에 영향을 줄 수 있는 환경적 요소의 식별, 현장통제소의 구축 및 연락망 형성 등이 이에 속한다. 손상기전에 대한 분석은 모든 현장의 위험성을 예측하는데 필수적이다.

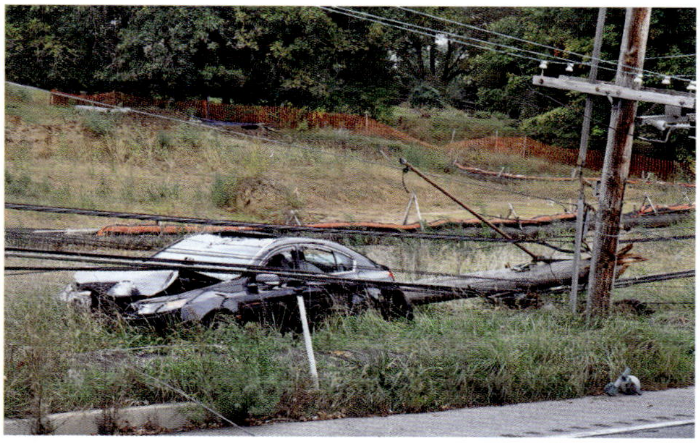

그림 11-4 현장의 위험성과 손상기전, 환자의 위치, 추가자원의 필요성을 알아보기 위하여 신속하고 조심스럽게 응급현장을 평가한다(© *Edward T. Dickinson, MD*).

손상기전 분석

마음속으로 사고를 재생해보면서 손상기전을 분석하고 이를 이용하여 손상의 특성과 정도를 예측한다. 현장에 도착하자마자 가장 먼저 시야에 들어오는 것을 단서로 사고 시 환자에게 가해진 힘들이 환자에게 어떻게 나타났는지 정확하게 반영된 증거들을 찾는다. 예를 들어 두 대의 자동차가 함께 있다면 자동차의 충돌한 부위가 어디인지, 자동차가 어느 방향에서 달려왔는지, 환자의 어느 부위에 부딪혔는지 조사한다(그림 11-5). 그리고 차량의 부서진 정도를 가지고 충돌의 강도를 측정한다. 또한 손상 가능성을 줄여주는 억제대나 다른 보호장비를 착용하고 있었는지도 조사한다. 앞이나 뒤에서 충돌했을 경우 안전벨트와 에어백은 차에 타고 있는 사람들을 최대한 보호해 줄 것이다. 따라서 옆을 들이받았거나 전복되었을 때의 손상이 가장 심하다. 자동차와 자전거, 그리고 보행자 대 차량의 충돌에서 충돌속도와 보호장비의 착용여부를 조사한다. 교통사고 이외의 사고에서는 추락한 지점의 높이나 충돌에너지, 충돌지점, 힘의 진행방향을 조사한다.

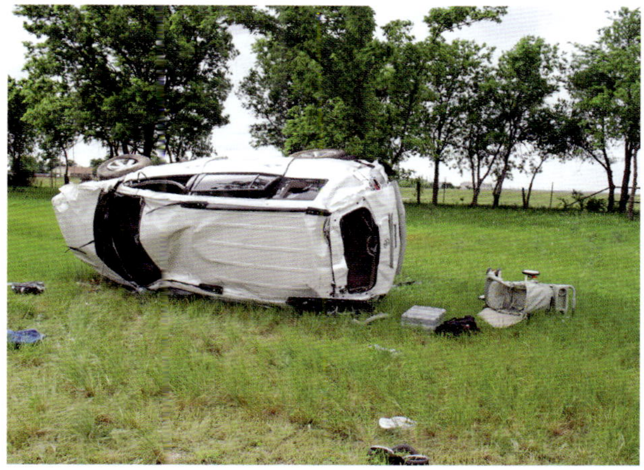

그림 11-5 자동차 충돌의 에너지를 분석하고 이를 바탕으로 환자의 손상을 예측한다(© *Dr. Bryan E. Bledsoe*).

내용 요약

- 현장평가의 주요소
  - 손상기전을 예측하여 발생 가능한 손상을 판단하기
  - 현장의 위험 요소 파악하기
  - 적절한 신체분비물격리 조치 취하기
  - 모든 환자의 수와 위치 확인하기
  - 추가적으로 필요한 자원 요청하기
  - 환경적 상황 고려하기
  - 현장 감독 혹은 사고 지휘 체계 확립하기

관통상을 입은 환자의 손상기전을 평가할 때에는 공격 물체나 발사체의 속도를 조사한다. 질량과 속도가 증가하면 충돌 에너지가 비례해서 증가하고 그 결과 심각한 손상이 일어난다. 총상환자에서 무기종류(권총, 산탄총, 소총), 힘과 탄환면(구경), 총과 사람 사이의 거리 및 각도 등을 조사하고, 총알이 지나간 자리와 총알이 신체조직을 지나갈 때 발생한 파괴력 등을 조사한다. 신체에서 머리, 가슴 한가운데, 윗배 부위의 손상이 가장 치명적이다. 총알이 종종 직선보다는 약간 굴곡해서 지나간다. 총상 이외의 다른 관통상들은 마음속으로 손상과정을 재생해보고 운동 에너지의 법칙을 이용하여 손상의 특성과 과정, 정도를 분석한다. 동시에 물체의 길이와 삽입된 깊이 및 각도를 저어본다.

손상과정을 재현하여 손상을 입은 장기와 손상의 정도를 분석한다. 시간이 경과하면서 이들 손상이 환자에게 어떤 영향을 줄 것인지를 예상한다. 평가와 처치를 위하여 손상의 우선순위도 결정한다. 마지막으로 환자의 전반적인 상태를 고려하여 (1) 신속한 이송과 이송 중에 받을 수 있는 처치 (2) 현장처치와 이송 (3) 처치와 귀가 등을 예상한다. 동반 질환을 가지고 있는 환자나, 고령의 환자, 유아는 심한 손상을 입었을 때 매우 위험하다. 만약에 환자가 한 명 이상이라면 가장 심하게 다친 사람을 찾아내어 평가와 처치를 먼저 시행한다.

위험 요소 파악

손상기전을 분석하여 현장에서의 많은 위험성을 알아낸다. 모든 위험요인들을 찾아내어 자신과 환자, 행인, 동료 응급의료제공자를 보호한다. 손상기전, 사고와 연관이 있는 차량, 권총을 들고 있는 사람들 모두가 위험요인으로 작용할 수 있다. 깨진 유리, 교통사고 현장에서 삐죽삐죽 나와있는 금속, 산업현장에서 가동되고 있는 기계들에 의한 추가적인 무딘손상(둔상)이나 관통상이 있는지를 조사한다. 또한 화재, 열, 폭발, 전기, 독성 화학물질, 방사능 또는 독성 가스 등을 매 순간마다 확인하고, 위험물질의 플래카드(placard)를 조사한다. 구급차 내에는 교통부의 응급시 대응지침을 구비해야 하는데 이 책자는 위험물질의 유형과 위험수위를 알아내는데 도움이 된다. 그러나 위험물질 취급은 응급의료의 업무가 아니다. 이에 대한 책임은 위험물질을 다루는 팀이나 소방서에 있다.

사고현장에 가족이나 행인, 구경꾼들의 유무와 이들의 분위기를 조사한다. 이들은 기꺼이 여러분들을 도와주든가 그렇지 않으면 여러분들의 안전에 심각한 위험요인이 될 수 있다.

위험요인들을 알아내기 위하여 현장을 조심스럽게 분석하고 위험요인이 있으면 이들을 제거하거나 환자에게 접근하기 전에 이들을 처리할 준비가 되어 있어야 한다. 여러분들과 환자들의 안전은 이러한 행위들에 달려 있다. 여러분들이 현장에서 다치게 되면 환자들을 도와줄 수 없고 오히려 여러분 자신이 환자가 될 수 있다.

표준주의지침(Standard Precaution)

거의 모든 응급상황에서 체액과 신체조직은 감염을 전파할 위험성을 안고 있다(그림 11-6). 응급구조사와 환자에게 감염될 위험성이 있고 특히 손상 환자를 다룰 때 그러한데 개방성 상처에서 흐르는 피는 응급구조사에게 감염을 일으키고, 또한 개방성 상처를 통하여 감염이 전파된다. 이때 장갑과 신체분비물격리조치는 응급구조사와 환자를 보호한다. 따라서 현장에 접근하기 전에 환자와 접촉한 모든 응급구조사들은 신체분비물격리 조치과정을 거쳐야 한다.

환자를 접할 때 혈액, 타액, 점액, 소변, 대변 등을 접할 가능성이 있으면 장갑을 착용하고, 환자가 여러 명일 경우에는 장갑을 2~3겹으로 착용하여 환자를 한 명씩 접할 때마다 장갑을 하나씩 벗는다. 장갑을 겹겹이 끼는 것이 싫으면 장갑을 여러 개 준비하여 환자를 접할 때마다 교환한다. 한 환자의 체액이 다른 환자들에게 전파될 위험성이 있는데 특히 개방성 상처에서 이러한 위험성이 높다.

손상기전을 통해서 기도 및 가슴부위 손상, 동맥 외출혈을 예측할 수 있다. 이때 피가 분출하여 피와 체액이 공중에 퍼질 수 있는데 이를 피하기 위하여 눈 보호장비, 옷에 튀기는 것을 보호해주는 장비를 착용하여야 하며 마스크를 쓴다. 만약 여러분이 호흡기 질환을 갖고 있다면 마스크를 쓴다. 모든 응급구조사들은 개인보호장비(PPE)를 이용한다. 더 많은 평가를 하려면 현장평가보다 더 높은 수준의 격리가 필요하고 항상 안경이나 가운, 마스크, 장갑을 추가로 준비한다.

모든 환자의 수와 위치 확인하기

현장 평가를 하는 동안 현장 주위에 환자의 수와 위치를 확인한다. 충돌할 때 사람이 차량 밖으로 튕겨나가거나 부서진 차 밑에 깔리거나 하여 보이지 않는 경우가 있으며(이는 소아에서 흔하다), 일부 환자들을 찾는데 도움을 주고자 하는 경우도 있고, 정신 혼돈상태에서 현장을 방황하는 경우도 있다. 사고차량 대수, 앞 유리에 금이 가서 생긴 거미줄 모양의 수, 지갑이나 옷의 상표, 소아용 시트, 옷, 장난감 등을 조사하여 환자의 수와 사고유형을 예상한다. 다친 환자가 추가로 있는지, 있다면 그 위치가 어디인지를 환자와 주변 사람에게 물어본다.

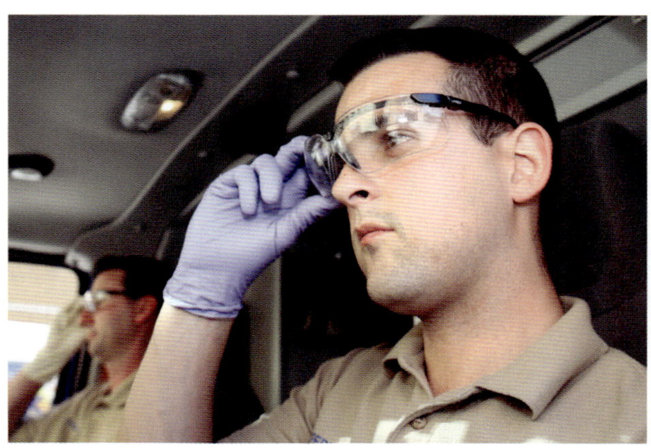

그림 11-6 신체분비물격리가 필요한지 현장을 조심스럽게 분석한다(© *Dr. Bryan E. Bledsoe*).

추가 자원의 필요

일단 환자의 수와 손상을 파악하면 현장에서 추가적으로 필요한 의료서비스의 유형을 예측한다(그림 11-7). 구급차를 심한 손상 환자 1명당 1대씩 준비하고, 가장 가까운 외상센터까지 이송하는데 45분 이상 걸리고 항공이송서비스의 기준이 맞으면 항공의료서비스를 이용한다.

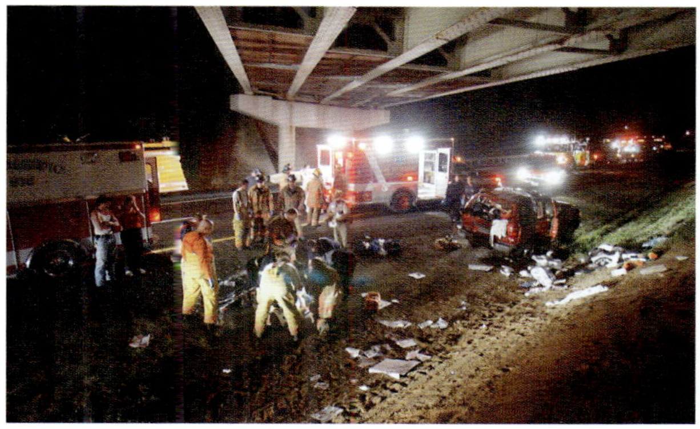

그림 11-7 추가적으로 자원이 필요한지 응급현장을 평가하다(© *Mark C. Ide/Science Source*).

현장분석에서 나타난 위험요인들을 통제하는데 필요한 자원들이 무엇이 있는가를 알아본다. 교통을 통제하고 모인 군중들의 안전을 도모하기 위한 경찰이나, 구출하기 위한 구조대원, 흘러나온 연료나 오일을 깨끗이 청소하기 위한 위험물질 관리반, 끊어진 전선을 해결하기 위한 전기공사, 사고 난 자동차에서의 화재 가능성을 대비하기 위한 소방서가 필요하다. 필요한 장비나 훈련받은 요원들을 신속하게 현장에 투입할 수 있도록 조기에 응급의료통신관리자와 접촉한다. 접촉이 늦어지면 늦어지는 만큼 필요한 장비나 요원들의 도착이 늦어지고, 환자들에게 접근하여 처치하는 것을 방해할 수 있다.

환경적 고려사항

자동차 충돌 및 다른 손상에 의한 사고는 화씨 70도(약 섭씨 21도)의 온화하고 맑은 날에만 발생하는 것은 아니다. 현장을 보면서 환경이 환자에 대한 응급구조사의 접근, 평가, 치료, 이송에 미치는 영향을 확인한다. 비에 젖고, 눈이 덮인 바닥은 환자의 이송 과정을 더욱 위험하게 만들 수 있다. 매우 덥거나 매우 추운 날씨와 같은 극단적인 환경 요소는 현장에서 환자를 평가하고 처치하는데 제한적인 시간만을 허용한다. 강풍 및 폭우는 실외에서 활력징후의 측정과 붕대 및 부목 처치의 효과를 감소시킬 수 있다. 주변의 밝기를 평가하면서 현장 및 환자에게 특수 조명 장치가 필요한지를 확인한다.

현장 감독

현장평가의 후반부에는 전반적인 사고 대응의 조직에 필요한 정보를 확보하고 각 환자에게 적절한 평가 시 주의사항을 판단할 수 있어야 한다. 현장 관리와 곧 도착할 추가 지원 인력과의 협응을 위한 계획을 수립한다. 추가 지원되는 의료서비스의 성취 목적과 모든 의료 서비스가 환자의 요구에 최적화될 수 있도록 절차를 구성한다. 평가를 하는 동안 각 환자별로 어떠한 특정 문제를 발견하게 될지를 미리 예상한다(그림 11-8).

또한 응급의료요원에게 각자의 역할과 임무를 부여한다. (경찰서, 소방서, 구조대 등) 여러 구조요원이 사고 현장에 출동할 경우, 현장 감독 및 사고 지휘 체계를 반드시 수립하도록 한다. 그러한 상황이 아닌 경우, 사고 현장을 둘러보면서 발견한 사항을 응급의료통신관리자에게 보고하면서 응급구조사 자신을 사고 지휘의 담당자로 소개한다.(응급구조사는 주로 환자 평가 (및 분류)와 처치에 주로 역량을 할애하기 때문에 이러한 역할은 일시적으로 그친다.) 만약 사고 지휘 체계가 수립되는 경우, 반드시 이를 통해 환자 손상의 중증도 및 환자의 수를 보고하고 필요한 사항을 소통할 수 있도록 한다.

외상 평가 형식

현장 평가
- 신체분비물격리(BSI)
- 현장안전
- 손상기전
- 모든 환자의 위치와 수 확인
- 추가자원의 요구

일차 평가
- 척추보호
- 전반적인 환자의 상태
- 의식상태
- 기도
- 호흡
- 순환

빠른 외상 평가의 시행여부는 손상 에너지의 평가와 일차 평가의 결과로 결정한다.
여기에서 이송 우선순위를 임시로 결정할 수 있다.

심한 외상/심하지 않은 외상

빠른 외상 평가
- 머리, 목, 가슴, 배, 골반, 사지, 등을 조사
- 가장 심하게 손상된 부위와 환자가 불편하다고 하는 부위를 조사
- 병력조사
- 활력징후

초점 외상 평가와 병력조사
- 외상이 예상되는 부위를 조사
- 가장 심하게 손상된 부위와 환자가 불편하다고 하는 부위를 조사
- 병력조사
- 활력징후

이송 결정

최종 이송결정은 빠른 평가 또는 초점 평가 후에 한다.

신속한 이송(외상 중증도 기준)
- 생명을 위협하는 손상을 즉시 처치
- 환자 패키지
- 이송
- 기타 심한 손상 처치

치료 및 이송
- 손상 처치
- 환자 패키지
- 이송

치료 및 귀가
- 손상 처치

재평가/5분
- 시간이 허락한다면 정밀신체검진

재평가/15분
- 시간이 허락한다면 정밀신체검진

그림 11-8 응급현장에서 우선순위를 결정하기 위한 외상 평가 양식

일차 평가

일차 평가의 목적은 생명을 위협하는 요인을 즉각적으로 확인하고 더욱 세부적인 평가를 시행하기에 앞서서 위협하는 요인을 제거하는 데에 있다. 일차 평가는 환자의 전반적인 인상 확인, (필요한 경우) 척추예방 조치의 적용, 환자의 기도, 호흡, 순환 상태의 평가를 포함한다. 만약 심각한 혹은 치명적인 문제가 발견되면 이를 즉시 교정한다. 이러한 조치를 취하면서 현장 평가시 수집된 정보 외에 또 다른 추가정보를 얻을 수 있고, 환자의 전반적인 인상을 얻을 수 있다. 마지막으로 환자의 평가, 처치, 이송의 우선 순위를 결정한다.

환자의 전반적인 인상

환자의 전반적인 인상을 기반으로 손상기전을 분석하고, 손상 의심지수를 예측한다. 환자 곁에서 지속

적으로 평가하면서 환자에 대한 전반적인 인상을 수정 보완한다. 척추 손상 예방 조치의 필요성뿐만 아니라 환자의 의식상태, 기도, 호흡, 순환을 평가하는 동안 발견되는 정보를 모두 추가시킨다. 수분 동안 관찰해서 얻은 전반적인 상태 및 의식상태에 대한 정보를 발견하는데로 추가시킨다. 시간이 지남에 따라 환자의 전반적인 인상은 손상의 중증도와 처치 및 이송의 우선 순위를 포함하게 된다(그림 11-9). 경력이 짧은 초창기에는 이러한 결정이 매우 어려우나 경험이 쌓임에 따라 손상이 어느 정도인지, 신속하게 이송을 할 것인지, 또는 현장에서 처치를 할 것인지를 쉽게 판단할 수 있다.

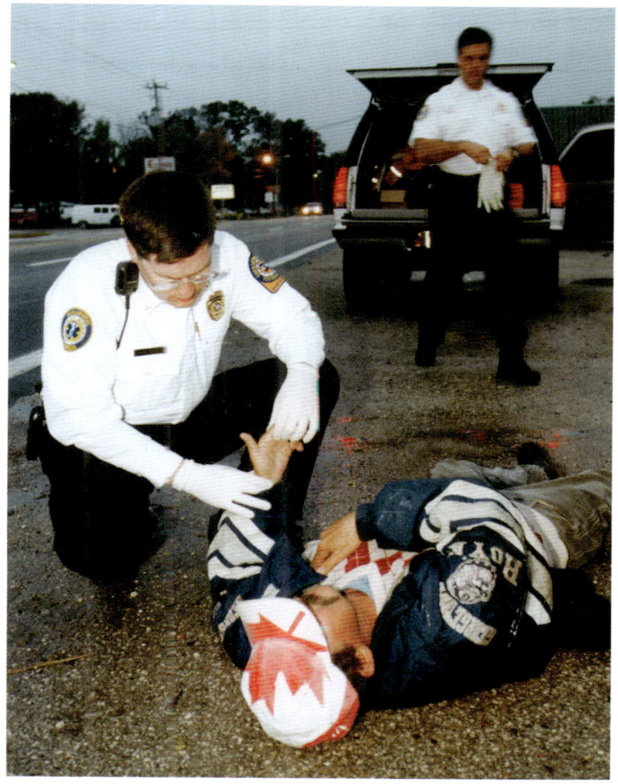

그림 11-9 일차 평가시 환자에 대한 전반적인 인상을 결정하고 환자 곁에서 지속적으로 평가하면서 이를 수정 보완해 나간다(© *Craig Jackson/In the Dark Photography*).

일부 환자에서는 전반적인 상태가 손상기전이나 일차 평가에서 얻은 증상 및 징후와 잘 맞지 않을 때가 있다. 대부분 여러분은 사고가 난 후 곧바로 현장에 가 있게 되는데 이 때에는 피가 많이 고이지 않아 쇼크의 증상이나 징후가 뚜렷하게 나타나지 않기 때문이다. 진행되는 저혈량증에 대한 경각심을 늦추지 않고 쇼크의 가장 미묘한 조기 증상 및 징후까지 눈여겨본다. 그리고 손상기전이 실제 손상의 정도를 잘 반영하지 못할 수 있으며 때로는 예상보다 더 악화될 수 있다. 따라서 최악의 상태를 처치하는 시나리오를 갖고 있어야 한다. 시간이 경과하고 평가가 진행되면서 생각했던 전반적인 인상과 처치가 바뀌게 된다.

의식상태

환자의 전반적인 인상을 파악하면서 환자의 의식상태를 평가한다. 먼저 여러분의 교육수준을 알려주며, 여러분이 제공할 처치에 대해서 환자에게 설명해 주면서 의식상터의 평가를 시작한다. 손을 뻗어 환자와 악수를 나눈다. 환자에게 무슨 일이 일어 났는지와 가장 불편한 것이 무언인지를 물어보고 환자의 노(요골) 동맥 맥박을 촉진한다. 이 과정에서 환자가 치료를 거부할 수 있고, 여러분이 누구라는 것과 여러분이 시도하려는 처치가 환자 자신에게 도움이 될 것이라는 것을 확신시켜줄 수 있으며, 환자에게 언어 반응을 요구할 수 있다. 의식이 있는 환자의 의식상태 및 기도, 호흡, 순환 상태를 30초 안에 평가한다. 일차 평가 및 이차 평가를 지속하면서 환자의 반응을 살핀다.

최소한 AVPU 기억법을 통해 환자의 의식수준을 파악한다. 몇 가지 간단한 질문을 통해서 환자의 지남력을 판단한다. 오늘이 몇 일인지, 무슨 일이 일어 났는지와 여기가 어디인지, 자신이 누구인지와 가족 및 친지를 알아보는지와 같이 시간, 사건(장소), 사람에 대한 지남력을 확인한다. (환자는 보통 시간, 사건(장소), 사람 순으로 지남력을 상실한다.) 지남력은 의식이 완전히 명료한 환자를 3으로 설정하여 0~3으로 측정한다(A+O×3). 지남력의 수준을 측정함으로써 지속되는 평가에서 환자의 의식상태가 호전되었는지 또는 악화되었는지를 평가할 수 있다.

언어 자극에 반응이 없을 때에는 통증자극에 대한 반응을 조사한다. 예를 들어, 통증을 주었을 때(엄지와 검지로 근육부분이나 어깨의 등세모근을 꽉 꼬집는) 자극받은 부위를 뿌리치는가(의도적 반응), 움직이기는 하되 효율적으로 뿌리치지 못하는가(비의도적 반응), 전혀 움직이지 못하는가(무반응)를 조사한다. 일부에서는 통증자극을 주었을 때 독특한 자세를 취한다. 겉질제거자세(제피질자세)는 몸을 쭉 편 상태에서 팔꿈치를 구부리고, 대뇌제거자세(제뇌자세)는 몸과 팔꿈치를 동시에 쭉 편다. 일차 평가에서의 반응은 이후로 계속되는 처치에서 환자가 호전되었는지 또는 악화되었는지를 결정하는 기초자료가 된다.

단순 운동 점수(Simplified Motor Score, SMS) 척도는 손상 환자 평가에 큰 도움이 될 수 있다. 오직 두 가지 요소 –지시 사항에 대한 순응도와 통증 부위를 파악하는 능력–만을 평가하는 단순 운동 점수 척도는 뇌손상에 대해서 신뢰도가 높은 검사이고 (단순하고 간편하다는 장점 때문에) 일차 평가 시 활용될 수 있다. 단순 운동 점수 척도에 대한 11장의 설명을 다시 참고하고 13장의 자세한 논의를 살펴본다.

척추보호조치

다음 상황 중 하나라도 나타나면 즉각적으로 척추를 보호해야 한다. 일반적으로 NEXUS 표준(캐나다 표준 C-Spine rule)을 사용함으로 많은 환자들은 척추보호조치에서 배제 될 수 있다. 척추보호조치는 머리, 목 그리고 척추의 완전한 안정화 그리고 중립된 자세로부터 시행 된다. 척추손상이 의심된다면 프로토콜에 명시된대로 환자에게 조치를 취한다. 어린이와 고령의 경우 척추손상의 증상이 구체적이거나 명확하지 않아 척추손상에 대해 더 의심해야 한다.

기도

의식이 있는 환자는 말하는 소리를 듣고 기도를 쉽게 평가할 수 있다. 만약 말을 분명하게 한다면 환자 자신이 기도를 개방할 수 있고, 완전한 문장을 이야기할 정도로 호흡이 충분하며, 의식을 유지할 정도로 뇌의 산소공급이 충분하다는 것을 의미한다. 말하는 소리가 끊어지고 힘이 들어 보이며, 이상한 기도소리가 나고, 말을 횡설수설하거나 이해할 수 없으면 기도나 호흡에 문제가 있다는 것을 의심하고 이를 평가해야 한다.

의식이 없는 경우에서 기도평가는 가슴부위가 위 아래로 움직이는 모습을 관찰한다. 귀를 환자의 입 근처에 대어 호흡 시 공기가 움직이는 소리를 듣고 날숨(호기)시 공기가 빠져나가는 것을 느껴본다. 기도를 통하여 공기의 흐름을 들을 수 없거나 공기의 흐름이 충분하지 않다고 느낀다면 환자의 머리기울임–턱들어올리기법(두부후굴 하악거상법)과 아래턱당김법(하악견인법)으로 기도를 개방한다. 기도개방에도 불구하고 공기의 흐름 상태가 개선되지 않을 경우 입인두기도기의 사용을 고려한다. 기도반사가 없으면 (기도가 즉각적인 위험에 처한 경우) 즉각적으로 혹은 일차 평가가 끝날 때까지 기관내 삽관이나 성문외 기도삽관을 통해 조기에 기도를 확보함을 고려한다.

그렁거림(협착음, stridor), 코고는 소리(snoring), 꼴깍꼴깍하는소리(gurgling), 쌕쌕거리는 소리(천명, wheezing)와 같은 기도음이 들리면 부분 기도폐쇄를 생각해야 하며 평가와 처치를 하는 동안 더욱 더 악화될 수 있다. 손상으로 기도 연부조직이 부으면 점차 기도장애가 일어나 심각한 기도폐쇄가 나타날 수 있으므로 조기에 기관삽관을 고려한다.

호흡

산소포화도 측정기를 적용하고 보조적으로 적정 수준의 산소 투여를 통해서 맥박산소포화도를 96% 이상을 유지한다. 저산소증을 피한다. 숨을 쉴 때마다 가슴 및 배(복부)가 대칭적으로 움직이는지를 관찰한다. 평가를 더 잘하려면 가슴을 겉으로 노출시킨다. 동요가슴(연가양흉부)이 없는지 확인하고, 동요가슴이 있는 경우에는 골절 부위를 고정시키고(백밸브 마스크로 호흡을 하는 경우) 과환기시킨다. 목뼈(경추) 손상과 연관된 가로막(횡격막) 호흡을 관찰하고, 이러한 호흡이 있으면 과환기시킨다. 만약 환자가 호흡곤란을 호소하거나 가슴부위의 진폭이나 일회호흡량이 감소한 것처럼 보이면 폐를 청진하여 한쪽에 호흡음이 감소되었는지 또는 없어졌는지를 조사한다. 가슴을 타진하여 공명음을 확인한다. 둔탁한 소리가 나면 가슴막안(흉강내)에 피가 고인 것이고, 과다공명음이 들리면 가슴막안(흉강내)에 공기가 차 있다는 것을 의미한다. 긴장성공기가슴증(기흉)을 배제할 수 없다면 주사바늘로 감압을 고려한다. 공기가슴증(기흉)이 있으면 공기가슴증(기흉)이 긴장성공기가슴증(긴장성 기흉)으로 전환되고 있는지, 긴장성공기가슴증(기흉)을 감압한 경우라면 다시 재발하였는지를 조심스럽게 모니터링한다.

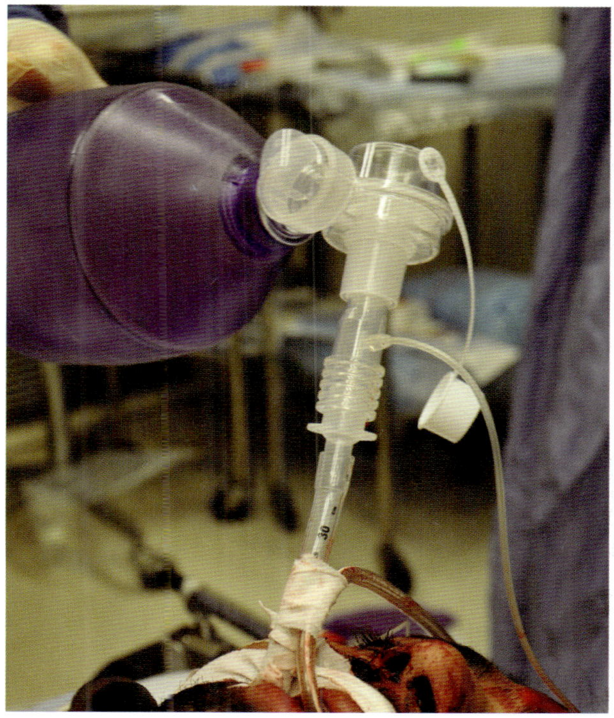

그림 11-10 호기말이산화탄소측정기를 지켜보면서 환자의 환기량을 조절한다(© *Edward T. Dickinson, MD*).

의식이 없는 사람에게 호흡수가 분당 10회 이하고, 일회호흡량이 정상 수준 이하면 과환기를 고려한다. 호흡이 빠르고 비효율적이면 오버드라이브 환기법(overdrive ventilation)을 고려한다. 만약 환자가 호흡이 없으면 저장백이 있는 백밸브마스크를 사용하여 고농도의 산소로 충분한 호흡량(500ml)으로 분당 10~12회 환기시킨다. 환자의 가슴이 충분히 올라오게 하고 산소포화도를 96% 이상 유지한다. 특히 호기말이산화탄소 분압측정기를 이용하여 환기량(35~45mmHg)을 조절하는데 두부외상환자에서는 30~40mmHg로 유지한다(그림 11-10).

순환

노동맥(요골동맥) 맥박을 촉지하여 맥박의 강도, 규칙성, 속도를 신속하게 측정한다. 강하고 빠른맥(빈맥)은 흥분 상태를 의심하고 약하고 가는 맥박은 쇼크의 보상반응을 의심한다. 노동맥 맥박이 촉진되지 않으면 목(경)동맥을 확인한다. 빠르고 약한 목동맥은 저혈량의 보상반응이나 심한 출혈(아마도 내출혈)을 의심하고 아마도 수액을 다량 주입할 필요가 있을 수 있다.

맥박을 확인하는 동안 피부 상태도 살펴본다. 차갑고 끈적끈적하고 잿빛의 창백한 피부는 쇼크의 보상반응을 암시한다. 모세혈관재충혈을 확인하고, 3초 이상 지연되면 저혈량과 보상반응의 소견이다(낮은 주변 온도, 기존질환, 일부 약물복용, 흡연과 같은 다른 조건에서도 모세혈관재충혈이 지연된다는 점을 기억한다. 이러한 조건들에 영향을 받지 않기 위해서는 팔다리보다 신체 중심 부위에서 모세혈관재충혈을 측정한다.)

신체를 빠르게 훑어보면서 심하게 지속되는 출혈이 있는지 관찰한다. 손상기전을 분석하여 출혈부위를 예측하고 이를 노출시킨다. 출혈부위가 보이지 않으면 장갑 낀 손을 그 밑에 넣어 출혈을 확인한다. 또한 손상기전을 이용하여 내부손상의 위치와 연관된 내출혈을 알아본다. 이러한 정보로 출혈속도와 이송순위를 결정한다.

일차 평가에서 가장 중요한 것은 쇼크의 초기 소견을 발견하는 것이다. 내출혈은 초기 외상후 생존한 환자의 사망을 유발하는 주요 원인이라는 것을 기억하라. 따라서 의식 및 지남력의 저하, 불안, 안절부절, 공격성과 같은 쇼크의 초기소견들이 나타나는지를 조심스럽게 확인하다. 음주 상태이거나 약물을 복용하였으면 더욱 더 관찰하고 주의를 기울인다.

내출혈이 지속되면 신체는 출혈을 보상하기 위하여 더 많은 수단들을 가동하고, 시간이 경과하면서 쇼크의 증상과 징후는 더욱 더 뚜렷해진다. 내출혈의 속도가 빠르면 빠를수록 증상과 징후가 빨리 나타나고, 보상반응이 빠르게 진행하여 보상 불가상태로 이어지면, 곧 비가역성 쇼크에 빠지게 된다. 그러나 이러한 쇼크의 후기 증상이나 징후들이 나타날 때까지 기다려서는 안 된다. 저혈량의 첫번째 보상반응이 나타나면 이런 환자를 가장 먼저 외상센터로 이송한다. 손상에서 쇼크의 초기소견들 중 하나라도 나타나거나 손상기전 상 심한 내출혈이 의심되면 3장 후반에서 기술된 적극적인 쇼크 처치를 시작한다.

일차 평가의 결론

일차 평가가 끝날 때에 운전대가 휘어졌다든가 또는 승객용 좌석이 차체에 들어간 것과 같은 현장에서의 추가적인 증거가 나타나면 이를 바탕으로 손상기전을 수정한다. 현장의 안정성을 계속 감시하면서 현장 상황의 변화에 관심을 갖고 구조자, 환자, 주변 사람들 모두가 현장의 위험(개인 보호 장비를 포함)으로부터 보호될 수 있도록 한다.

일차 평가의 결론에서 환자에게 빠른 외상 평가 혹은 주호소에 집중된 초점 외상 평가 중 어느 것이 더 최선인가를 결정해야 한다. 빠른 외상 평가에서는 일차 평가에서 나타나지 않은 생명을 위협하는 상황들을 발견하고, 신속하게 적절한 처치를 제공하며, 심하게 다친 환자를 외상센터로 신속하게 이송하는 것을 목적으로 한다. 조금 덜 다친 환자들은 주호소에 집중된 초점 외상 평가를 시행하여 가능한 손상을 찾아내고 이들 손상을 처치하는 데에 중점을 준다. 환자의 중증도 분류로 이송의 우선순위를 결정한다. 만약 현장 평가에서 분석된 손상기전과 일차 평가에서 얻은 신체검진을 통하여 해부학적 손상이 이송분류 기준에 합당한지 확인 후 신속하게 이송한다.

병원 전 단계에서 심정지로 발견된 무딘손상(blunt injury) 환자들은 소생시키기가 어렵다. 이러한 사실 때문에 많은 응급의료체계들은 손상으로 맥박과 호흡이 없으면서 심전도상 2개의 유도에서 무수축으로 나타나면 응급구조사의 소생술을 중지시킬 수 있도록 허용하는 손상 심정지 환자 처치 프로토콜을 제도화할 것을 촉구하고 있다. 이렇게 하면 응급의료체계의 유용한 자원들의 소모를 막고, 효과적이지 않는 조치로 인해 환자 가족의 불안감을 부추기고, 쓸데없는 노력에 들어가는 비용손실을 유발하는 것을 사전에 예방할 수 있다.

손상 심정지 환자 처치 프로토콜과 응급의료체계의 내용을 조사한다. “CUPS(Critical, Unstable, Potentially unstable, or Stable category)”손상 환자 분류 기준을 통해 환자를 중증(Critical), 불안정(Unstable), 잠재적 불안정(Potentially unstable), 안정(Stable category) 환자로 구분한다. 중증환자는 일차 평가 시 기도, 호흡, 순환의 안정화가 불가능하고, 더 이상 버티지 못하는 경우이다. 불안정 환자는 쇼크의 증상 및 징후가 있고, 기도 및 호흡 문제를 겪는 유형이다. 안정 환자는 비교적 제한적으로 손상의 징후가 나타나고, 별다른 증상을 호소하지 않으면서 중증 손상을 의심하게 하는 기전을 보이지는 않는다. 잠재적 불안정 환자는 안정 및 불안정 환자 사이에 해당하는 유형이다. 경력이 짧은 응급구조사는 환자 중 상당수를 잠재적 불안정 환자군으로 분류시킬 것이다. 차츰 경험과 경력이 쌓여가면서 잠재적 불안정 유형으로 분류하는 환자의 수는 줄어들게 될 것이다. 마지막으로 (1장에서 그리고 11장 후반부에서 "이송 결정"에서 설명된) 질병통제예방센터(Centers for Disease Control and Prevention)의 외상 환자 분류 지침을 사용하면서 환자 처치 및 이송의 우선순위에 대한 예비 결정을 내린다.

내용 요약

▶ 일차 평가 기술
- 질문하기
- 시진
- 촉진
- 청진
- 타진

이차 평가

이차 평가는 질문하기, 시진, 촉진, 청진, 타진과 같은 기본적인 신체검진 방법을 사용한다. 이차 평가는 크게 주호소에 집중된 혹은 빠른 외상 평가로 구분되어 제공된다. 주호소에 집중된 초점외상 평가는 단일의 특정 손상을 평가하기 위해서 특정 신체 부위에 집중된 평가인 반면, 빠른 외상 평가는 중증 손상이 발생한 것으로 예상되는 부위를 집중적으로 살펴본다. 빠른 외상 평가와 주호소에 집중된 초점외상 평가는 모두 간단한 환자의 병력을 신속히 확보하고 활력징후의 기준선을 확인하는 것으로 마무리된다.

질문하기

신체 부위를 관찰하고 촉진하기 전에 앞서 환자가 호소하는 증상을 물어본다. 증상에는 불편감, 통증, 움직일 때 통증, 따끔거림, 바늘과 핀으로 찌르는 감각(감각 이상) 감각소실(무감각), 쇠약, 움직이지 못함, 기타 여러 비정상적인 감각들이 있다. 또한 불편함에 대한 반응에도 주의를 기울인다. 불편함은 주관적이고 사람마다 느끼는 정도가 다르다. 통증에 어떻게 반응하고 통증으로부터 어떻게 벗어나는지를 관찰한다. 이것으로 통증과 감각이 환자에게 얼마나 심각한가를 대충 짐작할 수 있다. 불편감을 환자의 표현대로 기록하고 보고한다.

시진

시진을 계속하면서 피부색을 먼저 확인한다. 백인의 피부는 순환 상태가 정상일 때 약간 핑크색을 띤다. 이러한 피부색이 잿빛이나 청색증, 창백한 색깔인지를 조사한다. 유색 인종에서는 입술, 결막, 손바닥 및 발바닥의 색깔을 조사한다. 변색은 저혈량, 저환기, 저체온증과 같은 전반적인 문제점이 있다는 것을 나타낸다. 손상된 특정 신체 부위를 조사할 때 초기에 관찰한 피부색깔을 기본으로 삼는다. 첫번째로 손상의 징후로 피부가 빨갛게 되는 홍반이 있는지를 관찰한다. 적혈구가 손상 부위로 이동하여 산소를 빼앗겨 짙은 적색과 청색으로 바뀌는데 약간의 시간이 걸리기 때문에 타박상(좌상)으로 생기는 "시커멓고 푸른"반상출혈은 늦게 나타난다. 팔다리에서는 원위부 순환에 문제점이 발생하면 피부색깔에 변화가 온다. 동맥순환이 감소할 때 팔다리가 차갑고 창백하며, 순환이 멈추거나 정맥순환 회복이 없으면 짙은 적색이나 잿빛으로 변한다.

두번째로 변형 부위를 살펴보는 것이다. 한 쪽 팔다리를 다른 쪽 팔다리와 비교하여 한쪽 다리나 신체 부위가 다른 쪽에 비해 커지거나 각도 및 위치가 비정상적인지를 조사한다. 변형은 팔다리나 신체 부위가 비대(팽대)되거나 팔다리가 비정상적인 각도나 자세를 취하는 형태로 나타날 수 있다. 비대(팽대)는 혈종이나 타박상에 의한 염증으로 혈장이나 간질액과 같은 체액이 축적되기 때문인데 일부에서는 피부밑공기증(피하기종)과 같이 공기가 축적되어 커질 수 있다. 팔다리에서 구부러짐이 예상되지 않은 뼈가 구부러져 각도가 생기는 것은 비정상이며 이는 골절과 연관성이 가장 많다. 반면에 관절에서의 구부러짐은 골절이나 탈구를 의심해야 한다. 건 파열을 유발하는 근육의 연축이나 비정상적인 수축은 변형을 가져온다. 변형의 양상과 정도를 알아보기 위하여 정상인 반대쪽 다리와 비교한다.

세번째로 피부의 파열(파괴), 즉 상처를 조사한다. 피부표면의 찰과상, 찢김(열상), 화상과 연관된 피부 손상(홍반, 수포, 피부의 뭉그러짐, 변색)을 조사하고, 관통상이 있는지, 관통상이 있으면 깊은지 또는 얕은지를 조사한다. 심부손상은 감염과 관련성이 많고, 얕은 개방상처보다 훨씬 더 심각하다.

촉진

시진 후에 손상의 징후가 있는 부위를 촉진한다. 평가하고자 하는 모든 표면을 천천히 만져보아 전반적인 피부의 촉감, 근육 긴장도, 비정상적이거나 따뜻한 덩어리(mass), 삐걱거리는 느낌, 피부밑공기증(피하기종)의 "쌀과자 부서지는 것(바삭바삭하는 소리)" 등이 있는지 조사한다. 또한 근육 경련이나 촉진시 동통(압통)을 조사한다. 통증이 누를 때의 통증인지(압통), 움직일 때의 통증인지, 또는 눌렀다 땔 때의 통증인지(반발압통)를 결정해야 한다. 또는 근육을 촉진하여 긴장도가 정상인지, 이완되어 있는지 또는 경련이 있는지를 조사한다.

청진

가슴을 청진하여 호흡음이 있는지와 호흡음의 특징이 어떠한지를 분석한다. 가슴의 양 옆과 상엽 및 하엽을 골고루 청진하고 차이가 있는 부위를 찾아낸다. 거품소리(수포음, crackle)는 폐타박상(폐좌상)과 연관성이 많은 폐부종이 있다는 것을 의미하며, 좌우의 폐음이 다른 경우 공기가슴증(기흉)이나 긴장성공기가슴증(긴장성 기흉)이 있다는 것을 암시한다. 또한 심음 청진을 통해 심장눌림증(심낭압전)의 경우와 같이 약한 심장음을 들어본다. 장음을 평가하는데는 시간이 걸리고, 장음과 손상은 연관성이 적기 때문에 복부청진은 별 이점이 없다.

타진

공명음이 있는지 각각의 허파엽(폐엽)을 타진하면서 확인한다. 둔탁한 공명음은 가슴막안(흉막강)의 체액이나 혈액의 축척을 의미할 수 있고, 과다공명음은 가슴막안(흉막강)에 공기가 차 있다는 것을 암시한다.

빠른 외상 평가

신체에 심각한 손상을 입어 빨리 외상센터에 이송해야 한다고 생각되면 빠른 외상 평가를 시행한다. 심각한 손상 환자는 활력징후, 외상의 해부학적 징후, 손상기전 등 외상 환자 분류 기준을 충족해야 한다. 또한 고령 환자(55세 이상자), 소아 환자, 항응고제 복용 환자, 출혈 질환 혹은 콩팥(신장) 질환 말기 환자, 화상 환자, 임신 말기의 환자, (응급구조사가 판단하기에) 외상센터에서의 치료가 필요한 환자일 경우, 심각한 손상 환자를 외상센터로 이송하는 것에 대해서 지도의사와 상담한다. 빠른 외상 평가를 할 때 출혈이나 심각한 손상의 증거를 찾아보고, 머리, 목, 가슴, 배, 골반, 팔다리 등을 조사한다. (되도록이면 움직임을 제한하면서 평가한다. 예를 들어, 환자가 엎드려 있다면 재빨리 등을 평가하고, 이어서 돌려 누인 다음 평가와 처치를 진행한다.) 맥박 뛰는 강도, 피부색과 온도, 모세혈관재충혈 시간, 감각 상태 및 쥐는힘(악력) 등을 조사하여 각 팔다리의 원위부 기능을 평가한다. 정밀신체검진에서 특별한 손상이 의심되면 손상 부위를 중심으로 초점 평가를 제공한다. 신속히 병력과 활력징후를 체크하면서 이를 포함하여 빠른 외상 평가에 대한 결론을 내린다.

초점 외상 평가(Focused Trauma Assessment)

제한된 손상이 예상되는 환자는 초점 외상 평가를 시행한다. 환자가 불편을 호소하는 부위나 손상기전 및 일차 평가에서 나타난 증상과 징후로 손상이 의심되는 부위를 중심으로 조사한다. 실제로 정밀 신체검진에서 구체적으로 제시된 신체 부위를 일정한 조사기준을 가지고 초점 외상 평가를 한다. 빠른 외상 평가와 같이 환자의 병력 및 활력징후를 체크하고 이를 포함하여 초점 외상 평가의 결론을 얻는다.

정밀 신체 검진

정밀신체검진은 손상의 위치와 징후들을 알아보기 위하여 전신을 포괄적으로 조사하는 것이다. 생명을 위협하는 손상이 있거나 외상센터에 빨리 이송해야 하는 환자는 병원 전 단계에서 이를 시행해서는 안된다. 중등도 내지 경한 손상 환자를 해당 손상부위에 집중된 외상 평가 및 처치를 한다(초점 외상 평가). 완벽한 정밀신체검진이 필요한 유일한 경우는 의식이 변화하고, 두렷한 경한 손상이 일부에 제한되어 있고, 손상기전상 다발성 손상이 의심되는 경우이다. 일차 평가를 결른 짖고 생명을 위협하는 상황이 안정되거나 교정된 경우 정밀신체검진을 시행한다.

정밀신체검진은 머리, 목, 가슴, 배, 등, 골반, 팔다리 등의 신체 각 부위를 체계적이고 집중적으로 평가하는 것으로(13장에서 앞서 설명한) 질문하기, 시진, 촉진, 청진, 타진의 기법을 이용한다.(DCAP-BTLS나 다른 기억법을 이용하면 평가의 중요항목을 기억하는데 도움이 될 것이다.)

머리

머리를 평가할 때 변형, 비대칭, 출혈이 있는지 머리 전체를 관찰하고 만져본다. 특히 겉으로 드러나는 외상의 징후를 파악하는 것 뿐만 아니라 눈(안구), 귓구멍, 코와 입, 안면부에 특별한 손상의 징후가 있는지 관찰한다. 동공 반응을 보기위하여 눈을 평가한다. 밝은 환경에서는 눈을 가리고(또는 어두운 환경에서 빛을 비춘다) 빛에 대한 반응을 관찰한다. 정상적으로 동공은 빠르게 양쪽이 동시에 수축하거나 짧게 확장된다. 다음은 눈동자의 움직임을 평가하는데 여러분의 손가락을 "H"모양으로 움직이고 환자는 그 손가락을 따라 눈동자를 움직여 보라고 지시한다. 만약 눈동자가 손가락을 따라 움직이지 못하면 뇌신경 마비나 눈확(안와) 골절, 눈동자를 움직이는 근육의 포착(죄임)을 의심한다.

외이도의 전체를 보기 위하여 당신의 머리를 움직여야 한다. 바깥귀길(외이도)에는 액체가 없어야 하고, 고막은 온전해야 하며, 코나 입에는 출혈이나 물리적인 막힘은 없어야 한다. 입이나 코에 액체가 흐르면 두개골 골절에 의한 뇌척수액의 유출을 의심하고 액체가 기도로 흘러 들어가지 않도록 주의한다. 양쪽 눈 주위에 반상출혈(너구리 눈, raccoon eye)이나 귓바퀴뒤 반상출혈(버틀씨 징후, Battle's sign)이 나타나면 두개기저골절을 의심해야 하는데 이러한 징후들은 나중에 나타난다(당신이 이런 징후를 보게되면 외상의 사건이 있었구나 하고 의심해 봐야 한다.). 위턱을 부드럽게 만져보고 뼈비빔소리(염발음, crepitus)나 불안정이 있는지 조사한다. 이러한 소견들은 위턱뼈(상악골) 골절(르포 골절(Le Fort-type fracture))을 의미한다.

목

목에서는 목의 손상 징후, 기관의 위치, 목(경)정맥의 상태를 평가한다. 기관은 목의 중앙에 있고 호흡을 할 때 한쪽으로 움직이거나 잡아당겨지지 않는다. 기관이 한쪽으로 치우친 것은 긴장성공기가슴증(긴장성 기흉)을 암시한다. 비록 이는 매우 늦게 나타나는 소견이지만 긴장성공기가슴증(긴장성 기흉)의 다른 소견들처럼 특징적인 소견은 아니다. 목(경)정맥은 혈량이 정상일 때 누워 있으면 확장되고, 상체와 머리를 45도 올리면 평평해진다. 목(경)정맥이 심하게 확장되어 있으면 긴장성공기가슴증(긴장성 기흉), 심장눌림증

내용 요약

➤ 외상 환자 병력 요소
- 증상 및 징후
- 알레르기
- 약물
- 과거병력
- 마지막 식사
- 현 상황을 만든 사건

(심낭압전), 외상성 질식을 의심해야 한다. 누워있을 때 목(경)정맥이 평평하면 저혈량을 의심한다. 플래쉬를 사용하면 목(경)정맥의 충만 상태를 더욱 효과적으로 볼 수 있다. 목과 머리가 점점 삐뚤어지고 있는지와 피부밑공기증(피하기종)과 연관된 뼈비빔소리(염발음)가 있는지를 조사한다. 피부밑공기증(피하기종)은 종종 긴장성공기가슴증(긴장성 기흉)에 동반된다. 개방성 상처가 있는지 조사하고, 출혈을 조절하고, 공기 색전을 예방하기 위하여 개방성 상처를 폐쇄 드레싱으로 덮어준다. 종창이나 출혈로 기도가 눌릴 수 있다는 것을 예상하고 만약 심한 경부 손상이 있으면 조기에 성문외-기도기 삽관, 기관 삽관, (가능하면 신속한 연속 기관 삽관)을 고려한다.

가슴

신체검진 평가에서 빼놓을 수 없는 것은 가슴에서 갈비사이(늑간)나 복장위(흉골상) 함몰, 개방성 상처를 통한 공기유통, 가슴벽의 모순운동(기이성 가슴운동)을 조사하는 것이다. 가슴부위의 표면을 세심히 관찰하여 흉곽에 홍반이 있는지 조심스럽게 관찰한다. 홍반은 피부가 충돌하는 힘과 갈비뼈(늑골) 사이에 낄 때 타박상을 입어 나타난다. 가슴 전체, 앞과 뒤에서 폐음을 청진하고, 심음을 청진한다. 가슴을 옆에서 안쪽으로 눌러 골절이 있는지 확인한다. 가슴을 압박하면 갈비뼈가 휘어지고 골절 부위가 약간 움직여 국소적인 통증을 유발하고, 뼈비빔소리(염발음)를 느낄 수 있는데 이는 갈비뼈 골절이나 복장뼈 골절을 암시한다. 촉진에서 거품소리(수포음)는 피부밑공기증(피하기종)과 같이 피부 밑에 공기가 있는 것이다.

배(복부)

배가 비대칭인지 또는 박동이 있는 덩어리가 있는지를 관찰한다. 또한 안전벨트를 맨 자국이나 다른 충돌 소견이 있는지 관찰한다. 배의 사분원 각각을 촉진하는데 한 손으로 압박을 가하여 비정상적인 혹이나 근육경련(경축)이 있는지를 느껴보고,(복부 손상의 다른 징후가 없을 경우) 압박하던 손을 빠르게 떼어 반발압통을 확인한다. 항상 손상이 의심되는 사분원은 맨 나중에 촉진한다. 마지막으로 옆구리를 시진하고, 촉진한다.

골반

골반 골절의 징후가 없는 경우, 엉덩뼈능선(장골능선)을 잡고 안쪽으로 밀고, 그리고 두덩뼈를 아래쪽으로 누른다. 만약 골반에서 뼈비빔소리(염발음)가 들리거나 불안정하면 골절과 심각한 출혈을 의심해야 한다. 샅고랑부위(서혜부)와 볼기(궁둥이)를 조사하여 심각한 손상이나 출혈이 있는지 알아본다. 이 부위는 손상이 있다고 하더라도 출혈이 바지 등에 의하여 자주 숨겨지기 때문에 손상기전 상 손상이 의심되면 이 부위를 노출시킨다. 요도 손상이 종종 원인이 되어 속옷 또는 다른 옷에 혈액 얼룩이 있는지 조사한다.

팔다리

팔다리를 조사하여 근육 긴장도, 원위부 맥박, 체온, 피부색, 모세혈관재충혈 시간을 평가한다. 또한 운동 및 감각반응, 팔다리의 힘을 평가하고, 한쪽의 평가 결과를 다른 쪽과 비교한다.

등

통나무굴리기법을 이용하여 환자의 몸을 옆으로 세운 다음 등을 조사한다. 척추손상이 의심되면 검사를 하는 동안 목과 머리를 함께 고정한다. 등 전체를 조사하고, 척추 맨 위에서부터 맨 아래까지 만져보아 변형, 경미한 홍반, 통증, 압통(누름통증) 등이 있는지 조심스럽게 관찰한다. 이들은 척추손상의 유일한 증상이나 징후가 될 수 있다.

빠른 외상 평가, 초점 외상 평가, 정밀신체검진으로 의심되는 모든 손상을 다음속으로 정리한다. 처치의 우선순위를 정하고 쇼크상태에 이르게 하는 요소가 있는지 조사한 다음 환자이송에 대한 최종 결정을 내린다.

외상 환자 병력

빠른 외상 평가나 초점 외상 평가를 하는 동안 (또는 경우에 따라 정밀신체검진시) 간략한 병력을 얻는다.

징후와 증상

SAMPLE 병력 평가의 요소 중 "S"에 해당되는 징후와 증상은 신체검진을 시행할 때 아주 많이 언급하였다. 나머지 요소들인 알레르기, 약물, 과거병력, 마지막 식사, 현 상황을 만든 사건 등은 신체검진을 시행하고 있는 동안이나 그 후에 얻는다.

알레르기

알레르기, 특히 응급의료에서 흔히 사용하고 있는 약물 등에 대해서 물어본다. 이에 항생제, "-caine"계열(마취제), 진통제 및 파상풍 변성독소(톡소이드)가 포함된다. 만약 이중에 어느 하나라도 있으면 응급의학 전문의에게 보고한다.

약물

처치의 반응에 영향을 줄 수 있고 기존 질환을 암시할 수 있는 처방약과 비처방약의 사용을 조사한다. 예를 들어, 베타 차단제를 복용하고 있는 사람은 저혈량 상태에서도 맥박이 천천히 뛴다. 특히 응고 작용을 방해하는 아스피린이나 클로피도그렐(Plavix), 항응고제인 와파린(Coumadin)이나 다비가트란(Pradaxa), 항생제의 복용 여부를 특히 관찰한다.

과거병력

쇼크 처치에 대한 반응이나 응급의료센터에서의 치료에 영향을 줄 수 있는 중요한 과거병력을 질문한다. 현재 의학적인 문제는 쇼크의 보상반응을 제한적으로 일어나게 할 수 있고, 증상이나 징후에 영향을 줄 수 있다. 예를 들어, 전부하가 감소된 상태에서는 맥박이 증가하여야 함에도 불구하고 맥박이 증가하지 않는 경우가 있는데 이러한 경우에 환자 평가시 혼란스럽게 만든다. 고혈압 환자에서 혈압이 정상적으로 나타나면 실제로는 저혈압이라는 것을 의미한다.

마지막 식사

마지막으로 입을 통해 섭취한 액체나 고형물의 양과 시간은 복부 손상의 의심지표나 응급의료센터의 치료에 영향을 준다. 방광, 위, 창자가 차 있는 상태에서 복부에 감속이나 압력이 가해지면 이들 장기가 파열되어 복막염을 일으킬 가능성이 증가한다. 또한 마취할 때 위 속에 음식과 음료가 있으면 구토가 일어나서 흡인 위험성이 높다. 구토와 흡인은 병원 전 기도 관리를 어렵게 하고, 사망률과 이환율을 증가시킬 수 있다.

현 상황을 유발한 사건

손상과 관련하여 무슨 일이 일어났는지가 매우 중요하다. 졸음운전이나 쓰러지기 전의 현기증과 같은 의학적인 문제 및 기타 문제로 손상이 발생할 수 있다(자동차가 나무와 충돌한 곳에서 자동차 바퀴의 지륜 마크(skid mark–미끄러진 표시)의 관찰은 중요한데 이는 (자살 시도) 다른 원인을 암시한다).

활력징후

활력징후의 기초자료를 수집한 후 빠른 외상 평가나 주호소에 집중된 평가를 마친다. 현장이나 이송 중에 환자의 상태나 주위 환경이 허락하는 대로 이를 측정할 수 있다. 활력징후에는 맥박수와 질, 혈압, 호흡수와 질, 체온이 포함되어 있다. 맥박수가 증가하고 강도가 떨어지며, 호흡수가 증가하고 호흡량이 감소하며, 맥박압(맥압)이 감소하고, 피부가 차고 축축한 지를 관찰한다. 이들 변화는 모두 출혈과 쇼크의 보상반응이 증가하고 있다는 것을 암시한다.

글라스고우 혼수 척도(Glasgow Coma Scale, GCS)

일차 평가의 끝이나 빠른 외상평가/주호소에 집중된 초점외상 평가를 하는 중, 병력을 확인할 때 글라스고우 혼수 척도를 계산한다. (제6장 글라스고우 혼수 척도 설명을 재참고한다. 성인용 기준은 표 6–6 그리고 소아용 기준은 표 6–7에 정리되었다.) 초기 활력징후와 함께 가장 좋은 상태에서의 (가령, 개안반응 4점, 언어 반응 4점, 운동 반응 6점과 같이) 개안반응, 언어반응, 운동반응을 기록한다. 이후 지속적인 평가에서 어떠한 변화가 나타나는지 추적한다. 6장에서 설명한대로 최근 연구에 따르면 글라스고우 혼수 척도 기준표의 두 가지 주요 구성요소인 언어지시에 대한 순응도와 통증 부위를 찾는 능력은 글라스고우 혼수 척도 기준표의 모든 평가 요소만큼이나 손상으로 인한 중증 뇌손상에 대한 신뢰도 높은 지표로서 역할을 한다. 두 가지 요소는 표 6–3에서 보는 바와 같이 단순 운동 점수 척도를 구성한다. 환자가 언어지시에 순응할 경우(SMS 2), 환자는 정상으로 평가된다. 만약 환자가 언어지시에 순응하지 않지만 통증 부위를 찾아낼 수 있다면(SMS 1), 기도 관리가 권장된다. 만약 환자가 언어지시에 순응하지 않고, 통증 부위를 찾아내지 못하는 경우, 손상으로 인한 중증 뇌손상이 있을 수 있다.

이송결정

이송은 일차 평가의 마지막 단계에서 준비하여 빠른/주호소에 집중된 초점외상 평가의 마지막에 결정한다(그림 11–11). 외상센터로 신속하게 이송할 것인지, 현장에서 처치를 한 다음 가까운 응급의료센터로 이송을 할 것인지, 또는 프로토콜에 따라 치료하고 난 후 귀가시킬 것인지를 결정한다.

질병통제예방센터는 손상 환자의 이송에 대한 최종 결정을 위한 4단계 과정을 제시한다. (1장의 설명과 질병통제예방센터의 손상 환자 현장 분류 기준에 대한 2011 지침을 참고한다. 그림 1–8에 정리된 질병통제예방센터의 지침을 다시 한번 확인할 수 있도록 그림 11–12에 다시 정리하였다.) 1단계는 손상의 심각한 정도 및 결과를 예측할 수 있는 가장 신뢰도 높은 지표인 글라스고우 혼수

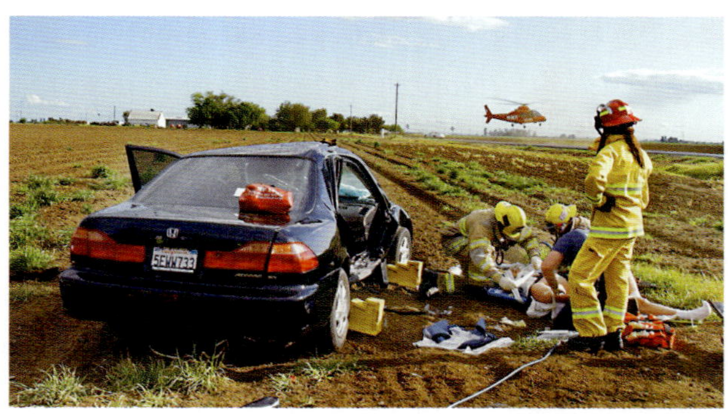

그림 11–11 빠른 외상 평가나 초점 외상 평가의 끝에 현장에서 처치를 제공할 것인지, 신속하게 이송을 할 것인지를 최종 결정한다(© *REACH Air Medical Services*).

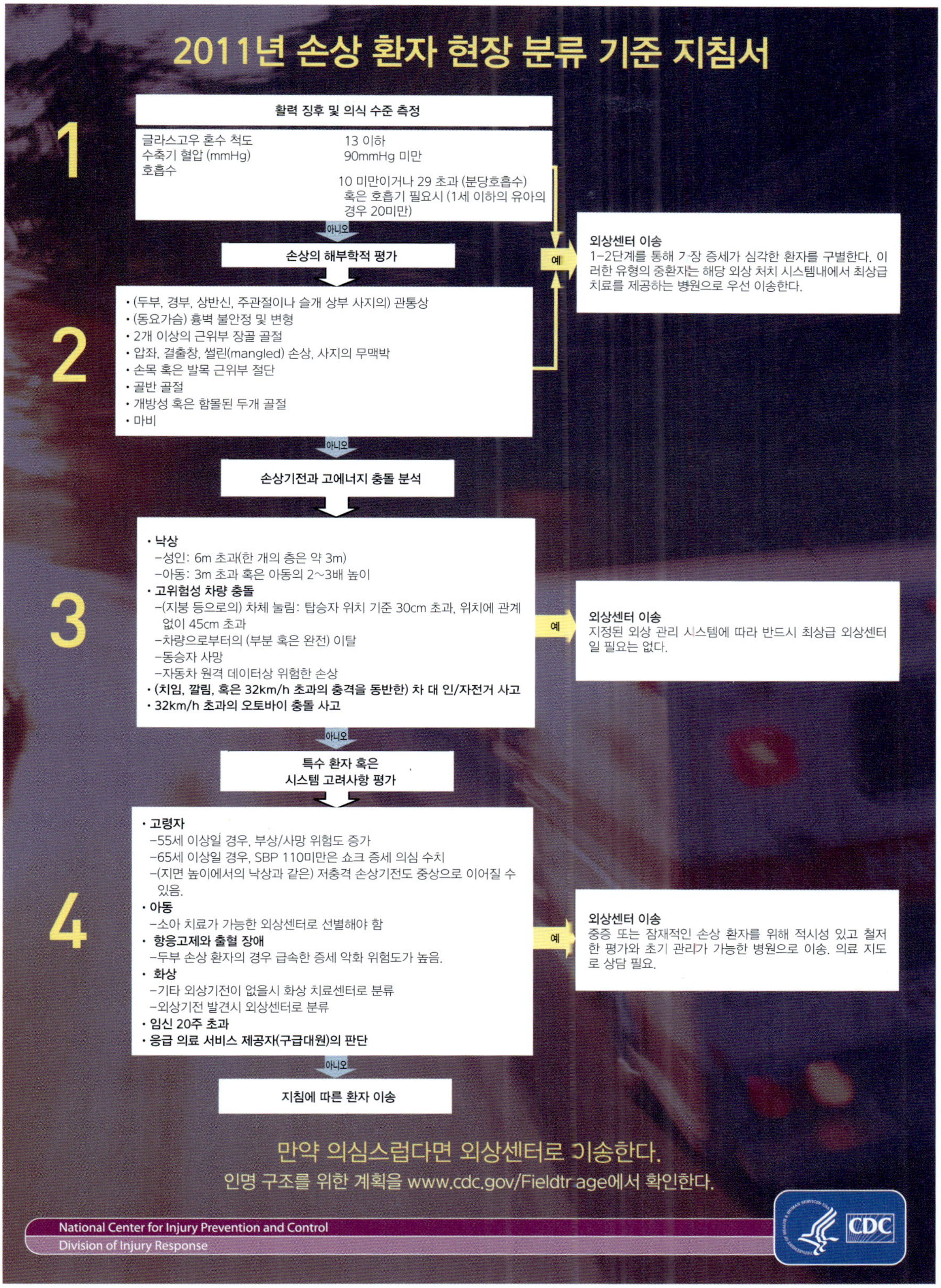

그림 11-12 손상 환자 현장 분류 기준 지침서, 질병 통제센터, 2011년

척도, 활력징후 평가이다. 2단계는 관통상, 중증의 팔다리 손상, 동요가슴(연가양 흉부), 개방/함몰 머리뼈(두개골) 골절의 증거가 되는 손상의 해부학적 징후를 평가한다. 3단계는 심각한 손상을 유발시킬 가능성

이 높은 충돌이나 사건을 파악하기 위해서 손상기전을 평가한다. 마지막인 4단계는 외상센터의 치료가 필요한 환자와 (응급구조사가 판단하기에) 3단계까지의 손상 환자 분류 기준에서 제시되지 않은 심각한 증상을 겪고 있는 환자인지를 평가한다.

여러분들은 여기 제시된 절차가 이 책에 제시된 평가 과정을 반영하지 않는다는 것을 발견할 것이다. 물론 활력징후를 측정하기 전까지 손상기전의 분석을 미루지 않아야 한다. 활력징후는 빠른 외상 평가시 파악되는 반면 손상기전의 분석은 심지어 환자에게 다가가기 전에도 가능하다. 심각한 손상의 결정 지표에 있어서 손상기전은 활력징후나 손상시 나타나는 신체적 징후보다 독립적인 요소라는 점을 기억한다. 환자의 이송 및 이송의 우선 순위는 빠른 외상 평가 후반부에 손상 환자 분류 기준을 통해서 최종 결정을 내린다.

신속한 이송

신속한 외상센터 이송결정은 손상중등도 분류 기준에 따라 예상할 수 있다. 활력징후, 손상의 해부학적 징후, 손상기전이 발견되는 경우에는 환자를 신속하게 이송한다. 손상기전이 심각하지만 일차 평가 및 빠른 외상 평가에서 증상 및 징후가 이송할 정도가 아니라면 종합병원의 응급의료센터에 이송하기 위하여 지도의사와 상의한다.

수정된 외상점수(Revised Trauma Score, RTS)

수정된 외상점수는 글라스고우 혼수 척도(GCS), 호흡수, 수축기 혈압을 이용하여 환자의 상태를 숫자로 평가하는 것이다. 일부 응급의료체계에서는 환자의 예후를 예측하고 외상센터로 신속하게 이송할 것인지를 결정하는데 수정된 외상점수 내지 다른 외상계수체계를 이용하고 있다(표 11-1). 여러분의 재량으로 수정된 외상점수를 사용할 것인지와 이송을 지시할 점수에 대해서는 프로토콜을 지도의사와 상의한다.

치료 및 이송

손상기전이 심각하지 않고 심한 손상의 신체소견들이 나타나지 않으면 현장에서 처치한 다음 가까운 응급의료센터에 이송한다. 일단 처치의 손상이 안정되고 환자를 구급차로 옮길 수 있도록 환자를 잘 감싸고 있다면 현장에서 특별 손상을 처치하고 이송한다. 그러나 여러분이 처치하는 동안 더 심한 손상의 징후나 쇼크의 보상반응이 나타나면 언제라도 외상센터로 신속한 이송을 고려해야 한다.

치료 및 귀가

일부 응급의료체계에서는 응급구조사가 가벼운 외상을 치료하고 주치의에게 보내는 것을 허용하고 있다. 이러한 서비스는 가벼운 단독 손상에 국한해야 하고 손상에 필요한 처치가 무엇인가를 환자에게 설명해야 한다. 즉각적인 관심을 가져야 할 징후들을 기술하고 만약 이러한 징후들이 나타나면 다시 여러분의 서비스를 요구하도록 권고한다. 마지막으로 주치의에게 치료를 받도록 한다. 가능하면 의료지도부가 승인한 서면형식으로 보고서를 작성하고, 처치 및 귀가에 대하여 조금이라도 의심이 있으면 지도의사에게 상담을 구한다.

환자의 치료거부

일부 환자들은 평가와 처치, 이송을 거부할 것이다. 이는 환자의 권리이기도 하지만 병원 전 상황에서는 큰 딜레마가 아닐 수 없다. 환자들은 손상의 심각성을 이해하지 못할 것이고 손상의 조기소견들이 명확하게 심각성을 반영하지 못할 것이다. 환자가 처치를 거부한다면 명백한 증상이나 통증이 없어도 심각한 손

표 11-1 | 수정된 외상 점수(RTS)와 글라스고우 혼수 척도(GCS)

수정된 외상 점수(RTS)		글라스고우 혼수 척도(GCS)	
분당 호흡수		**개안반응**	
분당 10~29회	4	자발적	4
분당 30회 이상	3	말소리에 눈을 뜸	3
분당 6~9회	2	통증자극에 눈을 뜸	2
분당 1~5회	1	반응없음	1
무호흡	0	**언어 반응**	
수축기 혈압		정상적으로 대화가능	5
90mmHg 이상	4	어리둥절하고 대화가능(울음, 진정 가능함)	4
76~89mmHg	3	부적절한 단어(지속적으로 불안정)	3
50~75mmHg	2	신음소리(초조, 불안)	2
1~49mmHg	1	반응없음	1
측정되지 않음	0	**운동 반응**	
글라스고우 혼수 척도		명령에 복종	6
GCS score of 13 to 15	4	통증 부위를 찾아냄	5
GCS score of 9 to 12	3	통증에 굽힘(굴곡)-움츠림	4
GCS score of 6 to 8	2	비정상적 굽힘(굴곡)	3
GCS score of 4 or 5	1	비정상적 폄(신전)	2
GCS score of less than 4	0	반응없음	1

상이 나타날 수 있다는 것을 인식시키고, 현장에서의 평가와 처치를 허용하도록 납득시켜야 한다. 성공을 거두지 못하면 환자가 지도의사와 이야기를 할 수 있도록 시도한다. 환자가 성인이고 의식이 완전히 명료하고 지남력이 온전하고 합리적인 결정을 내릴 수 있다는 것을 확신시킨다. 또한 환자가 평가와 처치를 받도록 가족들의 도움을 요청한다. 그래도 거부하면 아주 빠른 시간에 주치의를 찾아줄 것을 권한다. 그리고 만약 증상이나 징후가 추가로 나타나거나 기존에 있는 증상 및 징후가 악화되면 응급의료체계를 찾도록 환자에게 강조한다. 거부한 사실을 문서화한다. 문서에는 평가와 처치, 이송을 권하고, 평가와 처치, 이송을 거부했을 때의 위험성을 알려주고, 주치의에게 찾아갈 것을 권하고, 만약 문제점이 지속되고 악화된다면 응급의료서비스에 연락하라는 사실을 포함해야 한다. 환자가 해당 서면 양식에 서명을 거부할 경우, 제 3자가 목격자 증인으로 서면 양식에 서명을 하게 한다.

내용 요약

➤ 환자의 치료 거부 시 취하는 절차
- 환자에게 평가와 처치, 이송이 필요하다는 것을 강력하게 권고하기
- 평가와 처치, 이송 거부로 발생하는 위험성에 대해서 설명하기
- 환자에게 주치의의 진료를 받을 것을 강력히 권고하기
- 만약 문제가 지속되거나 악화되면 다시 응급의료체계를 찾도록 권고하기

재평가

여러분이 제공한 처치를 모니터링하고 처치의 가이드가 될 수 있도록 재평가가 중요하다. 심각한 손상을 입은 환자는 매 5분마다, 기타 환자는 매 15분마다 평가를 한다. 또한 환자의 상태에 어떠한 변화가 나타나거나 중요한 의료 중재를 시행할 때마다 재평가를 시행해야 한다. 재평가에서 일차 평가의 의식상태, 기도, 호흡, 순환상태를 체크하고 빠른/주호소에

내용 요약

➤ 지속평가 시 악화 소견
- 맥박수 증가
- 맥박 강도 감소
- 맥박압(맥압) 감소
- 호흡수 증가
- 호흡량 감소
- 모세혈관재충혈 시간 지연
- 의식수준 및 지남력 감소
- 피부색 및 체온 변화
- 불안감 및 초조함 증가

집중된 외상 평가의 중요한 소견들을 다시 확인한다. 혈압; 맥박수, 강도, 규칙성; 호흡수, 양, 규칙성; 피부 상태; 글라스고우 혼수 척도와 같은 활력징후를 재평가한다. 팔다리 손상이 있는 경우에는 모두 원위부 맥박과 모세혈관재충혈, 근육 강도 및 감각 상태를 재확인한다. 맥박수의 증가, 맥박 강도의 감소(맥압), 호흡수의 증가, 호흡량의 감소, 모세혈관 재충혈 시간의 지연, 의식 수준 및 지남력의 저하, 피부색 및 체온의 변화, 불안 및 초조함 등에 관심을 기울여야 한다. 이러한 소견들 모두 환자의 상태가 나빠짐을 알려준다. 재평가의 결과들을 기준 소견들이나 이전에 시행한 재평가의 소견들과 비교하여 환자상태의 호전 및 악화를 알아본다. 또한 결과들을 순서대로 기록하여 환자가 응급의료센터에 도착한 후 징후가 어떤 경향으로 지속되고 있는가를 분석한다.

쇼크 및 다발성 외상 소생술

저혈량증/저혈압/저관류

외상에서 심혈관계 상태를 기술하는 3가지 중요한 용어가 있다. 저혈량증, 저혈압, 저관류이다. **저혈량증**(hypovolemia)은 출혈, 과도한 체액 손실 및 수분공급의 부족, 화상에 의한 제 3공간 이동으로 심혈관계 용적이 감소된 상태이다. 상대적인 저혈량은 척추손상에서와 같이 혈관계의 확장이 일어나 혈량은 정상적이지만 혈액이 혈관계를 다 채우지 못하는 상태이다. **저혈압**(hypotension)은 심장이나 혈관, 신경, 정상보다 적은 용적 등으로 혈압이 정상 수준보다 감소하는 것을 의미한다. **저관류**(hypoperfusion)는 심장이나 혈관, 신경, 용적 문제로 신체장기와 조직에서의 혈액이 적거나 부족한 상태를 말한다. 심한 손상 환자는 하나 이상의 신체 체계가 관여될 수 있다. 다발성 외상은 중추 신경계, 호흡계, 심혈관계가 관여하는 경우가 많다. 쇼크 손상 소생술은 심한 손상 환자가 외상센터로 이송하는 동안 신속하게 생명을 구하기 위한 처치이다(그림 11-13). 이러한 조치에는 다음을 포함한다.

- 성문외 기도 삽관, 기관 삽관, 빠른 연속 삽관(RSI)을 이용한 기도확보
- 충분한 산소와 환기
- 중증 외출혈의 지혈
- 적절한 등장액 공급
- 가슴막(흉막)의 감압

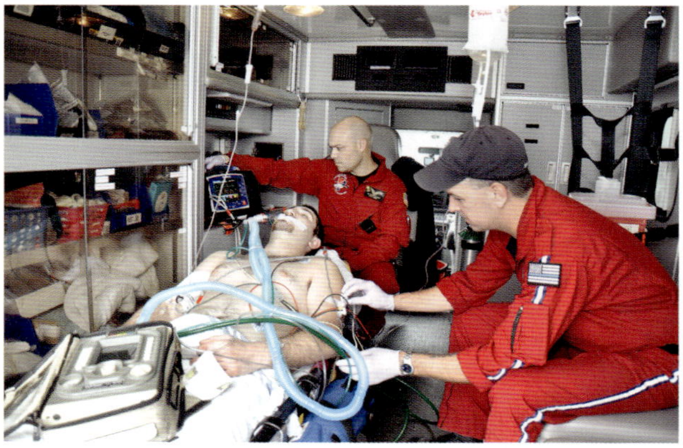

그림 11-13 심한 손상환자는 쇼크 손상 소생술의 적극적 치료 절차를 사용한다(© *Edward T. Dickinson, MD*).

심한 손상이 예상되거나 쇼크의 보상 징후가 나타낼 때는 성문외 기도기를 통해 기도확보를 고려한다. 성문외 기도기 조치가 성공적이지 않을 경우, 구강을 통한 기관내 삽관을 고려한다. 심한 손상 환자의 상태가 악화될 것을 예상하고 조기 기도확보 조치를 취할 준비를 한다. 쇼크가 분명하고 지속적으로 악화되고 있는 환자가 심하게 불안해

문화적 고려사항

출혈 및 수혈에 대한 신념

많은 종교 및 문화권에서는 출혈과 수혈에 대한 구체적인 신념을 가지고 있다. 응급의료진을 이러한 종교 문화적 차이를 잘 이해하고 존중하는 것이 중요하다. 예를 들어, 월남전 이후 많은 수의 몽족이 미국과 캐나다로 이민을 갔다. 몽족은 아시아에서 가장 고령 집단으로 "언덕의 민족"으로 자주 불린다. 몽족은 민간 요법을 대단히 신뢰하고 서양 의학 전문가보다 주술사를 더 믿기도 한다. 몽족은 신체에는 제한된 양의 혈액이 있기 때문에 혈액 손실은 영구적 장애로 이어진다고 믿는다. 또한 몽족은 손상을 입거나 외과 수술을 받은 경우, 사망 후 이승으로 갈 때 그 흔적을 앉고 간다고 믿는다. 그렇기 때문에 수술이나 생검과 같은 서양 의학적 조치는 몽족 문화권에서 금지될 수 있다.

여호와의 증인은 수혈을 금지하는 종교 단체이다. 이러한 믿음은 성경 구절 15장 29절('우상의 제물과 피와 목매어 죽인 것과 음행을 멀리할지니라 이에 스스로 삼가면 잘 되리라 평안함을 원하느라')에 대한 해석에서 비롯된다. 비록 일부 여호와의 증인은 이 구절을 "피를 마시는 행위"로 직역하지만, 대부분의 신도는 수혈까지 포함하는 해석을 한다. 이러한 신념은 개인마다 온도차가 있다. 일부 여호와 증인은 정질액의 투여를 허용하는 반면, 다른 신도는 혈액의 일부 구성 요소(혈장, 글로블린, 혈소판)까지 투여를 허용한다. 하지만 혈액이나 기타 유사 용액의 사용을 거부하는 신도가 많다. 환자 상태의 심각성을 떠나서 응급구조사는 이러한 종교적 신념을 존중하고 이에 다른 치료 계획을 조정한다.

하고 공격적인 경우 빠른 연속 삽관(RSI)을 고려한다. 최근 연구에 따르면 신속한 연속 삽관(RSI)이나 기관내 삽관이 위험성이 없는 것은 아니라고 밝혀졌다. 따라서 이러한 기도확보 조치가 효과적이지 않을 경우, 성문외 기도 삽관 조치를 고려하는 것이 현명할 수 있다.

산소포화도가 96% 이하로 떨어진 경우에는 산소를 즉각 공급한다. 일회 호흡량이 500mL 이하로서 공기가 이동하거나 호흡수가 분당 10회 미만 또는 29회 이상이 될 경우 환기 조치를 고려한다(백밸브 마스크를 통한 과환기). 심각한 출혈은 직접 압박으로 신속히 지혈한다. 위험한 환경에서 치료를 제공하거나 직접 압박으로 지혈이 신속하게 되지 않을 경우, 지혈대의 사용을 고려한다.

큰 정맥에 구경이 큰 정맥로 2개를 확보하여 (외상용 혹은 혈액용) 적어도 하나에는 비제한적 주입세트를 연결하고, 각각 1,000mL 생리 식염수를 연결한다. 정맥로 확보가 불가능한 경우에는 체액(또는 다른 수액)의 골내 주사를 고려한다. 쇼크가 나타나거나 예상되면 노쪽피부정맥(요골측피부정맥)과 같은 큰 정맥에 라인을 확보한다. 그 외에는 팔뚝과 손에 있는 정맥들로도 충분하다. 본래의 혈압과 맥박수가 유지되는 한 정맥로가 허탈(collapse)되지 않을 정도로 수액을 공급한다. 쇼크와 쇼크의 심각한 보상증상 및 징후가 나타나면 수액을 신속하게 공급할 수 있도록 준비한다. 일반적으로 병원전 단계에서의 최대량은 등장액 3,000mL인데 환자의 크기와 수액공급의 반응(맥박수 감소, 맥박 강도의 증가, 의식 수준 향상)에 따라 공급량을 조절한다. 수축기 혈압이 80mmHg 이상(두부 손상이 의심되는 경우에는 90mmHg)이 될 수 있도록 주입속도를 조절한다. 폐부종 소견을 확인하기 위하여 폐를 청진하고 거품소리(수포음, crackle)가 들리면 수액공급을 중단하거나 주입속도를 줄인다.

평가하는 동안 긴장성공기가슴증(긴장성 기흉)의 증상 및 징후를 찾아본다. 만약 환자가 징후가 나타나고, 심한 호흡곤란을 보일 경우, 두번째 혹은 세번째 갈비사이(늑간)의 빗장뼈(쇄골) 중앙선에 구경이 큰 카테터를 삽입하여 가슴 손상 부위를 감압시킨다. 이러한 쇼크 처치의 단계는 (병원에서의 더욱 적극적인 의료 중재가 제공되기 전까지) 환자의 생명 유지에 대단히 중요하다.

손상에 의한 쇼크 환자의 소생술에서 기억해야 할 몇 가지 사항들이 있다. 저체온증을 예방하고, 신속하게 부목을 대주고, 신속하게 이송하고, 투쟁 또는 도피(fight-flight) 반응을 줄이는 것이다.

내용 요약

► 쇼크 손상 소생술의 기본 절차
- 기관내 삽관이나 빠른 연속 삽관(RSI)을 통한 기도 확보
- 충분한 산소와 환기
- 적절한 등장액 공급
- 가슴막(흉막)의 감압

저체온증

저체온증(hypothermia)은 상대적으로 저평가된 심한 손상과 쇼크의 합병증이다. 이는 이라크전과 아프간전에서 외상성 저체온증과 이에 수반되는 결과에 주의를 기울일 필요가 있다는 점을 분명히 확인했다. 손상은 종종 에너지가 내부 장기로부터 멀어지고 골격근을 향하게 하는 투쟁-도피(fight-flight) 반응을 유발한다. (처치하는 동안) 환자가 도피를 멈추면 신체 에너지와 열생산 활동이 현저하게 떨어진다. 나머지 혈액이 주요 장기를 향하게 되고 체온 조절이 되지 않을 때 문제가 복잡해진다. 그 결과 저체온증에 아주 쉽게 빠진다(그림 11-14). 응급구조사는 체온보다는 주위의 온도에 맞는 수액을 신속하게 공급하여 저체온증을 악화시킬 수 있다. 온도가 낮은 수액을 빨리 주입하여 이러한 결과가 나타나고 심부체온은 더욱더 떨어진다. 또한 응급구조사가 평가하는 동안 환자의 옷을 자주 벗기고 따뜻한 담요로 다시 덮어주지 않는 경우가 많다. 보통 내지 차가운 환경에서는 이러한 행동이 환자의 저체온증을 악화시킬 뿐이다.

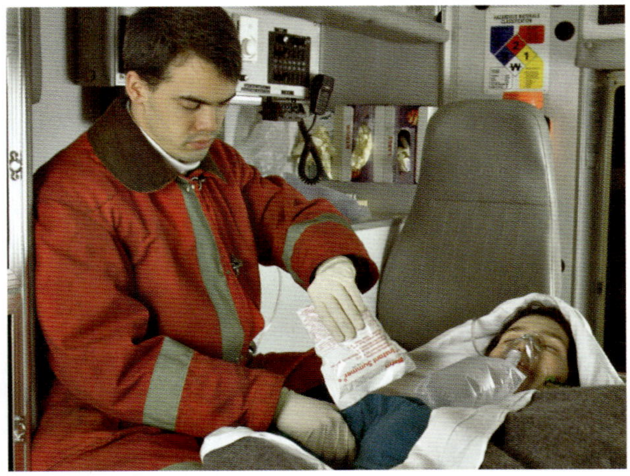

그림 11-14 저체온증은 심한 손상 환자에게 심각한 위험을 초래한다. 응급구조사는 환자의 체온를 유지할 수 있도록 한다.

저체온증은 손상과 쇼크 환자에게 여러 가지 부정적인 효과를 가져다 준다. 열손실에 대한 신체의 자연적인 반응은 (특히 몸을 떠는 것과 같이) 골격근 활동을 증가시킨다. 이러한 열생산은 신체에 비축된 에너지를 소모시키고, 손상과 쇼크의 영향을 증가시킨다. 또한 체온 감소는 응고 연쇄반응을 억제하고 응고시간을 지연시키면서 혈액응고 작용에 영향을 미친다. 체온이 더욱 더 내려가게 되면 혈소판이 헤파린 유사 항응고제를 분비하게 되어 응고가 더 지연된다. 신체의 필수 효소는 정상 수준 이하의 체온에서 효과적으로 작용하지 않는다. 이는 산소 이용에 장애를 초래하고, 신진대사를 감퇴시키며 산증(acidosis)을 악화시킨다.

쇼크상태에 있을 때 체온감소가 주는 부정적인 영향을 반드시 알아야 한다. 항상 체온에 가까운 수액을 공급하려고 노력해야 하고, 특히 추운 환경에서는 더욱 더 그러하다. 필요하면 수액 가온장치를 사용한다. 또한 같은 환경에서 손상을 입지 않은 사람보다 손상을 입은 환자에게 더 많은 담요를 덮어줄 필요가 있다. 시중에 판매되는 고효율 수동적/능동적 외부 재가온 장비는 종류가 상당히 다양하고, 이송 거리가 길거나 날씨가 추운 환경에서 응급처치 활동을 할 경우 이러한 장비의 사용을 고려해야 한다. 구급차는 화씨 85도(섭씨 29.4)를 기준으로 항상 따뜻하고 안락하게 유지한다.

신체고정(부목)

심하게 다친 환자는 내부손상이나 생명을 위협하는 출혈, 긴뼈(장골) 및 척추 골절의 가능성이 높다. 기존에 있는 손상을 더욱 악화시키지 않으면서 외상센터로 신속한 이송을 하려면 효과적으로 신체를 고정해야 한다. 심하게 손상을 입은 환자는 팔, 다리를 잘 정렬한 다음 신체를 긴척추고정판이나 정형외과용 들것에 단단하게 고정한다. 환자를 이송 장비에 옮기는 작업은 환자가 처음 있던 자리에서 조심스럽게 한번에 응급의료팀이 협력하는 방식으로 진행되어야 한다. 신체고정은 환자를 묶고, 구급차에 싣고, 이송할 때 환자의 움직임을 제한하여 손상이 더 이상 악화되지 않도록 하는데 그 목적이 있다.

빠른 이송

최근 연구에 따르면 손상에 의한 사망률을 줄이는 가장 최선의 방법은 심하게 다친 환자에게 최대한 빨리 외과 수술을 제공하는 것이라고 한다. 생명을 가장 위협하는 것은 내부출혈이고 이를 치료할 수 있는 가장 명확한 방법은 외과적 수술이다. 척추를 고정하고, 기도, 호흡, 순환을 지지하면서 신속한 현장 평가와 구출, 고정, 이송을 신속하게 하여 이러한 목적을 달성할 수 있다. 응급현장에서의 시간을 단축시켜 현장에서 머무는 시간이 10분이 넘지 않도록 행동을 제한한다(병원전 치료의 백금의 10분). (해당지역의 프로토콜에 따라) 척추를 고정하면서 정맥로를 확보하거나, 이송을 준비하면서 기도 및 호흡보조, 지혈을 한다. 만약 상황이 여의치 않아 처치를 시행하지 못하였으면 이송하는 동안 구급차 내에서 시행한다. 항공의료서비스는 결정적 치료가 가능한 병원으로의 이송시간을 확연히 단축시킬 수 있을 때에만 이용한다. 손상의 본질, 손상 유발 기전, 처치, 제공된 처치에 대한 환자의 반응, 활력징후의 변화 추이 등을 외상센터에 반드시 보고하도록 한다. 병원 전 처치보고서에 반드시 이러한 나용을 상세하고, 완전하게 기록한다.

투쟁-도피(Fight-Flight) 반응

사람이 극한 상황에 있거나 신체적 위험에 대한 공포가 있을 때 자율신경계가 아드레날린을 분비시켜 여러 신체기능을 증가시킨다. 심박수, 심박출량, 혈압, 호흡수 및 호흡량이 증가하고, 혈당과 인슐린 분비가 증가한다. 그 결과 환자의 회복에 이용될 체내 에너지가 급속도로 소모된다. 투쟁-도피 반응을 줄이고 편안하게 하기 위하여 환자를 침착하게 하고 안심시킨다. 환자에게 자신을 소개하고 치료를 위해 최선을 다할 것을 확실하게 말한다. 환자의 말에 경청하고 처치과정에 일어난 일과 일어난 이유를 설명한다. 제공하고 있는 처치에 확신이 있고, 손상 치료에 진심을 다하고 있다는 인상을 환자에게 심어준다. 환자와 지속적으로 소통하고 손상이 생명에 미칠 위험에 대한 우려로부터 관심을 다른 곳으로 전환하도록 노력한다. 이는 환자의 불안감을 완화하고 투쟁-도피 반응의 영향을 감소시키는데 도움이 된다.

예방 가능한 손상으로 인한 사망에 직접적으로 관련된 4가지 필수 요소가 있다는 점을 기억해야 한다. 기도 막힘, 외부 출혈, 공기가슴증(기흉), 저체온증의 조절이다. 심하게 다친 환자 및 쇼크가 예상되는 환자는 기도가 막히지 않게 하고 심각한 호흡곤란을 겪지 않도록 한다. 모든 심각한 외부 출혈은 지혈한다. 긴장성공기가슴증(긴장성 기흉)의 가능성을 확인하고, 환자의 체온을 유지한다.

생명의 위협이 없는 환자

외상센터가 필요한 환자는 전체 손상 환자의 10%에 불과하다. 포착하기 힘든 숨어있는 손상을 놓치지 않기 위하여 외상센터가 필요한 환자의 빈도를 두 배 정도로 과분류 하면 생명의 위협이 없는 환자가 전체 손상 환자의 80%를 차지하게 되며 병원 전 처치의 대부분을 이루고 있다. 활력징후, 해부학적 징후, 손상 기전이나 외상 환자 분류 기준에 맞는 증상이나 징후가 없고, 이러한 유형의 환자는 주호소에 집중된 외상 평가를 제공받는다.

생명에 위협이 없는 환자들은 특정 부위의 손상만 처치한다. 즉, 상처부위나 골격의 손상부위를 드레싱하고 붕대를 감고 고정한 후 가까운 응급의료센터로 이송한다. 손상이나 전에 감은 붕대, 또는 부목에 의한 신경 및 혈관에 장애가 유발되지 않았는지를 알아보기 위하여 원위부 감각이나 운동기능, 맥박, 체온, 모세혈관 재충혈을 감시한다. 모든 결손과 저혈량증이나 쇼크의 증상 및 징후를 찾아내고, 이러한 소견이 나타나면 먼저 외상센터로의 이송을 고려한다.

특수 환자

특히 관심을 기울여야 하는 환자는 크게 두 유형으로 소아 환자와 고령 환자이다. 소아 환자는 체격이 작고 성장기에 있고 해부학적 구조가 성인과는 다소 차이를 보인다. 반면 고령 환자는 내과적인 문제를 가지고 있는 경우가 많고, 젊은 환자에 비해 손상에 대한 신체 반응정도가 떨어지는 편이다. 다른 유형의 특수 환자는 임산부, 비만 환자, 인지장애 환자 등이 있다. 이러한 다섯 가지 유형의 특수 환자는 평균 성인과 비교하였을 때 신체가 손상에 대해서 서로 다르게 반응하기 때문에 환자의 특성에 맞게 평가, 우선 순위 결정, 처치를 해야 한다.

소아 환자

소아 환자는 여러 면에서 체격이 작은 성인이고, 기본적인 해부와 생리는 성인과 비슷하다. 하지만 소아는 체격이 작고, 빨리 성장하기 때문에 손상에 대한 영향이 성인과 다르다(그림 11-15). 또한 소아는 손상에 대한 영향이 오랫동안 지속된다.

생후 12개월 이상의 소아에서 손상은 사망 및 장애의 가장 흔한 원인이 되고 있다. 소아는 아주 쉽게 무딘손상을 입는데, 가장 흔한 사고의 원인은 자동차대 자동차 충돌이나 차량에 의한 보행자 사고, 자전거와 자동차의 충돌과 같은 자동차 사고이고 이어서 추락, 학대의 순이다. 총기나 흉기로 인한 관통상은 14세 이상의 소아에서 증가한다. 소아 손상 환자에서 사망률과 이환율이 높은 이유는 소아가 미숙하고, 사고의 위험성 및 결과에 대한 인식이 부족하기 때문이다.

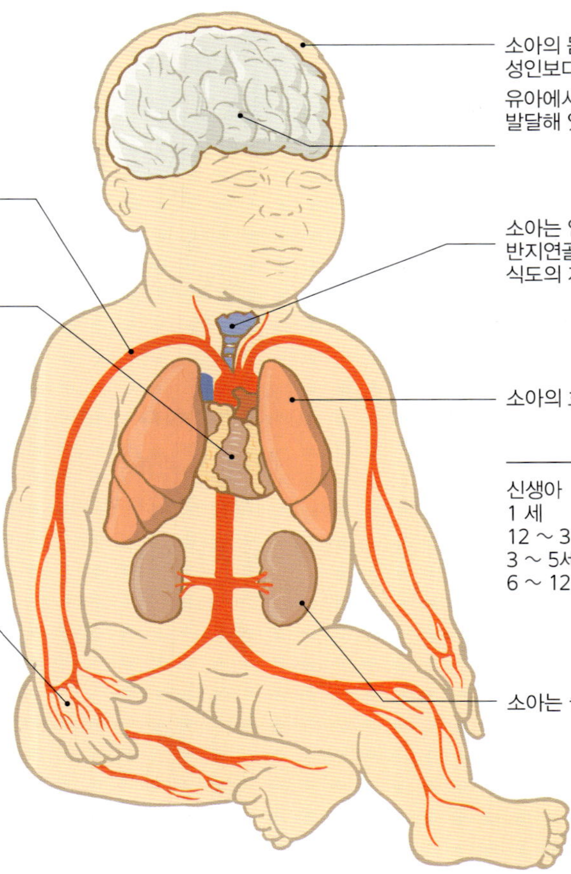

	정상범위(회/분)
신생아	100 ~ 180
1 세	100 ~ 160
12 ~ 36 개월	80 ~ 110
3 ~ 5세	70 ~ 110
6 ~ 12세	65 ~ 110

	호흡수/분
신생아	30 ~ 60
1 세	30 ~ 60
12 ~ 36 개월	24 ~ 40
3 ~ 5세	22 ~ 34
6 ~ 12세	18 ~ 30

그림 11-15 유아 및 소아의 해부학적 및 생리학적 고려사항

유아 및 소아는 체격과 체중이 적을수록 성인에 비해서 체중당 체표면적 비율이 더 크다. 이는 유아나 소아가 성인보다 주위환경으로 인해 더 빠르게 체온이 상승하거나 하강할 수 있다는 것을 의미한다. 그 결과 찰과상이나 화상과 같은 광범위한 체표면 손상은 체표면에 비례해서 많은 체액이 손실되기 때문에 더욱더 피해가 크다. 소아 환자는 비교적 체격이 작고, 장기가 서로 가까이 위치하고 있기 때문에 다발성 손상이 흔하다. 소아 환자는 보행자대 차량 사고에서 손상을 일으키는 에너지가 신체에 더 많이 전달된다. 따라서 충격 초기에 골반과 배(복부), 가슴(흉부)에 영향을 많이 주어 내부손상이 많고 팔다리 손상이 적다. 자동차와의 충돌은 소아를 차의 앞방향으로 튕기게 하면서 추가적인 충돌을 입거나 차에 깔리는 경우가 많다.

소아의 일부 신체의 해부학적 구조는 성인과 아주 다르다. 팔다리의 길이가 성인보다 짧고 비능률적이어서 체부를 보호하는데 효과적이지 못하며, 지방이 적고 근육이 적어 내부장기를 잘 보호하지 못한다. 또한 신체에 비해 머리가 커서 머리 무딘손상의 빈도가 높고 감속과 가속시에 목에 전해지는 힘이 상대적으로 크다. 머리가 크다는 것은 누울 때 목이 굴곡된다는 것을 의미하고 그 결과 기도폐쇄가 잘 올 수 있다. 혀가 구강의 상당부분을 차지하여 성인보다 기도폐쇄가 잘 올 수 있으며, 코로만 숨을 쉬어야 하기 때문에 코가 막힐 경우 숨을 쉬는 우회로가 없어진다. 기관이 짧고, 가늘고, 기관내 삽관시 우측 주기관지로의 삽입이 잘 일어나고, 연부조직의 손상이 잘 온다. 종격동이 쉽게 움직여 긴장성공기가슴증(긴장성 기흉) 시에 종격동의 이동이 심하고, 그 결과 조기에 병리현상이 일어나며 심장으로 정맥환류가 많이 제한된다.

소아의 골격계는 빠르게 자란다. 연령이 증가함에 따라 연골에서부터 점점 단단해지고 강해진다. 뼈의 유연성이 크기 때문에 골절이 잘 일어나지 않는다. 그러나 손상의 힘이 흉곽이나 척추, 두개골에 쉽게 전달되어 주요 조직의 손상이 잘 온다. 두개골이 연하고 불완전하여 출혈이나 부종이 있을 때 두개강내 내용물의 이탈이 심하게 일어나고 생후 18개월 미만에서는 뇌압의 상승으로 숫구멍(천문)이 부풀어오를 수 있다. 이러한 두개강의 팽창은 두개강내 출혈을 더 조장하여 저혈량증을 유발하고, 비록 매우 드물기는 하지만 쇼크의 원인이 되기도 한다. 골격의 유연성은 그 속에 있는 연부조직 손상의 빈도와 중증도와 증상을 떨어뜨린다. 긴뼈(장골)는 한쪽에 일정한 힘이 가해질 때까지 골절이 일어나지 않다가 그 이상의 힘이 가해지면 골절이 생기는데 이를 생나무골절(불완전굴곡골절, 약목골절, greenstick fracture)이라고 부르며, 안정적이지만 다소 변형된 형태로 만든다. 이 경우 손상받은 쪽의 성장을 더 촉진시켜 팔다리의 휘어짐이 원래보다 더 심하게 일어난다. 이러한 이유로 외과의사는 마지막에 약목골절을 완전히 골절시킨다. 또한 긴뼈(장골)에서는 뼈의 성장부인 골단판에 손상이 잘 발생하는데 이 부위의 손상은 팔다리의 성장에 손상을 주어 평생 장애를 유발한다.

유아 및 소아의 심혈관계는 성인보다 훨씬 역동적이다. 출혈에 잘 보상하고 보상의 명백한 징후가 빨리 나타나지 않는다. 실제로 출혈이 25% 이상되어야 보상 징후가 나타나고, 50% 이상 출혈이 있어야 보상 반응이 없어진다. 만약 출혈에 대한 보상을 할 수 없다면 소아환자는 급속하게 비가역성 쇼크에 빠질 것이다. 소아의 심장은 성인처럼 일회 박출량을 증가시킬 수 없다. 일회 심박출량이 증가되지 않기 때문에 심박출량은 전적으로 심박동수에 의존한다. 따라서 저혈량과 쇼크에 빠지면 빠른맥(빈맥)이 더 일찍 그리고 더 심하게 나타난다. 더불어서 소아의 호흡계는 예비량이 적고, 스트레스에 잘 견디지 못하고, 성인의 호흡계보다 더 빨리 지친다.

소아의 활력징후는 성인과 매우 다르며 성장기에 빠르게 변화한다(표 11-2). 유아가 미취학 아동 및 취학 아동으로 점점 성장하게 되어 소아를 거쳐 청소년으로 자라나면서, 청소년기 후반부에 성인 수준과 비슷해질 때까지 활력징후가 변화한다. 성장하는 동안 혈압이 오르고, 맥박과 호흡수는 감소한다. 이러한 활력징후의 변화로 소아환자의 정확한 평가가 어렵다. 소아의 연령과 활력징후를 정확하게 알고 이를 같은 연령의 정상치와 비교해야 하기 때문이다. 소아 손상 응급 상황에 대처하기 위해 소아의 활력징후표를 한

표 11-2 | 정상 활력징후

	맥박(분당 횟수)	호흡(분당 횟수)	혈압(평균 mmHg)	체온	
영아					
출생	100-180	30-60	수축기 60-90	98°-100°F	36.7°-37.8°C
2개월	100-160	30-60	수축기 87-105	98°-100°F	36.7°-37.8°C
유아(12~36개월)	80-110	24-40	수축기 95-105	96.8°-99.6°F	36.3°-37.9°C
미취학 아동(3~5세)	70-110	22-34	수축기 95-110	96.8°-99.6°F	36.3°-37.9°C
취학 아동(6~12세)	65-110	18-30	수축기 97-112	98.6°F	37°C
청소년(13~18세)	60-90	12-26	수축기 112-128	98.6°F	37°C
성인 초기(19~40세)	60-100	12-20	120/80	98.6°F	37°C
성인 중기(41~60세)	60-100	12-20	120/80	98.6°F	37°C
성인 후기(61세 이상)	+	+	+	98.6°F	37°C

+ 개인의 신체적 건강상태에 따른다.

눈에 보기 쉽게 정리하는 것이 도움이 된다.

소아환자는 정신적으로나 사회적으로 손상과 응급구조사에 대한 반응이 성인과 전혀 다르고 이 또한 소아의 성장과 발달에 따라 변화한다. 제 6권 4장 "아동학"에 대한 상세한 설명을 통해 소아의 성장 및 발달을 참고한다. 성인과 같이 외상 점수를 이용하면 예후를 예측하고 이송을 결정하는데 도움이 될 수 있다. 하지만 소아 환자를 위한 기준은 성인 환자에 대한 기준과 다르다(표 11-3).

소아 환자 관리 소아 손상에 의한 쇼크의 소생술은 해부와 생리의 차이로 인하여 발생하는 차이 외에는 성인과 꼭 같다. 유아에서는 어깨 밑에 베개를 대고 소아에서는 머리나 어깨 밑에 베개를 대지 않거나 일부 제한적으로 기도를 중립으로 유지한다(소아의 신체 크기에 따라 결정). 이것은 상대적으로 연약한 기도의 굴곡을 완화시키고, 기도폐쇄를 예방하며 후인두, 후두 그리고 기도의 정렬을 도와 삽관을 용이하게 한다. 기도를 확보하기 위하여 적당한 크기의 입인두기도기를 사용하든가 기관삽관을 한다. 입인두기도기는 설압자를 이용하여 삽입한다. 입인두기도기를 삽입할 때 성인처럼 기도기를 구강에 넣은 다음 180°돌리면 유아나 어린 소아에서는 구강의 연부조직에 손상을 입힐 수 있다. 생후 6개월 미만에서는 코로만 숨을 쉬기 때문에 콧구멍을 깨끗이 한다. 기관삽관이 필요하다면 6세 이하에서는 환자의

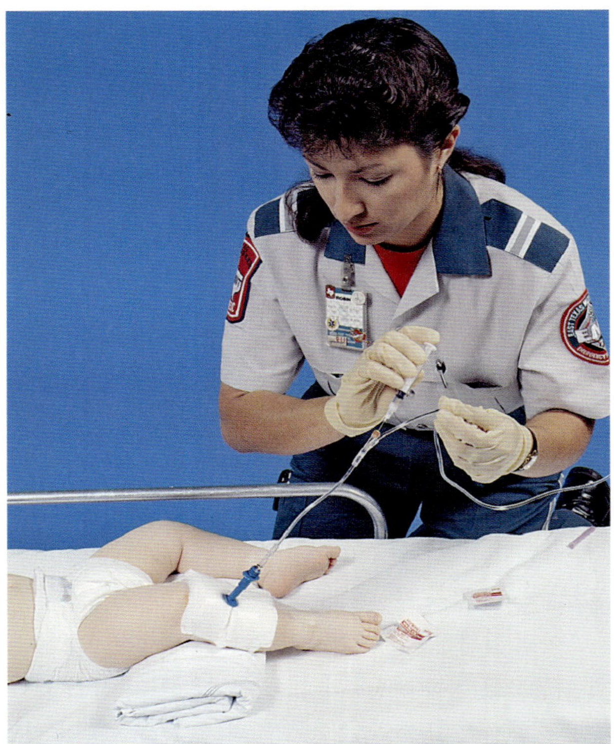

그림 11-16 6세 이하의 소아에서 정맥로를 확보하지 못할 경우 수액공급과 투약을 위하여 골내 주사를 고려한다.

표 11-3 | 소아 손상 점수 및 글라스고우 혼수 척도

소아 손상 점수			
점수	+1	+2	-1
체중	44lb이상 (20kg 이상)	22~44lb (10~20kg)	
기도	정상	구강/비강 기도	
혈압	손목에서 맥박 90mmHg 이상	목(경)동맥 또는 넙다리(대퇴)동맥 50~90mmHg	맥박 촉지 불가 또는 50mmHg 이하
의식 수준	완전 명료	혼미 또는 의식상실	혼수상태
개방성 손상	없음	경미	심함 또는 관통상
골절	없음	폐쇄성 골절	개방성 또는 다발성 골절

소아 글라스고우 혼수 척도				
		〉1세	〈1세	
개안반응	4	자발적 반응	자발적 반응	
	3	말소리에 반응	큰소리에 반응	
	2	통증자극에 반응	통증자극에 반응	
	1	반응없음	반응없음	
		〉1세	〈1세	
최상 운동 반응	6	명령에 복종		
	5	통증 부위를 찾아냄	통증 부위를 찾아냄	
	4	굴곡-움츠림	굴곡-움츠림	
	3	비정상적 굴곡 (겉질제거경축(제피질 자세))	비정상적 굴곡 (겉질제거경축(제피질 자세))	
	2	비정상적 신전 (대뇌제거경축(제뇌 자세))	비정상적 신전 (대뇌제거경축(제뇌 자세))	
	1	반응없음	반응없음	
		〉5세	〈5세	0~23개월
최상 언어 반응	5	정상적으로 대화가능	적절한 단어와 표현 사용	미소, 까르륵 거림, 적절한 울음
	4	어리둥절하고 대화가능	부적절한 단어	울음
	3	부적절한 언어	울음/비명	부적절한 울음 및 비명
	2	신음소리	그렁거림(grunts)	그렁거림(grunts)
	1	반응없음	반응없음	반응없음

새끼손가락 크기의 커프가 없는 튜브를 이용한다. 소아는 기관이 쉽게 손상되고 짧아 튜브를 조금만 더 밀어 넣어도 곧 우측 주 기관지에 들어가기 때문에 튜브를 성문보다 2cm 정도 더 깊이 부드럽게 밀어 넣는다. 기관이 짧고 커프가 없는 튜브는 쉽게 빠지기 때문에 튜브를 단단하게 고정하고 튜브의 위치와 호흡음을 주의깊게 모니터링한다.

성인과 같이 정맥로를 확보하고 수액이 너무 많이 들어가지 않도록 환자의 정맥크기에 맞는 카테터를 이용한다. 정맥로를 확보하지 못한 경우 골내 주사를 통해 약물과 수액을 공급한다(그림 11-16). 수액공급은 우선 20mL/kg을 일시주사한다. 소아는 체액손실에 대한 보상이 성인보다 더 효율적으로 일어나기 때문에 수액공급을 성인보다 더 일찍 해야 한다. 소아에서는 상당한 양의 체액손실이 있어야만 이를 감지할 수 있다. 필요하다면 총량이 60mL/kg가 될 때까지 20mL/kg씩 반복하여 주사한다.

소아는 성인보다 심각하지 않은 손상기전과 미약한 손상징후에도 외상센터 이송을 심각하게 고려해야 한다. 또한 내부장기가 잘 보호되어 있지 않고 사고의 증상이나 징후가 잘 나타나지 않는다. 그리고 심각하고 다발적인 손상빈도가 성인보다 높다. 따라서 가능하면 소아 손상 환자의 특수처치가 가능한 소아 외상센터로 이송해야 한다.

임부 환자

임신 중 손상은 임부 및 태아의 건강과 생명을 위협할 수 있다. 임신 중에는 생리적 변화가 있기 때문에 손상과 출혈에 대한 반응을 변화시킨다. 임부에게 발생한 손상은 태아라고 하는 두번째 환자를 수반한다. 태아는 임부의 건강상태 뿐만 아니라 산소 및 영양소 공급 능력과 태반/자궁을 통한 태아순환에서 이산화탄소 및 노폐물을 제거하는 능력에 전적으로 의존한다. 임부가 쇼크와 저혈량증이 나타나면 조기에 위험해질 수 있다.

임신 중 손상 사고, 임부의 생리적 변화, 임부의 평가 및 관리를 변화하게 만드는 요소를 살펴보는 것이 중요하다. 임신 중 손상은 산모와 태아 사망의 가장 큰 원인이다. 임신 중 손상은 일반적으로 자동차 충돌사고, 폭력(주로 가정 폭력), 낙상에 의해 야기된다. 안전벨트는 가장 쉽게 위험에서 벗어나게 하는 예방조치이고, 임부와 태아의 사망률 및 이환율 모두에 큰 영향을 미친다. 임부를 위한 적절한 안전벨트의 사용은 손상 방지를 위한 응급의료체계에서 고려해야 할 요소이다.

임신에 따른 생리적 변화 임신 기간 중 임부의 혈량은 50% 증가하여 정상 수준의 150%로 늘어난다. 증가한 혈량 중 대부분은 혈장이다. 적혈구의 생산 속도가 혈관성 체액의 증가 속도를 따라 잡지 못하기 때문에, 상대적 빈혈이 발생한다. (적혈구 세포의 수는 그대로이지만 혈장이 늘어나기 때문이다.) 심박출량의 증가와 함께 심박수는 분당 10~15회 정도 증가한다. 혈압은 임신 중기(제2기) 동안에는 5~15mmHg 감소하다가 다시 정상 수준으로 돌아온다. 이는 태아의 크기와 위치 때문에 발생하는데 이는 아래대정맥(하대정맥, inferior vena cava)을 압박하고, 누운자세 저혈압(앙와위저혈압, supine hypotension)을 유발시키기 때문이다. 태아 위치가 바뀜에 따라 가슴이 치받쳐서 심장이 짓눌리기 때문에 표준 12유도 심전도 상의 축이 좌측으로 15도 이동할 수 있다. 임신은 산소 요구량을 늘린다. 늘어나는 산소 요구량을 충족하기 위해서 임산부의 일회호흡량이 증가하면서 분당 호흡량도 증가한다. 분당 호흡량의 증가는 임신 말기에 경미한 저탄산혈증(hypocapnia)을 유발시킨다.

임신 초기(제1기)에는 자궁이 두꺼워지고, 태아가 자라지만 골반강(골반안)에 의해서 보호를 받는다. 그리고 임신 중기(제2기)에는 골반환(pelvic ring)과 하복부에 의해 보호받는다. 하지만 임신 말기에는 자궁이 얇아지고 태아가 훨씬 커지면서 복부 내용물이 위쪽으로 밀린다. 이로 인해서 자궁과 태아가 직접 손상에 더욱더 노출되고, 비임신 여성에 비해서 복부 내용물이 훨씬 위쪽으로 위치하게 된다.

임신 중 병태생리학적 변화 임신 중 발달하는 태아는 골반환, 자궁벽의 근육, 자궁을 감싸며 채우는 양수에 의해서 보호를 받는다. 하지만 태아가 임부의 순환 그리고 태반과 탯줄을 통해 영양소를 공급받기 때문에 임부의 위험은 곧 태아의 위험으로 볼 수 있다. 저혈량증, 쇼크, 저산소증은 임부를 위협하기 훨씬 이전에 태아를 위험에 처하게 할 수 있다. 태아를 위한 최선의 치료는 임부 치료이다. 태아는 자동차 충돌사고로 인한 충격이나 야구 방망이와 같은 둔기로 폭력을 당하는 등 임부가 입는 타박상에 위협을 받을 수 있다. 이러한 기전은 태아에게 직접적 혹은 간접적인 손상이나 태반조기박리를 유발시킬 수 있다.

임신 기간 중 배(복부)는 매우 역동적인 부위이다. 임신 초기 및 중기에는 복부 내용물은 정상적으로 위치하고, 비임신 환자와 마찬가지로 손상에 영향을 받는다. 하지만 임신 기간이 진행되고 자궁이 커지면서 대부분의 복부 장기는 옆쪽과 위쪽으로 밀려난다. 이로 인해 복부 장기는 보호받지만 자궁과 태아에 대한 손상 위험은 커진다. 임신의 후반부에 나타나는 골반 골절은 태아의 머리(두부) 손상을 유발하지만 드물다. 임부 환자의 경우, 동일 연령대의 일반 여성보다 심정지가 더욱 빈번하게 발생하지는 않는다. 심정지가 발생할 경우, 산모와 태아 모두에게 위협이 되고 소생 조치를 실시할 때 특별히 유의하여야 한다. 하지만 저혈량증으로 인한 심정지는 예후가 매우 불량하다는 점을 기억한다.

안전벨트는 조기 출산, 태반조기박리, 태아 사망의 발생률을 감소시킨다. 무릎벨트만 사용하는 것은 임부의 상체를 앞으로 쏠리게 하여 자궁과 자궁의 내용물이 압박을 받는다. 이로 인해서 자궁 파열이나 태반조기박리가 발생할 수 있다. 무릎벨트만 사용되고 너무 높게 벨트가 위치하는 경우, 자궁이 압박을 받으면서 동일한 결과를 초래할 수 있다. 임신 후반부 여성은 어깨 벨트를 자궁의 측면으로 착용하여야 한다.

가정 폭력은 임신 중 손상의 주요 원인이다. 손상 사고가 환자의 설명과 다르거나, 설명되지 않는 여러 손상이 있거나, 환자가 자존감이 낮고 대화의 주도권이 배우자에게 있다면 의심을 해보아야 한다. 학대가 의심되는 경우에는 응급의료센터로 보고하거나 현행 프로토콜이나 법령에 따라 신고를 한다.

임부 환자 평가 일반적인 손상 환자와 동일하게 일차 평가를 진행하면서 임부의 변화를 관찰한다. 전반적인 인상을 평가하는 동안 임신 기간 및 단계(초기/중기/후기)를 물어본다. 임부의 배(복부)를 시진하고, 자궁의 크기와 위치를 미루어보아 임신나이(gestational age)를 예측해본다. 척추고정 장치가 필요한 경우, 척추고정판을 최소 15~30도 가량 회전하여 대정맥을 누르는 자궁의 하중을 완화시킨다. 항상 기도가 막히지 않게 하고, 산소포화도가 최소 96%로 유지되지 못하는 경우 산소를 제공한다. 불충분한 산소에 의해 가장 먼저 영향을 받는 것은 태아라는 점을 기억한다.

신속히 호흡량과 깊이를 평가한다. 임부의 호흡은 일반인보다 약간 빠르고 더 깊다. 호흡수가 20회 이하일 경우, 호흡이 불충할 가능성이 있다. 호흡 장애나 낮은 산소포화도와 같은 호흡기계 질환의 증상 및 징후를 살펴본다. 출혈과 쇼크의 증상 및 징후를 면밀히 살펴본다. 이러한 징후는 일반인에 비해 혈액 손실 과정의 후반부에서 나타나지만, 태아는 쇼크의 초기 단계에서도 위험에 처하게 된다. 임신 후기 환자는 쇼크의 후반부까지 빠르게 상승된 맥박수를 보이지 않는다. 최대한 빨리 지혈하고, 수액 소생법을 통해 순환기계를 안정시키는 것이 필수적이다. 임신 후기 환자에게 심정지가 발생하는 경우, 태아를 고려하여 소생 조치를 해야 한다. 하지만 심장이 다소 가슴부위(흉부) 위쪽에 위치하고 있기 때문에 가슴 압박점이 다르고 적절한 자세를 유지하기 어려울 수 있다. 일차 평가의 후반부에 CUPS 손상 환자 분류 체계를 이용하여 임부 환자는 심각한 정도를 일반인보다 한 단계 높게 설정한다. 임부가 U(unstable, 불안정) 또는 P(potentially unstable, 잠재적 불안정) 상태로 판단되면 빠른 외상 평가를 실시한다. 그렇지 않을 경우, 임부의 고통(distress)이나 쇼크의 조기 징후에 유의하면서 주호소에 집중된 초점외상 평가를 시행한다.

만약 환자가 임신 상태인 것이 분명하고, 심각한 자동차 충돌 사고의 희생자이면서 어깨 벨트는 착용하지 않고 무릎벨트만 착용한 상태라면, 아랫배(하복부)의 자궁바닥(자궁저, uterus fundus)을 촉진한다. 이 부위는 견고하고 둥그런 느낌이 있어야 한다. 울퉁불퉁한 느낌이 들거나 태아의 형태가 만져지면 자궁 파열을 의심한다. 또한 심각한 복부 타박상이 있는 경우, 태반조기박리를 심각하게 고려하고, 질출혈을 평가한다.

임부 환자 관리 손상을 입은 임부를 관리할 때 기도, 호흡, 순환 상태를 적절하게 유지하기 위해서 특별한 주의를 기울인다. 산소포화도를 최소 96% 이상으로 유지하기 위해서 산소를 공급하는 것이 중요하다. 산소는 임부의 순환기계를 통해 자궁벽을 지나 태반을 통해 태아의 순환계로 유입된다는 점을 기억한다. 이후에 산소는 태아의 순환계에서 목표로 하는 조직으로 향해야 한다. 저산소증은 태아에게 심각한 영향을 줄 수 있기 때문에 임부의 기도와 환기를 양호하게 유지하는데 특별한 주의를 기울인다. 임신 후기의 임부는 등을 바닥에 대고 눕지 말고 좌측 옆으로 누운자세를 하여야 한다. 임부를 척추고정판에 고정시킬 때에는 고정판을 15도 기울인다. 이는 자궁이 엉치뼈 가시에 대하여 아래대정맥을 눌러 심장으로의 정맥 환류를 천천히하여 저혈압을 유도하기 때문에 이를 예방하기 위함이다. 혈액 손실이 의심되는 경우에는 적극적으로 수액 소생술을 고려한다. 임신으로 인해 혈액량이 증가하기 때문에 저혈량의 증상 및 징후는 제한적으로 나타나지만 임부가 다량의 혈액을 손실하면 태아가 위험에 처할 수 있다는 점을 기억한다. 임부와 태아 모두에게 심각한 손상으로 인해서 위험에 빠뜨리게 하는 것은 태반조기박리이다. 임부가 복부 통증을 호소하고, 자궁 출혈이 있을 경우에는 태반조기박리를 의심한다(태반조기박리의 증상에서 약 70%를 차지).

비만 환자

비만인구가 늘어나면서 비만인구가 약 25%에 이르렀다. 이는 고칼로리 음식 섭취의 증가 및 좌식 생활의 증가를 원인으로 생각할 수 있다. 비만의 병태 생리에 대해서는 응급의학 책의 다른 판에 설명되었지만, 손상에 있어서 비만 환자는 평가 및 치료에 어려움이 있다(그림 11-17).

비만 환자는 체조직의 증가로 산소요구량이 늘어나기 때문에 일반인에 비해서 혈액량과 심박출량이 많다. 시간이 지남에 따라 이는 전신성 고혈압과 심근비대로 이어지고 부정맥, 심장기능상실(심부전), 심정지의 위험성을 높일 수 있다. 비만 환자는 손상, 저혈량증, 쇼크에 대한 대처능력이 떨어진다. 비만은 복부 내 압력과 가슴벽(흉벽) 저항의 증가로 인해서 호흡을 더욱 힘들게 한다. 비만 환자는 일회호흡량, 폐활량, 전폐용량이 감소되는 경우가 많다. 하지만 비만 환자는 증가된 신진대사 요구를 채우기 위해서 분당 호흡수와 양이 증가된다. 손상에 있어서 비만은 다양한 장기와 연관되어서 더욱 심각한 폐합병증을 유발시키고, 정상 체중인 경우보다 사망률을 최대 6배까지 높인다. 비만 환자는 일반인보다 (좀 더 낮은 확률로 머리(두부) 손상과 함께) 폐타박상(폐좌상)과 골반 골절, 갈비뼈(늑골) 골절, 팔다리(사지) 골절을 입을 가능성이 높다. (비만 환자는 당뇨와 마찬가지로 다발성 질환에 대한 병리를 가지고 있어서 여러 약물을 복용하고 있을 수 있기 때문에 평가 및 치료가 어려워질 수 있다.)

비만 환자의 일차 평가는 표준 절차와 우선 순위를 따른다. 하지만 환자의 혈액량은 체중과 밀접하게 연관되어 있기 때문에 출혈의 양이 겉으로 보이는 것보다 더욱 심각한 상태일 수 있다. 쇼크를 면밀히 평가하고, 심혈관계는 이미 과도한 체중에 의해 영향을 받고 있다는 점을 기억한다.

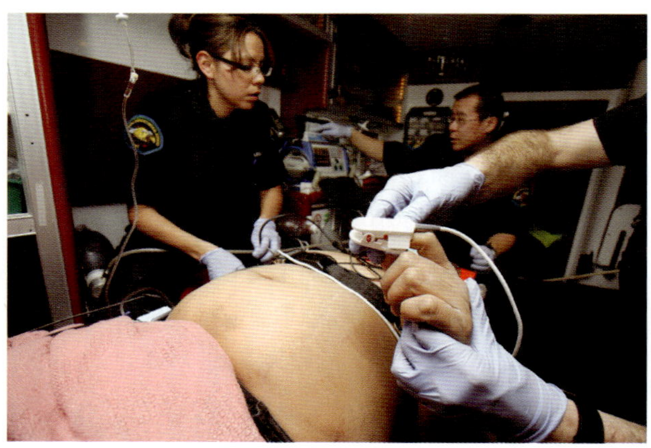

그림 11-17 비만 환자는 평가 및 치료에 있어서 많은 어려움이 있다(© *Kevin Link/Science Source*).

갈비뼈 골절, 폐타박상(폐좌상), 골반 골절의 발생률이 증가하기 때문에 빠른 외상 평가를 실시하는 동안 가슴부위와 골반환에 특별히 주의를 기울인다. 팔다리(사지)와 가슴안(흉강) 주변에 다량의 체지방이 축적되어 촉진과 내부음을 청진하기가 힘들기 때문에 활력징후를 신중하게 평가한다.

비만 환자의 관리는 응급의료서비스 제공자에게 위험을 초래할 수 있다. 비만 환자의 체중으로 인해 환자를 들어올리는 것이 힘들고, 과도한 하중으로 인해 장비가 망가질 수 있다. 충분하게 인력을 동원하여 비만 환자를 안전하게 이송할 수 있도록 한다. 골절상을 입은 비만 환자를 위해 부목 장비를 조절할 필요가 있다. 복도, 좁은 공간, 거친 지형, 계단에서 환자를 안전하게 이송할 수 있도록 종합적인 계획을 수립한다.

노인 환자

고령 인구는 미국에서 가장 빠르게 증가하고 있는 인구집단 중 하나이다. 건강한 생활 방식과 현대 의학의 발전으로 인해서 평균 수명이 증가하고 고령 인구가 늘어나고 있다(그림 11-18). 향후 고령 인구는 계속 증가하면서 응급 손상 건수가 차지하는 비율 역시 증가할 것이다. 현재 노인 사망의 25%는 손상 환자가 차지하고 있고, 이들 노인 손상 환자는 향후 응급의료 활동의 상당부분을 차지할 것이다.

노인 손상 환자들은 대부분 노화와 연관된 만성질환을 갖고 있다. 노화는 모든 신체조직에 영향을 준다. 생리반사와 청각, 시각 등이 감퇴되어 많은 사고의 유발원인이 되고 있으며 골격의 약화로 인해서 작은 힘에도 쉽게 골절이 일어난다. 특히 목뼈(경추)가 약하고 척추의 석회화로 척수강이 좁아져 척추손상이 쉽게 발생한다. 중년 이후에는 뇌의 무게가 줄어들어 뇌가 두개강내에서 잘 움직이고 두개강 내에서 쉽게 충돌되기 때문에 사고의 빈도가 더욱 더 늘어난다. 심장예비량이 줄어들어 저혈량 상태에서 심박수나 일회 심박출량이 증가하지 않는다. 감소한 체액 예비량은 화상이나 출혈시에 조직으로부터 심혈관계로 손실된 체액의 양을 보상하는 기전을 제한한다. 또한 심혈관계는 체액의 심한 변동에 적응하지 못하고 폐부종을 유발하는 수액공급 과잉과 같은 문제에 취약하다. 혈관계 특히 정맥은 저혈량시에 잘 수축하지 못하고 심장 전부하가 쉽게 원상 회복되지 않는다. 동시에 호흡 예비량의 감소는 척추손상과 연관된 가로막호흡, 공기가슴증(기흉)이나 긴장성 공기감소증(긴장성 기흉) 그리고 갈비뼈골절에 의한 통증으로 호흡운동이 제한될 때 이들에 대한 적응능력을 떨어뜨린다. 통증에 대한 내성이 높고 인식능력이 떨어져 심한 손상의 증상들을 느끼지 못하고, 체온 조절 능력이 떨어져 쉽게 저체온증에 빠진다.

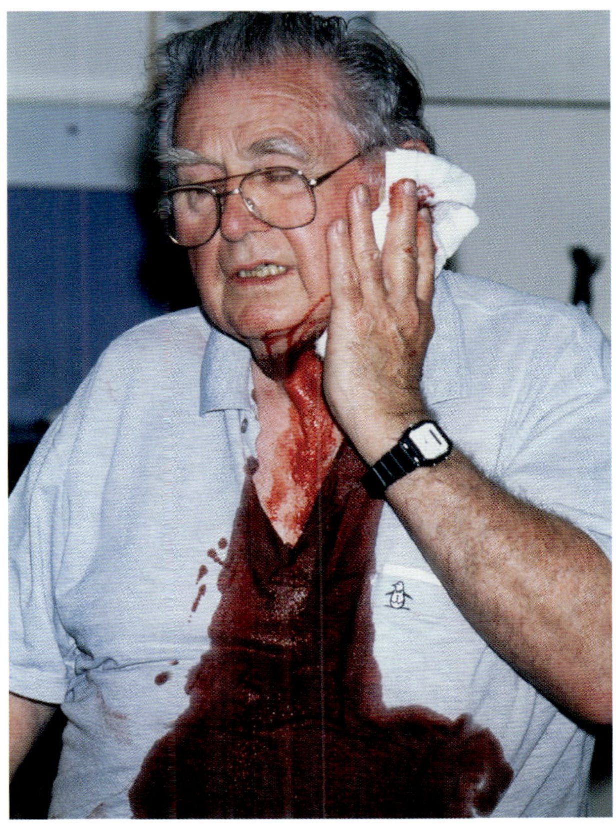

그림 11-18 노인 환자는 응급의료서비스를 필요로 하는 가장 빠르게 성장하는 집단이다(© *Science Photo Library*).

노인들은 기존질환들이 많고 손상과 같은 신체적 스트레스를 다룰 능력이 떨어진다. 심혈관계 질환은 쇼크에 대한 심장의 보상을 제한시키고, 만성호흡기계 질환(예: 폐공기증(폐기종))은 심장을 과부하시키고 호흡능률이나 예비량을 감소시킨다. 기타 여러 만성질환들은 저혈량시에 보상능력이나 쇼크

내용 요약

➤ 환자처치 보고의 핵심요소
- 손상기전
- 평가 결과
- 의료중재(술)
- 의료중재(술) 결과

에 대한 반응을 떨어뜨린다. 노화와 만성질환으로 노인환자들은 보상이 빨리 일어나고, 더 빨리 비보상성 쇼크로 진행하여 비가역성 쇼크로 진행한다. 따라서 쇼크에 잘 견디지 못하고 저혈량에 의한 사망이 성인 평균보다 높다.

노인에서는 응급의료를 호출하게 한 문제들이 감추어져 있고, 기존 질환의 징후 및 증상들이 혼동되며, 통증에 대한 반응이 감소하여, 노인환자의 평가가 매우 어렵다. 그러나 이들은 저혈량이나 쇼크에 잘 견디지 못하기 때문에 이들에 대한 정확한 평가가 필수적이다.

노인 환자의 관리 노인 환자의 경우 쇼크 처치는 조기에 시작한다. 그러나 수액공급 과잉을 피하기 위하여 보존적으로 처치한다. 카테터를 얇고 질긴 피부를 통해, 작고 섬세하지만 더 잘 움직이는 정맥을 통하여 집어 넣어야 하기 때문에 정맥내 카테터의 크기는 성인보다 작아야 한다. 수액을 공급하는 동안 가슴을 자주 청진하여 호흡음을 들어보고 잡음이 들리면 수액공급을 중단한다. 환자를 따뜻하게 하고 쇼크의 악화소견들이 나타나는지 조심스럽게 관찰한다. 심장질환이 있는 노인환자에서는 저혈량이나 쇼크가 부정맥을 유발할 수 있으므로 심전도를 체크하고, 호흡능률을 높이기 위하여 산소를 공급한다. 폐 경직으로 인공호흡에 상당한 저항이 있을 수 있으나 지나친 환기압력은 공기가슴증(기흉)을 유발하기 쉽다. 가슴이 부드럽게 올라가도록 백밸브마스크의 용적을 조절한다. 노인들은 저체온증에 잘 빠지기 때문에 서늘하고 차가운 환경에서 담요로 잘 덮어준다.

인지장애 환자

인지장애가 있는 손상 환자를 처치할 때 병원 전 평가를 하는 동안 몇 가지 특별한 어려움이 있다. 지능이 낮고 의사소통 능력이 부족하기 때문에 사건의 경위나 어떤 느낌이 드는지를 잘 설명하지 못한다. 인지장애가 있는 손상 환자는 비전형적인 형태로 증상이 나타나고, 통증에 대해서 참을성이 낮다. 인지장애가 있는 손상 환자는 명시적 동의를 하기 어렵고, 비협조적인 태도를 보이는 경우가 많다. 인지장애가 있는 손상 환자가 해부학적으로 비정상적으로 보이는 특징이 있어도 일반인과 거의 동일하게 평가 및 관리를 한다.

인지장애가 있는 손상 환자는 발달 단계가 동일 연령인 정상인의 평균에 비해 낮은 편이다. 환자의 의사소통 능력을 확인하기 위해서 처음에는 단순하고 개방형 질문으로 평가를 시작하는 것이 도움이 될 수 있다. 환자의 불안을 감소시키고 의사소통을 잘 할 수 있는 응급구조사를 찾는다. 침착함을 항상 유지하고, 병원 전 처치는 다른 손상 환자와 동일하게 제공한다.

자폐증은 손상에 취약한 인지장애이다. 발생률이 1/100인 자폐증은 남성의 경우 4~5배 정도 더욱 흔하게 발생한다. 자폐증 환자는 정보의 수용 및 처리 방식이 다른 환자와 다르고 정보를 이해하는데 어려움이 있기 때문에 비정상적인 사회성과 행동 및 의사소통 방식을 보인다. 자폐증 환자에 대한 병원 전 처치는 다른 손상 환자와 동일하게 제공한다.

다른 처치자와의 상호활동

응급구조사는 종종 처치자의 수준에 따라 여러 등급으로 나뉘어져 있다, 처치자에는 교육을 받지 않은 최초반응자(untrained bystanders), 교육을 받은 최초반응자(trained bystanders), 자격증을 가진 최초반응자(certified Emergency Medical Responders), 응급구조사(EMT), 응급구조사-중급(Advanced EMTs)와 응급구조사-고급(Paramedics, 1급응급구조사)이 포함된다. 기타 요원으로 항공의료요원(air medical personnel), 의사(physicians), 간호사(nurses), 응급실이나 중환자실, 수술실 내 기술요원(technical personnel) 등이 있다. 환자에게 좋은 처치를 제공하기 위하여 이들 응급요원들 사이에 적절한 상호활동이 필수적이다. 또한 이들 요원들과의 상호활동은 건강관리체계 내에서 여러분을 처치자로 그리고 전문가로 받아들일 것인가를 결정할 것이다. 상호활동하는 동안 서로 교환된 정보는 응급의료체계를 효율적으로 운영하고 환자를 적절하게 치료하는데 필수적이다(그림 11-19).

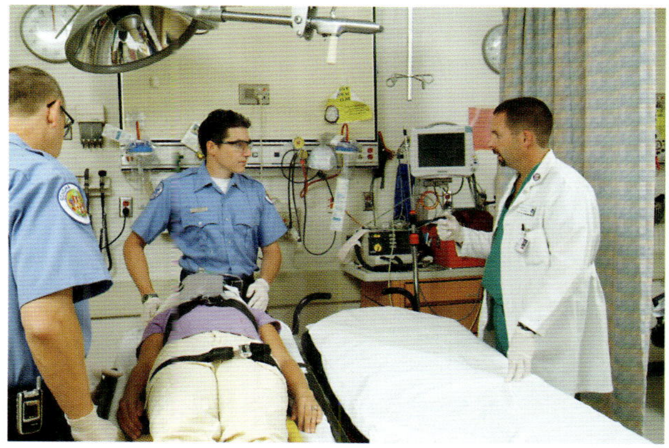

그림 11-19 처치자간 신속하고 완전하고 정확한 정보교환이 필수적이다.

여러분이 환자를 평가하고 처치를 담당할 때 환자의 상태와 처치에 관하여 최초반응자와 응급구조사로부터 얻은 초기 정보는 아주 중요하다. 이들 정보는 여러분이 환자의 초기 인상을 결정하고 치료계획을 형식화하는데 절대적으로 필요하며, 이들 정보는 여러분이 평가를 보강하여 환자를 인계받은 응급의료센터 의사나 간호사에게도 똑같이 중요하다. 이들 정보에 손상기전, 평가결과, 시행한 중재술 및 결과가 포함되어야 한다.

손상기전

에너지 교환의 특성과 정도를 알 수 있을 정도로 자세하면서 간결하게 손상기전을 기술한다. 예를 들어 "고속으로 정면 충돌하여 차가 심하게 파손되어 있고 승객칸이 10인치 정도 들어가 있음"이나 "두 축구선수가 전속력으로 달리다가 머리끼리 부딪침"으로 기술한다. 또한 사고가 발생할 때 환자가 무엇을 하고 있었는지, 예를 들어 "운전 중이었다" 등을 기술한다. 그리고 알 수 있다면 대략적인 사고시간(또는 사고 이후의 시간)을 기록한다.

평가 결과

사고와 관련된 소견, 비정상적인 병력과 활력징후, 기타 평가의 소견들과 연관된 평가결과를 응급의료센터 의사에게 보고한다. 그리고 응급의료센터에서 응급평가를 위하여 상처를 입은 붕대와 부목을 다시 제거하지 않도록 상처에 대하여 자세하게 기술한다. 여러분이 보고하는 환자정보에 환자의 연령, 성별, 체중이 포함되고, 동시에 알레르기 반응, 중요한 투약이나 병력, 다지막 식사시간, 최근 파상풍 예방의 추가 접종과 같은 사항들이 포함되어야 한다. 마지막으로 가장 최근의 활력징후, 글라스고우 혼수 척도, 이송 중 지속적인 평가에서 나타난 환자상태의 경향 등에 대하여 보고한다.

의료중재(술)

다른 사람이 시행한 처치와 당신이 시행한 처치, 환자의 상태데 대한 처치결과를 확인한다. 이에는 정맥주사 카테터의 크기와 위치: 주입된 수액의 주입속도와 용적, 증류: 주입된 약물의 양, 주입경로, 주입시간: 만약 기관삽관이 되어 있다면 튜브의 크기와 삽입한 깊이가 포함된다.

여러분이 환자처치를 인계받았을 때 전 처치자로부터 이러한 정보를 얻어야 한다. 그리고 필요하다면 이러한 정보를 얻기 위하여 전 처치자에게 질문을 한다. 이러한 정보교환은 1분 이내에 이루어져야 한다. 환자가 응급실에 도착하였을 때 똑 같은 형식의 정보를 응급의료센터 의사와 간호사에게 보고한다. 만약 전 처치자로부터 다른 형식의 처치보고를 받았다면 이를 위해 언급한 형식으로 전환시킨다. 여러분이 계속적으로 환자를 평가하고 처치하여 전 처치자로부터 얻은 정보가 유용하다는 것과 환자의 상태와 지금까지 환자에게 제공된 처치에 대한 재평가가 필요하다는 것을 곧 알게 될 것이다.

처치자들 사이의 정보교환이 빠르고 완전하게 이루어질 필요가 있다. 만약 환자 처치자가 표준화되고 체계적인 보고형식으로 보고하지 않으면 보고의 체계화와 보고의 신속하고 효율적인 이용이 어려울 것이다. 이러한 일이 일어난다면 현재 주어진 임무를 수행 한 후에 그 처치자와 의견을 나누고, 앞으로의 정보교환에 도움이 될 보고형식에 대해서 의견을 제시한다. 잘 시행된 기술에 대하여 처치자를 칭찬하고 "우리 둘이" 정보교환과 환자의 처치를 개선시킬 수 있는 방법을 제시한다. 또한 응급의료센터 의사는 여러분의 보고서와 환자처치에 대하여 이러한 과정을 적용한다는 점에서 그 역할을 인정해야 한다.

여러분이 환자보고서를 받고, 환자처치의 임무를 시작할 때 기본 및 전문 인명구조자들이 여러분의 처치를 도와주도록 활용한다. 그들로 하여금 목(경부)을 고정하고, 백밸브마스크를 사용하고, 활력징후를 측정하도록 한다. 또한 구급차에서 장비를 가져오고 환자를 이동시키는데 이들 요원을 이용한다. 이렇게 하면 처치를 감독하고, 전문 중재술을 제공하고, 지도의사와 통신을 할 수 있고, 또한 다른 처치자 자신도 체계의 일원이라는 것을 느끼게 할 것이다. 다시 처치자들이 잘한 일을 칭찬해 주고 그들이 수행을 개선시킬 방법에 대하여 건설적이고 지지하는 조언을 제공한다. 여러분이 여러 처치를 혼자서 할 수는 없다. 여러분이 함께 일하는데 편안함을 느끼는 구조자로부터 도움을 받는다면 현장처치의 질을 높일 수 있다.

항공의료서비스

최근에 헬기가 응급의료체계에서 광범위하게 이용되고 있다. 이 헬리콥터는 교통정체에 구애받지 않고 가장 가까운 외상센터를 행해 직선거리로 비행하기 때문에 환자를 빠르게 이송한다(약 160-230km/h)(그림 11-20). 최근의 연구는 의료용 헬리콥터가 손상 환자 특히 55세 이상에서 예후를 생각보다 많이 개선시키지 못한다고 보고하고 있다. 그러나 손상 처치가 종종 시간을 다투는 경주라서 항공의료의 병원전 처치는 손상 환자의 인명구조에 적지 않은 영향을 미칠 수 있다. 이들 응급의료와 손상자원 사이의 상호작용을 더욱 더 좋게 하기 위하여 헬기 사용의 적응증과 착륙지점의 기준, 항공 생리학, 항공의료이송을 위한 환자의 준비사항 등을 고려해야 한다.

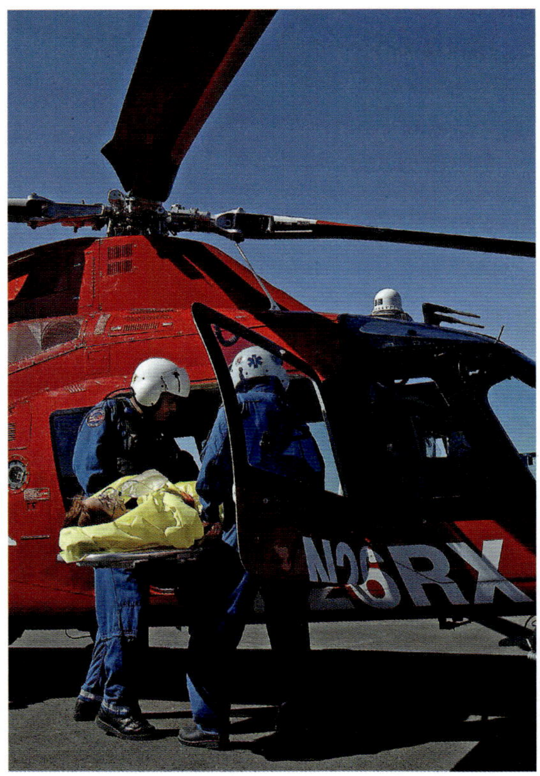

그림 11-20 최근 헬기의 사용으로 응급의료체계가 전국적으로 널리 이용 가능하게 되었다.

항공의료 이송의 적응증

응급의료체계는 항공의료 이송을 위한 자체의 프로토콜과 지침을 갖고 있다.(표 11-4 American College of Emergency Physicians의 guideline.) 그러나 다음은 항공의료이송에서 일반적으로 고려해야 할 사항들이다. 헬기의 사용으로 심하게 손상된 손상 환자의 이송시간을 현저하게 단축시킬 수 있다고 생각될 경우에 한하여 헬기를 호출한다. 이러한 결정을 하기에 앞서 먼저 헬기를 호출해서 비행을 준비하는데 걸리는 시간(3~5분)과 현장까지의 비행시간(1분/3km)을 고려해야 한다. 헬기 사용으로 비행시간이 10분 정도 단축되지만 15분 이상 현장에서 헬기를 기다린다면 이는 헬기 사용의 의미가 없을 것이다. 구출이 상당시간 지연되거나 교통 혼잡 시간대에 헬기를 이용한다면 시간이 많이 절약될 것이고 이는 응급의료에서 매우 가치있는 일이다. 일반적으로 지상교통에 의한 환자 이송이 45분 이상 걸린다면 헬기를 이용하는 것이 원칙이다. 또한 확연하게 환자의 이송시간을 줄일 수 있다면 병원으로 가는 경로 중간지점에서의 인계도 고려한다. 만약 헬기 승무원이 심한 손상 환자의 호출을 항상 대비하고 있다면 항공의료 반응시간이 짧아질 수 있다. 이것은 승무원은 출발을 위해 준비하고, 조종사는 헬기의 워밍업을 하는 것을 의미한다. 경찰이나 최초반응자에 의해 호출의 심각성이 확인되면 여러분은 헬기의 출동을 요구하고 여러분이 현장에 도착해서 손상기전과 손상이 기대보다 심각하지 않다면 헬기 출동을 취소한다.

표 11-4 | ACEP guideline 병원외 상황에서의 적절한 항공의료이송

병원외 상황에서의 항공의료이송의 적절한 상황은 다음을 포함한다.

1. 환자가 지상이송으로 이용할 수 없는 항공의료 헬리콥터에서 가능한 높은 수준의 인명구조(life support)가 필요할 때
2. 한시가 급한 환자를 지상 이송보다 항공이송으로 적절한 장소로 빠르게 이송할 수 있을 때
3. 환자가 지리학적으로 고립된 장소에 있거나 지상이송으로 운송이 불가하거나 시간지연이 상당히 예견될때
4. 가용할수 있는 지역 EMS 자원이 초과되었을 때

항공이송은 지역자원으로 치료가 필요한 모든 사람, 모든 시간(날씨 조건에 따라), 비용지불 능력에 상관없이 이용 할 수 있어야 한다.
환자는 항공이송을 위한 활력징후 안정과 기타 준비를 해야하며 신속하게 가깝고 적절한 수용시설로 이송되어야 한다.

헬기이송이 손상 처치에서 매우 유효한 이송수단이 되고 있지만 이는 비용이 많이 들고 항상 이용할 수 있는 것이 아니다. 헬기는 서비스 지역이 비교적 넓고, 출동 비용이 너무 비싸기 때문에 보유대수가 제한되어 있고, 현재 비행 중이라면 다른 사고에 이용할 수 없다. 그리고 안개가 많이 끼거나 눈, 비가 심하게 와서 시야를 가리거나 지표면에 결빙이 있으면 이륙이나 비행, 현장에서의 착륙이 위험하다. 또한 헬기는 철두철미한 유지보수가 요구되어지며, 정기 정검 스케줄이 있다면 헬기 이용은 제한된다. 따라서 이러한 경우를 대비하여 육상이송을 항상 준비해야 한다.

헬기는 또 다른 여러 가지의 서비스를 제공할 수 있다(그림 11-21). 험한 지역을 탐색하거나 요양소를 벗어난 이탈자를 찾을 때 짧은 시간 내에 넓은 지역을 커버할 수 있고, 환자를 수직으로 들어올려 먼 곳으로 이동시킬 수 있다. 또한 특수장비로 현장을 조명할 수 있고, 밤에는 적외선 광선을 이용하여 야외나 먼 곳에 떨어져 있는 환자의 위치를 찾

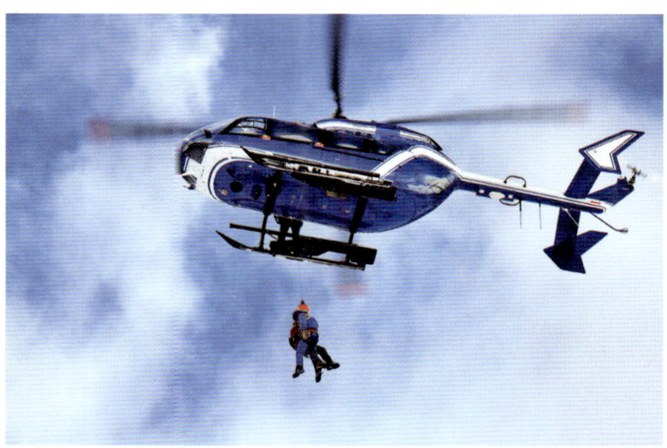

그림 11-21 헬기는 탐색, 구출, 수직상승, 특수이송과 같은 특수 서비스를 제공할 수 있다(© *Mikaudin/Shutterstock*).

아낼 수 있다. 따라서 지역 응급의료나 경찰 헬기서비스와 접촉하여 그들이 어떤 서비스를 제공할 수 있는지를 파악한다.

연구와 외상

지난 수 년간 병원 전 응급처치에서 이용되고 있는 여러 평가와 처치과정들에 대한 고찰이 있었는데 이에는 쇼크방지용바지(PASG), 모세혈관재충혈, 등장액의 빠른 공급이 포함되어 있다.

쇼크방지용바지(PASG)는 도입시에 쇼크와의 전쟁에서 강력한 무기였다. 이는 신체의 아래쪽을 압박하여 출혈을 줄이고, 배(복부)와 다리(하지)에 있는 피를 가슴부위(흉부)나 머리(두부)와 같이 중요한 장기로 이동시키고, 다리나 배에 있는 정맥들을 압박하여 전체 혈관공간을 감소시킨다. 그 결과 저혈량이 줄어들고 혈압이 상승한다. 이러한 효과들이 나타나기는 했지만 생각만큼 많이 나타나지 않았고, 경우에 따라서는 쇼크환자의 생존에 역효과가 나타났다. 텍사스 주 휴스턴의 대규모 연구에서 가슴부위 관통상의 경우 쇼크방지용바지(PASG)를 이용할 때, 오히려 해가되고 환자의 생존에도 긍정적인 영향을 주지 못한다고 여러 연구에서 결론을 지었다.

최근 연구에서 모세혈관재충혈 평가의 가치에 대해서도 의문을 제기하고 있다. 이 연구는 재충혈시간이 순환상태의 나쁜 표시자라고 지적하였다. 이전에 카페인을 복용하였거나 흡연, 추운 환경, 만성폐쇄성폐질환, 기타 여러 만성질환들의 여러 상황에서도 예상외로 재충혈시간이 연장된다. 그러나 아직까지 모세혈관재충혈은 원위부 관류상태를 알아보는 중요한 진단방법으로 남아있고, 특히 원위부 관류경향을 분석하고 한쪽 팔 다리와 다른 쪽 팔 다리의 순환을 비교하는데 유용하다. 따라서 모세혈관재충혈 시간의 연장은 원위부 관류가 감소하고 재충혈 시간의 감소는 원위부 관류가 증가한다는 것을 의미한다.

쇼크방지용바지(PASG) 이용과 비슷하게 병원 전 처치에서 저혈량 환자에게 빠르게 공급되고 있는 등장액의 효용성에 대하여 의문을 제기하고 있다. 수액을 공급하면 혈압이 상승하고 그 결과 피덩이(혈괴, blood clot)가 제거되고, 내출혈 속도와 출혈량이 증가하여 사망률을 증가시킨다. 등장액으로 피를 대신하여 응고인자들과 적혈구들이 희석되기 때문에 문제가 복잡해진다. 그러나 아직까지 수액소생술 가이드라인에서는 정상적인 병원 전 처치 시간 동안 성인의 경우 3L까지 수액공급을 원칙으로 하고 있다. 하지만 수액소생술의 후반부에는 정상 이하 수준의 혈압이 나타난다. 뇌이탈 징후가 보이는 머리(두부) 손상 환자의 경우 최대 수축기 혈압이 80mmHg에서 90mmHg이다(쿠싱 3징후, Cushing's triad).

응급의료요원이 환자의 생존에 기여하는 처치를 이용하고 있다는 것을 확신시켜 기회를 높일 수 있는 새로운 기술들이 선정되고, 최근에 이용되고 있는 다른 기술들이나 장비들이 환자에게 도움이 되지 않는다는 사실을 알게 될 것이다. 향후 이에 대한 연구는 병원 전 응급처치 방법에 변화를 가져다 줄 것이다.

요약

손상은 지난 30년 동안 가장 생산적인 연령인 44세 이하에서 가장 흔한 사망원인으로 꼽히고 있다. 응급의료체계의 응급구조사로서 여러분이 사고예방 프로그램을 지지하고 장려하는 방향으로 자원을 이용해야 한다. 이러한 프로그램이야말로 손상에 의한 사망과 이환을 줄일 수 있는 가장 효과적인 방법이다. 일단 심한 손상이 발생하면 손상기전을 분석하여 손상의 특성과 중증도를 예측하고, 이어서 일차 평가에서 기도, 호흡, 순환, 목뼈(경추)를 평가하고 고정한다. 빠른 외상 평가에서 평가하고 처치하며, 심하게 다친 환자는 외상센터로 신속하게 이송시킨다. 손상환자에서 쇼크가 가장 중요하다.

여러분이 현장에 도착해서 먼저 쇼크를 예상하고, 쇼크의 최초 소견이 나타나는지 알아보고, 이어지는 평가와 처치, 이송 중 지속적인 평가에서 저혈량 보상반응의 진행된 증상이나 징후를 나타나는지를 감시한다. 쇼크가 의심되면 빨리 수액을 공급하고, 적극적인 기도처치와 흉부 감압술을 시행한다. 가능하면 환자를 빨리 외상센터로 이송한다.

현장 출동 후 결과 분석

여러분이 자동차사고 현장에 도착해보니 차량 한 대가 큰 나무 주변에 심하게 파손된 채로 있었다. 차 속에서 젊은 여성이 운전대에 엎어져 있었고 의식은 없는 것 같았다.

1. 응급구조사는 현장평가를 통해서 어떠한 질문에 대한 답을 찾는가?
   질문에 답하고, 환자 옆으로 가서 의식을 알아보니 의식은 있었으나 매우 혼동된 상태였다. 맥박은 분당 110회로 약하게 뛰었고, 피부는 차갑고 끈적끈적하고 잿빛이었으며, 호흡은 분당 28회로 약하였다. 그녀는 가슴통증을 호소하였고, "숨쉬기가 아주 어려워"라고 짤막하게 말을 하였다. 가슴누위 청진상 오른쪽에서 호흡음이 감소되었고, 오른쪽 반쪽이 과팽창되었다.
2. 지금 당장 생명을 위협하는 문제들은 무엇인가?
3. 이 환자에게 즉시로 취해야 할 행동은 무엇인가?

이 책 뒷부분에 제시된 해설을 참고한다.

복습 문제

1. 다음 중 병원 전 외상 처치에 대한 연구를 시행하는 합당한 이유가 아닌 것은?
① EMS가 환자의 서비스에 가장 좋다는 것을 확인
② 병원 전 응급처치의 장래를 보증
③ 장기간의 주요 치료에 대한 정당성 찾기
④ 사고예방 프로그램이 유익한 지역들을 알아보기

2. 외상 손상과 사망이 가장 흔히 발생하는 그룹은?
① 65세 이상의 여성
② 12세 이하의 남성
③ 15~20세 사이의 여성
④ 11~35세 사이의 남성

3. 다음 중 수정된 외상 점수에 이용되고 있는 요소들로 된 그룹은?
① 수축기 혈압, 호흡수, 글라스고우 혼수 척도(GCS)
② 글라스고우 혼수 척도(GCS), 맥박수, 최상의 운동반응
③ 최상의 운동반응, 개안 반응, 언어 반응
④ 호흡수, 혈압, 모세혈관재충혈

4. 시골지역에서 교통사고가 발생하여 헬기이송을 하고자 한다. 이때 지상이송시간이 몇 분 이상 초과하여야 헬기이송의 적응증이 될까?
① 15분 ② 25분 ③ 35분 ④ 45분

5. 다음 중 외상에 의한 쇼크의 소생술에서 적절한 과정이 아닌 것은?
① 충분한 환기의 유지
② 주요 긴뼈(장골)골절의 부목
③ 기도유지
④ 고장성 정질액의 빠른 투여

6. 외상 환자의 치료에 이용되고 있는 모든 처치과정과 진전된 중재술 중 사망률과 이환율을 줄이는데 가장 확실한 것은?
① 조기 이송 ② 손상 예방
③ 산소 치료 ④ 항공의료이송

7. 다음 중 외상 환자에서 심혈관계의 상태를 기술하는데 사용하는 용어가 아닌 것은?

① 저혈량증 ② 저체온증
③ 저혈압 ④ 저관류

8. 응급구조사에게 허용된 병원전단계에서의 최대 수액 용량은?

① 2000mL ② 3000mL
③ 1000mL ④ 2500mL

9. 생명의 위협이 없는 환자는 전체 외상 환자의 몇 %인가?

① 40 ② 60
③ 70 ④ 80

10. 소아외상 환자에서 수액보충을 위해 볼루스 주입시 일반적으로 주는 용량은?

① 10mL/kg ② 15mL/kg
③ 20mL/kg ④ 25 mL/kg

이 책 뒷부분에 제시된 해답을 참고한다.

참고문헌

1. Centers for Disease Control and Prevention. Deaths: Final Data for 2012, Table 18. (Available at www.cdc.gov/nchs/fastats/injury.htm.)
2. Centers for Disease Control and Prevention, National Center for Injury Prevention and Control. Leading Causes of Death 2009 (WISQARS). Atlanta, GA, 2012. (Available at www.cdc.gov.)
3. Reichard, A. A., S. M. Marsh, and P. H. Moore. "Fatal and Nonfatal Injuries among Emergency Medical Technicians and Paramedics." Prehosp Emerg Care 15(4) (Oct–Dec 2011):511-517.
4. Chen, L., A. T. Reisner, A. Gribok, and J. Reifman. "Exploration of Prehospital Vital Sign Trends for the Prediction of Trauma Outcomes." J Spec Oper Med 10(3) (Summer 2010):55–62.
5. Davis, D. P., et al. "The Relationship between Out-of-Hospital Airway Management and Outcome among Trauma Patients with Glasgow Coma Scale Scores of 8 or Less." Prehosp Emerg Med 15(2) (Apr–Jun 2011): 184–192.
6. Gonzalez, R. P., et al. "On-Scene Intravenous Line Insertions Adversely Impacts Prehospital Time in Rural Vehicle Trauma." Am Surg 74(11) (Nov 2008): 1083–1087.
7. Hubble, M. W., et al. "A Meta-Analysis of Prehospital Airway Control Techniques Part II: Alternative Airway Devices and Cricothyrotomy Success Rates." Prehosp Emerg Care 14(4) (Oct–Dec 2010): 515–530.
8. Merlin, M. A., et al. "Study of Placing a Second Intravenous Line in Trauma." Prehosp Emerg Med 15(2) (Apr–Jun 2011): 208–213.
9. Pepe, P. E., et al. "Prehospital Fluid Resuscitation of the Patient with Major Trauma." Prehosp Emerg Care 6 (2002): 81.
10. Wood, S. P., M. Varhas, and S. K. Wedel. "Femur Fracture Immobilization with Traction Splints in Multisystem Trauma Patients." Prehosp Emerg Care 7(2) (Apr–Jun 2003): 241–243.
11. Hubble, M. and J. Hubble. "Overview of Trauma Care." In Principles of Advanced Trauma Care. Albany: Delmar, 2002.
12. Hutson, H. and D. Anglin. "Youth and Gang Violence." In Emergency Medicine: Concepts and Clinical Practice, 4th ed. St. Louis: Mosby, 1998.
13. Bradley, W. "Trauma in Pregnancy." In International Trauma Life Support for Prehospital Care Providers. 6th ed. Upper Saddle River, NJ: Pearson/Prentice Hall, 2008.
14. Holmberg, T. J., et al. "The Association between Obesity and Difficult Prehospital Tracheal Intubation." Anesth Analg 112(3) (May 2011): 1132–1138.
15. Brown, C. B. and G. C. Velahos. "The Consequences of Obesity on Trauma, Emergency Surgery, and Surgical Care." World J Emerg Surg 1 (2006): 27.
16. National Institute for Child Health and Human Development. Autism Overview: What We Know. US Department of Health and Human Services. National Institute of Health. Washington, DC. Government Printing Office, 2008.
17. Centers for Disease Control and Prevention, Facts about Autism Spectrum Disorders" (NCBDDD). Atlanta, GA, 2012. (Available at www.cdc.gov.)
18. Sullivent, E. E., M. Faul, and M. M. Wald. "Reduced Mortality in Injured Adults Transported by Helicopter Emergency Medical Services." Prehosp Emerg Care 15(3) (Jul–Sep 2011): 295–302.
19. Talving, P., et al. "Helicopter Evacuation of Trauma Victims in Los Angeles: Does It Improve Survival?" World J Surg 33(11) (Nov 2009): 2469–2476.
20. American College of Emergency Physicians. "Appropriate Utilization of Air Medical Transport in the Out-of-Hospital Setting." ACEP, 2008.
21. Dickenson, K. and I. Roberts. "Medical Anti-Shock Trousers (Pneumatic Anti-Shock Garments) for Circulatory Support in Patients with Trauma." Unpublished study (PubMed).

추가문헌

American College of Surgeons, Committee on Trauma. Advanced Trauma Life Support Course: Student Manual. 9th ed. Chicago: American College of Surgeons, 2012.

American College of Surgeons, Committee on Trauma. Resources for Optimal Care of the Injured Patient. Chicago: American College of Surgeons, 2007.

Bickley, L. Bates' Guide to Physical Examination and History Taking. 11th ed. Philadelphia: Wolters-Kluwer, 2012.

Bledsoe, B. E., B. J. Colbert, and J. E. Ankney. Essentials of A & P for Emergency Care. Upper Saddle River, NJ: Pearson/Prentice Hall, 2010.

Bledsoe, B. E. and D. Clayden. Prehospital Emergency Pharmacology. 7th ed. Upper Saddle River, NJ: Pearson/Prentice Hall, 2011.

Campbell, J. E. International Trauma Life Support for Prehospital Care Providers. 8th ed. Upper Saddle River, NJ: Pearson/Prentice Hall, 2016.

Martini, F. Fundamentals of Anatomy and Physiology. 10th ed. San Francisco: Pearson, 2014.

Marx, J., R. Hockberger, and R. Walls. Emergency Medicine: Concepts and Clinical Practice. 8th ed. St. Louis: Mosby, 2013.

National Association of EMTs. Prehospital Trauma Life Support. 8th ed. Burlington, VT: Jones & Bartlett Learning, 2014.

National Association of EMS Physicians Position Paper. Guidelines for Air Medical Dispatch. Prehospital Emergency Care 7(2) (2003): 265–271.

Tintinalli, J. E., ed. Emergency Medicine: A Comprehensive Study Guide. 7th ed. New York: McGraw-Hill, 2012.

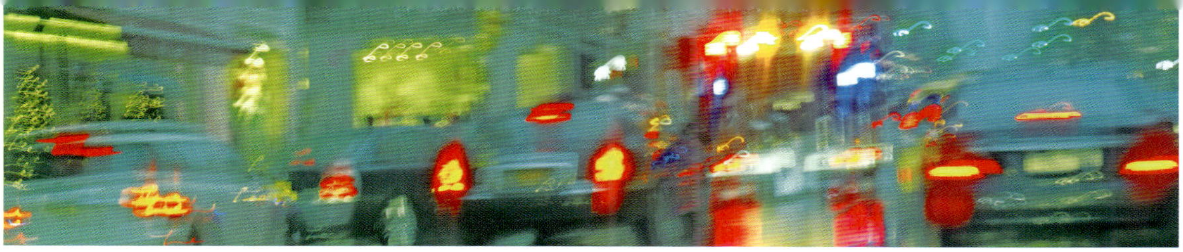

혈행성 병원체와 감염병에 대한 주의 사항

모든 의료 종사자와 마찬가지로 병원전 응급 의료종사자는 혈액 전염성 병원체와 감염병에 대한 위험에 노출된다. 응급 상황에서는 적절한 감염 관리법을 취하는 것이 어려운 경우가 많다. 하지만 응급구조사는 자신이 높은 위험에 노출되어있다는 점을 반드시 기억하고, 감염 관리에 대한 다음의 정보를 숙지한다.

감염 관리는 응급 의료종사자와 그들의 가족 및 환자를 감염병에 대한 불필요한 노출로부터 보호하는데 목적이 있다. 이에 대한 법, 규제, 표준 지침은 다음과 같다.

- *미국질병통제예방센터(CDC) 지침*: 미국질병통제예방센터는 감염 관리에 대한 폭넓은 내용의 가이드라인을 발표했다. 지침서는 감염에 대한 노출을 방지 혹은 최소화하기 위해 응급 의료종사자가 사용해야 하는 장비와 조치를 제시한다.
- *라이언 화이트 법*: 라이언 화이트 법(1990)은 환자 치료를 해야 하는 응급 의료종사자 자신이 감염병에 노출되었는지를 확인할 권리를 부여하는 법이다. 고용주는 치료를 제공하는 병원과 연락을 조율하는 "지정 사무관"을 지정해야 한다.
- *미국 장애인 법*: 감염병 환자를 포함한 장애인에 대한 차별을 금지하는 법. 감염병 환자가 기본적인 직무 기능을 수행할 수 있고 환자와 동료의 건강 및 안전에 위험이 되지 않을 경우, 평등 고용과 고용 보호를 보장한다.
- *미국연방직업안전보건국*: 미국연방직업안전보건국이 실행하는 "혈행성 병원체에 대한 직무상 노출"이라는 규제는 응급 의료종사자를 직무상 감염병 노출도가 가장 높은 직군으로 분류한다. 해당 규제는 고용주가 직원들에게 무료로 B형 간염 예방 접종을 제공하고, 감염 노출 통제계획서를 서면으로 마련하고, 적절한 보호구를 비치할 것을 의무로 한다. 이러한 의무 조항은 주로 민영 부문 고용주에게 적용된다. 공무원에 대한 적용의 정도는 지역에 특성에 따라 다소 상이할 수 있다. 다수의 주는 미연방직업안전보건국의 규제를 현지 사정에 맞게 조절하여 적용하고 있다.
- *미국방화협회지침*: 미국방화협회는 (특히 소방서와 응급의료기관과 같은) 응급 대응 기관을 위해 감염 관리에 대한 구체적인 지침과 의무 조항을 제시한다.

표준 주의 지침 및 보호 장비

응급구조대원은 (모든 신체 물질을 감염의 가능성이 있는 대상으로 간주하는) 표준 주의 지침을 실천해야 하는 의무가 있다. 이를 위해, 모든 응급구조대원은 개인 보호 장비를 사용해야 한다. 적절한 개인 보호 장비는 모든 구급차에 비치되어야 한다. 최소한으로 요구되는 개인 보호 장비는 다음과 같다.

- *장갑*: 1회용 장갑은 응급처치를 시작하기 전에 모든 응급구조 대원에 의해 착용되어야 한다. 발생한 환자의 수가 한 명만이 아닐 경우, 환자를 다룰 때마다 새로운 장갑으로 교체 해야 한다. 장갑이 오염

된 경우, 최대한 빨리 제거 해야 한다. 오염된 장갑을 제거하기 위해서는 한쪽 장갑을 손목관절에서 약 1인치 거리에서 붙잡는다. 장갑 내측을 만지지 않은채, 장갑을 절반쯤 벗기고 멈춘다. 장갑이 반쯤 벗겨진 채로 반대편 장갑을 완전히 벗긴다. 벗겨진 장갑은 (안이 밖으로 뒤집어진 상태로) 나머지 장갑의 손바닥 부위에 올려둔다. 남아있는 장갑은 내측을 잡아서 벗겨낸다. 장갑을 모두 해제하고 나면 (설령 장갑이 깨끗해 보여도) 항상 손을 깨끗이 세척한다.

- *마스크 및 보호경*: 보호경은 항상 구급차에 비치되어야하고 감염에 대한 노출의 수준에 따라 사용이 결정되어야 한다. 마스크와 보호경은 (동맥성 출혈, 출산, 기관내삽관, 침습적 시술, 구강 석션, 심하게 긁거나 문지르면서 장비를 세척할때) 혈액이 튈 것으로 예상될 때 사용된다. 공기감염성 질환의 가능성이 낮든 높든 환자와 응급구조사는 보호 마스크를 착용해야 한다.
- *HEPA/N-95 호흡기*: 결핵의 재발에 대비하여 병원전 의료종사자는 (미국 연방 직업 안전보건국에서 승인한) N-95나 HEPA 호흡기의 사용을 통해 결핵 감염으로부터 스스로를 보호해야 한다. 신체에 편안하게 착용된 호흡기는 결핵균을 여과해낼 수 있어야 한다. N-95나 HEPA 호흡기는 결핵이 확실한 혹은 의심되는 환자를 치료할 때 착용이 된 상태여야 한다. 분무 약물의 투여, 기관내삽관, 흡인과 같은 고위험 치료 조치의 경우, 호흡기의 착용이 더욱 중요하다.
- *가운*: 가운은 혈액이 옷에 튀는 것을 방지해준다. 출산과 같이 다량의 혈액이 튀는 상황의 경우, 비침투성 가운을 착용한다.
- *소생 도구*: 응급처치시 인공 환기의 주요 수단인 1회용 소생 도구는 한번만 사용하고 폐기해야 한다.

개인 보호 장비의 적절한 사용은 효과적인 감염 관리와 위험을 최소화하도록 돕는다. 보호 효과를 최대한 누릴 수 있도록 특정 상황에 사용이 권장되는 모든 보호 장비를 반드시 착용한다. 모든 신체 물질은 감염의 위험이 있기 때문에, 항상 표준주의 지침을 준수한다.

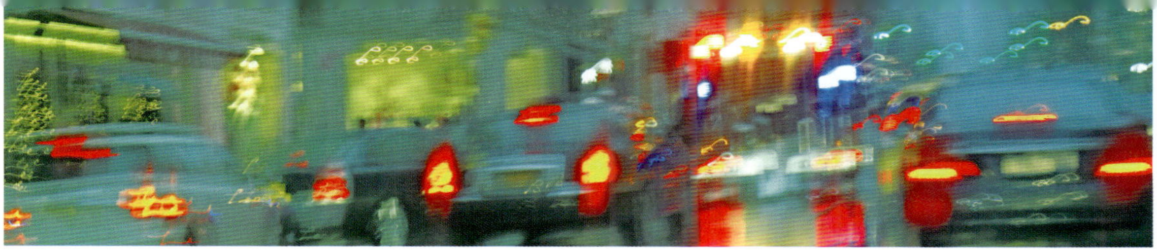

현장 출동 후 결과 분석에 대한 모범 답안

다음은 제4권 "외상" 편 각 장에서 제시된 "현장 출동 후 결과 분석"이라는 시나리오별 판단 문제에 대한 모범 답안이다. 각 답안은 상황에 맞는 모범 답안일 뿐 유일한 해답이 아님을 기억한다.

제1장 – 외상과 외상진료체계

1. **환자 이송에 있어서 부모인 자넷은 어떤 권한을 가지고 있는가?**
   환자의 어머니인 자넷은 보호자로서의 법적 권리를 가지고 있다. 그녀는 자녀를 위한 결정에 있어서 전권을 부여받는다. 부모나 보호자가 자녀의 사고 현장에 없는 경우 자신이 사고를 겪었을 때와 마찬가지의 결정권을 갖는다.
2. **환자 이송지에 대한 자넷의 결정에 어떻게 대답할 것인가?**
   딸의 손상에 대한 응급구조사의 소견과 외상 센터가 제공하는 특수 치료의 필요성을 설명한다. 현재 상황으로서는 해당 센터로 이송하는 것이 환자를 위한 최선의 결정임을 설득시키고, 이송에 대한 동의를 이끌어낸다.

제2장 – 손상기전

1. **어떠한 현장 위험을 예상하는가?**
   전형적인 현장 위험 요소는 오일, 부동액, 휘발유과 같은 차량 액체의 유출이다. 환자의 구출이 필요한 경우, (측면 충돌로 인해) 아직 작동되지 않은 에어백, 부서진 유리창, 날카로운 금속날과 같은 추가적인 위험 요소에 유의한다.
2. **어떠한 손상이 의심되는가?**
   충돌을 당한 차량의 운전자에게 측면 손상이 의심된다. 위팔뼈, (공기가슴증이 의심되는) 갈비뼈, 골반, (충격이 가해진 부분의) 넙다리뼈 등의 부위에 골절이 발생할 수 있다. 추가적으로 의심해볼 수 있는 손상은 척추 손상과 (충격/반충격 손상인) 두부 손상이 있다.
3. **어떠한 처치를 할 것인가?**
   치료 조치는 기도와 호흡의 신속한 평가를 통한 경추 고정과 기타 골절 부위의 고정술을 포함한다. 인근 외상 센터로의 신속한 이송을 위해 (필요할 경우) 환자를 구출해낸다. 해당 지역의 의료 지침에 따라, 산소 공급과 정맥 주사 등을 포함한 인명 구조 치료를 제공한다.

제3장 – 출혈과 쇼크

1. **저혈량증 및 초기 쇼크의 징후가 되는 것은 무엇인가?**
   초조함과 불안감, 서늘하고 축축한 피부, 맥박수의 증가
2. **혈압은 쇼크를 암시하는가? 왜 그런가? 혹은 왜 그렇지 않은가?**
   혈압 하나만으로는 쇼크를 확정할 수 없다. 하지만 여러 다른 지표가 함께 발견된다면, 혈압은 쇼크에 대한 지표가 될 수 있다. 혈압의 증가는 흥분된 상태와 혈액 손실에 대한 신체의 효과적인 보상 상태

를 가리킨다.

3. **출혈 조절을 위해 어떠한 단계적 절차를 취할 것인가?**

   우선 손상 부위를 드레싱으로 덮고 단단히 붕대로 감는다. 지혈 효과가 없을 경우, 출혈이 발생하는 혈관 지점을 덮은 붕대에 손가락 압박을 가한다. 출혈이 지속적으로 발생하고 치명적인 수준에 이르렀으며 직접 압박으로도 조절되지 않을 경우, 지혈대나 (가능하다면) 삼각건, 벨트, 혈압 측정용 커프를 최후의 수단으로 사용한다. 환자가 (혈액 대체가 가능하고 혈액 재관류의 부정적인 영향을 치료할 수 있는) 응급실이나 의료 시설로 이송되기 전까지는 지혈대를 풀지 않는다. 환자 이송지의 의료 직원에게 지혈대의 사용 사실을 반드시 확인시킨다.

4. **어떠한 보조적 치료 조치를 택할 것인가?**

   산소 치료와 정맥 수액 치료를 제공하고, 체온을 유지하며, 환자를 안정시킨다.

제4장 – 연조직 외상

1. **아이가 입은 손상의 유형은 무엇인가? 해당 손상은 감염에 어떠한 영향을 주는가?**

   해당 손상은 여러 유형의 감염에 취약한 자상이고, 파상풍이 가장 우려가 되는 감염이다.

2. **이러한 유형의 환자를 평가하는데 어떠한 기존 병력과 접종 여부가 중요한가?**

   아동 환자의 예방 접종이 얼마나 오래되었는지와 가장 최근에 파상풍 접종을 맞은 때이다.

3. **부모가 지역병원 응급실로 이송을 원할 경우, 환자에게 어떠한 지시를 내려야 하는가?**

   최신 파상풍 접종을 받았는지의 여부에 따라, 환자에게 파상풍 주사를 맞을 것을 권고하거나, 손상 부위 주변의 통증, 홍반, 종창의 증가와 같은 감염의 증상을 살펴보는 선에서 머물수도 있다. 특히 (안면과 턱 근육의) 근 경직과 같은 파상풍 질환의 증상을 살펴본다.

제5장 – 화상

1. **윗팔, 아랫팔과 손의 화상의 중증도는?**

   전완과 수부는 3도 화상을 입었다.

2. **화상 입은 체표면적의 백분율은?**

   약 9%이다. (팔은 전체 체표면적에서 9%를 차지한다. 팔 전체가 화상을 입은 경우, 화상 부위는 전체 체표면적의 9%이다.)

3. **이 환자에게 어떤 진단을 내릴 것인가?**

   환자는 반드시 신속한 치료 및 이송을 요하는 중증 화상을 입었다. 환자의 손과 팔이 접히는 부위까지 화상을 입었기 때문에, 상당히 우려스러운 손상으로 진행될 위험성을 내포한다.

제6장 – 머리, 얼굴, 목, 척추 외상

1. **손상을 입었을 확률이 가장 높은 부위는 어디인가?**

   호흡시 거품이 이는 소리가 나는 점을 고려해볼 때, 경부의 몇몇 주요 혈관과 함께 환자의 기도에 관통상이 발생한 것으로 보인다.

2. **어떠한 처치를 제공할 것인가?**

   출혈 부위를 밀폐성 붕대로 즉시 덮어서 지혈을 시도한다. 손상 부위가 상당히 클 경우, 경부를 통해 ET 튜브로 기도 삽관을 할 수 있다. 손상 부위가 너무 크지 않은 경우, 일반적인 ET 튜브의 사용을 통해 환자의 기도를 확보할 수 있다.

3. 손상과 관련된 치명적 위험 요소는 무엇인가?
   기도 장애, 두뇌의 공기 색전, 출혈성 쇼크 등이 있다.

제7장 – 흉부 외상

1. 손상기전과 환자에 대해 파악한 정보를 고려했을 때, 어떠한 병태 생리를 통해 환자의 흉부 외상을 설명할 수 있는가?
   환자의 흉부가 차량 운전대에 부딪히면서 동요흉 구획이 생기고, 이에 긴장성공기가슴증이 유발되었다.
2. 처치를 담당한 응급구조사로서 환자 안정화를 위한 다음 조치는 무엇인가?
   우선 필요한만큼 기도 확보를 한 뒤, 흉부의 동요 부위를 고정하면서 더욱 효과적인 호흡 처치를 지원한다. 마지막으로 감압이 필요한 폐의 부위를 결정한 뒤 감압 조치를 적용한다.
3. 좌측 흉부의 호흡음이 소실되고 복강 상태가 비교적 정상적일 경우 어떠한 응급 처치가 권장되는가?
   흉부 감압 조치와 늑막 공간에 유입된 혈액과 공기의 제거를 위해 흉관을 삽입해야 한다.

제8장 – 복부와 골반 외상

1. 손상을 입었을 확률이 가장 높은 부위는 어디인가?
   차량의 높이와 차량 충돌이 발생했을 당시 환자의 체구를 비교해보았을 때, 지라 손상이 발생한 것으로 보인다.
2. 어떠한 처치를 제공할 것인가?
   우측 측관절 통증은 손상 발생 이후 환자가 바닥에 떨어지면서 발생했을 가능성이 높다. 지라의 연관통(케르의 증상)은 왼쪽 측관절의 통증을 의미한다.
3. 손상과 관련된 치명적인 위험 요소는 무엇인가?
   즉각적인 척추 고정, 산소 공급, 정맥 수액 치료, 인근 외상 센터로의 신속 이송을 제공한다.

제9장 – 근골격 외상

1. 손상부위를 평가하면서 어떤 골절의 징후를 평가할 것인가?
   응급구조사는 손상 부위의 불안정성, 종창 및 비틀림과 같은 변형, 염발음, 비정상적인 움직임 및 근육긴장도, 유독 따뜻하거나 차가운 부위 등을 살펴본다. "6가의 P"로 요약되는 통증, 피부의 창백함, 마비, 감각 이상, 압력, 맥박(pain, pallor, paralysis, paresthesia, pressure, pulse)을 찾아본다.
2. 원위부 신경혈관 상태를 평가하면서 고려할 3가지 요소는 무엇인가?
   순환 상태와 감각 및 운동 기능
3. 환자가 원위부 신경혈관 장애가 있어서 재정렬하려고 한다면 어떤 절차를 따라야 하는가?
   동료 구조사에게 근위부 사지를 발견된 상태 그대로 고정시킬 것을 주문한다. 원위부 사지를 단단히 부여잡고 해당 사지의 축을 따라 견인 부목을 한다. 손상 부위에서 움직임에 대한 저항이 있거나 환자의 불편함이 커질 경우, 견인력을 그만 적용하고 사지가 누워있는 그대로 부목 조치를 한다. 사지의 정렬 조치가 끝나면, 원위부 신경 및 혈관 기능을 재확인한다. 정상적 기능이 나타나지 않는 경우, 사지를 움직여본다. 간단한 도수조작 치료에도 불구하고 정상 맥박이 돌아오지 않을 경우, 환자에게 부목을 대고 신속히 이송한다.
4. 손상의 재정렬을 몇 번까지 시도할 수 있나?
   단 한 번의 시도만 허용된다.

5. **재정렬이 되면 어떻게 부목으로 고정할 것인가?**

손상 부위를 기능적 위치 혹은 자연스런 위치로 조정하는 것이 부목 효과나 원위부 기능 유지라는 측면에서 가장 좋다. 시판용 부목 도구도 고정효과가 높으며 베개를 이용해 족관절에 부목을 적용하는 것도 매우 효과적이다.

제10장 – 환경 외상

1. **현재 어떤 종류의 질환을 다루고 있는가?**

고지대 폐부종

2. **문제의 질환을 야기한 요인은 무엇인가?**

스쿠버 다이빙 강사인 환자는 최근에 급작스럽게 고지대를 비행한 적이 있다.

3. **환자의 증상을 위한 결정적 처치는 무엇인가?**

적절한 양의 산소를 공급하고 낮은 고도로 이동한다.

4. **결정적 처치를 할 수 없다면, 다른 처치방안은 무엇인가?**

36~72시간 동안 산소를 제공하거나 (고도가 5,000 피트 가량 하강하는 효과를 낼 수 있는 고압 산소백을 통해) 고압 산소 치료를 제공한다. 또한 아세타졸아마이드의 투여를 통해 증상 완화를 기대할 수 있다. 모르핀, 니페디핀, 푸로세마이드가 사용되는 경우도 있지만, 저혈압이나 탈수와 같은 합병증을 수반하기 때문에 사용에 유의를 할 필요가 있다.

제11장 – 외상의 특수 고려사항

1. **응급구조사는 현장조사를 통해서 어떠한 질문에 대한 답을 찾는가?**

현장의 안전이 확보되었는가?
손상기전은 무엇인가?
관리를 해야하는 환자는 총 몇 명인가?
추가적으로 필요한 자원은 무엇인가?
환자의 평가 및 치료에 영향을 미치는 환경적 요인은 무엇인가?

2. **지금 당장 생명을 위협하는 문제들은 무엇인가?**

공기가슴증

3. **이 환자에게 즉시로 취해야 할 행동은 무엇인가?**

흉강 내압을 감소시키고 환자의 호흡을 개선시키기 위해, 반드시 보조 산소를 투여하고 흉부 감압 조치를 적용한다.

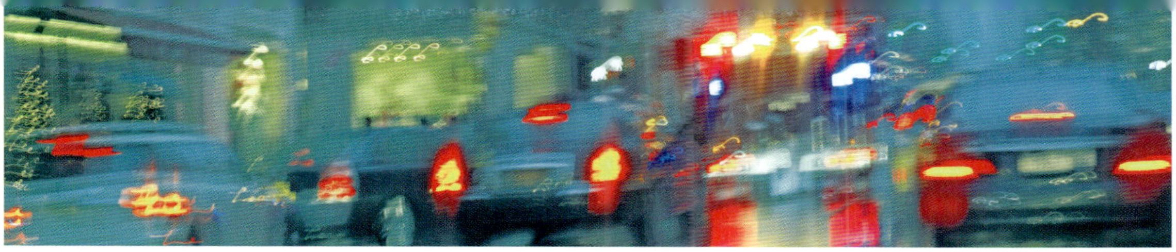

복습 문제 답안

제1장 외상과 외상진료체계

1. ③
2. ②
3. ③
4. ②
5. ①
6. ①
7. ②
8. ③
9. ③
10. ③

제2장 손상기전

1. ②
2. ②
3. ①
4. ④
5. ④
6. ①
7. ②
8. ③
9. ①
10. ②
11. ②
12. ①
13. ③
14. ②
15. ③
16. ①
17. ①
18. ②

제3장 출혈과 쇼크

1. ①
2. ①
3. ④
4. ②
5. ④
6. ③
7. ②
8. ②
9. ③
10. ④

제4장 연조직 외상

1. ④
2. ②
3. ③
4. ③
5. ③
6. ④
7. ①
8. ①
9. ②
10. ④
11. ①
12. ②
13. ④
14. ②
15. ①

제5장 화상

1. ②
2. ②
3. ③
4. ②
5. ④
6. ①
7. ③
8. ④
9. ①
10. ②
11. ①
12. ②

제6장 머리, 얼굴, 목, 척추 외상

1. ①
2. ②
3. ④
4. ③
5. ③
6. ②
7. ③
8. ①
9. ②
10. ④
11. ③
12. ①
13. ④
14. ①
15. ①
16. ④
17. ①
18. ④

19. ①
20. ③
21. ④
22. ④
23. ②
24. ④
25. ①
26. ①
27. ②
28. ④
29. ②
30. ③

제7장 흉부 외상

1. ④
2. ③
3. ①
4. ③
5. ④
6. ①
7. ④
8. ①
9. ②
10. ③

제8장 복부와 골반 외상

1. ③
2. ④
3. ④
4. ①
5. ②
6. ③
7. ③
8. ③
9. ④
10. ③

제9장 근골격 외상

1. ④
2. ②
3. ④
4. ④
5. ②
6. ③
7. ①
8. ①
9. ②
10. ②
11. ③
12. ④
13. ②
14. ②
15. ④

제10장 환경 외상

1. ③
2. ③
3. ③
4. ④
5. ①
6. ①
7. ②
8. ③
9. ①
10. ④
11. ②
12. ③
13. ③
14. ④

제11장 외상의 특수 고려사항

1. ②
2. ④
3. ①
4. ④
5. ④
6. ②
7. ②
8. ②
9. ④
10. ③

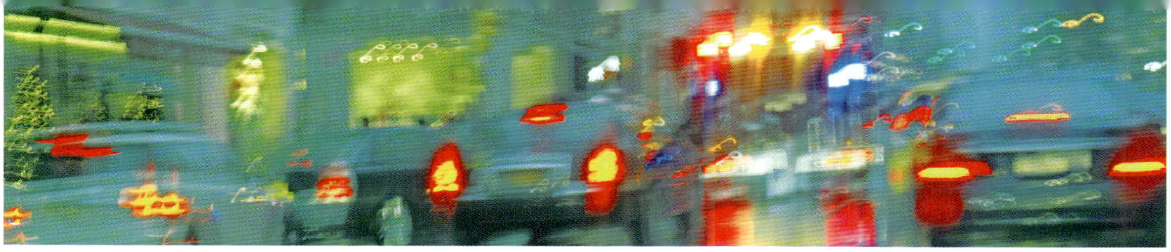

핵심용어

abduction 벌림(외전) 신체 부위가 중앙선으로부터 외측으로 움직이는 것

abrasion 찰과상 표피가 긁히거나 마모되는 개방성 연조직 손상

abruptio placentae 태반조기박리 태반이 자궁벽으로부터 떨어지는 증상

absolute zero 절대 영도 분자의 움직임이 정지하는 온도 (−273°C or −459°F)

acceleration 가속 속도 혹은 속력의 증가

acclimatization 순응 환경의 변화에 대한 적응을 위해 신체의 구조 및 기능에 발생하는 가역적 변화

acetabulum 볼기뼈절구(관골구) 넙다리뼈머리를 위한 관절면 기능을 하는 골반 측면의 움푹 들어간 부위

acute retinal artery occlusion 급성망막동맥폐쇄 별다른 통증없이 한쪽 시력이 급속하게 상실되면서 망막동맥에서 발생하는 비외상성 폐쇄 증상

adduction 모음(내전) 신체 부위가 중앙선으로부터 내측으로 움직이는 것

aerobic metabolism 호기성 대사 크렙스 회로에서 글루코스가 분해되어 다량의 에너지가 생성되고 산소가 필요한 신진대사의 두번째 단계

afterload 후부하 혈액의 분출을 위해 심수축력이 극복해야 하는 저항. 심장 생리학에는 후부하가 심수축기의 심장 근육긴장으로 정의됨. 말초혈관저항으로도 불림.

aggregate 응집 서로 엉겨서 뭉침

aldosterone 알도스테론 부신피질에서 분비되는 호르몬으로 나트륨에 대한 콩팥의 재흡수를 증가시킴. 혈중 포타슘, 염화물, 중탄산염 수치와 혈량 및 혈압을 조정하는 역할의 일부를 수행.

alpha radiation 알파선 저준위 핵방사선으로 옷이나 표피로 막을 수 있는 약한 에너지

ampere 암페어 전류 강도의 기본 측정단위

amphiarthroses 반관절 독립적인 움직임이 제한된 관절

amputation 절단 신체 부위 일부 혹은 전체의 절단, 제거, 박리

anaerobic 혐기성 산소가 없이 살 수 있는 속성

anaphylactic shock 과민성 쇼크 히스타민에 의해 혈관 확장, 전모세관 괄약근 확장, 모세혈관 울혈, 사이질 공간으로의 체액 이동이 유발되는 쇼크 유형

aneurysm 동맥류 혈관막의 약화 혹은 팽창

anterior cord syndrome 전척수증후군 골격 파편이나 전척수의 동맥을 압박하는 압력에 의해 유발된 증상으로 손상 부위 아래의 운동 기능과 통증, 가벼운 접촉, 온도에 대한 감각 기능의 상실이 야기될 수 있음

anterograde amnesia 전향성 기억상실증 외상 이후에 발생한 사건을 기억하지 못하는 증상

aqueous humor 안방수 안구의 전안방을 채우는 투명한 액체

arachnoid membrane 거미막 뇌척수막의 중간막

arterial gas embolism 동맥 공기색전증(AGE) 손상된 폐에서 순환계로 유입되는 공기색전증

arteriole 세동맥 작은 동맥

artery 동맥 심장에서 신체 조직으로 혈액을 전달하는 혈관

articular surface 관절면 다른 골격에 맞닿는 골격의 표면

ascending reticular activating system 오름그물활성계 신체를 의식 상태로 유지하는 일련의 신경 조직

ascending tracts 상행로 척수를 따라 놓여있는 여러 축삭 돌기로 신체 신호를 신체에서 두뇌로 전달함

atelectasis 무기폐 일부 혹은 전체적인 폐의 붕괴

autonomic hyperreflexia syndrome 자율신경성 반사항진증 신경성 쇼크의 영향에 신체가 적응하면서 발생하는 증상. 증상과 징후에는 고혈압, 서맥, 두통, 흐릿한 시야, 발한, 손상 부위의 홍조, (발작, 뇌졸중, 사망)을 유발할 수 있는 응급 상황 등이 있다.

autonomic neuropathy 자율신경장애 (심부 체온의 변화를 감지하고 열의 발산을 위해 혈관확장 및 발한을

조절하는) 자율 신경계가 손상되면서 발생하는 증상

autoregulation 자기조절 혈압 조절을 통해 두뇌 조직으로 향하는 혈류를 조절하는 과정

avulsion 벗겨진(결출) 상처 강한 힘에 의해 신체 조직이 (일부 혹은 전체가) 찢겨져나가거나 분리되는 손상.

axial loading 축부하 척추의 축을 따라 외상의 충격 에너지가 적용되는 손상. 척추의 압박 골절이 발생하는 경우가 많음

axon 축삭돌기 두뇌로 (혹은 두뇌로부터) 신경이 전달되는 경로의 기능을 하는 뉴런의 확대. 백질의 주요 구성요소.

ballistics 탄도학 탄환의 움직임과 탄환과 총, 공기, 접촉되는 물체 간의 관계를 설명하는 학문 분야

barotrauma 압력손상 압력차로 인해 발생하는 손상. 다이빙 하강시 압력의 증가로 인해 발생하는 압력손상은 "스퀴즈(Squeeze)" 혹은 압착증이라고 함.

basal metabolic rate 기초대사율(BMR) 신체의 안정성 유지를 위해 필요한 에너지 대사. 식후 12~14시간 동안 편안한 온도가 유지되는 환경에서 의식이 깨어있고 휴식 상태인 사람의 (산소 소비량으로 측정되는) 기초대사율을 측정함.

Baux score 복스 점수 환자의 연령, 화상의 체표면적, 호흡의 관여도를 고려하여 중증도 및 사망률을 점수에 반영하는 화상 중증도 평가 체계

beta radiation 베타선 가벼운 옷이나 피부의 상부층으로 차단할 수 있는 중준위 방사선

bilateral periorbital ecchymosis 양눈확 주위 반상출혈 안구 주변의 검고 푸른 변색. 보통 기저골 골절과 연관이 있고 "너구리 눈"이라도 불림

blast wind 열폭풍 열과 압력이 가해진 폭발물이 바깥 방향으로 터져나오면서 발생하는 공기의 움직임

blepharospasm 눈꺼풀연축 안검의 조절되지 않은 근육의 수축으로 안검이 굳게 닫히는 결과를 초래함

blood-brain barrier 혈액뇌장벽 (다른 모세혈관보다 침투성이 낮은) 두꺼운 중추신경계 모세혈관벽으로 사이질 공간을 통해 두뇌와 척수로 단백질과 기타 물질의 움직임을 둔화시키는 효과를 유발함.

blunt trauma 무딘손상(둔상) 물체가 신체를 관통하는 것이 아니라 충돌하면서 발생하는 손상

body surface area(BSA) 체표면적 화상을 입은 신체 부위의 비율

brainstem 뇌줄기 대뇌반구를 척수로 연결하는 부위. 숨뇌, 다리뇌, 중간뇌로 구성됨.

Brown-Sequard syndrome 브라운-세카르증후군 척수의 한쪽 면의 일부가 절단되어 이에 해당한 신체 측면의 감각 및 운동 기능이 상실되는 증상

bursae 윤활주머니(활액낭) 주변 구조의 충격을 완화시키는 윤활액을 담은 주머니

caliber 구경 인치의 1/100을 단위로 측정되는 탄환의 직경이나 권총 혹은 소총의 총구의 직경

callus 가골 회복 과정의 일환으로 골절 부위에 형성되는 두꺼운 부위

cancellous 해면형 골격의 해면 조직에서처럼 격자 형태의 구조

capillary 모세혈관 소정맥의 시작점과 소동맥의 말단을 연결하는 작은 혈관으로 모세혈관에서 신체 조직으로 산소가 분산되고 대사산물이 혈류로 유입됨.

cardiac contractility 심수축력 심장의 수축력과 심수축의 강도를 나타냄.

cardiogenic shock 심장성 쇼크 불충분한 심박출량으로 인해 혈압 유지가 실패하면서 발생하는 쇼크

cartilage 연골 골격계에 관절면을 제공하는 접합 조직

catecholamine 카테콜아민 에피네프린이나 노르에피네프린과 같이 신경계, 심혈관계, 대사율, 온도, 평활근에 강력한 영향을 미치는 호르몬

cauda equina syndrome 말꼬리증후군 척수의 하부 말단에 있는 신경 뿌리가 압박을 받으면서 하지의 감각, 움직임, 기능의 장애가 올때 발생하는 증상

cavitation 공동화 신체를 통과하는 탄환의 움직임에 따른 바깥 방향의 움직임으로 일시적 공동 구역과 진공을 형성함.

central cord syndrome 중심척수증후군 경추의 과신전과 연관이 있는 증상으로 (보통 상지의) 운동기능 감퇴와 방광기능장애를 유발함.

cerebellum 소뇌 뇌속에서 다리뇌와 숨뇌의 뒤편에 위치한 부위로 자율근육운동에 대한 세밀한 조절을 하는 중요한 역할을 수행

cerebral perfusion pressure(CPP) 뇌관류압 두뇌로 혈액을 이동시키는 압력

cerebrospinal fluid(CSF) 뇌척수액 두뇌와 척수가 담겨있는 체액. (중추신경계의 구성요소)

cerebrum 대뇌 두뇌에서 가장 크기가 큰 부위로 깊은 종열로 나뉜 두 개의 반구로 구성됨. 의식 뿐만 아니라 기억, 학습, 사고, 판단, 지성, 감성과 같은 고차

원의 정신 기능을 담당하는 핵심 부위.

cervical vertebrae 목뼈(경추) 경부를 지탱하는 척주의 최상부를 형성하는 일곱 개의 척추골

chemotactic factors 화학주성인자 백혈구에 의해 배출되는 화학물로 염증 부위로 더 많은 백혈구를 유인함

Cheyne-Stokes respirations 체인-스톡스 호흡 무호흡과 빈호흡으로 반복되는 호흡 유형

chyme 미즙 위와 작은창자에서 발견되는 소화 처리가 된 음식과 소화 분비물로 구성된 반유동체 합성물

circumduction 원회전 원위부 골단이 원을 그리며 움직이지만 골간은 회전하지 않는 활막관절의 움직임

closed fracture 폐쇄성 골절 골단 혹은 골절을 유발한 충격의 힘이 피부를 관통하지 않고 부서진 골격

clotting factors 응고인자 손상된 혈관벽과 (혈류에 유입될 경우 혈전을 형성하는 피브린을 생성하는 화학 반응을 유발하는) 혈소판으로부터 온 단백질

coagulation necrosis 응고괴사 산성 물질이 추가적인 손상을 제한하는 비수용성층을 형성하는 과정

coagulation phase 응고 단계 지혈과정의 세번째 단계로 (지혈, 감염 방지, 손상의 회복 및 복구를 위한 기반 마련을 위해 손상 부위에 단백질 묶음을 형성하는) 피브린의 형성에 연관됨

coagulopathy 응고병증 혈액 응고 능력이 손상된 상태

coccyx 꼬리뼈(미골) 서로 연결된 4개의 척추뼈에서 형성된 작은 골격으로 엉치뼈 아래 척주의 기저에 위치함.

collagen 콜라겐 대부분의 결합 조직을 구성하는 질기고 견고한 단백질

comminuted fracture 분쇄골절 골격이 여러개로 파편화되는 골절

commotio cordis 흉벽타격 흉골에 비관통성 충격이 가해지면서 발생하는 심부정맥

comorbidity 동반이환 하나 이상의 질병 또는 증세가 동시에 나타나는 것

compartment syndrome 구획증후군 근막 공간 내압의 증가로 유발된 근육 허혈

compensated shock 보상성 쇼크 신체가 효과적으로 반응하는 혈역학적 손상으로 증상과 징후가 제한적으로 나타나고, 신체 체계는 대부분의 조직에 산소화된 순환을 지속적으로 제공함

complete cord transaction 완전척수절단 척수의 완전 절단

concussion 뇌진탕 일시적 무의식 상태. 대부분의 경우, 뇌진탕에 의한 무의식 상태는 이내 정상 기능이 회복되는 단계로 돌아감.

conduction 전도 전도체 혹은 전도성 매개를 통해 전자, 이온, 열, 음파를 이동시키는 것

conjunctiva 결막 안검을 따라 놓인 점막

consensual reactivity 공감성반응 빛의 강도 변화에 따른 양쪽 안구의 반응으로 오직 한쪽 안구만 영향을 받음

contralateral 대측성 반대편의

contrecoup injury 반충 손상 충격 지점의 반대편에 발생한 두뇌 손상

contusion 타박상 폐쇄성 손상으로 피부가 파열되지는 않지만 기저에 있는 조직에는 손상이 발생함

convection 대류 액체나 기체 형태의 전류를 통해 열이 전달되는 것

core temperature 심부 체온 심부 조직의 체온으로 정상 체온인 37°C (98.6°F)에서 크게 벗어나지 않음

cornea 각막 동공과 홍채를 덮는 얇고 취약한 층

coup injury 충격 손상 충격 지점에서 발생하는 두뇌 손상

cramping 경련 과도한 활동, 산소 부족, 노폐물의 축적으로 발생한 근육 통증

cranium 두개골 두뇌가 담겨있는 아치형 골격

crumple zone 완충구역 충격에너지를 흡수하도록 설계된 차체 부위

crush injury 압좌 손상 고압 충격에 의해 조직에 국소적 압력이 가해지는 손상기전

crush syndrome 압좌증후군 사지 혹은 기타 신체 부위의 압좌 손상으로 중증 신진대사장애가 발생하는 전신성 증상

current 전류 전하가 흐르는 속도

Cushing's reflex 쿠싱 반사 최대 혈압의 증가를 유발하는 뇌 빈혈에 따른 반응으로 뇌압 상승시 뇌관류가 유지됨.

Cushing's triad 쿠싱 3징후 뇌압 상승에 대한 혈압 상승, 맥박 감소, 불규칙적 호흡

deceleration 감속 속도나 속력의 감소

decompensated shock 비보상성 쇼크 보상 기전이 붕괴되는 신체의 혈역학적 손상으로 증상과 징후가 매우 뚜렷하게 나타나고, 환자가 급속하게 사망 상태에 이르는 쇼크 유형

decompression sickness 감압병 다이버가 수면 위로 올라오면서 공기 압력이 급저하되면서 조직 내에 질소 거품이 형성되는 질환으로 감압증이라고도 불림

deep frostbite 심부 동상 진피와 피하 조직까지 미치는 동상으로 표면이 하얗게 변하고, 촉진시 피부가 딱딱하며, 감각 기능의 손실이 발생함.

degloving injury 탈장갑 손상 손상기전에 의해 피부가 찢긴 채 기저의 근육, 조직, 혈관, 골격이 드러나는 박리 손상

denature 변성 특정 물질의 속성을 변하게함

dermatome 피부 분절 체표면 중 하나의 신경 뿌리로 신경이 분포된 국소적 부위

dermis 진피 표피를 생성하고 피부와 연관된 구조/혈관/신경을 담고 있는 조직층

descending tracts 하행로 척수를 따라 놓여있는 여러 축삭돌기로 신체 신호를 두뇌에서 신체로 전달함

devascularization 맥관절제 한 신체 부위에서 발생하는 혈관 손실

diaphysis 뼈몸통(골간) 장골에서 발견되는 속이 텅 빈 골간

diarthroses 가동 관절 윤활 관절

diffuse axonal injury 미만성 축삭손상 신경 섬유의 전단, 신전, 파열과 이에 축삭돌기 손상이 잇따르는 두뇌 손상

digestive tract 소화관 입에서 항문까지 이어지는 관

diplopia 복시 사물이 두개로 보이는 증상

direct pressure 직접 압박 출혈 지점에 직접 압박을 가하는 지혈법

dislocation 어긋남(탈구) 관절낭 안에 위치한 골단이 완전히 이탈되는 증상

drag 저항력 이동하는 탄환에 반대로 작용하여 속도가 느려지게 하는 힘

drowning 익사 물 속에 빠져 호흡 장애를 겪는 손상

dura mater 경질막 두개골 내부와 척추 내부에 단단히 붙어있는 수막의 견고한 막

dyspnea 호흡장애 호흡이 힘들어지는 증상

ecchymosis 반상출혈 혈액이 조직으로 유출되면서 발생하는 검고 푸르스름한 변색

electrical alternans 전기적 교대맥 (심낭 압전시 심낭 속에서 심장이 시계 추처럼 좌우로 움직이는 동안의) 심전도 리듬 상에서 진폭이 변화하는 P, QRS, T파

emboli 색전 혈류에 있는 용해되지 않는 고체, 액체, 기체 상태의 물질로 혈관을 막히게 할 수 있음.

emergent phase 응급 단계 카테콜아민의 배출과 통증이 수반된 반응이 특징인 화상의 첫번째 단계

energy 에너지 물리적인 의미로 볼 때 작업을 수행할 수 있는 능력

environmental emergency 환경응급 기상, 토양, 기압 등의 환경 요소로 인해 유발된 응급 의료 상황

epicardium 심외막 심장의 외막을 덮는 장막. 장측판

epidemiology 역학 유병률, 진행 과정, 중증도 등을 판단하는 질환 연구 분야

epidermis 표피 죽은 세포로 구성된 피부의 가장 외부층

epidural hematoma 경질막바깥혈종(경막외 혈종) 경질막과 두개골 사이에 혈액이 축척되는 증상

epinephrine 에피네프린 노르에피네프린과 함께 부신수질에서 분비되는 호르몬으로 정맥수축 뿐만 아니라 심박수 및 심수축력의 증가를 유발함.

epiphyseal fracture 골단 골절 소아 환자의 성장판의 손상

epiphyseal plate 성장판 아동의 골격 성장기에 연골이 생성되는 골간단 부위. 성장판이라고도 불림.

epiphysis 골단 성장판과 관절을 지탱하는 기저관절을 포함한 장골의 말단

epistaxis 코피(비출혈) 손상, 질환, 환경적 요인으로 인해 비강에 발생하는 출혈. 코피

epithelialization 상피화기 상피세포가 손상부위로 이동하는 손상 회복의 초기 단계

erythema 홍반 상피 모세혈관의 확대로 유발되는 피부의 붉어짐 현상

erythrocyte 적혈구 헤모글로빈을 포함하는 말초 혈액 세포로의 산소 공급을 담당

eschar 가피 3도 화상의 결과로 생성되는 딱딱하고 가죽같은 변성되고 사멸된 피부

evaporation 증발 액체에서 기체로 변하는 과정

event amnesia 사건 기억상실증 외상성 사건에 대해 기억을 못하는 증상

evisceration 내장적출 손상 부위의 장기가 튀어나오는 것

exertional metabolic rate 운동대사율 활동시 에너지를 소비하는 속도로 기초대사율보다 더 빠름

exsanguinations 방혈 사망을 유발하기에 충분한 혈

액 손실

extravascular space 혈관외공간 세포 내의 용적량(세포내공간)과 세포 간의 공간(사이질 공간)

extrinsic pathway 외인성 경로 손상된 혈관벽과 주변 조직으로부터 응고 인자가 활성화되는 것

fascia 근막 근육을 덮고, 지탱하고, 분리시키는 섬유막으로 피부와 기저 조직을 연결시킴

fascicle 근속 근육섬유 다발

fatigue fracture 피로 골절 장기화된 혹은 반복되는 스트레스로 인해 골격이 부서지는 손상

fatigue 피로 과도한 활동으로 인해 자극에 반응하는 근육의 능력이 감퇴 혹은 상실되는 증상

fibrin 피브린 응고과정의 일환으로 적혈구를 가두는 단백질 섬유

fibroblasts 섬유모세포 콜라겐을 형성하는 특수 세포

flail chest 동요가슴 특정 구역이 자유롭게 움직이는 흉벽의 결함으로 호흡시 흉벽이 기이성 운동을 보임

flechettes 화살 촉탄 화살처럼 생긴 탄환으로 일부 군부대에서 사용됨

fluid shift phase 체액이동단계 혈관내공간에서 외공간으로 대량의 체액이 이동하는 화상의 진행 단계

force 힘 힘 또는 에너지

frostbite 동상 추운 환경으로 인해 신체 조직이 얼어붙어 세포가 사멸되는 증상

full thickness burn 전층 화상 피부의 모든 층이 화상을 입고, 건조하고 통증이 느껴지지 않음

galea aponeurotica 모상건막 두개골 상부를 덮는 접합 조직막

gamma radiation 감마선 방사능 물질에 의해 방출되는 강력한 전자기 방사선으로 강력한 침투력을 보이고 알파선이나 베타선보다 강력함. X레이와 비슷하지만 에너지가 덜 강한 편.

gangrene 괴저 혐기성 세균인 가스괴저균에 의해 유발되는 깊은 부위의 감염

Glasgow Coma Scale 글라스고우 혼수 척도 두부 손상 환자의 신경 상태를 파악하는 척도로 동공 상태, 운동 능력, 언어 능력의 15개 요소를 고려함

Golden Period 황금기간 중증 손상 이후의 60분. 손상의 발생부터 중증 외상 환자를 위한 외과 수술까지 허용되는 최대 시간.

Gray 그레이 흡수된 방사능 양을 측정하는 단위로 100라드에 해당

great vessels 대혈관 심장에 유출입되는 종격에 위치한 크기가 큰 동맥과 정맥으로 폐동맥, 대동맥, 하대정맥, 상대정맥을 포함

greenstick fracture 약목 골절 소아 골격의 부분골절

guarding 복부강직 복부 통증을 겪고 있는 환자의 복근이 보호를 목적으로 강직되는 것

Haddon Matrix 해던 매트릭스 손상이나 사망 혹은(손상이나 사망을 유발한) 사건과 연관된 요소를 분류하는 틀. 추후 수정 가능한 요인을 파악하고 발견된 요인의 발생을 차단하거나 위험도를 완화시키는데 사용

hairline fracture 미세골절 골격의 작은 균열로 전체 구조를 손상시킬 수 있음

haversian canals 하버시안관 장골에 난 작은 구멍인 하버시안관을 통해 혈관과 신경이 장골 안으로 이동함.

heat cramps 열경련 액체나 나트륨의 충분한 섭취가 없이 고온의 환경에서 격렬한 활동을 할 경우 발생하는 고통스러운 급성 수의근 경련

heat exhaustion 열탈진(열피로) 경미한 열질환. 열노출에 대한 급성 반응

heat-related illness 열관련 질환 불충분한 방열로 인한 심부체온의 증가

heatstroke 열사병 열노출에 대한 위험한 급성 반응으로 보통 체온이 105°F (40.6°C)를 초과하고 중추신경계의 장애가 발생하는 것이 특징. 일반적으로 신체의 발한이 정지됨

hematemesis 토혈 혈액을 토해냄

hematochezia 혈변 붉은 혈액이 섞인 변

hematocrit 적혈구 용적률 적혈구로 구성된 전체 혈액량의 백분율(%)

hematoma 혈종 혈액이 피부 아래에 고이거나 특정 신체 구획에 갇히는 증상

hematuria 혈뇨 혈액이 섞인 소변

hemoglobin 헤모글로빈 적혈구에 포함된 철분 기반의 합성물로 산소를 운반하고 체세포로 전달하는 기능을 수행

hemopneumothorax 혈액 공기가슴증 공기와 혈액이 늑막 공간에 유입되는 증상

hemoptysis 객혈 호흡기계를 통해 피를 토해냄

hemorrhage 출혈 내부 혹은 외부로 혈액이 비정상적으로 버출되는 증상

hemostasis 지혈 국소적 출혈에 대한 3단계 신체반응은 혈류가 감소하는 혈관 단계, 응집하는 혈소판이 미약한 혈전을 형성하는 혈소판 단계, 견고한 혈전인 피브린을 형성하는 응고단계로 진행됨.

hemothorax 혈액가슴증(혈흉) 늑막공간 내의 혈액

homeostasis 항상성 안정성, 일관성, 정상적 내부 환경을 유지하려는 신체의 속성

hydrostatic pressure 정수압 평형상태의 액체의 압력. 액체에 의한 혹은 액체 내부의 압력

hyperbaric oxygen chamber 고압산소탱크 압력손상을 겪는 환자에게 재압력 처치를 하는 곳

hyperemia 충혈 손상 혹은 감염을 입은 조직에 대한 혈류의 증가로 감염에 따른 홍반으로 증상이 나타남

hypermetabolic phase 대사항진 단계 화상으로 인한 손상을 회복하기 위해 신체의 신진대사가 증가하는 화상 진행 단계

hyperthermia 고체온증 비정상적으로 높은 심부체온.

hyphema 전방출혈 홍체 앞 안구 전방에 유입된 혈액

hypoperfusion 저관류 불충분한 관류로 인해 신체 조직에 대한 산소 및 영양소의 공급이 불충분해지는 증상으로 쇼크라고도 불림.

hypotension 저혈압 정상 수준보다 낮은 혈압

hypothalamus 시상하부 사이뇌에서 (체온 조절과 같은 대사 활동의 조절에 중요한) 신경 분비물을 생성하는 부분

hypothermia 저체온증 체온이 낮은 상태로 특히 심부체온이 낮은 증상

hypovolemia 저혈량증 심혈관계의 혈량이 감소하는 증상

hypovolemic shock 저혈량성 쇼크 혈액이나 체액의 손실로 발생하는 쇼크

impacted fracture 끼임골절(감입 골절) 골격이 분절되어 골편이 박히는 골절

impaled object 박힌 물체 손상 부위에 박힌 외부 물체

incendiary 가연성 물질 불에 쉽게 타는 물질

incision 절상 흔히 칼, 스캘퍼, 면도날, 유리 조각과 같은 날카로운 물질에 의해 발생하는 매우 경미한 혹은 외과적 열상

index of suspicion 의심지수 신체 부위, 장기, 조직의 손상을 손상기전의 분석에 기반하여 예측

inertia 관성 외부의 힘이 작용하지 않는 한 정지 혹은 이동하는 상태를 유지하려는 물체의 경향성

infection 감염 체내 또는 신체조직에 병원성미생물의 침투와 증식

inflammation 염증 손상이나 감염의 결과로 국소적 세포 및 생화학적 변화가 유발되는 복잡한 과정으로 회복의 초기 단계임.

insertion 정지점 근육수축시 움직이는 골격의 근육 접합 부위

integumentary system 피부계 표피, 진피, 피하 조직으로 구성된 피부

interstitial space 사이질 공간 세포 사이의 공간

intervertebral disk 척추원반 추간판 척추뼈 사이에 있는 원반처럼 생긴 척추뼈사이 연골조직. 척추의 움직임이 가능하게 하고 충격을 흡수하는 쿠션과 같은 역할을 함.

intracerebral hemorrhage 뇌내출혈 뇌조직으로 직접 유입되는 출혈

intracranial pressure (ICP) 두개내압력 혈액과 뇌척수액에 의해 두뇌에 가해지는 압력

intravascular space 혈관내 공간 동맥, 정맥, 모세혈관, 기타 순환계 구성요소가 수용하는 공간

intrinsic pathway 내인성 경로 혈관 내 손상된 혈소판의 응고 인자에 대한 활성화

ionization 이온화 물질을 전하 입자로 전이시키는 과정

ipsilateral 동측성 같은 부분

iris 홍체 안구의 유색 부분으로 수축 및 확장을 통해 동공의 크기를 조절하는 근육부

irreversible shock 비가역성 쇼크 장기 및 세포가 회복이 불가능할 정도로 손상을 입은 쇼크의 마지막 단계

J waves J파 QRS 복합파와 ST 분절의 교차점에서 발견되는 ECG 굴절. 저체온증과 연관이 있는 J파는 심부 체온 32°C 이하와 일반적으로 유도 II와 V6에서 발견됨. 오스본 파로도 불림.

Jackson's theory of thermal wounds 잭슨의 열 화상 상처 이론 열 화상의 생리적 영향에 대한 설명

joint capsule 관절낭 (관절면을 미끈하게 하는 소량의 윤활액을 담고 있는) 관절의 주변을 둘러싸는 인대에 의해 형성된 낭

joint 관절 인근 골격이 서로 접합되는 부위

Joule's law 줄의 법칙 열생성률은 회로의 저항과 전류의 제곱에 정비례한다는 물리학 법칙

keloid 켈로이드 반흔 조직의 과잉 생성으로 형성된 부분

kinematics 운동 역학 질량과 힘을 고려하지 않고 신체 또는 신체 체계 운동을 연구하는 물리학의 연구 분야 (kinetics 참조)

kinetic energy 운동에너지 물체가 이동시 지니는 에너지로 물체의 질량과 속도가 연관이 있음

kinetics 운동 역학 질량, 속도, 힘을 고려해 운동을 연구하는 물리학의 연구 분야 (kinematics 참조)

laceration 찢김(열상) 너덜너덜한 테두리와 함께 파열된 개방성 손상

lacrimal fluid 누액 안구를 미끈거리게 하는 체액

lactic acid 젖산 혐기성 해당 작용 중 피루브산에서 생성되는 합성물

Le Fort criteria 르포 분류 위턱뼈와 관련된 골절을 위한 분류 체계

ligaments 인대 골격 혹은 관절을 연결하는 결합 조직의 다발

ligamentum arteriosum 동맥관인대 태아 혈관에서 남아있는 끈처럼 생긴 부분으로 허파동맥을 대동맥 협부에 위치한 대동맥에 연결함.

liquefaction necrosis 액화괴사 알칼리 물질이 조직을 용해 및 액화시키는 과정

lumbar vertebrae 요추 흉추와 엉치뼈 사이에 위치한 다섯 개의 척추뼈로 하배부를 지탱함

lumen 관강 바늘, 동맥, 정맥, 기타 속 빈 혈관 내부의 구멍 혹은 공간

lymphangitis 림프관염 원위부 감염의 결과로 발생한 림프관의 염증

lymphathic system 림프계 순환계로 돌아오기 전 과도한 조직액을 제거하는 림프에 의해 이루어지는 계통

lymphocyte 림프구 체액성 면역 및 항체 형성에 특화된 백혈구

macrophage 대식세포 외부 병원체를 발견 및 소화하는 면역계 세포

malleolus 복사뼈 발목에서 튀어나온 부분

mammalian diving reflex 포유류 잠수 반사 얼굴과 코를 물에 담글때 발생하는 복합적인 심혈관 반응으로 두뇌를 제외한 모든 부위에 대한 혈류를 수축시킴

mandible 아래턱뼈(하악골) 아래턱뼈

mass 질량 물체에 포함된 물질의 양. 신체에 관성을 부여하는 물리적 신체의 속성

maxilla 윗턱뼈(상악골) 위턱의 골격

mean arterial pressure(MAP) 평균 동맥압 이완기 혈압 + 맥압의 1/3 (수축기 혈압 - 이완기 혈압)

mechanism of injury(MOI) 손상기전 외상을 유발한 과정과 힘

medulla oblongata 숨뇌(연수) 호흡, 심장, 혈관 운동 중추를 수용하는 뇌즐기의 하위 부분

medullary canal 수관 척수를 수용하는 골격의 내부 공간

melena 흑색변 소화관 출혈로 발생한 타르처럼 검은 변

meninges 수막 두뇌와 척수를 감싸고 보호하는 세 개의 막(경질막, 연뇌막, 거미막)

mesentery 창자간막 작은창자의 많은 부분을 지지하는 두 겹의 복막으로 흐복부벽에 달려있음

metaphysis 골간단 유년기 성장단계 동안 활성화되는 골격의 성장 구역으로 골단과 골간 사이에 위치

microcirculation 미세순환 소동맥, 모세혈관, 소정맥의 혈류

midbrain 중간뇌(중뇌) 뇌교과 소뇌를 대뇌반구에 연결시키는 두뇌 부위

motion 운동 위치를 변화시키는 과정. 움직임

myocardium 심근 심장의 근육조직

myotome 근육분절 척수 신경 뿌리에 의해 신경이 분포되는 근육 및 조직

nares 비공 코구멍

necrosis 고사 허혈에 의한 조직사멸

negative feedback 음성 피드백 변수의 변화가 결과적으로 과정을 억제하는 항상성 기전

neovascularization 신생혈관증식 회복에 반응하는 모세혈관의 새로운 성장

neurogenic shock 신경성 쇼크 중추신경계와 신체 부위 간의 교신 경로가 방해되어 말초혈관저항이 감소하는 쇼크 유형

neutron radiation 중성자 방사선 베타선과 감마선 사이의 침투성을 보유한 강력한 방사선

nitrogen narcosis 질소 중독 깊이 다이빙을 했을때 질소가 두뇌 기능에 미치는 영향으로 인해 야기되는 혼미한 상태로 "심연의 황홀경"이라고도 불림

oblique fracture 사선골절(경사골절) 골격이 90도 이상의 각도로 부서짐

oblique 사선 방향 위치나 방향이 틀어지고 기울어짐

ohm 옴 전기 저항의 기본 측정 단위

Ohm's law 옴의 법칙　전기 회로는 전압에 정비례하고 저항에 반비례한다는 물리적 법칙

oncotic pressure 교질 삼투압　(체액을 모세혈관으로 유인하는 경향이 있는) 혈장에 있는 큰 단백질 분자에 의해 작용된 힘으로 (정수압에 의해 모세혈관에서 유출된) 체액의 손실을 보완함

open fracture 개방성 골절　주변 피부를 관통하는 골절

opposition 대립　사지의 신전 및 굴곡을 허용하는 근육의 쌍

orbit 안와　안구를 수용하는 부위.

ordnance 병기　군대용 무기 및 탄약

origin 기시점　근수축시 움직이지 않는 (혹은 최소한의 움직임을 보이는) 골격의 근육 접합 부위

orthostatic hypotension 기립성 저혈압　누워있거나 앉아있던 사람이 직립 자세를 취하면서 발생하는 혈압 저하

osteoblast 조골세포　성장기나 골격 회복기 동안 새로운 골격 형성을 돕는 세포

osteoclast 파골세포　잉여 골격을 흡수 및 제거하는 골세포

osteocyte 골세포　골격 유지를 돕는 골격 매트릭스에서 발견할 수 있는 골격 형성 세포

osteoporosis 골다공증　(특히 칼슘과 같은) 필수 무기물의 손실로 인한 골조직의 약화

overpressure 과압　폭발적인 압력에 의한 대기압의 급속한 증가

oxidizer 산화제　연료의 연소를 향상시키는 물질

paraplegia 하반신 마비　하지와 하체의 마비

paresthesia 감각이상　따끔거림 또는 깔끄러운 비정상적 감각("저림현상")

partial thickness burn 부분층 화상　표피가 모두 화상을 입고 진피가 일부 손상되는 화상으로 붉어짐과 수포가 증상으로 나타남.

pelvic space 골반공간　골반 내 위치한 장기를 수용하는 복강의 구역

pelvis 골반　하지가 신체에 접합되는 골격 구조

penetrating trauma 관통상　물체가 피부를 뚫고 신체로 관통하는 손상

percutaneous cricothyrotomy 경피적윤상갑상막절개술　갑상연골과 윤상연골 사이에 있는 막에 구멍을 내고 바늘 혹은 시판용 절개 도구를 통해 응급으로 기도를 확보하는 조치

perforating canals 관통관　혈관이 골간을 유출입하는 구조

pericardial tamponade 심장눌림증　심낭 내부 혈액(혹은 기타 체액)에 의해 야기된 심장 충만의 제한

pericardium 심막　심장을 덮는 섬유낭

periosteum 골막　골격을 덮는 견고한 외막

peripheral vascular resistance 말초혈관저항　혈류에 대한 혈관의 저항으로 혈관 수축시 증가하고 혈관 이완시 감소함. 후부하라고도 불림

peritoneal space 복막 공간　복막에 의해 감싸진 장기 혹은 장기의 일부를 수용하는 복강 구역

peritoneum 복막　복강 대부분의 내부를 둘러싸고 작은창자와 복부 장기 일부를 덮는 섬세한 섬유질 조직

peritonitis 복막염　화학물질이나 세균의 자극에 의해 발생한 복막의 염증

phagocytosis 식세포 작용　세포가 세균이나 기타 입자를 감싸고 흡수하는 과정

pia mater 연질막　수막 내부의 가장 취약한 층으로 두뇌와 척수의 회선을 덮음.

pinal canal 척추뼈구멍　척추뼈고리와 몸통으로 둘러싸인 공간(vertebral foramen)이라고도 함

pinna 귓바퀴　겉으로 보이는 귀의 바깥 부분

platelet phase 혈소판기　지혈 과정의 두번째 단계로 혈소판이 혈소판끼리 그리고 혈관벽에 달라붙음

platelet 혈소판　세포질 파편의 하나로 혈액에서 순환하고 혈액 응고 과정을 촉진하기 위해 응고 체계의 구성요소와 협응함. 혈소판은 혈관 수축제인 세로토닌을 분비함

pneumomediastinum 종격동기종　종격에서 공기가 발견되는 것

pneumothorax 공기가슴증　늑막 공간의 공기 유입. 공기는 손상 부위를 통해 늑막 공간으로 유입되어 흉벽이나 폐로 이동할 수 있음. 긴장성공기가슴증의 경우, 공기가 빠져나올 길이 없기 때문에 흉강내압이 증가하면서 폐기능이 붕괴됨.

pons 다리뇌(뇌교)　소뇌, 대뇌, 중뇌, 척수 사이의 교신을 담당한 조직의 과정

precordium 전흉부　심장을 덮고있는 흉벽 부위

preload 전부하　심장 확장기 마지막의 심실 내압. 심실 확장기 전에 심방으로 전달된 혈액의 양

pressure wave 압력파　폭발로 인해 바깥 방향으로

퍼지는 과압 범위

profile 종단면 궤적을 이동하는 탄환의 종단면. 표적물과 접촉했을때 탄환의 에너지 교환 표면

projectile 발사체 힘에 의해 던져진 혹은 발사된 물체

pulmonary hilum 폐문 기관지와 흉부 맥관구조가 폐로 진입하는 폐의 중앙 내측 부위

pulmonary overpressure 흉부 과압 흡기시 폐 속의 공기가 팽창하는 것으로 호기가 없을 경우, 팽창된 공기로 인해 폐와 주변 구조에 손상이 발생할 수 있음

pulse pressure 맥압 수축기/이완기 혈압의 차이

pulsus alternans 교대맥 심낭압전 환자에게서 발생하는 증상으로 흡기시 수축기 혈압이 10mmHg 이상 감소함

pulsus paradoxus 모순맥(기이맥) 강도가 증가와 감소를 반복하는 맥박

puncture 천자상 피부와 기저 장기에 발생한 폭이 좁고 골이 깊은 손상에 관련된 연조직 손상으로 감염의 위험이 높음

pupil 동공 홍체의 중앙에 있는 검은 구멍으로 안구에 들어오는 빛의 양을 조절함

pyrexia 발열 고열 혹은 정상 체온이 넘는 열

pyrogens 발열인자 바이러스나 세균과 같이 고열을 유발하는 물질, 감염 혹은 염증에 반응해 체내에 생성된 물질

quadriplegia 사지마비 사지 모두 마비되는 증상

rad 라드 흡수된 방사능양의 기본 측정 단위

radiation 복사 공간이나 물질을 통한 에너지의 전달

radius 노뼈(요골) 엄지 방향의 아래팔 골격

rebound tenderness 반발 압통 타격이 발생하거나 깊숙히 적용된, 촉진에 의한 압력이 해제되면서 발생한 복부 충격에 의한 통증

recompression 재가압 점진적인 감압 조치를 위해 강도 높은 압력을 재적용하는 것으로 다이빙 응급 사고의 치료에 자주 사용됨.

red bone marrow 적색 골수 적혈구 및 기타 혈액 세포의 생성을 담당하는 골격의 내강에 있는 조직

reduction 정복 탈구된 골단이 원래의 해부학적 위치로 돌아오는 것

remodeling 재형성 콜라겐이 분해되고 질서있게 재정렬되는 손상 회복 과정의 단계

resiliency 탄성 탄력성. 작용되는 충격이나 힘으로부터 원래 상태로 돌아오려는 탄력성

resistance 저항 전류의 흐름을 거스르는 전도체의 속성

resolution phase 해결 단계 반흔 조직이 깔리고 회복이 완성되는 화상 진행의 마지막 단계

respiration 호흡 생물체와 환경간의 산소 교환

retina 망막 안구 전방에 위치하여 빛과 색감을 감지하는 조직막

retinal detachment 망막박리 외상성 요인이 작용할 수 있는 손상으로 환자가 시야의 상당 부분이 검은 커튼이 드리워진 것처럼 느껴진다고 호소함

retroauricular ecchymosis 귓바퀴뒤 반상출혈 (귀 뒷부분에 있는) 유양 돌기 위에 생긴 검고 푸른 변색 부위로 기저 두개골 골절의 특징. '배틀 징후'라고도 불림

retrograde amnesia 역행성 기억상실증 외상 발생 이전의 기억이 상실되는 증상

retroperitoneal space 후복막 공간 복막 뒤편에 있는 장기를 수용하는 복강 부위

rhabdomyolysis 횡문근융해증 골격근 파열과 연관된 급성 병리 과정

rotation 회전 뼈의 축을 따라 회전하는 것

rule of nines 9의 법칙 화상을 입은 체표면적을 측정하는 방법으로 신체 부위를 각각 전체 체표면적의 9%로 분할하여 구분함(나머지 1%는 성기부위)

rule of palms 손바닥의 법칙 화상을 입은 체표면적을 측정하는 방법으로 손바닥의 크기와 화상을 입은 부위의 크기를 비교함

sacrum 엉치뼈(천골) 서로 접합된 5개의 척추뼈 중 하나인 삼각형 골격으로 5번 요추와 미골 사이에 위치

sclera 공막 안구의 흰자위

scuba 스쿠바 잠수용 호흡 도구. 압력 산소를 담은 휴대용 장비로 잠수를 하는 다이버가 호흡을 할 수 있게 함

sebaceous glands 피지샘 진피 속에서 피지를 분비하는 선

sebum 피지 피부에 연성 및 방수성을 제공하는 지방질 분비물로 피지선에서 생성됨

semicircular canals 반고리관 내이 속에 있는 3개의 관. 머리의 움직임을 감지하고 신체에 위치 감각을 제공함.

septic shock 패혈성 쇼크 대형 감염에 의한 쇼크 유형으로 독성에 의해 혈관의 조절 및 혈액 공급을 담

당하는 혈관계의 기능이 감퇴됨

serous fluid 장액 혈장과 유사한 혈액의 세포 구성 요소

shock 쇼크 조직 관류가 불충분한 상태

Simplified Motor Score(SMS) 단순운동점수 두부 손상 환자의 신경 상태를 확인하기 위한 단순화된 점수 체계로 운동 반응의 세 가지 기본 요소를 기반으로 (안구 개방, 운동 기능, 언어 반응에 대한) 글라스고우 혼수 척도의 15가지 요소와 비교함.

skeletal muscle 골격근 여러 다발로 묶인 수축성 조직으로 신체의 운동을 지지함

spasm 연축 간헐적인 혹은 지속적인 근육 수축

spinal clearance protocol 척추처치 주의지침 척추처치 주의사항의 해제에 대한 일련의 지침

spinal canal 척주관 척수를 수용하는 척추뼈의 구멍. 추공이라고도 함.

spinal cord 척수 감각 신호가 신체에서 두뇌로, 운동 자극이 두뇌에서 신체 근육 및 장기로 전달되는 중추 신경계 경로

spinal meninges 뇌척수막 척수를 덮는 보호 구조로 경막, 거미막, 연막으로 구성됨

spinal nerves 척수신경 전/후방 신경 뿌리에서 시작해 척수를 따라 놓여있는 31개 쌍의 신경

spinal shock 척추 쇼크 척수 손상 이후에 발생하는 척추 반응의 손실로 (손상 부위 아래의 척수 분절에 의해 신경이 분포된) 근육에 영향을 미침

spiral fracture 나선 골절 회전력에 의해 야기될 수 있는 곡선 형태의 골절

sprain 염좌 관절낭의 결합 조직의 파열

strain 좌상 근육섬유의 과신전에 의한 손상

stroke volume 박출량 심수축 1회로 방출된 혈액의 양

subcutaneous tissue 피하 조직 진피 아래의 피부층

subdural hematoma 경질막밑 혈종(경막하 혈종) 경막 아래에 혈액이 고이는 증상

subglottic 성문하 하부 기도

subluxation 아탈구 관절낭에 위치한 골단의 일부가 이탈되는 손상

sudoriferous glands 땀샘 진피 속에서 땀을 분비하는 샘

superficial burn 표피 화상 표피에만 해당하는 화상으로 홍반을 특징으로 함.

superficial frostbite 표면 동상 표피 조직에만 미치는 동상으로 피부의 붉어짐 현상이 나타나다가, 마치 데인것처럼 화끈거리면서 감각이 얼얼해지는 손상

supine hypotensive syndrome 앙와위 저혈압 증후군 임신 후반기에 자궁과 태아의 하중에 눌린 하대정맥에 의해 유발되는 불충분한 (심장으로 향하는) 정맥 환류, 감소하는 심박출량 및 혈압

supraglottic 성문상 상부 기도

surfactant 계면활성제 가스 교환을 위해 폐포를 열어두는데 중요한 기능을 하는 (폐포의 막을 형성하는 체액의 표면 장력을 조절하는) 폐세포에 의해 분비된 합성물

sutures 두개골 봉합선 두개골을 형성하는 여러 골격을 접합하는 가관절

synarthroses 부동 결합 움직임을 전혀 허용하지 않는 관절

synovial fluid 윤활액 윤활 관절을 미끈하게 유지하는 액

synovial joint 윤활 관절 가장 격렬한 수준의 독립된 움직임을 허용하는 관절 유형

tendons 힘줄(건) 근육을 골격에 접합시키는 길고 가늘며 매우 견고한 콜라겐 조직

tension lines 긴장선 피부 표면에 피부 속의 긴장을 드러내는 자연스러운 형태

tension pneumothorax 긴장성공기가슴증 흉강내 압력이 유지되면서 흉부로 공기가 지속적으로 유입되는 손상. 결과적으로 발생하는 폐에 압력이 가해지면서 정맥 환류, 심박출량, 호흡 효과가 모두 급감함.

tetanus 파상풍 파상풍균에 의해 드물게 유발되는 손상. 개구장애로도 불림.

thalamus 시상 두뇌의 뇌교와 대뇌 사이의 중계부

thermal gradient 열경사도 신체와 환경 간의 온도차

thermogenesis 열생성 체내의 열생성

thermolysis 방열 체외로의 열 손실

thermoregulation 체온 조절 신체의 특정 온도의 유지 혹은 조절

thoracic vertebrae 흉추 경추와 요추 사이에 위치한 12개의 척추뼈로 흉부를 지탱함

tilt test 기울기검사(기울임 테스트) 누워있던 환자를 앉힐 때 수축기 혈압이 20mmHg만큼, 감소하고, 맥박이 분당 20회 이상 증가할 경우 저혈량증이 의심됨.

tone 근육긴장 경미한 수축 상태로 근육을 견고하게 하고 수축에 대한 준비를 하게 함

tourniquet 지혈대 사지에 착용되어 모든 동맥에 원형 압박을 적용하는 수축 도구로 지혈에 사용됨

tracheobronchial tree 기관기관지 분지 기도와 기관지의 구조

trajectory 궤도 발사체가 이동하는 경로

tranexamic acid(TXA) 트라넥삼산 섬유소용해(혈액응고이상)를 막는 약. 지혈제로 사용되는 산. 항섬유소용해제.

transection 횡단면 하나의 긴 세로축을 가로지르는 절단면

transverse fracture 가로골절 골격 방향의 수직으로 나 있는 골절

trauma center 외상센터 급성 외상 환자의 치료가 가능한 병원. 외상 센터는 이러한 엄격한 분류 기준을 반드시 충족해야 함

trauma registry 외상 등록 체계 외상 체계의 평가 및 개선을 위해 사용되는 외상 환자 정보를 검색할 수 있는 체계

trauma triage criteria 외상환자 중증도 분류 병원전 응급구조 대원이 외상 환자를 외상 센터로 신속히 이송할 때 우선 순위를 정할 수 있게 도움이 되는 지침사항

trauma 외상 외부 충격이나 폭력에 의해 야기되는 물리적 손상

trench foot 참호족 습하고 추운 환경에 노출되면 발생하는 고통스러운 족부 질환으로 동상과 유사하고, 조직 탈락이나 괴저가 유발될 수 있음

vascular phase 혈관기 부드러운 혈관 근육이 수축하는 지혈 과정의 첫단계로 혈관내강과 혈류가 감소할 수 있음

vein 정맥 심장으로 혈액을 운반하는 혈관

velocity 속도 일정 시간 동안 특정 방향으로 이동하는 속도

vertebra 척추뼈 척주를 형성하는 33개의 골격

vertebral column 척추 신체를 지탱하는 주축으로 33개의 척추뼈로 형성됨

vertebral foramen 추공 척추뼈구멍

vitreous humor 유리액 안구 전방을 채우는 투명한 체액으로 안구의 구형을 유지하게 함

voltage 전압 서로 다른 전자 밀도를 보이는 두 점의 전위차

xiphisternal joint 흉골검상 관절 검상 돌기와 흉골체 사이의 관절

yaw 흔들림 탄환 궤도의 축을 중심으로 흔들리는 현상

yellow bone marrow 황색 골수 골격의 내강에 반액체 형태로 지방을 저장하는 조직

zone of coagulation 응고 구역 열의 발생 지점에 가장 가까운 화상 부위로 가장 손상의 정도가 심하고 혈액응고와 혈관 혈전증이 특징

zone of hyperemia 충혈 구역 화상 부위의 가장 자리로 혈류의 증가가 특징

zone of injury 손상구역 총상 발생시 손상되는 조직의 최대 범위로 탄환에 의해 형성된 영구적 공동 구역을 넘어섬

zone of stasis 울혈 구역 응고 구역을 둘러싼 화상 부위로 혈류의 감소가 특징

zygoma 광대뼈(관골) 광대뼈

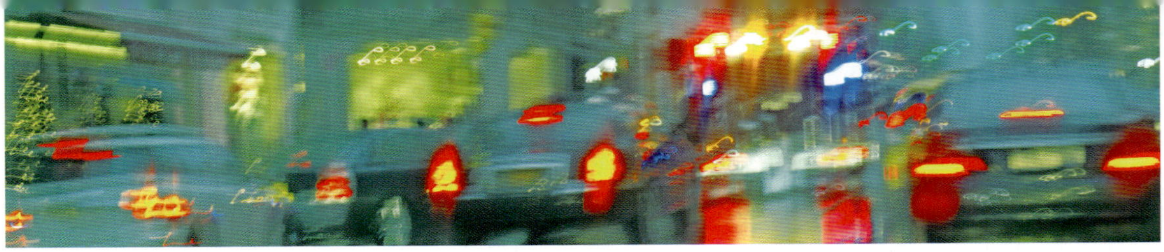

찾아보기

ㄱ

가는선 골절 337
가로 골절 338
가속 23
가슴뼈 192
각막 190
감각 이상 337
감마선 152
감속 23
감압병 396
감염 115
감입 골절 337
개방성 골절 337
객혈 47
거미막 182
건 333
결막 190
결막하출혈 228
경련 335
경질막 181
경질막밑출혈 208
경질막바깥출혈 207
계면활성제 390
고압산소실 398
골격근 106
골다공증 340
골단 323
골막 324
골반 공간 296
골수강 324
공기가슴증 396
공동화 52
공막 190
과립성 백혈구 113
과민성 쇼크 85
과압 충격파 42
관성 22
관절 324
관절낭 325
관통관 322
관통상 3, 25
광대뼈 187
괴저 116
교대맥 275
구경 52
9의 법칙 156
구획증후군 118
군사 병기 43
궤적 51
귓바퀴 188
귓바퀴뒤얼룩출혈 223
근막 78, 106
근성방위 306
근육다발 330
근육분절 201
글라스고우 혼수 척도 236
급성 망막 동맥 폐쇄증 228
기관기관지분지 255
기립성 저혈압 90
기상 조건 381
기종격 396
기초대사율 373
기후 순응도 수준 374
기흉 47
긴장 333, 335
긴장선 106
긴장성 공기가슴증 269
꼬리뼈 192
끼임 골절 337

ㄴ

나선 골절 338
내림신경로 199
내인성 경로 75
내장적출 303
내전 325
내측과 329
너구리눈 223
노출 강도 374
노출 기간 374
뇌관류압 185
뇌내출혈 208
뇌압 180
뇌줄기 183
뇌진탕 209
뇌척수액 182
누액 190
눈물 190
눈확 189
니페디핀 403

ㄷ

다리뇌 184
단순 공기가슴증 267
단순 기흉 267
단축성 관절 324
닿는곳 330
대뇌 182
대류 370
대립 상태 330
대사항진 단계 148
대식세포 105
대혈관 258
도리깨가슴 265
동공 190
동맥 72
동맥공기색전증 396
동맥관인대 260
동맥류 275
동반질환 255
동상 388
동요가슴 265
땀샘 105

ㄹ

르포트 기준 체계 225
림프관염 115
림프구 105

ㅁ

마미증후군 218
말꼬리증후군 218
말초혈관저항 72

망막 박리 228
망막 189
맥관절제 323
머리뼈 180
모상건막 180
모세혈관 74
모순맥박 275
모음 325
목뼈 192
무게 23
무기폐 265
무딘손상 4, 25
미만성 축삭 손상 209
미세 골절 337

ㅂ
박힌 물체 110
반고리뼈관 189
반동압통 306
반상출혈 107
반충격 손상 207
발열 379
발열원 379
배틀 징후 223
벌림 325
벗겨진(결출) 상처 110
베타선 152
베타 차단제 374
변성 147
보상성 쇼크 82
복막 301
복막 공간 296
복막염 305
복사 370
복용 약물 374, 381
복장뼈칼돌기관절 256
봉합 180
부분층 화상 156
분쇄 골절 338
불완전탈구 336
브라운-세카르증후군 218
비가역성 쇼크 84
비보상성 쇼크 84
비출혈 79
빗금 골절 338
뼈끝 323
뼈끝 골절 339
뼈끝연골 323
뼈막 324
뼈모세포 322
뼈몸통 323
뼈세포 322
뼈속질공간 324
뼈엉성증 340
뼈파괴세포 322

ㅅ
사이질 74
사지마비 217
산화제 41
삼축성 관절 325
삼투압 74
상피화 114
색전 47
생나무 골절 339
섬유관절 324
섬유모세포 114
섬유소 75
성문 아래 154
세동맥 72
세로칸기흉 396
소뇌 183
소화관 296
속도 23
손바닥 법칙 157
손상기전 11, 21
쇼크 71
수분 이동 단계 148
순응도 374
숨뇌 184
스쿠버 394
시상 184
시상하부 184, 371
신경성 쇼크 85, 219
신생혈관증식 114
심근 259
심낭압전 273
심부 동상 388
심부 체온 371
심수축력 72
심장눌림증 59, 273
심장막 259
심장바깥막 259
심장성 쇼크 84
심장 진탕 273
심혈관성 변화 402

ㅇ
아래턱뼈 187
아세타졸아마이드 403
아탈구 336
안방수 190
안와 189
알파선 151
암페어 149
압력손상 395
압력파 42
압좌 손상 108
압좌증후군 108
앙와위 저혈압증후군 300
액화괴사 151
약목 골절 339
양쪽눈확뼈막얼룩출혈 223
엉치뼈 192
에너지 22
역학 5
연가양 흉부 265
연골 324
연질막 182
연축 335
연합관절 324
열경련 375
열사병 377
열상 109
열생성 370
열손실 370
열폭풍 43
열피로 375
염좌 336
염증 113
오름그물활성계 184
오름신경로 199
온도경사 370
옴 149
옴의 법칙 149
완전 척수 절단 218
외상 3
외상성 질식 260
외상 등록 16
외상센터 8
외상 환자 중증도 분류 기준 14
외인성 경로 75
외전 325
외측과 329
외피계 103

운동 22
운동 관절 324
운동대사율 373
운동 에너지 23
운동 역학 22
운동학 22
울혈 구역 148
원회전 325
위턱뼈 187
유리체액 189
윤활낭 326
윤활액 326
음성 되먹임 372
응고 75
응고괴사 151
응고 구역 148
응고인자 75
응급 단계 148
의식지수 11, 24
이뇨제 374
이는곳 330
이온화 151
이축성 관절 324
익사 389
인대 325
인화성 44
일회 박출량 72

ㅈ
자동조절 185
자율신경 과다반사증후군 220
자율신경병증 374
장액 117
재가압 398
잭슨의 열 화상 상처이론 147
저관류 432
저체온증 380, 434
저항 52
저혈량성 쇼크 84
저혈량증 432
저혈압 432
적골수 324
적혈구 74
적혈구 용적 74
전도 370
전류 149
전방 출혈 228
전방척수증후군 218
전부하 72
전압 149
전층 화상 156
전흉부 273
절단 111
절대 영도 370
절상 109
정맥 74
정복 354
정수압 74
젖산 77
종단면 52
줄의 법칙 149
중간뇌 183
중성자 방사선 152
중심척수증후군 218
증발 370
지혈 75, 112
지혈대 77
직경 52
직접 압박 77
진피 105
질량 23
질소중독 396

ㅊ
찰과상 109
참호족 388
척수 쇼크 219
척수 197
척수막 181
척주 192
척주관 193
척추뼈 192
척추뼈구멍 193
척추사이원반 192
천공상 49
천자상 109
체온 조절 371
체표면적 156
추간판 192
축부하 32
출혈 71
충격 손상 206
충혈 114
충혈 구역 148
치밀골 323

ㅋ
카테콜아민 80
켈로이드 118
코피 79
콜라겐 114
쿠스마울 징후 275
크럼플 존 32
큰출혈 41

ㅌ
타박상 107
탈구 336
탈장갑 손상 110
태반조기박리 308
토혈 79, 304
트라넥사믹애시드 79

ㅍ
파상풍 116
패혈성 쇼크 85
평균 동맥압 185
폐과압 396
폐문 258
폐쇄성 골절 337
폐쇄성 공기가슴증 267
포식세포 113
표면 동상 388
표피 104
표피층 화상 156
피로 골절 338
피로 335
피부분절 201
피지 105
피지샘 105
피하 조직 105

ㅎ
하반신마비 217
하버시안 관 322
항상성 71, 369
항정신병약물 374
항히스타민제 374
해결 단계 148
해던 매트릭스 5
해면골 323
허리뼈 192
헤모글로빈 74
혈관기 75

혈관 내 공간 148
혈관 외 공간 148
혈뇨 304
혈류차단 322
혈변 80, 90, 304
혈소판기 75
혈액가슴증 270
혈액공기가슴증 270
혈액-뇌장벽 185
혈액성 변화 402
혈액응고장애 79
혈종 78, 108
혈흉 270
혐기성 77
호흡 371
호흡 장애 47
홍반 107
홍채 190
화살 측탄 43
화학주성인자 113
환경응급 369
환기성 변화 402
환자 나이 374, 381
환자 상태 374, 381
활액 관절 324
황골수 324
황금기간 13
회전 325
회전 충돌 33
횡문근융해 260
횡문근융해증 120
후복막 공간 296
후부하 72
휘돌림 325
흑색변 80, 90
힘줄 106, 333

A
abduction 325
abrasions 109
absolute zero 370
acceleration 23
acclimatization 374
acute retinal artery occlusion 228
adduction 325
afterload 72
alpha radiation 151
amperes 149
amphiarthroses 324
amputation 111
anaphylactic shock 85
aneurysm 275
anterior cord syndrome 218
aqueous humor 190
arachnoid membrane 182
arterial gas embolism 396
arteries 72
arterioles 72
articular surface 323
ascending reticular activating system 184
ascending tract 199
atelectasis 265
autonomic hyperreflexia syndrome 220
autoregulation 185
avulsion 110
axial loading 32

B
barotrauma 395
basal metabolic rate 373
beta radiation 152
Biaxial joints 324
bilateral periorbital ecchymosis 223
blast wind 43
blood-brain barrier 185
blunt trauma 4
BMR 373
body surface area 156
brainstem 183
Brown-Séquard syndrome 218
bursa 326

C
caliber 52
cancellous bone 323
capillaries 74
cardiac contractility 72
cardiogenic shock 84
cartilage 324
catecholamine 80
cauda equina syndrome 213
cavitation 52
central cord syndrome 218
cerebellum 183
cerebral perfusion pressure 185
cerebrospinal fluid 182
cerebrum 182
cervical vertebrae 192
chemotactic factors 113
circumduction 325
closed fracture 337
closed pneumothorax 267
coagulation necrosis 151
coccyx 192
collagen 114
comminuted 338
commotio cordis 273
comorbidity 255
compartment syndrome 118
compensated shock 82
complete cord transection 218
concussion 209
conjunctiva 190
contrecoup injury 207
contusions 107
cornea 190
coup injury 206
CPP 185
cramping 335
cranium 180
crumple zone 32
crush injury 108
crush syndrome 108
current 149

D
DAI 209
deceleration 23
decompensated shock 84
decompression sickness 396
deep frostbite 388
degloving injury 110
denature 147
dermatomes 201
dermis 105
descending tract 199
devascularization 323
diaphysis 323
diarthroses 324
diffuse axonal injury 209

digestive tract 296
direct pressure 77
dislocation 336
drag 52
drowning 389
dura mater 181
dyspnea 47

E
ecchymosis 107
emboli 47
emergency phaseem 148
energy 22
environmental emergency 369
epicardium 259
epidemiology 5
epidermis 104
epidural hemorrhage 207
epiphyseal fracture 339
epiphyseal plate 323
epiphysis 323
epistaxis 79
epithelialization 114
erythema 107
erythrocytes 74
evisceration 303
exertional metabolic rate 373
exsanguination 41
extravascular space 148
extrinsic pathway 75

F
fascia 78
fasciae 106
fascicle 330
fatigue 335, 338
fibrin 75
fibroblasts 114
flail chest 265
flechettes 43
fluid shift phase 148
frostbite 388
full thickness burn 156

G
galea aponeurotica 180
gamma radiation 152
gangrene 116
GCS 236
Glasgow coma scale 236
golden period 13
granulocytes 113
great vessels 258
greenstick fracture 339
guarding 306

H
Haddon Matrix 5
hairline fracture 337
haversian canals 322
heat cramps 375
heat exhaustion 375
Heat-related illness 373
heat stroke 377
hematemesis 79, 304
hematochezia 80, 90, 304
hematocrit 74
hematoma 78, 108
hematuria 304
hemoglobin 74
hemopneumothorax 270
hemoptysi 47
hemorrhage 71
hemostasis 75, 112
hemothorax 270
homeostasis 71
hydrostatic pressure 74
hyperbaric oxygen chamber 398
hyperemia 114
hypermetabolic phase 148
hyphema 228
hypoperfusion 432
hypotension 432
hypothalamus 184
hypothermia 380, 434
hypovolemia 432
hypovolemic shock 84

I
ICP 180
impacted fracture 337
impaled objects 110
incendiary 44
incision 109
index of suspicion 3, 24
inertia 22
infection 115
inflammation 113
insertion 330
integumentary system 103
intervertebral disc 192
intracerebral hemorrhage 208
intracranial pressure 180
intravascular space 148
intrinsic pathway 75
ionization 151
iris 190
irreversible shock 84

J
Jackson's theory of thermal wounds 147
joint 324
joint capsule 325
Joule's law 149

K
keloid 118
kinematics 22
kinetic energy 23
kussmaul's sign 275

L
laceration 109
lacrimal fluid 190
lactic acid 77
lateral malleous 329
Le Fort criteria 225
ligaments 325
ligamentum arteriosum 260
liquefaction necrosis 151
lumbar vertebrae 192
lymphangitis 115
lymphocytes 105

M
macrophages 105
mandible 187
MAP 185
maxilla 187
mean arterial pressure 185
mechanism of injury 11
medial malleous 329
medulla oblongata 184

medullary canal 324
melena 80, 90
meninges 181
midbrain 183
MOI 11
Monaxial joints 324
motion 22
myotome 201

N

neovascularization 114
neurogenic shock 85, 219
neutron radiation 152
nitrogen narcosis 396

O

oblique 33, 338
ohms 149
Ohm's law 149
oncotic pressure 74
open fracture 337
opposition 330
orbit 189
ordance 43
origin 330
orthostatic hypotension 90
osteoblasts 322
osteoclasts 322
osteocytes 322
osteoporosis 340
overpressure 42

P

paraplegia 209
partial thickness burn 156
pelvic space 296
penetrating trauma 3
perforating canals 322
perforating trauma 49
pericardial tamponade 59, 273
pericardium 259
periosteum 324
peripheral vascular resistance 72
peritoneal space 296
peritoneum 301
peritonitis 305
phagocyte 114
pia mater 182
pinna 188
pneumomediastinum 396
pneumothorax 47, 396
pons 184
precordium 273
preload 72
pressure wave 42
profil 52
profile 52
pulmonary hilum 258
pulmonary overpressure 396
pulsus alternans 275
pulsus paradoxus 275
puncture 109
pupil 190
pyrexia 379
pyrogens 379

Q

quadriplegia 217

R

rebound tenderness 306
recompression 398
red bone marrow 324
reduction 354
resistance 52
resolution phase 148
retina 189
retinal detachment 228
retroauricular ecchymosis 223
retroperitoneal space 296
rhabdomyolysis 120
rhabdomyolysis 260
rotation 325
Rule of Nines 156
rule of palms 157

S

sacrum 192
sclera 190
sebaceous glands 105
sebum 105
semicircular canals 189
septic shock 85
serous fluid 117
shock 71
simple pnemothorax 267
skeletal muscles 106
spasm 335
spinal canal 193
spinal cord 197
spinal shock 219
spiral 338
sprain 336
strain 335
stroke volume 72
subconjunctival hemorrhagen 228
subcutaneous tissue 105
subdural hemorrhage 208
subglottic 154
subluxation 336
sudoriferous glands 105
superficial burn 156
superficial frostbite 388
supine hypotensive syndrome 300
surfactant 390
sutures 180
synarthroses 324
synovial flui 326
synovial joints 324

T

tendon 333
tendons 106
tension lines 106
tension pneumothorax 269
tetanus 116
thalamus 184
thermal gradient 370
thermogenesis 370
thermolysis 370
thermoregulation 371
thoracic vertebrae 192
tone 333
tracheobronchial tree 255
trajectory 51
transverse 338
traumatic asphyixa 260
trauma 3
trauma center 8
trauma registry 16
trauma triage criteria 14
trench foot 388
Triaxial joints 325
TXA 79

V

vascular phase 75
vein 74
vertebra 192
vertebral column 192
vertebral foramen 193
vitreous humor 189
voltage 149

X

xiphisternal joint 256

Y

yellow bone marrow 324

Z

zone of coagulation 148
zone of hyperemia 148
zone of stasis 148
zygoma 187

전문외상응급처치학 5

PARAMEDIC CARE
Principles & Practicea

2014년 2월 28일 초판 발행
2015년 3월 6일 개정판 발행
2019년 2월 28일 개정2판 발행
2019년 8월 30일 개정2판 2쇄 발행
2020년 2월 28일 개정2판 3쇄 발행
2021년 2월 26일 개정2판 4쇄 발행
2021년 8월 20일 개정2판 5쇄 발행
2022년 2월 28일 개정2판 6쇄 발행
2022년 7월 20일 개정2판 7쇄 발행
2023년 8월 10일 개정2판 8쇄 발행
2024년 2월 23일 개정2판 9쇄 발행
2025년 2월 24일 개정2판 10쇄 발행
저 자 BLEDSOE · PORTER · CHERRY
역 자 전국응급구조과교수협의회
발행인 윤 진 영
발행처 도서출판 대학서림

(03076) 서울시 종로구 혜화로 2길 8
전 화_ 02) 763-1220, 744-2812
팩 스_ 02) 744-1210
등 록_ 1965. 1. 20
번 호_ 1-88

정 가 55,000원

ISBN 978-89-6940-197-7 93510
www.daihaks.com